U0307916

中医人生

——一个老中医的经方奇缘

（增订版）

娄绍昆　著
娄莘杉　整理

中国中医药出版社
·北　京·

图书在版编目（CIP）数据

中医人生：一个老中医的经方奇缘 / 娄绍昆著；娄莘杉整理 . —增订版 . —北京：中国中医药出版社，2017.12（2024.1 重印）

ISBN 978 – 7 – 5132 – 4423 – 7

Ⅰ . ①中…　Ⅱ . ①娄…　②娄…　Ⅲ . ①经方—临床应用—经验

Ⅳ . ① R289.2

中国版本图书馆 CIP 数据核字（2017）第 219456 号

中国中医药出版社出版

北京经济技术开发区科创十三街 31 号院二区 8 号楼

邮政编码　100176

传真　010-64405721

三河市同力彩印有限公司印刷

各地新华书店经销

开本 880 × 1230　1/32　印张 31.5　字数 728 千字

2017 年 12 月第 2 版　2024 年 1 月第 8 次印刷

书号　ISBN 978 – 7 – 5132 – 4423 – 7

定价　138.00 元

网址　www.cptcm.com

服 务 热 线　010-64405510

购 书 热 线　010-89535836

维 权 打 假　010-64405753

微信服务号　zgzyycbs

微商城网址　https://kdt.im/LIdUGr

官 方 微 博　http://e.weibo.com/cptcm

天猫旗舰店网址　https://zgzyycbs.tmall.com

如有印装质量问题请与本社出版部联系（010-64405510）

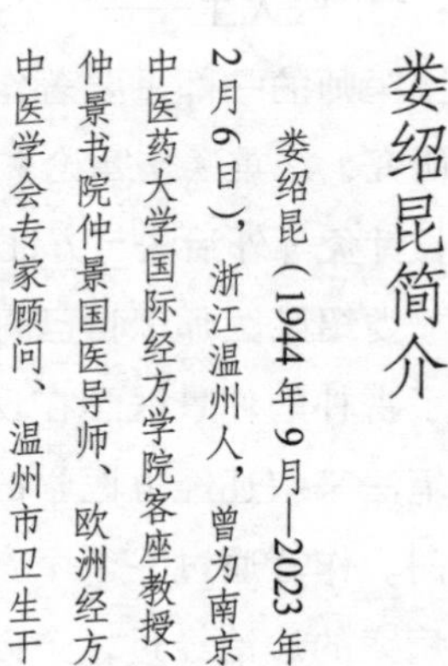

娄绍昆简介

娄绍昆（1944年9月—2023年2月6日），浙江温州人，曾为南京中医药大学国际经方学院客座教授、仲景书院仲景国医导师、欧洲经方中医学会专家顾问、温州市卫生干校中医学高级讲师。

著名经方学者，在当代经方医学研究领域有较大影响力。一生潜心研究《伤寒论》、日本汉方和伤寒派腹诊的临床研究，著述颇丰。撰写中医畅销书《娄绍昆经方医案医话》《娄绍昆讲经方》《娄绍昆一方一针解伤寒》等。在灵兰中医网络平台开设有『一方一针解《伤寒》』和『65条学完一本《伤寒论》』等精品中医音频在线课程，深受广大中医朋友和中医爱好者的喜爱。

娄莘杉简介

娄莘杉，浙江温州人，执业中医师，娄绍昆学术继承人。现为温州市中医药学会经典与经方专业委员会委员，原温州大学国际学院英语教师并任办公室副主任。擅长运用《伤寒论》方证辨证与针灸、按摩等外治法结合，治疗各种疑难杂症。

编著中医畅销书《娄绍昆经方医案医话》《娄绍昆讲经方》《娄绍昆一方一针解伤寒》等娄绍昆经方系列丛书。

内容简介

《中医人生——一个老中医的经方奇缘》是当代经方研究者娄绍昆医师的一部重要著作。娄绍昆医师多年来致力于仲景学说的临床研究，注重《伤寒论》方证辨证及日本汉方在临床医学中的运用，擅长针灸等外治法与方证辨证内治法相结合治疗疑难病证。

娄绍昆医师以自己青年时代自学经方的经历为背景，生动地再现了古朴的仲景医学在现代基层社会的生存状况。作者用浅近平实的笔法来叙述经方医学的丰富内涵，使读者能够轻松地走进中医的大门。作者通过一个个真实鲜活的故事，活龙活现地把一百多个典型病案的诊治经过，全方位地再现在读者的眼前，使读者在不知不觉之中了解到经方医学重经验、重实证的鲜明特色。

本书面向不同层次的读者。可以给喜爱经方的人去昧解惑；可以让临床医师了解不同的诊治思路与疾病治疗的秘诀；也可以给人文学者提供一个民间中医师在底层社会摸爬滚打的样本。

同时，这本书也面向没有医学知识但关心自己健康的人群，读者可以从轻松的阅读中发现为家人或自己解决一些身体方面困难的方法。

增订版前言

时隔五年之后,《中医人生》增订版终于和读者见面了。第一版出版至今虽然只有短短的五年时间，但是中国中医界却发生了巨大的变化，经方出现复兴的景象。

拙著《中医人生——一个老中医的经方奇缘》自2012年6月由中国中医药出版社出版以来，重印了9次。2015年4月《中医人生》繁体版由台湾漫游者文化事业公司出版，并在全球发行，受到国内外广大读者朋友的欢迎。在此期间，我收到了许多读者朋友的来信，对于他们的鼓励和支持，在此表示衷心的感谢。

此次增订出版，特别要感谢黄煌、冯世纶、刘时觉、张光华、张纯青、彭坚、李发枝、陶御风等先生以不同的方式与我探讨拙著中涉及的若干重要问题，并对我的研究给予肯定、鼓励和嘉许。同时，感谢李小荣、邢斌、徐贤林、金成濠、潘振凯、王建国、沈克成、黄美西、王国伟、王治平、王绍新、彭希庭、杨文栋等先生就我所从事研究的问题如何深入发展提出了积极性的建议，使我受惠甚多。

增订版是对第一版的进一步扩充和完善，围绕“内外合治，方证对应”的问题进行进一步研究，在第一版的基础上增加了12万字的内容。经方医学的复兴是中医学两千年来的历史渴望，学界的相关研究方兴未艾。本书在还原经方医学原始面貌的同时，也反映了我在学习针灸与经方的道路上的得失成败，是近30多年来我对经方与针灸等外治法相结合治疗各种疑难杂症的心得体会。

我期待着读者的批评与指正。

娄绍昆

2017年6月12日于温州

原版黄序

启发人们思考中医

我喜欢看娄绍昆先生的文章，每次他在经方沙龙网上发的帖子，都让我读得津津有味。娄先生的文字秀丽，叙事细腻，有现场感，字里行间跳跃着他求真、务实的精神，读来让人深思，有回味，有余音。娄先生的文章是用心写的。

《中医人生——一个老中医的经方奇缘》一书不是一般的回忆录，而是娄绍昆先生思考中医、思考经方的记录。初学中医时的迷茫，百思不得其解时的困惑，遇到良师指点后的豁然开朗，交友切磋学术火花四迸时的激动，都在这本书中娓娓道来。娄先生对经方医学中六经、方证、体质等重要学术范畴的独特视角和观点，对《伤寒论》及其日本汉方的深刻认识，以及对张丰等师友学术观点的阐释发挥，都是本书的亮点。

娄绍昆先生是从基层走来的中医学者。他的从医经历充满艰辛，却活力四射。娄先生的青年时代，生活条件虽然艰苦，但精神是充实的；资料虽然有限，思考却能深入；信息沟通渠道不多，但朋友之间的交往却十分真诚。所以，我觉得娄先生还是幸运的，艰辛环境中磨砺出的学问饱满而有光泽。此书值得细细阅读，需要品味，需要思考，甚至，本书可以当作一本励志书来读。

在我的印象中，娄绍昆先生是位温文尔雅、身材单薄的浙南学者。当读了本书后，我才发现娄先生内心的情感是非常炽烈的。他笔下的父子情、师生情，常常催人泪下。

医乃仁术，大凡中医应多情。如果没有对事业的爱，对人类的爱，对民族、对祖国的那份爱，是学不好中医的。

值《中医人生——一个老中医的经方奇缘》出版之际，谨以此文表示祝贺。

愿本书拥有更多的读者！

南京中医药大学教授 黄 煌

2012 年 3 月 5 日

注：黄煌，南京中医药大学教授、博士生导师，江苏省名中医。

原版刘序

对中医、生命的大爱之作

我与绍昆兄是从艰难困苦中携手过来的老友，把我们的手牵在一起的是岐黄之道、仲景之学。

时至今日仍记得牢牢的，那是20世纪60年代最后的日子，何黄淼先生那间低矮的小阁楼上，一个消瘦清癯的形象，胡子拉碴的样子，似乎至今未变。何先生介绍，绍昆兄高中一毕业便随父下放永强农村，攻读中医有年，尤于《伤寒论》有心得，目前正在闽北山区打拼。当时我已上山下乡五六年，深知繁重的劳作可以耗尽人的全部精力，绝无“晨兴理荒秽，戴月荷锄归”的轻松，更没有“采菊东篱下，悠然见南山”的闲适，耕读世家只是古人的遐思逸想罢了。但是，我们不能沉沦，不能随波逐流，顾不得上头朝令夕改的政策，不理睬读书无用的喧嚣，繁重的劳作之余我们不能不读书，这是我们唯一能够自我支配的路径，寄希望于明日的出路。看那瘦弱的样子，我可以想见他生活的艰辛、学习的不易。然而，大约初次见面的缘故，我们并没有多少话说，没有多少交流。

时机出现在1970年春，我经人介绍到本公社一个山区小村任民办教师，一个学校分三处，我负责二三年级的复式教学，二三十个小孩，语、算、音、美、体一手抓，于是有了大把的时间与独居的办公室兼卧室。不久，绍昆兄来到状四大队小学任教，同样有了大把的时间与独居的卧室。这对于我们不知是何等的奢侈了，“躲进小楼成一统，管他春夏与秋冬”，完全沉浸在书本之中，《内经》《伤寒》、本草、方剂，读了中医读西医，读了医学读哲学、文学、诸子百家、唐诗宋词，饥不择食地装了一肚子。后来，我兼起了大队的赤脚医师，背着个药箱满山跑，西药中药、针灸拔罐，忙得不亦乐乎；他却不露声色地在当地打开了局面，建立了群众信誉，兼起了教医二职。我在大罗山麓，他在瓯江之滨，相距十余里，各自努力，埋头读书，交往却日密，相互切磋成了学习生活的重要内容。他口讷言诎的印象便完全打破，我很快便领教了他的滔滔不绝，二三子间他是最善言辞的一个，口若悬河，我们只剩下倾耳恭听的份，也更深切地知了他的努力、他的心得、他的收获。两所小学成了我们的大学，那段时间也成了我们收获最丰的时期——状元公社，大吉大利的名字。

应了一句老话，“机遇偏爱有准备的头脑”，令人振奋的丙辰秋日改变了我们一代人的生命轨迹，三年后，我考上了浙江中医学院的研究生，绍昆兄则从浙江省公开选拔中医药人员的激烈竞争中脱颖而出。自此，我们一心一意在中医药专业道路上一步一脚印地踏实前进，临床、教学、科研，各自取得学术成果，也同样地怀念那段刻骨铭心的岁月——我的“大学生活”。

斗转星移，不知不觉中三十年过去，我们仍醉心于中医学术，似乎不知老之已至。就在那个冰雪成灾的冬天，绍昆兄与病魔结结实实地一番搏斗，结果，他胜利了。凭借在逆境中不屈抗争的勇气，凭借百折不挠的毅力，还有，天时、地利、人和，冥冥中扶佑善人的天意，他胜利了。当朋友们还在为他的健康担忧时，他却捧出了新作《中医人生——一个老中医的经方奇缘》，用平实和稳的笔触记录了当年的学习心得，字里行间，仍是充满不屈抗争的勇气和百折不挠的毅力，那种求知的渴望、奋发的精神，描绘了一幅艰苦求索的图画。

绍昆兄在闽北赣北的艰苦生活，我原有所知，但未详，细细读过，真切感受到一种震撼人心的感染力。这并不完全是由于那种衣食无着的生活窘境和严重透支体力的抬石垒坝的繁重劳动所诱发的强烈同情，也不完全是由于那种环境下仍不懈读书求知、四处拜师问道的精神力量所引发的由衷钦佩，而是在于与黄美西那种充满人间至性的大爱。从素不相识到推心置腹，从萍水相逢至刎颈之交，数十年如一日的大爱，这种两个男人间的友谊，更是最为宝贵的人间至性。回想前些年从《温州日报》上读过黄美西的一篇散文，从一件球衣记叙苦难之中的真情，感人心魄，为之动容。两相对照，正应了西方哲人罗素的三句话：对爱的渴求、对苦难有不可忍受的同情心、对知识的纯然热爱。那段生活，催人泪下，为之感泣，是一曲大爱者之歌，而苦难成了爱的背景、爱的衬托，热爱学习、追求知识则有了爱的升华。那种脱世离俗的赤诚之爱，并不是每个人都有幸遭逢的，应当讲，是作者最可宝贵的人生收获与财富。

相比之下，状元镇的生活相对平静，“文革”对社会底层的冲击趋缓，民办教师的职业清苦而安定，而多年的知识积累得到施展的平台，因此，少了曲折，多了平实；少了故事，多了思索。读书之余，勇于实践，在日常的诊疗过程中积累经验，丰富阅历；贤者为师，向前辈长者、同道朋友，直至病员学生，不耻下问，虚心求教，集思广益，开拓思路；而与张丰先生的思想交流，不离医学又不拘于医学，富于思辨，富于哲理，展现一位长者的渊博与睿智。于是，平实中透露深邃，思索中提升修养，平静、平淡、平和的状元镇生活不仅使作者修成正果，取得成功，也使全书的精神境界得到升华。

读毕全书，作为作者的好友，抚今追昔，感慨不已，似有千言万语涌梗心头而无从言说之慨。我最想告诉年轻朋友们的是，这里记载的不仅仅是《伤寒论》的学习体会，更是与命运不屈抗争的心路历程；不仅仅是中医学的学术著作，更是谱出大爱者的乐章、思索者的心曲。

是为序。

学弟　刘时觉谨序

时辛卯秋月

注：刘时觉，温州医学院附属第二医院中医学教授、主任医师，国家级名中医。

彭　序

漫漫从医路，切切经方情

我对娄医生崇敬已久，但最初读到他的文章，却是在由邢斌先生担任主编的《中医思想者》第一辑上。娄先生的文章是一篇回忆录，题目为“我从医的精神史（一）”。从娄医生娓娓道来的叙述中得知：20世纪60年代初期，身为中学老师的父亲被精简回乡村，他自己也跟着受累，高中毕业后没有考上大学，被强行动员随父回乡务农了。贫病交加的父亲学习针灸，两年之后居然奇迹般地治愈了自己的结核病，于是动员儿子拜家乡的针灸奇人何黄淼先生为师，娄医生开始走上中医之路。娄医生的另外两位启蒙老师，一位是摆地摊看病的蒋老先生，另外一位是失去公职、被视为“社会闲散人员”的林治平先生。他们虽然被打入社会最底层，甚至没有行医资格，但都经历不凡，心胸豁达，博学多才，对中医充满了真挚的爱，无偿地、热情地传授给娄医生理论知识和临床经验，引导娄医生一步一步接近中医经典《伤寒论》，接近近代中日两国的经方大家。在几位老师的人格影响和细心指点下，这个怀抱理想、但身体孱弱，在乡里务农活、在工地抬石头、在山区做油漆的知识青年，于黑暗中看到了光明，从迷茫中找到了人生方向。

我们年龄相近，都属于40后，他的人生之路与我有许多相同之处，文章读来感同身受，只是他经历的磨难多过于我。生活在20世纪六七十年代苦难农村的青年，生存环境之险恶可想而知，在作者的贫困生活中，虽然有过彷徨、苦闷、失落，但文章中看不到丝毫怨天尤人的情绪，满篇流淌着的是世间温暖，感恩情怀，一股奋发向上的精神。

读他的文章，宛如徐徐观看一幅渐次展开的画卷，读者会随着他人生的起伏跌宕而与之同欢喜，共悲伤，他的成功，他的挫折，都令我心境难以平静。这篇“精神史”第一部分的写作，缘起1968年，写到1971年春天，文字不长，有如一曲凄婉美妙的音乐，戛然而止，余音袅袅。我只得在静默中等待下一曲。性格使然，未曾想与作者联系。也许是心有灵犀一点通吧，就在今年年初，我忽然收到素昧平生的娄先生从邮箱发来的一篇文章：“读《伤寒论》琐记”，正式标题为“寻找经方医学的生长点”。娄先生像一位相知已久的老朋友一样告诉我：他的著作5月份就要出版了。读完这篇厚重的文章之后，我对娄先生学术成就的敬仰之情，不禁油然而生！

我是20世纪70年代师从伯父、湘雅医院中医顾问彭崇让教授开始中医生涯的。入门之初，年过古稀的伯父极其慎重地告诉我："当了一辈子中医，到老了才明白，学中医应当从《伤寒论》入手，紧扣'方证对应'这个核心，才能不迷失方向，成为一个优秀的临床医生。"在后来的医学实践中，我始终遵循着伯父的这个教导，因而在临床上小有成就。转眼四十多年过去了，2016年12月，在广州由国家中医管理局举办的"高级临床人才班"上，我作为特邀的授课老师，以自己学医、从医的亲身经历为例，在授课中提出："中医教育改革要删繁就简，把经方教育作为临床人才培养的捷径！"这个观点引起到会师生们的强烈共鸣。中医高等教育的长期失误，导致中医后继乏人，至今仍然找不到改革的出路，这是一个十分复杂而又敏感的问题。至于为什么抓经方教育，可以迅速培养出中医临床人才？我只能凭感性认识和亲身经历来说明，无法从理性的高度予以阐述。然而，娄先生的这篇《寻找经方医学的生长点》，却高屋建瓴，从源到流，把经方医学产生、发展、衰落、复兴的整个过程及其原因进行了全面、深刻的剖析，指出了当前经方医学的“生长点”在何处？使我长期以来的困惑，得以冰释！只恨相见太晚，倘若早几个月读到这篇文章，相信我在广州人才班的讲课内容，从理论上必定更加充实，更加令人信服。

这篇文章无疑是当代中国经方医学最重要的作品之一！它最初发表在《经方医学论坛》上，黄煌先生所加的按语可谓推崇备至：“娄绍昆先生这篇大作是经方医学的宣言，字字玑珠，句句真言，每个经方人必须反复地学习和体会，并身体力行于临床。”大作不仅理论深刻，见解精辟，且文采飞扬。结尾是这样着笔的：“《伤寒论》是古代医学夜晚最动人的一场篝火晚会，其薪火穿越过两千来年的历史天空，至今仍旧光彩照人。”“我相信，在未来的世纪里，《伤寒论》会像一次辉煌的日出，给世界医学增光添彩。张仲景的名字一定会镂刻在未来人类共同体的纪念碑上。”看到这样富于诗意的文字，想必每个读者都会心驰神往，难以忘怀！

幸好没有让我久等！娄先生的新作:《中医人生：一个老中医的经方奇缘》，于6月初隆重问世。这是一本58万字的巨著，《中医思想者》所刊登的回忆录的第一部分，仅占全书的四十分之一，作者在新著中续写了他那曲折的生活经历，不倦的精神追求。而《寻找经方的生长点》一文中的精髓，则化作到处闪烁的点点星光，使全书异彩纷呈。

娄先生在新著中，又把我们带回到了他所生活的“状元桥”：20世纪70年代中国所特有的政治气氛，夹杂着温州乡下的泥土芳香、海风鱼腥，一起迎面扑来。市井乡民的平凡生活，父老乡亲的病痛诉求，作者日常的读书、治病，寻师、交友，教学、思考，医患之间的互动，师生之间的交流，宛若一幅幅生动的民俗图，展现在读者面前。经方医生仲万春、朱湘洲、阿骅表兄、张丰、张法、古塞，西医陈兴华、张秀杲，药师甘慈尧、汪阿姨，一个个性情各异的人物，接踵而来，走进作者的医学生涯。马克思、恩格斯、康德、黑格尔、爱因斯坦、契诃夫、高尔基、歌德、《诗经》、《红楼梦》、《史记》、李白、陆游的警句名言，随处点缀，吸引读者的眼球。从学针灸开始，进入中医之门，到读《伤寒论》，针灸结合经方；从研习承淡安的《伤寒论新注》、陆渊雷的《伤寒论今释》，到学习日文，阅读日文汉方医生的大量著作，作者从临床到理论臻于成熟，步步登上了经方医学的殿堂。书中用大量篇幅详细介绍了作者与阿骅表兄分析各种疑难病案，与万仲春先生讨论《伤寒论》有争议的条文，与张丰先生纵论中外经方家的功过得失。中医名家柯琴、徐灵胎、陈修园、陆九芝、章太炎、陆渊雷、恽铁樵、曹颖甫、章次公、张简斋，日本名医大塚敬节、吉益东洞、山田正珍、汤本求真、龙野一雄、矢数道明、清水藤太郎、森道伯等，这些经方医学发展历史中的风流人物，鱼贯般从作者的笔下走过。在逐一评点了众多经方名家的成就与不足之后，书中得出了这样的结论："历史以诡异的方式将中华民族的经方医学移植在大和民族医生的身上，移植在一个和我们文字、习俗、文化、制度等有很大差异的国度中。

阴错阳差，中医经方的方证辨证在日本却得到长足的发展。日本汉方家把庞杂的中医理论进行了‘削尽陈繁留清瘦’的扬弃，竟然尽显其仲景思想的本色之美。章太炎先生有‘吾道东矣’一语，暗指这一令人难以启齿的历史事实。”

这个结论有如石破天惊，大胆而直率！在当今仍然处于半闭锁状态，一心向西看，不愿向东看的中医界，必将掀起一阵狂澜！

我赞赏作者的勇气！在目前中医事业刚刚走出低谷，处于寻找突破方向的关键时刻，每一个真正关心中医生死存亡的同行，应当不为名利所累，敢言人所不敢言。越是“难以启齿”，越是要告诉世人真相，才能让我们的这支队伍，摆脱历史包袱，突破改革瓶颈，充满信心地走向未来！

医生有祖国，但医学是没有国界的。中医学早在开放的唐代，就传播到国外，特别在日本，明治维新之前的一千多年间，中医成为日本的“国医”。日本医生写的是汉字，读的是中医书，用的是从中国运过去的草药，他们把中医与日本的医疗实践相结合，创造出了“汉方医学”。日本收藏有许多中医古籍的孤本，如现存最早的《伤寒论》手写本，抄于日本的康平三年，即公元1060年。这个“康平本”至今仍然是研究《伤寒论》的珍贵资料。日本保存着孙思邈《千金方》的手写本，被视为国宝，只复印了500部，专门赠送给国外来“日本《千金方》研究所”参访的重要嘉宾。特别要指出的是：一百多年来，一大批具有西医学背景的近代日本经方家群体，敢于冲破明治天皇“废除中医，全盘西化”的藩篱，创造性地继承和发展了仲景学说，在“腹诊”“体质学说”方面，在经方的加减和拓展运用等方面，贡献尤为出色。正如娄先生的书中所说：“是《伤寒论》的火种点燃了日本汉方，使它升腾起灿烂的烟花。历史进入近代，在东西方两种文明激烈碰撞中，中医学满目疮痍，经方医学的发展陷入低谷，面临着生存还是毁灭的‘王子之问’，一直到日本汉方古方派的出现，才拨开了重重的迷雾，使经方医学寻找到存在的连续性和动力源。”

读到这段文字时，使我回想起一件终身难忘的事情：1982年，我的研究生同窗刘志壶，特地陪同日本当代著名汉方医家矢数道明博士前往河南南阳张仲景的故乡，拜谒刚刚经国家拨款修复的仲景祠。刘志壶与矢先生书信交往多年，并在中国翻译出版了矢数道明先生的名著《汉方辨证治疗学》，刘志壶亲眼见到这位年过古稀的老人在张仲景塑像前长跪不起，泪流满面，亲耳听到老人家喃喃自语："回来了！我终于回到医圣的故乡了！"矢数道明博士是位20世纪30年代的西医医师，有志于汉方医学，在经方研究领域成就斐然，1938年开创了东亚医学学会，倡导中日汉方医学交流与友好，矢志不渝，长达五十年之久。从这一席长跪、一声"回来了"的呼唤中，我们见识了一个真正医学家的情怀！医学是没有民族之分，没有地域之别的。中医不仅属于中国，属于中华民族，也属于世界，是属于人类的一部分最宝贵的文化遗产！如果说，是《伤寒论》的火种点燃了日本汉方，使它升腾起灿烂烟花的话，那么，正在复兴，正在试图冲破"瓶颈"的当代中医事业，也应该充分学习和借鉴日本汉方医家在研究《伤寒论》、研究经方领域所取得的杰出成就。"他山之石，可以攻玉”，当代中医学人，只有不自卑，不保守，善于总结自己的经验，善于学习他人的长处，敢于拿出去，敢于引进来，既有历史使命感，又具备世界眼光，才能真正担负起振兴中医事业的重任！我们应该具有这种伟大的气魄和胸怀！

通过娄先生这部著作，读者看到了他那丰富多彩而又艰难曲折的中医人生，但更重要的意义在于：他通过40多年与经方结下的深切情缘，揭示了一个中医临床家成长的必由之路，指出了当今中医教育改革的一个突破方向。以类似于传记的作品，书写自己的亲身经历和心路历程，把诸多中医理论和历史积淀的重大问题，大量错综复杂的病案，以师生讨论的方式，用通俗委婉的文字表达出来，使读者心悦诚服地接受，这是娄先生对于历代中医著作的一种文本创造，也是本书最大的魅力所在！

真实、细腻、深刻！边享受美的文字，边接受灵魂的敲打，作者以这样独特的方式，启发人们对于中医未来的思考，用心何其良苦！这是我品味《中医人生——一个老中医的经方奇缘》的一点心得。但愿所有中医同仁和关注中医事业的人们都来读读这本十分难得的好书!

湖南中医药大学　彭　坚

2017年6月28日于梨子山

注:

1. 彭坚:湖南中医药大学教授,湖南中医药大学附一院知名专家,《我是铁杆中医》一书作者。彭坚教授擅长运用经方、古方、家传方治疗各种疑难杂病,具有丰富的实践经验,用药简便验廉,深受患者欢迎。并多次作客中央电视台《健康之路》。

2.《寻找经方医学的生长点》是《中医人生》的阅读提纲,此文已经在2012年3月12日、14日、15日的《中国中医药报》第四版以连载的形式发表。

回忆中有关张丰先生等人的谈话内容，我只是忠诚于它的精神，忠诚于它的思想脉络。他们谈话的具体话语很多已经记不清楚了，现在只能是按照我自己的理解重新进行整理。

——娄绍昆

目录

引子 001

第一部　走近中医 005

一、山外青山楼外楼 007

二、春风引路入岐黄 021

三、针灸入门“一夜通” 033

四、子午流注现代篇 048

五、慎之“不慎”走麦城 062

六、仓皇路上读书多 075

七、流浪他乡品《甲乙》 099

八、金针度人从君看 118

九、天涯处处有经方 137

十、风雨建屋二三事 160

第二部　走进《伤寒论》 169

十一、走进半部《伤寒论》 171

十二、读君方恨识君迟 199
十三、抬石垒坝一郎中 209
十四、南阳问路叩仲门 224
十五、经方年轮第一圈 254
十六、于无声处听渊雷 272
十七、亦教亦医状元桥 312
十八、如鱼饮水知冷暖 338
十九、命兮运兮识张丰 352
二十、太阳表证第一课 385
二十一、古代经方谱新章 419
二十二、青灯古卷夜思长 450
二十三、眼前道路未来梦 478
二十四、腹诊窥知疾浅深 521
二十五、他山有石能攻玉 554
二十六、东瀛汉方重千金 586
二十七、胸中经纬囊中术 625

二十八、父子临床争是非 *646*
二十九、师友学长殷勤问 *672*
三十、是非成败一念间 *710*
三十一、轩窗夜话话半夏 *741*
三十二、试寻本草细商量 *759*
三十三、周行独力议定向 *786*

第三部 走上从医之路 *801*
三十四、临证细向病家问 *803*
三十五、不事虚张排肾石 *824*
三十六、为有临床活水来 *848*
三十七、十年一剑为疗效 *861*
三十八、中医招贤进试场 *880*
三十九、因势利导抓主症 *885*
四十、青藤小屋入梦来 *899*

附录一　温州娄氏父女的“经方奇缘”
（《温州晚报》2011-05-18）　*953*

附录二　跨国“经方情缘”
——《温州人·新视野》半月刊2014年10月　*960*

附录三　主要方证索引　*966*

尤跋　*973*

引 子

1979年12月末的一天，我在状元镇横街小学接到温州地区卫生局的一封公函。我想肯定是进行了半年多的浙江省中医药人员考核选拔有结果了。于是，我急急忙忙地把信封撕开，原来是温州卫生局医政科约我谈话的一张通知。通知没有告知录取与否，我的心在剧烈地跳动，七上八下，七下八上，不停地翻腾。我猜测着各种各样的可能，这可是一次命运的判决呀！

我走进卫生局医政科，看见一位中年女干部正在紧张地工作。我想她大概就是办公室的领导了，就上去招呼一声，并报上自己的姓名。我发现自己心情很是紧张，连声音也变了样。医政科女干部站了起来，给我倒了一杯开水。

“我姓林，也是学中医的。”女干部微笑着说，“你这个人我不认识。但是，你的名字我早已经记住了。”

“为什么？”我感到有点奇怪，不禁就问。

“因为你的综合条件并不好，所以有关你的录取与否，我们讨论了好多次。你考试的资料，我们也研究了好多次。就因为这样，我对你的名字有了印象。”她平易近人地看着我，“我们为了你的录用问题，上上下下可花费了不少的时间。”

“我的问题为什么这样复杂？”我忐忑地问。

“你的情况非常特殊，三个方面有明显的不足。”她语气平和地说，“第一，虽然你中医临床搞了十多年，但都是业余的。你种过地，打过工，现在的身份是民办小学教师。也就是说，你没有从事过专业的中医工作，这在全省所有的考生中也是罕见的。第二，虽然你说自己已经自修完大专院校的整套中医药学教材，但你没有在任何中医院校进修过，更没有中医院校的文凭。第三，虽然有几个民间医师指导过你学习中医、针灸，但是他们中间没有一个人具备国家承认的中医师资格，甚至连助理医师的资格也没有。”

她说的句句都是事实，言语之间丝毫也没有贬低民办小学教师、民间医师、自修自学者的口气。她在转述考核组对我的三点综合意见时，似乎流露出一种理解的眼光。然而我更为关心的是，我到底能不能够被录取？

“我们凭着具体问题具体分析的精神，对你的情况做了实事求是的调查。”她实话实说，“特别是通过试卷分析研究，认为你的中医理论与临床经验符合要求。在论文评审中，大家认为你对《伤寒论》的确是下过一番工夫的。”

我屏住呼吸，一言不发，默默地等待着最后的结果，我听到我的心在加速地蹦跳。

“祝贺你，”她加重声音笑吟吟地说，“最后你还是被省中医药选拔办公室通过了。”

听到这个消息，兴奋、激动。我的大脑神经简直已经到了极限，随即一种说不清是甜、是酸、是苦、是辣的滋味涌上了心头。

接着，她从办公桌上拿来几份文件递给我。我一看，原来是农村户口、粮食迁城的两份文件，以及一份到市卫生局人事科报到的通知。

我把这几份文件攥在手里，心里松了一口气，感到沉重的一页就被这几张纸轻轻地翻了过去。

女干部看见我异常激动的样子，就请我坐下，亲切地说："回去后，先到市卫生局医政科报到。根据卫生部文件的精神，你们可以分配到县级以上的卫生医疗、科研或教学单位。等到分配以后，接下就要抓紧时间把户口、粮食关系的手续办妥当。"

她这样的和蔼、热情，使我对新时期的干部印象一下子好了起来。

"再见了，我相信你不会使我们失望的。"女干部和我握手道别时轻轻地说。

走出了卫生局的大门，我的内心还是难以平静。临别时女干部说的这一句话，我听来十分沉重。同时这句话也给了我无穷的力量。

傍晚，我回到了状元桥，我欢快的召唤声在未进校门就把我的喜悦提前送到家中，合家的欢愉自不待言了。

妻子双手捧着通知书，读了又读，口中发出"好！好！好……"的哽咽声与上下牙不停地磕碰声，我又是百感交集。

多少个夜晚，我梦见自己上天入地，走南闯北，却怎么也当不了国家承认的中医师。现在终于如愿以偿了，我心里暗暗地庆幸这次考试恰恰安排在"三中全会"召开后的政治清明的时代，庆幸自己遇上了一群具有公正、公平理念的领导干部与专家。有了这样的历史机遇，才使我有机会抓住了"命运女神的飘带"，踏上了中医大门的台阶。

在这个时刻，我突然萌生了一种愿望，用文字的方式记录自己从医的心路历程和各位老师的音容笑貌，还原自己的中医人生，同时给初学者提供一个寻求《伤寒论》入门之路的阶梯。

斗转星移，一转眼三十年过去了，我也到了退休的年龄，工作的沉重被从头来过的轻松所取代。当初没能实现的一拖再拖的愿望有了实现的机会。几经努力，我终于把自己三十年前学医的经历写出来，从而了却了我三十多年来的夙愿。

第一部　走近中医

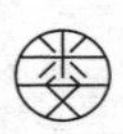

一、山外青山楼外楼

我走上中医之路，完全是命运使然，有很大的偶然性。这事说来话长，那得从 1962 年说起。

1962 年，我从温州一中毕业了。当时国家正处于国民经济困难时期，我的父亲被单位精简回乡了。我呢，被当作家庭的唯一劳动力，随父回乡务农而回到了青山村。患有肺结核的父亲在未精简回乡之前已经吃了多年的西药，然而病情未见好转，还经常请病假在家休养。精简回乡后，公费医疗被取消了。大家都认为父亲的病情会进一步地恶化。父亲也百般无奈，所以在贫病交迫的情况下，他听从了何黄淼老师的指点，开始自学中医、针灸为自己治病。

何黄淼老师中等个子，戴着眼镜，精明敏捷，谈吐诙谐。他跟我们是同乡，曾经与我父亲在同一个中学教过书，所以我从小就认识他。何黄淼老师受他老中医岳父的影响，神差鬼使地学习了中医针灸，从医以后临床效果非常明显，所以在永嘉场的民间流传着他许多诊病疗伤的故事。

在何黄淼老师的精心指导下，两年后，父亲的肺结核奇迹般地治愈了。这件事使我对中医针灸有了感性的认识，有了好感。值得家人庆幸的是，父亲后来身体非常健康，到了八十多岁的时候，不用戴眼镜也可以看清蝇头小字，成为整个青山村最长寿的“寿长公”。

青山村，古代称之为永嘉场四都青山。永嘉场由“一都”至“五都”五个“都”组成，星罗棋布着123个自然村落。青山村就是其中最古老的一个小山村。

永嘉场，位于温州市东部，是古代全国几大盐场之一。它地处瓯江入海口的南岸，依托巍巍大罗山，面临茫茫东海洋。据《山海经·海内南经》载:“瓯居海中。”从地理环境来看，永嘉场自古以来是一个独立的单元。巍峨连绵的大罗山，从与瑞安交界的元宝山到瓯江口的茅竹岭，成为一条天然屏障的分界线。因此，永嘉场在语言、服饰、民情、风俗等方面与仅相距二十多公里的温州市区相比较，有着与众不同的特征。

永嘉场有一个繁华的古镇，名叫寺前街。由于它地处唐代著名寺院乾元寺的前面，遂名“寺前街”。这条街在明清时期因曾经是永嘉场的政治、经济、文化中心而闻名遐迩。人们一提永嘉场，就会联想起寺前街，寺前街成了永嘉场对外的代名词。青山村坐落在寺前街的西面，距离寺前街仅三公里左右。它背靠大罗山北麓，村子的西南方向就是远近闻名的天然仙境——瑶溪。

从大罗山深处流淌而来的溪水在青山村周围天然地形成一条河流。河水清冽，清澈如镜，蓝天白云尽在其中，因而显得水光潋滟，河里的水流很慢，沙石清晰可见，水草肥美，可见鱼群游弋水底。河道曲折处水石相激，静夜远闻，隐隐若有歌吟。青山村山水相依，风景异常秀丽。村头东边的青山小楼年代古远，嫣然使人想起“山外青山楼外楼”的千古名句。

只有几百口人的青山村，历史颇为悠久。祖先择居、开垦、营造青山村可能已有一千多年的历史。始迁祖与村庄的缔造者为中原豪门大族的后裔，项乔《瓯东私录》卷二《青山娄氏族谱后序》云："夷考其谱，代生哲人。在唐如宰相娄师德……为青山之始祖。"所以青山娄氏特别注重传统儒家经书教育，《宋史》中记载的名臣娄寅亮就出生在青山村中。到了明代，青山村已经是浙南的一个名声显赫的文化村落。譬如娄浚（明代宗朱祁钰景泰辛未进士，任贵州道御史）、娄恪（嘉靖岁贡，任太仓训导）、娄昕（万历岁贡，任教谕）等人都是当时有社会影响的文化人。如娄恪著有《青山集》，他在《登王玉泉兰亭》一诗中云："青山无限好，都入醉中看。"由衷地赞美家乡瑰丽的河山美景。明朝文风鼎盛时期，在青山村的东南方向，"二都英桥王""三都普门张"，人才辈出，群星璀璨。他们既是行政官员，又是学问家。这样一来，就与"四都青山娄"构成了犄角之势。他们相互呼应，相互影响，为整个永嘉场的文化发展推波助澜，蔚为壮观。项乔又云："予世居永嘉场也。场蕞尔一区耳，本朝以来，山海之秀，钟于人文，陈启、胡奥、李观之后，为宰相者一人，为大司成者二人，为郎署、为藩、为臬、为府州县二十余人，为乡贡、岁贡、例贡三四十余人，为校官弟子员者二百余人。"

青山村除娄姓之外，还有陈、翁两姓家族，陈姓家族的始祖为宋代的陈宜中。陈宜中（1218—1282）小时候家贫，自幼颖敏，下笔滔滔万言，学极博，好著述，与水心叶适、瑞安陈傅良、郡城棣华坊吴潜渊昆仲相埒而辨博过之，宝祐中与同窗刘黻等论劾丁大全，号称六君子。少精举业、入太学。1262 年登榜眼，授绍兴府推官、秘书省正字、校书郎、擢升监察御史；1275 年（德祐元年），陈宜中受弹劾，离职回温州，就居住在青山。九月蒙古兵进逼，形势危急，朝廷召陈宜中回朝，拜右丞相兼枢密使。十一月，左丞相留梦炎出走，陈宜中秉持国钧，后为左丞相。德祐二年（1276）伯颜兵至皋亭山。三月，临安陷落，陆秀夫奉二王入温州，宜中其母死，张世杰移其灵柩于舟中，遂同入福州，迁泉州，再迁广东潮州转井澳，祥兴二年（1279）入占城，次年回崖山。至元十九年（1282）元军攻取占城，陈宜中山穷水尽，走奔暹罗（今泰国），准备借兵复国，但没有成功。南宋灭亡后，陈宜中的第四代守益公回到祖先陈宜中故地居住，青山陈氏便是陈宜中的后裔。至今青山陈姓有800多人。为研究和纪念陈宜中，青山陈氏已成立了陈宜中的研究会和陈宜中纪念馆。

青山村在我儿时的记忆里确实是美不胜收。

村里民居大部分为晚清建筑，其建筑的特点是宽度长于高度。这是一种扇形的建筑造型。在青山蓝天、小桥流水、青砖黛瓦的映照之下，构成一幅幅恬静自如、天人合一的画卷。村子里的道路不宽阔，铺满了长长的花岗岩石板，千百年来一代代先人走过来走过去，石板也走得圆润光滑。沿街的老屋虽然低矮简陋，却留有古村落的姿态。小巷一波三折，小巷深处蕴藏着丰富的历史记忆。几座旧宅门外耸立的旗杆石，还残留着千年来的鼎盛辉煌。由于交通不便，这里的建筑在20世纪60年代还保存完好。

透过低矮窗棂前面坍塌的围墙，就可以看见黑压压的青山。我每天从农田里回家，常常坐在昏暗的窗前看云卷云舒，心里盘算着今后的生活该怎么过。我不知道目前这种生活是我整个人生的主题曲，还仅仅是一段插曲而已。父亲被精简时，我们一家七口就租住在这里。房子面积只有14平方米，阴暗潮湿，地面泥泞。因为以稻秆铺床当褥垫，我们身上都带着股稻草的气味。

房东陈德昌先生，是一个极为善良、厚道的曲艺艺人。他给了我们许多的慰藉与温暖，帮助我们度过了生活中最困难的年月。他总是在深夜里，把自己舍不得吃的藕粉煮成香喷喷、热腾腾的米糊，给我的父亲一步一摇地送来。特别是在寒冬腊月的夜晚，他用一个一个历代戏文中的故事来劝慰我贫病交迫的父亲。其情其景，时时令人产生时光倒流的幻觉。德昌先生是一个近于失明的人，但在他心中仍然保持着传统的民间道德标准。他通过曲艺演唱维生，同时通过传统戏文惩恶扬善的故事，来抒发他内心的情感。我一想起那一段日子，感恩怀念的情感占据了我的心间，他的存在是我精神生活的亮点。

父亲在东窗的前面摆了一张旧书桌，这就是我们一家吃饭、议事、读书、写字的地方了。后来父亲在窗外盖了一个猪栏，养了一头小猪后，房间里的空气就变了样，开始的时候我们难以适应，久而久之也就习惯了。每当夜晚，我和父亲相对而坐，对着一盏如豆的灯火翻读着中医和针灸的书籍、报纸、杂志，直到油枯灯灭才躺下睡觉。每当夜半或凌晨时分，我们被饿猪嗷嗷喊叫声吵醒时，我们父子就会展开新一轮关于养不养猪的讨论。

我一直反对父亲养猪，因为人都吃不饱哪里有东西来喂猪。父亲不这样想，他默默地去拔野菜，把野菜切细，拌上糠秕之类，夜深人静时还在一遍一遍煮猪食。他还找来一大堆科学养猪的小册子，按图索骥地运用到养猪的实际中去。譬如他拐弯抹角地买来酒糟喂猪，据说能改善猪的睡眠质量；又如他在猪栏前面挂上多层的竹帘，使猪栏变为暗室，据说可以延长猪的睡眠时间。总之，千方百计地使猪宝宝少动多睡，迅速生肉长肥，为家庭增加收入。

父亲原来是一个优秀的中学教师，一个极为负责任的班主任。只要你翻看过他的十多本英语和地理学的备课本，就会得出我以上的结论。被精减后的父亲就像丢了魂似的，完全变了样。一个七口之家的家长，五个未成年子女的抚养者，家庭的主要经济承担人，现在无缘无故地被精减了，一分钱的收入也没有了，你说怎么做才能够充当起这个家长的角色呢？父亲选择了学中医和养猪，这样的选择对家庭的经济并无小补，但他可能着眼于中、长期的目标。其实养猪的中期目标只能是得不偿失，学中医的长期目标更是遥不可及。然而他并不是这样算的，他说："你不懂农村经济学，农民家家户户养猪，积少成多，没赚赚吆喝，空折腾也热闹，没钱时借钱也容易，所以养猪没赚也是赚。学中医、学针灸就是学志气、学意志，别人能学会，你为什么学不会？古人说：'生于忧患，死于安乐。'忧患之中选择劳动，选择信念，就能求生。你要知道，我们现在穷得只剩下希望。假如太现实了，把信念与希望也丢掉了，那就什么都没有了。我是家长，我就是这样想的，听我的话没错。等你老了，你就会知道我是对的。"

我还能怎么说呢，只是感到无边的悲哀。

所以当后来读到食指（本名郭路生）的《相信未来》一诗：

> 当蜘蛛网无情地查封了我的炉台，
> 当灰烬的余烟叹息着贫困的悲哀，
> 我依然固执地铺平失望的灰烬，
> 用美丽的雪花写下：相信未来。

读着读着，没读几句，我的嘴唇就变得黏涩沉重，泣不成声地读不下去了。

在青山村，还有一个人我是永远不会忘怀的，她就是大队书记的母亲。她有严重的膝关节风湿病，走路一摆一摆的，又迟缓，又艰难。在我们回乡务农的那一段时间里，她也许是出于同情与怜悯，经常把家中的粮食偷偷地送给我们。那个时候粮食十分珍贵，可以说，粮食就是生命，然而她老人家用地瓜、蚕豆、年糕等沉甸甸的物品接济了我们。她总是在天黑时分，把自己长长的围身布的下截向上转起来形成一个贴身的袋子，把这些东西装在里面，一晃一摇地给我们送来。我们每次都谢绝，恳求她不要这样，说要把东西送回去。但她总是抛下东西就走，说是她的一点心意，是瞒着他儿子的，所以千万不能送回去。我们能说什么呢，只有违心地接受她的馈赠。

后来我父亲告诉我，大队书记的母亲一辈子都眷顾着他，呵护着他，因为我父亲是吃她的奶水长大的。

"你有没有经常想念她？"我问父亲。

父亲难过地摇摇头，一句话也不说。过了半天，才说："我学针灸除了替自己治疗疾病之外，也想帮她治疗风湿性膝关节炎。"

我父亲神色黯然，拼命地抽烟。

"那你有没有给她诊治过？"

"没有，一次也没有。"父亲摇摇头，无可奈何地说："我去她家不方便，娄书记一定不喜欢。我只想她主动找我看病，但是她始终都没有来。"

这点我能理解。记得他在一次次地动员我学习中医、针灸的时候，曾经说过这样的话："有的人，我心里很想去帮她诊治，但我的身份不方便。你假如学会了中医、针灸，那就好了，也可以了却了我的心愿。"当时我听不懂父亲话中的含义，也不想去问为什么。他这样一讲，我全明白了。

有一年腊月廿四的夜晚，大队书记的母亲又偷偷摸摸地送年糕给我们。这个夜晚农村里每家每户都要祭灶王爷，所以我记住了日子。她和平时一样，一放下东西转头就走。但是，我看见父亲一下子拉着她的手，要她留下看病。她推辞了一下之后，真的在凳子上坐了下来。她的两个膝关节肿痛但是不红，下肢有明显浮肿；口苦口干，不思饮水，其他方面没有什么大的异常。父亲给她在膝盖后面的委中穴位刺血后拔罐，然后给她开了一张中医处方。父亲很少开方，一是生性谨慎，二是怕惹麻烦。他那天夜晚的处方可能在心里琢磨了好多时日了，开方的时候，脸上泛红，透露出少有的自信与满足。当时我把方子抄录了下来：

槟榔六钱，陈皮三钱，木瓜三钱，吴茱萸一钱，桔梗三钱，生姜三片，紫苏茎叶六钱，黄柏三钱，苍术三钱，茯苓六钱，防己六钱，苡仁六钱。六帖。

后来才知道那是一张鸡鸣散的加减方，治疗上述病症十分有效。大队书记的母亲有没有服用，以及疗效如何我就不知道了。我后来再把这个方子加二两生黄芪，使用于虚胖型下肢特异性水肿的病人，疗效非常明显。

父亲是一个古诗词的爱好者，一说起新诗他都是鞭挞有加。然而奇怪的是，他的案头总摆着一本1939年文化生活出版社出版的艾青的《大堰河》，并在诗集的扉页上用毛笔小字写上“——挹海　中华民国三十一年三月十日　壶镇安定中学”。挹海是父亲的“字”，一生之中很少使用。抗战期间，杭州安定中学迁移到浙江缙云县壶镇上课，作为高中学生的父亲就购买来这本书，并一直珍藏下来，“文革”中没有被毁坏，真是一大奇迹。这本诗集我也反复阅读过几次，感觉到诗歌流畅浅易，并且蕴蓄着丰富的内容，写出了诗人心中对保姆的来不可遏、去不可止的真切感情。然而没有进一步联想父亲为什么这样珍爱这本诗集。

人的感情真是非常奇特，非常复杂。父亲对大队书记母亲的眷念竟移情于诗集《大堰河》，娄书记的母亲通过偷偷地馈送粮食来表达其内心的牵挂。

父亲与大队书记的母亲在特殊历史环境下的情感交流都发生在我们刚刚住进陈德昌先生家的那几年里，后来这种来往在我的记忆里就模糊了。也许她年纪越来越大了，她有病的双腿再也走不了那样远的路了。

回忆永嘉场青山村这些久违的往事，总会让人获得一种浓郁的乡土亲情。与此同时，也免不了让人去思考构成那个年代种种荒诞现象的深层原因。

回乡后，我整天猫在青山村的小山沟里，繁忙的农业劳动从早到黑几乎没有一点点空隙，生活条件也极为困苦。我接受过的十二年文化教育与现实的农村社会一点也搭不上边，从小在城市养成的生活节奏在这里几乎断了弦。刚刚下乡的那一年，我认为这种起早摸黑的体力劳动是一种必要的意志磨炼。小学、初中、高中时代读过的英雄人物，如车尔尼雪夫斯基《怎么办》里的拉赫美托夫、《钢铁是怎么炼成的》里的保尔·柯察金，都成为自己仿效的榜样。我的两位在外地工作的舅父经常来信鼓励我，要我重视生活中的困难，选择一门对农村有用的专业进行自学。他们同时在年关的时候总是寄钱过来帮助我们，使我体味到亲情的温暖。然而连续几年下来，我发觉这种强体力劳动对自己的前途没有什么正面的作用，就渐渐地灰了心。舅舅的教导使我有了想改变这种生活的念头。现在看来，这种情绪的产生，与其说是由于艰难生活与劳累农活，还不如说是由于农村的这种生活方式与文化氛围。我发现再这样继续陷入精神的贫困之中，自己也可能成为一个被社会抛弃的人。想想今生怕是一无所就，心里郁闷到极点。其实，当时精神上已经开始变得迟钝与麻木，生活的圈子愈来愈狭窄，甚至连摆脱困境的愿望都没有，也不敢想象未来生活该怎么办？

我回乡那年，父亲就要我阅读那套中医大专院校统编教材。这套教材是我父亲精简回乡时特地到新华书店购买的。父亲把这套教材买来后，在每一本书的封面上都留下自己的签名和购书的年月日——挹海　一九六二年九月二十日。在家境极为困难的时节还舍得掏钱去买这一大套统编教材来学习，而且在这套书封面上使用了他的“字”，我想可能他当时真的把家庭命运寄托在这一套中医教材上了。写在这套书封面上的这几个字是草书字体，有形有势，奔蛇走虺，如聚如散，潇洒无忌。一般说来，一个人写字的笔迹可以立象见意，也就是俗话说的“字如其人”，传达着灵魂的信息。但这种以字识人、字能表情达性的说法用在我父亲身上却一点也不相应。在家人的印象里，父亲是一位憨厚怯弱、寒俭拘谨、不苟言笑的人。他的草书字体所流露出来的狂放开阔的气象在他身上没有一点踪影。是的，从事于多年教育工作的父亲童提时代临过褚遂良的《孟法师碑》与《雁塔圣教序》，在书法方面下过一些苦功。大书法家王梅庵先生是父亲的舅舅，父亲早年曾经受其影响和指点。王梅庵先生世称江南第一支笔，与溥心畬、沈尹默、叶恭绰等书法家齐名于燕京；20世纪30年代有《王梅庵临褚河南圣教序》行世，时人曾评论他的书法“熔篆隶碑帖于一炉，真书、行、草兼工，临褚深得精髓，章草尤独绝一时”；他被誉为温州当代书法界的“一代宗师”。梅庵先生曾经称赞过我父亲的书法小品“清新可用”。这虽然是老一辈对少年父亲的鼓励劝勉之词，当不得真，但也可以从中看到父亲当年敏悟、生气的身影。现在对照父亲前后不到十年的时间里在形体、性格与气质上的变化，回过头来就不得不叹服脱胎换骨的造化和岁月世变的刻痕。

每当我翻动这套教材的书页时，就会想起背后有父亲一双饱含着希望和深情的眼睛，所以即使身心疲惫不堪，也总有一种无形的动力支撑着我。但是光有决心与意志也没有多大的用处，因为读这些教材就像读天书，所有的概念全是“新”的。它不像自然科学，也不像人文科学、社会科学，中学阶段学了的知识跟它全都联系不上。所以父亲的愿望也仅仅是他个人的愿望而已，我感到自己无法走进中医的大门。

我也求教过父亲一些中医学的知识，他的回答比教材里讲的理论通俗好懂。

“阿大，你说中医、针灸科学吗？”

我叫父亲为“阿大”，因为我出生的时候，家里人去排八字，那人说我与父亲的八字相冲，不能与别人一样喊父亲为“阿爸”。在农村，当一个人刚刚来到了这个陌生的世界，无形之中就已经给你贴上了不少宿命的标签。不过我的这个“与父亲‘八字’相冲”的标签，倒是有点歪打正着地贴对了。

父亲的认知系统与我的不一样，所以一讨论问题，我们就会发生言语上的冲突。这样的碰撞往往会败坏我们谈话的气氛，所以我们父子之间很少能进行融洽交谈。

“这个问题还要回答吗？”父亲不屑一顾地说。

“为什么不要回答，我的问题不是心血来潮，而是有感而发的。

电影《早春二月》里那个戴着瓜皮帽、留着山羊胡子的瘦小老头就是个中医师，他的庸俗猥琐太形象了。他信誓旦旦地说文嫂的儿子没事，可以痊愈，结果第二天孩子就死了。”

“生活中也许有这样的人，”父亲说：“但是被柔石典型化以后，就起了败坏中医的作用，就成为一个被歪曲了的形象。”

“阿大，你心目中的中医学该是怎样的形象？”

“我先问你一个问题，”父亲毕竟是个多年的中学老师，做起思想工作来一套一套的，“前天阿福公腰伤了，躺在床上一动也不能动，他的儿子跑来请我过去替他针灸，我给他在后溪穴位上刺了两针，阿福公就能自己从床上爬了起来。你说面对这样的事实，如果还要追究针灸科学不科学，是不是有点儿荒唐啊？”

“你的意思是，有疗效就是科学？”

“我没有这样说，”父亲回答，“但是我的意思很明白，不要用‘科学’来问难针灸学，问难中医学，而是要在中医与针灸的疗效面前来问难科学。问问它，为什么不能解释解释中医与针灸疗效背后的机理是什么？”

“你这不是倒打一耙吗？”我不高兴地问。

“我是以科学的态度来回答你的怪问题。”父亲振振有词。“理论的逻辑只能服从现实的逻辑。生活中，许多真理虽然不能被证明，但它总能被感知。”

我想了想，觉得父亲的话也有一点道理，对已经客观存在的中医、针灸疗效的科学性进行怀疑，的确有点儿思维错位。

“你的提问使我想起了一个可笑的故事。”父亲看见我一声不吭的样子，就颇为自得地说。

“什么故事？”

“有一个山村，生活着一对长寿的夫妇，老人家110岁，老太婆108岁。”父亲说:“有一对研究营养学的科学家夫妇得知这个消息以后就去采访他们。经过了几天的跋山涉水，科学家夫妇终于来到了他们的家中。当科学家夫妇询问他们的饮食习惯时，长寿夫妇说自己经常吃甜食与肉类的食品。科学家夫妇就建议他们今后不要这样，因为经常吃甜食与肉类的食品不利于身体健康与长寿。”

在长寿者的面前指责他们的饮食习惯不利于长寿，这不是搞笑吗？

“中国古代有一个成语就是嘲笑这一种自不量力的现象的，”父亲盯着我的眼睛，故意地问，“你知道吗？”

我当然知道，不就是“班门弄斧”这个成语吗？但是我不能说，一说出来不就是自己打自己的耳光吗？不过我提的问题到底错在哪里，我心里一直还是不明白，到了几十年以后才发现这是一个伪问题。

“阿大，在农村当医师，是学中医好，还是学西医好？”

“学中医学西医都好，”父亲说，“问题是中医可以自学，西医无法自学；中医可以在没有条件、没有医疗设备的环境里诊治疾病，然而西医不能。我的一个高中同学，是一位西医大夫，在上海一个大医院工作，老家在永强下垟街。春节回家探亲时，乡亲们一看上海的大医师来了，都来找他看病。这可把他难坏了，因为西医大夫离开了医院，离开了检测仪器，就没法给病人诊断、开药。看到乡亲们满怀希望而来，失望而去，这位大夫的心里很不是滋味，沮丧之情溢于言表。其中一个二十多岁的妇女，是我们同班同学的女儿，她子宫出血半年，各个大医院都认为要子宫切除才能治愈。她从老远老远的地方慕名而来，最后还是失望而归。后来还是我把她介绍到二都的王云五医师那里诊治，云五医师给她开了三帖中药，病了半年的子宫出血就止住了。我的高中同学，那位上海的西医大夫亲眼目睹了整个治疗过程，因而对中医很是羡慕，甚至决心要学中医。他说：‘应该承认，中医可以越过西医学中的病因、病理、病位的这些层面，直接进入更深的层次。一个中医走到哪儿，哪儿就是一个医院。’他的意思是说，中医可以整体性地把握疾病，所以中医走到哪儿都能给人看病，而西医只有在医院里才能给人看病。”

我的兴趣被调动起来了，就进一步追问诊治的全过程。

“阿大，王云五医师后来有没有告诉你，这个妇女诊治的具体情况？”

“我后来也向云五医师打听过这个妇女的诊治情况，他说这个病症是张锡纯的升陷汤证，也就是宗气下陷，给她的三帖中药都是重用生黄芪一两。他说这样的病症经常遇见，中医中药疗效很好，许多妇女免除了手术之苦。”

“阿大，假如这个病人让何黄淼老师针灸，他有把握吗？”

“何黄淼老师用针灸疗法也治愈了许多疑难病症，这个病症是不是针灸的适应证还难以肯定。以后你跟随他学习的时候会慢慢地知道。”

二、春风引路入岐黄

在父亲的劝告之下，我决定进城去找何黄淼老师，向他讨教学习中医、针灸之路。

“何黄淼老师的一生风雨坎坷，”父亲对我说：“他传奇般的中医、针灸诊疗经历曾让不少亲友嘘唏不已。你坐在他身边，听他娓娓讲述那些精彩的病案，既受教益，也长见识。”

何老师当时正处在针灸治疗疑难病症的热潮之中，对现实中的中医、针灸现状痛心疾首。他认为中医教学应该是造就有思想的会治病的医师，而现在的中医学院由于教材与教育的方法不对头，结果培养了一大批能说善辩的学者。在这样的象牙塔中，中医、针灸已经化橘为枳，失去了原汁原味。这些针砭时弊、袒露心声的话语给我留下了深刻的印象。

1964年夏收以后，我第一次登门拜访何黄淼老师。他当时住在温州市区华盖山西麓，是一座依山而建的两层老宅院，大门要拾级而上。楼下的正房南北分别住着温州中医外科名医吴国芬与妇科名医吴国栋两兄弟，他们是这座老宅院的主人。何黄淼老师住在北边厢房的楼上，房间十分低矮，不到三十平方米。小小的卧室布置得十分整洁，房间里的家具摆设非常得当。何老师在这里读书，在这里治病，在这里接待客人。在我的记忆里，这里的一切感到分外的清晰与难忘，因为我当时还处于徘徊的阶段，学中医还是不学中医，对我来说还是个问题。记得每次当我走过那条黝黑的楼道，踩着多年失修而吱吱发响的楼梯时，犹豫心态也让脚步放慢放轻，心里充满着种种的疑虑与一种蒙眬的期待。

何老师大力倡导日本针灸家泽田健先生的针灸疗法，称泽田健先生是日本汉方医学的太阳；泽田健先生的“针灸是上帝之手，具有神奇的力量”，成为他的口头禅。“书籍是死的，要把死的经典活用到人体上，达到病曰：‘我在此点’的境界”是他的座右铭。这些煽情的话自然能够深深地打动我年轻的心，然而当我接触到中医、针灸典籍时，我的学习热情又被满眼陌生难懂的词语浇上了满头的冷水。

我父亲费尽口舌一次又一次地规劝我进城，到何黄淼先生身旁近距离地接触诊治实践，说这样也许能找到针灸入门的契机。因此，那段时间我经常步行五个小时进城，频繁地出入于何黄淼老师的家中。

1965年秋的一天，何黄淼老师带我去诊治一个病人。病人住在邻近的街区，是何师母同单位工友的母亲，患肾炎多年，近几个月病情加重，中西医治疗均无进展，已经卧床不起。经何黄淼老师半个月的针灸治疗，已经明显好转。一路上，何黄淼老师兴致勃勃地向我介绍这个病人的情况。

“病人姓李，65岁。”何老师说：“初诊的时候，水肿从下向上蔓延，一直到了头面部，水肿的严重程度令人咋舌，用手指在脚踝附近一按就深深地凹陷进去，腹胀满得厉害，躺在床上坐不起来。按切脉象，沉而无力。舌苔白厚，食欲差，大便秘结，小便不利，胸闷腰背畏寒。脾肾阳虚一目了然，然而中医师开的温肾健脾、化湿利水的方药不见疗效，我想和病人的体质状态有关，有的病人可能不适应汤药而适应针灸。我先给她针刺内关与公孙，入针后，病人胸闷减轻，就能够慢慢地在床上坐了起来，全家大小惊讶不已，我也感到有点不可思议。”

何老师自信的叙说感染了我，意外的疗效打动了我，使我萌生了学习针灸的愿望。

“何老师，内关与公孙两个穴位配合使用治疗肾炎的水肿与胸闷的机理是什么？”

“这是八脉交会穴中的两个穴位，”何老师津津乐道，“内关穴为手厥阴心包经穴，公孙穴为足太阴脾经穴，内关通于阴维脉，公孙通冲脉，它们配对使用，能够通利气机，调整水液的代谢，治疗胸腔和腹腔的病症。明代刘纯《医经小学》中有八穴的歌诀，其中说道‘公孙冲脉胃心胸，内关阴维下总同’。”

“何老师，八脉交会穴中的其他六个是什么穴位？它们都有什么作用？”

“八脉交会穴是我临床常用的一种针灸取穴方法。”何老师说：“奇经八脉的八个特定穴，即公孙与内关、后溪与申脉、足临泣与外关、列缺与照海。公孙配内关可以治疗胸腔和腹腔部位的病症；列缺配照海可以治疗腹腔和盆腔部位的病症；后溪配申脉可以治疗头面五官及四肢腰背部位的病症；临泣配外关可以治疗头面五官及关节部位的病症。我国古代的医典对八脉交会穴的记录是经验的总结，根据经脉气血的交会相通关系，用以治疗全身疾病，取穴操作方便，疗效显著。这一种取穴的方法，你可以稍微迟一步学习，因为它的临床使用牵涉诸多中医学的基本概念。”

在何黄淼老师随心所欲的漫谈中，我开始接触到针灸学的理论。

“何老师，听说你治疗肾炎水肿的绝招就是指导病人家属长期使用艾条熏灸，是这样的吗？”

“是的，我诊治疾病的宗旨是：安全、有效、方便、价廉。”何黄森老师神采飞扬地说：“天底下只有针灸能够做到以上四点。这个病人也一样，我在病人的腹部、背部与足部用笔画了几个穴位，然后就嘱咐她的女儿每天用艾条熏灸，为了节约时间，可以两条艾条同时点燃，每个穴位熏灸十五分钟。她的女儿非常孝顺，每天用艾条给她熏灸五次。”

“具体有哪几个穴位？”

“就是背部的脾俞、肾俞，腹部的关元、水分、气海，足部的阴陵泉、足三里等穴位。”何老师毫无保守地回答。

“何老师，这样重笃的疾病，用如此简单的疗法，能有效吗？”

何老师笑着说：“这个病人熏灸三天以后，全身水肿就明显减少，你说有效还是无效？就一直这样坚持艾条熏灸，穴位也没有什么大的变动，到了第十三天，全身水肿全部消退，各种症状也有所减轻，大家都看到了治愈的希望。今天早晨她女儿来说，病人不慎感冒了，有发热头痛，所以我们现在去看看她。”

到了病人的家里，我看见病人在房间里散步，精神还可以。何老师劝她先躺下，按脉望舌，询问病情，然后在大椎、风门与合谷的穴位上针刺，并嘱咐病人的女儿依然用艾条熏灸。在大椎、风门与合谷三个穴位上针刺，是何老师诊治外感表证常用的一组穴位，我看在眼里，记在心中。

我睁大眼睛仔细观察病人的病情，学着把何老师诊察的各个环节一一地重复一次，因为何老师事先已经对病人打过招呼，病人也非常配合。我在“见习”的过程中，发现病人对何老师的治疗效果极为肯定，跟何老师介绍的情况基本一致。

我对中医与针灸的科学性始终抱着怀疑的态度，虽然接受了中医学的一些理论，然而思想深处还是疑虑重重。所以在回来的路上，我向何老师提出了一连串的质难。

“何老师，为什么现代著名的知识分子都反对中医？在中学课本里，我读到鲁迅先生在《呐喊·自序》中曾经写到的文字：‘我还记得先前的医师的议论和方药，和现在所知道的比较起来，便渐渐地悟得中医不过是一种有意的或无意的骗子，同时又引起了对于被骗的病人和他的家族的同情。’我尊重鲁迅的人品与学问，所以他批判中医的思想就这样植入了脑海。”

何老师一点也不生气，自信地笑着说：“鲁迅对于中医的态度，需要了解当时的社会氛围，以及鲁迅父亲的病与他自己医治牙病的亲身经历等方面的情况，你才会明白鲁迅为什么会这样说的。多年来，我也一直在思考这个问题，最近才对这个问题有了明确的答案。”

这是一个重要的问题，现代好多中国人都从鲁迅先生在《呐喊·自序》中讲的“中医不过是一种有意的或无意的骗子”这一句话来认识中医药。

“五四新文化运动前后，以陈独秀、胡适为精神领袖的中国知识界，否定与批判中国传统文化蔚然成风。”何老师说：“在鲁迅等人的眼里，什么传统文化，什么中国国粹，通通‘等于放屁’。鲁迅主张‘中国书一本也不必读，要读便读外国书’，他甚至提出来要消灭汉字。中医学属于中国传统文化中的旧医学，所以也需要反对与打倒。当时社会上反对中医的头领是余云岫，他在1916年撰写了《灵素商兑》向中医理论宣战。余云岫是鲁迅先生在日本留学时期的同学，其中医观对鲁迅先生是否有影响还很难说，不过他们两人都是章太炎的弟子也是事实。这就是当时的时代思潮，在这个大环境里，每一个热血青年与年轻的知识分子都会受到影响，鲁迅也不可能例外。”

是啊，在当时，新文化运动的科学与玄学论战正酣，中西医之争也硝烟弥漫。所以当时的文化、政治精英们都毫无例外地反对中医。梁启超右肾遭受了错误的手术，身体受到很大戕害，他不但不去追究协和医院的责任，还公开为对方开脱。但是，对于自己多次经中医治疗好转的事实，他却绝口不向社会公开，甚至在声明中还批评中医治病为“瞎猜”。胡适曾患水肿病，西医屡治不效，后来由中医陆仲安治愈。当时报刊报道胡适患的是糖尿病和肾炎，但后来胡适一直否认他的病曾被确诊，其用意很明白就是不承认中医能治好这两种病。再如孙中山先生重病也不服中药，还说：“中医是一艘不带罗盘的船，西医是一艘有罗盘的船；中医也有可能找到目的地，西医有的时候也找不到目的地。但我宁愿乘有罗盘的船，尽管找不到目的地。”这不就是公然宣扬中医不科学吗？

“鲁迅祖父周福清因贿赂案发入狱之后，”何老师继续说：“其子周伯宜，也就是鲁迅的父亲也与其案有涉，故被拘捕审讯，后又被革去秀才，精神情志上蒙受了沉重打击，便借酒浇愁。长期的过度饮酒加重了原有肝病的进展，腹部出现鼓胀，后来下肢也出现浮肿。俗话说‘男怕穿靴，女怕戴帽’，也就是说，男人下肢浮肿，女人头面浮肿，预后大都不佳，由此可见鲁迅父亲的病便是绝症。尽管为鲁迅父亲治病的医师，由姚芝仙换成了何廉臣，也没有能够挽救其性命。现在看来，鲁迅父亲长达两年中医药的诊治以及最后的亡故，都给鲁迅先生的身心带来极大的打击，也造成了他对中医学极为恶劣的印象。鲁迅说过：‘即使有人说中医怎样可靠，单方怎样灵，我还都不信。自然，其中大半是因为他们耽误了我父亲的病的缘故罢，但怕也有挟带些切肤之痛的自己的私怨。’切肤之痛的私怨蒙蔽了他的眼睛，当他学习西医以后一定也知道西医并非无所不能，也不能包治百病，像他父亲这样的肝硬化所导致的腹水，西医也无能为力。即使这样，也改变不了他对中医的偏见。我认为鲁迅后来弃医从文除了思想方面的原因之外，不能不考虑他发现了自己留学日本的初衷——他在《藤野先生》一文中说的，‘我的梦很美满，预备卒业回来，救治像我父亲似的被误的病人的疾苦’——原来是一个乌托邦的美梦。但是即使这样，鲁迅还是坚持自己反对中医的立场，其中的原因只有他自己知道了。”

鲁迅父亲的疾病属于中医所说的“风劳鼓瘕”四大难证中的“鼓胀”病，相当于西医的肝硬化或肝癌所致的腹水，在现代也难以治愈，更何况在晚清时代。

“鲁迅在《坟·从胡须说到牙齿》一文中，通过自己牙病的诊疗始末，对比中西医两种医学的优劣，结果是褒扬了西医，讥笑、挖苦了中医。”何老师语气沉重地说，“鲁迅从小就牙痛，经常牙龈出血，试尽了《验方新编》中的诸多验方都不灵验，遇见一个善士传给他一个秘方也不见效果。后来正式去看中医，服汤药，可惜也无效果。最后中医师告诉他，他的病是‘牙损’‘难治得很’。有一个长辈斥责他，说他是因为不自爱所造成的。在族人的印象里少年鲁迅的这个牙病是他人格的耻辱。鲁迅到了日本长崎后就去寻牙医诊治，牙医诊断为‘牙石’，刮去了牙后面的所谓‘齿袱’，牙齿就不再出血了，花去的医费是两元，时间还不到一小时。他从中医药的书中知道了关于牙齿属于肾，牙损的原因是阴亏的理论。这一发现使他感到触目惊心，顿然悟出了先前之所以得到申斥的原因。所以鲁迅认为中医不仅仅是治不好他的牙病，反而诬陷了他的人格。”

少年鲁迅的亲身经历活灵活现，这些例子太刻骨铭心了。

“以上的几个原因，有的是误解，有的是中医学理论与临床的缺陷。”何老师坦然地说，“中医与西医一样，总是有不完美的地方，但是我们不能因为这样就把脏水和孩子一起倒掉。”

看来何黄淼老师对这个问题已经有过深入的思考，所以他的论据很翔实，他的见解很平实，也很辩证。他的一番话，对我起了纠错校正的作用。

“中医为什么把‘牙石’造成的牙龈出血辨为肾病阴亏？”我问。

“整体观念是中医学的特点，”何老师说，“它认为人体所有的生理、病理现象，都要用阴阳五行来解释，因此任何局部的病变都要归属到各自五脏阴阳气血的失调，治疗疾病就是通过整体来调动全身的抗病能力来达到治疗作用。临床实践证明，这是一种非常有效的疗法。但这种疗法也不是十全十美的。由于它忽视了局部疾病也有相当独立存在的可能性，忽视这类局部病变对整体性治疗的不应答性，诊治上经常出现舍近求远的现象。譬如明明是局部‘牙石’造成的牙龈出血，不从局部下手治疗，反而辨为肾病，劳而无功，就是中医学辨证系统和治疗技术的缺陷所造成的。今后在现代中医学的发展过程中需要进一步地加以完善。”

“在中医临床上，类似于鲁迅‘牙石’病的情况肯定不少，中医学难道都视而不见吗？”

“问得好！”何老师高兴地说，“中医学也意识到这个问题，就是存在局部病变对整体性治疗的不应答性的问题，所以从周代开始就通过分科的办法来弥补这个临床上的漏洞。在唐代，中医的专业设置上已有体疗、少小、疮肿、耳目口齿、针灸、按摩、角法等分科。由于专科的发展与医疗设备的更新有关，所以不得不承认，中医专科的发展是缓慢的，其中口腔科的发展更是这样，到了清朝还没有发明刮除‘齿袱’的器械，所以才出现鲁迅治牙的故事。”

何老师思考得很深、很周到，这些知识我闻所未闻。

“整体观念是中医学的特点，但未必都是优点。”何老师继续对我说，“它有得有失，并非万应灵膏。有时候的确会出现大而不当的毛病，承认缺陷才能改进与发展。对于中医药不能正确治疗鲁迅的牙石病一事，大家感到遗憾是应该的，但为此苛责中医药学，那就大可不必了。”

后来，我把有关鲁迅反对中医的话题，跟阿骅表兄交换了意见。他对其中鲁迅因为牙病对中医的批判倍感兴趣。

中年的阿骅表兄是一个容貌儒雅、志性刚烈、率真透明而具有问题意识的人。他那修长匀称的身材、宁静温和的气质构成了现代知识分子典型的形象。然而他那严肃、困惑的表情，结结巴巴的表达能力，又使人不敢恭维而且也难以接近。而在我的眼里，他的不善言辞也已经成了他思想力量的一部分。阿骅表兄比我大十五岁，青年时代学过西医，近几年来一直在研究中医、针灸。他凭借其在社会科学与人文知识方面的素养，在中医理论方面要比我遥遥领先，所以我经常找他求教问题。他生性幽默，一般很少直接回答问题，你稍不小心就会觉得不知所云。假如你能够细心地体味，就会从他那机智的调侃，善意的戏谑，无奈的自嘲中常常得到意外的收获。中医药的一些问题一经他提出，我就再也无法摆脱掉对其思考。

阿骅表兄沉思了半天，说：“鲁迅先生牙病诊治并不是中医学的一个孤本，这一事实的确击中了中医学的软肋。这是一个中医学中一直无人触及的重大问题。中医学为了维护大而全的理论系统，强调的是抓大放小，重视整体而忽视局部，不惜把一些局部的问题，一些技术的问题，勉强拉进几大系统分类之中。这种忽视局部，忽视专科技术的理论缺陷，就是鲁迅牙病事件的原因。鲁迅在作品中正面向中医学提出挑战以后，半个世纪过去了，中医界没有人做出回答，这是为什么？实质是讳疾忌医，拒绝批评。这是中医学的悲哀，说明中医学缺乏自我完善的纠错能力。我认为这一个难以忘却的事例，值得每一个中医师好好反思。”

他讲到关键时刻总是咬文嚼字，闪烁其词，让人不得要领。

“鲁迅先生的中医观正确吗？”我直截了当地问。

“鲁迅先生的中医观是错误的。”阿骅表兄藏否人物，无拘无束，“他犯了以偏概全的毛病，但是他的一些意见并不都是空穴来风。那个时代的精英大都菲薄中医，这不是他们的错误，而是他们的不幸。譬如大名鼎鼎的陈独秀也是持类似的观点。他说：‘医不知科学，既不解人身之构造，复不事药性之分析，菌毒传染，更无闻焉；唯知附会五行生克寒热阴阳之说，袭古方以投药饵，其术殆与矢人同科。’也是对中医理论嗤之以鼻，不加理会。”

“像鲁迅先生这样聪睿的人，为什么会犯这种以点代面的错误呢？”我问。

“这是五四时期主流知识分子文化上的‘水土不服’啊。”阿骅表兄把手举高，指向天空，“老鹰有时候飞得比鸡还低，”阿骅表兄把自己的右手自然地伸直，放到接近地面的位置，随后又把它高高地举起，“然而没有人怀疑老鹰搏击长空的能力。”

阿骅表兄的比喻真的很恰当，使我对整个问题有了一个明确的看法。不过这句话我好耳熟，我在中苏交恶时的“九评”中看到过。

“这是一句俄国民间谚语，”后来阿骅表兄告诉我，“伊里奇·列宁用它来评议过卢森堡的历史地位，我引用它时已经做了改动。”

有关鲁迅中医观的讨论，是一个说不完的话题，至今还在中国的文化界时不时地搅起几番风雨。

从病人家回到何老师家，一路上我不断地提出各种各样的问题，何老师不厌其烦地做了回答。

“何老师，现在政府为什么在政策上大力支持中医的发展？与民国时期的政府对中医的态度大不一样？”

“民国时期的政府对待中医学的态度其实很暧昧，也不光是反对，一些上层官员如陈立夫等人也是鼎力支持中医的。”何老师流露出一种不置可否的表情，“现在的中央领导人从实践出发，相信中医针灸能够治好病，甚至能够治好许多西医治不好的疑难重病。”

“中央领导人怎么知道中医针灸能够治好病的呢？”

“我想与他们在延安的生活经历有关联。”何老师的眼睛发光，提高了声调，说：“当时许多领导人与部队将领在那一种缺医少药的艰难的环境里，生病时都接受过中医针灸的治疗，亲身领受过中医针灸的疗效。有一个名字叫朱琏的针灸医师，抗战初期在延安师从任作田先生学习针灸，后在部队推广应用并举办训练班，听说董必武在延安生重病就是被中医针灸治愈的。后来朱琏医师写成了《新针灸学》一书，在董必武的支持下，由人民出版社出版。董必武还为本书作序，朱德为本书题词，云：‘中国的针灸治病，已有几千年的历史，它在使用方面，不仅简便经济，且对一部分疾病确有效果，这就是科学。希望中西医团结改造，更进一步地提供其技术与科学原理。’从实践的角度、感性的角度你就会理解为什么现在政府会支持中医针灸了。”

我心里担心没完没了的提问会打扰何老师正常的休息，所以就想早点离开。何老师好像早已经发现了我的心思，把我的手紧紧地拉着不放，和蔼、亲热地说：“不走啦，不走啦，今天不走啦。今晚就住我这里，等会儿请建寅、时觉过来，大家聚一聚，交换交换临床心得。”何师母更为热情，跑上跑下准备晚餐，把家里平时舍不得吃的菜肴与名酒摆上了饭桌。几十年过去了，然而我一想起这个情景，鼻子就会发酸，流下了又冷又咸的眼泪。

三、针灸入门“一夜通”

一年来，我一直还在徘徊、等待与观望之中，因为学习中医、针灸毕竟太难了，离我太遥远了。在这期间，中医的书没有少看，然而只是无事乱翻罢了，谈不上有什么心得，一想起今后要以中医为生总觉得非常惶惑，谈何容易啊。虽然在和何老师近距离接触以后，针灸的魅力已经荡漾在我的胸怀，但是学习中医、针灸的决心还是定不下来，一直摇摆于学与不学之间。

1966年春天，我又一次步行了五小时进城。在书店、图书馆逗留了半天以后，就在饮食店草草地用完了晚餐。在夜幕即将降临，华灯初上的时分，我估计何老师应该已经下班，才径直向他的家走去。

何老师与师母热情地接待了我，嘘寒问暖，直怪我在外面小摊用餐。

我询问那个肾炎水肿病人的近况。何老师告诉我，那个病人经过半年的针灸治疗，进步很快，自觉症状几乎已经消失，西医的化验指标也明显好转。

那天晚上，何老师用种种简易浅近的例子，来解答我的诸多疑问。他针对我畏难的情绪，做了许多动员工作。

“针灸的学习一定要在学中用，不要等到全明白了才去动手。”

何老师语重心长地说，“因为它的真谛就在临床的感受中。”

何黄淼老师的话富有诱惑力，让我的心又热了起来。

“只要一个晚上的理论学习，你就可以基本入门，还是有模有样、中规中矩的入门呢。”何老师兴奋地看着我，“今天晚上我就把你带入‘真传一句话，假传万卷书’的境界。”

这是一个美妙的春晚，何老师从临床实践出发的精彩讲解，使我体味到什么叫作“大道至简”，什么叫作“真理素朴”。他把博大精深的针灸学，化为可操作的几个具体的步骤。整个教学大处着眼，小处入手，环环紧扣，贴近临床。时隔四十多年后的今天，那天夜晚何黄淼先生的每一句话，每一个面部的表情，每一个手指的动作，我都历历在目。

“针灸取穴可以从五个方面考虑。”何老师伸出左手的五指，一边说一边用手指示意，“第一，八总穴；第二，八会穴；第三，局部取穴；第四，背部督脉寻找阿是穴；第五，病位交叉对应取穴。”

五个方面的取穴，也够复杂的，一个夜晚的时间能掌握吗？

何老师早已料到我会这样想，笑着对我说：“不要怕，等一下我把它们分头讲解了一番以后，你就会慢慢地明白。”

“第一，八总穴取穴法，这是一个整体取穴法。”何老师竖起了左手的大拇指，笑着说，“根据八总穴所针对的人体部位取穴，针灸医师就能把所有疾病纳入你的诊治范围。”

我听了大吃一惊，八个穴位就能统揽诸病？这不是在搞笑吗？

“你首先要记住一首歌诀：‘头面合谷，颈项列缺，胸脘内关，脘腹（足）三里，腰背委中，胸胁阳陵，少腹（三）阴交，颅脑太冲。’”何老师神采飞扬地说。

他把这首歌诀反复念了几次，我也跟着念了几次就记住了，毕竟只有三十几个字嘛。然后，他就用自己的大拇指与食指在我的手、臂、脚、腿的相应部位指指点点，并用墨水做了标志。我也当场在做了标志的穴位上反复按压，嘴里也不停地唠叨这首歌诀，脑子里记忆与感受穴位在手指按压下的异常的知觉。不到半个小时，我就把以上的八个穴位的位置与作用记住了。

之后，何老师马上对我进行“八总穴取穴法”的考查。考查的方法是，何老师讲一个病证，我就在常规消毒的情况下，用右手把一寸的毫针捻转着刺进自己手、臂、脚、腿的相应的穴位。譬如，他说眼睛红肿。我想了想，眼睛所在的部位和头面与颅脑有关，于是就在太冲与合谷穴位上扎针；他说胸闷、心烦、失眠，我想了想，胸闷、心烦所在的部位和胸部有关，与颅脑有关，于是就在内关与太冲穴位上扎针；他说呕吐、胃痛，我想了想，呕吐、胃痛所在的部位和胃脘有关，于是就在内关与足三里穴位上扎针；他说颈项强痛，我想颈项强痛所在的部位和颈项与肩背有关，于是就在列缺与委中穴位上扎针等。经过半个钟头的反复现场考查与具体操作，我就已经能把一些病证在八总穴范围内的取穴规矩灵活地用上了。

何老师看见我领会了八总穴的初步应用，也很高兴。

“在针灸学这一门学科中，经络与穴位是最重要的。”他说，“在这些经络与穴位之中，八总穴又是最最重要的。八总穴是老祖宗几千年的经验结晶，是取得临床速效、高效的必备穴位。一个针灸的初学者学会了它，就能对疾病建立起基本的诊治观念。同时这种观念还是整体的、全局的，适用于所有疾病的诊治。有了它，医者的心中就有了理念的依靠。当然，经络的分布也很重要，但你可以在以后临床的应用中慢慢地学习。学了经络学说以后，你对这八个穴位的作用就会有更加深入的了解了。”

真想不到一个钟头的学习就有了如此大的收获，使我能够对完全陌生的针灸学有了一个模糊的框架。何黄淼先生的教学方法平易而神奇，吸引了我的整个身心。我自从下乡以后从未有过的对未来生活的希望，突然在心中燃烧了起来。

希望的种子萌生了。

在我们谈话期间，师母进进出出了好几趟，给我拿来点心，送来热茶。有时候也站在我们的旁边听着、看着，脸上时时露出关切的表情。

何老师继续他的讲解。

“针灸取穴的第二个方面，就是学会八会穴。”何老师把左手的大拇指与食指撑开摆成八字，微笑着说，“八会穴是指脏、腑、气、血、筋、脉、骨、髓等精气所会聚的腧穴。它们分别是：①腑会中脘；②脏会章门；③筋会阳陵泉；④髓会绝骨；⑤骨会大杼；⑥血会膈俞；⑦脉会太渊；⑧气会膻中。你开始阶段先学习其中的三个。”

从何老师说话的声调中，我已经感觉到这八会穴的特殊地位，以及先行学习的三个穴位的重要性。

“何老师，腑会中脘、脏会章门是什么意思？”

“腑会中脘，”何老师解释道，“就是规定所有消化道的疾病首先要考虑使用中脘穴，中脘在哪里知道吗？”

我点点头，用手指点点腹部剑突与肚脐的中点。

何老师继续说：“脏会章门是指由于脾气虚引起精、气、血、津液化生不足，针灸要考虑取章门穴。”

“何老师，什么叫‘脾气虚’？”

“‘脾气虚’是气虚中的一种。”何老师耐心地说，“气虚证的临床表现是神疲乏力、语声低微、气短自汗、舌淡脉弱这四个方面的症状，如果再加上面黄、肌瘦、纳呆、便溏等症状就是脾气虚的诊断依据了。”

何老师又教我针灸的穴位，又教中医学基本概念。他口中的中医概念比较容易理解，因为它们都有具体的症状依据。

“章门穴在哪里你知道吗？”何老师突然发问。

我摇摇头。

何老师就用右手食指点点我左边季肋前的体表部位，“在这里，在腋中线第一浮肋前端，屈肘合腋时正当肘尖尽处。右边也是同样的位置，八会穴的使用一般规定‘男左女右’，初学者用 0.5 寸的毫针，切记勿忘。”

我就依照何老师所示，把左手臂屈肘合腋，使肘尖尽处压着左侧胸胁部的肌肤，再把右手食指在章门穴按压几下，就记住了这个“脏会”穴位了。

何老师看见我学得有滋有味，就说：“以下六个穴位，其中临床上我使用最多的是筋会阳陵泉，特别是有关神经与关节的痉挛性疾病，针刺阳陵泉常常会收到意想不到的疗效。”

我听得入了神，迫不及待地问：“何老师，能否举一个例子？”

“这样的病例太多了。”何老师越说越兴奋，“隔壁一个老先生患带状疱疹，温州人称之为‘火丹蛇’。发病已经半个月了，皮肤表面的水疱已经干涸，结痂脱落后留有暂时性淡红斑。但是皮肤十分敏感，不能抚摸，左胸更甚。全身时发痉挛性抽痛，特别是在夜间十二点至凌晨三点，痉挛性抽痛加剧。他的家人请我出诊，我看见他平躺在床上，精神异常紧张。我给他针刺的第一个穴位就是阳陵泉，入针不久，病人说自已整个人都放松了下来。随后我就再针刺两侧的内关与公孙，留针十分钟。”

“疗效如何？”我紧张地问。

“第二天，听他家人来说，一夜无话，”何黄淼老师放低声音，以欣喜的声音告诉我，“夜里睡得好，早晨的食欲也比平时好。按上法连续针刺了五天，病人基本恢复。”

针灸真是神奇得不得了，我的心为之狂跳。

“区区三个穴位，其取穴的方法来自于两大类型，”何老师一边思考，一边述说，“一个是八会穴，另一个是八脉交会穴。它们都是我们祖先千锤百炼所得来的珍宝，所以针下汹涌着难以估计的力量。”

何老师的话使气氛陡然肃穆了起来。

“针灸取穴的第三个方面，”何老师声音有点嘶哑，他清了清嗓门接着说，“就是在发病部位的体表取穴或者发病部位的邻近取穴。也就是说，哪里不舒服就在哪里针灸。这种取穴的方法是最原始的方法，也可能是先人最早发现的一种取穴的方法。”

头痛医头，脚痛医脚。这样简单，这样直白。

何老师看见我发呆的样子，就明白了我心中的疑惑，就说：“你千万不要小看了这种邻近取穴的方法，它的临床疗效是不容怀疑的。有一些用药物久治不愈的病痛，在患病部位的体表针刺以后就有了效果。如果针刺后加以拔火罐，特别是用三棱针点刺出血后再拔火罐，就可能收到更满意的疗效。”

师母看见我还没有领会的样子，就举了一个病例来证明这种取穴方法的可取之处。

一个中年男教师，两年前骑自行车时不慎跌倒，右脚的脚后跟擦破了皮。后来周围皮肤感染了，久治不愈。两年来，不能穿袜子，不能穿鞋子，只能穿着拖鞋。后来求诊于何老师，何老师在常规消毒后，用一寸的小毫针在患者的右脚跟溃破处的外面，离开溃破处二三毫米处的边缘一路点刺，稍有一点点出血。隔天一次，点刺三次以后，脚跟溃破处渐渐地愈合了。

师母绘声绘色地介绍了这个病例后，又说："针刺的效果真是不可思议，真是不可思议。你好好学，将来一定有用的。"

何老师接着就给我介绍针灸取穴的注意事项。

"针刺的时候，首先要知道什么部位不能针刺，不然的话会出医疗事故的。"

他的表情一下子严肃了起来。

"有三个部位你先不要针刺，"何老师一字一句严肃地说："一是枕骨下面的区域，如风府、哑门、风池等穴位，它们与延髓靠得很近，一不小心就会出大事故。深刺风府治精神病，在20世纪50年代初期名噪一时，成为时髦的风尚，然而不久发生了多起严重的医疗事故。还有深刺哑门治聋哑，也曾造成不幸事件。我想，如果我们能够把'刺胸腹者，必避五脏'及'刺头，中脑户，入脑立死'牢记心中，并能如实照章去做，错误就绝对不会重演了。"

他怕我不重视，又把我叫到他的身边，一只手按在我的头顶上，另一只手食指在我枕骨后面的风府、哑门、风池等穴位所在的部位一一指明，以期引起我的高度重视。

他接下去又讲了另外两个不要针刺的部位："一个就是眼睛及其他周围的区域；一个就是肚脐眼。对，还有一个地方你目前也暂时先不要针刺，就是天突穴。"

当说到"天突"穴的时候，他用手指点划着我的锁骨上窝，一并告诉我针刺"天突"的特殊的针刺手法。

“何老师，肚脐眼可不可以用艾条熏灸？”

“肚脐眼命名为‘神阙’穴，”何老师很不习惯地言说着这个民间的俗称，“这是一个非常重要的穴位，艾条熏灸时最好在‘神阙’上面加一点盐巴。”

我本来想问一问为什么，后来想到这样不断地问下去是没完没了的，就不问了。

何老师停下来想一想以后，又说：“你要在自己的身体上练习针刺的手法，手法熟练了以后，才可以针刺病人。手法主要有左右捻转与上下提插两种，以‘得气’为好。”

“得气”，这种针刺现象我在父亲那里已经司空见惯。

何老师顺着自己的思路讲下去：“‘得气’这种经络现象很奇怪，你持针的三个手指会感到针下有一个东西，不，应该是一种气，一种活动着的气场和你在不停捻转着提插着的手指的合力之间对抗着、较量着、吸引着。这时病人会感到针下有一种酸麻重痛的反应，甚至出现上下传导贯通的针感。”

刚才我在自己身体上练习针刺手法的时候，也曾经有一两次出现何老师所说的“得气”的感觉。看来“得气”是经常出现的一种临床现象，并不神秘。

何老师扎针时的注意事项还有以下两项：一项就是在胸背部与腹部初学阶段针刺深度不超过 0.5 寸；还有一项就是对于体弱者、因劳累而体能消耗过多者，一定都要平卧在床上针刺，以免“晕针”。他还对“晕针”现象做了详细的解释。

我非常好奇，没有用药物，细细的小毫针刺在皮肉上为什么会有这样强烈的反应呢？但是，我想先不要多问，记住再说。

“许多疾病都可能在背部脊椎上寻找到压痛点等异常的感觉与

赘状物。”何老师侃侃而谈，“取穴方法中，少不了在背部督脉寻找‘阿是穴’。‘阿是穴’就是出现在人体体表的敏感的压痛点，在这些压痛点上针灸能够取得非常满意的疗效。所以我把在背部督脉寻找‘阿是穴’列为第四种取穴方法。”

他要我俯卧在床上，用大拇指在我的脊椎骨上从颈部开始向尾骨方向用力均匀地一节一节按压。一边压，一边说：“第七颈椎棘突下的大椎穴是一个重要的穴位，对头部、颈部、肩部的疾病与发热的疾病有很好的疗效；第七胸椎棘突下的至阳穴是一个重要的穴位，对胃部、胸部、胁部的疾病有很好的疗效；第二腰椎棘突下的命门穴是一个重要的穴位，对腰部、下腹部与妇女的胞宫部的疾病有很好的疗效。临床上任何疾病，只要发现脊椎骨上有压痛，就要在这里取穴。”

通过他现场直接的按压与解释，我感到这些穴位与经脉的知识非常具体，看得见摸得着，一下子就懂了。再说大椎穴、至阳穴、命门穴三个穴位都跟“七”有关，大椎穴是颈七，至阳穴是胸七，命门穴是胸二七，就是十二节胸椎加二节腰椎，是十四椎了。

何老师为了使我能够更好地掌握按压的要领，就要我在他背脊骨的督脉上再按压一次，看看我的用力轻重均匀不均匀。

之后他告诉我一个经验：“通过指压发现压痛点是一种很好的取穴方法，但关键是指压的用力一定要到位，一定要均匀。”

说完这句话，他还特地看了我一眼，并语重心长地说：“这个道理很容易懂，但是操作起来并不容易。”

他想知道我对这个知易行难的问题的态度，于是问我：“你知道为什么吗？”

我没有接触过类似的问题，因此只能摇摇头。

何老师点了一下头，继续他的话题："对针灸医师来说，'诊察体表的压痛点时，指压的用力要均匀'，这是一个基本的常识。然而临床按压时，医师的手指一般会不自觉地在自认为可能会压痛的穴位上加大力量，以证明自己判断的正确。这种行为往往是无意识的，所以要特别注意。"

何老师的话，很有道理，只有医者的客观心态才能获得临床真实的资料。我把他的这句话牢牢地记住了，一辈子也不敢忘记。

"先说一个故事，"何老师抽了一支香烟，休息了片刻之后，继续刚才的话题。"日本丹波元坚的《杂病广要·头痛》中记载了一个《苏沈良方》中的王安石偏头痛方，说是禁中秘方。用生莱菔汁一蚬壳，仰卧注鼻中，左痛注右，右痛注左，数十年的疾患都一注而愈。王安石曾经对他家的仆人说过，这种治疗方法已经治愈好几个人。我的理解与别人不同，这是一种特殊的针灸疗法，可称之为'药针法'，治疗中起主要作用的是鼻子内的经络与穴位，药物反而是第二位。不然的话，为什么强调'左痛注右，右痛注左'呢？发现这个方法的宋代人固不知'病位交叉对应取穴'为何物，而经验的可贵在这里可以看得明明白白。"

何老师的故事真吸引人。他是在为继后的述说做铺垫。

"针灸取穴第五个方面的内容就是'病位交叉对应取穴'。"何老师兴致勃勃地说，"这种取穴法在《内经》中叫作'缪刺'，日本针灸家称之为'天平疗法'，对肢体与关节疼痛的疗效比较显著。它可以分两种，一种是左右对称取穴，一种是左右、上下、前后大交叉取穴。"

何老师走近我，拉着我的右手说："譬如，你的左手腕疼痛，如果使用左右取穴法，可以在右手腕与左手腕相对应的部位用一寸的毫针针刺，针刺后，快速地左右捻转与上下提插三十秒左右。”

他突然蹲了下来，用手指指点着我的右脚的外踝，说：“假设你的右手腕疼痛，使用左右、上下、前后大交叉取穴法，可以在左踝与右手腕相对应的部位，用一寸的毫针针刺，针刺后，快速地捻转与提插半分钟左右即可。”

接着，他给我出了一个题目，说：“如果你左踝挫伤了，现在隐隐作痛，行走不利，运用‘病位交叉对应取穴’法，应该如何取穴？如何针刺？”

说完，就拿来一寸的毫针与酒精棉球，要我马上在我自己身体上取穴、扎针。

我根据他的思路，先在自己的右踝与左踝模拟疼痛处相对应的部位做常规消毒后针刺，然后左右捻转与上下提插三十秒左右，完成了左右对称取穴与扎针。

何老师全神贯注地看着我，仔细检查我的操作，之后微笑地点点头。

接着，我在自己的右手腕与左踝模拟疼痛处相对应的部位针刺，然后捻转、提插，完成了大交叉取穴与扎针。

由于手法不熟练，扎针后都没有“得气”，同时被扎针部位也有一些疼痛，但我心里仍然很高兴。

经过了三个多小时，何老师把五种取穴法全部讲解完毕。

那天夜晚我就睡在何老师隔壁的小床上，他的床与我的床只有一板之隔。我们虽然都躺在床上，但谈话还在继续进行。

何老师反复强调，为将来的前途筹谋，我也应该义无反顾地投身于中医、针灸一业。

“正规大学的大门已经在你的面前关闭，但是自学的大门永远敞开着。”何老师言之淳淳，“自学专业的选择非常重要。根据现在的社会现状，学习人文学科前途莫测，学习理工科缺乏实验条件，学习西医更要教学、实验、设备。因此，学习中医、针灸才是你唯一可行的选择。”

他的话一点也不错，我也明白，能够自学的学科是很有限的，并不是什么学科都可以自学的，所以学科的选择很重要。

然而真正打动我的是他以下这一段话：“你现在生活、劳动在农村，今后一辈子都可能生活在那里。在一个缺医少药的农村中，如果自己不懂医药，生急病的时候是很危险的。如发热、腹痛、腹泻、腰伤等，这些常见疾病时时都可能发生。在这种情况下，大人还好一些，如果是小孩就糟了。譬如小孩高热，特别是发生在夜里，那时候你会六神无主，你会感到恐惧，不知道等待你的是什么？”

我从来没有这样想过，听了何老师的这段话，我被深深地打动了。设身处地地把自己的处境想一想，就会感到学习中医、针灸对我来讲应该是最好的选择。

何老师在呢哝睡语的半睡半醒中，在讲叙有关十二经脉与奇经八脉的分布和作用，还在自言自语每条经脉的几个主要穴位等。

何老师大概是想到了一个问题，突然清醒起来，说：“问你一个问题，看你对今天讲的东西理解了没有？”

我想一定是一个比较灵活的临床思考题，蒙眬的睡意一下子就消失了。

“当你遇见一个原因不明的昏迷病人，从针刺取穴的角度，你应该如何选穴？”何老师问，随后慢慢地补充，“这里不涉及其他种种的诊治与处理。”

我想昏迷的病人主要是头脑的问题，取穴少不了合谷与太冲，但是中医认为“心主神明”，心位于胸部，所以应该加内关穴。于是我就把自己的意见告诉了何老师。

何老师满意地笑了，笑声惊醒了睡梦中的师母，她劝诫我们早点睡觉。

“很好，你已经基本领会了‘八总穴’取穴的精神。”何老师压低声音对我说：“你取的‘合谷’与‘太冲’两个穴，它们左右各一个，它们配伍使用的时候，针灸学上称之为‘开四关’，顾名思义就是说明它们具有醒脑开窍的功效。‘内关’一穴在这里发挥了强心通神的作用，加上这个穴位，不，左右应该也是两个穴位，是必不可少的。”

我暗喜，想不到给我猜中了。

谁知何老师话锋一转说：“可惜啊，你遗忘了一个最重要的一个穴位。应该说，是我还没有告诉你这个穴位，它就是‘人中’穴。”

“人中”穴，我在《红楼梦》第五七回中看到过它。书中说，宝玉听紫鹃说林黛玉要走了，就一下子发痴发昏了过去。李嬷嬷用手向他脉上摸了摸，嘴唇“人中”穴上着力掐了两下才苏醒了过来。

说了一个夜晚，终于听到一点我熟悉的东西了，于是我就接过何老师的话题，急急地说：“我知道，‘人中’位于人体鼻唇沟的中点，是一个重要的急救穴位。”

“对，‘人中’为急救昏厥要穴，”何老师高兴地说：“准确地讲，它位于上片嘴唇的沟中，在鼻唇沟的上三分之一与下三分之二交界处。”

何老师越说越兴奋，“根据今天夜晚我讲的五种取穴方法，再让你做一个综合性的练习。”

他停顿片刻，说：“面对一个痛经发作的病人，她的背部第二腰椎棘突下有强烈的压痛，你怎么处理？”

我把五种取穴方法，前前后后想了想之后回答：“根据第一种方法取足三里与三阴交；根据第二种方法取血会膈俞；根据第三种方法给小腹部的压痛点刺血后拔罐；根据第四种方法给腰脊部的命门穴刺血后拔罐。根据第五种交叉取穴位的方法，小腹疼痛可以给腰骶部前后对应的穴位刺血后拔罐。”

何老师听了以后表示很满意，特别是我能无师自通地取了血会膈俞。但是他认为临床取穴还可以更为精简，不必如此面面俱到。

“对于痛经的诊治，”他说，“急性发作时腰骶部第四腰椎棘突下的‘腰阳关’穴出现压痛的机会最大，日本针灸家称之为‘上仙穴’，它是治疗痛经的首选穴。当然这里取穴的最高原则还是‘以痛为穴’。”

“还有呢？”我急切地问。

“三阴交强刺激，可以用2寸毫针两侧取穴。”何老师说，“委中穴区如果有皮静脉显露，也要刺血拔罐。小腹部的压痛点我的经验不是刺血后拔罐，而是以艾条熏灸为好。”

原来临床操作更为具体多变，并不都是按照理论照样画葫芦。

“通过这个病证的分析，你会知道，理论与实践、原则性与灵活性是相依为命的。”何老师说，“没有理论指导的实践是盲目的，同时也要记住，离开实践的理论往往也会变成空洞的教条。”

何老师不紧不慢地同我攀谈，我觉得周围的声响都消失了，只有他那带着一股浓浓乡情的永嘉场方言在我耳边飘荡。就在这声音编织的光环中，我不知不觉地进入了梦乡。

第二天早晨，我告别了何老师与师母。临走时何老师反复强调，针灸学入门容易深造难，要用一辈子的努力去学好它，千万不能掉以轻心而半途而废。同时告诫我，一定要刻苦学习经络学说，学习时要在理解的基础上去记忆，在临床实践中细心地去领悟中医、针灸的理论。

这是一个改变我命运的夜晚，何老师讲的东西让我受用了半辈子。一直到现在，四十多年来，我的一些重要的病例大多是运用这种针药合治的方法而取效的。针灸的取穴，基本上离不开这个夜晚何老师讲的五个方面取穴的方法。

当然，何老师讲的仅仅是一个总体性与纲领性的东西，需要不断地深化与细化，要在临床的过程中不断地增添新的内容。在一个初学者畏惧不前的时候，何老师讲的东西使你丢掉了胆怯与迷茫，让你能够大胆地向前走。但是当你走进这个大门，你就会发现上述东西虽然初具规模，但毕竟“疏而有漏”，并发现应该掌握的东西比你已知的东西还要多得多。

然而，最最重要的是，在我人生最关键的时刻，这位能使我青春激情再度烧燃的长辈，给我这样一个“不知所求、亦不知所往”的懵懂小子指明了一条宽敞的生存之路。

四、子午流注现代篇

一个下雨天，生产队没有出工。我在家里看书，一个我童年时代的玩伴到我家里来串门。他叫阿莽，比我小一岁，是我邻居的小儿子，小学一毕业就学陶艺，是青山陶瓷厂的工人。他为人大大咧咧，心直口快，性格豪爽，争强好斗。

在我们谈话之间，他知道我在学习针灸，就说："针灸能治病，鬼也不相信。你学这个干什么？"

我就告诉他，针灸怎么怎么好，能治疗许许多多中药与西药都治不好的疾病。他死活不相信，但我还是苦口婆心地想说服他。

"牙痛能治好吗？"他突然问我。

"针刺合谷穴能把牙痛减轻。"

"好，我正好牙痛。"说着就用手指戳了戳自己的左边的腮部，同时把自己的衣袖拽起来，挑战似地对我说："用针灸给我治治看。"

我意想不到，我生平第一个病例的诊治竟是在这种情况下开场的。

我一下子紧张了起来，感到满脸发烫，我还没有做好针刺别人的心理准备呢。虽然我每日在自己身上反复练习，但是这可是第一次针刺别人啊。

"会不会针刺？"阿莽瞪大眼睛看着我。

“会，会。”为了让他放心，我先在自己左手的合谷穴上刺了一针。

他看到我过于谨慎、过于迎合的态度，反而疑虑丛生。

“疼不疼？”他不放心地问。

“不很痛，有点麻。”我一边回答他的问话，一边给他做常规消毒，并用1.5寸的毫针快速刺进他的右手合谷穴。

“痛死我了。”我还没有来得及把毫针进行提插与捻转，阿莽就过于夸张地跳着大叫了起来。

我给他搞糊涂了，为什么有这样大的反应，这不合情理啊！

“学什么针灸，见鬼去吧！”他一边骂，一边用左手把插在他右手合谷穴位上的毫针一下子拔了出来，看也不看地丢在地上，一甩手就走出了门。

我平生诊治的第一个病例就这样草草地收场了。

门外的雨淅淅沥沥地下着，下个不停。我一句话也不想说，看着雨丝在阴暗的天空中时而洒下，又时而飘逝。

我想不能因为阿莽这件事而动摇了学医的决心，于是又开始用针灸为农民治疗常见的疾病。但是农民们不大相信光针灸不吃药能够治好疾病，每诊治一个人都要费尽口舌。一些愿意接受针灸的农民，因为所患的大都是沉疴痼疾，也不是我这个针灸的初学者能够对付得了的，所以那一段时间我内心的压力是很大的。

青山村的主姓为“娄”，还有两大姓是“陈”和“翁”。有一个姓翁的老人，我叫他“阿旺公”，一脸麻子，是一个吹打的艺人，以帮人办喜事、办丧事为生。他走南闯北，是一个见多识广的人。他患有严重的老慢支疾病，经常请我为他针灸。我几乎所想到的穴位都针灸过了，但疗效总是不好。我慢慢地知道，白纸黑字记载的

“有效”“显效”“痊愈”，与临床上的“有效”“显效”“痊愈”，还隔着一段好长好长的距离。同时也深深地体会到，临床医学是真刀真枪的学科，没有真本领是寸步难行的。

阿旺公总是劝我要把针药结合起来。他常常对我说：“针灸是有效的，但是一个中医师只会针灸而不懂中药是不够的。”

一想起翁老伯，我心里就难过，因为他活着的时候，我没少给他诊治，但是也没有减轻他多少的痛苦。后来，等到我学会用经方治病的时候，他已经去了另一个世界。

1968 年秋天，我有事进城，办完事就到何老师家去请教几个针灸的问题。

何老师看见我来了很高兴，就带我一同去诊治一个疑难病例。患病的人是我高中时一个老师的第二个孩子，18 岁，患肾病综合征，全身浮肿、头晕、纳呆、恶心、呕吐等，经检查发现血压升高、蛋白尿、低蛋白血症、高血脂等。多方医治无效，曾经给温州一医西医内科杨主任治疗了两年，疗效不佳，最后杨主任也劝慰病家试用中医、针灸治疗。

患者起初拒绝针灸治疗，他是一个高中毕业生，满脑子都是现代科学的观念，所以难以信服中医、针灸的理论。后来在家人的劝告下勉强同意用艾条穴位熏灸。何老师非常自信，说患者年轻，患的是水气病，只要不断地用灸法温阳利水就能治愈。他点灸的位置不外乎和肾、脾有关的穴位，如肾俞、脾俞、水分、气海、关元等。老实说，我对何老师的话也半信半疑，因为我心中坚信一句话：“太阳底下没有奇迹，只有常识和常规。”这个病现在西医都束手无策了，凭什么相信针灸能够治愈呢？退一步说，假设针灸真的治愈了这个病，为什么大医院的针灸医师不去治呢？当天我带着满肚子的疑惑赶回了乡下。然而奇迹竟然发生了：一周后，患者的食欲明显改善；两周后，在停用利水剂的情况下，水肿开始消退；三个月后，临床症状、体征消失；坚持灸治六个月，体检化验指标渐渐趋向正常；一年后，痊愈。我亲眼目睹了这个病案诊治的全过程，真为自己怀疑针灸疗效的想法感到羞愧。看来人不是那么容易被说服的，只有活生生的事实才能使人自悟。

我也和大家一样，都在关心这个肾病综合征病人的远期治疗效果。这个年轻人，九年后参加了“四人帮”粉碎后重新恢复的第一次高考，顺利通过了体检，并成功考取了大学本科。中医学挽救了他的生命，因此他选择了中医专业。毕业后，他分配到温州一个市级综合大医院工作。二十多年过去了，他在医疗岗位上胜任称职。由于医术精湛，工作负责，现在已经是一位主任医师了。他的哥哥后来考上中医研究生，现在是教授、主任医师、国家级名中医。

在中医的道路上，我们三个人交往密切，还合作写过一篇论文，题目是《治法层次论》，发表在浙江中医学院学报上。[2001，25（5）：13]

的确应该感谢针灸的神奇疗效，是它唤醒了我们，使我们走上了学习中医的这条路。事实告诉人们，相信中医，学习中医，一般不是理性思考的结果，相反是情感的作用。当你面对它的难以解释的疗效，情感上受到巨大的震撼，于是就义无反顾地走了下去。

一个疑难病症的治愈，促使了三个年轻人成为中医师，这也算是一个现代的医林趣事吧。

后来，我遇见好几个肾病浮肿的病人，也用艾条熏灸法温阳利水，但是疗效平平，没有出现像何老师这个案例那样明显的疗效，我感到极为困惑，就去请教阿骅表兄。

“心之官则思，思则得之，不思则不得也。”阿骅表兄引经据典，“我可以用孟子的话来回答这个问题。学习中医学首先要提高自己的思维能力。”阿骅表兄告诉我：“要知道中医诊治疾病不像西医那样研究疾病的因果关系，而是用类比的方法来诊治疾病。在临床上取得疗效，只能是‘可能’，而不是‘绝对’。所以我们不能对它抱有过分的要求。当一个中医师用很自信的言语来论述自己的临床病案时，只能给人两种印象。一种印象是，这个人对中医学的理解有缺陷，所以会用‘绝对’的语气来表述仅仅是‘可能’的事；另一种印象是，这个人不诚实，其实在夸大其词，哗众取宠。”

我听了以后，觉得他的分析有一定的道理，但是对于“可能”“绝对”“因果”“类比”这类词语，感觉有些深奥微妙，似懂非懂，没有完全理解。

阿骅表兄看见我迷惑的双眼，知道对于他的观点我可能一知半解，就举了一个浅近的例子来开导我。

“我有一个朋友名字叫张中强，你父亲也认识他。”阿骅表兄说：“他喜欢哲学与文学，也经常吟诗作画。最近他读了一大堆哲学家休谟的著作，并且有选择地仿画了一张水墨画。”

“有选择地仿画了一张水墨画？”我惊异地问。

“是的，他本人还没有这个水平，我估计他是仿照丰子恺先生《护生画集》中的一幅画而作的，画中的诗句也可能是引用丰子恺先生的，丰子恺先生持动物保护主义的立场，劝诫人类不要杀生。”

阿骅表兄从自己的提包里拿出一张水墨画，轻轻地在我的桌子上展开。

我看到画中有几只淡黄色的小鸡在河边的草地里寻找着什么东西，画的左上方有一句话与两句打油诗。一句话是：读休谟的哲学有感而作；诗云：小鸡不知火锅味，乐在河边啄嫩芽。

我看来看去看不懂画里的寓意，读来读去读不懂诗句的内涵。

“休谟对于经验主义持批评的态度，”阿骅表兄说：“他举了一个例子，来说明经验的不可靠。”

“休谟举了一个什么样的例子来说明经验的不可靠？”

“休谟说：一群小鸡在讨论一个熟视无睹的问题，”阿骅表兄慢吞吞地说，他的语言总是精致优雅而又繁复啰唆。“什么问题呢？就是主人口中的‘啄——，啄——’的召唤声意味着什么？其中一个最聪明的小鸡说：‘主人口中的召唤声是邀请我们啄米进食的信号。’大家比较对照一下近几天的情况，都认可了这个最聪明的小鸡的观点。当然也有一些持怀疑态度的小鸡，不过随着时间的过去，一次又一次地证明了最聪明的小鸡的观点是正确的，这些持怀疑态度的小鸡也改变了自己的想法，加入到大家的行列中来高兴地在召唤声中啄米进食。就这样，一天一天地、一月一月地不知多少次地证明着‘主人口中的召唤声就是请我们啄米进食的信号’这一个观点。不知不觉半年过去了，它们都长大了，也时而听到对于主人口中召唤声的不同解读，但是它们自己生活的实践使它们毫不动摇地坚信自己的观点是正确的。又过去了半年，正当它们兴高采烈地庆祝一周年生日的时候，一天傍晚，在主人和往常一模一样的召唤声中把它们集中在一起，谁知这是一次最后的晚餐。”

这一个故事太生动了，虽然有点残忍，但谁能说不是这样的呢？

“听了这个寓言故事后，你能说说自己的感想吗？”阿骅表兄看着我说。

我一下子还没有反应过来，随口就说：“听了这个寓言故事以后，再重新看看张中强先生仿的这幅画，我仿佛明白休谟的意思，就是认为经验不可靠，即使反复地得到证实也可能是错的。”

“这个寓言故事给人直观的感受也许是这样。”阿骅表兄说：“张中强先生选择仿画的这幅画就是这样地表达了他自己的读后感。”

阿骅表兄的言下之意并不看好张中强先生的这幅仿画。

“你的意思是，张中强先生的这幅画还没有正确地表达出休谟的哲学思想？”

“休谟的意思只有他自己知道，”阿骅表兄说：“我们后人见仁见智，各有所思，不必强求一个统一的答案。”

“请你说说你的体会好吗？”

“这个故事的寓意很深远。”阿骅表兄停顿了一下，接着说：“小鸡世界的经验与人类世界的经验既有互比性，也有差异性。小鸡们的经验是在完全被动的状态下总结出来的，在整个事件中，小鸡们永远处于主人的掌控之中；然而人类在社会生活与生产斗争中是主体，一般情况下是在主动地总结正反两个方面的经验。这就是小鸡世界的经验与人类世界的经验的巨大差异。然而人类并没有完全挣脱包括自然界与人类社会的种种束缚，时常处于被动的状态。用卡尔·马克思的说法是，人类至今仍然处于前现代阶段，所以人类的主体性难以得到发挥。人类与小鸡们一样时常处于自然界与别人的掌控之中，这就是小鸡世界与人类世界可以具有互比性的基础。”

我关心的是这个寓言故事与中医临床的关系。

“阿骅，这个寓言故事与我们中医临床有什么关系？”

“我们要更加重视经过漫长历史反复淘洗的古人的正反面的诊治理论与经验，特别是两千年前《伤寒论》的研究成果。”阿骅表兄说：“对自己的以及别人近期的一些所谓经验要保持应有的警惕。这样就可以在更大的历史时间跨度中对二者的经验进行检验。”

“你的意思，学习中医学的过程中继承比创新更重要。”

“你这样理解也可以。”阿骅表兄看着我说，“不过寓言故事总是蹩脚的，总有它的局限性，休谟的这个寓言也不例外。但我们学习中医的人也要以此为戒，不要把自己掉到经验主义的陷阱里去。”

我一下子想到哲学与其他学科的关系，特别是哲学与中医的关系。我关心哲学对于中医学习重不重要，所以向阿骅表兄请教。

“阿骅，恩格斯曾经说过：‘一个民族要想站在思想的高峰，就不能没有哲学。’德意志民族正因为有了康德、黑格尔、马克思以及现代的尼采、海德格尔、伽达默尔这样一批哲学家，所以，虽然屡遭挫折失败，但很快能重建，始终走在世界文明前列。所以有人说哲学是科学的科学，他说的对吗？”

“哲学是科学的科学是一种‘哲学万能论’，”阿骅表兄明确地说，“柏拉图说的‘哲学之王’就是这种观点的始作俑者。恩格斯早已批判了所谓的‘哲学是科学之王’这类东西，因为这类东西使哲学的作用被歪曲了，被彻底地形而下化了。”

阿骅表兄的话消除了我不少的虚妄与浮躁，使我更为冷静地对待中医与针灸、中医与哲学的关系，更为客观地看待临床上病人的疗效。后来他告诉我，休谟对于经验主义持批评的态度是现代证伪理论的先声。

人生有了一个明确的方向，我的生活里就有了希望的光。我快乐得像个孩子，过去那些只能靠在书刊中寻找慰藉的日子结束了，愤世嫉俗的情绪也烟消云散了。农田劳动之余，我把所有空闲的时间全部用于阅读和临床。虽然体力劳动后身体很疲劳，但想到自己每天都在学习的道路上前进，内心里洋溢着喜悦。我感到生活的每一分钟都是鲜活的，有生命的。

就这样，我一边在生产队劳动，一边在家学习中医、针灸。针灸方面主要学习明代杨继洲《针灸大成》里记载的《玉龙歌》，民间医师们都公认《玉龙歌》的疗效，他们说，能够记住玉龙歌诀就可以养家糊口。我把《玉龙歌》中一些最常用的穴位和主治一一抄下来反复背诵，应用在临床上大都能取效。如《玉龙歌》中治疗便秘最重要的穴位是支沟与照海，一个在手上，一个在足上。其歌云："大便闭塞不能通，照海分明在足中。更把支沟来泻动，方知医士有神功。"我父亲就是一个便秘的人，他就是用这两个穴位治愈了自己的便秘。其实说它"治愈了"也不太准确，因为停针以后不到一周又出现了大便困难，再针刺几天又正常了。虽然没有完全治愈，但应该说还是有效的。

《玉龙歌》中还有一针多穴的透穴针法和交经互刺思想，如："偏正头风最难医，丝竹金针亦可施，沿皮向后透率谷，一针两穴世间稀。"对于头风偏痛、胸胁疼痛的病证则分别采用了"左疼取右，右疼取左"和"右疼泻左，左疼泻右"的治疗方法。这种针法就是在《灵枢》缪刺法的基础上的一种发展，何老师教我以后，我一直在临床上使用它，疗效显著。例如我隔壁一个老太婆患右肩背疼痛半年，我父亲曾经给她针灸过多次，针刺以后都有疗效，但是疗效不巩固。那天晚上，邻近村子里放电影，这对"文革"中的农民来说可是一件大喜事，男女老少都老早地搬着小凳子去邻村观看。我问老阿婆去不去看电影，她说右肩背疼痛，小小的凳子也提不起来，所以不想去了。我请她马上俯卧在床上，常规消毒后，用 3 寸的毫针给她针刺左边臀部的环跳穴位，经捻转与提插后，针感传导至左脚的五个趾头。她大声喊叫酸麻不已。起针后，发现右肩背疼痛大解，可以自由地提拿小凳子了，很是高兴，之后我就陪同她一起去看电影了。

对于《玉龙歌》中的子午流注针法，我内心难以信服，然而一个典型的病案改变了我，使我对其发生了兴趣。

有一天中午，我背着锄头刚从田里回来，看见家里挤满了人，听见父亲在说话，像是在讨论什么。我进门后才知道，原来几个月前，隔壁一个生产队里发生了一次农民之间肢体冲突的纠纷。我家房东的一个儿子阿德是纠纷中的受害者，胸部被对方打了一拳。阿德被打后，当时并没有什么不舒服，但在第二天中午吃饭时突然昏倒。家人吓得惊恐万分，等到医师上门，阿德却自己苏醒过来了。苏醒后一点也没有异常，第二天还是照样出门干活，可是到了中午时分，又一次突然昏倒，连续一周都是这样。开始大家也不知道阿德的病是怎样引起的，反复议论后认定跟一周前的胸部被打有关，就找对方理论。

对方认为当时只是开玩笑，打得并不重，为什么会中午昏倒呢？是不是故意装病呀？于是双方一起到温州大医院进行全面检查。检查来检查去都没有发现什么异常，但是一到中午昏倒的病症还是存在，所以双方的对立情绪就升级了。后来几个月就有病急乱求医了。但是不管怎么医，病症依然如旧，一点不见改善，双方的矛盾日益白热化，大有一触即发之势。当时周围的几个村子到处哄传着这个纠纷，什么“晌午被打心头拳的人，正穴打中的话是很难医治的”“阿德每天午时昏厥过去是癫痫病，这一辈子好不了了，谁家还敢把女儿嫁给他”等流言乱飞。

那一段时间，我在母亲的工厂里做临时工，所以对以上的事件一无所知。今天他们双方共同商议好一个解决方案，就是想把病人送去给何老师针灸医治，也许还有转机，所以请我代为介绍。我当然不好拒绝。

第二天，我们一群人到何老师家时已经临近中午了。何老师刚刚下班，大家叫他先吃饭再看病，但是他诊察了阿德的病情以后，就说："不行，阿德的病和别人不一样，一定要在午时下针，再说在发病前下针也可以看看疗效如何。"

阿德表情青涩懵懂，坐在有靠背的椅子上，双手平放在桌子上，手心向上。何先生用 1.5 寸的毫针刺入他手腕内侧的神门穴，等到阿德叫喊着又麻又痛的时候就留针，我看毫针已经有一半刺到肉里去了。

"放松，没事的，针留在里面一个小时。"何先生笑着对阿德说，说罢就把毫针再捻转几次，就起身去洗手吃饭了。

大家的心情都很紧张，看着墙壁上的挂钟一秒一秒地过去，阿德坐在那里神色自若，一个小时过去了，安然无恙。何先生叫我把他的毫针取出，在针刺处用酒精棉签消消毒就结束了。由于时间的关系，我也没来得及询问何老师有关诊治的机制，就回乡下去了。

就这样，阿德每天到何老师家针一次，都中午是留针一个小时，连续一周。诊治期间，阿德每天午时都没有发生昏厥的症状，大家无不称奇。何老师说，先停针一天，再治疗一周。阿德认为自己的病已经痊愈，就偷偷地跑回家里去了。在家里我也多次催促他到温州去，可是他不听。停针半个月后的一个中午阿德的病又复发了，大家懊悔莫及，阿德也知道自己心太急了。于是就重新回到温州让何老师继续诊治两周，回来后一切如常，再没出现任何的异常。

这个病例影响很大，周围几个村子至少有几千人知道何老师用针刺治愈了阿德的怪病，这让大家开始相信针灸的确能够治病。这个病例的治愈也使我加强了对针灸的信心，但是还不明白治愈这个病的机制，心里想一定与时辰流注针法有关。

子午流注针法，书本上的理论把这种特殊的针法讲得太玄了，我似懂非懂。于是我就到温州何老师家去请教这个问题。何老师告诉我一个非常简单的方法，根据这个方法，时辰流注类的针法就变得很容易，知道了就会运用。

“阿德这种病我也是第一次遇到。”何老师说：“我临床上使用十二经脉时辰流注针法诊治这种病是根据两个原则。一个就是受伤与发病的时间，他是午时受伤和午时发病的，这就和‘心经’主病有关。另一个就是阿德受伤的部位，他受伤的部位是心经。”

阿德受伤的部位明明是胸部任脉，何老师为什么说他受伤的部位是心经呢？

“阿德受伤的部位怎么会是心经呢？”我忍不住就问。

“开始我也考虑到是任脉受伤，”何老师说：“但任脉所主的病症之中没有昏厥这个症状，所以我考虑阿德受伤所在的部位延及到前胸部，也就是心与肺。再进一步考虑心主神明，心经受伤、神明失聪而昏厥就顺理成章了。我仔细查看过阿德受伤的具体位置，就是‘紫宫穴’。它虽然在任脉之上，却代表了心经的功效，相当于心经派往任脉这个‘阴经之海’联合国中的大使，本质上是心经的发言人。心经的原穴是神门，所以就在每天的午时针刺神门穴。”

何老师以一种执简驭繁的方法把时辰流注针法应用到针灸临床，使我获得了很多的启发。他还不厌其烦地给我讲了运用这种简单的十二经脉时辰流注针法治愈几个疑难怪病的病例。这使我对这种针法有了初步的认识。

后来我与阿骅表兄讨论经脉时辰流注针法时，阿骅表兄又有另外一套自己的看法。

“经脉时辰流注针法的疗效我无法否定，”他说：“但是这种疗法的科学性我也无法肯定。一些中医师与针灸医师就喜欢自说自话，所以中医学变得越来越难。”

他过于冷静、淡定的话也许是客观的，然而在我听来总觉得十分别扭，十分刺耳。“无法否定”又“无法肯定”，说了等于没说。“喜欢自说自话”，似乎又在非议经脉时辰流注针法。

“为什么？”我以责问的语气发问。

因为我对时辰流注针法的神奇疗效情有独钟，潜意识之中不想听到否定的声音，所以言语之中流露出对阿骅表兄的不满。

他抬头看了我一眼，眼光饱含着善意的理解，笑着说：“学一行，爱一行，并且相信这一行，确是人之常情。然而我们也不能因为这样而放弃了分析、归纳与综合。”

我知道自己缺乏逻辑思维的知识，也分不清他说的“分析”“归纳”“综合”的每一个词语的内涵，所以对自己刚才无礼的冲撞深感内疚。

我转而以求教的眼神看着他，渴望他能够原谅我的无知，继续把这个问题讨论下去。

阿骅表兄深思熟虑，表达严谨，就是孔子所谓的“讷于言”的人。孔子对这种人是特别欣赏的，他可能认为：“事情做起来不容易，说起话来能够不迟钝吗？”但是我们普通人总喜欢能言善辩、口齿伶俐的人，我也并不例外。

“经脉时辰流注针法的疗效已被临床的疗效所证实，所以我们不能否定它。”阿骅表兄说：“然而我们没有一个对照组来证明以下这种情况：就是原来的针刺穴位不变，但是不特意选择针刺的时间，这样进行对照观察。这样才能证实针刺的疗效与特定时间的选择存在着对应的关系。我们这个工作还没有做，所以我们无法肯定经脉时辰流注针法的科学性。在无法肯定之前，所谓理论只能算作假说。中医学中这样的假说太多了，往往使人眼花缭乱。一些中医师的实际治疗和他的理论存在着明显的不协调，理论与实践的不一致不是否定存在的疗效。但是他们解释两者的不一致却过于牵强附会，这可是研究问题的大敌啊。”

我听了以后，似有所悟。我也认为学习中医、针灸，既需要对源远流长的中医学胸怀虔诚地继承，也需要想方设法利用现代科学的成就来破解其中的奥秘，不能盲从与迷信。

五、慎之“不慎”走麦城

“文革”开始时，我刚从青山村来到温州城里。我看见成千上万的红卫兵上街破四旧，那可是百年难遇的群众狂欢的奇观啊，所以我就留下来看热闹了。后来形势很快地向激烈的方向发展，整个城市乱成了一锅粥。我看见好多著名的中医师被人戴上纸糊的高帽，在单位门口站在凳子上示众。在市一医的门口，我亲眼看到浙江省名老中医金慎之医师被挂牌示众。

金慎之毕业于利济医学堂，是浙南著名的经方家。他在临床上擅长运用经方治疗疑难病症，推崇《皇汉医学》，赞赏陆渊雷的《伤寒今释》及《金匮要略今释》。他仇恨官府，不愿替当官的看病。譬如有一次平阳县官的母亲患病，请他到平阳县城出诊，金慎之先生看见轿子已经到了前面，就从后门溜走了。有时候当官的邀他诊病时，迫于无奈他只得勉强应付或者故意装疯卖傻，使他们望而却步。

金慎之先生用银角子打水漂漂的故事一直流传至今。故事发生在 1923 年，温州道尹黄庆澜儿子患严重的伤寒病，请金慎之坐小船去出诊，讲定出诊费十块银元。诊治好了以后，黄家账房给他一大把银角子，一共一百枚。金慎之离开黄家后，坐小船回家，在小船上，他一边狂笑，一边把银角子当作小瓦片，在河里打水漂漂，把一百枚银角子全部打尽，沿途围观的老百姓无不呐喊轰动。从此以后，就留下一个褒贬难分的“金疯子”的称号。他放纵任性的脾气，标新立异的做法，以及高超的医术，神奇的疗效，在浙南民间久久流传，至今不衰。他的临床诊治故事是人们饭后茶余的谈资笑料，也是宣传中医、神化中医、夸张中医、误读中医的科普教材。

我小时候就从邻居张一的口中听到不少有关金慎之先生的传闻。

张一大我几岁，我们把他看作大哥哥。民国时期，张一的父亲与金慎之是莫逆之交，金医师经常出入于张家，张一耳闻目睹了金慎之一些医治的事迹和奇妙的医案。

张一告诉我，他的一个中年王姓亲戚，消瘦清癯。这个人患胃病多年，胃痛、胃胀、嗳气、吐酸，血压又高，中西医屡治不效。有一次金慎之医师正在张家，王姓亲戚刚好也到张家来探望，经张一父亲介绍就诊于金慎之先生。先生根据患者每入睡后口角流出大量清稀涎水，有浓浓的奶腥味等特点，投《伤寒论》吴茱萸汤五帖。药后竟排出大大小小的蛔虫多条，胃痛、胃胀等症状豁然而消失，连缠绵多年的口疮竟然也一并获得痊愈。后来听说，在中药店抓药的时候，老药工说方子的吴茱萸分量之重，是他一辈子所没有见过的，假如不是金慎之先生开的方子，他是不敢抓的。至于具体的用量张一也不知道。

金慎之先生的关门弟子金恒宗，是我小学的同学，也是我的好朋友。金恒宗儒雅大方，待人真诚，在同学中有很好的口碑。他对金慎之先生的人品、学问与医术赞誉有加。我也从他的口中知道了许多金慎之先生的临床特点。

“慎之先生临证擅长熔温热药为一炉。”金恒宗说：“他常用干姜、炮姜、高良姜这三姜为一方，扶中阳，祛沉寒，对于老胃病确有疗效，用量讲究分量，时用生吴茱萸六钱。”

“在温州中医界，慎之先生是经方派的代表人物。”金慎之先生晚年的一个学生黄宗南回忆说：“他善用经方复方，药味多，分量重。而当时名医白仲英老先生则是时方派的代表人物，用药轻灵，丝丝入扣，常用的药物只有六七十味。如中药吴茱萸，金老可以重用生吴萸到六钱，而白老只用淡吴萸三分，且用水泡过。开始我还不相信，因我们都是世交，白老孙女白力力又是我同班同学，她就给我看她家的验方，看似平淡，但屡试不爽。这才知各有其症，各得其用。他们两位老人家平常不太和睦，每逢开会就吵，而私下又对对方的用药颇感兴趣，每每向我打听。金老常常与我摆龙门阵。他告诉我，刚开始做医生时要处处小心，如最简单的感冒病人，刚开始症状还不明显，你就要把病的整个过程告诉他，以免在吃药中因疾病发展而发热，被误认为是吃错药引起，产生不必要误会。他说：‘我用药不当，引起腹泻，病人一定会讲金老先生的药起作用了，腹泻是好反应，是邪气外出。即使几个月如此，病人也不会跑掉。我的金字招牌落地还会响。如果是你，没有事先打招呼，病人肯定认为你用错药。’”

此外，温州民间还流传着一个金慎之先生走麦城的故事。当年这件事弄得满城风雨，人人皆知，金先生也被搞得灰头土脸。

据说金先生喜好章草，开起方子来龙飞凤舞。抗战初期初冬的一个深夜，一个中年妇女外感风寒，高烧不退，请金慎之诊治以后，处方送到三益堂中药店里配药。方子中有桂枝尖一钱，但是由于笔画潦草难认，抓药的老药工把“尖”字误认为“六”字，就给病家六钱的桂枝。病家将药熬汤喝下后，病情未能受到有效控制，后来不幸去世。病家受人怂恿以后，认为死亡的原因不是疾病发生逆转，而是桂枝超量所造成的医疗事故，为此围住三益堂中药店不肯罢休，要其偿还人命。三益堂惧怕事情闹大，店主不敢开门营业。病家向法院起诉，后由商会会长出面调停，三益堂负责全部丧葬费用和一笔抚恤金，方告平息。有人给死者送了一副挽联："慎之不慎，三益不益，只因一字糊涂，竟致捐生怨小妇；砒石活人，防风杀命，休问六钱错误，倘能起死即名医。"死者出殡时，做成两个大字牌，上面用粗黑的墨字写上"慎之不慎"与"三益不益"八个大字，分左右走在队伍的前头。金先生因此受到极大的羞辱与打击。

没想到事过二十年，金先生又被挂牌批斗。那时被挂牌批斗的名中医还有很多，我看了以后心情非常沉重，想不到我准备走的这一条路也是这样地充满着风险。

随着"文革"运动的一天天深入，被波及的人愈来愈多。有一天，我安平坊家里来了两个从青山村来的造反派，他们不是我所在生产队的农民，平时没有什么往来，也没有什么过节，但在村子里也算低头不见抬头见，运动以来就人五人六地变了脸。

"你在田间与夜校经常借讲历史、说电影、聊文学为名，有意识地给知青和农民灌输封资修的东西。"一个能说会道的造反派用食指戳着我的鼻子声色俱厉地说，"由于受你的思想影响，这些人在"文革"中不积极参加"破四旧"活动，所以大队造反派要你三天内回去讲清楚。"

造反派指责我的这些所谓错误也的确是事实。在这样的形势下，事实背后的是非是永远也讲不清楚的。我不和他俩争辩，只是盯了他们俩一眼，马上就闪避开来。在那一瞬间，我难以找到形容他们那种含义复杂眼光的词语。

事实也的确如此。农村本来文化就缺乏，加上三年困难时期的影响，人们对生存生活看得特别重，而文化，既不能当粮食填饱肚子，又不能当衣服抵御寒冷，在农民的眼里就不在乎了。当时我们队里的小青年有十来个，他们个个聪明好学，但是小学一毕业就下地赚工分去了。我看在眼里，为他们的失学而痛心。因此，在大田里劳动的时候，我就给他们讲故事，叙历史，说人物，谈科学，启发他们学习文化的意愿。我向他们介绍文学经典著作、历史上民族英雄故事，以及古今中外的画家、音乐家、科学家、记者、摄影师等人物，还有著名影片以及流行歌曲等知识。

后来，大概是 1965 年，村子里来了几十个下乡的知识青年，给农村增添了不少的色彩，也给我的生活带来了新的内容。我与他们中的好多人成了好朋友。他们中的一个人，影响了我后来生活的道路。

为了下乡知识青年与年轻农民的继续学习，大队决定开办一个夜校。夜校就开设在原来青山村的小学里，负责人是娄绍芬。娄绍芬对我有好感，就推荐我到夜校上语文课，大队领导研究以后同意了他的意见。听到这个消息后我非常激动。教师是我羡慕的职业，我的祖父、父亲都是教师，但是以这样的方式走上讲台，却是出乎我的意料。不过，大队领导能够安排我给夜校的学员上课，就说明了对我的信任。我不了解学员们的学习基础如何，便就此询问了娄绍芬。

“教学以初中二年级程度为起点。”娄绍芬说，“但学员们的文化程度参差不齐，你在上课之前先给他们摸摸底，教学内容在教材还没有到来之前可以自己编排。”

那是一个晴朗的月夜，青山村小学礼堂东侧的小教室里灯火通明，热闹非凡。当我手里拿着一大沓资料走进教室时，笑声骤然而起，我感到满面发热，极度的狼狈。我事先也估计可能会出现一时的尴尬，所以衣着方面尽量保持平日的模样，只是把头发用梳子草草地梳理了几下，但还是对这一突如其来的场景有点不知所措。一人担任老师站立在黑板前面，在这个时间段内具有话语权，滔滔不绝；另外一群同龄人在课桌前坐着，要静静地聆听。白天都在大田里劳动笑闹惯了的农友，在这样一个特定的环境里，进行了角色的重新分配，每一个人都会感到一定程度的不适应，特别是我感到从未有过的别扭。如果在这个场合安排一个中介做介绍人，进行必要的协调，就像舞台上的主持人，用他来缓解演员与观众之间这种突如其来的场景冲突与心理碰撞，有意识地蕴造一个磨合期是极为必要的。然而，那天夜晚在青山村的小教室里这一切都没有，我只能以准备不足的心态去直接面对了。

一种神圣的使命感解救了我，使我从庸常世俗的氛围中解脱了出来。

“大家晚上好！”我用普通话对大家发出开始讲课的信号。在农村，日常的用语是温州方言，我选择用普通话上课就是刻意营造一种教学氛围，使它与日常生活拉开距离。

我一变平日拘谨小心的形象，有模有样、大大方方地亮相了。

我知道要抓紧这一震悚的瞬间，直接进入主题，不能多说与讲课无关的废话，不然重新回到刚才喧嚣笑闹的场面就砸锅了。

“请大家拿出笔与笔记本，”我开始平静了下来，用眼睛巡视教室里的每一个学员，“认真听我讲一个寓言故事，然后发挥自己的想象力，写一篇小作文。”

随后，我绘声绘色地讲起了记忆中俄国作家克雷洛夫的寓言故事《梳子》：

有一个孩子，长着一头波浪般的金黄色卷发，柔软得赛过那纤细的亚麻，一卷一卷，仿若绵羊的毛。妈妈给孩子买了一把密实的梳子梳头。孩子对这把梳子爱不释手，无论是玩耍还是做功课的时候，孩子总是一面梳理，一面把梳子夸：多好的梳子啊！梳起头来那样松快、平滑，不仅不揪扯，甚至一点也不钩挂头发。在孩子的眼里，梳子简直是无价瑰宝。

可是有一天，梳子忽然失落。孩子玩野了，头发长得像草垛，每当保姆要给他梳头，他便高声叫嚷：“把我的梳子给我！”后来，梳子终于找到，但梳起头来只会把孩子揪得又哭又叫。“破梳子，你真可恶！”孩子愤愤地叫道。

梳子则说：“我还是从前的我，只怨你的头发已变成一堆乱草。”但孩子仍然气恼地把梳子扔进了河里。

我在课堂上讲述故事的时候，想起了自己第一次阅读这篇寓言时的感受。说一句老实话，我开始的时候读了几次也没有读懂它，之后是在阿骅表兄的指点下才领悟了它的寓意。当我终于明白克雷洛夫到底要告诉我什么的时候，心里豁然开朗，就像打开了一扇一直封闭着的窗户，发觉寓言作品竟是这样的美。我自己的阅读经历帮助了我，让我非常有把握地认为，这篇寓言里简单轻松的故事与深奥复杂的哲理形成一个循环怪圈，使你难以破解它内在的含义。正因为心理上的这一种矛盾状态，会让人激起一种欲罢不能的精神欲望，因此我估计所有的学员一定会被这个故事所迷住。

当我讲完这个小故事，整个教室鸦雀无声。我知道教学内容已经吸引住学员们的心，课堂教学的主动权已经不知不觉地回到了我的身上。

“我希望各位学员先把刚才克雷洛夫寓言故事《梳子》的内容简略地记下来。”我开始以老师的口吻称呼他们，“我把思考题写在黑板上，供大家参考。”

我转过了身子，用粉笔在黑板上端端正正地写下以下几组思考题：

一、同一个主人，为什么在前后不同的时间里对同一把梳子的态度会有天壤之别？

二、从“好”到“不好”，都是同一把梳子。那么，发生“变化”的到底是谁呢？

三、主人的头发被扯得疼痛不堪，这究竟是谁的责任？

四、人生在世，为什么要追求真理？

五、“人哪，你应该战胜你自己！”这句话我们该如何理解？

我在黑板上写这几道思考题的时候，只有一个人悄悄地离开了教室，其他的人都在认真地写字，一脸的虔诚。一群刚才还在嬉闹不休的年轻人，瞬间就安静了下来，开始去自觉地思考这些艰深而又永远没有答案的问题。看到这一幕，我的内心涌现出“知识就是力量”的感慨来。

接下去，我开始对以上内容按顺序逐个进行解释和分析。全部讲解好了以后，我把克雷洛夫在这则寓言结尾时讲的话告诉了大家：

> 我这一生中见过不少也是这样对待真理的人。当他们觉得良心清白时，觉得真理又亲切又神圣，对它言听计从，极为恭顺；可一旦良心被扭曲，便再也不听从真理的声音。人哪，你应该战胜你自己！

当这一段画龙点睛的文字进入学员们的眼中时，一种道德的力量水到渠成地唤醒了每个人内心的良知，课堂上一派庄严肃穆的气氛令人动容。我于是加以发挥，从内因和外因的关系来分析发生“变化”的到底是谁？接着我通过自问自答的方式，给学员讲清楚什么是“道”，什么是“德”。然后从《道德经》中的“道”和“德”两者关系来论述梳子在孩子心目中地位变化的根由。通过讲解，高深的学问被通俗化了，古老的经典被实用化了。在这样的基础上，我进一步提出了，没有“德”，又如何求“道”，以及世界上可变的是“德”还是“道”等问题供学员们讨论。

想不到，我的这种见微知著、小中见大的教学方法得到了大家的喜爱。小作文作为课后作业布置给大家回去完成。

第一次的课程就这样成功地结束了。在后来的教学中我都坚持用这种教学方法，一般不看教案或课本，边想、边讲、边发挥，并常常讲一些与课文注释不同的个人见解，惊得大家都睁大了眼睛。

这样下来，夜校学员的人数逐渐地增多，课堂气氛也轻松活泼。

还记得，有一次上外国历史的时候，我给大家讲解希腊神话中西西弗斯的传奇。

我先给大家介绍西西弗斯的故事。他是科林斯国的建立者和国王，他一度绑架了死神，让世间没有了死亡。之后，西西弗斯触犯了众神，诸神为了惩罚西西弗斯，便要求他把一块巨石推上山顶。但由于那巨石太重了，每每还未能推到山顶就会从他的手中滑脱，又滚下山去，而前功尽弃。于是他就不断重复、永无止境地做这件事，诸神认为再也没有比进行这种无效又无望的劳动更为严厉的惩罚了。西西弗斯没有任何的选择，他的生命就在这样的劳作当中慢慢地消耗殆尽。

接下来，我开始分析这个神话故事：

西西弗斯走上了这条看上去毫无希望的道路，他一生义无反顾地在周而复始的推巨石上山的过程中度过。在中国古代神话中也有吴刚伐木、精卫填海与夸父追日等故事，从他们的身上都可以看到西西弗斯日复一日推石上山的背影。吴刚的意义不是他是否能最终砍倒月桂树，精卫的意义不是他是否能最终填平大海，夸父的意义不是他是否能最终追上太阳，西西弗斯的意义也不是他是否能最终推石上山，而是人类一次次地举斧砍树，一次次地与日逐走，一次次地衔石投海，一次次地推石上山的过程，这就是我们人类的宿命。人类就是这样走过来的，也必将如此走下去。

接着我指出西西弗斯的故事为什么越千年而不衰，至今还在全世界流传的原因；同时联系到我们每一个自己跟西西弗斯有没有关系，西西弗斯的身上能不能看到我们自己的一些影子等问题展开述说。

最后提出，西西弗斯选择了抗争，这让诸神们无可奈何，因此诸神们是失败者，并与大家就这个观点展开讨论，每一个人都说说自己的看法。

全部讲解好了以后，我把自己的感受告诉了大家。当然这种感受是我翻阅了诸多资料，并和阿骅表兄交换了多次意见以后形成的。他告诉我，这个神话故事的核心在于，"人的存在不仅停留在他的肉体活动的范围之内，并显然存在于他对生命、世界、人类、信念、情感等精神理念之中，以及历史与社会对他的评价。人的这种精神存在的可能性大于他的实际肉体活动的存在。"

我说，西西弗斯的故事是一个悲剧，但他却是一个热爱生命、憎恨死亡、蔑视规则、敢于戏弄诸神的人。人类应当如西西弗斯一样，即使知道过程的悲剧性也要大步前进。当他一次次推石头上山的时候，他就战胜了惩罚他的诸神们，又一次完成了对命运的挑战。为什么每个人的命运各不相同呢？那是因为在面对命运的时候，采取了不同的方式。人类是为了过程而不是结果存在的，在某种意义上，一个人行为的动机和他的实际行动同样重要。由此看来，西西弗斯的推石，与吴刚的伐木、精卫的填海、夸父的追日一样，既是人类悲剧的源头，也是人类重获幸福的平台。

在那天夜晚的课堂里，有一个学员问我一个问题，他要我结合自己的思想来谈谈读了西西弗斯后的体会。我想了想之后就开诚布公地说了自己的心里话。

"好吧，我也和大家谈谈自己的感受。"我说，"我多年来一直在'学还是不学中医、针灸'这个问题上犹豫，主要的原因是我心中有太多功利主义的念头，还没有开始学习，就怕学了以后有没有用。拜读了这个故事以后让我明白，人生最高的追求是一个过程而不是目的，也就是古人说的‘只问耕耘，不问收获’，才下定了最后的决心。”

那天夜校的功课结束时，我留给学员的课后作业是写一篇以“生于忧患，死于安乐”为题目的作文。

总之，夜校的每一节课，我都做了充分的准备，因此教学效果不错，大家都听得津津有味。夜校的功课一直到了农忙才停了下来，通过夜校的教学，我也得到了不少的收获。

后来，我还到温州市图书馆借来不少的小说，跟大家一起阅读。特别是一些19世纪俄国和欧美的名作，是那一段时间的热门读物。譬如普希金的《上尉的女儿》，屠格涅夫的《贵族之家》《处女地》《前夜》《父与子》，莱蒙托夫的《当代英雄》，肖洛霍夫的《静静的顿河》，司汤达的《红与黑》，罗曼·罗兰的《约翰·克利斯朵夫》，艾略特的《荒原》等书籍时时在我们手中传阅。就这样，青山村的知识青年与我队里的小青年都成为我形影不离的好朋友。

青山村的造反派这次大概就是冲着这些事情而来的。

造反派的造访，我虽然心中坦然，但想到古人说的“欲加之罪，何患无辞”，倒又有了一些害怕。经过一天一夜激烈跌宕的思想斗争，我决定与其回去自取其辱，还不如外出打工避祸。但是到哪里去好呢？正在迷茫之际，我村的一个知识青年张加兴帮我出了个主意——到闽北打工。

“我有一个好朋友叫黄美西，”加兴说：“他在福建省建瓯县公路建设开山工程队里抡大锤。这个人为人仗义。你去寻找他，请他帮你在开山队里安排一个打工的工作，我相信他一定不会拒绝的。”

加兴比我还年轻，社会经验与生活阅历都不足，他把寻找一个“流动工”的工作岗位当作是轻而易举的事情。可我当时一心只想避开青山村造反派的戏弄，在匆忙中，就决定怀里揣着加兴的一封介绍信，去投奔那个我从未谋面，也从没通信联系过的“朋友”去了。

六、仓皇路上读书多

我离家之前，身边没有几块钱，粗粗计算了一下温州到闽北的车费就要二十块，加上住客栈和旅途的其他费用起码要三十块钱，于是就想方设法去筹借路费。我家亲戚不少，但自从父亲被精减以后，大多断了往来，唯有三个舅父还经常关心我们。但是两个舅父在外省工作，只有大舅父住在温州市区，所以我就到大舅父家准备开口向他们借钱。

“你母亲早就在我这里打过招呼了，”大舅母未等我开口就说：“听说你想离开温州，叫我绝对不能给你路费。”

我高中同学中已经考上大学的，当时都还在念书；没有上大学的几乎都没有正式的工作，向他们借钱是无法启齿的。想来想去终于想到一个人，后来还真的从她那里借到了三十块钱，她就是我大妹未来的婆婆。婆婆中年守寡，一个人靠几亩薄田养活、培养了五个子女，并让子女们都受到了良好的教育，在当地传为佳话。她的节俭是全村出名的，乡人还盛传她抠门，锅子上的焦锅巴用清水洗洗又加入米中再煮。每年除夕夜，她作为母亲都会把压岁钱送给孩子们，但是孩子们都不想把它打开，因为他们知道，过了正月初五，母亲就会把压岁钱全数要了回去。孩子们晚上在菜油灯下做作业，她只给儿女们的油灯加一调羹的菜油，油干灯灭就睡觉，同时还规定只能用一根灯芯。甚至家人生病时，她也只是使用一些土法、土方对付，从不上医院就诊。像这样一个人，我向她借钱，她会同意吗？我的妹夫又不在家，被生产队派工派到雷锋水库工地去了。我一个人贸然地向她开口借钱真是太为难自己了，然而到了这个地步，也只能走一步看一步了。

那天我在去她家的路上，几次想转身回去，最后还是硬着头皮向她家走去。她家的门口一切都还安静，“文革”的浪潮大概还没有波及这儿，她一个人孤单单地在屋子里。我厚着脸皮开了口，她端看了我一会儿，二话不说地点点头，就把钱给了我，这出乎意料的举动，让我又惊喜，又激动。

九月中旬的一天，天还不大亮，加兴和绍新就送我到了汽车南站。加兴给我一个深蓝色的大旅行包，又旧又破，连拉链都时时拉不上。旅行包里有几本书，十多件旧衣裤，过冬的衣裤也都在内了，还有一盒小五金修理工具，这是我临时置办的，心想一旦真的找不到黄美西或者找不到工作，也还可以通过沿途挨家挨户修理钥匙、锅子等家庭常用的用具来维持生活。

我已经做好了最坏的思想准备。

这是一辆温州驶往龙泉县的长途汽车，旅客不多，我的座位在右边前门后面第二排的窗边。车子开动以后，我心里像打翻了五味瓶，伤感的、畏惧的、好奇的、期待的种种情绪什么都有，我就带着它们驶向龙泉。此情此景，不由得使人想起唐代诗人韩偓的《驿楼》：“流云溶溶水悠悠，故乡千里空回头。三更犹凭阑干月，泪满关山孤驿楼。”

汽车在行驶的沿途，到处敲锣打鼓、红旗招展，形形色色的游街与游行的队伍，热闹非凡，看来“文革”运动正在以燎原之势方兴未艾。旅客们在车厢里没有大声唠嗑，但都在交头接耳，窃窃私语，或用种种的眼神交换着对这一场政治风暴的不安与恐惧。

一个人孤独地坐着，时间一久就感到百无聊赖。于是我从旅行袋里掏出陈修园的《长沙方歌括》翻看了起来。这本书是父亲大力推荐的，父亲对陈修园津津乐道：他是福建长乐县人，生活于清代乾隆、嘉庆年间。中过举人，寓居京师时，因为仅用了二大剂中药治愈了刑部侍郎伊朝栋的中风病而名噪一时。他重视《黄帝内经》的重要性，曾说："夫医家之于《内经》，犹儒家之于《四书》也。日月江河，万古不废。"在临床诊治上，陈修园特别推崇张仲景，是维护伤寒派的中坚人物之一。后世许多学习《伤寒论》的医师大多以陈修园注本为经，以柯韵伯注本为纬，《长沙方歌括》更为后世许多名家所推崇。这本书在我手里前前后后也已经有三年了，但是都还没有认真地去拜读它，这次把它带出来就准备下决心好好读它一番。

这一次在汽车上静下心来慢慢地读，读着读着倒读出一点味道来了，觉得陈修园的一些观点颇有道理。譬如《长沙方歌括·劝读十则》一文是陈修园对中医学诸多原则性问题的集中袒露。其中谈到仲景的医学地位；《伤寒论》的作用；金元四大家与仲景的比较；《伤寒论》诸方以存津液为主的经旨；桂枝汤、小柴胡汤的临床价值；仲景法在挽救危急病症中的贡献；经方愈读愈有味、愈用愈神奇的体会；初学者在入门时要打好《伤寒论》与《金匮》的坚实基础的箴言；同道之间开诚布公、精诚团结的希望等。我一个初学者读了以后觉得受益匪浅，他以推心置腹的劝诫，给后世医师提出了一个严肃的课题：应以什么样的方式和内涵树立自己的形象与塑造个人的中医人生？对此似不容回避！

在汽车不规则的摇动中，我一边读，一边随手记下了学习时的所思所得，至今还一直保存着这本珍贵的笔记。

《劝读十则》所做的学习笔记如下：

一、陈修园认为诊治疾病是“迨汉仲师出，集伊圣及上古相传之经方，著《伤寒论》及《金匮玉函经》两书”。所以他认为：“以读仲师书，为第一劝。”为什么呢？他明确指出：“以药治病始于伊尹《汤液》。”

二、他认为后学者要认识到金元四大家的负面作用，他们“自夸为挈领提纲之道”，其实是伪术相师，“虽尊仲圣之名，鲜有发挥。更有庸妄者，颠倒是非，谓仲师专工于伤寒，其桂枝、麻黄只行于西北，宜于冬月”。如果你已经受到他们错误观点的影响，就要洗心革面，“知过必改，为第二劝”。

三、他认为“古人用药，除宿病痼病外，其效只在半剂一二剂之间”，所以“经方效如桴鼓”。《内经》云：一剂知，二剂已。又云覆杯而愈。《伤寒论》云：一服愈，不必尽剂”。后学者要认识到“经方之疗效神速，为第三劝”。

四、他认为《伤寒论》诸方“以存津液三字为主”。桂枝汤如此，“麻黄汤也是养液之意”。至于《金匮》诸方，“大旨是调以甘药四字”。后世的偏驳不驯，板实不灵，又不可不知。“则明经方之有利无害，为第四劝”。

五、他认为中医师对于《伤寒论》中的剂量不明，“铢两升斗畏其大剂，不敢轻视。不知本草乱于宋元诸家，而极于明时李时珍”。应该重视量效关系，“俾知经方道本中庸，人与知能，为第五劝”。

六、他认为《伤寒论》中的“桂枝汤、小柴胡汤，无论伤寒杂病、阳经阴经，凡营卫不和者，得桂枝者而如神；邪气不能从枢机而外转者，得柴胡而如神”。中医师要以重视、理解与善于运用这两个方子为起点，“而以愈达愈上。为第六劝”。

七、他认为危急拯救，不能专靠人参。起死回生必须“照仲景法，四逆、白通以回阳，承气、白虎以存阴，助其枢转，运其针机，脏腑调和，统归胃气”。他总结自己一生的临床体悟，道：“余自临证三十余年，知经方之权夺造化，为第七劝”。

八、他认为：“经方愈读愈有味，愈用愈神奇。凡日间临证立方，至晚间一一于经方查对，必别有神悟，则以温故知新，为第八劝。”

九、他认为：“医门之仲师，即儒宗之宣圣。凡有阐扬圣训者则遵之，其悖者则贬之。”后世历代医家虽然也有一星半点的经验与成果，但是与仲景不可同日而语。如果初学者在入门时没有打好《伤寒论》与《金匮》的坚实基础就接受后世医学家的理论，可能会走入迷途，医学思想“则以专一不杂，为第九劝”。

十、陈修园号召大家“务宜推诚相与”，希望岐黄之道、仲景之学日益昌明。同道之间开诚布公，“则以有言无隐，和气可亲，为第十劝”。

我终于读懂了这篇文章，就像打通了与陈修园对话的渠道，心里非常高兴。不仅如此，通过这篇文章的学习，我才知道中医学的知识不仅仅是病人与医师面面相对的那一刻，同时还存在于临床之外的广大区域。这些广大区域包括被现代中医学称之为中医心理学与中医社会学等学科。当然这些学科的知识，最后都还是要回到临床上来，影响临床的诊治与疗效。

过了景宁县以后，公路的路面因为多时没有维修与保养而凹凸不平，汽车像蚂蚁挪窝一样，跑不快，还连续抛锚了几次，旅客们叽叽喳喳埋怨得不得了。奇怪的是，我一点也没有什么焦急与烦躁，平静地等待着，等待着。事后我想，可能与我的前途莫测，不知通往何方有关，所以汽车的停车抛锚对我来说没有什么好与不好，因为我的内心一片茫茫然，没有目标也没有方向，所以不在乎这一辆汽车的早到与迟到。

汽车抛锚期间，我一直在读《长沙方歌括》，忘掉了周围一切。在“征引三条”这篇文章中陈修园继续论述良医与“今之方技家”的较量，并征引程郊倩、张隐庵、喻嘉言等医家的治验与见解，来论证自己的上述观点。其中陈修园的一例医案引起了我的兴趣：“忆戊辰春，李太守名符清，患气短病，余主以桂苓甘术汤与肾气丸间服，许以半月必效。旋有所闻，惊怪而阻。另延津门陶老医，服葶苈、杏仁、枇杷叶、木通之类三十余剂，胀肿癃闭而逝。”我一直在想，陈修园所谓的胀肿癃闭的气短病是现代医学的什么病？以桂苓甘术汤与肾气丸间服的是什么证？津门陶老医投以葶苈、杏仁、枇杷叶、木通之类为什么会胀肿癃闭而逝？这几个问题在自己的脑子里上下盘旋，就是想不出一个子丑寅卯来，但也不是一点作用也没有，那几个症状、病名、方剂、中药的名称已经进入我的记忆，中医药知识就这样一点一滴地在我的大脑中积淀了下来。

天暗了，汽车还在路上行驶，也不知道什么时候能够到达，书是看不成了，我就闭上眼睛回顾今天读《长沙方歌括·劝读十则》以后所做的学习笔记。笔记中我把此文的要点与自己读后的体会联系起来，也不知有没有误读了陈修园。

深夜时分，一路颠簸的汽车晚了八个钟头到达了龙泉县车站。汽车停下来以后，车门打开了，车内的灯光亮了，车内一片喧闹，旅客们纷纷拎着行李包下了车。我坐在位子上一动也不动，算计着今晚在哪里过夜。坐在我前排的一个老人高兴地回应着家人焦急、关切的呼喊。老人一家子相见时亲热的一呼一应，突然触动了我全部的神经。在人不受尊重的岁月里，至爱的亲情打动了我，使我内心涌现出对这位老人的极大羡慕。不知道是人性的软弱或是潜在的悲哀，此时又饥又渴的我又顿生出巨大的悲哀与孤独。

人生什么是幸福？这个近在眼前、远在天边的问题，鬼使神差地融合在一起。初秋的深夜，异乡的车站，夜归的旅客，久候的家人，重逢的喜悦，温馨的呼唤等情景，汇集成凌乱破碎的画面在我面前晃动，激起了我心底不息的波涛。什么是幸福？这个普通而深奥的概念，此时此刻恰以形而下的场景为形而上的命题做出了解读。

那天的夜晚，我就在龙泉车站的座椅上度过了。夜间，好几次红卫兵们的巡逻查问让我无法安心地眯上一眼。龙泉山区秋天的夜晚寒凉入骨，我把旅行袋里的所有衣裤全部穿上还是冷得瑟瑟发抖，只得在候车室里跳跳走走来增添热量。

一夜的折腾体力消耗很大，上车后就睡着了。

从龙泉、浦城、松溪、政和，乘长途汽车一路过来现在一点印象也没有了。几天后，好像在西津下了车，记得从西津步行了十多公里来到了党城村，这还是后来美西帮助我回忆起来的。党城村的对岸就是我的目的地党口村了，一条松溪把党口村与党城村分隔了开来。

党城不是一个寻常的地方，到处是漂亮的青砖大瓦房，大量院落连环相套，大院的基本结构是四合院，墙头脊部常用砖或瓦砌成各种图案纹饰。当时我在村子里东看西瞧，四处走动，慢悠悠地就像在自家村子里走路，一下子忘记了自己的处境。这是我的老毛病，对文史、古物与书籍有天然的爱好，一看到这些东西，就会流连忘返。村子里有好几处倾颓的宅基，它们勾起了我对历史兴衰的感慨，所以恍恍兮不知所之，昏昏然忘乎所以了。我的这些异常的举动，被村里的几个造反派看见了，他们有极高的阶级斗争的警惕性，就过来把我围住，一边进行粗暴地盘问，一边不由分说地搜身。搜了一通以后，只发现几十块钱、一大堆旧衣服与几本中医书籍。失望之余，又把我带到办公室里审问，没问出什么就准备放行。谁知道进来一个穿破皮鞋的"独眼龙"，随口就说："'文革'期间，外省人不能在这里做流动工，今晚就在我大队部办公室过一夜，明天请你回温州。"我一听慌了，这样一来一去我的路费就没了，这钱可是借来的呀。

在造反派的办公室里，坐着一个老干部模样的人，我就跟他聊起了家常。我问他有关松溪的来龙去脉，他说：这一条大溪发源于松溪县的深山之中，经流松溪、政和县到了建瓯县的境内，在党口与党城的这一段大溪被命名为松溪。松溪继续向南流去，到了南平市就和从南边来的沙溪、从西北来的富屯溪汇合，汇入闽江，然后向南流入大海。

后来，这个老干部模样的人也回去了，办公室里只剩下我一个人。我就趁这个机会，拿起自己的行李，偷偷地溜出了大门。我真的像一只丧家之犬，惶惶然一直跑到了大溪旁边，看见对岸的村子炊烟袅袅，我就把行李的袋子举在头顶上，一步一步地用两只脚摸着石头过河了。

那天我到了党口，提着一个破袋、全身湿淋淋地站在黄美西的面前。凭着一封打湿了的信，美西他就二话不说地接纳了我。其实他自己的处境也非常困难，上一年他生大病所借来的钱刚刚还清，这个工地工资很低，估算每天只有一块八毛，然而每人每天的伙食费开销就要一块二毛。也就是说，我住在这里一天，他就算每天出工，还要倒欠队里六毛钱。“文革”的狂潮打乱了原先的一切工作部署，开山队里的生产经费也没有了着落，工地又处于结尾阶段，下一个工地在什么地方都还不知道，这些情况是他的一个表兄在与我无意交谈之中透露的。

我就这样在他的小屋里住了下来，找不到工作，每天度日如年，闷坐在屋里翻看中医书。十多天后，队里来了一个同乡，说自己在闽西包了一个工程，愿意带我一同过去打工，我的高兴难以言表。黄美西极为不放心，不想放我走，但我不愿意坐在这里吃白饭而拖累他，死活要跟着他的同乡去闽西。临走那天美西把几斤全国粮票与二十块钱硬塞到我内衣的口袋里，并把他自己的棉被打成一个背包背着，一路送我们到东游县城。我有一点儿奇怪，心里暗暗嘀咕，美西又不去闽西，把棉被打成背包背着干什么？当时的情景，我也不便多问。在汽车站，当汽车开动的那一刻，美西把背包从汽车的窗口硬塞了进来，大声地对我说：“棉被给你，自己保重，冬天很冷，不要丢了！”他把自己唯一的一条棉被送给了我，他自己怎样度过这个严寒的冬天呢？汽车向着前方开去，我回头看着他的身影渐渐地远去，泪水模糊了我的视线。这情景我永远也不会忘记，它使我知道世界上的确存在着一种心地善良、舍己为人的人，存在着美好无私的人性，存在着无缘无故的大爱。

几经转折，我们没有在闽西找到工程，后来回到了南平市，过安溪，走顺昌，最后来到了建阳县。一路上我们两个人靠沿家挨户替人修补搪瓷面盆、口杯、锅子等东西糊口，活像两个乞丐流落街头。好几次没钱住进旅馆与客栈，全靠这一条棉被才度过了无数个寒冷的秋夜。从此我也与黄美西失去了联系，只能在深夜里，默默地祈祷上天能够给我们再次相聚的机会。

不可思议的事情真的发生了。在我与黄美西失去联系的两个月以后，又在建阳县街头极为偶然地相逢。那天一早我一个人从小客栈出来，想穿过马路到对面报摊买一份报纸。在街道的中间正好碰上了从南往北而来的黄美西，他工地结算以后无工可做，来到了建阳县探望一个小学同学。

在建阳县的十字街头，黄美西从天而降，这使我喜出望外。

当天夜里，我们彻夜长谈，各自详细介绍了家里及朋友的情况。

我向他介绍了我最好的朋友王绍新。

王绍新身材高大，聪睿敏捷，是我高中阶段的同班同学。他是班上的高材生，无论数学、物理、化学、俄语的成绩都在我的前面，他的作文贴近生活，文情并茂，篇篇都是我学习的范文。他待我情同手足，我视他为兄长。他当时的家境比我家还要艰难，父亲早逝，母亲住在乡下，哥哥重病，他几乎在没有一分钱家庭收入的情境下出色地完成了高中阶段的学业。他家住在市中心，位于人民广场西面弄堂的终止处，到学校只要十分钟的路程。他父亲留下的这栋老宅却经过种种变故，只剩下不到三十五平方米的一间破房，我高中三年大部分时间都住在他的家里。我俩同吃同住，同哭同笑，朝夕相处，形影不离。我俩几乎每天都是空着肚子去上课，因为早餐的粮票我们在夜里已经提前买馒头吃进了肚子。那可是长身体的高中时期啊，每月二十七斤粮票不够我们吃半个月。在他家里，我读到了他哥哥王绍瓒先生遗留下的日记、文稿、信札、剪报与书籍，那可是满满的一大柜啊。王绍瓒先生是一个倾向革命的青年知识分子，1952 年因肺结核病离开了这个世界，去世时只有 25 岁。当我俩打开这个尘封的柜子的时候，看到了抗战胜利后一个渴望革命的青年学生的心路历程。这些历史的真实记录，这些情真意切的心灵回声，使我如痴如醉，如梦如幻。

在那困难的年代，在这破旧的房子里，那一柜子精神食粮给我带来的思想教益不亚于三年的高中教育。三年来，我把所有的课余时间都用来阅读王绍瓒先生的遗物，其中大部分书籍改革开放以后才重新出版，我提前二十年就阅读到了。譬如郭廷以的《中国近代史纲要》，密苏里那著的《古代世界史》，丘吉尔的《第二次世界大战回忆录》《赫尔回忆录》，俞明璜的《新人生观》，埃德加·斯诺的《红星照耀中国》，苏曼殊的《燕子龛遗诗》等书；譬如上海商务印书馆出版的《东方杂志》、储安平主编的《新观察》等杂志，还有《大公报》《新华日报》等报纸。这些书刊剪报开启了我对于历史、文学、思想、社会与时代的基本认识。

在王绍瓒先生最后两年的日记里，我发现他在认真地学习医学。我在他的遗物中也发现了他所写的大量《解剖学》《生物学》《生理学》方面的医学札记。也许是爱屋及乌吧，虽然我没有一点医学知识与兴趣，但还是仔细地翻看了他所写的所有文字，并虔诚地进行了艰难阅读。在他大量往来的信札中，我看到华东白求恩医学院宫乃泉院长的回信。回信是用毛笔写的，三页信笺，笔迹端庄有力。信中宫院长回答了王绍瓒有关医学院入学考试的问题，同时以赞许的语句肯定了他的医学笔记，并期待他以健康的身体参加升学考试。

总之，王绍瓒先生遗留下的这个小小的图书室，让我了解了一个遥远而迷人的青年学子的精神世界。

王绍新与我一样，没能继续进大学深造，虽然我们都有向这方面发展的欲望，然而命运并没有给我们这个机会。王绍新回乡务农后，就无师自通地当上了泥水匠，起早摸黑地为当地人做起砌墙起屋、垒灶做窗的手艺活，由于生性聪明，厚道实在，颇受农家欢迎。

听了我的介绍，美西感叹不已，也为我有这样一位好朋友而庆幸。

随后我就跟着美西和他的几个同乡工友一起到江西的铜鼓、修水，以及湖南的浏阳等地去从事开山架桥、垒造水库、筛沙铺路的工作，实实在在地过着“流动工”的生活。

浙江平阳人开山筑路名扬全国。哪里有公路建设工程，哪里就会出现平阳人。福建、江西、湖南等地的交通相对来说比较落后，特别是福建地处东海前线，中央就大力支持福建省各地区、各县建设公路，争取形成四通八达的交通网络，所以福建、江西、湖南等省到处都有平阳人组成的开山工程队。工程队的工人都是“流动工”，他们没有固定的单位、固定的地点、固定的组织，什么地方有工程，他们就自然地流向什么地方。他们仓皇与无助地生活在漂流之中，没有恒定的方向，没有确切的归宿，不仅没有劳保福利，没有任何依靠，而且还要随时被作为“盲流”受到审查与驱赶。有时候静静地想一想，这样的生活真的不如候鸟。

无论生活多么艰难，我没有丝毫的悲观与颓丧，在生活中我永远可以寻找到乐趣与快乐，因此整天笑脸常开，乐观自信。黄美西总是首先把爱与关心给了我，特别是工地上危险的活儿，他总是顶着我去干，偶然买来一点儿好吃的食物，也总是给我留着。在颠沛流离的一年多时间里，他全心全意地照顾我，也包括像家人一样责骂我，我俩达到了“焦不离孟，孟不离焦”的程度。

平阳开山工程队，每天工作十几个小时。凌晨时分，当听到“嘟……嘟……”的二长声哨子响，工人们就在黑暗中悄无声息地起床、洗脸、刷牙、用餐，天才蒙蒙亮就来到了工地。工程队有一些不成文的规矩，譬如早晨起床以后，一直到工地上的钢钎被大铁锤敲响第一声之前，每一个人都不能随便大声喧哗，绝对不准说一些有关“血”“肉”“死”“伤”“痛”之类的话语，以及发出与以上词语有谐音的言语。因为开山工人整天砸石头，放岩炮，经常出事故，所以禁忌多多。在这样的环境中，人们唯一能够消灾避难的方法也只有敬天地，敬鬼神，慎言谨行了。

我这个从城市、学校走出来的人，根本不相信这一套，虽然美西预先一次又一次地交代与吩咐，但我的内心不自觉地抵制着这些陈规陋习，经常还会下意识地表现出来。好像每天起床以后时时讲一些犯忌的话，有时在工地上大声地说啊唱啊，一点顾虑与负担也没有。时间一长，工友们在暗地里就有议论，他们认为我是一个读书人，讲话方式、生活习惯跟他们不一样，再加上我很瘦弱，干不了粗重活，所以想赶我走。因为我不懂他们家乡的闽南话，所以不知道他们在暗地里议论什么，黄美西夹在中间暗暗着急。他一怕队长生气赶我走，二怕我一身的孩子气影响评工分。他多次严厉警告但收效甚微，恨铁不成钢的情绪在暗暗地发酵，由爱成恨的情绪也在无形之中酝酿，对此我却一点也不知道。

平阳人开山放炮很有特色，特别是打炮眼，三人一组，配合得非常默契，非常完美。一个人居中扶着钢钎，既要固定住位置，又要时时灵活地调整着方向；两个人分别站在扶钢钎者的左右两旁，先后有序地抡起八磅大锤，三百六十度挥舞手臂，朝钢钎锤打，你一锤我一锤地砸落在钢钎上，发出“叮—当”的声响，时而还会飞溅出火花。也许是为了配合你来我往的协同使劲，也许是为了释放工作压力，也许是为了抒发内心的压抑感，两个抡锤工人，随着“叮—当”锤声的伴奏，时而会不由自主地吆喝出一声声劳动的号子。这些劳动中即兴创作、随意发挥的呼号，真实反映了劳动者的精神面貌和劳动情景。有的号子粗犷豪迈、坚实有力；有的号子优美亲切、欢愉悠扬；有的号子沉郁凄然、恢宏苍茫。一曲曲劳动的号子此起彼伏，余音袅袅，在青山绿水之间回荡、萦绕。

我第一次听到它时，简直不能相信世界上竟有这样壮美、豁达而又凄婉的呐喊般的歌唱。我着迷于此，整天模仿着他们抡大锤的动作，学着吆喝他们的劳动号子，还想学着打炮眼。我曾经把自己的看法告诉美西，他瞪了我一眼，一言不发地转身就走。后来我才知道，戴眼镜的人不能干这一行，只有大傻瓜才会不知道。美西的瞪眼与无言，其实就表达了他对我爱之深、恨之切的矛盾心态。我不理解他的态度，更不知道自己格格不入的做派已经一步步走向与美西冲突的边缘。

记得在江西铜鼓县棋屏村的水库工地上，他的愤怒终于爆发了。

那是一个滴水成冰的冬天，工程队每天早晨天没亮就出工了，一直干到中午才收工；吃过饭马上又出工，一直干到太阳落山。带队的队长对工人管理得很严厉，虽然大家埋头干活，心里却很不痛快。

白天上班时虽然我也在努力工作，但总是心不在焉，抱着自我隐秘的希望在另类空间里伸展。晚上在昏暗的灯光下读书，除了读中医的书籍以外，还读一些文学与哲学的书籍。有人说过，没有比阅读更加令人愉快的了。这话说得真好，阅读会不断拓宽我的视野，拓展我思维的疆界，令精神世界更加广阔、深邃。我在阅读中的确有这样的体会，新东西不停地进来，与已有的东西产生互动和交换，吐故纳新，激发出你的新想法。然而美西对我的举动可能不理解，认为我一点也不懂事、不成熟；也可能认为工作如此劳累，我还夜读不辍，太不爱惜自己的生命了。总之，好长时间他都不跟我讲话。

有一天中午，在收工的路上，大家有气无力地走着。我发现一个脚盘大的水洼里有一块晶莹剔透的冰块，就情不自禁地停下脚步，小心翼翼地把冰块挖出来，并在冰块的中间挖了一个透洞，在路旁找来一条麻绳，透过中间的冰窟窿，把冰块悬吊起来，做成一面冰锣子。我找来一根树枝，左手提着冰锣子，右手扬起小树枝，一边走，一边敲，嘴里嚼咬着冰块，还五音不全地唱着“我们走在大路上，意气风发斗志昂扬……”

谁知道，我的这一不合时宜的举动把黄美西气得不行，他从老远的地方回返着跑过来，二话不说就一脚把冰锣子踹得粉碎，瞪大了眼睛责骂道：“你太不懂事了！”当时我也很生气，死也想不通，觉得他的性子过于粗暴。

1967 年 11 月在江西修水县上奉镇又发生一次被美西责骂的事。

那一段时间我们在修水县上奉镇公路道班工作了五个月，替他们准备维修公路用的沙子。

上奉镇位于修水县东南部，为土地革命时期的革命根据地，是肖克将军曾经战斗过的地方。它四面环山，中部为大面积河谷洼地，距离修水县城五十五公里，北宋诗人、书法家黄庭坚，著名历史学家陈寅恪的故居就在修水县的县城内。

当时我们已经有一个来月没有找到工作，大家几乎都一贫如洗。我们从铜鼓县步行了六小时来到上奉。因为公路道班需要储备使用的沙子对质量要求很高，因此开始几天我们的工作任务就是分头寻找优质的沙源。令人庆幸的是，我们在公路不远的沙滩上找到了石英砂。千百万年的风吹雨打，再加上溪水不断地冲刷，岩石风化剥蚀，沉积形成了大面积的石英砂层。沙子晶莹洁净，只要筛去夹杂在中间的石子就可以了。接下去的工作就是用板车把它运到公路上堆放一个长长的椎体，等待公路道班派人来验收。

这个工作是美西联系上的，所以就由他当队长。在队里我的体力最差，有些重活难以胜任，所以背地里就有人闲言闲语。美西经常听到，但是也不便跟我挑明，只希望我各项工作做得好一点，不要授人以柄，惹起风波。然而我生性如此，不知检点，经常出错，使当队长的美西处处为难，他生活在情感的“夹板”之中，窝了一肚子的火，又无处发泄。我呢，还是那种超脱的生活态度。

由于那一段时间工作量相对没有过去那样多，我读书的时间明显增多了。我每天《长沙方歌括》卷不离手，同时在读马克思的《路易·拿破仑的雾月十八日》，读得津津有味，觉得心得多多。

有一天，美西安排我在食堂煮饭烧菜，这个工作都是大家轮流着做，我也做过几次，比在溪滩上挖沙、挑沙、筛沙的粗重活省力。我就按部就班地煮了饭，再烧了菜，自认为做得还比较投入，等到饭熟菜香了，我就回房间读书。正当我的思想沉浸在法兰西大革命热潮之中的时候，大门被怒气冲冲的美西用力推开。

“你在房间里干什么？让大堆大堆的鸡屎拉在饭锅的锅盖上也不知道！”美西咆哮如雷。

我大吃一惊，慌乱地跑了出来，定睛一看的确如此，也不知道什么时候院子里的鸡竟然成群结队地飞到饭锅的锅盖上撒了好多的屎。工友们都笑得前俯后仰，只有美西一副怒目金刚的样子。

当天夜里，美西悄悄地来到了我的床铺旁边，静静地坐着一动也不动。我还在生他的气，也没有主动与他讲话。

“你太不懂事了！”他就用哄孩子的口吻劝诫我说：“你不知道别人私下如何议论你的，他们说你只知道读书与玩，话中的意思是很明白的。今天你让鸡屎拉在锅盖上还一点也没发现，我忍无可忍才骂了你，事后我想想自己也太凶了点。”

我知道他是好心，但是我不能接受他的这种粗暴的态度，既然他已经这样说了，我还能说什么呢。

“你夜里看书很晚才睡，我就担心你熬坏了身体。”他在我的耳边唠叨起来，语气中满是唏嘘，“今天中午大家饿得要死，你却不知道饿，读书入了神会伤身的。”

他看我还是不理不睬，又生气了：“你知道吗，大家吃了不卫生的东西会生病的。你还说自己在学医，难道连这一点也不懂吗？”

他虽然讲得一点也不错，但是谁会想到鸡会飞到锅盖上拉屎呀？

他看我没有回答，就有意识地转到中医这个话题上来。

“读马克思的书与你学习中医、针灸有关系吗？”他满腹狐疑地问。

我当时读这些非中医类的书，是因为“文革”期间无书可读，另一个原因就是对马克思的敬仰。对美西的问题我难以回答，但为了回答他的提问，我只得辩解几句了。

“读马克思的书与学习中医、针灸没有直接的关系，”我回答道，“但是它可以帮助我认识世界、认识历史、认识社会，这样就能够提高自己的理解与分析能力。”

“古代医师没有读过马克思的书也都学得很好。”美西可能认为找到了有力的根据，所以提高了声音。

“古代的医师学习中医的环境跟现代不一样，学习方式也不一样，所以无法比较。”我一说话就忘掉了生气，就说出了自己的理由，“不过他们一直主张，学习中医一定要读《易经》，孙思邈有

‘不读易，不能成大医’一说，这就意味着古人把思维训练摆在非常重要的位置。”

后来我与阿骅表兄也偶然谈及这个话题，他说：“《易经》没有直接告诉中医师治疗的方法与方药，但书中通过种种现象论及诸多辨证法的问题，譬如复杂与简易、模糊与精确等。我们知道，一个复杂的系统是非常不好把握的，人体就属于这一类系统。当系统越来越复杂的时候，我们对它的掌控能力也就越来越弱。许多事物过分追求精确反倒更模糊，适当模糊反而可以达到精确的目的。这些知识虽然不是医药学的知识，但是对于提高临床医师的诊治水平都是有用的。正像海涅所说：‘思想走在行动之前，就像闪电走在雷鸣之前一样。’只有智慧的闪电才能照亮我们前进的道路。”

总之，我一开始学习中医，就对哲学与中医的关系怀有强烈的兴趣，因为我在阅读卡尔·马克思与弗里德里希·恩格斯的著作时发现了思想之妙、精神之美。这种思维的乐章有形无形地帮助我去理解古代医籍的结构与韵律。

聪睿的美西马上就接受了我的说法，兴趣盎然地问我读了《路易·拿破仑的雾月十八日》这部书有什么心得与体会。我把自己肤浅的见解跟他谈了，没想到也激发了他强烈的求知欲望，他要我一起到外面公路上走走，不要影响大家的休息。所以从那天夜晚开始，我们饭后经常在公路上来来回回地散步，更深入地谈论了这些问题，也增进了彼此的了解。

初次大雪后的一天下午，美西请了一个摄影师为大家在劳动现场拍了一张照片，摄影地点在上奉的溪滩上。我们在一个用来筛沙子的铁丝大筛前面排成一排，每个人手上都拿着劳动工具，身上穿着劳动的衣裤，“咔嚓”一声，快门按下，我们当时的真实形象就定格在那一瞬间。摄影师说照片拍得很自然、很阳光，就请我们给照片提个词作为留念。我与美西商量了半天，最后决定以“初雪”或“我们的今天”两个词语中的一个作为照片的题词，为此我们又兴奋了好几天，争辩了好几天，最后还是以“我们的今天”作为照片的题词。通过几次密切的接触与交谈，我与美西的关系比以前更加亲近了。

“我们的今天”这一张照片现在已经不知下落了，但是其情其景仍然留存在我的大脑深处。

1968年初，我们决定结束这里的工作，赶在农历年底之前回家去过春节。修水上奉公路道班的筛沙工作，我们干得不错，美西把工程总收入平均分给每一个人，我们每人分到八十块钱，这在当时可是一大笔钱，我乐得合不上嘴，因为这样回去以后，大妹婆婆那里的借款就可以还清了。

说走就走，我们经修水，过九江，上了“东方红”号长江客轮顺流而下到达了上海。

上海，我渴望已久的大上海，我匆匆忙忙地经过了你的身边，让我多看你一眼吧。

美西的大姐在上海工作，全家住在安远路一条弄堂的“石库门”的房子里。那天傍晚时分，我们七找八寻来到了她家的门前，大姐的邻居吴大妈热情地接待了我们，告诉我们说大姐快下班了，让我们把行李先放在大姐家中，然后可以到马路上转转再回来。当推开大姐家的大门，我们被房间的狭小拥挤惊住了，说它是“蜗居”一点也不过分，真的只有立锥之地。当我们把大大小小的行李，在只有六平方米的房间中放下后，就堵塞了出入的过道。上海是“文革”重要的根据地，物资供应方面居全国之首，当时有“全国保上海”

之说，然而令人想不到的是，居民住房之紧张也是全国之最。

虽然天气寒冷，然而初来乍到，上海的新奇感远远胜过了凌厉的北风。大楼、商店、街道、人流、言语、穿着、神态都使我们流连忘返，匪夷所思。虽然遭受着“文革”的洗劫，然而“粗服乱头不掩国色”，仍然使人心仪不已。我们已经半天没有进食了，故首先找了一个卖大饼的商店，用“全国粮票”买来了好几个大饼。然后，我们漫无目标地向前走着，一边走、一边说、一边吃，像匿居在深山老林、烟雨峰岳中出来的原始人一般，徜徉在大上海冬日黄昏的声光灯影里，沉迷在东方明珠乱象憧憧的万种风情中。

不知道走了多少路，也不知道过了几条街，我们才把手上的大饼啃光吃完。初来乍到“十里洋场”的我们已经在漫无目的转悠中迷了路。当双手油腻、满嘴蒜臭的我们找人问路的时候，路人告诉我们已经来到了胶州路上。华灯初上的上海美极了，正像电影“霓虹灯下的哨兵”中的人物所说的：“这里的风也是香的。”正当我们四周顾盼、乐不思归的时候，一个女学生模样的陌生姑娘突然拦住了我们的进路。

“叔叔，”她腼腆地称呼着我们：“阿姨已经下班回家，请你们回去用晚餐。”

“你是谁啊？”我们愣住了，在大上海的胶州路上从天而降一个小姑娘，彬彬有礼，体态大方，谈吐不俗。她说是叫我们吃晚饭，这是何干？我们一时还没有反应过来。

姑娘知道我们还没有理会，就进一步解释：“我是你们大姐的邻居，你们离开后不久，大姐就下班回家了，大姐就请我追你们回去用餐。”

哦，原来如此。但是转眼一想不对啊，这里离大姐家已经很远了，她怎么能够追得上啊？

“姑娘，”我说：“你说我们离开后不久，大姐就下班回家了，大姐立即就请你来追我们了，那你什么时候看见我们的？”

姑娘笑了笑，说：“在安远路的大饼店前就发现你们了。”

我明白了一些，但还是不理解，就问：“姑娘，那你当时为什么不叫住我们呢？”

姑娘不回答，用手指了指我们油腻的双手，笑着一侧身从我们身边走开了。

我一下子都明白了。她看到我们在大街上不加掩饰地吃大饼，那种饥不择食的狼狈相太触目了，为了不惊动我们她就不怕麻烦地一路尾随着，直到我们把大饼消灭干净。我们因为饥肠辘辘全忘了礼节。

回来的路上，我思绪万千。这位姑娘的举止与言行，引起了我一连串的思考、感慨与自我追问。我佩服这位姑娘有一副热忱的好心肠；佩服这位姑娘年纪轻轻就有这样的教养；羡慕她在泥沙俱下的政治环境里能够健康地成长；羡慕她朴素无华，没有沾染上大都市中小市民的优越感。我有一种发自内心的惭愧：与这位姑娘相比，我是多么的粗鄙与麻木呀。在环境的合围之中，我已经习惯了与世沉浮，习惯了身上的尘埃，与民族传统礼仪日益脱节，渐渐失去了对生活中美的感受。

这一幕，永远定格在上海胶州路的黄昏时分。它已经潜藏在我心灵的一角，时时发出人性的鸣响，23 岁时它给我反省，68 岁时它还让我怀念。

在上海，我与美西一同找到上海市图书馆，想感受一下全国大型图书馆的规模，并想亲身领略一番沉浸在书海之中的乐趣。过去读书，每当看到有关人物在图书馆寻找资料、查看书籍的情节时，眼前就会一亮，譬如看到卡尔·马克思在大英博物馆读书与写作的情景，心里就会无比地向往。那天我们去了，也的确感受到许多以往没有感受过的东西，然而我们没有图书证，所以很多阅览室进不去，再加上“文革”期间大部分图书不能上架，所以没有原先想象的那么美好。在群众阅览室里，我看到两期《讨瞿》战报。其中一篇是瞿秋白的《多余的话》，它是作为批判的资料附录在书本中的。《讨瞿》战报公开发表瞿秋白这篇遗作的目的是把它作为瞿秋白就是叛徒的证据。但当我坐在那里一口气把它看完以后，我却为瞿秋白的双重悲剧而心痛不已。读书与看病一样，站在不同的立场、不同的角度就会得出不同的结论。因此，要树立一个正确的思维方法，选择一个恰当的角度就显得非常重要。同时也进一步认识到，瞿秋白在那种特殊的境况下，用曲笔表达自己对这个世界的看法，就好像陈修园在《长沙方歌括·医病顺其自然说》中运用的“春秋笔法”一样，作者的意图隐藏在文章的字里行间，从题目与表面的文字一下子读不出他真实的看法，所以读书时要三思，不要见风就是雨，这是我时时会犯的毛病。这个毛病可以使读书没有进步，这问题还不大，但如果遇见复杂疑难的病症，就会影响疗效，耽误病情，那可就不得了。

我们在上海一共逗留了三天，后来因为买不到“民主”号客轮的船票，只能乘坐加班货轮“战斗 30”号回温州。

“战斗 30”号里没有铺位，大家就在货轮舱板的破草席上随便找了个位子躺了下来。不久，货轮驶出吴淞口进入了大海。

我虽然出生在东海之滨，但从小到大却没有见过大海。湛蓝色的天幕，徐徐展开，放眼望去是那样的宽广、那么的遥远。初次乘坐海轮在大海上旅行，让我体验大海的辽阔、大海的神秘，令人久久萦怀。海风吹拂，海水荡漾，斜阳西下，阳光洒落在蓝色的海面上，闪现着一道道金色的波光涟漪。红日沉落大海后，夜幕下的大海，闪烁着的点点星光，天上的月亮，大海的渔火，交相辉映，景象壮观。

夜深了，我与美西并头躺在货轮舱板上，货轮在大海中晃动得厉害，美西在沉思默想，我也在星光渔火中追逐着过去了的时光。阿骅表兄有一次提到他的读书方法，他说每一篇文章除了表达作者主观有意识的写作意图以外，还存在一种作者有意无意所营造的东西。这些东西不精细阅读，仰思俯求，恐怕是难以发现的。我想到离开温州第一天在驶往龙泉的汽车上读书时的情景，特别是《长沙方歌括》卷首的《医病顺其自然说》，我隐隐之中仿佛觉得对它的理解未能尽意，所以一年多来还是时时挂牵，余味萦回。文章在陈修园先生的主观意图之外，我还能读出其他什么东西呢？我在大海波涛颠簸的航行之中苦思冥想，终于发现了其字里行间潜藏着的一些信息。

《医病顺其自然说》中的“医病”二字，不仅仅是指医治疾病一端，其实还指医者与病家两个方面的关系，所以文章是循着医者与病家两条轴线开展的，点明在医疗市场中医患之间错综复杂的关系。首先讨论名医在执业生涯中诊治疾病、处方用药的形象，凸显名医与“今之方技家”在为人处世与诊治方法的对立、不同；接着集中讨论为什么名医与“今之方技家”间的较量都以名医败北而告终。这是一个富有意义的话题，我们从中可见清代医疗市场的混乱与缺乏规范。名医虽然自命正统，但并未获得官方与制度支持，终究只能停留在语言与象征的层面。在实际的行医生涯中，他们仍不得不面对形形色色“今之方技家”竞争。陈修园先生勾勒出“今之方技家”在医疗市场中形形色色拉拢、收揽病家心理的手段，旨在强调病人选择的盲目性，并反映病人择医、请医与换医时，人际网络的决定性作用。还透露了医疗现场的无序与混乱，除了众多“今之方技家”外，病人的家属在医疗过程中往往也各有主张。最后，陈修园先生把眼光引向医病之间的多方角力与暴露出来的责任问题。

总之，陈修园先生这篇文章在有意无意之间给我们揭示了清代乾隆、嘉庆年间医病之间的互动关系和心理学、社会学与文化史方面的丰富内容。

“战斗 30”号渐渐地向温州靠近，我为自己能够健健康康、平平安安地回来而高兴。这一段流浪生活让我看到了社会底层五花八门的事物与形形色色的众生相。我感到做一个中医师，一辈子要与不同职业、不同阶层、不同性格的人接触，所以了解社会、懂得生活是做好诊治工作的一个必要条件。这也许就是古人所说的“世事洞明皆学问，人情练达即文章”的道理吧。

七、流浪他乡品《甲乙》

“九大”召开前后，“文革”运动在农村还是高潮迭起，恶浪滚滚。青山村原来的村干部都靠边站了，几个造反派上台无事生非，搅得村子里鸡飞狗跳。我十分厌恶农村中阶级斗争的气氛，在家实在待不下去了。我除了想逃避农村的现实以外，更想千里寻师，奢望寻找到一个高明中医师给我指点迷津。虽然我的这个意愿和那个暴风骤雨的年代格格不入，但是“读万卷书，行万里路”，这一充满诗情画意的遐想，一直萦绕在我的心中，促动我再去尝试一番，潇洒一回。

养蜜蜂、学木工、做油漆、弹棉花、学吹打、修钥匙，都是我们那一代知识青年热门的选择。然而这几个行业早就人满为患，不容易找到拜师的路径。我听说邻近新河村的吴海平在福建闽北一带山区做油漆，混得还好，就托人与他联系。因为我在闽北流浪的那段时间，认识了光泽县一位姓蒋的老中医，如果这次能够跟随吴海平到闽北，我就有机会再度去拜访蒋医师，好好地向他讨教。真是天公作合，吴海平也正在物色一个合适的搭档，我俩一拍即合。

吴海平又名吴明哲，是我小学二年级的同班同学，我俩在永强水心小学共同学习过一个学期。1952 年分别以后，已经十八年没有碰过面。听说他初中毕业以后，在永兴小学教过三年书，也是在

1962 年被学校精简回乡。他从小喜爱文学、历史、哲学、金石与书法，苦于无人指导，所以一直在孤独中前行。“文革”一开始他就被村子里的造反派游了街，抄了家。一气之下，他就跟随他的表兄到闽北做油漆去了。

我们这次重逢，已经互不认识，岁月磨去了彼此少年时的印象。相处不到一个星期，我就发现我们之间有一种强烈的反差。他敏于事而慎于言，做事稳健平实，考虑周全，不放过任何一个细节；而我呢，生性喜欢幻想，做事忽视细节，先干后想。有一次我对他说：“我们学习科目的选择真是阴差阳错，你的气质是一个当医师的好料，而我呢是一个在戏班子里跑龙套的料。”

当时，吴海平宛然一笑，踌躇满志地说了一句我终生难忘的话：“艺术界正需要坐得住冷板凳的人，中医界也渴求有勇气的思想者。”

他的话如同一股清风吹来，令人头脑为之一新，让我对自己的未来产生了莫名其妙的遐想与憧憬。

在流浪他乡的日子里，《针灸甲乙经》与《伤寒论讲义》与我形影不离，朝夕相处。我反复揣摩古人所要传达的治疗思想与理论，然而味如嚼蜡，所得不多。《针灸甲乙经》根据天干编次，全书大致可分为两大部分：第一部分是基本理论、针灸基础知识；第二部分是针灸的临床运用。然而此书作者特殊的生命历程对我很有启发，使我坚定了学习中医、针灸的信心。

书中强调，针灸施术时，医者必须全神贯注，审视病人接受治疗前后的神态反应。这一点，对我启发多多，在后来的临床实践中，一直遵照不怠。但书中有十三个穴位是禁止施针的，包括神庭、上关、颅息、人迎、云门、脐中、伏兔、三阳络、复溜、承筋、然谷、乳中、鸠尾，其中颅息、复溜、然谷虽然有时可以施针，但严格要求“刺无见多血”。这些论述，引起了我的极大关注。我不相信这些穴位的针刺会对人体有什么不良的影响，除了脐中、乳中之外，其他 11 个穴位都用 0.5 寸的毫针在自己身上一一刺过，并且都刺出血来。果然不出所料，我把自己的这些穴位刺出血以后，身体上一点反应也没有。通过这件事我明白，对于书本上的知识，除了记忆与理解之外，一定还要通过自己的临床实践去反复证实与证伪，不能诚惶诚恐、匍匐在地、成为死读章句的书呆子。当然医学关乎人命，在实践的过程中要认真谨慎。作为医者，在自己身上试验也是责无旁贷的。

阅读《伤寒论讲义》比阅读《针灸甲乙经》困难，虽然依靠辞典我也能明白《伤寒论讲义》中的每一个字、词的含义，但就是读不懂它的整体结构，无法逻辑地理解它的系统和病症的关系，更谈不上猜透各系统、各部分之间是如何过渡、衔接与呼应的。《伤寒论》中的蕴意对我来说犹如隔山隔水，遥不可及。柯韵伯在《伤寒来苏集 · 自序》中所说的“夫仲景之道，至平至易；仲景之门，人人可入”，那可不是我这个初学者的感受啊！我想，与其把《伤寒论》从头到尾泛泛而读，还不如把条文一条一条地背下来。所以，我就凭自己的感觉，能够勉强理解的就背，完全不理解的就不背。从简单的条文入手，从脉症与方药齐全的条文入手。背诵也是有乐趣的，当你反复朗读、背诵了好多次，终于能够一口气朗朗上口说出来的时候，就会感觉到有点儿理解的韵味了。但是等到我记住了十多条条文的时候，脑子里开始出现条文与条文的交叉与混淆。一出现这种状态，我的脑袋就会发胀，处于一片混沌之中。在这一阶段，我学习《伤寒论》的情绪自然很低落，甚至感到灰心丧气。我常常问自己：“不是说‘书读百遍，其义自见’吗？但我为什么越读越糊涂呢？”后来我又安慰自己，学中医的人都要经过这个阶段，只要继续背下去就可能会明朗起来的。谁知道事情并非如此顺畅，条文越是往下背，越是困难，甚至寸步难行。我开始怀疑自己是不是一块学习中医的料了。

有一天晚上，我想起了永昌堡老中医王云五先生，他和蔼可亲的印象深深地嵌在我的记忆里，因为我小时候生病从来没有看过西医，一有感冒发热、受凉腹泻等病，我外公就抱我去找他看病，他是我童年时代生命的保护神。

听外公说，王云五先生不知道出于什么原因，清华大学毕业后，半路出家学会了中医。随后回到家乡永昌堡悬壶行医。由于临床疗效很好，所以在这一带家喻户晓。他与我外公是好朋友，经常出入于我外公家，我好多次生病都是他用中药给治愈的。我父亲告诉过我，有一年秋天，我腹泻得厉害，还时不时地呕吐，还有发热。大舅父说是“急性肠胃炎”，建议马上送温州大医院住院治疗，全家大小都十分害怕。后来外公请来了王云五先生，他开了两帖葛根加半夏汤就把我的腹泻、呕吐止住了，体温也恢复了正常。

父亲对我说：“你的‘秋泻’，使我对中医发生了兴趣。不过，到现在为止，我也弄不懂王云五先生为什么会开这个处方。有一次，我请教他学习中医的路径，他就用徐灵胎与日本汉方家的话来回答我。因为徐灵胎曾经说过：‘医者之学问，全在明伤寒之理，则万病皆通。’汉方家喜多村亦说过：‘医之有《伤寒论》，犹如儒家之《论语》《孟子》……没有《伤寒论》的医学是不能成为其医学的。’我也问过他是怎样学习《伤寒论》的，他说：‘《伤寒论》不背是不行的；死背，不讲方法，也是记不住的。’”

父亲后来没有认真学习《伤寒论》，只是蜻蜓点水似的浅尝辄止。不过，从他的一言半语中，我也知道了一些有关《伤寒论》的信息。

我跟着外公多次到过王云五先生的中医诊所，诊所就开在永昌堡靠近南门的街上，诊所的门外是青砖的马路，马路贴近清清的小河。我一直惦记着王云五先生，一直惦记着他那小河边的诊所，心里常常想，如果王云五先生还活着，那该多好啊！

想起王云五先生，我就会想起我的童年，因为我的童年都是在永昌堡外公家度过的。

永昌堡位于温州市龙湾区，瓯江南岸，濒临东海，迄今已有400多年历史，是国家级重点文物保护单位。永昌堡整座城墙雄伟壮观，难以言表。堡中南北两座城门旁还有一道水门，一大一小两条河自南向北从永昌堡的中心横穿而过，数不清的小河道巧妙地构成了水上交通网络，也为水乡城堡增添了几分江南的妩媚。在永中镇一片密密麻麻的民宅中，永昌堡至今仍依稀可见当年方方正正的布局。

我外公原来一直在南京军政部担任秘书工作。抗战军兴，军政部迁移到重庆，外公被裁员，全家才从南京回到故乡永嘉场永昌堡西门定居。由于我父亲在永昌堡的永昌小学教书，我们一家就住在外公家里了。

我在永昌堡度过了童年时代，整天和小伙伴们在城墙上面摘野花、编草结、捉蟋蟀、捞鱼虾，或聚集在都堂第、状元府第、圣旨门巷、世大夫祠、布政司祠等古民居里捉迷藏、打游击。从堡内这边走到那边，要不断地穿门过户，经过各种走廊、过道、天井、厨房。我们无所不玩，流连忘返，不到吃饭时分不回家。

外公家的老院子给我留下的另一个印象就是光线不好，因为屋连屋。好多房屋上总会盖一两片透明的玻璃瓦，这样光线就可以从屋顶照进来，屋子里就亮堂了一些。最令我难忘的是穿过玻璃瓦的阳光形成的光柱，因为我发现在光柱里有无数个上下蹿动的发光体，当时哪里知道这是无数亿的灰尘在飞翔。好几次，我被它奇异的景象迷醉了，呆呆地看了几个小时，一动也不动。童年的回忆已经和永昌堡掺在一起，让我既难以掰开，又难以忘怀。

人在异乡为异客，特别思念故乡，思念亲人。我与海平一有空就会不由自主地走进对童年时代往事的追忆。那一段时间，离开了临床，看不见病人，心里很不是滋味。开始的时候还感觉不到，时间一久就有点想回去了。虽然有空就读医书，但是因为无人指导，收获并不大，所以心里也非常焦急。然而吴海平却把生活安排得有条有理，每天按部就班地读书、工作、素描、思考，从来没有在我的面前流露出对前途的悲观与失望。几个月来，他几乎一直在用理解的目光注视着我，看得出他很愿意帮助我，但又茫然无措。

吴海平平时言语不多，沉思默想的时间多于表达叙说，即使两人交谈，他也是倾听多于言说。我知道他不仅读书多，而且会读书，所以总想挑开他的话匣子，了解了解他的知识容量，听听他个人的见识与见解，但尝试了几次都没有成功。每一次他不是一声不吭，就是稍稍讲了几句就马上把嘴巴闭上，归于沉默。一次又一次的努力都失败了，我终于有点灰心。我想，两个人出门在外，碰上一个闷葫芦真没劲。有一次在龙斗村农民江启渡家做油漆，晚餐后我们从"江启渡"这个名字的命名颇有诗意说起，聊着聊着聊到了《字典》《辞源》《辞海》这个话题。谁知道这个话题触动了吴海平，他一反常态，滔滔不绝地讲了起来。我的努力终于成功了。他从《尔雅》说到《康熙字典》与《新华字典》；从陆费逵的《辞海》说到古汉语辞典《辞源》。坦白地说，他的叙说基本上是对牛弹琴，因为我虽然洗耳恭听，但听懂的只有很少一部分。譬如他说：“汉字检字法自古至今，有过三次变革。一是东汉许慎在《说文解字》创立的‘部首检字法’；二是清康熙末年编纂的《康熙字典》中创立部首加笔画检字法；三是民国时期王云五先生的《四角字典》检字法，胡适曾做歌诀帮助记忆四角号码”等。

可见，听别人讲话也不容易，事先必须要有相应的知识储备，不然的话就是浪费他人的精力和感情。

有一次海平大概想选择一个我感兴趣的例子来加以发挥，低头闭目一会儿以后，看着我说：“你能说说《针灸甲乙经》的‘甲乙’两字是什么含义吗？”

我一下子呆了。我还没有仔细想过这个问题，也从来没有把它当做一个问题。

“你这叫作‘熟视无睹’。”海平笑着说：“那我们一起来解读一下‘甲乙’二字的含义，好吗？”

我说：“好是好，但是《针灸甲乙经》的作者皇甫谧他自己也没有说过为什么取这个标题。”

海平缓慢地说：“‘甲乙’二字合在一起就是一个词语。它具有多种多样的含义，可以当代词，代表一个人；可以引申为称誉，赞扬；可以誉为数一数二；可以作为相属一词；可以是次第与等级；也可以指评定优劣的结果等。”

“那到底作何解释呢？”我越听越糊涂。

“我认为‘甲乙’二字应该是‘基础读物’的意思。”海平谦和平允地说，“根据有二：第一，我国传统文化中，天干、五行、四季之间有着内在的联系。‘甲乙’二字，隐含‘春季’之意，是一年之始，借代‘基础’。第二，‘甲乙’也相当于‘一二’，即序数的开始之数，也是指向‘初步’的意思。由此可见《针灸甲乙经》就是一本针灸学入门教材。”

海平的解释有根有据，合情合理。我听阿骅表兄说过，布哈林有一本宣传共产主义的初级读本，其书名就是《共产主义 ABC》，ABC 也是英语开头的几个字母，与中国的甲乙丙丁有类似的意义。

我的点头，鼓舞了他谈话的兴趣，我发现他的眼神在暗夜里灼灼发光。

“你对‘方剂’在中医诊治中的作用是怎样看的？”海平问。

“‘方剂’简称为‘方’，”我回答说，“诊治时是理法方药中一个重要的环节。”

“我也学习过一段时间中医，”海平颇有感慨地说，“对其中的有些重要的概念曾经使用文字学、训诂学的知识去解读。不知道我的这些想法对不对？”

想不到他也在中医学这条路上停留过。听他这么一说，就想听听他对方剂的理解。

我迫不及待地说：“你说，你说，请你说说什么是方剂？”

多少年前的事了，海平还有记忆？

“方剂的作用，《汉书·艺文志》说得好。”海平停顿了一下，似在思考，然后说：“就是‘调百药齐和之所宜’。所谓方剂就是调和不同的药物在一首方剂中的功能，以达到阴阳调和的目的。”

我高兴地说：“真不错！你学得比我好，引经据典的，我自叹弗如。”

“方剂包含方和剂两个层次。”海平接着说：“《说文解字》：‘方，并船也。’段玉裁注为：‘并船者，并两船为一。’《说文解字》：‘剂，齐也。’段玉裁注曰：‘是剂所以齐物也。’”

吴海平对古汉语与训诂学方面重要人物的家族谱系、活动年代、主要贡献、师承渊源等烂熟于心。他讲的内容大部分我闻所未闻，听了以后大大填补了我知识库内的空仓，使我更体味到精美绝妙的中国古代文化蕴含着一种博大的气势，涌动着雄健的力量。

"海平，我好读书而不求甚解，倾向于随便翻翻，无为而读，这种非功利的读书法已经成为我的习惯。"

"这可不是好习惯啊！"海平不客气地说，"明末吴应箕编《读书止观录》卷五云：'读书须养得心事静帖帖地安稳快乐，以我为主书为役，方有入处。不然，驰骛于书与驰骛于声色、货利无差别。'这就是一种'有所为'的读书法。"

从那以后，我们之间交谈的话语多起来了。

有一天，我们一起回忆起水心小学的老师，说着说着就说到了王冠千先生。王先生魁梧高大，狮子鼻，他教我们音乐，天性耿直，口无遮拦，加之颇为自傲，咄咄逼人，不像一般老师那样温文尔雅。

"记得，他上课时给我们大讲特讲《聊斋》里的鬼故事。"我说："鬼故事中'就看到一个个小旋风卷起地上的落叶，气氛十分古怪'之类的描述至今历历在目，一想起就让人毛骨悚然。下课的时候，我亲眼目睹他在办公室里给病人针灸。他用一个小红枣大小的艾柱，隔着薄薄的生姜片放在病人的皮肉上面点火熏灸，病人被灸得满头大汗。艾柱点燃后所散发出来的强烈的药味，弥漫着整个校园。这就是我平生第一次看到灸法的临床现场，也是我第一次闻到艾叶燃烧时候的芳香。"

"王冠千先生的一些故事一直在民间流传。"海平接过我的话说，"他是永嘉场的名人，一个优秀的音乐教师。他与王昂千、王仰千齐名，被教育界誉称为'三千先生'。他们在民国时期都积极推行陶行知的‘教学做合一’与陈鹤琴的‘活教育’，并身体力行地做出了成绩。他后来弃教从医。我也到过他家，曾经一度想拜他为师学习针灸。”

真想不到海平也有学习针灸的动念，我感到我们的心靠得更近。

“我也到过王冠千先生家里求教。”我说：“当时他已经七十多岁，一说起中医与针灸他就眉飞色舞。他说自己建国初期曾经到杭州跟随黄学龙先生学习过针灸。他向我详细地介绍了黄学龙先生的经历。”

黄学龙先生是位清末庠生，毕业于浙江两级师范学堂优级博物科，当过国民革命军上尉军医。他为人敦厚，见多识广，刚正不阿。五十岁开始专攻针灸学，首创将药物注射入穴位的方法。1935年加入中国针灸学研究社，后任副社长。1950年回家自设诊所。1954年被聘为浙江省中医院特约医师，两年后入省中医研究所。晚年在浙江中医学院教授针灸学，在医界声誉卓著。1958年，退职回到故乡——东阳县湖溪镇黄大户村，开业行医。黄先生特别推崇日本针灸家代田文志。他自己也著有《屠龙之术》《十四经络疏解》等医学著作。

“你寻找王冠千先生的时候，他家住在哪里？”海平问。

“住在永昌堡，与王昂千的故居同在一个大花园里。”我说：“他的家在花园底北侧，住房的面积不大，但是整理得井井有条，有许多针灸方面的书籍。”

“王冠千先生对你的态度如何？叫你读什么书？”海平问。

“他也像何黄淼老师那样热情，有问必答，”我说：“回答的问题也都言之有物，言之由衷。他推荐给我两本书，一本是承淡安的

《中国针灸学》，另一本是代田文志的《针灸临床治疗学》。”

“你从王冠千先生那里有没有学到什么绝招？”海平问。

我笑了笑说：“绝招谈不上，我想应该是王冠千先生一种有效的经验吧。就是治疗面部与肩部的疾病，要在背部寻找异常的反应点，可以是压痛点、索状物、变色斑等，寻找不到，可以用酒精棉球在背部抹擦，一直到出现红斑点。然后用三棱针把它们点刺出血，再加以拔罐。”

“你用过吗？效果如何？”海平问。

“我与父亲都反复用过，一般都有效。”我说：“个别的病人，疗效特别好，好得使你吃惊。”

“说来听听。”海平说。

“有一位大队干部，三十来岁，”我说，“平时体力劳动不多，在盛夏的‘双抢’劳动中肩背部生了一个热疽而日夜不安，求诊于我父亲，父亲就用王冠千先生的经验，在患者背部十几个发红的斑点区刺血后拔罐，拔出大量暗黑色的瘀血。过了一夜，这个大队干部肩背部的热疽骤然消退，令人惊讶不已。”

就这样，在日日夜夜的交谈中，我与海平加强了彼此的了解，在情感上也渐渐地由年少时同窗之间的友谊变成了无话不说的好朋友。

记得有一天夜里，我翻来覆去睡不着，就叫醒了海平。其实海平也没有在睡觉，只是静静地躺着而已。

“海平”，我看了一眼同一个被窝对面拥被而坐的他，只见到他的眼睛在黑暗中一亮一亮地闪着。“我这几天一直想着一个小学时代的同学，他不知道在哪里？他如果知道我这样不死不活地在这里骗饭吃，不知道会不会嘲笑我？”

“他是我思想的启蒙者。”我看海平一动不动地听着，就一路自言自语地讲下去，“对，是启蒙者。在遇见他之前，我有很多事情不知道，只是知道家里穷困，我要快快长大，帮助妈妈维持家庭生活。”

我第一次遇见他时，就和他吵了一架，那是在公园小学老校区的考场上。我们都是要通过一场入学考试进入这个温州市区老学校四年级就读的，我爸爸一直担心我考不上学校就会流学在外。

我是在偏僻的农村学校读完三年级的，一个学校三个班级只有一个姓董的老师。上课的时候，董老师这个教室讲一会儿，那个教室讲一会儿，没有什么学习气氛。记得爸爸曾经抽查过一次我的功课，要我朗读一篇已经教过的课文。我心里很紧张，扯扯连连地读不下去。我偷偷地看了父亲一眼，只见他的眼睛里全是泪水。我只想父亲骂我几句，但是没有。我记得，在昏暗的菜油灯的映照下，父亲的背影浸融在书桌前面他亲笔书写的座右铭之中。“脱胎换骨，改造思想”八个大字与沉默中流泪的父亲构成了一幅永不褪色的教子图。

第二年（1954 年），父亲到了温州市区中学教书以后，就千方百计地帮我转学到市区上学。谁知道转学还要通过一场考试。

记得当年考试都用毛笔蘸墨写字的。刚刚开始考试，坐在我前排的他就大声叫唤起来，说墨给什么人偷走了。对，他就是我要讲的小学同学曹黄健。当时，他也用怀疑的眼光看着我，不客气地责问我有没有看见他的墨。我受不了他的无中生有的询问，就忘记了一切和他大声地争吵了起来了。好几个监考的老师向我们赶来，要我们两个人马上离开考场。在这祸从天降的混乱中，是他的哥哥在他的口袋中寻找到了墨，才平息了这一场风波。后来才知道，是他的哥哥伴送他来到试场的，他的哥哥是一位刚刚考上北京大学的大学生。

真是无巧不成书，在入学的第一天我就看到了同班同学曹黄健。在全部陌生的40个同学之间，他就是我最熟悉的人了。看到了他，心里就不寂寞了，不孤单了。考场的吵架反而成为我们互相亲近的缘由了。人啊，真是不打不相识。

从此以后，我就天天跟随着他。因为我是初来乍到这个陌生的城市，所有的一切对于我来说都是新鲜的东西，就像刘姥姥进入大观园一样，有一肚子的问题问不完，他就自然而然地成为我的向导与老师。

他比我高一点，看上去体格比我强壮。他的前额突出，面庞线条分明。他讲话时的语音低缓而清晰，目光锐利而温暖。他不会主动讲话，但是有问必答。同时他的回答有条不紊，使我佩服得五体投地。

有一次，我说自己天天看各种各样的民间故事与童话书。不知道他平时看什么书？他说自己喜欢看生物学、医学方面的书。因为他的父亲是研究生物学的，当时在温州一中担任生物学老师。他的母亲在医院工作，他可能因耳濡目染而受到了影响。我说，民间故事与童话的书已经是非常好看了，你为什么爱看那些书呢？他笑着说，民间故事与童话的书已经在幼儿班与小学一二年级看过了。我不相信，就把自己看过的书中内容提出来考考他，谁知道他真的无所不知、无所不晓。他说你喜欢读民间故事与童话的话，还可以去读历史故事。如《荆轲刺秦王》《诸葛亮》《林冲逼上梁山》《高尔基的故事》《青年近卫军》等书或者连环画。在他的指点下，我后来真的迷上了文学与历史书籍。看了这类书以后，我天天紧绕着他不放。不管他愿意不愿意，在他的身前身后指天画地地讲叙书上的内容和自己的看法。他像老大哥一样依顺着我，不厌其烦地听我鼓噪着这些他早已知道的陈谷子烂芝麻。有一次，我忘乎所以，说自己将来要当一个数学家，去破解世界数学难题。他看了我一眼，摇摇头，平静地说："不可能，你太爱活动了，坐不住冷板凳的。"我当时呆了，不知道为什么坐不住冷板凳的人就不能当数学家呢？有一次上音乐课，老师问我们同学谁会打拍子。大家你看看我，我看看你，没有一个人举手。只有我一个人傻里傻气地举了手。因为在乡下二年级的时候看过王冠千先生用短短的教鞭指挥过大家合唱。看过了就认为自己也会了。老师要我走到教室的前面而面对同学，并请我把双手分开、抬高，做好打拍子姿势。对大家说："大家的眼睛要看着娄绍昆同学的手，唱歌要从他的手打下去的一瞬间开始唱，而不是手还在半空中的时候唱，那样没法把握时间。"当大家齐声答应的时候，我一下子慌了，因为我一句也听不懂老师在说什么。但当时已经无路可退了，只能坚持下去。随着"车轮子飞呀，车轮子飞呀….."的旋律，我的双手一分一合地打着拍子，样子很不协调。大家在哄笑声中唱完了歌，在老师的鼓励声中，我满面通红地回到了自己的座位。事后我有一个星期不敢见他，有意识地避开他。再加上那一段时间，他被选为学校少先队的大队长，一下课就不见了他的身影。后来从学校张贴的一张写满墨字的大红纸喜讯上，才得知他参加全市小学生演讲比赛获得了一等奖。

记得有一天下午放学以后，他主动邀我去他家玩，说是他父亲买来了一种良种鸡的新品种。我听到邀请之后，就牵着他的手向他家一路跑去。曹黄健的家就住在学校的附近，好大好宽敞的房子是我难以想象的。有很多个房间，每一个房间里都摆满了书。还有一个大院子，院子的四周摆满了鸡笼。曹黄健一改平时的文静而显得格外兴奋，领着我观看各种各样形态颜色各异的鸡群。

“家鸡源出于野生的原鸡，其驯化历史至少 4000 年了。”曹黄健眉飞色舞地说：“我家饲养了五种良种的鸡。”

在乡下的时候，我家里也养鸡，但从来没听说还有这么多的学问，我充满着好奇，一边看，一边听他介绍。

“这些就是‘三黄鸡’，其名字是由朱元璋钦赐的。”他指着一群黄色羽毛、黄色嘴喙、黄色爪脚的鸡群说。“它们因黄羽、黄喙、黄脚而得名‘三黄鸡’。具有产蛋量高、肉质鲜嫩等优点。”

我家也养过这种类型的鸡，就是不知道它的品种与名字。我看着它从丫丫走路，长大为能够天天产蛋的母鸡。它天天陪伴着我，我很喜欢它，每天逗它玩。有一年除夕夜，我突然看不见它了，在家里到处寻找也没有找到它。后来妈妈告诉我，已经把它杀了。听到这个消息，我心里难过极了，脑子里一片空白，觉得生命的意义没有了。

“来来来，到这里来”，曹黄健牵着我的手走向一个新的鸡笼。“这些就是爸爸新近买来的‘来杭鸡’。它原产于意大利，19 世纪中叶由意大利来港传往国外，故名‘来杭鸡’。”

我看到笼子里有一群全身羽毛紧密洁白的鸡在跳来跳去。

“我们乡下有一种‘灵昆鸡’，听说会生蛋，你家有吗？”我好奇地问。

“我家里也有”，曹黄健指着院子里一群喙黄、胫黄、羽黄色的鸡说：“它们也算是浙江省内的良种三黄鸡了。听说是福建莆田鸡与灵昆土鸡杂交而成，的确产蛋多。”

想不到平平常常的老母鸡也有这么多的学问？这一刹那的冲击真好像当头一棒。60年过去了，当时的情景与感受至今依然如新。

“对，曹黄健同学就是我思想的启蒙者！”我结束了我的叙说。

“童年时代对我影响最大的人是吴治先生与他的公子吴昭度先生。”黑暗中听到了海平的声音：“1949年前，吴治先生是我家里的私塾教师。他是永嘉瓯渠人，一米六不到的身材，但武功了得，还写得一手好字。其公子昭度，当时在国民政府地政处供职。亦好拳击，专攻汉隶、魏碑。我家厅堂、屏风门上的字，就是昭度先生的手笔。我从小无意中觉得屏风上纸张特别白净柔软，笔迹摆放得体平和并很有力感，加以父母平时的演义，我更是喜欢注目，有一种讲不出的亲和感。”

那年九月上旬，我们根据事先约定的时间来到了管密村。海平以前来过这里，所以之前早就向我介绍过这里的风景地貌。他告诉我说，管密村从唐宋起就成了重要的水运枢纽，所以历史在这里造就了一个城镇般的村庄。清溪绕村，山围绕着水，水倒映着山，把管密村包裹在乱石穿天、古木参天的峡谷之中。在溪流的两侧，是连绵着几乎望不到头的竹林，叶茂管密的景色可能就是“管密村”命名的来因。村边有一座突凸的山峰拔地而起，在几近山顶的地方，天生一个贯穿整个山体的大岩洞，洞长二十多米，高十多米，宽二十多米。早晨日出时，太阳光从洞的东口贯透西口；夜深月落时，月光则从洞的西口穿过东口。有时候，人在洞中可以东边观日出，西边看月落，于是这里被称之为“洞光岩”。在洞光岩的对面，有一条瀑布从群山之中一个心形塌陷的岩石里怒吼着狂奔而出，飞流悬空，水雾弥漫，清溪见底，真是天设地造，美不胜收。

我们在管密村好几户人家做家具，忙得不亦乐乎，虽然口里天天唠叨不停，然而却一天也没有空闲的工夫去看看洞光岩与大瀑布。

九月中旬，连续下了几天的大暴雨，山洪猛涨，大溪河之间的矴步被汹涌的溪水淹没在下面，一般谨慎的山民都不敢出山。

当时，我们做油漆用的原料已经不多了。这一场大暴雨，导致出去的道路被淹，不能及时下山去购买，但主人家儿子的婚期在即，我们不能再拖延了，因此决定冒险下山去购买油漆用的材料。

每次下山购买东西我们都是两个人一起去的，因为从这里到光泽县城有六十多里，徒步行走来回要十多个小时，一路上，行人稀少，也没有客栈商铺，如果单身一人前往则既危险又过于劳累。再加上油漆材料购买回来以后，整个行李的重量起码有二三十斤，一个人负重前行是非常吃力的。但是这一次由于手头工作十分繁忙，只能一个人下山，另一个人要留在主人家追赶工期。按理说，海平手艺好，工作效率高，应该留下来完成油漆家具的业务，而买东西的杂事应该由我去干。然而海平的决定却相反，要我留下，他自己一个人独自下山。他认为，我对这一带的地形地貌不熟悉，体力又比他差，社会经验不足，在这样恶劣的气候条件下出门购物他不放心。

在这个节骨眼上，他这样做，让我感动，但也让我感到很内疚。因为我常常因为他的性格偏于内向而产生误解，也由于他精于细密计算与过于严谨的态度与他多次顶牛。

第二天醒来时，发现海平已经出门了。我赶到溪边一看，在清晨的疾风骤雨中，只见溪水依然湍急，一个个的矴步被流淌的溪水淹没在下面难以看见。假如是我去的话，我心里真的有点胆怯，然而海平却已经毅然地下了山。

早餐以后，我准备给家具进行第二次上油的工作。当我来到油罐子面前，发现油罐子里覆盖在调和油上面的油纸不见了，抬头后才看见原来覆盖在调和油上面的油纸已经被海平整整齐齐地折叠包裹成一个小油包，并且用一条白白的麻线一圈一圈地扎紧高高地悬挂在油罐子上方的铁钉上。我看着这个黄黄的小油包，一条白白直线，一圈一圈麻线的扎口，就像看到一个精致的艺术品。海平在百忙之中还是这样有条不紊地做好油漆前的准备工作，让我的内心极大震撼。每次上油之前他都是这样做的，他说这样处理不会浪费一滴油漆。由于他的做法和我潦草散漫的习性不契合，对他这种斤斤计较的态度我非但不认同，反而认为他太注重事情的细枝末节，过于烦琐。今天不知道为什么，我有了特别的感触，内心被这个黄黄的小油包与一条白白的直线震住了。我从他一丝不苟的工作作风中，骤然发现自己与他的差距。

海平不在，我一整天都在惶恐不安之中度过。天空仍然一片阴霾，飞雨飘零。下午有一段时间雨停了，微弱的阳光将弥漫着的浓浓的云层拔开了一片。然而"云青青兮欲雨，水澹澹兮生烟"，但愿老天爷不要再让大雨洒落下来。我猜测他应该已经在回来的路上了，但愿归途上没有什么障碍。天暗了，他还没有回来，风雨已经停歇了下来，但我的心一直悬挂着，时不时地出门张望。一直到了八点多钟，随着一声字正腔圆的“我回来了”！海平风风火火地挑着一担用油布裹扎得严严实实的物品大步流星地闯进了大门。经过十几个小时的风餐雨淋，长途奔波，海平依然精神焕发，谈笑风生。

那天夜里，又是大雨倾盆，电闪雷鸣。海平鼾声大作，酣睡达旦。

我目睹了这一件事情的始末经过，感受到了海平在艰难困苦中能够怡然自得的胸怀，渐渐地走近了他的内心深处。

八、金针度人从君看

在光泽县山区做油漆，几个月过去了，然而《伤寒论》的学习还是进展得很慢。我想，假如有一个老师给我传道授业、给我解惑指点那该多好啊！于是我一次又一次地想起在光泽县城的蒋老医师，不知道他近况如何？

我多次与海平提起光泽县的蒋老先生，他就问我是怎样认识蒋老先生的。

“那是 1967 年 10 月，”我回忆起两年前的事，“因为建筑工地的转移，我途经光泽县城。一天，吃了中饭以后，我一个人从新华书店买书出来，看见对面马路旁围着一群人，当我钻进去一看，见一位老人家昏倒在地。我听了围观人群的议论，得知老人是一个摆地摊的老中医。也许是‘和尚不亲帽亲’的意识起作用吧，我不由自主地走近他的身边，蹲在地上为他按脉察色，当时老人已经苏醒，说自己没有大病，只是早晨没有吃早点就出门了，所以血糖低了体能不支而昏倒。我急急忙忙给他找来一点吃的喝的，一会儿他就恢复了过来。老人中等个子，姓蒋，他说为了这个姓他吃尽了苦头。我自报家门之后，老人便请我到他家做客。我就帮他收拢摆摊的用具，扶着他过了马路，然后一路送他回家。蒋老先生的家就在新华书店的南边弄堂里，弄堂口进去不到十五米右侧的小院子就是他的住处。小院子里面有一栋二间二层的楼，一楼是客厅。我扶着蒋老先生走进客厅，看见客厅里的桌子、椅子东倒西歪，空气里弥漫着樟脑的气味，好像刚刚经过一场洗劫。我没有时间陪老人家聊天，就匆匆忙忙地告别了他。”

海平听了我的讲叙以后，半天也没有讲话，过了很久才说：“唉！不知道他老人家身体可好，有机会你应该去看望他一下。”

外面世界的“革命”运动进行得如火如荼，我们躲在偏僻的山区，信息全无，真的到了‘不知有汉，何论魏晋’的状态。1969年11月的一天，海平要我到福建光泽县城关购买一些物品，我感到非常高兴。

当我穿过青苔藤蔓，踏过百年的枯叶，从深山老林里走出来的时候，抬头看到了深蓝的天空上大朵大朵的白云在悠然地飘着，我一下子感觉到了天地原来是这样的开阔，久久被压抑的心灵一下子得到了放松。我的身心如经大涤，有一种说不出的舒畅，我奇怪在没有进山之前为什么未能体会到这种感觉。欣欣然下山去，到了县城，把要购买的物品买来以后，我就徜徉在光泽县城的街头巷尾。一边浏览大字报，一边观看闽西城镇的风土人情。形形色色的大字报把街道周围的墙壁贴得密密麻麻，红红绿绿的彩纸上写满了最高指示、北京来电、愤怒控诉、造谣可耻等。人们似乎已经习以为常了，只是把它们作为一种文化娱乐活动，姑妄言之，姑妄听之。大街小巷到处看到新贴的“打倒新沙皇”之类的标语和横额，而一些写着“知识青年到农村去，接受贫下中农的再教育”之类的标语已经在墙头的宣传栏上褪色脱落，七零八落地在寒风中似向往来的人们不停地絮叨。街头巷尾，只有男孩子推着铁环满街跑的身影和铁环的撞击声，还让人看到一点生命的欢笑。吃过中饭，我在新华书店走了一圈，也没有买到一本自己喜欢的书。出了新华书店大门，我看见马路对面站着几个人，突然又回忆起两年前初次遇见蒋老先生的那一幕。

一晃两年过去了，我一点长进也没有，又一次为了谋食而流浪到此。可不知道蒋老先生别来无恙？心里的渴望与惦记化为一种力量，驱使着我，一步一步向蒋老先生的院子走去。

蒋老先生家的院子大门虚掩着，我轻轻地敲了敲门环，就听到有人出来的脚步声。我把门推开，看见了蒋老先生向我走来。他面庞清癯，然神清声朗，精气十足，与两年前判若两人。

“蒋老先生，您还认识我吗？我姓娄。”我怕他认不得我了，就先开口说了。

“记得，记得，你不是浙江温州人吗？”他一脸笑容，快步向前，把我的手一把握住。

他请我在大客厅里坐下，说要给我泡茶，我就主动地上去拿来热水瓶与茶杯。把茶泡上以后，我们就聊开了。

蒋老先生是上海川沙县人，和陆渊雷是同乡。他出身中医世家，家学渊源，学养深湛。他为人风趣、幽默、热情，虽然孤苦一人，晚景冷落，然而他达观乐天，热爱生活。谈话时一提起张仲景与华佗他就赞不绝口，一提起《伤寒论》他就神采飞扬。他青年时代接受过系统的中西医教育，20世纪20年代到上海牯岭路人安里求教过陆渊雷先生。抗战前在上海听过恽铁樵、徐衡之、章次公等先生的课，经诸多名师口传心授，明敲暗拨，他膺服了经方派的主张，一改原来家传的诊治路子，成为一个仲景派的中医师。后来在上海青浦悬壶行医，并考取了国民政府“考试院”的中医师资格证书。抗战军兴，他流落到大西南，凭号脉针灸摆摊维生，曾经几次骑骆驼穿戈壁在边陲地带为少数民族看病，所以见多识广，视野开阔。

有一年夏天，一个村寨头领病了，请了好几个名医也没有治好。他正好路过，主动请缨。诊察所见，患者是中年男子，矮胖个子，皮肤暗黑。他腹部疼痛，伴水样腹泻三个月，每日三至五次；头痛头晕，消渴不已，水入胃中不适，口中时泛清水。腹诊所见，胃中有振水音，腹大而软，按之有悸动。蒋医师从自己随身携带的药箱里拿出药来，投方一剂（三钱五苓散，三钱理中丸）就有大效，三剂大安，然后用安中汤善后。部落头人大喜，临走时赠送他一匹马，十两黄金。他把马匹牵来，但谢绝了黄金。两个《伤寒论》的方子合用，就治好了疑难大症。这个病案太使我感动了。虽然我对这个病例的机制尚未理解，但我虔诚地把他的口叙一句一句地记录了下来。我也围绕这段奇异的故事提了许多问题，他一一做了回答。但是由于当时自己的中医理论水平太差，基本上没有听懂他对那个病例的诊治原理所做的解释。不过，他对我提出的“你为什么谢绝了黄金”这个问题的回答，我听懂了，相信了，也记住了，而且一辈子也不会忘记。

“假如要了十两黄金，我肯定活不到今天。”蒋老先生笑呵呵地说，“因为收了黄金的消息肯定传得比风还快，在那个蛮荒之地，土匪多如牛毛，我明白怀金必死。”

蒋老先生得知我在自学中医、针灸时，鼓励有加。

“经络学说可以说是我国对世界医学的一大贡献。”他说：“它入门容易深造难。现代人学习针灸一定要学好解剖，同时还要学好张仲景的《伤寒论》，这样才能成为一个合格的中医师。”

他还特地向我介绍了德国著名针灸家许米特博士，并希望我认真学习他的著作。

“许米特对于张仲景《伤寒论》推崇备至，顶礼膜拜。”蒋老医师说，“他是一位德国外科医师，并担任柏林大学解剖学教授。但他有感于外科手术的麻烦和危险，就想用其他疗法代替一些外科手术。他曾经在巴黎学习中国医学和针灸，1953 年又来到日本跟随汉方家大塚敬节先生学习汉方医学，并跟从日本针灸家柳谷灵素学习针灸疗法。经过香港时，全港中医团体在英京酒家设宴欢迎。他与日本针灸家间中喜雄合著《针术的近代研究》一书，由名中医萧友山和资深翻译家钱稻孙合作翻译，于 1958 年在人民卫生出版社出版。”

从《针术的近代研究》一书，引出了该书的译者钱稻孙。接着，蒋老先生给我讲了有关钱稻孙先生的故事。对于钱稻孙先生我不陌生，在高中阶段已经在王绍瓒先生的那个书橱里读到民国二十年的《宇宙风》杂志，记得其中顾良先生写的《周作人与钱稻孙——我所知道的两个认识日本的人》一文曾经吸引住我的眼球，因此对蒋老先生的介绍倍感兴趣。

“钱稻孙于 1887 年出生在世代书香之家，祖籍浙江吴兴。”他颇有兴致地说，“北平沦陷后，钱稻孙接替汤尔和任北京大学校长兼文学院院长，政治上失了节。他兼备中国、日本、西洋三方面的文化教养，同时具备中西医学的高深造诣。中国在日文翻译方面除周作人之外，没有一个人比他更优秀。在中医、针灸方面，他除了与萧友山合作翻译《针术的近代研究》一书之外，还翻译了日本医师鲇川静编写的《中医治疗经验》，这本书 1957 年在人民卫生出版社出版，是现代日本汉方医学的一本代表作。”

蒋老先生当时大概还不知道，他故事中的钱稻孙先生已经在两年前的 8 月被红卫兵殴打致死，钱稻孙的夫人、中国第一个留日女学生包丰保在晚年也相当不幸。在“文革”洗劫中抄走了钱稻孙先生满满两个房间的藏书，这一书藏为钱氏毕生所积，号称国内私人东文藏书最富。这一事件对于中国日本学研究是一个重创。同时抄走的还有钱稻孙的祖父钱振常、父亲钱恂所遗留的大量藏书，这些藏书的消失，则标志着这一家族文脉的完全斩断。

我后来读到文洁若写的“我所知道的钱稻孙”一文，知道20世纪80年代初，钱稻孙的政治问题终于得到平反，日伪时期担任北京大学校长一事，不作汉奸论。如果蒋老先生知道也会感到欣慰的。

蒋老先生还跟我谈起研究与批判中医的第一人——医学家余云岫先生。

“如今了解余云岫的人已经很少。”蒋老先生说，“余的著作也已经被尘封在少数几个图书馆里，难以寻觅。近半个世纪以来，余云岫这个名字时而出现在一些有关中医的文字里，但却被当作反面人物加以鞭挞。”

我孤陋寡闻，又初学中医，在中医书中还没有读到有关余云岫先生的资料。但经蒋老先生一介绍，渐渐地对他就有了一点依稀的印象。记得在初中读小说时，读到过巴金所著《春》中提到过余云岫的医学著作。好像是蕙患了急性痢疾病势危急，决心找来余云岫著的《传染病》一书反复地查考，他又害怕国光不相信西医，就叫别人把《传染病》一书给国光送去等情节。

“蒋老先生，对余云岫这个人您是怎么样看的？”

“我赞同孔子‘不因人废言，不因言废人’的说法。”

“此话怎讲？”

“余云岫先生反对中医，提议取缔中医的言论是错误的。”蒋老先生说，“但是我们不能因为他错误的言论而全面否定他的为人。陆渊雷先生就是这样，一方面反对他的错误言论，另一个方面又与他礼尚往来。在医学界余云岫先生诲人不倦是出了名的。他平易近人，喜欢和青年中医接近。如有年轻医师登门求教，先生只要自己知道的，都是知无不言，言无不尽。他的弟子李庆坪先生说：‘余云岫先生的认真令人可敬可畏，这种锲而不舍的精神，他是与生俱来的，我们想学也难。’记得20世纪30年代一个西医杂志《新医与社会》上刊登了一篇《谏陆某》的文章，记载了与余云岫对立的陆某医师，诊治某患痢老人不愈，转至余云岫处后治愈，患者怪罪陆某，余云岫看了陆某的处方后，向患者解释，陆某处方按中医理论没有错，是中医没有特效药的缘故。文章中没有点名陆某是谁，我想大概是陆渊雷先生。对于《谏陆某》这篇文章我有自己的看法，这是余云岫先生论战的一种形式，他通过这个病例攻击中医学无法治愈痢疾。实际上，中医对急慢性痢疾的治疗效果不亚于西医，一个优秀的中医临床家如果连痢疾也不能治愈，还怎么能够立足于社会。特别是‘陆某处方按中医理论没有错，是中医没有特效药的缘故’这句话，貌似公允，其实是对中医学的攻击。这只能说明余云岫先生的中医临床水平还没有过关，这是他的不幸。然而他却自我感觉良好，认为自己已经步入了中医的堂奥，自矜是第一流的中医师，这也是他悲剧的开始。我认为中医学者如果没有亲力亲为临床第一线，并成为一个疗效优秀的医师是无权对中医说三道四的。”

我喜欢了解医林逸事，通过这些点点滴滴的故事可以瞰视到一些深藏的医学秘密。听说蒋老先生曾经近距离地接触过余云岫先生，我很想听听他对这个人物认识的内心纠葛。

“蒋老，请您详细地给我讲讲余云岫先生的为人好吗？”

“余云岫先生曾经是当时新闻的热点人物，他的为人为事件件都能吸引住人们的眼球。譬如他出席在日本召开的第六次东方热带病学会，曾经做了题为‘中国结核病之历史的研究’的演讲，演讲中引唐代崔知悌在《崔氏别录》中有关结核病病况的论述，当时的病名是‘瘰疬’与‘痨瘵’。余云岫先生提出唐代崔氏是世界上最早提出结核病的医师，并且还知道瘰疬（淋巴结核）与痨瘵（肺结核）同源。欧洲最早提出这个问题的是法国医学家林匿克，他名声远扬，然而《崔氏别录》却在1200年前就发现了同样的问题。虽然林氏以解剖而得知，而崔氏以观察而得知，然而中西医学家慧眼慧心，同样了不起。对结核病的发明权来讲，崔氏应当得以发现的优先权。大家认为《崔氏别录》对结核病正确的观察是余云岫先生独创性的发现，这赢得满场鼓掌雷鸣。”

我对这种二元对立的人与事很感兴趣，就问：“蒋老先生，你们经方派医师是如何看待余云岫先生的医学思想的呢？”

“余云岫这个人在民国时期既是经方派的敌人，又是经方派的朋友。”蒋老先生谈龙谈虎，兴致奕奕：“余云岫以现代医学为衡量是非的标准来全面反对中医，闭眼不看方证辨证的临床疗效，闭口不谈日本汉方医学的卷土重来，要把中药纳入西药实验的范围，以消灭中医为奋斗目标。他非难中医的目的，主观上是为了改造中医，实现医学科学化，而不是闹个人意气，所以得到经方派医师的尊重。再说他的一些反对医经医学的观点，如‘痛诋阴阳五行、十二经脉、五脏六腑之妄’，与章次公、陆渊雷创办的，章太炎任院长的上海国医学院的医学观点同出一辙，因为章太炎等人也要‘一洗阴阳五行之说，欲以科学解释中医’。所以当时现代经方医学的头面人物如陆渊雷、章太炎等人与余云岫过往甚密。他们与余云岫的个人关系比与一些持《内经》观点的业内同行还要好。譬如日本汉方家大塚敬节先生将《康平本伤寒论》原抄本赠叶橘泉先生。叶橘泉先生亲自校勘，并请陆渊雷、范行准、李畴人等名家做序，还特地邀请余云岫先生作跋呢。”

蒋老先生的一番话使我对 1949 年前后中医界的是非争论有了感性的认识，对这些中西医界风云人物的思想观点也有了一些深入的了解，特别是一些如‘方证辨证’‘腹诊’等经方医学的词语，经方派著名医师陆渊雷、章次公的名字都深深地印在了我的脑海里，为我以后学习经方、走经方医学道路留下了最初的脚印。

他还说了一句使我难以理解的话：“觉醒了的现代经方医学是令当今中医界不安的一个梦魇。”

正像民间俗话所说的“男怕入错行，女怕嫁错郎”，我心中最关心的是中医有没有发展前途，只怕自己入错了行，那就铸成了千古恨，所以我想从蒋老先生这些终身从事中医药事业的人身上听到真心话。

“蒋老先生，非常冒昧地问您一个问题。您从事中医工作已经大半生了，您对自己当初的选择有没有后悔？”

“你不要看我的处境不怎么样，然而我的内心是充实的。”蒋老先生哈哈大笑，“如果还有来世，我也会义无反顾地再一次选择中医学，选择经方医学。”

“为什么？”

“有乐趣，学中医太有乐趣了。”蒋老先生说，“中医不会让我发财，却会使我快乐。当然除了有乐趣之外，还能为他人减灾避难。有的时候治好了一个人就等于拯救了一个家庭。通过临床，我深深地触摸到经方仍有强大的活力与不可替代性疗效。所以我觉得我的一生过得很有价值，假如有来世的话，我还会继续选择做中医师。”

接着蒋老先生就给我讲了自己一生临床中好多好多的典型病例。

例如用桃仁承气汤治疗闭经妇女的狂躁症，用桂枝加龙骨牡蛎汤治疗小儿遗尿，用桂枝加黄芪汤治疗小儿慢性湿疹，用真武汤治疗中年妇女多年的白带如水症，用麻黄汤治疗老人便秘，用半夏厚朴汤合栀子豉汤治疗两例食道炎，用清心莲子饮汤治疗口腔溃疡等。

我恨自己对中医学还不熟悉，缺乏起码的《伤寒论》基本素养，无法消化蒋先生的经方治疗经验，只能用笔匆匆地把我能听懂的话简略地摘写下来。因此，记录下来的东西就像民间单方治验一样，无法反映出蒋老先生的经方辨证思路和特色。

“这些都在书上。”蒋老先生看见我在记录他的谈话就说，“我给你提个头，你倒是读书时要多记笔记。”

在与蒋老先生交谈的过程中，他讲的一个故事给我留下了深刻的印象。

故事是这样的：

20 世纪 30 年代，北京协和医院有一位儿科的女大夫，三十多岁才结婚，结婚以后生了一个男孩，这个孩子齿白唇红，浓浓的眉毛下一对黑亮大眼睛，配上脚腕上一对黄金的足环，真是十分可爱。但是这个男孩有一个毛病，就是会夜间啼哭不止，三年来搅得全家人寝食不安，邻里反目。然而在医院里反复体检也没有检查出什么问题，所以也就无法服药。她也求诊过几个名中医，有的诊断为心肾不交，投黄连阿胶汤；有的诊断为肝阳上亢，投羚羊钩藤汤或者杞菊地黄丸；有的诊断为心阳虚而神气浮越，投桂枝甘草龙骨牡蛎汤。然而男孩夜间啼哭依然，这使她心力交瘁，对中医、西医均感到失望，在不得已的情况下，她在邻里大娘的怂恿下，偷偷摸摸地到各个厕所里张贴黄纸条，黄纸条上写着：“天苍苍，地茫茫，我家出了个夜哭郎，过路行人读一遍，一夜睡到大天亮。”为了孩子的病，她不惜动用一切手段，然而一切的努力终归徒然。

更令这位女大夫苦恼的是，由于孩子的夜间啼哭，她家聘用的保姆都无法待下去，久的待半月，短的仅两天。后来又聘请到一个安徽合肥的保姆，这个保姆温和安详，女大夫很喜欢她，可心里又担心这个保姆在她家也待不长久。

初来的第二个早晨，安徽保姆就大声地叫喊了起来，说："这样的孩子你们为什么不去医院医治？"

女大夫一听就惧怕起来，心想这个保姆一定马上要走了。

谁知道，这个保姆却说出了令她难以相信的话。

保姆轻轻松松地说："你这孩子的病，我在村子里见多了，我都是三五帖药就把它打发了。"

女大夫一听就有点生气，一脸严肃地说："看病可不是儿戏，这个病大医院的大夫都瞧不好，你可千万不要乱来。"

"我在村子里看病都是他们求我看的。"保姆的言语间多少有些自得与不屑，"你不要我看就算了，我还狗抓耗子多管闲事啊。"

保姆嘴上这样说，但还是在去菜场买菜时顺便买来了一小把白色细长柔软的灯芯草，再解下孩子脚上的黄金足环，把灯芯草与黄金足环用水洗干净，放在药罐里加水煎煮了二十来分钟，然后给孩子悄悄地喝下。因为清清淡淡的，没有什么异味，孩子很爱喝。就这样连续喝上了三天，孩子夜里啼哭的毛病就再也没有发作了。

女大夫发觉孩子夜里突然不啼哭了，感到非常奇怪，也感到非常害怕，是不是这个安徽保姆给孩子吃了什么安定神经的药啊？

女大夫把保姆叫到自己的房间里，关上房门，一本正经地对保姆说："你有没有瞒着我偷偷地给孩子吃什么药？"

“你们城里人一点良心也没有，”保姆听了很是生气，“我给你把孩子夜啼的毛病治好了，你不但不感谢我，还这么凶地责问我。”

女大夫从保姆口中得知孩子已经吃了她的药，害怕极了，就语无伦次地责问：“你，你给孩子服用了什么药？”

“这是单方，我不会随便告诉你的。”保姆笑着说，“孩子中药都敢吃，吃这个普普通通的草药一点问题也没有，有什么问题我负责。”

女大夫听说不是安眠药而是普通的草药也就放心了，再说这几天孩子精神气色比之前明显好转，所以就转怒为喜。

“假如真的是草药把我的孩子治好了，那你就是我家的恩人。”女大夫以感谢的口吻对保姆说。

这个使全家三年来日夜不安的夜啼病，就这样被保姆用三帖药给打发了。这三帖药也改变了女大夫的科学观。当后来保姆毫无保守地全盘托出自己诊治的秘密时，她就更为坚定地认为保姆的治法是非常合理的。

保姆说她并不是用一种方法治疗小儿夜啼。当孩子舌尖红，甚至溃烂时，她就会考虑使用这个黄金灯芯草方，如果孩子小便黄短，那么就非它莫属了。如果没有舌尖红、小便黄短这两个症状，夜啼的小儿一身是汗，她一般用甘麦大枣汤，疗效也是很好的。如果把两个方子弄反了，就会一点效果也没有，但是也没有任何副作用。

“把金子放在水里煮沸，”女大夫说，“用科学的原理来解释是没有什么东西溶析到水里去的，因为金子是最不活泼的物质，你有没有试过不用金子入煎也有同样的效果？”

“当然试过，”保姆说：“我们的小村子里很难寻找到黄金，所以我也只想去掉这个黄金，但是没有了黄金入煎就没有了疗效。你说金子放在水里煮沸是没有什么东西跑到水里去的，但是黄金入煎后水的气味与没有黄金入煎的水的气味是不一样的。”

“看来科学对于人体的研究还处于婴儿阶段。”女大夫感慨无限。

故事的结尾，就是这位北京协和医院的女大夫成了一个西医学中医的热心人。

“这个保姆使用的就是经方医学方证相对应的方法，”蒋老先生说，“不过它还原了经方医学最原始、最朴素的形式，它没有任何阴阳五行等的说辞，然而当它方证相对应的时候，其疗效是无与伦比的。这些民间验方的临床成果对经方医学有新的拓展，至少给它带入了一种新的经验当中。安徽保姆有她自己的生命体验在里面，研究者事过境迁之后，在书斋里对材料做出的判断和当事人在现场的感受，往往是不同的。”

“蒋老先生，你如何看待故事中保姆不经女大夫同意就给小孩用药这件事？”

“这是保姆的错，她的思想还生活在没有法治观念的落后农村里，所以女大夫知道这件事以后感到害怕并责问她是理所当然的。由于结局的皆大喜欢，所以就忘记了对她过错的追究，反而将其过错当作有趣。”

“蒋老先生，你的意思是医者不能主动地给别人诊治？”

“一般情况下应该这样，所以自古以来一直在医生之间流传着一句话，叫作‘医不叩门’。”

“医不叩门，是不是批评医生摆架子？”

“不是”，蒋老先生肯定地说：“‘医不叩门’的含义是：一方面是提醒医者，医疗活动是有责任的；另一方面就是牵涉医学心理学、医学社会学问题。它主要强调，患者拥有选择医生的权利。医生过于主动地送医上门，反而剥夺了病人择医的自由，哪怕是朋友或邻居也是一样。有些患者甚至觉得医生的毛遂自荐，可能另有所图。”

“做一位医师不容易”，蒋老先生颇有所思：“除了需要全面的医药知识与诊治经验以外，还要具备社会心理学等方面的知识。”

“蒋老先生，掌握几个高效的单方能够成为医生吗？”

“古代社会也许可以”，蒋老先生警惕地看了我一眼：“现代社会不行。全凭几首有效的验方是成不了医师的。齐医家褚澄在《褚氏遗书》中所说的‘博涉知病，多诊识脉，屡用达药’这三个环节是为医者终身追求的目标，所以安徽保姆还是保姆，是难以成为真正的职业医师的。”

“蒋老先生，安徽保姆的故事对经方医师有什么启示呢？”

“经方医学强调临床医师注重‘屡用达药’，才不会陷入社会所嘲讽的‘一味单方，气死名医’的可笑地步。”

蒋老先生讲的故事和他语重心长的心得体会，他的这些话语和音调带我走过一大片陌生的医学领地，在我经方学习的道路上画上了一道深深的痕迹。

后来我把蒋老先生的这个娓娓动人的故事复述给阿骅表兄听，他认为这个故事内涵丰富。

“这样的故事，天天在世界各地上演。经验医学与实验医学的是非优劣之争不绝于耳，哲学上的唯物史观与结构主义以及解构主义的论辩之中也牵涉类似的问题。”阿骅表兄缓慢地一字一顿地说，“其中的核心问题是，如何评价史前文化与现代文化，两者之间的争论是先进和野蛮之争或是两种文明之争。我认为中西医医学理念的差异是两种文明的差异，它们的互补性大于它们的排斥性。”

蒋老先生那天很高兴，笑着说：“经方医师经常会遇见好多‘辨证无误，治疗无效’情况，这可能是病人对中药不应答，所以我们也要采取其他外治疗法来内外合治。”

我正在学习针灸，听到蒋老先生的话非常高兴。

“我想告诉你的就是用三棱针刺血的民间疗法，这个疗法容易学习，其中有三个最重要的‘穴区’。”蒋老先生说。

“穴区”，一个新的概念。

他知道“穴区”这个新名词对我是陌生的，不等我提问就预先解释：“我认为在刺血的时候，选穴的范围应当相应地大一些，应该以穴位所在部位周围皮静脉暴露明显的地方为刺血点，所以不妨称这个浮络暴露的部位为‘某某穴区’。”

我频频点头，认真听讲。

“刺血时三个最重要的‘穴区’是太阳、尺泽与委中。”他伸出左手的三个指头，毫无保留地倾心相授，“太阳穴区是治疗头部所有疾病的主穴，只要这里周围浮络显现，就是刺血的征象。”

他把食指点着我的太阳穴位说：“有些多年偏头痛的病人，每周点刺一次，经过三五次的治疗就会有很好的效果。对于面瘫病人来说，点刺太阳也是首选的治法。当然，如果耳后乳突周围有压痛时，也要一并加以刺血，疗效就更好了。”

“尺泽穴区是治疗胸部所有疾病的主穴。”他说，“只要尺泽周围络脉明显，就可以刺血后拔罐，记住要用最小号的火罐，不然的话，火罐是拔不住的。”

他伸出自己的左臂，指着尺泽穴的部位说："这是手太阴肺经的合穴，定位可以使用十字交叉法。"

我能理解他的意思，不停地点头示意，希望他继续讲下去。

"尺泽穴在肘横纹与肱二头肌肌腱的桡侧。"他说。

"'桡侧'是什么意思？"

我觉得这种解剖定位的专有名词很重要，假如不把它弄清楚，回去自己看书肯定会难以理解的。

"'桡侧'和'尺侧'是上肢前臂解剖学中的方位词。"他不厌其烦地说，"以手掌为例，靠小指一侧称为'尺侧'，靠拇指一侧称为'桡侧'。它们是根据前臂桡骨与尺骨的解剖位置而命名的。"

看来西医解剖学知识的概念是很清晰、很准确的。

"尺泽刺血对心肺的疾病有非凡的疗效。"蒋老先生说，"一个肺结核中年男子，多年的空洞难以吸收钙化，每天咳嗽咯血。我发现他两侧尺泽部位的络脉青紫而曲张，就在服用抗结核药的同时，给他每周刺血一次，每次出血三四滴。一个月后，咳嗽咯血明显好转。之后给他每半个月刺血一次，半年后，居然痊愈了。"

这个病例对我的吸引力太大了，假如我也能治愈这样的疑难病人，该多好啊。

"刺血疗法是人人都可以学会的，只要你全身心投入，就能创造人间奇迹。"蒋老先生把我的喜形于色看在眼里。

在实证主义者的眼里，蒋老先生的言语是多么的荒诞，多么的自不量力。然而针灸临床治疗的无数事实一次又一次地证实了蒋老先生的话一点也没有虚妄。

蒋老先生接下去讲了三棱针刺血的第三穴区："第三穴区是委中，

它在下肢腘横纹的中点，也是‘八总穴’之一。它是治疗腹部以及腰腿部所有疾病的一个穴位，当然也以穴位所在部位周围浮络暴露为刺血目标。”

蒋老先生接着给我介绍了好几个典型病例。一个多年失眠病人，近一个月几乎没有合眼，烦躁欲死。诊治时发现右侧下肢委中穴区皮静脉怒张，就在这里给他刺血后拔罐，当晚就熟睡了五个小时。后来针刺治疗了两个多月而痊愈。

蒋老先生认为，太阳、尺泽与委中分别治疗上、中、下三个部位的疾病也不是一成不变的，这个病人刺血的穴区就是上病下取而获效的，所以临床之际，不要胶柱鼓瑟。

在接触蒋老先生的时候，我的经方医学知识还处于零状态，所以他给我讲述的方证、药证，我只是作为故事一样的听听而已。然而他给我传授的刺血疗法却给我带来了直接的效用。现在我回过头来想一想，与蒋老先生相遇对我来说帮助最大的还是刺血疗法。唐代禅宗的偈语云：“鸳鸯绣出从君看，莫把金针度与人。”然而他却反其道而行之，不但“授之以鱼”，而且“授之以渔”。“渔”，有谋取之意，生生不息的方法论，蒋老先生可谓是“金针度人从君看”。

人在途中，无暇久待；匆匆相逢，又匆匆离别。临别的时候，他把自己珍藏的许米特博士与日本针灸家间中喜雄合著《针术的近代研究》一书赠送给我。我很是激动，真的很想紧紧地拥抱他，以表达自己无限的谢意。

“蒋老先生，”我知道这次告别可能就是永别，但有一事耿耿于怀，不吐不快，“凭您的医术和声望，您为什么不在家里看病呢？您年纪这么大了，在街上摆摊多不方便啊！”

“这个你就不懂了，”蒋老先生哈哈大笑，边笑边说，“这就是我和一般医师不一样的地方。在动乱的年代我喜欢在大街上摆摊看病，一是为了方便流离失所、无处就医病人能及时得到诊治；二是为了了解动荡变化的时局，可以及时地想方设法使自己趋利避害。这几年是这样，抗战时在重庆、昆明我也是这样。仲景说过，‘留神医药，精究方术’的人，一定要‘上以疗君亲之疾，下以救贫贱之厄，中以保身长全’。此之谓也。”

我听了以后，对蒋老先生有了更深一层的认识，他不仅在临床诊治上遵从《伤寒论》的法度，在为人处世、待人接物方面也在追随仲景的足迹，甚至在遣词用句上也有意无意地运用着仲景的语句。仲景在他的心中，与他朝夕相处，久而久之便能潜移默化，陶冶心性，渐渐地形成医者内心的忧患、怜悯和慈悲意识。

后来我和阿骅表兄说起蒋老先生为人处世、待人接物的情景，他对此也发了一番议论。

“高层次的中医文化关乎心灵，那是一种精神，一种德行，一种态度。”阿骅表兄说，“苏格拉底要人们不是先思考哲学，而是先哲学地思考。蒋老先生不仅思考经方，而且做到了经方思考。前者是以经方为对象，后者的经方思考就要对生活中出现的问题取一种经方的态度，这种态度就是走出了个人的世界，像仲景那样以天下苍生为念。经方医学使蒋老先生在漫长的人生道路上永远沿着一条臻于无限、趋于永恒、止于至善的道路迈进。对他来讲，经方医学不仅是一种诊治方法，是一种思维习惯，更是一种生活方式。”

我和蒋老先生在人山人海之中、在千山万水之间能够相见、相聚、相交，实属偶然。感谢命运让我——这个来自温州永强青山村的游子，能够幸运地聆听到蒋老先生珍贵的经方理论、针灸与刺血的经验，能够获得珍贵的《针术的近代研究》一书，能够得知日本汉方家鲇川静先生《中医治疗经验》中译本出版的消息。在后来中医、针灸的生涯里，蒋老先生给我的这些馈赠，有形无形地帮助了我。

从光泽县返回温州以后，我也给蒋老先生写过几封信，但都没有收到他的回信，就这样我和他失去了联系。

九、天涯处处有经方

1969年年底，我和吴海平从福建光泽县回家过年。到家那天，北风凛冽，满天阴霾，我的心情也跟这鬼天气一样又冷又冰。傍晚时分，我来到永嘉场青山村。我离开家乡后一直没有与家里联系，所以一点也不知道在我离家后的几个月里，家中遭遇了怎样的变故？不知道老父亲病弱的身体怎么样了？不知道瘦弱的母亲在工厂里劳动累不累？一连串的疑虑使得我的步履变得沉重而缓慢。每迈近家门一步，焦虑不安的情绪就增长一分。正像唐诗所说的："近乡情更怯，不敢问来人。"

那天，我就这样胡思乱想着一步一步走向家门。过了桥，我沿着家河边的石板路忧心忡忡地走着，快进家门时，透过围墙坍塌了的半圆形空缺处就看见了老父亲，看见了他消瘦憔悴的脸。他一生拿教鞭的右手拿着一条竹棍，正在有一下没一下地抽打着一头饿得嗷嗷直叫的黑猪。

我叫了一声"阿大"，走进了家门。

父亲看到我，显得特别地高兴，主动地帮我拿了行李，并迫不及待地告诉我几个老病号的近况。

"青岚婆多年的胃病已经痊愈，她还送来了好多地瓜；花妹婆膝关节红肿已经消退，也多次上门打听你的消息；沛兴父亲的痛风发作的次数减少了，但是还有发作，他也来过几次，盼望你早日回来。”

听到了父亲的笑语，我紧张的心情一下子轻松了。看来我们父子俩学习中医、针灸以后，和周围乡亲的关系比以前更融洽了。

“你一去就是大半年。”我人还没有坐下，父亲就告诉我，“你不在家，生产队里分来的东西都是沛兴、绍中、文奇、文木帮忙送来的，自留地都是家驹、绍新替你耕种的。他们都非常关心你在外的情况，为你担惊受怕。”

说着说着就大声责怪起我来了，说我一出去就音信全无，全不顾及父母、家庭等。

父亲提到的沛兴、绍中、文奇、文木等人都是我所在生产队里的小青年，其实与我走得很近的还有阿贵弟、兆华、宝寿、五鉤、树立、庆权、依弟等人。在这样一大帮好朋友中间，我感受到生命的乐趣。学会学好中医、针灸，以后为他们服务成为我学习的动力。我家建房的时候全靠他们全力相助，他们是我一辈子也不会忘记的人。一直到现在，每当听见李春波用吉他弹唱歌曲《小芳》时，我就不由自主地想起了他们，想起他们当年天真纯朴的笑脸，想起他们在听我讲述时那一双双渴望知识、渴望美好未来的眼睛。

歌手李春波唱的“谢谢你给我的爱，今生今世我不忘怀；谢谢你给我的温柔，伴我度过那个年代”，这些话语就是我心里想对他们说的。这一歌声，这一旋律，在我耳边响起的时候，我埋藏在心底的情感就会情不自禁地翻腾上来。他那种对爱情的赞美，被我内化为对友情的缅怀与感恩，这歌声让我流泪。

张沛兴比我年轻八岁，与我同在一个生产队。他出身贫农，祖父是革命烈士，所以在那个时代是红五类。他走出小学校门以后就去生产队放牛，失去了求学的机会。但是他喜欢读书，喜欢思考，不甘心一辈子就在农村待着。与我相识以后，对我特别地亲近，在“文革”前的那几年可以说是日夜相伴，随同随行。

我学习中医以后，他与阿六也想一起学习。阿六是我干娘的儿子，也是小学毕业就随父母回乡来到了青山村。他家的房间比较清静，又有电灯照明，所以我们选择在他的房间中学习，我也帮助他们自学初中课程。我们两人都睡在阿六家里，晚上九点以前就寝，凌晨四点起床，读书、写字、做卡片。就这样一直坚持了一年半左右。那一套中医学院的统编教材，我就是在那里自学完成的。

沛兴的父亲患有痛风病，两脚踝关节与足的大脚趾关节疼痛、肿胀、发红，伴有剧烈疼痛。每月急性发作好几次，都是服用秋水仙碱等西药止痛。后来发作愈来愈频繁，但他还是忍痛带病下田劳动。我与沛兴往来以后，他就问我能否用针灸治疗。我如实地告诉他，我还没有治疗痛风病的经验，如果他愿意诊治，可以试试看。就这样我们开始了针刺治疗，我根据何黄淼老师的那一套方法，慢慢收到了效果。同时我也摸索出一套针刺止痛治疗痛风的方法，就是通过左右大交叉的针刺法最能见效。当我把这套针刺的方法告诉父亲时，父亲却不以为然地摇摇头，认为病例太少，不足为据。

沛兴父亲通过针刺治疗后，虽然还有发作，但没有原来那样严重，发作次数也没有原来那么频繁。我不在家的时候，发作时就由我父亲针刺。说老实话，沛兴父亲还是喜欢我替他针刺，我父亲针刺的动作特别慢，针刺的穴位特别多，还不如我来得干脆利落，所以他多次来我家打听我的归期。

当天下午，我们父子俩在谈论分别后各自的情况，交换了对学习中医、针灸的心得与体会。两人都认为，学习针灸一定还要加强对中医理论与中药方剂的学习。有可能的话，还要进修西医知识。

那天夜晚，我们父子俩继续交谈。

父亲对蒋老先生一生的经历感慨不已，对蒋老先生与我有关中医学的谈话也非常感兴趣，连一点点细节也不放过。父亲把我现场记录的蒋老先生诊治经验视为珍宝，口里不停地责怪我记得太粗略了。还在煤油灯下把蒋老先生赠送的《针术的近代研究》一书拿在手上反复翻看，口里喃喃自语，不知道是在赞叹人呢，还是在赞叹书。

大半年的离别，我与父亲的关系亲近了许多。他问我有关吴海平的情况，以及我对他的印象。

真是一言难尽。吴海平是一个性格倔强、感情细腻、聪慧过人、自尊自强的人。他在底层摸爬滚打了多年，虽然只受过初中教育，年龄也比我小一岁，但人生阅历与社会经验都比我丰富。上苍赐予我和他相逢的机缘，这是我一生的幸运。

回来后的第三天晚上，我与父亲在房间里进行了一次长时间的谈话。这是我一生中与父亲唯一的一次长谈。谈话中，我向父亲叙述了半年来的收获及其对我的冲击。

“与吴海平在一起，使我学到了许多东西。”我告诉父亲，“他成熟老练，对人生有独到的见解。相比之下，我自己就显得十分的幼稚。”

父亲感到有点意外，不经意地瞧了我一眼。我从小就知道，父亲对少年老成的人没有好感。他认为这些人对人有过度的提防心理，对人生险恶的一面有一种本能的警惕。他最担心的是，这些人城府很深，对有无限可能性的人生已经形成固定的成见，为人处世多有谋略。我一直不赞成他的偏见，我认为对人生险恶的一面有一种本能的警惕，没有什么不好，这应该是一种成熟的表现。

“幼稚有什么不好？”父亲一反常态，站在我的立场上了，“世界上有一种人，为人谋事讲究事先的计谋与筹划。一般来说，这种人比较容易成功，然而他们一生会活得很累，海平就属于他们中的一员。我不希望你变成第二个他。对人不设防，生活求简单，这也是一种活法。”

“你讲的是原始社会吧。”我难以接受父亲超然物外的说法，“海平有坚强的意志，积极进取的精神，一步一个脚印地努力向上，的确是我的榜样。”

“说来听听，海平有什么东西值得你这样信服他？”

“那可多了！”我也看着父亲的眼睛不退让，“这半年的生活历炼对我今后学习中医也有很大的帮助与启示呢。”

“吴海平学金石与书法，你们在一起是做油漆手艺活，这些与你学习中医有什么瓜葛？”父亲对我的话感到有些不可思议。

“人们常说，疑难病症就像一盘象棋的残局。”我说，“象棋都与中医诊治有关，为什么生活中的事情就不能与中医有关联呢？我认为处理好特殊环境中的油漆业务与诊治成功一个疑难的病例，在思维方法上应该有共同之处。海平的一些工作方法对于我学习的经方医学别有一番指导性的意义。”

“何以见得？”我父亲心不在焉地问。

我就想通过具体的交谈，慢慢改变父亲的成见。

“那一段时间，”我说，“福建光泽县各公社造反派正在加强对流动工人的管理，很多外地做手艺的人都被强制地送回家去。所以，这一次我们能在那里做了半年的油漆活，并且全数地收回工钱，的确不是一件容易的事。”

父亲闻之漠然，无动于衷。

“这半年大大小小的安排都是海平全权负责的，”我说，“其中有三件事他处理得真好，简直是出神入化。如果是我，老实说一件事也不可能做到。”

“你做事丢三落四，心不在焉。”父亲不自觉地在转换话题，“他做事比你认真仔细，有始有终，是不是？”

父亲做事极为认真，认真到迂腐的程度。譬如有时候为了开一张感冒的处方，颠来倒去要研究上一整天。但是他总是以自己的工作态度为标准来衡量与批评别人。

“是的，海平做事认真，但是他工作的效率也很高。”我强调“工作效率”，是有意针对父亲的。听了我的话以后，父亲一声不吭，但是我在昏暗的灯光里还是感受到他那愤怒的一瞥。

“你指的是海平的工作态度与工作作风，不是我要讲的那三件事情。”我纠正了被父亲转换了的话题。

我平时与父亲谈话老是这样，我提出一个概念，比如是“东”，当我对“东”进行论证的时候，他会谈论“南”，而当我对“南”进行讨论的时候，他又会提出“西”。他总是不断地转移话题，甚至还借日常的例子来论证自己的观点，显得有理有据。在这种思维混乱的交谈中，无法有一个清晰的结论。当然，我不是要与父亲争一个高低，问题在于这样的交谈在概念上不同一，不在一个点子上，就无法把一个问题完整地讨论下去。

“那你就讲讲其中一件最令人‘佩服’的事吧。”父亲终于回到了原先我们讨论的问题上了。

平时我讲话时，父亲的态度总是这样，给人感觉到他很不耐烦。譬如这次我要说三件事，他却只要你讲一件事，这就使你失去畅所欲言的欲望。况且，他口中的“佩服”二字，在我听来也有点变味。

我的脾气也很奇怪，听到别人不同的意见，我会忍受。但是一听到父亲的不同见解，就喜欢与他针锋相对的辩论。可能在潜意识中有一种与父亲反其道而行的情结。

“海平在这三件事上的所作所为都使我佩服，很难说哪一件是最佩服。”我也加重“佩服”二字的语气，以表达我内心的真实感受。

每次谈话都是这样，还没有谈到正题，我们就谈不下去了。这可能就是古人说的“话不投机半句多”吧。但这次不知为什么，我叙说的愿望并没有被他打断，仍然继续讲下去。

“我们是 1969 年 6 月底到达福建闽北的。”我的思绪渐渐地回到了半年前，“在光泽县下车后，就步行到横山大队烟头村麻书记家落脚。麻书记是吴海平以前做油漆时认识的老朋友。经他的介绍，邻近水口村就有一户农民马上要我们给他油漆一套家具，我心里高兴万分。经过一路奔波，加上购买了一些油漆所需的基本原料后，可以说已经是‘身无分文’了。身边几包应酬客户的‘乘风’牌香烟与作为礼物送给麻书记的两包‘水仙’牌香烟还都是海平在光泽县火车站卖了自己的两件衬衫后买来的。”

在当时，“乘风”牌与“水仙”牌香烟都算是比较上等的香烟了。记得“乘风”牌香烟贵一点，每包三毛三；“水仙”牌香烟每包二毛八。

父亲可能想不到他儿子在外打工的处境是这样的尴尬，因此不由自主地说：“后来怎么样了？”

“那天夜里，海平一句话也没有，心情沉重地在床上翻来覆去。”我一边回忆一边述说，“第二天，我们把油漆工具与行李挑到水口村那户农民家里，他们十分热情地欢迎我们。想不到海平却告诉他们，七天以后我们才开始到他家去做油漆，这几天要出去走走。我开始想不通，一般做手艺的人，特别是我们这些在外流动做油漆的人，都是遇见客户就做，做一户是一户。没有业务就跑路，就住客栈，第二天再向另一个方向继续去寻找新的客户，一直做到年底回家过年。一般都是如此，海平为什么有业务不做呢？我百思不得其解。”

“为什么呢？”父亲迫不及待地问。

“海平有他自己的一整套想法。他认为，‘既然我们准备在这里做半年的活，那么我们必须要有半年的工作计划。预先有了计划与目标，今后工作的时候才能心中有底。因此准备用一周左右的时间把周围三十来个村子都跑一跑，把一些在这半年内要做家具油漆的客户预先定下来。我想想他的想法也有道理，再说在一个完全陌生的山区东走西串、游山玩水也符合我的心性。于是我就兴高采烈地听从了他的主意。”

“后来怎么样呢？”父亲急于知道结果。

“第二天开始，我们俩就从烟头村出发，”我想起在那人烟稀少的闽北山区情景，“我们穿行在两山对峙的一条小路上。那几天我们就去了石城村、叶家村、庵头村，定下了好几户做油漆的客户与开工的日期。然后翻山越岭，到了李坊乡李坊村，找到了熟人，停留了片刻。经人指点到了上官村和百岭村，一路上也有所收获。后来走到后山村，因为是一个陌生的村子，我们就走街串巷、挨家挨户地询问，勉强也讲好了一家客户。最后马不停蹄地走到长三原，在经过的路上，都在山谷中转，山崖又高又险峻，四周万籁俱寂，叫喊一声，要等半天才能听到回音。在那个山区，一个村子与另一个村子相隔很远很远，我真的走不动了。海平就把我的行李全部背在他自己的身上，逼着我，拉着我，甚至骂着我上路。他说，天暗之前走不到前面的村子，在路上就非常危险。因为在那个深山老林里，天一黑就有狼群出没。”

父亲可能没有经历过这样的生活，所以一惊一乍，满脸悚然。

“在路上我们俩一边走一边谈，”我继续说，“大都是我天南地北夸夸其谈，他大多在听，偶然应答几句。在他偶然应答的几句话中，常常比我无边无际的闲聊更有内容，其中给我印象最深的就是他说的一句话。”

“哪一句话？”父亲问。

“他认为，王国维在《人间词话》里所说的三个境界，其实在做油漆的生涯中照样能够体会到。”

“牵强附会，做油漆的手艺营生，怎么可以与读书的精神境界相提并论？”父亲一听这话就嗤之以鼻。

“阿大，你先听我说完了以后再发表议论好不好？”我一听也急了。

父亲知道我有点生气的样子，不满地盯了我一眼，就不作声了。

“你不是常说：‘人这一辈子所走的路，与年少时候读的书有很大的关系’吗？”我说：“《人间词话》就是海平从小喜欢读的书，他现在把书中的观点联系到现实生活中的实践，从中得出自己的体会，有什么不可以呢？”

“你说吧，我姑妄听之。”父亲听到我用他的话来反驳他的意见，无奈地说了一句。

“海平认为，”我加重语气来表达海平的意见，“我们在远离家乡几百里路外的闽北山区做手艺，还要待上半年，而且要把赚来的工钱带回家，这不是一件简单轻松的事。人无远虑必有近忧，谈不上高瞻远瞩、运筹帷幄，但也需要事先有个全盘计划，做到‘半年心中一盘棋’。所以，我们用一周的时间跑遍周围三十来个村子的前瞻性的摸底调查，可以与王国维所谓的‘昨夜西风凋碧树，独上高楼，望尽天涯路’的情境相比。”

父亲点点头，认可了我的解释，说：“那你们跑到长三原以后，预订下了多少家客户？”

我觉得父亲总是打断我讲话的思路，也就想快一点结束这场谈话，所以“三个境界”的话题也不再想继续讲下去了。我就应顺着父亲提出的问题答道：“走到长三原以后，也联系上几家客户。随后就到了管密大队。管密大队像古代一个著名的交通要地，古代的城堡依然可见，现在还是人口繁多，街上交易繁忙，同时‘文革’时期政治气氛也比较浓烈。这里还是一个风景秀丽的地方，当地人说，我们来的不是花开叶繁季节，如果春天来到这里，一朵朵雪白的梨花摇曳生姿，到处是花的世界。当时我们的心思全在谋生，根本没有顾及这些。我们也遇见不少外地来这里做手艺的人，有做衣服的，种蘑菇的，做竹篾的，做木工的，做泥水工的，做松香的，等等。我们在这里住了两夜，通过他们的介绍，我们也预定下几家客户。”

父亲几十年没有出过远门，对闽北山区在“文革”期间一个村镇中聚集着这么多做手艺的人，而且还是外省各地流动打工的人聚集在一个大队，感到不可思议。

“有这样的事啊？大队革命领导小组怎么不管啊？”他惊讶地问。

“正因为‘文革’前期管理得太严厉了，流动的手艺人全部进不来，这样造成的后果很不好。”我找到了可以说服父亲疑虑的合理理由，就细细地解释给他听，“因为这里到县城一百多里地，当地以农为主，没有几个做手艺的工匠，农具、家具等东西送出去加工与修理都极不方便。严厉管理后，山民的房屋、道路的修建，家具、农具的打造，以及油漆、服装等手工活儿都没有人来打理了，严重影响了正常的生产与生活。因此，最近几年中，大队领导只能睁一只眼闭一只眼，允许外地做手艺的人又重新流了进来。”

父亲对这事兴致很高，就问：“那附近有没有看到游医啊？”

“当然有啊！”我说，“我看到好几班会武术的江湖医师给人疗伤治病。他们用针灸、刺血、拔罐、推拿、刮痧与贴膏药等外治法，得心应手，颇受山民的欢迎。”

“游医中有没有内科医师？”父亲特别关切地问。

“他们不分科，拔牙止痛，点痣去斑，拨除眼翳，疗治疮疡，什么病都瞧。不过，一般都用现成的散剂，可能是秘方，一包一包地让病人拿回去冲服。”

“当地人如何评价他们呢？”父亲好奇地问。

“我看见一个妇女干部在治疗现场以身说法。”我说，“她从小就有偏头痛的毛病，每次月经前发作，中西医治疗也不见明显疗效。去年吃了走方郎中肖柏云的八包药，一年来一次都没有发作过。”

“你有没有与他们直接接触？”父亲急切地问。

“有啊，我一直待在他们诊治疾病的现场。等他们空闲的时候，我就过去向肖柏云医师讨教。”

“肖柏云医师是怎样一个人？”父亲问。

“他是一个中年汉子，个子瘦长，前额已刻上皱纹，头发也开始过早地谢顶，一口四川话，听来特别亲切。他气度不俗，目光聪睿深沉。”

“他不像一个江湖医师啊，你与他交谈了吗？”

“有啊，我问他：‘肖医师，你的名字是不是因为仰慕赵柏云而取的？’因为《串雅》一书就是赵学敏根据族人赵柏云医师的经验写成的。他见我读过《串雅》一书，就跟我聊了起来。”

一般人认为江湖医师游食江湖，巧言令色，信口雌黄，类似于乞丐，其实也并非完全如此。

我读《红楼梦》的时候，在第九十八回中看到：贾宝玉病重，贾府派人到城外破寺请来毕知庵铃医，为宝玉诊病。毕知庵铃医认为宝玉悲喜忧愤滞中，予以方药。服药调治后，宝玉脉气沉静，神安郁散而愈。

“肖柏云医师主要阅读什么书？知识水平如何？”父亲问。

“他熟读《串雅》《石室秘录》《洞天奥旨》和《验方新编》。他思路清晰，医学知识渊博，精通中国铃医的医学史。他告诉我许多这方面的知识，譬如他说：‘一般人认为，走方医始于宋代的李次口。其实远古时代的扁鹊就是一个走方医，他走到哪里，就为哪里带去安康，如同翩翩飞翔的喜鹊，飞到哪里，就给那里带去喜讯一样，所以被人们称之为扁鹊。走方医中也有许多有学问的人，如《老残游记》中的老残初到济南时，就是以铃医为职业，替人看病谋生。’这些东西我闻所未闻，使我增加了知识，开拓了眼界。”

父亲最留意单方、验方与秘方，就问：“他有没有告诉你治疗偏头痛的秘方？”

“我开始的时候不好意思问他，后来我们谈得很投机，他就主动告诉我这个治疗偏头痛的秘方的来历与用法。”

“你说，我记。”父亲不知什么时候把笔记本与笔都已经准备好了。

我就把肖柏云医师的方子以及要点原原本本地告诉了父亲。

这个方子来源于陈士铎《辨证录》中的“散偏汤”。这个方重用川芎达一两，可谓之“霸药”，恰是其“素尚霸法”的用药特色。做成散剂时，比例不变，每日两次，每次三钱冲服。治疗目标：偏头痛，面色淡白不华。如果散剂无效，就要改为原方汤剂煎服。面红、便秘者，与三黄泻心汤合用；面青、烦躁者，加钩藤一两，菊花一两；头部恶风冷痛，加细辛一钱。

经过好多年以后，我才知道，这就是使用方证辨证与药证辨证的方法来诊治疾病。

散偏汤的方证在一些血管神经性头痛的病人身上时有出现，我在临床诊治时一旦发现病人的主症是“偏头痛，面色淡白不华”，就斟酌其他脉症以散偏汤原方或原方加减化裁投之，常常获得意外的疗效。

我村子里有一个四十多岁的农民，右头痛二十多年了，我给他针灸治疗了一年多，虽有好转，但总不能除根。学会肖柏云医师的方法以后，我就给他用散偏汤加钩藤一两，川芎量也达一两，治疗三次，一共服了十帖药就治愈了。

潘德孚医师在一篇《没有治不好的病，只有没本领的医师》的文章中，提到了我的一个成功的治验。文章中记载：

去年，一个患者，四十多岁，说自己十四岁因好奇，抽了两支烟致头脑发浑，如泥沙板结在头上，感觉极不舒服，严重影响生活和记忆。我给处方治疗一年余，虽有好转，但总不能除根，于是我就把他介绍给我的朋友娄绍昆诊治，他没几次就给治好了。据患者说，娄先生用的川芎量达30g，这却是我从来没用过的。所以，做医师的千万不能以为自己治不好的病就是不治之症。这种讲法不仅是狂妄自大、对医学的无知，更会造成病人心理伤害。

虽然这些都是后来的事情，但是追根究底其重用川芎达 30g 的经验就是来之于肖柏云医师的传授。

在不经意之间，我看到了自古以来民间江湖郎中在乡镇、在山村流浪生涯的原生态。看来清代赵学敏《串雅》中所描写的走方铃医至今还有传人在民间生存。他们简、验、便、廉的治疗方法在现实生活中并没有被泯灭。

"你们离开管密大队以后去了哪里？"父亲记下"散偏汤"以后又问。

"离开管密大队以后，我俩沿着仁山村、长巄村、虎跳村一路奔波，最后到达大陂村。每一个村子多多少少都有几家客户预订了下来。一路过来，预订下客户二十多家，并合理地安排好半年之内的工作进度时间表。然后我们就重新回到水口村，开始一户一户慢慢地从头做起。"

"好啊！"父亲由衷地叫好。

"我后来才慢慢体会到这次摸底工作的意义。如果没有这样一次长途跋涉的调查，整个工作的效果就会完全不一样。

"那当然，那当然！"父亲也被海平的超前思维所折服。

"从那天开始，我们就在海平所设计的系统内工作了。今天可以预见明天的工作，还可以知道一个星期以后，一月以后的工作，甚至可以把握住半年之内的工作任务。假如业务上突然有变动，我们也可以及时地调整。任务重了，我们可以使工作的节奏加快；任务少了，我们做手艺时，就做仔细一些。所以半年下来，我们没有一天是闲着的，工作日程表排得满满的。"

"真的不容易，真的不容易啊！"父亲被深深地触动，不由自主地感叹起来。

后来对这件事我一直不能释怀，开始觉得与"运筹学"有关，又觉得与中医学的辨证也有关，但是它们是怎样的一种对应关系，一时又想不明白。二十多年以后，才渐渐地意识到，应该说是海平利用了“自发秩序”。所谓“自发秩序”是指社会中的个人为了各自的目的而形成的一种关联和互动关系，并非有意设计而成的。海平的摸底调查其实就是不自觉地碰到并抓住了市场经济那只看不见的手。

父亲被我的叙述吸引住了，话语也变得热情起来。

“你不是说有三件事佩服海平吗？刚才说的是第一件吧？那第二件是什么事呢？”他问。

“我佩服海平的第二件事情，就是他注重‘每一天’的生活态度。”

父亲一下子没有反应过来，看着我，眼球一动也不动。

我就把自己的观察与感受一起说了出来。

“我们到水口村第一户农家做油漆时，主人安排我们在他家里的一个房间里居住。房间面积有十五平米左右，里面有一张破旧的圆桌，一张床，床上有干净的被子、枕头与草席。这个房间原来是堆放农具等杂物的，由于没人住，房间里的窗户与角落里都布满蛛网与灰尘。主人可能已经稍稍打扫了一下，但看上去还是比较乱，有一个没有了盖子的破马桶也被主人丢在角落里。”

“你们准备在他家做几天手艺活？”父亲问。

“主人家这次要油漆的家具不多，海平估计三天就可以完工。”

“俗话说：‘出门一里，不如家里。’你们能够有房间、有床、有被子、有地方住就好，将就将就吧！反正，一共也只有三天。”

“我也是这样想的。所以吃了中饭以后，就在床上躺下休息，一躺下就睡着了，那几天也的确太累了。朦蒙眬胧中海平叫醒了我，原来快要吃晚饭了。海平说，在我睡着的时候，他已经把房间打扫、整理、布置好了。”

“怎样整理？怎样布置？”父亲问。

我父亲从小酷爱美术，平时注重服装仪表、环境布置，所以一听到海平整理、布置房间就不由自主地发问。

“我醒来一看，大吃一惊！”我说，“整个房间焕然一新，所有的农具、瓶瓶罐罐与那个破马桶全都不见了。原来海平把一条花格子蓝色被单做成活动布帘，把它们统统地遮蔽了起来。房间经过打扫之后，空气清新，窗明几净，没有一丝的尘埃；被铺上淡绿色桌布的旧圆桌摆在房间的中央，上面放了一个彩绘陶瓷的花瓶，花瓶里插上了一束香气四溢的野花，我们的几本书籍、笔记本与钢笔都被整整齐齐地摆在了桌子上面；一盏40瓦的电灯也已经被高高地悬挂在桌子的上空。”

“这些东西哪里来的？”父亲奇怪地问。

“桌布与花瓶是海平从家里一路上带来的，他的旅行包里还有一对装裱好的字画卷轴呢！”

“真是用心良苦啊！”

父亲也不得不佩服一个年龄还只有25岁的年轻人，能有如此严谨缜密的安排。

“环境一变，我的心境也变了。”我说：“缩着脖子，漂泊异乡，寄宿别人屋檐下的狼狈相也淡化了许多。主人也很高兴，为能找到这样一个善于装饰、善于设计的油漆师傅而庆幸。”

这事在小山村里，通过口口相传，引起了村民小小的议论。从人们的眼光里，我也看到了它正面的效用，好几户准备油漆但还在犹豫观望的客户都决定了下来。

“难道海平以后每到一家客户都这样打扫、整理、布置房间吗？”父亲问。

“是的，半年来我们先后住宿过二十多家客户，他都是这样做的，一点也不马虎。”

“难得，难得，真是难得！”父亲连连点头，又问，“他是怎样想的？”

“我也多次与他讨论过这个问题，他说：‘要过好每一天，一生就是一天一天加起来的。’”

是啊，他每天都比我起得早，把当天做油漆活的准备工作，包括许多我想也没有想到的细节都一一预先准备妥当，然后才坐下来开始学习。工作的时候全神贯注，不随便讲话，严格地按工序进行。当发现我在工作时注意力不集中的时候，他就会不顾情面地批评我。他说：“我们手下的工艺品，对客户来讲就是艺术品，所以每一件东西都要做好，它们就是我们的招牌。”

父亲对我的回答不以为然，接着说：“也不要太矫情了。其实对某些人来说这是一种生活习惯，当然这是一种好习惯，但是也不要苛求每一个人都这样。”

我也不理会父亲的说辞，继续把谈话进行下去。

“第三件事对我的教育也很大。”我说。

父亲可能认为我用词不当，就反问：“教育？”

“是的，是教育。”我说，“那是到光泽县后的一个月，我们刚刚有了一点积蓄。海平就跟我商量，要把这一点钱主动送去缴工商管理费。”

父亲跟我一样不懂这方面的知识，就问：“所有做手艺的人都要缴吗？”

“一般手艺人都不会主动去缴的，因为客户不固定，工作地点也不固定，能不缴都不缴。”

父亲也觉得海平的做法难以理解，就问，“有必要吗？”

“开始的时候，我也认为海平的想法是多此一举。后来才知道，假如不去缴费可能会被当地公社手工业管理部门扫地出门。这是在不合法的境遇中寻求一种合法性，因为在‘文革’期间跨省流动打工也是不允许的。”

父亲急切地问：“此话怎讲？”

“缴费后不久，公社负责工商管理的几个干部就到每一个村子检查了。他们把所有流动的手艺人集中起来一个一个地询问。一是身份核实，二是稽查管理费收缴情况。两者只要有一个方面不符合的就全部要被强制地送回家去。”

父亲这时才明白事情的严重性，感叹地说：“幸好你们已经事先缴了管理费了。”

“是啊，假如被管理部门扫地出门，我们的整个计划就会半途而废，所有的劳动都会颗粒无收。”

父亲好奇地问：“海平怎么会未卜先知啊？”

“哪里是什么未卜先知，这些做法是出于他对生活的基本信条。”

“他的生活信条是什么？”父亲匪夷所思地问。

“海平认为‘合法性的生存’是基本的生活信条，即使在‘文革’期间，我们也要遵守当地的政令。”

我想也是，弱势人群是最需要法律保护的。但是前提是，你必须要模范地遵纪守法。

我讲完了要讲的所有内容，父亲听了以后唏嘘不已，心里可能也派生了好多的感慨。他说：“我是一个大事糊涂、小事斤斤计较的人，但是我的内心却喜欢小事不计较、大事不糊涂的人。你今天讲的吴海平又是另外一种类型的人，他是我不熟悉的一类人。”

不知不觉，已经夜半。我们一起躺下，然而难以入睡，辗转反侧，直达天明。

若干年以后，当我读到苏格拉底的书，书里写道：未经审视的生活是不值得过的。从苏格拉底的文字中，我仿佛触摸到了海平思想的脉搏。

有人说，通过回忆来挖掘往昔生活的发光点是我们礼遇自己的一种方式，我们还能找到比这更好的途径吗？几十年过去了，光泽归来后的一席夜话始终盘桓在我的心头。我不觉得那一段的经历仅仅是一段逸闻往事，供自己八卦而已，相反，闽北半年的风风雨雨已经进入了我的潜意识之中，无形之中影响着我的生活。我甚至认为其中的一些玄机与医学生涯中的一些东西也有暗合之处。

譬如我在1979年义无反顾报名参加那场中医选拔考试的举动，就和海平“合法性的生存”的生活信条有关。那可是一场决定我下半生命运的一次选择啊，当时胜算几何？把握一点也没有。为了准备考试要付出极大的代价，可能会失去现有的工作岗位。然而不去奋力一搏，我就无法获得中医师的资格。没有医师资格状态下的行医，严格地讲就是“非法行医”，即使是不收费的业余门诊也是难以继续下去的。幸好“合法性的生存”的理念支持着我，使我鼓起勇气，迈出了破釜沉舟的一步。

又如我后来热心于《伤寒论》方证的理论探求。在探求中发现，用我们平时常用的理性思维，的确难以理解方证辨证的奥秘。然而运用结构主义的“偶然性巧合性”与“野性思维”这一些概念来解释，就能使这个疑团涣然冰释。不知道为什么，我一直记着海平在闽北山区说过的话：“要过好每一天，一天怎么过，一生也有可能都会这样过。”“每一件东西都要做好，它们就是我们的招牌。”这几句话里面都包含了结构主义的观点与全息思维的方法。在我眼里，“方证”中的偶然性、巧合性是疾病发展过程中的一个横剖面，它强调的是诸多要素中同一时间与同一空间的内在联系。中医师只要抓住“方证”就能因势利导辅助自身的抗病能力，截断病情的演化，扭转了病机的发展，使疾病走向痊愈或缓解。因此我选择用“偶然性、巧合性”的全息观点来解释《伤寒论》的“方证”不是偶然的，可能长期以来冥冥之中受到了海平这一个观点的潜移默化。

仔细想来，我对《伤寒论》中三阴三阳辨证框架的重要性认识的形成也与海平在闽北摸底调查后所设计的工作计划进度表有关。因为当时有了这个工作计划进度表以后，半年的油漆工作形成了一个“自发秩序”，我们每天在“自发秩序”内部有目标地工作，其工作效率也能事半功倍。也许是印象太深刻了，所以当我后来看到日本汉方家吉益东洞“方证主义”的观点时，在万分佩服他的卓绝见解的同时，内心深处就下意识地明白他的这个观点有致命的缺陷。“方证主义”的缺陷就是抛弃了三阴三阳理论，这就像远程汽车抛弃了卫星定位系统一样可惜。这就与我们做油漆的时候，没有工作计划进度表，重新回到原来那种“做一户，走一路”，盲目流动寻找客户的自然状态。生活经验已经证明，即使你的手艺精湛绝伦，如果事先没有发现这个“自发秩序”，没有遵循这个“自发秩序”，没有制订一个完整的计划，就会使自己失去了方向感，陷于闭塞与被动的状态之中。

总之，诊治疾病与干任何一件事一样，都要有一个总体规划的框架，但治疗方法还是由一个个具体的方证来决定，来施行。然后在临床实践中重新提炼与总结，摸着一个个石头过河，这就是“方证辨证”的方式。看来，万事万物都有其内在的联系，都存在着一种普遍的原理，只是我们一时没有勘破它们罢了。这种思维过程中“异质同构”的现象不可忽视。正像《易》所云：“观所取，而天地之情事见矣。”又云：“事类相从，聚之义也。”

岳美中先生在《岳美中医话集·学医要善体物性》中说:“中医学最讲援物比类，从物象中寻求医药的道理。因为中医学的重要思想之一，就是人与自然相应，用物理来解释医理。”他还以弈棋为例，说明弈棋的道理可以从泉水悟得，奕之道如此，医之道也如此。布局在弈棋之先，苟穷理辨证之不足，虽有奇方妙药，亦无所措手。可见善学医者，还应善体物性。岳老卧病时曾和其门人谈起柳宗元“种树郭橐驼传”，后来整理成《郭橐驼种树》这篇文章。他喟然而叹:“若医者治慢性病懂得培土一法，思过半矣。”在临床上，他也经常用郭橐驼种树的经验与心得援物比类引申到临床的诊治上去，并取得神奇的疗效。他曾治一国际友人，患溃疡性结肠炎，腹胀，纳少，进食稍多即感脘部不适，大便时有黏冻，日二三行，消瘦。初用白头翁汤，继进赤石脂禹余粮汤，均无效。后来反复思索，认为重点仍在脾虚，脾不健运，湿热蕴蓄，久羁肠道，遂成黏冻；脾失运化，精微不能输布全身而致消瘦。于是选用资生丸，改丸为散，日服9g，小量频投以治，重在培土。一月后大便转稠，本“勿动勿虑”之旨，守方不更，终至痊愈。

后来，我把闽北回来谈闽北的一场夜话原原本本地跟阿骅表兄说了一遍，重点提到我对父亲所持观点的不满，并要他也谈谈他自己的看法。

阿骅表兄也觉得我父亲的思维方式存在问题，他沉思了半天以后说:“你父亲如此地说法似乎把这个问题淡化了、简化了。世界万物本来就错综复杂，互相牵连。因而在从事每一件事情之前，先对这件事情在进行过程中随时可能出现的有利与不利条件，先做一番周详考虑是无可厚非的，问题在于考虑事情所取的坐标。有些人认定只要事情合理，那就去干，至于成败利害不应计较。另一种人的考虑周详是为了功利。这两类人的考虑内涵完全不同，后者也是人之常情，无须过责，只要他的周详考虑不包括损害别人。”

吴海平的工作态度与思维方式对我、对周围的人都有一定的影响，那他自己在人生道路上行走得怎么样？这肯定是大家都会感兴趣的事。

吴海平只有初中毕业文化程度，离开学校以后一直在底层打拼，没有机会去哪里进修。尽管条件如此，然而在艰难的环境中他没有放弃自己喜爱的专业，没有放弃读书与思考。1988年，一个偶然的机会，他到温州瓯海区文化馆当了一名临时工，负责瓯海区的文物普查。从那以后，他找到了自己人生的突破口。他把全部精力投放到工作上，用自己的双脚踏遍了瓯海区六百多平方公里的山山水水。由于工作成绩出色，被浙江省文物局评为“省文物先进工作者。”因此，在1994年被单位破格转正，之后被任命为瓯海区文化馆馆长兼任瓯海区文联常务副主席。后来调任温州龙湾区博物馆馆长，从事博物馆的创建工作。在这工作期间，他完成了瓯海区龙湾区首批文物保护单位的公布工作；完成了“永昌堡”与“四连碓”国家级文保单位的申报工作。浙江省电视台《一个人的风景》与中央电视台《发现之旅》栏目对此做了专题报道。他先后三次被评为“专业拔尖人才”，被选为温州市第九届人大代表。

碑刻是定格的历史，是凝固的艺术，真实地记录了大地千百年的历史变革、人口迁徙、气候灾变等历史信息。从1989年开始，吴海平醉心于温州地区的碑刻搜寻。十二年来，他默默无闻地在荒山僻野、破庙残基之间，搜索着他心中的宝贝——那些被人当洗衣板用，甚至当作茅厕铺板和猪圈隔栅的残碑断碣。终于搜集到六百多件碑刻，制作了两百多张拓片，摄下3000多幅照片，从中精选919件，配以注解，便有了一部厚达1250页、作为温州文献丛书之一的《温州历代碑刻二集》。这套书的内容，涉及政治、经济、军事、教育、水利、交通、宗教及公德、人伦等方面，单就专业的适用性而言，就不是单一的。《温州晚报》以《石头里的大师会造福——吴明哲〈温州历代碑刻二集〉书后》为题做了专题报道。文章是这样开头的：

"温州历史上水火之灾连年不断，飓风之烈，尤可称是古代的奥尔良或佛罗里达，在这样恶劣的自然环境中，以古代有限的技术条件保存历史文献，难度之大，可想而知。温州唐以后的史料已万不存一，唐以前的几乎完全被浪吞风灭了。幸存的又有随时可能被毁灭的危险。史料湮没的直接后果，就是严重影响到了人们对温州古代文明的认识，以致连许多专家都常常出现判断失误。历史资料是历史研究的生命线，即使只有亿中存一的可能，也要把它从地下、从水底的某个角落发掘出来，这样的东西在其他地方也许分文不值，而对于温州文化史来说却都是无价之宝。"

2011年5月28日《温州日报·瓯越文谈》发表浙江省社科院研究员郑绍昌先生的《顺治御制卧碑碑文的意义》一文，文中对吴海平发现此碑的重要意义作了高度的评价，文章结尾的时候说：

"今此顺治御制卧碑碑文使清政府禁锢思想自由之'三大禁令'重新暴露于天下，是近三百年中国思想史重大挫折点的再发现，是温州学界对近代思想史研究之极大贡献。"

吴海平业余时间还致力于古文字、汉金石、明清瓦当与中国竹纸的研究，然而罕见其书作面世。2007年，在温州书法展览会上，他的集金文联颇受人们青睐，赢得了不俗的口碑。行家评论："吴海平的'佩缤纷其繁饰，循绳墨而不颇'一联，具有古铜镜文和陶文之韵，自成面目。"

几十年过去了，海平事业有成，我好不羡慕。然而，海平为人做事的深谋远虑我一点也没有学会，我依然是原来那个毛毛糙糙的我。

十、风雨建屋二三事

1971年春天，我家不得不准备建造房子，因为父亲下乡时是租住在村中陈德昌家一间房中栖身的，至今租期已到，加之他家十年来增丁添口已经是一个大家庭了，没有多余的房子出租。在这等情况下，青山大队允许我家在不占耕地的条件下建房。

经过再三的考虑，我们决定把建房的地基选在村子西面的山坳里。那里离村子有半里路，原来是青山陶瓷厂厂外的一个废墟。此处的东面已经建有两间平房，里面住的是一户青陶的老职工。我们准备在现有平房的西侧搭建一间半平房，靠邻人家这间房屋只要筑三面墙，另一面就搭在邻人家的墙上了。地基也不做重新处理，就在原来的废基上直接建砖墙。这种状态下的建筑物是不坚固的，但是当时我们只想筑个栖身的窝而已，还能遑论其他。

建房的资金是我母亲筹集的，虽然总共也只有两百元，但在当时对我们来讲已经是一个大数目了。母亲在温州市机砖厂当工人，人缘很好。知道我们要建房，她的许多工友都伸出了援助之手，单位工会也给予了补助。

建房的砖是我母亲和弟弟从机砖厂烧砖车间外面的废料场上捡来的。母亲与弟弟前前后后捡了几个月。机砖厂到青山村的距离有三十多里，为了省钱，我们母子俩用板车一次一次地把断砖头从机砖厂往家里拉。就这样，每个星期六傍晚，我们推拉着一车断砖头从杨府山机砖厂出发，沿着温强公路向东，向东，不停地向东拉去，大概要经过六个小时才能把它拉到青山村的山坳里。一路上，我与母亲互相交谈，互相关照。为了谈话的方便，我们两个人不是一前一后的推拉板车前进，而是两人并头走在板车的前面，一个人双手握着车把向前走，一个人用肩头套着背绳把车往前拉。我们母子俩总有说不完的话，只因平时不住在一起，很少有时间谈话，这一次好了，我们可以一边拉车一边互相交谈。

母亲告诉我厂里的工友与领导是怎样怎样地帮助她、照顾她的。那年母亲已经四十八岁，身体瘦弱，但是她却以常人少有的坚强扛起了整个家庭的重担。全家七口全靠她一个人的工资过活，她克扣自己几乎到了近于残酷的地步。像她这样家庭条件的人能够避过“精简”与“文革”的浪潮，在全厂也是绝无仅有的。由于她工作出色，任劳任怨，为人善良，助人为乐，因此赢得了领导与工友的同情与庇护。这次建房假如没有大家尽心尽力的帮助，我们是无法开步的。

我告诉她的呢，是我在学习中医、针灸过程中的收获与苦恼。

记得有一次，在拉板车的路上给母亲讲述了我近期治疗的两个病例：

有一个邻村的农民，因为右侧睾丸下坠胀痛、肿大来求诊于我的父亲。父亲针灸了一周没有什么起色，我就劝父亲试用蒋老先生的刺血疗法。于是我父亲就在他右腿的委中与中都穴刺血后拔罐，中都穴位于大腿内侧足厥阴肝经，是肝经的郄穴。郄穴是针灸学中治疗急性病的首选穴，再说我在患者右中都穴附近发现有皮表静脉曲张，因此在此刺血拔罐。治疗后患者感觉有所有好转，每隔两天来诊治一次，治疗三次痊愈。

还有一个病例是治疗青光眼。上陈村的一个中年农民、我一个表叔的邻居，半年来左眼球偶有胀痛，视物不清。开始时他不当一回事，二十天前又再次急性发作，眼痛眼胀难受，并伴有恶心呕吐，视力严重减退，到医院眼科诊治，确诊为急性青光眼。用缩瞳剂和降眼压药治疗，疗效都不稳定，西医为其施行了引流房水，降低眼压手术。手术后两周，眼压又重新升高，于是来我这里要求给予针灸治疗。根据何黄淼老师的方法，我在合谷、太冲针刺，左太阳穴位刺血后拔罐。经过针刺放血后，他感觉头目明显轻松，视力亦有所好转。我告诉他，如有好转可以再来针刺，如果没有好转，马上到大医院诊治，千万不要耽搁。第二天病人又来，头目疼痛已见缓和，发作时疼痛程度亦较之前有所减轻。对此，我比他还要高兴，这说明针刺刺血的方法是有效的。于是，我仍然用原来的针法，治疗后症状又见减轻，视力大有好转。我一共给他针刺了五次，针刺后他眼睛的胀痛全部消失，但是还有睡眠不好、大便秘结等病证。当时我还不会开方用药，只好请他到医院继续治疗。

这件事让我知道学好针灸的同时，学习方药来应对复杂的病症对我来说已是迫在眉睫的事。母亲非常支持我学习中医、针灸，也非常感谢何老师引导我进入了中医的大门。她从自己的经历中总结出一条经验，就是做事也好，读书也好，选定目标以后，一定要坚持到底，不能半途而废。所以希望我要目标如一，学好中医。

在拉车运砖的路上，我从母亲的口中知道了不少家中的琐事。

就这样我们母子俩来来回回拉了十多趟，母亲厂里的那一大堆断砖减少了一半，而青山村山坳的工地上渐渐地垒积出一个个砖垛。

因此，全村都知道我家建房的事了。我所在生产队的小青年来找我，说他们有十来个人愿意参加我们的“运砖”。开始的时候我坚决谢绝，怕引起不必要的误会，因为我家的情况特殊，是“文革”运动的冲击对象。但是小青年们都自告奋勇地组织起来，自带干粮来帮助我，这使我不得不答应他们的要求。

由机砖厂到青山村也可以走水路，不过中间阻隔着茅竹岭，所以水路不能一路贯通。由于连接茅竹岭东、西侧的是两公里的公路，我们就计划先由机砖厂用船把砖运至茅竹岭西侧，换车越岭转运至茅竹岭东侧。再上船转运至青山村。我们召集了二十多个人分头进行，只用了一天的时间就把砖搬完。

大妹夫设法弄来几条钢筋，二妹夫弄来几包水泥，碎石与沙子满地都是，可以就地取材，建房的准备工作基本就绪，但是还缺做门做窗、做屋顶上木架的杉树木料。

杉树木料当时属于国家管理物资，不准私人交易，但是建房没有木材是万万不行的，所以就形成了暗地交易的黑市。所谓黑市，除了不能公开买卖以外，就是价格高于国家规定的几倍。张沛兴告诉我，他妹妹的婆家那里有一个木材交易市场，可以买到我所需要的东西。

这次建房，沛兴、阿六比我还要用心，买木材一事也离不开他们的帮忙。

那天，我与沛兴怀里揣着五十块钱和一张大队容许建房的证明，偷偷摸摸到三溪深山中，通过沛兴亲戚的四处张罗，讨价还价，千难万难地买到了木料。横七竖八的木料装满了整整一板车，我们也已经汗流浃背，精疲力竭。由于怕夜长梦多，我们不敢有更多的停歇，就连夜运木料下山了。路上的辛苦不用言说，我们两个人一前一后，一拉一推，一口气行走了六十公里，最后终于来到了青山村。当时我无法酬谢沛兴的劳动和付出，只是把这件事牢牢地记住，在心底埋下一颗感恩的种子。然而几十年过去了，至今我都还没有跟他道过一声谢谢。

建房的正式动工是在我高中同班同学王绍新的主持下进行的。他是那种在心里替你着想，一声不吭地帮你做事的人。我家这次建房的设想就是他反复鼓动的结果，因此这桩差事的主持人就自然地非他莫属了。

俗话说"一个巴掌拍不响"，更何况是建房呢？绍新也需要一个帮手啊。但是没有一个泥水师傅愿意来干这个活，因为这是用断砖砌墙，难度大，费时费神，我们伤透了脑筋。谁知道，"天上真的掉下了馅饼"，青山村大队书记的大儿子三都师傅带了一班徒弟前来帮忙。

身材瘦长的三都师傅是一个能工巧匠，他为人正直，手艺高超，言语幽默。农村里一个支部书记的儿子在农民眼里是有点地位的，一般他们自己多多少少也会有点儿优越感，然而三都师傅的身上却一点儿也找不到这个习气。有一次我亲眼目睹了他应对奉承他的人的一幕。有个村里人亲昵地称他为"书记儿子"，他不亢不卑地说："不要这样称呼我，请以我的名字称呼我。政治舞台，穿红穿绿，走上走下，我父亲如果下了台，"书记儿子"这个称呼就作废了。而人的名字永远不会作废，可以长久使用，我喜欢别人以我的名字称呼我。"

一个人在他父辈处于强势位置的时候能够这样冷静、低调地对待自己是极为难得的。我认为这不是一个人认识水平的问题，而是一个人与生俱来的一种禀性与良知。他还有一个脾气，就是仗义，爱打抱不平，爱帮助弱势人群，所以全村老少都很喜欢他。

三都师傅从小就跟人学艺，风里雨里练就了一身的好手艺。他平时和我没有来往，这次他来帮忙，完全出乎我的意料，真是雪中送炭。三都师傅一来，和绍新一拍即合。他们经过短暂的协商之后，二话不说就干上了。首先，他们集中力量用短短的断砖砌墙，不到两个小时，所有的墙壁都矗立了起来，并且把大梁都架了上去。这样一来，整个新屋就露出了清晰的轮廓。紧接着，三都师傅的徒弟们分散在工地的各个要害部位，有的爬在上面敲钉木头架子，有的在木架顶上铺瓦片，有的在墙上抹泥灰。他们个个既当师傅又当小工，我的感激之情，真是难以言表。

就这样，大家风风火火地干了一天，就完成了所有的工序。

完工以后，我把工钱给三都师傅，他不收。推来推去，他勉强地收了二十块刚好够架排搭棚用具租金的钱。他晚餐也不吃，就带着一班徒弟走了。三都师傅的所作所为给我的印象太深刻了，由此引起的心灵的波澜经久不息，时时撞击着我，教育着我，使我懂得这个世界上有一些东西不是金钱可以算计的，使我更加珍惜人情、乡情、友情、爱情与恩情。

好了，在这个无边无际的世界上，一间属于我们自己的房子终于落成了。

虽然简陋到不能再简陋，毛糙得不能再毛糙，但是我们已经十二万分地满足了。当天夜晚，当所有帮忙的人全部回去后，我与母亲两个人把新房子的地面清理干净。在摇曳的烛光映照下，刚刚粉刷好的墙壁雪白雪白的，美丽极了。这时老天突然下起了雨，风横雨骤，雨水打得地面上的蛎灰浆都冒起了白烟儿。我们站在新建的房屋里，看着窗外一片雨色迷蒙。苍茫的雨幕中，天地一色，已经完全分辨不清东南西北，我们的心里感慨万千。建房的这几天，天气晴朗，等到一切就绪以后，大雨就这样哗啦啦地下了起来，老天如此作美也使人感到格外地幸运。一时半会回不去了，我们母子俩并头平躺在空荡荡的新房子的地面上，一句话也没说，安安心心地闭上了眼睛。

当我觉得被湿冷的泥地冻醒时，发现母亲竟然睡得气息匀称，香甜酣畅。滂沱的大雨还在下着，雨滴敲打着玻璃窗发出悦耳的声响，为我们新屋的顺利落成接风洗尘。

建房这件事给我的感动、给我的教育无与伦比，它使我亲身体会到人的潜力有多大。正像一个哲人所说的："在任何处境下都不要失望，人所可能调动的资源，总是比现有的资源要多得多。"

值得一提的是，就在新屋落成的早一天，准备工作正在紧锣密鼓进行的关键时刻，我的右脚受伤了。那是我在抬一块二百多斤重的花岗岩石条时不小心造成的。当时石条已经抬到目的地，正在准备下卸时，由于抬石条的绳索不能及时抽走，石条骤然压在了我右脚的脚背上。我怕影响工作的进度，不敢惊动大家，就忍痛离开工地现场，一个人一跛一瘸地来到干娘家的二楼。干娘家在距离我新建房子二百来米的青山陶瓷厂里面。我与干娘家的阿六不仅是兄弟，而且还是无话不说的朋友，所以近一段时间我都住在阿六的房间里。我看见自己的右脚背又紫又肿，自觉右脚僵冷，胀痛得厉害，踝关节活动受限。根据《农村医师手册》的处理应该用冷水浸泡，防治损伤处组织的毛细血管出血。然而用中医针灸的理论来考虑，主要是气血不畅通，不通则痛。组织的毛细血管出血现象，虽然在病理解剖学上是客观的事实，然而古代医学家是看不到的。古人认为在损伤处组织气血不畅通的情况下，如果用冷水浸泡的话，反而会造成“寒湿痹痛”，百害而无一利。其治疗的方法，就是马上用艾条持续熏灸。一种病症，两种完全不同的诊治方法，何去何从？

我想每一个现代中医师一生之中都会遇见同样的场景，都会面临同样的选择与斗争。我这个初学者也不例外。

中西两种医学对这个具体病症的诊治观点都有道理，我这个初学者无法分辨它们孰是孰非。所以治疗方法的选择不是是非对错的选择，而是由医学观点与医学立场来决定的。

我想，我是学中医、针灸的，它是我一生的事业，我应该坚定地站在中医的立场上，用中医的观点“不通则痛”“不通则瘀”“不通则胀”“阴盛则寒”来看待自己的伤痛。我要在自己的身上使用艾条熏灸的方法，来试验一下它到底有没有疗效。

想好以后，我就请阿六同时点燃两支艾条，替我在胀痛的部位熏灸。阿六一边熏灸，一边问我感觉如何？我说，还好。干娘给我送来茶水与点心，我吃过、喝过以后，疲劳与伤痛引起的极度不安稍稍有所好转，但是胀痛、僵冷依旧。就这样，阿六坚持给我熏灸了一个多小时，艾条用了四条，右脚的胀痛才有了一点儿松动。阿六吃晚餐的时候，换了一个人来熏灸，这个人是谁？当时没有什么印象，那时可能由于疼痛有所缓和，我开始有点儿蒙眬的睡意，以后的事我就不知道了，我已经沉沉地睡去。后来听阿六说，他与另一个人替我交替熏灸，一直不停地熏灸到晚上九点多钟，看我睡得又沉又香，脸上没有一丝苦痛的表情才停止熏灸。前前后后熏灸了五个来小时，艾条用了二十条，整个房间一片云山雾海。

第二天早晨我在沉睡中醒来时，已经是大天亮了，没有感觉到右脚有什么不舒服。我把右脚前后左右上下转动时，居然没有什么障碍，真的不可思议。

太离奇了，我跳了起来，右脚一点痛感也没有了。我蹬蹬蹬地跑下楼，大声地呼喊着：“我好了！我好了！”

我真的好了，在这一天的建房劳动中跑来跑去一点障碍也没有。艾条熏灸治疗未开放性外伤的神奇疗效在我自己的身上得到了验证。从那以后一直到现在，我的右脚活动自如，安然无恙。四十年来，我也用这种方法治愈与减轻了不少类似病人的伤痛，这一疗法为我解决了不少的问题，让我建立了临床的自信。我想假如有一个有兴趣心的医学家可以设计类似伤痛的实验模型进行专题研究，来解开“长时间艾条熏灸治愈未开放性外伤引起组织胀痛”的机制，那无疑会是一件很有意义的工作。

第二部 走进《伤寒论》

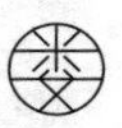

十一、走进半部《伤寒论》

1971年春天，我们搬进了新房。

新建房子周围都是山与农田，隔壁住着一个汪阿姨，算起来还是我母亲那边的亲戚。她当时年老体衰，诸病缠身，所以经常来我家与父亲谈论自己反复变化的病情，由此得知汪阿姨对中医并非一无所知。

有一天下午，我到汪阿姨家跟她聊天，想从她那里了解一些与中医药有关的事情。

虽然是比邻而居，只有一墙之隔，一步之遥，然而汪阿姨依然泡茶递水以客人相待。

我问汪阿姨："汪阿姨，听我父亲说，你对中医学有较深的了解，能够得心应手地开方用药，这些事都是真的吗？"

汪阿姨笑着说："虽然我从小对中医药耳濡目染，但是对它丰富的内容也只是略知皮毛。有句老话说'久病成医'，好些医理我也是自己在生病的过程中琢磨出来的。"

"汪阿姨，我想学习中医，所以希望能够得到你的帮助。"我开门见山地说。

"学中医好啊！我自己有什么大大小小的毛病首先想到的往往是中医，基本上都是自己开个方子给自己吃。不过现在中医师好的不多，说一句不中听的话，如今社会上的一般中医师还不如我呢。”

想不到，汪阿姨对自己的中医药水平这么自信。

“汪阿姨，你说中医在现代有没有发展前途？”

“我的内心一直在惊叹中医的神奇疗效。”汪阿姨说，“比方说，一些被西医宣布患有不治之症的病人经过中医治疗得以延续生命或者康复，众多西医无法治疗的慢性病在中医药的调养下都能慢慢地恢复，一些严重的跌打损伤、毒蛇咬伤的患者西医可能要求截肢，但中医却可以让其康复或者复原，一些恶性肿瘤患者通过中医药的诊治可以带病生存。你说，这么好的东西如果学会了怎么会没用呢？”

“汪阿姨，你是怎么学会中医的？”

“学会中医还谈不上，我是父亲手把手教我的，但是惭愧得很，我没有学好它。”

“汪阿姨，你父亲在学习中医药的时候，对哪几本书最重视？”

“我父亲最珍重的是两本书，”汪阿姨想了想说，“一本是张仲景的《伤寒论》，另一本是清代沈源的《奇症汇》。”

我怕自己记不住汪阿姨所讲的内容，就回去拿来一本新的“硬面抄”，先把前面的内容补写进去，然后做好继续记录的准备。

“汪阿姨，沈源的《奇症汇》你看过吗？”

“我看过，一共八卷，是清代医学家沈源先生编辑的。”汪阿姨说，“编者搜罗医书及笔记、小说中有关疑难、怪疾等治案四百余则，按头、目、耳鼻等人体各部位加以记叙，间或加入按语，阐发心得体会或个人见解。《奇症汇》一书的序言是李篪写的，我记得其中有‘或得之朋侪坐对之时，或得之风雨孤灯之夜，饮食而梦寐者胥是也’几句话。我看到的是手抄本，据父亲说是我祖父的笔迹，扉页上有我父亲的题字：‘披览遗物，徘徊旧居，手泽未改，领腻如初。’父亲说是引录晋朝潘岳《皇女诔》中的文字。”

汪阿姨的这一番话语，我听了目瞪口呆，仿佛置身于梦幻之中。我连她讲的好几个字都不认识，如“篪”“侪”“诔”等字，从发音到字义都一无所知，但她却能如此轻松地脱口而出，真是大开眼界。这样一个有才华的女子，一辈子就这样消耗在庸常的家庭生活之中，真是令人悲哀。

“汪阿姨，你父亲诊治过的典型病例能讲几个出来给我见识见识吗？”

“我记得父亲诊治过一个年轻妇女面部红肿的病症，那个病例给我留下难忘的印象。”

我欣喜万分，她的回忆可以把一些他父亲的临床经验发掘出来，给我提供参考。

汪阿姨陷入沉思之中，所以我不敢接话，怕一不小心就打断了她对往事的回忆。

“患者25岁，”汪阿姨一边回忆一边说，“因为婚后五年未能怀孕，服了一位老中医的中药后，脸廓变得暗红而肿，痛痒难熬。伴有月经淋漓不止、大便秘结、小便黄短、失眠多梦、胃纳不香一年多，经四处诊治，病情依然。后来经人介绍，求治于我的父亲。父亲给她投大黄黄连泻心汤，三帖后就有明显效果，接着给她黄连阿胶汤合黄连解毒汤十帖而愈。过了半年患者就怀孕了，后来足月生产，母子平安。我印象之中，这个病人除了满面红肿之外，身上还有一种难闻的气味，后来随着病症的减轻其气味也逐渐减弱，治愈以后这种气味也就没有了。我父亲说，身上闻到这种气味的人，方中就要重用黄连。”

真是一个鲜活的病案，一个奇病怪疾，病因病机千头万绪，然而诊治的方法却是如此的简单与平常，疗效如此的快捷与明确，这就是我心中追求的目标。真要感谢汪阿姨的讲述，虽然我听了之后只知道一个病案的情节与结果，而不知道具体的细节与过程，更不知道其中的机制与原因，但对我来说，这个故事的正面作用已经够大了，够我记住它一辈子。特别是闻病人体味而辨识用哪一味中药的事实，更是让人叹为观止。中国人认为鼻子是最重要的器官，闻香识臭非它莫属，所以在别人面前称呼自己的时候，往往口中说着“我”，大拇指或者食指会不由自主地指向鼻子。古代中医对辨别病人身体发出的气味非常重视，这种辨别就是“望闻问切”中的闻诊，被列为四诊中的第二位。然而在漫长的历史过程中，闻诊在临床上偏重于“听声音”，在中医学的典籍中仅仅强调对病人的口腔、分泌物与排泄物的区别。如口臭为消化不良、龋齿、口腔不洁；酸臭气为内有食积；腐臭气多为溃腐疮疡；身发腐臭气可考虑有疮疡等，仅此而已。因此，医师的嗅觉也不能像史前时代那样地敏感，更罕见它在诊察中与药征相关的微妙作用的记录。

我与汪阿姨交谈以后，就一直倾力于中医病人身体气味闻诊的探秘，长年累月的留意，一人一病的积累，渐渐地似有所得。在我的临床中这一诊察方法已经发挥着择方选药的作用。无独有偶，后来我遇见江阴的薛蓓云医师，交谈之中，她说自己一闻到某些病人的气味也就能知道该用什么方药。

以上的经历是在和汪阿姨交谈后若干年以后的事情，我只想说明和汪阿姨的这一场谈话对我是何等的重要，影响是何等的深远。

“汪阿姨，你父亲诊治过的奇病怪疾还能再讲几个吗？”

汪阿姨讲的病案我越听越想听，真是得陇望蜀。

“好吧，”汪阿姨看我听得如此投入就说，“我父亲遇到一个腹内发热三年的中年男性病人，三年来常觉腹内阵发性灼热，摸之肌肤却不热，已多处求医，也求神保佑，均未能取效，全家惶恐不安。父亲诊时发现：病人烦躁不安，腹内发热因心情变化而波动，四肢自觉发凉，而触摸之却不冷。遂告知无大病，请其放心，并予以四逆散。服药七帖后，腹内热感减轻，心烦减轻。再服七帖，烦热消失。停药观察，再无复发。”

这个病例治疗方法简约至极而又意味无穷，当然，其中的缘由当时我还真的不明白。

我很想知道，一生和疾病打交道的汪阿姨，对中医师这个职业有什么看法。就问：“汪阿姨，你是怎么看待中医师这一职业的？”

汪阿姨陷入了对往事的沉思，半天才开口：

“生老病死是人生的必经之路，”她说，“医师也只是减少与消除疾病的苦痛罢了，总体上是阻止不了死亡的，所以做一个医师首先要知道有的病是医治不好的。不然的话，初学时会过于乐观而盲目，到后来就会过于悲观与自责。”

她的一番话，使我突然对古人的“学医三年，自谓天下无不治之症；行医三年，方知天下无可用之方”这句话有了新的解读，尽管这一种解读有可能是误读。

“汪阿姨，你为什么会与中医有缘？”

“我父亲认为，”汪阿姨说，“在社会上普及中医知识和培养优秀中医师同样重要，病人把治愈疾病的希望全盘寄托在医师身上，事实上只有患者自己才是治愈疾病的决定因素。一个懂得中医基本道理、疾病一般知识的人，才能找到良医，才能信任良医。不然的话，你如何选择良医呢？你如何判断诊治过程中的疗效呢？所以父亲要求我学习中医来自保自养，而不是当医生。”

汪阿姨父亲的见解与陈修园的见解颇为相似，都认为普及中医知识才能选择良医，才能自保自养。也许汪阿姨父亲就是受到陈修园的影响。

“汪阿姨，中医知识对你的身体健康有什么样的作用？”

“那作用可大了。”汪阿姨说：“我依靠这一点点的中医知识，对一般疾病就有了认识，也能处理一些常见的疾病，这样就有了一种生命的安全感与主动权。”

“汪阿姨，你诊治疾病一般是从哪里入手？”

“我这种是家庭简易治疗，上不了台面的，你不要当真。”汪阿姨客气地说。

“汪阿姨，中医就是从单方与简易疗法发展起来的，只要有效，就是宝贝，请不要客气了。”

“我父亲叫我先掌握住十六个方剂与相对应的病证，”汪阿姨说，“然后了解常用的六十来种中药的适应证，其实十六个方剂组成中就差不多有六十多味药了。在这样的方、药、病、证的基础上，就可以加减变化了。”

想不到医理深奥、几万首方剂、几千种药物的中医药学也可以以如此简易的形式去面对千变万化的疾病。

“汪阿姨，你常用的是哪几个方剂？”

“我掌握的十六个方剂是：桂枝汤、小柴胡汤、香苏饮、三仁汤、五苓散、平胃散、当归芍药散、二陈汤、小建中汤、甘草泻心汤、四逆汤、香连丸、左金丸、藿香正气丸、甘露消毒丹、金匮肾气丸。”

“汪阿姨，你是如何使用桂枝汤的？”

“我用桂枝汤治疗伤风感冒效果很好，”汪阿姨说，“普通人的伤风感冒一般加葛根；身体结实的人要加麻黄；咽喉痛加生石膏、桔梗；咳嗽气喘加杏仁；对于平时形寒肢冷、体弱多病的人要加附子。”

“汪阿姨，病人伤风感冒有发热，体温升高的时候，你也是这样使用吗？”

“一般感冒发热，”汪阿姨说，“体温升高的时候，只要有恶风恶寒就可以用。如果病人口苦得厉害，就要加柴胡、黄芩；如果口干得厉害，就要加生石膏。真的超过40℃的时候，也要考虑到医院里去，以防万一。但是给我治过的人当中，还没有人因为感冒发热而去医院的。”

“汪阿姨，你是如何去学会与掌握这些方剂的？”

“这几个方子药物组成很简单，”汪阿姨说，“如香连丸、左金丸只有两味药，最多的藿香正气丸也只有十四味药，记住它们不难，做成卡片后，五六天就记住了。使用时最初只要记住每个方子的辨证要点，慢慢地就熟能生巧了。”

“汪阿姨，请你举例说几个方子的辨证要点好吗？”

“好的。”汪阿姨说，“我这个是土办法，给自己使用的，不过效果很好。譬如我使用五苓散就是掌握以下两个方面的病症：一个是用于突然水泻不止，另一个用于口渴不止，水入立即呕吐；当归芍药散就是抓住病人有贫血与浮肿倾向，脸色不华，或黄或白；香苏饮的辨证目标是饭后胃脘胀而不痛，口淡胃冷加高良姜，瘦弱的人加党参、大枣；左金丸就是抓住口苦、头痛、吐酸，只要三个症状里有两个症状同时存在，就可以使用了；香连丸抓住突然腹痛、腹泻、里急后重三个症状，并且治疗效果与发病时间有关，就是说，病症一出现就马上服药效果最好，等到第二天服药效果就差多了，所以我家里这几种中成药是终年必备的。”

今天我的询问可能触及了她内心的回忆，所以她也显得有些激动。

是啊，多年以来，很少有人和汪阿姨谈医论药了。我父亲本来应该和她有好多话说，偏偏他是一个寡言少语的人，有空也只会埋头看书，不喜欢与人聊天。

“汪阿姨，有关五苓散的使用，你能举一个例子吗？”

“十年前的一个秋天，阿珠在家里突然腹泻，”她指指在门外读书的十二岁女儿，“那几天我不在家，到亲戚家里去了。当我赶回来的时候，已经是她生病的第三天了，从家人的口中了解到具体的病况：‘第一天早晨6点阿珠腹泻2次，一整天食欲全无；第二天发热哭闹不已，下午腹泻3次，只吃了一些米粥；第三天发热，连续喷射性腹泻了多次。’”

我默默地听着，可以想象出当时阿珠腹泻的严重性。

“我上午到家里时，看见阿珠光着屁股蜷缩在被子卷里还在拉稀，流的满床都是，人瘦了不少，体温38℃。大便的颜色黄白相间，有大量黏液及海腥味。头部颈部有汗，哭着说自己头痛。几天来，小便次数很少。口唇干燥，抢着饮水，水入不久又泛吐出来。符合“水泻不止，口渴不止，水入即吐”的五苓散治疗目标。

“我就买来一帖五苓散。把它研成粉末后，分成15小包。每包一钱，每次一包。把粉末搅拌到米粥里再加了点红糖，就喂给她吃了下去。每隔4小时吃一包，一天喂她吃4次。服药后小便开始转长，当天腹泻了6次，还吐了一次。睡觉前，体温还是38.2℃。夜里还好，排了几次小便，拉了一次溏薄的大便。早晨起来，体温已经正常，有了食欲，精神也恢复了不少。三餐还是吃米粥，五苓散粉末继续放在米粥里服用。中午拉2次溏薄的大便，其他一切都好。就这样治愈了阿珠的秋泻。”

我听得如痴如醉，觉得汪阿姨真的了不得。

后来我才慢慢地体会到，汪阿姨使用香连丸与左金丸的经验真的是非常宝贵。在我从医的生涯中，有不知多少口苦的偏头痛病人，在头痛发作时用左金丸得以有效地治疗。特别是香连丸的三个目标症状——突然腹痛、腹泻、里急后重，概括得准确极了，用法也极为重要。

我可以举出许许多多的例子来证实。譬如2002年的暑假，单位组织我们到海南岛旅游。在途中，一个女同事突然出现腹痛，司机不得不中途停车。车门一打开，她箭一样冲下车，十来分钟以后才上来，一脸的痛苦面容。上来后汽车刚刚准备开动，她又大叫起来，又一次重新打开车门，好几个女同事就陪她一起下去。大概又过了十来分钟时间，几个同事左右搀扶着她从路边的草丛中出来，脸色惨白，还没有搀扶上车就痛苦地重新折回草丛中去。全车的同事都是医务人员，大家都已经猜到这个女同事一定是患了急性肠炎，然而周围是大海、沙滩与丛林，不知医院在哪里，个个心急如焚，什么旅游啊，休闲啊，全被这个女同事的腹泻搅乱了。我想她突然腹痛、腹泻，又加上拉了一次又一次，肯定有里急后重，所以具备香连丸的方证，就马上从身边的手提包中取出一瓶香连丸，叫人给草丛中的这个女同事送去，让她用矿泉水把一瓶盖量的香连丸马上吞下。过一会儿，这个女同事走出来了，虽然体力差一点，但是已经没有痛苦的病象了。

她看见大家担心的样子，就说：“好了，好了，全都正常了，大家上车吧！”

大家就像看一场魔术表演一样，禁不住欢呼了起来。

“这个香连丸太神了！”这个女同事笑着对我说，“吞下去不到两分钟，肚子就不痛、不泄了，元气又重新回到了自己的身上。”

虽然香连丸化险为夷的功效司空见惯，但是我心里还是非常高兴。

“你的急性肠炎的治愈，不仅仅是药的问题，主要是方证相对应，才能取效。”

“你怎么知道我会腹泻啊？中药丸都已经带在身边了。”这个女同事一脸的笑容，开起了玩笑。

“古代中医师身边都要随身携带一些急救的中成药以备意外，”我说，“香连丸就是其中的一种。我这次出门旅游也带了几种中成药在身边，我还把针灸的工具也带上了，随时随地都可以展开诊治。刚才你服用了香连丸如果还没有效果的话，我会给你针灸、刺血、拔罐，同样可以止痛止泻，恢复健康的。”

刚才给这个女同事诊治，既没有按脉望舌，也没有玄奥的理论指导，就是使用方证相对应的疗法，简简单单，明明白白，多好啊！

当听到这个女同事对中医药疗效的由衷赞叹时，我一下子就回到了三十多年前，在青山村的这个山坳里，第一次聆听汪阿姨讲述香连丸使用经验要点的情景。

听汪阿姨讲香连丸的使用目标，当时只是感到简单好学，容易记住，还没有想到它有如此效果。

“汪阿姨，请说说平胃散的辨证要点好吗？”

“好的，我使用平胃散只注意三点，”汪阿姨说，“一是舌苔白厚而腻；二是头身困重；三是腹部胀满。”

"汪阿姨，听父亲说，舌苔白厚而腻和许多疾病有关，都可以使用平胃散吗？"

"使用平胃散的时候，"汪阿姨说，"一般病人没有发热。如果外感发热的时候，病人出现平胃散的舌苔，我就分别使用下面三个方剂。一般用三仁汤；如有口臭、咽喉肿痛，我就使用甘露消毒丹；如有恶心呕吐、大便泄泻，我就用藿香正气丸料煎煮成汤剂；如果病人只是舌苔白厚而腻，有恶心呕吐、大便泄泻，没有发热时，就可以直接使用藿香正气丸。"

"对于藿香正气丸，我父亲还有一个诊治的目标，就是治疗'暑天消化道型流感'。"汪阿姨意犹未尽，继续补充。

汪阿姨讲的内容很具体，很实用，又很容易懂，我把它仔仔细细地记录了下来。她戴着眼镜弯着腰在我的身边看我一笔一画地写着。

"汪阿姨，如果临床上除了有平胃散的舌苔以外，还有口苦、恶心、胃胀等症状，你如何加减化裁呢？"

"我一般是在平胃散的基础上加黄芩、苏梗与香附。"汪阿姨说，"去年古历三月末，我觉得自己浑身不自在，头昏脑涨，四肢困重，食欲不振，胃腹胀满，口苦口臭，便溏尿黄，舌苔黄腻而厚，我就给自己开了两帖平胃散的加味方子，就是平胃散加黄连、黄芩、苏梗、香附与砂仁。服了两天以后，这些症状明显地减轻了，胃口也好了起来。"

我听了以后佩服得不得了，想不到中医也可以如此处方投药。

我在读《伤寒论》的时候对于甘草泻心汤的证治比较模糊，汪阿姨把它列为常用方剂，其中必有奥妙。

"汪阿姨，你是如何使用甘草泻心汤的？"

"这是张简斋先生治疗疑难疾病的常用方。"

我不知道张简斋先生是谁，但是一定是汪阿姨心仪的一个名医。

“汪阿姨，张简斋先生是谁？”

“张简斋先生是南京名中医。”汪阿姨说，“当年民国诸多达官名流如孔祥熙、陈立夫、陈果夫、于右任、何应钦、陈诚、程潜、谷正伦等都求诊于他。1946年，我居住南京，经人介绍认识了张简斋先生，他为了病人真正做到了殚精竭虑、呕心沥血。当时诊务很忙，门人很多，然而听说我一个弱女子也喜欢岐黄之术，又出生于中医世家，已有一定的医学基础，就感到十分好奇，与我交谈之后，认定我具备学习中医的素质，就同意我到他家学习。不过他要我先在随翰英（“金陵四大名医”之一）医师的‘南京国医传习所’学习三个月以后，再到他家中侍诊。可惜我在张简斋先生家侍诊的时间不长，一共只有半个月，因为父亲的突然去世而中断了这次机会。”

原来如此，汪阿姨曾经受过名家指点，所以有这般见识。

“张简斋先生外貌长相是怎么一个样子？”

“张简斋先生平易近人，谦恭和蔼，但是身材瘦矮，貌不惊人，右脚还有点儿跛。”

“张简斋先生的家住在南京的哪里？房子是怎么一个样子？”

“张简斋先生当时家住在鞍辔坊，房子很大，所以他就在家中看病。他的客厅布置得特别典雅朴素，墙壁上挂着一幅陈立夫先生亲书的对联。”

“你还记得陈立夫先生撰写的对联的内容吗？”

“张简斋先生说，对联的内容是他自己撰写的，只不过请陈立夫先生代为书写罢了。对联的上联是：‘不谏往者追来者’；下联是：‘尽其当然听自然’。”

“汪阿姨，张简斋先生是如何使用甘草泻心汤治疗疑难疾病的？”

“张简斋先生对于慢性腹泻，或者经常大便溏薄不成形的病人只要出现口苦、尿黄，一般都使用甘草泻心汤。”汪阿姨回答道，“许多疑难病，只要出现上述的胃肠症状，都有较好的效果。”

“张简斋先生的甘草泻心汤常用于什么病？”

“甘草泻心汤使用于较多的疾病，”汪阿姨说，“如肝炎、胃炎、肠炎、口腔溃疡；如失眠、癫痫、癔病、嗜睡、梦游病；如虹膜睫状体炎、结膜炎、巩膜炎、泪囊炎；如关节炎、风湿病、神经痛、子宫内膜炎、盆腔炎、阴道炎等。”

她一口气讲出了诸多病名，好几个病名我还是第一次听到。

“虹膜睫状体炎是什么病？”

“是眼科的疾病，”汪阿姨说，“这个病预后不好，如果使用甘草泻心汤的话，要用生甘草一两，还要加赤小豆一两与一些活血祛瘀的中药。赤小豆要浸湿，使它萌发出一点小芽，然后晒干。张简斋先生说：‘病人眼睛发红，但是红的地方不在结膜与角膜，而在瞳仁的中间，与赤眼的斑鸠相似，所以张仲景有目赤如鸠眼一语。’”

我随便一问，引出了汪阿姨的诸多话语。对于她的回答，当时我基本上没有理解，也没有什么兴趣，只是如实摘录不误。等到后来阅读《金匮》时，才发现汪阿姨讲的都是符合经旨的。特别是甘草泻心汤治疗有慢性腹泻的疑难病患者，这个张简斋先生的心传秘法，更使我在临床上左右逢源。

“汪阿姨，你开方子有没有按脉啊？”

“我父亲教我脉学的基本知识以后就去世了，”汪阿姨说，“我不想当中医师，所以也就没有去学脉象。”

“为什么不学？”

“如果要想以中医为业，诊治疾病时一定要脉诊，”汪阿姨说，“即使对脉象一窍不通也要装装样子，不然的话，就不成样子，就像演员上台要化妆一样。”

“那你在没有脉诊的条件下诊治疾病，有没有觉得不方便呢？”

“我反正在几个方子里面翻来覆去，”汪阿姨说，“治疗自己家中的小毛病，有没有脉诊也无所谓。我看一些中医师临床上虽然也在按脉，其实都是摆摆花样子，看病辨证一点也没有谱，真的还不如我。”

“你有没有遇见脉诊过硬的医师？”

“假如把民间的传言当真的话，我父亲也是以脉理高明饮誉乡里的。”汪阿姨说，“大家都传说，他能凭着脉象就一五一十地把病人的病症说得活灵活现，头头是道。对这些神化了的街谈巷议，我父亲也不明确地表示承认或者否定。”

“你父亲的脉诊水平到底怎么样？”

“我父亲在教我脉诊的时候告诉我，”汪阿姨说，“他学了一辈子中医，在脉诊方面的进步最慢，甚至可以说一直保持在初学时的水平，没有大的突破。”

“你父亲初学时的脉诊水平是什么样子的？”

“我父亲如实地和我交了底，”汪阿姨说，“脉诊分两种，一种是不分寸、关、尺的脉诊法，父亲把它称之为‘全脉’诊法，主要是在外感病的时候使用。这一方面，父亲说自己除了学会脉律不齐的‘结、代、促’脉之外，只学会八种‘全脉’的脉象。那就是诊察病位的‘浮、沉’脉，诊察病性的‘迟、数’脉，诊察体能的‘虚、实’脉，以及反映病情紧张度的‘弦、紧、缓’脉。”

“对不起。”说了这句话，汪阿姨起身到后屋去了。过了一会儿，她手里拿着一包香烟步履缓慢地走出来。

“另一种诊脉法是什么样子的？”我继续问。

“另一种诊脉法就是寸、关、尺的‘分部’脉诊法，”汪阿姨说，“父亲说自己的体会是：先确定生理状态下的‘分部’脉。”

汪阿姨抽出一支香烟，点燃上以后就抽了起来，她的抽烟动作极为优雅。

她看我有点少见多怪的样子，就笑了一笑。

“你父亲所理解的生理状态下的‘分部’脉是什么样子的呢？”

“两寸的脉应该是浮取即得，”汪阿姨说，“两关的脉应该是中取而得，两尺的脉应该是沉取才得。反之，就是病脉。”

“为什么是这样？”

“两寸的脉是上焦心肺功能的体现，”汪阿姨小口地抽着香烟，慢慢地吐出来以后说：“浮取即得，反映心肺功能正常运转，若浮取不得，就是上焦心肺功能失常。寸脉要分别左右，如果左寸浮取不得，可能就有头晕、心悸、失眠、多梦；如果右寸浮取不得，可能就有胸闷、咳嗽、气喘、咯痰。两关的脉是中焦肝脾功能的体现，中取不得，反映肝脾功能失常。关脉也要分别左右，如果左关中取不得，可能就有胸胁苦满、烦躁不安；如果右关中取不得，可能就有脘腹胀满、胃肠症状。”

我觉得“胃肠症状”所指不是很明确，就插话：“汪阿姨，什么叫‘胃肠症状’？”

“恶心、呕吐、纳呆、肠鸣、便秘、便溏、腹泻等消化道症状，我父亲称为‘胃肠症状’。”汪阿姨耐心地解释。

"如果两尺的脉沉取不得，临床会有什么症状？"

"尺脉不分左右，"汪阿姨说，"如果沉取不得，可能就有腰酸背痛、耳鸣耳聋、小便不利、遗精遗尿、不育不孕等症状。"

"汪阿姨，你的记性真好，表达得也层次分明。你父亲在临床上都是这样去使用的吗？"

"我父亲说，病人一进来，虽然没有开口，其实把什么信息都带进来了。"汪阿姨说，"再结合以上的脉诊所得，病人不开口，我们把他的症状综合分析，连猜带推地说出来也不是没有可能的。"

"汪阿姨，你觉得这一套脉诊方法对临床诊治的意义大不大？"

"对于临床中医师，这一套脉诊方法是有用的。"汪阿姨说："因此你不妨也学学，起码可以赢得病人对你的信任与尊敬。然而对我来说意义不大，基本症状没有遗漏的话，脉象也应该包含在其中了。再说要花上好多时间去旁敲侧击地试探病人，以求一问就知的症状，这一做法，有点儿'医卜星相'的江湖术士的遗风，所以我不刻意去做。但是，我父亲晚年对脉诊的价值有他自己的心得。"

"他的心得是什么？"

"他认为在正常的状态下，每一个人的脉象都是不一样的，"汪阿姨说："特别表现在寸、关、尺的'分部'脉象上，这种区别是与生俱来的，中医师本来应该记录在案。医师知道了病人不生病时候的脉象，才能够对比与区别生病时候脉象的异常。我父亲认为《新唐书》所记载的许胤宗'脉候幽微，苦其难别，意之可解，口莫能宣。且古人名手，唯是别脉，脉既精别，然后识病'的一番议论，其实是影射脉象因人而异和临床上以病定脉的无奈。他认为许胤宗的议论表面上听去是矛盾的，其实是别有新意。许胤宗深层的意思可能强调医师当时感觉到的病人的脉象，要和病人平时正常状态下的脉象相比较。”

汪阿姨父亲的话，很有道理。几十年以后读到黄煌先生的文章中提到了脉象与病人的体质有关，使我想起了汪阿姨父亲对脉象的心得，两者似乎在某些方面有共同之处。

“汪阿姨，资深的中医师通过望诊就可以诊治疾病，这有可能吗？”

“你说的是不是指张仲景给王仲宣色候的事？”汪阿姨反应灵敏。

魏晋针灸学家皇甫谧撰写的医籍，想不到汪阿姨也已经读过。皇甫谧告诉我们：仲景见侍中王仲宣，王当时二十多岁，仲景预言其有病，四十当眉落，眉落半年而死，令服五石汤可免，仲宣犹不信。想不到真的二十年后，王仲宣果然眉落，后一百八十七日而死。

“是的，《甲乙经》的序文中说到这件事。”我说，“在许多医话中也经常看到类似这样的记载。我不太相信这类‘望而知之谓之神’的现象，你说中医师的望诊能否达到这个境界？”

“达到这个境界的中医师肯定有，”汪阿姨说，“张简斋先生就具有这样的诊察能力。我亲眼目睹他仅仅依凭望诊就毅然投以桃仁承气汤三帖，药到病除，治愈了一个中年官员的狂躁证。”

“汪阿姨，你认为如何学习才能达到‘望而知之谓之神’的功夫？”

“我认为‘望而知之谓之神’的功夫是无法传授的，”汪阿姨说，“医者修炼到一定的火候，就会自然而然地水到渠成。”

我想自然而然地瓜熟蒂落不等于被动地等待，总应该有一个传道授业解惑的渠道吧。

“你为什么认同‘望而知之谓之神’的功夫是无法传授的呢？”

“望诊中一般的望诊是可以通过教育与阅读的方式学会的，”汪阿姨说，“然而‘望而知之谓之神’的功夫是一个例外。不要说诊察病症了，就是在菜场上买蝤蠓（青蟹），能够通过观望就能识别哪一只蝤蠓是膏黄肉肥的人也没有几个。我的一个亲戚，是一个识别蝤蠓的老手，在一大群满地乱爬的蝤蠓之中，他不用动手去抓扑蝤蠓进行近距离地察看，而只要远远地站在那里，叫人把在他手指点划下的蝤蠓拿来，只只蝤蠓都是百分百的肥美壮实，因此人人佩服他有一双‘望而知之谓之神’的眼睛。他的三个儿子都是做水产品生意的，个个都想学会父亲的这一手绝活，渴望练就如父亲一般的‘火眼金睛’，去直接看透了本质而不执着于纷繁的表象。我的亲戚也想把自己如何挑肥拣瘦的经验与方法传授给下一代，然而就是难以用言语与动作表达出来，一直到死也没有教会他们。”

记得以前读《学记》中的“大匠诲人，必以规矩，不能使人巧”这几句话的时候，很不理解为什么大匠不能授人以巧的道理，现在通过汪阿姨这个浅显的例子，我终于有所领悟。

突然想起张简斋先生仅凭望诊就治愈狂躁症的病例。我的一问，离题千里，还没有了解清楚病人具体的临床表现。

“汪阿姨，那个中年官员的狂躁症有什么表现呢？”

“面色暗红而紫，狂躁不安，骂詈不休。”汪阿姨说。

“这个病例真好，还有别的典型病例吗？”

“有一个我哥哥的同事，”汪阿姨说，“是个矮矮胖胖的军需官员，满面红光，体重两百五十多斤。他是来要求张简斋先生帮他减肥的，还是我领他去的，那时候我还没有跟随张简斋先生侍诊。张简斋先生只问他一句话，他点点头以后，就给他开了一张半夏泻心汤，方中半夏的用量是一两。服药以后就有效，后来原方稍作加减，连服两个月，体重减少了三十斤，多年的慢性肠炎也随之治愈。”

“张简斋先生问他一句什么话？”

“我不是已经告诉你了吗？”

我其实心里也有数，那一句问话一定是大便有否溏薄腹泻，只是为了核实一下才多问了一句。

张简斋的经验经过汪阿姨的转述，一直到我在临床上的有效应用，前前后后已有六十多年了。从临床明显的疗效中，可见方证相对应的方法简明可行。临床经验丰富的张简斋先生可以望而知之，举手取效；愚钝的我也可以通过“有是证，用是方”探索着一步一步地前行。

我搜索枯肠，尽量寻找一些医学问题请教汪阿姨。

“汪阿姨，如果遇见一个突然昏死过去的病人，也不知道是什么病，中医可以诊治吗？”

“当然可以。”汪阿姨一改往常的语态，“一个人突然昏死过去，这是多么危急的疾病啊，就是在现代大医院里，要诊断出是什么疾病并非易事，遑论治疗了。然而古代中医却可以通过另外一条途径找到一条非常合理，且可以操作的诊治方法。”

我一下子就被汪阿姨的讲话吸引了。

“昏死过去是一个症状。中医也分中风、癫痫、厥证、中毒、热病等好多种病。”汪阿姨如数家珍。“如果沿着这一条认病、辨病的思路去诊治的话也是极为复杂的。”

“难道还有一种更简单的、执简驭繁的诊治方法？”

“当然。”汪阿姨一改平时病恹恹的样子而光彩照人。“先分‘脱证’‘闭证’两大类。再在‘脱证’中选择四逆汤回阳救逆或者是生脉饮气阴并补；在‘闭证’中选择安宫牛黄丸清热开窍或者是苏合香丸温通开窍。这样的诊治就能最大程度地帮助病人，促使其大脑苏醒。”

“什么是脱证？什么是闭证？临床上如何区别？”

“我打个比方吧。”汪阿姨用手托着脑袋想了想。“‘脱证’就是指人体的所有门窗都是打开的，如病人口开齿露，手撒汗多，二便自遗，肢体瘫软；‘闭证’就是指人体的所有门窗都是关闭的，如病人牙关紧闭，口噤不开，两手紧握，大小便闭，肢体强痉。‘脱证’和‘闭证’，两者的各个主症都是相反的，临床上比较容易区别。”

经汪阿姨这样一讲，同样是突然昏仆、不省人事的病人，就被清晰地分成了两大类。这样相对应地去抓主症的办法真好。

“再进一步辨证就可以用方药了。”汪阿姨的声音优雅动听。“‘脱证’的病人如果有四肢厥逆，恶寒蜷卧的症状，就可以使用四逆汤；‘脱证’的病人如果有面红肢温，脉数舌红的脉症可以使用生脉饮。‘闭证’的病人如果有谵语烦躁，脉数舌红的脉症就可以使用安宫牛黄丸；‘闭证’的病人如果有面白唇暗，静卧不烦，四肢不温，痰涎壅盛，苔白腻，脉沉滑的脉症就可以使用苏合香丸。”

脉症对应，条分缕析，通俗易懂，趣味盎然。汪阿姨真是个好老师！

“汪阿姨，你有否用上述的方法诊治过疾病？”

“有啊。”汪阿姨看着我。“我在娘家的时候，时常遇见这种病症。有一年夏天，我跟着父亲出诊，患者是一个中学生，暑假期间帮助家中割稻子而中暑，昏迷不醒已经五六个小时。病人躺在大房间的床上，周围站满村子里的亲房、邻居。我们进去以后，大家才安静下来并退出了房间。”

我认真地听着，心里忐忑不安。

“病人牙关紧闭，口噤不开，两手紧握，大小便闭，肢体强痉。你说是什么病证？”

“闭证。”我随着她的思路，依照她的诊断框架在紧张地思考，经她一问，我就脱口而出。

“好。”汪阿姨看着我满意地点点头。“进一步仔细观察，病人面白唇暗，四肢不温，脉沉滑。轻轻地撬开紧闭的牙缝，就看见口中的又白又黏的痰涎顺着口角流出，并勉勉强强地看到舌苔白腻。”

“噢，苏合香丸。”我情不自禁地嚷起来。

“又给你选对了方剂，”汪阿姨喜形于色，“假如从判别病名入手就没有这样容易了。”

虽然是“二选一”的鉴别，但是我也体味到一点点的成就感。

“我当时就和你一样。”汪阿姨神色凝重沉浸在往事的回忆里。“在父亲的引导下一问一答选对了。后来父亲取出药瓶中一点点由细辛与皂角研成细末的‘通关散’，叫我轻轻地吹入病人鼻中。连吹了几次以后病人喷嚏频作，牙关稍有松动。然后把苏合香丸用温开水化开，让病人勉强地灌服下去，再加以针刺‘十宣’，这个病人就苏醒了过来。”

假如没有我妹妹来催我回家，和汪阿姨的谈话还会进行下去。

在汪阿姨家中学到了这么多东西，我心里的高兴无以复加。中医从整体着眼，从症状入手，有几千年经验结晶的方药相对应的诊治方法，的确散发着科学的精神。

临别时，我以感谢的目光看着汪阿姨明亮的眸子。

我回到家，没想到阿骅表兄也正在我家，他与父亲一边饮茶，一边聊天。我给他们讲了刚才与汪阿姨的谈话，父亲也肯定了汪阿姨的诊治水平，为她不从医而感到叹息。

“汪阿姨是一个高智商的人，同时也见过大场面，所以能在‘田螺壳中做道场’。”父亲叹息道。

“阿大，你们认识多久了？”

“我认识你汪阿姨已经二十多年了。”父亲说，“那时候我在南京工作，你外公一家人也都住在南京。我就是在你外公家里认识汪阿姨的，说起来还是远房的亲戚。那时候汪阿姨的丈夫在大学教书，她哥是骑兵学校的校长。汪阿姨知书达理，虽然涉及中医不深，但是心性聪慧，对中医临床有一定的领悟。她的中医心得可能得益于张简斋先生，这是因为汪阿姨的哥哥患严重胃病，天天清晨呕吐清水，张简斋先生用二十帖的苓桂术甘汤把他治愈了。后来汪阿姨的哥哥就恳求张简斋先生带教汪阿姨。”

“阿大，你认为她的中医诊治水平怎么样？”

“汪阿姨的中医水平很不错。”父亲说，“我们家刚搬迁到这里的那段时间，我的老胃病又发作了。病情是胃脘隐隐作痛，喜温喜按，嘈杂不适，食入胀满。我给自己针刺疗效不明显，试着服用香苏饮一帖，苏梗二钱、香附二钱、陈皮二钱、枳壳二钱、炙甘草一钱，一共五味药。但是服后无效，反而更加严重。思前想后就转为小建中汤，连服了多帖也无效。后来我与汪阿姨偶然之间谈起病情的纠缠，她劝我服用香苏饮加味，就是加上姜、枣、参。我根据她所言，开了二帖方子，服药以后非常有效，所有的症状都消失了，真使我刮目相看啊！”

“阿大，你还记得方子的药物吗？”

“记得，一共只有八味药。”父亲说，“苏梗二钱、香附二钱、陈皮二钱、枳壳二钱、党参三钱、大枣三个、干姜二片、炙甘草一钱。”

为什么父亲使用香苏饮无效，而经过汪阿姨加上参、姜、枣就有效，真是奇妙无比啊！

对于汪阿姨“做一个医师首先要知道有的病是医治不好的”这一观点，父亲有不同的意见。

“古人认为，没有治不好的病，只有没本领的医师。”父亲说。

这时一直没有开口讲话的阿骅表兄突然插话，发表了他的见解。

“世界万物是无限可能性的存在，潜藏着无数不可测的力量，也派生出无数形形色色的概念。”阿骅表兄平和地说，他的讲话总是带有欧化的语法习惯，我一时听不明白他的意思，这个缺陷影响了他与别人的交流。

阿骅表兄停顿了半天，见没人插话，就慢慢地把这个话题继续讲下去。

“表叔，你说的‘病’和汪阿姨说的‘病’，不是同一个概念。”阿骅表兄看着我父亲说，“你说的‘病’是有可能治愈的疑难病；汪阿姨说的‘病’是客观上预后不良的病。”

阿骅表兄说的有道理，一词多解、一词多义是汉语的特点。

“几个人在一起讨论问题，”阿骅表兄说，“怕就怕被讨论的那些观念，究竟具有什么样的含义，人们在认识上还未统一。如果在交换彼此的意见之前，规定好了每一个概念的外延与内涵，就好了。不然的话，讨论、争辩只能是‘关公战秦琼’。”

阿骅表兄的讲话总是要花许多时间在主题之外迂回与铺垫，然而就是我这个急性子也认为这种迂回与铺垫是必要的，不然的话，许多貌似热烈的交谈，由于双方对于讨论主题理解不一样，到最后还是一无所获。

阿骅表兄在没人打扰的境况里，讲话的声调渐渐地变得抑扬顿挫起来。

“据我所知，”阿骅表兄说，“‘做一个医师首先要知道有的病是医治不好的’这个观点最早是陈修园提出来的，他是从临床实践与人的生老病死规律中归纳出来的，是客观存在的，当然是正确的。表叔赞同的‘没有治不好的病，只有没本领的医师’这个观点也有它的存在价值。《内经》说过：‘非不治也，不得其法也。’天外有天，人外有人，自己治不好，不等于这个病无法治，可能是自己的水平不够，如果遇见诊治水平高于自己的人，也有治愈的可能。退一步说，即使当今的天下医师皆以无效告终，那也只是今天的事，明天后天是否如此还不能说。人对疾病的治疗能力并不到今天为止，但是明天后天的可治是建基于今天不治的基础上。假如医者在面对不治之症时，却不知所对的是不治之症，甚至病人死了也不知道为什么死的，这样的医师，这样的治疗能使不治转变为可治吗？所以两种观点是从不同的角度讨论同一个命题，它们是一个概念，各自表叙。一个概念，就是从医师的责任伦理出发讨论病人的疾病，前者强调现实的可能性，要对病人实话实说；后者强调病情变化的无限可能性，要求医师不断进取。所以这里不存在谁对谁错的问题。”

阿骅表兄的话，观点新颖，切入点选择恰当，对我启发很大。但是他的讲话中的一些词语我一时还没有完全领会，所以对他的表达方式不敢恭维。

“汪阿姨的朋友识别蛸蠓的故事内涵丰富，”阿骅表兄环顾四周，停顿了片刻，“可堪与庄子的‘轮扁斫轮’相媲美。”

“‘轮扁斫轮’的成语似乎有点耳熟，”我感兴趣地插话：“你能讲得具体一点吗？”

阿骅表兄还没有接下去讲，我父亲不知道从什么地方拿来了这个故事的原文：

《庄子·天道》

桓公读书于堂上，轮扁斫轮于堂下，释椎凿而上，问桓公曰：“敢问：‘公之所读者，何言邪？’公曰：‘圣人之言也。’曰：‘圣人在乎？’公曰：‘已死矣。’曰：‘然则君之所读者，古人之糟粕已夫！’”桓公曰：“寡人读书，轮人安得议乎！有说则可，无说则死！”轮扁曰：“臣也以臣之事观之。斫轮，徐则甘而不固，疾则苦而不入，不徐不疾，得之于手而应于心，口不能言，有数存焉于其间。臣不能以喻臣之子，臣之子亦不能受之于臣，是以行年七十而老斫轮。古之人与其不可传也死矣，然则君之所读者，古人之糟粕已夫！”

“还是表叔的动作快。”阿骅表兄笑着说：“庄子借轮扁之口引出一番以《天道》命名的心得：‘得之于手而应于心，口不能言。’即

‘得之于手而应于心’的技巧是用言语表达不出来的，全靠个人的心领神会。我认为庄子的心得有普适性。不但木匠等手艺活如此，中医的师承也不例外。师承的时候，不仅要听老师怎么说，书本上怎么写，更要重视老师怎么做，要自己学会分析与思考。”

“‘只能意会，不可言传’的东西真的就不能表达吗？”

“《道德经》所谓的‘道可道，非常道’就是针对‘言传’这个问题而阐发的。老子认为对于知识的‘言传’是有可能性的，但是也要警惕‘言传’的片面性。”阿骅表兄的回答使我感到意外。“老子不就是通过五千字的《道德经》把自己对社会、对世界、对历史的看法曲折地表达出来了吗？张仲景撰写的《伤寒论》，也通过特殊的文本结构，用理性的语言刻画出中医诊治系统非理性的图像，让后学者了解他内在的医学思想。张仲景的历史性贡献，除了提供一部中医学临床诊治总论之外，还给世界提供了一种独特的写作范本。”

“阿骅，还有没有其他方法可以破解张仲景心中的秘密呢？”

“我想破解的方法应该不会没有吧。”阿骅表兄对这个问题持谨慎乐观的态度，“历代经方医生从《伤寒论》条文排列入手来研究《伤寒论》；日本汉方从药征、方证入手破解《伤寒论》，都是希望从中探求仲景的言外之意，弦外之音。”

许多年之后，我读了波兰尼的《个人知识》这本书后，才对“只能意会，不可言传”问题有了比较清醒的认识。《个人知识》是波兰尼在 1945 年发表的《科学、信仰与社会》的基础上发展而来的，也是他作为一位物理化学家在经历了两次世界大战后对历史、世界、社会和人生以及他自己从事的工作综合反思的结果。

《个人知识》论叙的核心理念与庄子的“轮扁斫轮”和老子的

“道可道，非常道”的命题非常接近。波兰尼只是对知识“能够意会，难以言传”进行了系统的理论研究，并把个人知识又命名为默会知识、意会知识。波兰尼认为，知识不仅仅只有公共性、可表达性，而且还具有默会性与个人性，它在一定程度上是不可言传的。从这种意义上说，知识也是具有个性的。技能是知识的一种，它的不可言传性更是不言而喻的。游泳者不知自己如何能在水中浮起来，学会骑自行车的人不知道自己如何最终使自己骑在车上不致摔倒，酒类或茶叶品尝专家能辨别出不同品种的酒或茶的最细微的差别，有经验的X射线师能从病人肺部的透视照片中观察到哪怕是最微小的病变，高明的机械师不依靠任何仪器单凭听觉或触觉就可以判断出机器和引擎的种种故障……这些知识都是不能单靠规则或技术规范来传授的。它们靠的是师傅教徒弟这种师承的方法来传授。各种技能或行家绝技如果在下一代人中得不到应用，那么窍门就可能会从人类的知识遗产中永远消失。

波兰尼的《个人知识》风行一时，被西方学术界普遍接受，甚至被誉为思想界第三次哥白尼革命。然而识别青蟹的故事只流传于民间，庄子的“轮扁斫轮”也只成为一个偏僻的成语，对老子“道可道，非常道”的解读一直还是见仁见智。这也许就是早熟的东方文化的历史宿命吧。

那天我们还讨论了汪阿姨说的昏死病人的分类分型方法。

“汪阿姨说的诊治昏死病人的方法：先分类，再分型，后方药，就是顺循着理法方药的辨证论治的方法。可见你们所谓的‘方证辨证’仅仅是理法方药的一部分。单纯的方证辨证只是辨证论治的低级阶段。”父亲抓住了证据，一脸兴奋。

在我父亲大发议论的时候，阿骅表兄一声不吭，默默地在思考着什么。

“按症用方，不论其他，此为绝妙的一例。”阿骅表兄没有直接反驳父亲的意见，“初学者依顺着‘先分类，再分型，后方药’的框架去诊治当然可以。待到熟练以后，抓住主症一步到位，当然更胜一筹。所以理法方药的辨证论治和抓主症的方证辨证没有什么隔阂，它们之间和而不同，互补互利。”

父亲有点儿扫兴，郁郁寡欢地离开。

十二、读君方恨识君迟

在一个意想不到的场合，我意外地发现了一本我朝思暮想的书，认识了一个我从未谋面而后来怀念终生的人。直到现在回想起来，还是觉得这样的巧遇真是不可思议。

事情的来龙去脉得从头说起：

我在临床中发现许多疾病光凭针灸是不够的，之后在读日本针灸家的著作时，发现泽田健、代田文志、柳谷灵素等医家虽然是针灸医师，但都精通《伤寒论》。特别是代田文志经常针灸和方药并用，好不令人羡慕。因此，我也萌生了学习《伤寒论》的意念。特别是读了《针术的近代研究》一书，感到连一个德国的医学博士都佩服张仲景的《伤寒论》，我们中国医师更要努力研究。

我当时能够找到的《伤寒论》辅导读本就是中医院校统编教材《伤寒论讲义》。因为没人指导，我读了几次还是一头雾水。生产队派我去放牛，我也把《伤寒论讲义》带在身边。就这样，咬着牙学了好几年，但在它的前面我就像一个儿童走进了迷宫，摸不清它的出入路径和方向。在我的眼里《伤寒论》是一大堆症状与方药的魔方，没有任何规律可作为参照与依凭。阅读《伤寒论》时，时不时被上下的条文卡住，总是弄不懂他的研究进路。无奈之中只好选择别的《伤寒论》注释书籍来导读，谁知道导读来导读去，反而给我建构了一个无法取舍的想象空间。每当夜幕降临，我常常在煤油灯下把《伤寒论》颠来倒去地看，走火入魔地向往着一种破解《伤寒论》文本的密码。我也曾经把《伤寒论》中的条文一条条掰开了，揉碎了，分析张仲景的方药为什么这么有效？为什么受历代医师的欢迎？尽管如此这般地折腾了好久，对于《伤寒论》的入门路径依然无法找到。

《伤寒论》的终南捷径虽然是南柯一梦，但是我没有死心，仍然去中医古籍的海洋里探宝寻金。

谁知道没过多久，我的好梦果然成真。回想起来那真是一次幸运的巧遇。

我随父回乡务农以后，一直都很少进城，因此九年来几乎所有的同学、邻居都中断了往来。1971 年春天的一天，我进城办事途经信河街，突然想起一个老邻居张一，就无目的、无意识地跟着自己的感觉走到了他家门口。

有人说“纯粹意义上的亲切感无视任何外在的差异”，我非常认同这句话。因为张一就是我仅有的几个无视任何外在的差异而有亲切感的人。那时我家居住在他家大院子后面的木棚小楼里，他长我三岁，我小学与初中阶段有三年的时间与他在一起。他是一个个性张扬、思想开放的人，时时略微眯缝着眼睛，平时习惯用一种探询的眼光看着人。他那时候就拥有一个他自己的小小的化学实验室，一瓶瓶透明豁亮的玻璃器皿，一罐罐封盖得严严实实的液体化学原料，一排排口径大小不一的玻璃试管，这一切的一切都让我钦慕不已。更不用说那盏酒精灯所燃烧着的蓝色的火焰，牵动着少年的我神思飞越，浮想联翩。暑假里，他经常给我们喝他刚制成的冰汽水，并教我们自己动手制作。我就是在他那里，第一次听到什么酸碱度、化合反应、硝酸、草酸、香精、小苏打等新鲜的名词。因此，我家1959年虽然搬迁到安平坊居住，但我还经常到他家里去玩。我心里总是把他当作自己的兄长，有什么疑难的事或是高兴的事总想找他聊聊。1959年，他家的房屋也被街道工厂强行征用，被迫搬了家；我回乡以后也极少进城，因此登门拜访、促膝谈心的机会也不多了。

张一先生的“新”家是一座已有上百年历史的楼厅兼备、砖木结构的大院，原来的建筑规模较大，院子内外的布局、结构都很讲究，很完整。但是现在的大门楼已经油漆剥脱殆尽，门楼顶的小灰瓦在大自然的风吹雨淋下也破损得参差不一了，高高翘起的小瓦花脊两端的蝎子尾也残破不堪。

当我从宽敞的古旧木质楼梯上楼，走到他家的三楼时，听见房间内传出的话语声。一个是张一的声音，自信而优雅；另一个是陌生的声音，苍凉而缓慢。他们好像在讨论医学问题，“风心病”“二尖瓣狭窄”“内关”“足三里”等医学名词都是那个陌生的声音讲的，张一只是隔三岔五地提问。我刚到门口，张一就和往常一样热情地站起来欢迎我，并把我们的关系向陌生人作了介绍，然后对我说：“他叫林治平，一个行政学校的前校长。现在已经被清理出革命队伍，成为一个社会闲散人员了。”

张一以一种戏谑的语调介绍林治平先生的身份，脸上泛满调侃的笑容。

林治平听了以后尴尬地笑了笑，随后也就见怪不怪地说：“是这样，是这样。真的是这样。”

张一接着告诉我，林治平父亲是这座老房子的主人，他的四个儿子都从小就参加了革命。林治平是老大，在“文革”中被审查，所以回了老家，现在居住在与张一同一层楼西边楼梯口的小房间里。

我的第一个印象是，他笑得那么憨厚。笑的时候声音不大，有些沙哑，像通常的老人那样。他中等个子，神色憔悴，戴着一副黑框玳瑁色的眼镜，一双深邃的眼睛，向前凸起的额头，脸颊上满布着纵向的纹路。这是一张饱经磨炼而坚毅的脸。

我们一开始谈话，就立刻忘记了时间，忘记了身外的一切事物。他说当时社会上流传着一个消息，有十类人，就是所谓的阶级异己分子都要从城市里被扫地出门。他怕自己被扫地出门后，在农村中干不了繁重的农活。这几年来，他为了今后的生活，在努力地学习中医、针灸，暗暗地在为未来做未雨绸缪的工作。

我非常高兴又认识了一个有学问、有阅历的同道中人。虽然我们年龄相差二十多岁，但对中医、针灸的共同爱好缩短了彼此的距离。我就把自己学习的情况一五一十地告诉了他，并向他请教了许多医学上的问题。他一点也不保守，热情地解答了我的提问，并介绍了日本医学家的“天平疗法”以及他自己使用“天平疗法”所取得的临床疗效和心得。针灸本来是他的强项，一旦话题回到这上面来，他就眉飞色舞，声音也铿锵有力起来。

“其实天平疗法就是我国古代的左病刺右、右病刺左的缪刺法，”林治平先生对我们说，“只不过这个日本医学博士在临床上广泛运用我国古代缪刺法成功治愈许多疑难疾病，就写了一篇题为《天平疗法》的论文，发表在一个世界著名的医学刊物上，所以大家就认为是日本人发现了‘天平疗法’。”

我在永强乡下孤陋寡闻，感谢林治平先生让我不仅了解了这种疗法，更重要的是他给我传递了医学信息，给了我多方面的启示。和林治平先生交谈中，对我教益最深的是他对当前中医界《伤寒论》研究方向的批评，他认为张仲景的医学思想被《内经》学者的声音所淹没。当时的我虽然记住了他的这句话，但对这句话的意思理解不深，所以就没有展开进一步的讨论。

林治平先生还认为，我们拜读名医医案，学习其方法、方药时要保持平常心，一定要从容面对。

“人们多爱贴标签，或说把人归类，写了几本书就认为是名医啦什么的，这当然省事。”林治平先生眼睛里闪动着聪睿的光芒，“但我们临床医师可不能随便听人吆喝，对名医要分别对待，其中有名实相符的，也有徒有虚名的。有些名医的临床水平与一般医师不会相差太远，只是他们能写和会写罢了。重学问、轻临床之风盛行，使无数生动的个案被忽视，使大量优秀的临床家被抹杀，令人心疼不已。鲁迅有一句话值得我们记住，他说：‘专家多悖，通人多浅。’对专家与通人各打五十大板。这就是警示我们不要盲目地崇拜名人。”

“林先生，老中医总结自己的临床经验与心得也是很重要的事情，没有著作也成不了名医啊！叶天士假如没有顾景文等学生把他的经验整理成《临证指南》，他也不会被后世所知。”林先生的话虽然使我心旌摇荡，但我还是强调临床医师要有著作传世的重要性。

虽然对林治平先生的话我不太赞同，但奇怪的是，我的内心却渴望听他这样随心所欲地畅谈。他的这些多少有点儿犯忌的话，可以引起人们深刻的思考，这可能是我喜欢听他说话的原因吧！四十年来，每当中医界宣传某一个名医或者某一种疗法时，我就会马上想起林治平先生的话，这样就能以平常心来看待名医和流行的疗法。

我和林治平先生谈到福建的蒋老先生，谈到他赠送给我的德国许米特博士与日本针灸家间中喜雄合著的《针术的近代研究》一书，林治平先生也很感兴趣，并要我借他一读。

我说，书中“针术的诊断学”这篇内容我最感兴趣，因为它介绍的胸部、腹部、臀骶部的压诊法对临床很有用处。譬如，胸骨压诊点有两个，一个在第三肋间隙齐高的地方，说是在支气管病变时出现；另一个在第四肋间隙齐高的地方，说是在十二指肠病变时出现。上下只差一点距离的两个压痛点，却一个与胸部疾病有关，另一个与腹部疾病有关。这里，第四肋骨的作用恰如横膈膜分隔胸腔与腹腔的作用，使人感到非常有趣。

在热烈的交谈中，我变得不那么拘谨了，随口就问：“林先生，你有没有看到过可以用穴位处方替代方药处方的医学资料？”

“有啊，”他思索了一会儿，高兴地说，“日本汉方家矢数道明先生，师从宗教家森道伯氏研习汉方医学。1941 年他作为军医被征兵，经由菲律宾至新几内亚，在兵站医院工作。矢数道明先生对当地的草药进行了调查，并实际应用于临床。在药品缺乏的战时新几内亚，他施用针灸疗法，用穴位处方替代方药处方。战败后，返回故乡与兄矢数格氏从事中医、针灸。后来听说他一直在临床上施行针药并治，还写过一本针灸穴位处方替代方药处方的书。”

“矢数道明先生写的书你读过没有？”我迫不及待地问。

“我只是听说，没有读过。”林治平先生摇了摇头说。

我还是不断地追问，矢数道明先生有没有撰写过用穴位替代方药的《伤寒论》注释本。

“这倒没有听说过。”他还是摇了摇头。

我大失所望，林治平先生看我一惊一乍的样子就关切地询问：“你在研究矢数道明先生？”

“不，”我说，“我梦想假如有一本《伤寒论》注释本，在每一条有方药的条文下都用穴位处方该多好。这样，我就可以利用已知的针灸、穴位知识去理解《伤寒论》条文中的微言大义了。”

“承淡安先生的书你读过吗？”林治平先生若有所思地一笑，突然问我。

“我读过承淡安先生翻译的代田文志的《针灸真髓》。”

“承淡安先生翻译的日本医学家长滨善夫与丸山昌朗编的《经络之研究》你读过吗？”

我摇摇头。

“《经络之研究》这本书对学习针灸的人来说是必读的书。”林治平先生说，“长滨善夫在临床上发现了一位眼科病人，在针刺各经络的原穴时，所表现的感传现象基本上与十二经脉的走行一致，而得出了经络确实存在的结论。这就是经络敏感人的现象，针灸医师知道这个事实就会增强自己的信心。”

长滨善夫的《经络之研究》我听何黄淼老师提起过。

“承淡安先生的《子午流注针法》你读过吗？”林治平先生问。

我又不好意思地摇摇头，说没有读过。

他问我子午流注针法使用过吗？

“我自己没有使用过这种针法，”我回答，“但亲眼目睹何黄淼先生用类似这样的针法治愈了一个午时昏厥的病人。”

接着我就把何老师的诊治过程讲述了一下，他听得津津有味。

我当时在想，林先生突然问我有关承淡安先生的书，和我刚才谈论的问题是不是有什么关联？

“林先生，承淡安先生到过日本吗？他是一个什么样的人？”我问道。

“是的，承淡安先生在日本留过学。”林先生回答，“承淡安先生是中国科学院院士。他在35岁时曾经漂洋过海，到日本学习过汉方医学和针灸。1936年回国后，创办了中国第一个针灸疗养院、中国第一个针灸学社和中国第一个针灸刊物《针灸杂志》，创立了中国现代的针灸学。他还著书立说，主要著作有《中国针灸学》《伤寒论新注》。”

“承淡安先生撰写过《伤寒论新注》？”我听到承淡安先生撰写过《伤寒论新注》，眼前一亮，就紧紧地追问。

林先生看到我猴急火燥的样子，故意慢腾腾地说：“对，《伤寒论新注》的副标题是：‘附针灸治疗法’”

“请你介绍一下《伤寒论新注》的来历，好吗？”我惊喜万分。

“承淡安先生抗日战争时在大后方一个中医学校担任《伤寒论》的讲学工作。”林先生告诉我，“由于生产、运输、储存、销售环节的中断，药店里的中药材经常缺货。面对中医市场有方无药的现状，承淡安就利用针灸穴位来替代《伤寒论》中的药物方剂。他在每一条有方药的条文下都用穴位处方，于是就有了这一本书。”

我梦寐以求的书终于浮出了水面，看林治平先生的样子好像有这本书的线索，就满怀希望地问：“林先生，你能给我找到这本书吗？”

林治平先生一下子站了起来，高兴地说：“巧了，巧了。”他一边说，一边踏着吱呀作响的地板回到自己的房间里拿来一本书递给我，说：“这就是你刚才说要寻找的那本书。”

这本从天而降的书已经包上了精美的书皮，我小心翼翼地把书轻轻地打开，《伤寒论新注（附针灸治疗法）》赫然入目。林治平先生在旁边说，这本书他已经反复读了几遍，所以知道非常适合我目前这种情况。他也为我能够神差鬼使地和这本书相逢而兴奋。他说了，此书是他向隔壁名中医邱菊初先生之子借的，日本汉方家森道伯先生、矢数道明先生的故事也是从邱菊初先生他那里听来的。现在愿意把《伤寒论新注》转借给我，以解我的渴求，并希望此书对我的学习能有所帮助。

我一开始看到这本书就怦然心动，后来听到治平先生愿意把这本书借给我读一段时间时，简直高兴得不能言语了。承淡安先生的名字我耳熟能详，过去拜读过他翻译的《针灸真髓》与《中国针灸学》两本书，内心对他非常佩服，非常向往。听了林治平先生热情洋溢的评介，才知道他是这样一位了不起的人物。我内心为中国现代针灸家对《伤寒论》研究如此深入而感到骄傲，也把这样的目标作为自己一生努力的方向。

现在，我已经不记得当时离开张一家时的情景，也不记得是怎样和他们告别的。心里只担心这本书拿丢了，就把它死死地拥在胸前，紧紧地抱住它。当我用了五个小时徒步回到青山村时，一身的汗水已经渗湿了这本书的书皮。

那一天夜晚，我疲惫地坐在床上，回想着拜访张一家时的感受。林治平先生令人心仪不已，他的一些医学思想和人生理念，以及这些思想理念背后的姿态，深深地打动了我。他和我年龄相差很大，双方各有一个极为不同的内心世界，按理说交谈和沟通应该是很困难的，然而我们却一见如故，真可谓是“忘年之交”。

后来，我把如何寻找到《伤寒论新注》的过程以及林治平先生的一席谈话原原本本地转述给阿骅表兄，他听了以后也颇感兴趣并且议论丛生，其中有一种观点我记忆至今。

“林治平先生有关名医的这一段话很有意思，是有感而发的。”阿骅表兄说，“他并不是否定名医的医疗水平，而是否定‘名医’的标签作用。把一个人用一个标签贴起来，社会上就以这个标签来认识与判断这个人，这样的做法由来已久，实际上名实不一定相符。古人就说过：‘盛名之下，其实难副。’”

四十年过去了，林治平先生早已被平反了，也早已不在人世了，但悠悠的岁月没有抹掉我对林治平先生的怀念。他讲的“好书是手拉手的，今天你找到其中的一本，明天你就会寻找到更多”这句话，值得我铭记一生，我自己之后的读书经历也在证明着这一句话。我得到《伤寒论新注》后，从中知道了许许多多中日经方家的名字与著作，虽然当时还不了解他们的价值与作用，但是已经在心中留下了一些印象，所以当后来偶然看到陆渊雷的著作时才有那种触电一样的感觉。有了《伤寒论新注》与《陆氏论医集》《伤寒论今释》的阅读经历，才能够拥有与张丰先生交谈的基础，就是这些书籍手拉手地把我带到了经方医学的大门口。

十三、抬石垒坝一郎中

在得到《伤寒论新注（附针灸治疗法）》这本书的第三天，我就背井离乡到三百里以外的龙泉县去了。当时庙下水库工地刚刚开工，我就在那里当起了一个起早摸黑、任人调遣的小工。水库工地上，白天的活很重很累，就是用一条又粗又长的竹杆把一块块大石头抬到大坝上去。夜晚百号人睡在几个大工棚里休息。工棚里满是灰尘和蛛网，人声嘈杂，烟雾弥漫，被子长年不叠，空气里夹杂着体腥汗味。

我花了九个月的时间，在听着此起彼伏、各式各调的鼾声中，硬是一点一点地把这本《伤寒论新注》啃了下来，并对照原著和《伤寒论讲义》做了两大本密密麻麻的笔记。在第一本笔记的第一页上，我恭恭敬敬地写下："这是一部经方世界里的针灸学。"每当阅读《伤寒论新注》的时候，我的精神状态就特别的好，注意力也特别地集中。每一个章节坚持从头读到尾，不轻易地放过一个字。我所做的笔记有的地方特别详细，有的地方则一笔带过。对于不理解的条文，我特别留意，都把它一一记录下来。反复思考后，把自己当时真实的想法写下来，即使是不成熟的东西，也是都把它记了下来。还不时地在笔记本的前面空页上摘录一些励志的话，其中有一句话是："朋友，当你千难万苦地写完了毕业论文，当你千思万虑地完成了一项设计，当你听到千万观众的掌声响起的时候，你会感到时间对你是忠诚的。”

偌大的一个工地，上百号民工，指挥部没有安排一名医师，甚至没有一个卫生员。我在无形之中就充当了有实无名的中医针灸医师。记得刚刚落脚的第一天晚上，我邻铺的一个小伙子感冒发热，头痛无汗，体温 40℃，手脚冰冷。如果用汪阿姨的方法就是桂枝汤加葛根、麻黄与附子。然而在这个远离城镇的荒山丛林之中，周围没有医院、医生，生了病只能听天由命，大家只能干着急。我当时诊断为阳虚风寒，给他喝下生姜红糖汤，针刺风池、风门，并用自己带来的艾条熏灸大椎、风池穴，这本来是被何黄淼老师列为初学者的禁穴，但我在临床中反复摸索，渐渐掌握了它的使用特点所以就使用了，特别对于外感发热头痛，我把风池穴作为首选的穴位。就这样，折腾了几个小时后他居然汗出热退，安然而愈。当小伙子第二天在工地上正常干活时，我的医师资格就被这一百来号劳苦群体所默认了。从此以后，他（她）们的伤风咳嗽、跌打损伤、腹痛腹泻、痛经白带、中暑冻疮等疾病几乎都让我全权处理。

有一天夜里，我在睡梦中被吵醒。原来队长吴德明腹泻不止，这个壮实的中年汉子因为连续十多次的水样腹泻已经出现轻度脱水。他心神俱疲，无力行走，但是一阵阵的腹泻使他不得不起床去大便，那种病快快的样子十分可怜。大伙儿一时没有想到我，也许是他们不相信针灸能够止住腹泻，所以没有叫醒我。我起来以后就给吴队长诊察了一遍，估计是食物中毒引起的急性胃肠炎，应该马上到医院去进行补充体液等治疗。然而深更半夜、荒岗僻野的，诊所与医院也不知在哪里。根据汪阿姨的经验，我想应该服用五苓散，但是到什么地方去寻找中药店呢？在无可奈何下，只有使用古老的针灸疗法了。根据何黄淼老师教我的方法针刺阴陵泉与足三里，但是我使用以后疗效不明显，还是止不住腹泻。我又用了第二种方法，就是在委中放血后拔罐，还是没有效果。针灸对急性病的疗效，要求现场兑现，要求即时效果，所以治疗后还是连连腹泻，就是无效。

怎么办呢？大家把目光都集中在我的身上，我也为吴队长的病情担忧。紧急之中，突然想起闽北蒋老先生教我治疗水泻不止或者腹痛不止可刺血“金津玉液”的疗法。我就叫吴队长把嘴巴张大，舌头向上卷起，叫旁边的人用手电筒照射到吴队长的口腔内。我用三棱针在他舌下系带左右侧的静脉上各点刺了两下，看见有少许鲜血溢渗了出来，这样就结束了对‘金津玉液’的刺血程序。这时大家都屏气凝神，一片肃静，等待着时间一分一秒地过去。半个小时过去了，吴队长没有一点动静，我们才陆续地回到自己床铺上。我非常担心吴队长的病情会复发，躺在床上半天也睡不着。等我一觉醒来的时候，天已经大亮，吴队长与工友们已经起床，吴队长的腹泻居然已经好了。

就这样，我在这个前不着村后不着店的山坳里，充分地体悟到只有蛮荒时代才有的人与疾病相搏斗的情景：疾病的自然发作、自然展开、自然发展的原生态；我也真切地观察到针灸、草药、单方等民间疗法的生命力，并现实地扮演着古代草根医师的临床实践，体味着古代草根医师医疗活动中的甘苦。在这种环境、这种状态下，才有中医、针灸的用武之地。然而我也发现，这一群起早摸黑、栉风沐雨、过着半饥半饱生活的人们，个个生性开朗，食欲旺盛。相比而言较少生病，要生病也只生一些外感病、外伤病、胃肠病等，很少发现有高血压病、糖尿病、高血脂病，也很少发现有空虚、无聊的情绪乃至抑郁症等现代病。

到后来，找我看病的人慢慢地多了起来，有附近村庄的农民、村妇，指挥部的干部和他们的家属也来找我看病摸脉。我基本上根据承淡安《伤寒论新注》中的针灸方法进行诊治，使用时活学活用、随机应变，同时也辅以草药。

有一次，指挥部的老书记找我替他的亲戚看病。他把我从工地上叫来，直接用汽车把我送到龙泉县人民医院去抢救一个高热昏迷的急性传染病人，我用针灸、刺血的疗法竟然使之脱离了危险。在这种环境里，读承淡安先生的书就不单纯是阅读，而是迫在眉睫时的应用。因为我能借其经验和方法去解决那些实际存在的具体病例。

承淡安的《伤寒论新注（附针灸治疗法）》中引用了许多日本汉方家的注释与临床经验，然而当时我只是泛泛地读过，留下的印象不是很深，远远没有深刻地体悟到承淡安先生的精神。对这种事倍功半的阅读效果，我一直认为是由于自己的中医理论基础差、悟性迟钝、理解不力等主观方面的原因。后来，相隔许多年以后才知道，除了主观方面的原因外，还有一个被我所忽略了的客观方面的原因，就是大多自学者时常都会遇见的困难，难以猜测文本著者的原始意图。这和坐在大学课堂里聆听专家教授直接面授所获得的东西，是不可同日而语的。正像语言学家索绪尔所说的："如果说'言语'是对主体意识模仿的话，那么'书面文字'就是模仿的模仿了。"

当然，九个月反反复复的阅读，承淡安先生的医学思想与经验多多少少也渗透到我的大脑之中，使我对方药的临床运用开始建立起初步的轮廓与概念，有的东西甚至影响着我的临床疗效，使我终生受益。我母亲过去经常出现小腿抽筋的毛病，还有夜里感到口中干燥，舌头都转不过去。西医给她服用维生素类药物，中医给她服用补阴生津的生地、麦冬，以及六味地黄丸等中药，也都有效，但吃多了以后，胃里就会不舒服。读了承淡安先生的书，我知道应该使用芍药甘草汤才能治愈，特别是书中承淡安先生引用他老师瞿简庄先生的经验，即“芍药、甘草同用甘苦相合，有西洋参之功用，生津养血，有过之无不及”，它给我留下了深刻的印象。从龙泉回家以后，我就给母亲服用芍药甘草汤，连服半个月基本治愈了她多年的老毛病。虽然几年以后也有复发，但是原方再服依然效如桴鼓。这个方子伴随着我的中医生涯，给我带来了许多意想不到的声誉。譬如，我古炉巷的老邻居张师母，也是我母亲的少年朋友，她也患脚病，躺着、坐着都没有异常，但是一站到地上右脚就抽筋，迈不开步，几年来屡治不效。她丈夫是著名的西医内科大夫，送她到上海治疗，各科专家会诊也没有结果。听说我母亲的脚病治愈了，就过来询问。她也舌红的厉害，夜里口干难忍，我就给她服用芍药甘草汤，芍药二两，甘草五钱。一周后，大有改善，她又登门就诊，不到一个月完全治愈，真是皆大欢喜。

还有一个典型病例，也顺便讲讲。我的一个高中同学陈长青，男，65岁，身高171cm，体重67.5公斤，初诊2009年6月7日。主诉：右腿外伤皮开肉绽，血流满地。手术后，医师决定以石膏固定三月，患者不耐其苦，20天不到就把固定的石膏偷偷剪开。住院一个月，右腿僵硬如木，一点也不能动，医师都认为是石膏偷偷剪开所造成的结果，可能要再做一次手术。陈长青就在医院的病床上通过电话向我求诊。我予以芍药甘草汤加牛膝、木瓜。处方：白芍60g，甘草10g，牛膝30g，木瓜10g，7帖。一帖后，僵硬如木的右腿就能有力上抬。当天就出院回家，在家中服上方不辍，右膝关节的活动度一天比一天大，服药40天，右膝关节的活动度恢复正常。一共服药三个来月，下肢活动能力恢复如前。现在，几年过去了，患者完完全全地痊愈，下肢甚至比生病前更为有力，双脚的皮肤全部老皮脱尽新皮重生，其欣喜之情难以言表。这个病例我在南京“2010 年全国经方应用论坛”的特别演讲中作为方证辨证的病例曾经提到过，引起了广泛的注意，如河北省徐水县孙超中医师受其影响，回去以后在三个月之内运用芍药甘草汤加味治疗严重的髋、膝、踝关节的扭挫伤，三例病案均在短期之内治愈。孙超医师将其诊治经过写成论文“去杖汤临床应用三例”，在“2011 年中国南阳经方医学论坛”上交流，并收入大会特刊《仲景之光》之中。这些虽然是后来的事情，但是也反映出承淡安先生的著作对我经方的临床思维的形成产生了积极的影响。

承淡安先生书中大量引用了许多日本汉方家的医学思想与经验，为我日后进入经方大门也起了启蒙的作用。譬如，他在葛根汤的临床应用方面，重点介绍了吉益东洞用此方治疗头身部疮疡初起与鼻渊、鼻漏、臭脓浊涕、的经验，使我体悟到什么是“方证相对”中的主症。一般来说，诊治这些疾病肯定以疮疡与浊涕为主症，然而经方医学并不尽然。经方医学自有一套独特的认知系统，日本汉方家在这个方面下力颇多，其经验值得现代从事经方临床研究的医师注意。

在这一段风风雨雨的日子里，我既尝到了针灸疗法的甜头，也对它的局限性有了一种敏锐的警觉。一些中医方药能够适应的病症，如果勉强用针灸疗法可能就会事倍功半，甚至劳而无功。我们工棚附近有一家农民，对我们出外打工的人非常同情，我们的饭菜都是他们家帮助做的，等于是我们的房东。他家的大女儿月经不调，每次来潮，痛得满床打滚，月经色红量多，面红烦热，头晕心悸，眠浅易醒，大便秘结，西医诊断为子宫内膜异位症、出血性贫血。因为家境困难，多次治疗无效后就听之任之了。他们曾经求诊于我，我用针灸疗法仅仅在痛经时止止痛而已，无法在根本上解决问题。

我从承淡安先生的诊治经验中知道该用黄连阿胶汤和三黄泻心汤合方，但没有把握，我也没有开过处方的先例，再说病家也不是特别相信我，踌躇再三只得作罢。

正是在这种特殊的自然形态与社会环境下，我在每天进行的“原始”状态的医疗活动中痛切地感受到自己医学知识肤浅和治疗经验不足。正如谚语所言：“知屋漏者在宇下”，特别是西医知识的欠缺很可能会引起误诊误治。于是我抓紧时间读了一些西医的书，也购置了体温计、血压计、听诊器等基本的医疗用具，把它们放在卫生箱里，随身带着以防万一。我在这种情况下的所思所想只有亲历其境的人才能理解。

初步的西医知识和简陋的西医诊察器具很快就被派上了用场。

工地上有一个小工，名叫郭兰兰，是龙泉县城的人。记得有一次她在工地的高坡上摔了下来，大喊一声就昏迷了过去，一动不动地蜷卧在乱石之中。我就在她的附近，看着她这个样子，我一边使劲地喊救命，一边马上过去给她诊治。我先检查她全身体表各部位，没有发现开放性损伤，然后检查四大生命指标，检查瞳孔，检查胸腹部，发现一切还好，心里就放心了一些。接着就用指头做针刺激有关醒脑的穴位，使她很快地苏醒了过来。醒过来以后，她说自己除了右小腿麻木疼痛以外，其他部位没有异常。这时，我心里明白，大概是单纯的右小腿骨折。一个小时后急救车来了，我和吴德明队长一起把她送到了县城人民医院。在狭小拥挤的急救车中，我望着她痛苦的面容心里想，假如是古代，假如没有西医，作为一个医师的我该怎么办？办法肯定是有的，但肯定不如现在中西医两套诊治疗法相配合的完善。不能忘记，我们毕竟生活在现代，所以不能让偏执与自大遮蔽住自己的眼睛。要正视广大农村、边远山区、基层单位医务工作者需要的是一种基于中西医两套交叠共识的诊治方法和技能，“纯中医”那样的观点对于目前的中国基层医师来说还是一种用不起的奢侈品。

“小娄，你有客人。”有一天傍晚我从工地回来，房东的女儿大声地对我说。

我感到很奇怪，是谁会到这个荒山深沟里来看望我啊？

原来是黄美西从福建浦城来探望我。

黄美西1970年到浦城硫铁矿厂工作，这一次是找到了正式的单位。当他知道我在龙泉县庙下水电站工地做小工的消息，就请假来这里。他一路上辛辛苦苦地转了好几次的车，然后步行了几十里路才来到了这里。当我看到他一身工作服，赤脚穿着一双旧拖鞋，风尘仆仆，就像看到了久违的亲人。

他非常关心我的身体，认为从溪流中抬大石块上大坝不是我这瘦弱的身躯能经受得了的。所以千叮咛万嘱咐，要我注意休息，要我增加营养。那天夜里，我们睡在一张床上，周围是一片的打呼噜声和梦话声，我们在黑暗中讲了一夜的话。

他听我讲了诊治疾病的经历与读书的体会后，与其说是高兴，还不如说是心疼。他凶狠地骂我不要命了，以命令的口气要我取消凌晨起来学习的安排。他的拳拳之心，他的真挚的爱，他的饱含深情的话，只有亲人才能心领神会。他为了说动我要把健康摆在第一位，就以身说法，其中有关他1965年生急性多发性脓肿高热不退、昏迷不醒的经历，我至今难以忘怀。

“1965年那一场大病我差一点就死去，”他说，“现在想想都觉得后怕。”

我在黑暗里看不见他，但是从他那种畏惧的声音里，我已经感受到那场疾病的严重程度。

“到底是什么疾病，会把你的身体击垮？”

“起病非常突然，没有一点预兆。”黄美西叹了一口气，“要是相信有什么迷信的话，那还算是一个原因，就是在东游公路工地完工前的两天发生了让我后来一直懊悔不已的事。那天我们在即将竣工的工地上发现一头小山麂惶恐不安地游过清溪，跳上了已经完工的公路。大家惊喜地欢呼，石块像雨点一样地向它砸去。恰恰是我的一块石头击中了它的后腿，可怜的小山麂痛苦地惊叫一声向公路的后坡冲去，受伤后的它冲不上去了，打着滚从坡上甩了下来，一个转身就重新跳进溪水，向对岸艰难地泅游过去。当时我的心里就感到极度的内疚，一整天一句话也不想说。过了一天，我就感到身体恶寒、恶心、全身肢节不利索，与平日的状态相比较就知道自己生病了。工地马上要搬迁，杂事一大堆，现在病了可麻烦了，病来如山倒，谁也拦不住。身体恶寒、全身肢节不利索的病况持续了三五个小时以后，全身开始一会儿发热，一会儿恶寒，口中苦极了，恶心得难受，身体上长出好几个鸭蛋大小的肿块，硬硬地，我预感到这些肯定不是好东西。接下去就感到四肢活动不利，特别是下肢的行走发生了困难。工地在远离城镇的荒山僻野，四周没有医师，没有药物，我自己到山上挖了一些茅草根，煎汤一大碗，心里默默地祈祷老天保佑我，然后一口气把药汁咕噜咕噜喝下了肚子。然而老天不开眼，病势依然汹涌，烦热多恶寒少，肿块渐渐地增多，渐渐地变硬变大，我好害怕啊。第二天，情况好像稳定了一点，我还能够带病一撇一拐地步行到了党城村。做公路的人都是这样，我们仅仅完成了公路的路基外形，还无法通车，转移到新工地只能靠自己的两只脚步行。”

流动工是一种临时性的存在，如果生病了，那无疑就是一场灾难。这次，这场灾难不幸降临到黄美西的身上。他病了，还病得不轻，然而在缺医少药的穷乡僻壤得不到及时的医治，工地在变迁之中，他带病徒步行走了几十里，来到了新工地——党城村。

黄美西讲的党城村，对我来说并不陌生。我到建瓯县党口村公路建设工地寻找黄美西曾经经过党城。

我翻动一直侧着的身子，平躺着说："党城我到过。"

黄美西"唔"了一声，还是接着说自己的病情："我是下午两点钟到达党城的，发现这里有为数可观的古代民居群，而且各家各户的建筑风格不一，听村里人说，这些古建筑还是明清时期保存下来的。当时我身体不舒服，没有心情观看。到了新的住处以后，我放下行李就感到全身无力，勉强把睡觉的床铺整理好，就昏昏沉沉地躺在床上一动也不想动了。下午，大家都去上班了，我一个人躺在房间里断断续续地发起了高烧，头痛烦躁，全身寒战。"

我想黄美西当时的症状与我刚到龙泉庙下工地的那次外感发热同中有异，我当时的症状是：高热恶寒，头痛欲裂，头面发烫，口干咽燥，只想大量喝水。一个人躺在又闷又暗的破房子里，房间里没有一滴水，周围没有一个人，心里非常恐怖又非常地无奈，仿佛已经到了末日。这时候多么的渴望水、棉被、药物与医师，这时候多么需要亲人在身旁啊。后来我一直在回忆，一直在揣摩、在猜想，我当时的病况如果用《伤寒论》的方法来诊治，应该用什么方子？读了《伤寒论新注（附针灸治疗法）》后，我知道了，它是太阳阳明并病。《伤寒论》云："太阳中风，脉浮紧，发热恶寒，身疼痛，不汗出而烦躁者，大青龙汤主之。"《伤寒论》中说的不就是我当时病况的真实描叙吗？如果当时投以大青龙汤，可能就一汗而解了。根据承淡安的方法也可以用针刺治疗，穴位可以取合谷、经渠、曲池、足三里、间使，针刺时，要用强刺激的手法。然而，我当时一无所知，只能让病魔肆意地摧残，一直等到自身的抗病能力恢复了过来，疾病才自然而然地痊愈。黄美西的病情更急、更凶，病势发展得更快啊。

“你那次的多发性脓肿，从经方医学的角度来看，病症在开始的几天就已经经过了三个阶段。”毕竟是时过境迁，我躺在着平静地说：“一开始‘身体恶寒，恶心，全身肢节不利索’，就是太阳伤寒病的麻黄汤证。《伤寒论》云：‘太阳病，或已发热，或未发热，必恶寒，体痛，呕逆，脉阴阳俱紧者，名为伤寒。’如果这时投以麻黄汤，可能就一汗而解。由于第一阶段没有得到及时的治疗，病情继续发展，就出现第二阶段的病变，‘全身开始一会儿发热，一会儿恶寒，口中苦极了，恶心得难受’，这一切都是少阳病的证候，可以用小柴胡汤治疗，根据承淡安的方法也可以用针刺治疗，其穴位是期门、大椎、间使、足临泣。如果恶寒消失了，发烧不但不退，反而出现潮热、头痛烦躁、口苦口臭、口渴欲饮、神昏谵语、大便秘结、小便黄臭，虽然现在无法知道他当时的脉象，但根据他的年龄与体能状况应该是实热证，那就是疾病已经进入了阳明腑实证，也就是典型的承气汤证了，根据承淡安的方法也可以用针刺治疗，其穴位是大小肠俞、足三里、支沟、承山、太冲，以上六个穴位合用，可通大便。但是承淡安清醒地指出：针刺治疗阳明腑实证的疗效‘特不及药剂之确实’。也就是说，还是应该使用承气汤类方子为好，这才是脚踏实地的科学精神。承淡安不愧是一位大师，能够实话实说，不故弄玄虚而误导后学。”

他看我分析得头头是道，也不知道在当时能不能真的解决问题，所以“哦”了一声，没有作答。

“后来怎么样？”我急切地问。

“夜晚，大家从工地上回来以后，发现我的病非同寻常。”黄美西说，“他们就在我稍稍清醒的时候问我：‘送你回家好不好？’我知道家中一贫如洗，就死活不回去。第二天一早，我的两个表兄从村民家里借来一架竹靠椅，把我抬到东游镇公路建设指挥部附近阿森队的工人临时住宿处，让我躺在一个老百姓的谷仓里，找来一个据说是省城下放来的老医师为我看病。他们还交代阿森队的炊事员每天三餐送饭给我，其实当时我处于神昏谵语的状态之中，根本无法进食，朦蒙眬胧之中，觉得自己走在一条漫长的路上，没有边际，没有尽头。多么难走，多么累人啊，我盼望这条艰难的路早点结束，让自己的生命适得其所！”

“当我从无边泥泞的噩梦中醒来时，头像裂了一样疼痛。”黄美西继续说，“睁开眼睛环视四周，发现自己躺在一个一米多宽、近两米来高的木盒子里面。我怀疑自己已经死了，已经躺在棺材里面了，但是我的耳朵还能听到树上的鸟儿在鸣叫。我知道我还活着，我在重病之中。”

在这漆黑的夜里，听美西讲病时的感受，我想了很多，我更加觉得医学对人类的重要性，更加坚定了学习中医、针灸的决心。我想，在原始社会中，人们生病的痛苦以及对医疗的渴求，医学的产生是生命体本能的呼唤。

“老医师带着护士每天来一次，”黄美西还在说，“看见他那可爱的络腮胡子、善良明亮的眼睛，我就感到生命的希望。他的诊察非常仔细，但是因为没有任何化验条件，无法得出准确的病名。不过根据临床症状可以肯定是严重的感染，这种感染是细菌还是病毒所致就不知道了。根据他的经验大概细菌感染的可能性为多，所以每天静脉注射一支‘金霉素’。”

我在注意地听，也在不停地想，这样的临床病况对于西医一定要依赖于化验才能确诊，那中医、针灸该怎么办呢？用《伤寒论》的六经来辨证应该是哪一经的病？用哪一个方子？有疗效吗？

“美西，当时你的自我感觉怎么样？”我问。

过了一会儿，黄美西说：“没有恶寒，只是全身烦热，头痛难忍，口苦口臭，口干得厉害，没有食欲，大便都没有拉过一次，小便黄臭，发热在下午近傍晚的时候最高，老医师说是潮热。四肢有几块硬结，按它不是很痛，但是左上臂的那一块特别大、特别硬，按压它全身会格外地难受。对，发病的头几天一点汗也没有，后来有汗了，但是体温一直没有降下来。”

我继续在思考美西这个病，根据针灸的方法也可以取一些有退热作用的穴位进行针刺。

黄美西发现我一声不吭，以为我睡着了，就渐渐地停了下来。

我哪能睡得着啊，就说：“我还在听着呢，每天静脉注射一支‘金霉素’效果怎么样？”

“五六天过去了，病情还在继续恶化。”黄美西说，“老医师也害怕了起来。那天他大声地嚷嚷了：‘这是谁队里的人啊，赶快通知他的队长，派人立即送到建瓯县医院去，否则有生命危险’。”

我还在继续思考他的病症如果是中医能否有更好的诊治方法，当然这只是我的一厢情愿而已。

“后来怎么样了？”我问。

“第二天，我表兄赶来把我急忙送进建瓯县人民医院，”黄美西说，“经急诊后，要求住院治疗。主治医师是一个五十多岁的女大夫，名字叫林冠英，中等身材，衣着素雅得体。她给我非常认真地检查了以后，做出肯定的诊断——多发性脓肿，古人称之为‘流注’。她见惯不怪、波澜不惊的态度给了我心理上极大的安慰。诊治时，她温和地对我说：‘多发性脓肿是细菌感染所引起的，假如不及时治疗是很危险的。现在你放心，只要安心地配合治疗，半个多月就可以治愈。’她每天按时查房，详细地询问病情，对工作一丝不苟。我们从内心尊敬她，都虔诚地议论着：‘林冠英，林冠英，谐音就是灵观音，也就是观音菩萨显灵。’就这样每天大瓶的药水静脉滴注，用的药还是金霉素，不过剂量已经加大。”

“你什么时候出院的？”

“半个月左右吧，”黄美西说，“因为预缴的医药费已经用完了，还倒欠一块钱，只得提前出院。我为了还清倒欠的一块钱，把自己的热水瓶卖给了一个刚刚入院的新病员。”

“临走的时候，林冠英大夫怎么说？”我问。

“林冠英大夫看见我这样快就出院，很不放心。看我决意要走，就十分关切地吩咐我：‘疾病还没有痊愈，回去以后还要继续治疗。’”黄美西说，“她给我开了一张处方，叫我交给东游指挥部的周医师。就这样，我从县医院的东峰镇，一拐一瘸地走了一天，黄昏时分才回到党城村工地。后来找到周医师，原来他就是那个络腮胡子老医师。此后十多天，老医师每隔一天给我静脉注射一针金霉素与葡萄糖，我在治疗中期待着疾病尽快好转。我这一病，已经欠下了一屁股债了，所以只能带病出工。就这样，一边治疗，一边上班，直到痊愈。”

我跟他说，看来中医、针灸治疗各种发热性疾病还是大有可为的。我下决心一定要把《伤寒论》学会，这就是一本诊治各种各样传染性及感染性发热疾病的绝妙著作。

我们一夜没睡，他那生病经历使我终生难忘。看来西药对细菌性疾病有较高的疗效是不可忽视的，然而，针对这一些传染性与感染性疾病，中医、针灸该如何治疗我还一无所知。黄美西的病，如果在一发病就给予针灸或者吃中药，会不会好一点呢？如此危急与缠绵的发热疾病，古代医师难道没有办法吗？从黄美西的话里我更加了解到在外流动打工人群的疾苦，以及在他们心目中好医师的美好形象，这些话对于我也有警示作用，使我更加意识到自己任重而道远。

黄美西因为要回去上班，天蒙蒙亮我就送他到公路旁的车站，好不容易拦下一辆过路的车。在车子快要开动的时候，他流着泪劝告我，一定要珍惜自己的身体，要增加营养，并告诉我，有二十块钱放在我的枕头底下，要我买点东西补补身体。

车子渐渐地远去，望着滚滚而去的灰土，我的眼泪夺眶而出。

十四、南阳问路叩仲门

兰兰姑娘经医院检查确诊为右小腿腓骨骨折，住院治疗两个月后痊愈出院。出院后在家休养期间，队里工人叫吴队长去探望她，我就要求跟随吴队长一起去。因为我以前听兰兰姑娘说过，她养母的干爹仲万春先生是一个经方派的名医，所以我想趁这次机会，去拜访仲万春先生，希望能为我学习《伤寒论》指点迷津。

初冬的一个下午，我们到了龙泉县兰兰姑娘家里，看到兰兰姑娘的伤好得差不多了。她听说我想去拜访仲万春先生，就说："仲先生就住在我家附近。"说完就带我去了。吴队长留在兰兰姑娘家，陪她的父亲郭书记聊天。

我跟随着兰兰姑娘穿街过巷来到了一个杂合院。她指着东边一间两层土木结构的老房子说："仲先生住的这两间房子是租赁的，已经年久失修了。"想不到医术精湛的他到了晚年，还是这样地一无所有，真的令人寒心！

仲万春先生住房的楼下是客厅与厨房，楼上是书房兼卧室。由于他是一个人独居，疏于料理，房间里显得有些凌乱，看来他的生活处境不是很好。楼上房间两个大书橱里塞得满满的，书橱里有各种各样不同年代出版的医籍、各种医学杂志与笔记本，其中有20世纪30年代陈存仁主编出版的《皇汉医学丛书》，这套丛书十多本，占据了书橱相当大的一部分空间。我过去听说过这一套丛书的名字与内容，知道《皇汉医学丛书》主要为《伤寒》《金匮》《温病》等典籍文献的研究注解，但是从来没有亲眼目睹过它们。在这里我第一次看到了它们煌煌的行列，心里的快乐难以表达。由这些医书联想到这些医书的主人，我料想他一定是一个喜欢读书的人。

仲先生是一位 70 岁的老人，头发花白而疏少，矮胖个子。虽然宁静寡言，但他的一双执著、明亮的眼睛却透露出他是一个正直、聪慧、有主见的医者。

我们进来的时候，仲先生刚刚诊治完一个老年男人的丹毒病。

我向仲先生问候一声之后，就做了自我介绍。

“早听兰兰说了，你在自学《伤寒论》。”他笑呵呵地说，“水电站工地上抬石头的工作那么累，你每天还能坚持在凌晨三点钟起床读书，真是不容易啊！我认为你在特殊的环境中也可能获得比其他环境中更多的知识，你如此独特的人生经历就是一笔精神财富，它会告诉你一些在日常生活中体会不到的思考和知识。”

接着他向我说起刚才这个病人的治疗经过。

“病人是邻居，70 岁，平时身体健康。”仲先生说，“五天前早晨起床的时候突然发现头痛头晕，全身不适。一测体温 39.2℃，就邀我过去诊治。我到了他家，病情是：发病前一天的下午就感恶风，夜里睡觉感觉不安。早晨就有发热恶寒，头痛头晕，遍身无汗，颈部背脊强痛，口苦，厌食，发现左腿膝踝部皮肤发红发烫，脉浮紧而数。你看应该用什么方好呢？”

我学习了这么多年的《伤寒论》，现在遇见临床实例了，也应该操练操练了。

“发热恶寒，头痛，无汗，颈部背脊强痛，脉浮紧而数，”我说，

"是太阳病风寒在表，可以用葛根汤；头晕、口苦、厌食，是少阳病，是否可以先投一帖葛根汤加柴胡与黄芩呢？"

"不错不错，有点儿样子。"仲先生高兴地说，"但是你没有注意到一个特别重要的主症，就是在发热恶寒的同时，出现左腿膝踝部皮肤发红发烫，这是丹毒病。所以根据我的临床经验，荆防败毒散比葛根汤应该更加有效，病人如果有烦躁，就要加黄连解毒汤与生石膏。"

我看见病人身材高大，面色暗黄，神色不衰，腹部膨大结实，像《水浒传》中鲁智深的模样。我也仔细地诊察了他左脚，发现他的左腿膝踝部皮肤还有淡淡的红色。为什么病人太阳少阳并病，不用葛根汤加柴胡与黄芩，而用荆防败毒散，我一下子难以理解。转念一想，仲先生是一个经方医师，他不用经方，而选择时方，肯定是因为时方有更好的疗效。我虽然尊重经方，但是更应该尊重成功的临床经验。

"夜晚时，发现左腿膝踝部皮肤发红发烫，按压时有疼痛感。"仲先生继续说，"又来邀请我过去。再次诊察所见：药后发热恶寒稍有减轻，出汗不多，口臭口干，大便未去，小便黄短，舌苔白厚，脉象濡数，是典型的湿热下注的丹毒病！"

我认真地听着，并把仲先生的话记录了下来。

"我给他三仁汤和二妙丸合方三帖，"仲先生继续说，"当天夜里就服了下去，第二天就退了烧。病人虽然左腿膝踝部皮肤还有发红，但是发烫减轻，可以起床一瘸一瘸地走路了。连续服药三天，所有症状都明显好转。今天给他防风通圣散的药丸，一周的量。我想一周以后，可能会痊愈。"

病人连连向仲先生道谢以后就走出了大门。

我有一肚子的问题想问，其中最疑惑的是最后的处方。

“仲先生，为什么用防风通圣散？”

“这个老人体格强壮，”仲先生笑着说，“除了高血压病与习惯性便秘以外，没有其他什么毛病，腹部结实而大，这样的人患丹毒病，高热消退以后，使用防风通圣散可以防止下次复发。”

我只是把他的话详细地记录在案，回去再慢慢地消化。

“如何在杂乱无章、千头万绪的脉症中找到头绪，找出看透全局的方证是经方医师的基本素质。”仲先生认真地说。

他看我记得密密麻麻的本子，就笑着说：“你很认真，一门学问如果能让你废寝忘食，能让你辗转反侧，并改变你的生活方式，那它一定已走进了你的生命。学习经方的人，在青年时代是需要经历这样一段生活上的磨砺。”

他可能已经观察到我刚进入书房时那种惊诧的目光，所以他指着两个大书橱说：“这两个书橱的书，已经是劫后余生了。这些医书还能完好无损地保存下来真是万幸啊！”

想不到这位老人的感觉还是这样地灵敏，从一瞬间捕捉到了我这个陌生人眼光中的意念，并准确地窥视到我内心隐秘的活动。这可是一个高明的中医师必备的素质啊。

后来他告诉我，在“文革”初期破四旧的运动中，红卫兵三次上门破四旧，扬言要把他的医籍通通烧掉。他一次又一次地告诉他们，这些都是救命的书，他们似乎听明白了，这才乖乖地走了。这批医籍就这样安然无恙地度过了浩劫。

他告诉我，从这件事中体会到一个道理：“必然性是普遍存在的，偶然性也是普遍存在的。‘文革’中，有些红卫兵也是通情达理的，并不是个个都是凶神恶煞、蛮不讲理。中医诊治疾病的时候也不例外，法外有法，方外有方。临床遇见的病症可能要比任何医籍论述的文字更琐碎、更复杂。我碰到的病例中，严格地讲没有一个是一模一样的。千万不要认为医籍上的理论与一人一时的经验可以永远复制，可以永久仿效。”

在他的眼中，处处有医学，处处有学问。

他知道我在学习针灸，学习《伤寒论》，就显得格外的热情与关切，然而也透露出隐隐地忧伤。他一边说一边叹息：“仲景创立的经方医学的路上车马稀少，行人寥寥。龙泉是文化底蕴深厚的历史名城，在历史上也出了许多名垂千古的文化名人。然而在中医学这一行里真正的经方医师没有几个。我读仲景读了一生，聊有所得，但现在也无法传承下去了。真可惜，真可惜呀！”他频频地摇头，唏嘘不已。

我不知道他是为自己没有学术继承人而叹息，还是为经方医学步入低谷而痛惜，也许两者兼而有之。听兰兰姑娘说过，仲先生一辈子都在研究经方，脉学方面也有独到的经验。由于临床疗效斐然，在县城内外医名远播。他的医风医德在街坊邻居之中更是有口皆碑。

我向他说明了来访的目的以后，就开门见山地说：“早听说仲先生对仲景的脉学有所研究，今天能给我讲一讲学习仲景脉法的入门途经吗？”

仲万春先生把我从头到脚重新打量一番后，宛然一笑地说：“我只是对《伤寒论》的脉法略有点小小的心得，对《金匮要略》的脉法还有很多不理解的地方，所以我们讨论的只是《伤寒论》的脉法。”

《伤寒论》和《金匮要略》都是仲景的著作，原先就是一本书，为什么两本书中的脉法还会有差异？我一时脑子转不过弯来。

“你觉得仲景的脉学和现代中医教科书上的脉学理论上有什么区别吗？”仲先生问。

对于它们两者的区别，我只是有一点儿小小的察觉罢了，而这一点察觉也是朦蒙胧胧的，难以用言语清晰地表达出来。

我以不肯定的语气轻轻地说：“我觉得仲景的脉学和现代中医教科书上的脉学在理论上有不一样的地方，但不知道自己这样的怀疑对不对，希望从仲先生这里找到答案。”

“你能这样回答，我很高兴。”仲先生说，“这说明你在认真地读书，认真地思考。”

他有点兴奋，从书柜中取下一本《伤寒论讲义》，一边翻书，一边对我说：“根据赵开美复刻的宋本《伤寒论》，有398条条文，其中脉证并举的有150来条，这说明仲景是十分重视脉法的。”

我频频点头。

从他的开场白中，我预感到今天一定会学到许多新的东西。

我也想到仲景重视脉法的一个例证，就兴奋地说：“《伤寒论》六病各篇均以‘辨某某病脉证并治’来命名篇名，也可以说明这一观点。”

他不置可否地点点头，说：“还有呢？”

我又想起一处，就有把握地说：“最能体现仲景学说特点的条文‘观其脉证，知犯何逆，随证治之’，就把‘脉证’提到很高的位置。”

仲万春先生大概不太满意我的回答，就说：“你的意见没有错，但‘辨某某病脉证并治’篇名的命名，以及‘观其脉证，知犯何逆，随证治之’的观点可能是后来研究《伤寒论》的医学家添加上去的，不能作为仲景本人的学术见解。”

我觉得很突然，《伤寒论》中白纸黑字明明白白写着的文字，怎么不是仲景本人的东西。

“仲先生，你怎么知道六病各篇篇名的命名不是仲景的文字？”我忍不住好奇地问。

仲先生看见我少见多怪的样子就笑了，说：“对张仲景和《伤寒论》加以阐释，是一种专门的学问。日本大塚敬节发现的《康平伤寒论》本是最佳文本，它比通行已久的成本，以及赵开美的复刻本更接近于仲景原著。这个问题说来话长，容我们以后再谈，我们先讨论一下仲景的脉学。”

“你怎么理解《伤寒论》第一条条文中的‘脉浮’二字？”他稍作思考，单刀直入地问。

他的提问，也是有意识的提示。随着他的思路，我具体地感受到仲景对脉法的重视程度。所以就能轻松地回答：“仲景把‘脉浮’二字撰写在《伤寒论》第一条条文‘太阳之为病’之后，成为《伤寒论》的第一个体征，就足以说明脉象的辨别特别重要。如太阳病，脉浮是最重要的特征，恶寒次之，头痛项强又次之。当然光一个‘脉浮’就认定是太阳病也是不够的，因为少阳病、阳明病、太阴病、少阴病等，偶然也会出现浮脉。”

仲万春先生点点头说：“你认为太阳病的脉浮，应该是寸口脉寸、关、尺三部中哪一部出现‘浮脉’？”

“太阳病是外感病初期，病位在体表，病人抗病能力比较旺盛。”我想了想说，“在体表分布的全身气血相对来说较多，所以寸口脉脉管中的气血充盈。由此可见，‘脉浮’应该是寸、关、尺三部皆浮，也就是寸口脉全脉都浮脉。”

仲先生对我的回答持肯定态度，点了点头后就继续说：“对宋本

《伤寒论》第二条太阳中风‘脉缓者’与第三条太阳伤寒‘脉阴阳俱紧者’两条条文中的脉象，你是怎样理解的？”

仲先生所说的两条条文我都熟悉，把它们放在一起也比较过，然而都只留下肤浅的印象，却没有进行深度的思考。现在把太阳病两大类型的病症进行认真的互相对照后，发现它们除了一些共同具有的脉症以外，还真的存在许多对应性的东西。特别是脉象，一“缓软”，一“紧张”，区分明显。

经过反复比较，形成了初步的判断以后，我说：“以上讲的两条条文中的脉象都是浮脉，一个浮缓，一个浮紧，都是寸口三部的全脉。过去我认为，太阳中风脉缓是脉象的速度迟缓。现在和太阳伤寒脉紧一对照，才知道如果太阳伤寒脉紧就是脉象紧张度处于紧绷、紧张状况，那么太阳中风脉缓就是指脉象的紧张度处于松弛、弛缓、缓和的状态了。”

仲先生脸上露出了少许肯定的笑容，接着说：“太阳病是外感热病的初期。西医把这一时期称之为传染性疾病前驱期与感染性疾病前期。一般来说病人都有发烧，甚至发高烧。这时候，临床上会出现太阳中风病症与太阳伤寒病症吗？你认为有这样的可能性吗？”

这种可能性是存在的，即使是温病学家也不会否定这种可能性。吴瑭的《温病条辨》一开始就讲太阳中风的主方桂枝汤。

“完全有这种可能。”我想了一下肯定地回答。

仲先生看着我，以尽量平缓的语气说：“在这样的病况下，请你想一想，这两个病人的脉象应该是怎么样的？”

在一般情况下，发烧病人体温每升高一度，脉搏平均增加十次，只有极少数病人不是这样，譬如西医诊断为‘伤寒病’的病人才会出现相对迟脉。所以在发烧的时候太阳中风脉象应该是浮软而数，太阳伤寒脉象应该是浮紧而数。

当我把自己的看法告诉仲先生时，他说："这本来是医学的常识。然而统编的中医学教材把风热表证的脉象定为浮数。中医初学者对风寒表证和风热表证的辨别相当困难，唯有脉象速度的迟与数最容易掌握。中医学教材认为脉浮数是风热表证的脉象依据，所以长此以往就鱼龙混杂，泾渭不分了。目前中医界大部分中医师都以外感发热、脉象浮数是外感风热证而使用辛凉解表剂，相对应的方剂桑菊饮与银翘散风行大江南北，其临床疗效可想而知。其实太阳表证脉浮数，《伤寒论》中就有明示，如第52条云：'脉浮而数者，可发汗，宜麻黄汤。'第57条云：'脉浮数者，可更发汗，宜桂枝汤。'日本汉方家龙野一雄在《中医临证处方入门》中也说过：'例如伤风有发热、头痛。其脉诊所见：浮紧数者用麻黄汤、葛根汤等；浮弱数者用桂枝汤。'临床上风寒表证发烧的病人，脉象都是浮数。我用麻黄汤、桂枝汤与葛根汤一二帖药就能解表退热。如果反其道而行之，临床疗效可能不好甚至没有疗效。一个中医师如果连外感表证都处理不好，病人怎么还会信任他呢？他自己还会有什么自信吗？"

统编的中医学教材存在如此低级的错误，中医临床存在如此严重的问题，我想都没有想过。听仲先生这样一说，真的振聋发聩。

仲先生看我一心向学，就不厌其烦地帮助我、指导我学习仲景脉法。

他把手中的《伤寒论讲义》翻到了另一个地方，看了几眼以后说："你能说说《伤寒论》太阳中风桂枝汤证的脉象吗？"

我对他的问题还没有充分理解，就随口回答："太阳中风桂枝汤证的脉象不是前面讲的'浮缓'吗？"

仲万春先生知道我错听了，把翻开的《伤寒论讲义》递过来，用手指着第十二条条文说:“也许是我讲得不清楚，我们要讨论的是桂枝汤证的脉象。”

我知道他的所指了，他指的是《伤寒论讲义》第十二条条文中的桂枝汤证的脉象。然而我把第十二条条文反复看了几次,《伤寒论讲义》明明白白写着:“太阳中风，阳浮而阴弱，阳浮者，热自发，阴弱者，汗自出，啬啬恶寒，淅淅恶风，翕翕发热，鼻鸣干呕者，桂枝汤主之。”这43个字里也没有找到一个‘脉’字啊。

仲先生看见我在《伤寒论讲义》书上看来看去，翻来翻去，有一种寻找不到东西的样子，便恍然大悟，连声说:“对不起，对不起。由于《伤寒论》有很多不同版本，我讲的是《康平本伤寒论》中桂枝汤证的脉象，而你读的《伤寒论讲义》是依据现行宋本《伤寒论》编辑而成的，所以同一条桂枝汤证的条文，在条文中的文字却不一样。”

原来如此，版本不一样竟会产生如此大的差异。

“你刚才不是问我，怎么知道六病各篇命名不是仲景的文字?”他继续说，“我是搞经方临床的，没有专门研究《伤寒论》的版本。然而在日本《康平本伤寒论》中，各篇的标题简明扼要，仅仅是‘辨太阳病’‘辨阳明病’等字样，没有‘辨某某病脉证并治’的文字，所以现行宋本、成本《伤寒论》中每一篇的标题有可能是北宋以后的医学家添加的。”

我对他那么确定《伤寒论》中每一篇的标题是北宋以后的医学家所添加的很不理解，就问:“为什么不是东晋、南北朝、隋朝、唐朝医学家添加的呢?”

仲先生对我缺乏版本学知识不以为怪，笑着说:“康平本是北宋的手抄本，在这个手抄本没有‘辨某某病脉证并治’的字样，可见这些文字的出现只可能在北宋之后。王叔和整理的《伤寒论》可能保持了仲景原貌，但现行宋本则将王叔和嵌注、旁注的内容全部混入正文。还有一些显然不是《伤寒论》原文的字句，如小青龙汤方条下注‘且芫花不治利，麻黄主喘，今此语反之，疑非仲景意’，芍药甘草附子汤方下注‘疑非仲景方’，蜜煎方条下注‘疑非仲景意’等均混入正文。这种明显系后人注解文字混入正文的现象，说明现行宋本《伤寒论》的可信度的确存在一些问题。”

噢，原来如此。看来版本学的知识还是有根有据的。

“我个人信服康平本的文字。”仲万春先生说，“我读的这本书是1954年上海千倾堂书店出版的康平本《伤寒论》再版本。1946年，我国中医药学家叶橘泉先生与日本汉方家大塚敬节先生互相交换著作，而获得了康平本《伤寒论》的排印本。叶橘泉先生亲自校勘，于1947年由上海千倾堂刊印首版本。康平本与现行宋本、成本《伤寒论》在条文编排、文字内容、旁引嵌注等方面确有许多不同，而现行宋本则将叔和嵌注、旁注的内容全部混入正文。这种后人注解文字混入正文的现象在现行宋本《伤寒论》中时有所见。”

经他这一介绍，我对康平本《伤寒论》产生了浓厚的兴趣，把前面刚开始关于桂枝汤证的脉象讨论一事撂在了一边，冒昧地脱口而出：“日本汉方家是怎么发现‘康平本’的？为什么称它为‘康平本’。”

大概我不依不饶的提问离开主题太远了，仲先生的脸色有点儿不悦，但他又不愿扫了我的“雅兴”，还是非常耐心地告诉我：“1937年大塚敬节先生在利根川尚方家藏遗书中发现丹波雅忠的抄录本，参校和气氏家藏抄录本，又对照宋本《伤寒论》和《注解伤寒论》，对其进行了校勘，并加以眉注，由日本汉方医学会刊行。康平本《伤寒论》系由日本侍医丹波雅忠先生于康平三年二月十七日（1060 年）抄录，全书共一卷十二篇。所以丹波雅忠的抄录本被命名为‘康平本’。”

我没有及时领会他的苦心，依然不假思索地对康平本《伤寒论》追根究底。

“仲先生，康平本《伤寒论》和现行宋本、成本《伤寒论》具体有什么不一样？”

仲先生知道我求知心切，也不责怪我的唐突无礼，依然温和地教导我：“那可多啦，譬如太阳、太阴的‘太’字均作‘大’字，四逆汤、四逆散、当归四逆汤作回逆汤、回逆散、当归回逆汤等。你觉得四肢寒冷的病人吃了这些方药以后肢温手暖的现象，称为‘回逆’合适呢，还是‘四逆’合适？”

我觉得这是不言而喻的，“四逆”那是病名，仲景没有以病名作为方名的先例，以病名作为方名也不合情理。相反，以疗效为方名，仲景著作中比比皆是，如理中丸、大小建中汤、温经汤、排脓散等，再说以疗效为方名也顺理成章，所以“回逆”比“四逆”合适。但我还是不明白，现行宋本、成本为什么把“回逆”错写为“四逆”呢？

就此我又问仲万春先生，他还是笑着说：“可能是笔误，也可能是抄写的时候比较草率，把‘回’字错写为‘四’字，你看这两个字的草书体不是非常相似吗？”

我感到非常有意思，就不断提出另外一些有关康平本《伤寒论》方面的种种问题，仲先生都做了不厌其烦的解答。

“这可是一个大问题，”仲先生说，“我一时无法解释清楚。我们还是回到原来讨论的条文上来吧。”

我这时才意识到，刚才的一些提问已经偏离了正题。于是就提出了一个回到桂枝汤证脉象讨论的问题："仲先生，是不是康平本《伤寒论》第12条中有桂枝汤证的脉象？"

他点起一支烟，吸了一口。看着我一双求知若渴的眼睛，就把这一问题纵深展开："你的问题有一个提法是不正确的，需要首先纠正一下。"

我心里很紧张，脸上一阵阵地发烫。

仲先生看到我惴惴不安的样子，就笑着说："我们能够一起讨论《伤寒论》的问题，是天生的缘分。我讲的话不一定句句都是对的，但都是我心里真实的想法。"

我看仲先生平易近人、和蔼可亲，心里就放松了，遂集中精力想了一下他提的问题，说："希望仲先生指正。"

"康平本无条文编号，"仲万春先生说，"其章节纯系自然而成，保留了古朴风貌。它哪里来的第12条？"

在烟草的芬芳中，仲先生侃侃而谈："康平本中桂枝汤证的条文和现行宋本、成本《伤寒论》的文字内容有所不同，它是这样叙述的：'太阳中风，脉阳浮而阴弱，啬啬恶寒，淅淅恶风，翕翕发热，鼻鸣干呕者，桂枝汤主之。'"

原来"阳浮而阴弱"的前面多了一个"脉"字，变成了"脉阳浮而阴弱"。这样的变动，条文的蕴义就由对桂枝汤证病机病理的论述变成了对桂枝汤证脉象的表达。这种考证，看似琐碎，无关宏旨，但往往能从一些人们熟视无睹的地方推察出张仲景医学思想发展的痕迹和后世医学界诊治思维变化的趋向。

"仲景重视脉象、症状与汤方药物的叙说，"仲先生说，"而把病因、病理、病机深深地蕴藏在文字的背后。所以这里的'阳浮而阴弱’指脉象比较恰当，如果是指病机的话就显得有点儿抽象与空泛。”

仲先生的话客观公允，有理有据，令人心服口服。

仲先生继续他的话题，然而他总是不忘使用提问的方式，他说：“你想想，把这条桂枝汤证‘脉阳浮而阴弱’的脉象和宋本第三条太阳伤寒‘脉阴阳俱紧者’的脉象互相做一比较，能比较出什么结果吗？”

与他交谈既轻松又紧张。轻松就是心情是放松的，没有顾忌，甚至还能感受到亲人似的温馨；然而我的思想又是高度紧张的。他一个问题套着一个问题，许多意想不到的问题纷至沓来，使人应接不暇，总在“为什么”里遨游，调动你去思考，然后从逻辑关系上一层层推开。在这个过程中，我觉得某些疑点问题有突然被贯通的感觉。有一些比较复杂的问题，放在平时我是难以解答的。但奇怪的是，经过他巧妙地铺垫与提示，我通过努力思考以后都能磕磕巴巴地回答出来。

“把桂枝汤证的‘脉阳浮而阴弱’和太阳伤寒的‘脉阴阳俱紧者’一比较，”我说，“仲景脉法的特点就凸显出来了。仲景脉法是寸口脉的全脉，没有分寸、关、尺各部；仲景脉法中的‘阴阳’主要是指诊脉时医者的手指轻（浅）按和重（深）按，轻按以探其阳，深按以测其阴。”

仲先生点点头，示意我继续讲下去。

“太阳中风桂枝汤证的脉象是‘脉阳浮而阴弱’。”我说，“阳脉浮，说明病人有表证；阴脉弱，说明了病人体质虚弱。太阳伤寒的脉象是‘脉阴阳俱紧者’，就是不论医师轻按还是深按，病人都会出现紧脉，轻按所得的紧脉就是浮紧脉。”

“依循着仲景的笔法去探寻仲景的意图是一件快乐的事。”仲先生笑着说，“在理论指导下的临床实践才有意义，才会进步。然而话又要说回来，对一个医师来说，更重要的是临床实践。不能读了《伤寒论》徒作空谈，一定要把书上的东西经过亲力亲为，再从临床磨炼中得出自己的认识。”

当我的思绪还流连在刚才谈话的回味中时，仲先生又提出了一个我意想不到的大问题。

他一脸认真地说：“上述桂枝汤证条文‘脉阳浮而阴弱’的后面是‘阳浮者，热自发；阴弱者，汗自出’。这十二个字康平本是作为后人的旁引嵌注而没有进入正文的，也就是说这一段话不是仲景的原意。如果按照现行宋本、成本《伤寒论》的文本，把后人旁引嵌注的见解当作仲景的观点，那我们就会离开原典越说越远了。”

我有点不理解，‘阳浮者，热自发；阴弱者，汗自出’，这十二个字即使是对‘阳浮而阴弱’做病理病机的嵌注，也是符合桂枝汤证的临床表现，为什么会离开原典越说越远呢？

仲先生肯定对我的心思洞若观火，看我一眼后就说：“有人认为桂枝汤证的病人一般都有汗，其实不然。仲景认为，桂枝汤证在临床上存在两种类型，一种类型是无汗，另一种类型是有汗。这一条条文就是论述无汗的桂枝汤证。”

他的这种观点打破了我已经建立起来的对桂枝汤证的认识模式。他有什么根据呢？我的心里嘀咕着，焦急地等待着他的解密。

“读《伤寒论》要几个版本对照着读，”仲万春先生说，“读时要结合临床实践，独立思考，择善而从。读《伤寒论》一定要联系《金匮要略》中的相关条文，相互对照。除此之外，条文后面的方后注也是不可轻易放过的。譬如这一条桂枝汤的方后注，就非常重要。”

我以前读《伤寒论》的时候，的确对方后注不注意，读的时候草草带过。听他这么一说，我就把他手上翻开的《伤寒论讲义》拿来，把桂枝汤后面的方后注又读了一遍。

“看到了吗？”仲先生说，“请注意其中的‘若不汗，更服依前法。又不汗，后服小促其间’。假如病人有汗出的症状，这些文字就成为无中生有的梦话了。”

我点点头。

“现行宋本《伤寒论》第十二条桂枝汤证中存在如此明显的逻辑上、医理上的矛盾与破绽，却一直没有被发现。”仲先生继续说，“历代医家被条文所困囿，只能以注解经，不敢越雷池一步。康平本《伤寒论》的发现，为正确理解仲景原意提供了强有力的证据。”

我想，桂枝汤证如果“无汗”应该在《伤寒论》其他条文中有所反映，不然的话，光凭以上孤单单的一条，可信度还是差一点。不知道仲先生是如何看待这个问题的。

“仲先生，”我说，“在《伤寒论》的条文中，有否正面提出桂枝汤证有‘无汗’的症状？”

仲先生不假思索地说：“有啊，明代赵开美复刻的宋本《伤寒论》第二十八条：‘服桂枝汤或下之，仍头项强痛，翕翕发热，无汗，心下满，微痛，小便不利者，桂枝去桂加茯苓白术汤主之。’条文中一个‘仍’字，就已经正面反映了桂枝汤证有‘无汗’的症状。但是自成无己注《伤寒论》至近代百余年来争论不休，这就是对现行宋本《伤寒论》第十二条桂枝汤证的理解错误所造成的遗憾。”

我以为这一条条文经过这样一层层地分析大概研究得差不多了，谁知道并非如此。

仲先生又点了一支烟，然后对我说：“《伤寒论》是一个挖掘不尽的宝矿，深藏着无穷的医学秘密，我们要慢慢地去寻找。”

我觉得太玄妙了，就问：“仲先生，这一条桂枝汤证的条文中难道还可以发掘出临床上其他我们需要的东西吗？”

“当然。”仲先生肯定地说，“你把它和下一条的桂枝汤证对照着看，除了上述的出汗和不出汗以外，你还能发现有什么不一样吗？”

我就把《伤寒论讲义》中的第十三条很轻松地一口气读完：“太阳病，头痛发热，汗出恶风，桂枝汤主之。”不知道为什么，在《伤寒论》中我最喜欢这种形式的条文，简明、清晰，一看就懂，没有需要解释的字与词。

我根据仲先生的要求把两条桂枝汤证进行比较也没有发现什么明显的区别。

仲先生看见我半天也不说话，就提示了一句：“注意脉象。”

我其实已经注意到了这个问题，就是新的这一条桂枝汤证没有脉象。但是这有什么奇怪，不就是仲景常见的省略笔法吗？但我转念一想，事情可能不会像我想的这样简单，省略笔法难道仲先生不知道吗？我一下子糊涂了，一直沉默着，低着头无话可说。

仲先生看见我这个样子，以劝慰的口吻说：“这是一个比较难的问题，想不出来一点儿也不奇怪。”

我抬起头，看着他神采奕奕的眼睛，听他如何解答这个问题。

仲万春先生说：“如果用心地把《伤寒论》通读几次，你就会发现，如果哪条条文中几个重要主症完备，症状叙说清楚，并且和其他方证没有混淆的地方的话，仲景就会把脉象省略掉。这种省略不仅仅是笔法上的省略，而是在临床上出现这类主症齐备，症状叙说清楚的方证时，可以不需要再考虑脉象如何如何。所以仲景在这一条的条文中才没有讲到脉象。《伤寒论》中，仲景所论述的方证和其他方证相类似，难以辨别清楚时，仲景一般会特地地加上‘脉象’来帮助医者加以区别。譬如，上一条桂枝汤证，正因为它是无汗，当同时出现发热、恶风、恶寒等一系列症状时，就很容易和麻黄汤证相混淆，诊治时难以鉴别，所以仲景在这条对脉象做了‘脉阳浮而阴弱’这般详尽地论述。仲景的这一层意思在条文上也有记载，它就是：‘桂枝本为解肌，若脉浮紧，发热汗不出者，不可与之。’可以作如下解读：‘太阳病，发热汗不出，可以用桂枝汤解肌发汗。如果脉象出现浮紧，不可以使用。’这条条文虽然是一条准原文，但它却能准确地表达出仲景的医学思想。”

听了仲先生的话，我心里震动很大。学医以来，所有的中医读物，所有我所接触到的医师，在诊断方面都强调四诊齐备，脉症并治。但他却说在临床上遇到‘主症齐备，症状叙说清楚的方证时，可以不需要再考虑脉象如何’。仲先生是一生研究仲景脉法的，怎么会延伸出这种离经叛道的想法呢？我有所保留。

仲先生看见我一声不响，似乎洞察到我内心的想法，就开导说：“刚才讲的脉象省略一说，仅仅限于对桂枝汤证条文的破解。千百年来，众多有临床经验的中医师，对一些由于时间、空间限制的病人，在无法触摸到他的脉象情况下，只要病人症状叙说清楚，主症齐备，就可以斟酌着处方用药。虽然他们是不得已而为之，然而其诊治处方的理念和《伤寒论》这条桂枝汤证条文的医学观点是一致的。”

经他这样一说，又觉得事实的确如此。我心中的疑团也渐渐地消退了一些。

仲先生给我倒了一杯茶，又说：“脉诊在中医四诊中有重要的位置，所以不能因为这条桂枝汤证没有脉象，就忽视了脉诊这一环节。”

仲先生的话，既新颖、有创意，又面面俱到、不留破绽。

我心里一直有一个解不开的疙瘩，就问仲先生：“仲景脉法以寸口部的全脉为脉象依据，但是他在《伤寒论·序》中为什么批评‘凡医’诊察时‘按寸不及尺，握手不及足，人迎、趺阳，三部不参’的马虎做派。这样的批评是不是好像有点儿无的放矢？再说仲景在《伤寒论》‘平脉法’与‘辨脉法’中还有诊趺阳脉的条文。”

“你的问题提得好。”仲先生喜形于色，以赞许的口气说，“学问，学问，能提出有分量的问题是求学的第一步。”

他盯着我的眼睛询问我：“的确如此，在《伤寒论·序》的后半部分中强调寸、关、尺分部诊法与人迎、寸口、趺阳三部诊法，以及《伤寒论·平脉法》与《伤寒论·辨脉法》中还有诊趺阳脉的条文。但问题是这些文字能够真实地反映仲景脉法吗？《伤寒论》文本中，仲景诊治疾病时为什么大量使用寸口部全脉诊法，而闭口不谈寸、关、尺分部诊法与人迎、寸口、趺阳三部诊法，这又是为什么？”

“按常理来说，”我想了想后说，“应该是《伤寒论》文本中寸口部全脉诊法能够更真实地反映仲景脉法。”

“我也是这样想的。”仲万春先生以不容置疑的神色看着我说，“但光是这样想，还是缺乏客观的依据。现在我们在康平本里可以找到明确的依据。首先，我们知道康平本《伤寒论》中没有“平脉法”与“辨脉法”这两篇。康平本《伤寒论》版本形式非常特殊，其字行有十五字行、十四字行、十三字行之分。据专家研究，十五字行是仲景原文，十四字行是准原文，十三字行是后人的追文。据此版本形式推想，则现行宋本、成本中的《伤寒论·序》并非仲景一人手笔。上述《伤寒论·序》中作者批评‘按寸不及尺，握手不及足，人迎、趺阳，三部不参’的文字，均出于文章的后半部分，这一部分的版本形式都是十三字行，所以是后人追文的可能性比较大。康平本《伤寒论·伤寒例》中更明确地提到仲景脉法是寸口脉的全脉，如它对六病各自的纲脉是如是论述的：‘尺寸俱浮者，大阳受病也。’‘尺寸俱长者，阳明受病也。’‘尺寸俱弦者，少阳受病也。’‘尺寸俱沉细者，大阴受病也。’‘尺寸俱沉者，少阴受病也。’‘尺寸俱微缓者，厥阴受病也。’”

我一下子想起《伤寒论》中大黄黄连泻心汤证的条文：“心下痞，按之濡，其脉关上浮者，大黄黄连泻心汤主之。”我怕自己记错了，就把仲先生的《伤寒论讲义》拿来查对后才询问仲先生。

“仲先生，大黄黄连泻心汤证条文中的‘脉关上浮者’这句话难道在康平本《伤寒论》中不是这样写的吗？”

“你猜对了。”仲万春先生笑着说，“康平本《伤寒论》中只有‘脉浮者’，其‘关上’一词的确是后人的旁注。后人运用《内经》脏腑学说来注解大黄黄连泻心汤证的结果，所以有它存在的合理性。”

然而让我难以理解的是，仲先生一方面承认寸、关、尺分部诊法的合理性，另一方面又不遗余力地把它们和仲景的脉法分割开来，这又何苦呢？

“仲先生，你为什么对仲景的全脉总按诊法这样重视呢？为什么把仲景诊脉法和现行偏重于寸、关、尺各部单按的脉诊法严格地区分开来？”

仲先生神秘地一笑说：“我想通过仲景诊脉法研究来证实仲景诊治方法的理论基础不是经络脏腑学说。”

我对仲先生的研究意图还是不理解，就说："寸口部全脉总按脉诊法和寸、关、尺各部单按的脉诊法各有特点。还有，有的人专门研究人迎、趺阳之脉，对临床的诊治确实也有用。我们一切从实用出发，多多益善，全面学习继承，这样不是更好吗？"

"按常识来说，你的话一点儿没有错，政府的中医政策就是这样提倡的。"仲先生抽着烟，踱着步，沉思默想了半天才说，"的确，中医学像一个大海，不仅蕴藏着多种多样的疗法，更为重要的是容纳着多种多样的医学观点，它们共处共存、并行不悖。我这里只是强调在没有熟悉与分清不同医学流派的特征之前，初学者不要把萝卜、白菜一起下锅。古人说：'从一家之言，取百家之长。'就是强调取'百家之长'的前提是'从一家之言'。你想，真正做到'从一家之言'，并理解、掌握、运用'一家之言'也是旷日持久，谈何容易啊。"

他看了我一眼，我从他的眼神中察觉到一丝忧伤与正确表达这一命题的困难。

在当时我还混沌未开，似懂非懂，一直到多年以后，我才慢慢地理解。

再说那天仲先生意犹未尽，抽了一口烟以后，接着说："我想和你讨论一个问题。你认为桂枝汤是一个解表的方剂吗？"

他又用讨论的方式提出一个表面看去是不言而喻的问题。根据前几次的经验教训，使我学会了面对貌似简单问题也不要贸然作答，而是要多转几个弯，多问几个为什么。

我想了想，吞吞吐吐地说："仲先生的意思是桂枝汤不是一个解表的方剂？"

仲先生知道他启发式的问题已经产生效用，我的原有的方剂分类模式开始动摇了。

仲先生说："有一个想法，我早想跟人交流，但是一直找不到机会。我认为方药的功效和应用是既有关联又有区别的，然而现行方剂学的教材对这一差别表达得不是很清楚，或者是我理解能力差，没有体悟出来。譬如桂枝汤，它的自身功效应该是调和营卫，补养气血，所以它在治疗体表功能虚弱无汗的病人时，能产生鼓舞、强壮、补益的功效而达到解肌出汗的作用；它在治疗体表功能虚弱自汗的病人时，能产生鼓舞、强壮、补益的功效而达到止汗固表的作用。"

我无法理解他的提法，只觉得这是一个值得注意的理论问题，就把它记了下来。

我突然想到一个问题，就问："为什么仲景把一个调和营卫、补养气血的桂枝汤，摆在诊治外感太阳病所有方剂的首位？"

"问得好！问得好！"仲先生高兴地笑了，"这就是《伤寒论》异于寻常之处。一般来说，外感表证用辛散发汗的麻黄汤类方剂是常法，应该首先论述。而使用调和营卫，强壮补体的桂枝汤来治疗外感表证是变通的方法，应该摆在次要的位置上。仲景认为，临床疾病的诊治有一定的规律与秩序，然而疾病的变化发展往往会超越人为规定的认识。所以临床时医师既要有规律可循，又要善于随机应变，有时候不拘成法，随机应变更为重要。"

在香烟的氤氲之中，我的大脑仿佛受到一下重击，整个人感觉有点失重。心里感到既失望又兴奋，失望的是，自己读了这么久的《伤寒论》，到头来连桂枝汤的作用还是摸不着边；兴奋的是，仲先生的一席话语使我顿悟。

"你知道李东垣最重要的方是什么吗？"我听见仲先生在问。

“补中益气汤。”我随声而应。

“李东垣的补中益气汤就像张仲景的桂枝汤一样，是他整个医学中核心的方剂。”仲先生说，“它和桂枝汤，原来的功效都是调和营卫和补益中气，但是在脾胃虚弱者的外感热病表证阶段却能够起到解表退热的作用。所以我认为李东垣是张仲景的好学生，他生前唯一手订的《内外伤辨惑论》不仅仅是一部论脾胃的医籍，更是一部诊治外感热病、温病的著作。张景岳就说过：‘补中益气汤，凡劳倦伤脾，中气不足，以致外感发热者宜此。’明确指出补中益气汤可以治疗虚人外感发热。不仅如此，我发现李东垣在《内外伤辨惑论》中的语言风格、行文习惯也效仿仲景的笔法。譬如‘如风湿相搏，一身尽痛，以除风湿羌活汤主之’‘肩背痛，汗出，小便数而少，风热乘肺，肺气郁甚也，当泻风热则愈，通气防风汤主之’。”

我把仲先生的话反反复复地想了几次，觉得在情理上、逻辑上都无懈可击。他那“心有猛虎，细嗅蔷薇”的形象，“大处着眼，小处入手”的工夫，着实使我为之着迷。

“仲先生，你真了不起，”我非常真诚地说，“居然能在一条平平常常的条文中读出那么多不平常的东西来。”

仲先生连忙作答：“不敢掠美，我知道的这些东西大部分不是我自己想出来的，都是日本汉方家的研究成果。然而，近百年来，经方医学在中国却细若游丝而近乎失传了。”

他一边说，一边用手指指划着前面大书柜里的一排排《皇汉医学丛书》。

我凝神注视着他书柜里的十多本《皇汉医学丛书》，这可是异国他乡的医师研究我们祖先医学典籍的成果啊。

仲先生看见我虔诚肃穆的神态，就从书橱中抽出一本笔记本，递给我说:“我最怀念的是《皇汉医学丛书》原典夜读的那些岁月。每当夜深人静，只有我家二楼的灯光亮着。我打开书，安安静静，一字一句，细细咀嚼张仲景、吉益东洞、丹波元胤、山田宗俊、长尾藻城等中日医学先哲的文章，聆听他们的教诲，这是何等的快乐啊！过去,《伤寒论》的入口处就像地狱的入口处一样，确实令人畏惧。吉益东洞、汤本求真等人披荆斩棘为现代经方开辟了一条路径，给后学者挣脱了不少的束缚与羁绊，给我们带来了福音。我就是通过这一条学习的道路，在备受艰辛之后才得以进入仲景医学的大门。”

他的思绪沉浸在往日的回忆里，那种秉烛夜读的日子也许就是他一生最幸福、最温馨的时光。

“仲先生，你能谈谈方证相对应的辨证方法与传统的辨证论治有何区别吗？”

“好。”仲万春先生说，“不管是经方医师还是时方医师，虽然学说体系不同，但他们都能治好疾病，其根本原因就在于他们都自觉不自觉地运用着方证辨证。”

“仲先生，你的意思是，虽然经方医师与时方医师的辨证方法不同，假如能够治好病，那么他们在选方用药上都可能会殊途同归？”

“是啊！”仲万春先生肯定地回答，“临床家重方药的思想是通贯于古今的，隋代的《四海类聚方》、晋代的《肘后备急方》、唐代《千金要方》《千金翼方》、宋代《和剂局方》、明代《普济方》《众妙仙方》、清代《验方新编》、日本吉益东洞《类聚方》《方机》《方极》等均以‘方’命其书名，从中可见一斑。温病大家王孟英勤于著述，他诸多医籍多以方命名，如《圣济方选》《潜斋简易方》《四科简易方》，还有《内外十三科验方五千种》等，也可窥其医术之端倪。吉益东洞深刻地指出:‘医之学也，方焉耳。’这真是一语中的啊！”

原来从医籍的命名中也可寻找到医者内心医学观点的倾向。

“李东垣在临床上都采用了五行学说、脏腑学说作为辨证的手段”，仲万春先生旁征博引，“其实临床诊治时，他照样还是紧扣方证药征。譬如《脾胃论》中有关五苓散的使用，他说：‘治烦渴饮水过多，或水入即吐，心中淡淡，停湿在内，小便不利。’在谈到芍药甘草汤时，他说：‘腹中痛者，加甘草、白芍药。’”

看来，有些中医师的中医理论和临床思维不一定心口如一。

“陈修园在《长沙方歌括》中更是直截了当地指出”，仲万春先生层层推进，“掌握《伤寒论》中的方剂是学习应用经方乃至中医临床的入手功夫：‘大抵入手功夫，即以伊圣之方为据，有此病，必用此方……论桂枝证、麻黄证、柴胡证、承气证等以方名证，明明提出大眼目。’”

陈修园先生的想法已经明白不过了，方证辨证，方证相对应的经方理念已经呼之欲出了。

“我觉得可以把病证比作一个圆心，”仲万春先生把两只手的大拇指与食指分别分开并合拢为一个圆形，“方证是最贴近这个圆心的一层，其他的辨证理论都在方证的外层，六经辨证紧紧地靠近方证，比较、鉴别、验证与指导着方证辨证。其他的辨证方法、理论越复杂，离圆心愈远，要达到紧扣方证、治愈疾病的目的就要走更长的路。”

“仲先生，你能举一个例子说明一下吗？”

“好的。”仲先生答应得很干脆，“譬如同是小陷胸汤的临床运用，经方医师以《伤寒论》‘小结胸病，正在心下，按之则痛，脉浮滑者，小陷胸汤主之’的条文为依据，脉症、腹证相对应就使用此方。温病学家也是一样，叶天士在《外感温热篇》中虽然称小陷胸汤的方法是‘苦辛开泄’法，认为是邪入气分、痰热互结等，但临证时，他还是强调辨证“必验之于舌”；王孟英则明确提出要以腹诊确认后方可使用小陷胸汤，他说：‘必察胸脘，如按之痛或拒按，舌红、苔黄厚腻，脉滑数者，必先开泄，即可用小陷胸汤。’由此可见，《伤寒论》详于脉象与腹证而略于舌象，而温病学家在选方用药上也是方证相对应，他们只是对仲景的方证做了一些重要的补充罢了。”

仲先生的比喻很直观，引证的例子也很翔实，但是我对于他这番话的真正理解，则是在几十年以后，那是因为拜读了朱学勤先生的《书斋里的革命》。这部书表达了作者对先验的鄙弃和对经验的推崇，朱学勤先生打了一个比方，说一个人过分‘深刻’会走向荒谬。他说，一个司机因为酗酒惹出了交通事故，交警追究的是司机责任。但是有一个深刻的哲学家来了，提出还要追究司机是在哪个酒店喝的酒，这就牵涉到酒店老板的责任。这还不算，还要进一步追问酒是哪里酿造的，其责任就‘深入’到制酒业了。这样一来本来是司机的责任，最终变成造酒的责任，并认为这才是深刻的原因。可是这样的说法有悖常理，朱学勤先生由此得出这样一个结论：‘原因的原因的原因不是原因。’”

我手里拿着仲先生递过来的笔记本，听到他说：“我在学习《皇汉医学丛书》的时候，曾经记过一些笔记，你不妨看看，然后说说自己的看法。”

我恭恭敬敬地打开这本蔚蓝色的十六开笔记本的封面，在扉页上我看见“《皇汉医学丛书》读书摘记”十个字，这用钢笔书写的工整秀丽的楷书字体风神洒落、雄健挺拔。我的敬仰之情油然而生。

笔记是阅读了山田宗俊的《伤寒论集成》、丹波元胤父子的《伤寒论辑义》及《伤寒论述义》、吉益东洞的《药征》、村井大年的《药征续编》等日本汉方家著作以后的心得，同时把这些医籍中的重要观点摘录下来。

他的读书笔记中，许多东西我在当时是难以理解的，但可以从中感受到一个医师求知的激情与求真的勇气。

这一次拜访仲万春先生最实用的收获是他教我了颈椎的整脊疗法。

那天，有一个耳鸣多年的中年妇女来复诊，仲先生就围绕着这个具体的病人把诊治要点一一告诉了我。这个妇女因为胃痛胃胀来诊，他根据痰多白黏投半夏厚朴汤而治愈。在诊治过程中，发现病人有多年的左耳耳鸣，耳鸣的起因是因为在家庭冲突中被丈夫打了一个耳光而引起的。仲先生检查颈部时，发现颈2椎棘突压痛，向左偏歪。他就用理筋分筋的手法使左侧斜角肌与胸锁乳突肌痉挛减轻，然后施用旋转整脊手法，听见“咔”的一响声，颈2椎棘突已经对缝，病人的耳鸣顿时消失。过了一会儿，耳鸣又复发，但已经没有以前那样严重了。半个月诊治下来，耳鸣明显减轻，接近于消失。那天仲先生给她用理筋分筋手法使左侧斜角肌与胸锁乳突肌痉挛减少，不再施用旋转整脊手法。他认为旋转整脊手法不能经常使用，特别对于慢性颈部疾病，一般只能在最初与最后治疗阶段使用几次。也就是说，平时的理筋、分筋手法是常规疗法，反复施用后，使病人病变椎体周围的软组织（包括筋膜、肌腱、韧带、肌肉、皮肤等）的血供、神经传导得以改善，在这个基础上，再来施行旋转整脊手法更为有效。

我又仔仔细细地询问了一遍患者，患者所讲与仲先生讲的没有太大出入，并对仲先生的医术与医德赞不绝口。

我对仲先生诊治过程中的一个步骤难以理解，就问："仲先生，你的用意是不是在病人病变椎体的周围软组织的血供与神经传导还没有得到改善之前，不要施行旋转整脊手法？但是你为什么在第一次诊治时就对病人施行这种手法呢？"

"问得好！问得好！"仲先生笑着说，"可见你不仅在用心地听，还在用心地想。初次诊治就施行旋转整脊手法有两种原因：第一个原因，是当时还测不准病人的耳鸣是不是与颈椎的病变有关，假如整脊以后耳鸣一点改善也没有，那就要重新考虑先前的诊断；第二个原因，是通过有效的治疗，给病人一种坚持治疗的信心，这一点也是不可忽视的，毕竟决定治疗与否的是病人自己，而不是医师。"

仲先生认为临床上对所有有利于提高疗效的民间疗法，都要抱着多多益善的态度。他认为许多慢性疾病在颈部的椎骨，以及它周围的软组织上可以寻找到它们的反应点，这些反应点也就是治疗点，所以医者就要运用分筋、理筋手法及整脊疗法去纠正它们。

从那以后，整脊疗法就走进了我的诊治生活，不管在青山村还是在状元镇，还是后来到温州，我都把整脊方法作为诊治疾病的常规方法，治愈了不少的疑难病症，为我建立了较好的口碑。

假如不是兰兰姑娘带吴队长来催我回工地，我真的把什么都忘了。打扰了仲先生半天，也耽搁了他休息的时间。他精辟地论析《伤寒论》的情景，启迪着我的灵性，使我对经方医学产生了无限的憧憬与美好的向往。离别的时候，仲先生送我们到门口。我们握手告别时，仲先生说："我突然想起一个问题，不得不说。现行中医教科书上的诊脉部分比较重视分部的脉象，左右手寸口部分各分寸、关、尺三部，它们各自和十二经脉、五脏六腑相对应。这是沿袭《难经》《濒湖脉学》而编写的，其实最早是为针灸家所用，后来才渐渐渗透到方药治疗这边来。经方家一般承袭仲景《伤寒论》脉法，诊脉比较重视全脉的状态。你再等……”

话未说完，他又返身回屋，上楼取书，又噔噔地下楼，把书给我，说：“日本针灸家本间祥白先生撰写的《经络治疗讲话》非常好，其中就有关于寸口脉寸、关、尺三部单按法是针灸医学与医经学派临床所用的论述。你带回去仔细看看，就全明白了。我喜欢你对中医学之真相那孩童般的好奇心，这本书就送给你，作为一个小小的纪念。”

我十分惊喜，以无限感激的目光注视着仲先生，腼然地接过了他的书。就这样匆匆地离开了这座使我终生难忘的老屋，离开了仲万春先生。

在等待汽车的时间里，我把《经络治疗讲话》翻来覆去地浏览，寻找着本间祥白先生关于寸口脉分寸、关、尺三部是为针灸医学与医经学派所用的论述。

汽车开动返回工地的时候，已是夜幕初垂了。龙泉的冬天比我们家乡温州冷多了，但我却没有一丝寒意。因为我心中兴奋满溢，不为他事，只因先生授我一席话、教我一套整脊手法、送我一册医书。以往，多少向往与追索，朦蒙眬胧地蛰伏在心的深处，而今被仲先生的深思雄辩点亮了，它唤醒了一个中医初学者的沉睡，让他混沌的内心世界被某种东西隐隐地触动着。

在寒风凛凛的暮色星光中，在风驰电掣般载运水泥返回工地的汽车上，我想到了《诗经·邶风·式微》中的诗句：

式微，式微，胡不归？

微君之故，胡为乎中露？

式微，式微，胡不归？

微君之躬，胡为乎土中？

诗句中的情景、时间、处境与我此时此刻的状况极为相似，然而由于彼此心境的迥然不同，原先的怅然吟《式微》就被我改写成了悦然吟《式微》。

仲万春先生事先已经给我留下一个耐人寻味的思考题：1—111，谜底是：从《伤寒论》中一个方剂出发，怎样衍化为111个方剂？

这的确是一个回味无穷的问题，我带着这个谜样的思考题度过了漫长的岁月，在困难的时候思考着，在顺利的时候思考着，在高兴的时候思考着，在痛苦的时候思考着。只要我在经方的路上走着，我就不得不对它进行思考。但思考永远没有尽头，因为我还没有找到一个满意的答案。这也许就是仲先生给我留下的永远也做不完的作业。

十五、经方年轮第一圈

“九一三”林彪事件后，国内政治形势发生了微妙的变化，我多次写信给温州的何黄森老师，请他设法帮我在温州郊区找个工作，这样更有利于我今后的中医、针灸学习。何老师四方张罗、八方奔波，终于由刘时觉的邻居——林小华老师替我寻找到一个临时民办教师的教职。何老师在信中告诉我，据林小华老师说，明年新学期开学就让我去学校上课。当我一个人在西风猎猎的庙下大坝上拆阅了这封信后，顿生“人归落雁后，思发在花前”的感慨。

刘时觉初中毕业后插队到温州市郊状元公社，后来到山一小学教书，并兼任大队的赤脚医师。他的父亲刘安民老师是我高中的老师，虽然没有上过我们的课，但他是我们同级另一个班级的班主任，所以非常熟悉。刘安民老师和我父亲的想法一样，认为中医是国宝，学好中医可以安身立命，所以他初中毕业后，也一直在自学中医的道路上摸索着前行。后来我与刘时觉在何黄森老师家中相遇，遂成为了好朋友。几十年来，无论在学业上或是生活上，我都得到了他无数次的支持与帮助，这次民办教师工作的介绍是这样，以后我的中医业务水平的提高更是如此。

“四人帮”粉碎后，刘时觉破格考上了浙江中医学院，成为陆芷青教授的研究生，毕业后任教于温州医学院，并担任温州医学院附属第二医院中医科主任。几十年后的今天，他已经是附二院的中医学教授、主任医师、国家级名中医。现主持多项国家级及省市级科技课题。他编著的《中国医籍续考》荣获 2012 年浙江省社科联第四届社科研究优秀成果一等奖；400 万字的《中国医籍补考》已在 2017 年出版。这两部著作将成为中医药发展史上不朽的典籍。

刘时觉比我年轻六岁，然而中医学方面的研究成绩斐然。他的奋斗精神时时鞭策着我，鼓励着我。许多中医理论上的疑点、难点问题都是他给我提供了资料与思路，有的方面甚至是耳提面命，给了我具体的指引。譬如，20 世纪 80 年代，温州中医学会的会刊《温州中医》筹备出版，具体编辑工作由刘时觉先生与马大正先生负责，他俩当时已经发表多篇中医论文。我在与他们的一次工作过程中，也学着写了一篇拉拉杂杂的文章，自己感到虽然内容方面有一点独到的地方，然而结构松散，层次紊乱。我就请刘时觉先生帮我斧正，这“斧正”两字用在我的这篇文章的修改上恰如其分。他知道我诚心求教，就说：“我动手了！”经他删改以后，文章的篇幅缩小了一半，特别是开头部分的赘言烦语全部被砍掉。我记得当时他说：“文章是写给专家看的，一些约定俗成的概念不必要一一诠释。”马大正先生也建议，文章的每一小节最好加上一个小标题。经过如此一番手术，文章的主题比原稿突出，层次也清晰了起来。在这个过程中，我收获最大的就是从中得到了一次铭心刻骨的教育，明白了医学论文写作的一般要求与基本规范。

马大正先生对妇产科发展史，中药在妇产科方面的功效以及妇产科治疗方法等，从经、史诸子、考古、文学、哲学、医学等方面均做了系统深入研究，参考文献 200 多种，于 1991 年由山西科教出版社出版了 21 万字的《中国妇产科发展史》。此书出版之后，受到国内外同行专家的高度评价，并且填补了国内这项研究的空白。现在，他是全国老中医药专家，享受国务院颁发的政府特殊津贴。在临床上提倡辨证论治，又极力主张对专病专方的研究。擅长医治男女不孕不育症、功能性子宫出血、先兆流产、子宫肌瘤、子宫内膜异位症等疾病。创制出生精汤、化精汤、活精汤、益肾助孕汤、清海凉血汤、温肾安胎汤、消症汤、克异汤、黛玉解郁汤等方剂。

以上所叙都是以后的经历，笔墨到此，随意抒发几句，就此打住。

其实，当时我们对未来的前途一无所知。那时我对于民办教师一职的渴求，如果说是久旱望云霓也一点也不为过，从那个年代过来的人应该都可以体会到我的这种心情。

我知道了这个消息以后，就迫不及待地准备回去。

旧历十一月初，我回到了故乡青山村。经过了一番的历炼，我增添了不少的临床经验和自信。承淡安先生的专著与仲万春先生的教诲适时地帮助了我，使我从针灸临床开始走向《伤寒论》方剂的应用。

仲万春先生教我的推拿整脊手法治疗内科疾病也有意想不到的疗效。

有一个精神分裂症的病例很有研究价值。患者性格内向，一年前因工作受挫，心情郁郁寡欢。后来因打球挫伤颈椎后，颈项活动稍有不适，随之出现烦躁失眠，渐呈喃喃自语，有被害妄想。一周前，突发暴躁怒狂，把一辆小车的车灯砸了，被单位派人强行护送回家。医院诊为精神分裂症，给服安神镇静剂。药后，整天蒙被而卧，有幻视、幻觉。家属邀我出诊。检查：神志尚清，仪容不整，对答不切题，注意力涣散，定向力尚存，定时力模糊，左颈部斜方肌、胸锁乳突肌痉挛，C_5 棘突向左偏歪，触摸患椎左侧发现高隆，舌暗红苔薄白，诊为肝郁血瘀型癫狂病。治疗经过：施用旋转整脊手法，拨正偏歪的颈椎棘突。手法刚完毕，患者连声说："我怎么在这里？我怎么在这里？"并说自己头脑顿然开朗，如梦初醒。仔细诊察后，发现患者所有不正常的精神状态全然消失，再触诊左颈肌肉痉挛现象也已解除，见效之速，使人咋舌称奇，我自己也感意外。仅此一次整脊手法，就治愈了此病。追踪观察，患者一周后返回工作单位，正常工作至今，多年来未见复发。

精神分裂症属于中医"癫狂"范围，中西医不乏有效疗法，但颈椎外伤后引发此病则未见报道。我用整脊手法纠正偏歪的颈椎棘突后，癫狂症状顿然消失，其机制也难以用中西医学的理论作出确切的解释，值得我们做深入的探索和研究。对于颈部病变，一般只注意到颈椎骨质增生引起的颈椎病及颈椎骨折、脱位所致的高位截瘫等严重病症，而对于颈椎间的细微错位及周围软组织损伤所引发的内科、妇科等复杂症状往往容易被忽视。既往的治疗由于观察的不细致或缺乏"颈椎－内脏相关疾病"这一概念，故未能充分重视颈部损伤与主症的因果辩证关系，因而不能收到预期疗效。因此，我们临证时，要把对颈部的诊察作为整体辨证的重要内容之一。

在青山村，有一个老年妇女因外伤引发股骨颈病求诊于我。我很热情地为她诊治，并每天主动上门给她针灸，坚持治疗了一个来月，病情有所好转。这个患者的丈夫陈建琦先生，是村里的老中医，已经在三年前不幸去世了。出于感谢，那天，她打开了丈夫生前遗留下来的书柜，说，有什么我喜欢的医书，她愿意赠送给我。我怀着好奇的心情，在旧书、旧杂志中细细地翻看，突然，发现了几本线装书，打开一看，原来是陆渊雷先生的《陆氏论医集》。

这套书是1933年上海陆渊雷医室铅印的，每半页十二行，每行三十二字，白口，上鱼尾，四周双边，繁体竖排本，系陆渊雷先生与中医同道讨论辩难医学问题、探讨索求经方奥秘，以及中医教育理念之辑集，由陆氏夫人沈本琰按年月前后编次整理。整套书一共有四册，但在陈建琦先生家寻找来寻找去只找到了三册，缺了第三册。

回家后，我每天捧着这几本书激动得发抖，恨不得生吞每一个字。整整两天，我伏案抄书，抄着抄着，我一下就有了茅塞顿开之感。

如果说承淡安先生告诉我了《伤寒论》的内容与要点的话，那么陆渊雷先生则告诉我了如何将《伤寒论》与临床问题衔接在一起，并且帮助我认识“方证相对应”等更加实质的问题，同时他以一种十分有效的方式介绍了从日本汉方家那儿获得的临床资源。因此，他的书对于我极具魅力，阅读的过程让我体验着无拘无束的快乐。然而他的文字言语锋芒逼人，无所顾忌，想必得罪了很多人，在阅读时我总有这种担心。

在“日本人研究中医药之趋势”一文中，陆渊雷先生一针见血地指出：“东洞之师法仲景者，惟在凭证候以用药方，就药方以测证候。”在“国医药学说整理大纲草案”中说：“设有古医书言：小柴胡汤，治少阳病，邪在半表半里，胸胁苦满，往来寒热，心烦喜呕，脉弦细者。其云少阳者，名也；云邪在半表半里者，论也，此所谓名论也。云小柴胡汤者，所用之方药，云胸胁苦满，乃至脉弦细者，据以用此药方之证候，乃所谓方法也。”他认为“则可迳言‘小柴胡汤治胸胁苦满乃至脉弦细’可矣，何必赘以‘少阳病，邪在半表半里’乎？”

日本汉方家大力倡议“方证辨证”，令人耳目一新。然而使我突然想起汪阿姨的诊治方法与“方证辨证”是何等的相似。

在“伤寒论今释叙例”中，陆渊雷先生直截了当地说：“故医经之论，其言可闻，其效不可得见也。经方以草石汤药疗病，视证候以投方，投方中则覆杯而愈，不中则不死而剧，岂若医经之大而无当者矣。”

寥寥数语就把医经医学与经方医学的各自特点表达了出来，同时也坦然地表明了自己的立场。虽然存有片面之处，但让人明白《伤寒论》的精粹所在，让人领会张仲景的诊治原则。

后来得知陆渊雷先生并不全盘肯定日本汉方家的“方证主义”，也认为日本汉方割断了《伤寒论》与阴阳学说的血肉联系并非得当之举。但由于我当时认识模糊，内心很喜欢这种过激的言论。

在“上海国医学院辛未级纪念刊序”中，陆渊雷先生说：“有沉疴痼疾，西医所不能疗，中医所不敢治，而铃串走方，一药遂起者，比比然也。”实事求是，贴近临床，客观地承认了走方郎中的疗效。和我在光泽县管密大队看到的走方医肖柏云先生的诊治情景颇为接近，使我感同身受。

在“用药标准·开篇”中，陆渊雷先生说：“吃药是很危险的事情，吃得对，可以吃好疾病；吃得不对，就可以吃掉性命。而且吃得好病的药，一定可以吃得掉命；倒过来，吃不掉命的药，也就吃不好病。”

实话实说，一语中的，非常辩证。医药工作有关病患的生死，不能滥竽充数，敷衍了事。一旦从事这个工作就要完全投入，奋斗终生。

我就喜欢陆渊雷先生的这种表达方式，因此，从内心也就认同了他的医学观点。

1971年冬天的一个傍晚时分，在温州远郊青山村的老房间里，我屏住呼吸读着《陆氏论医集》中这些沁人肺腑的文字，就像在昏暗中突然擦亮了一根火柴，使我对于神秘中医学的内涵获得了一刹那的顿悟。我痛切地感受到一粒耀眼的星火，已经确切地点燃起我生命通往中医经方之路的导火线。这是一个从暗黑的房间里突然走到阳光下的感觉。在睁不开眼睛的瞬间，我清醒地意识到，这次阅读让我打开了经方医学的视线，让我开始了真正的经方医学之旅。

这是一次宿命的阅读，一次意外的历险。现在回想起来更要百倍地感谢命运的安排，使当时那种悲欣交杂的生活化生出如许偶然的机遇。之后我渐渐涉足于经方医学领域，都起源于这一刹那心灵触动所擦出的火花。陆渊雷先生那精练简短的述说，使我懂得了经方医学的要义。中医经方牢固严实的厚门，开始朝我稍许打开了几分缝隙。

丘吉尔说过："历史是由一个又一个活见鬼事件组成的。"这句话想要表达的意思是，偶然性常常是一个重要的因素，甚至有时候是扮演主角的。

意外的巧合后来又延续地发生了一次，我的朋友王益春在他妻子的祖父家里发现了《陆氏论医集》的第三册。

他妻子的祖父是温州中医儿科名医朱湘洲先生，擅长用经方治疗儿科疾病，临床疗效很好，在温州中医界有"儿科泰斗"的美誉。我曾经登门求教，他说虽然中医院的科室有分科，但中医师自己的内心应该没有分科，也分不了科。他说自己就是以《伤寒》《金匮》为指导来诊治儿科疾病的。还详细地告诉我，用葛根芩连汤治疗小儿湿热腹泻的临床方证：以舌红苔黄腻、口臭涎水多、腹胀不虚、肛口发红为目标。我的大女儿一岁时腹泻，我自己用药久治不愈。因为她的身体消瘦，虚弱，虽有葛根芩连汤证，我也不敢贸然投药。后来抱她到朱先生家诊治，朱先生认为葛根芩连汤证俱在，不必畏头缩脑，大胆使用。二剂药后，果然诸症消失，霍然而愈。朱先生不仅治愈了我女儿的病，还手把手地教会了我识别葛根芩连汤证的秘诀及如何鉴别诊断的方法。

我曾经向他请教过许多中医方面的问题，他把自己的心得与经验毫不保守地告诉了我。

"朱老，你说：'虽然中医院的科室有分科，但中医师自己的内心应该没有分科，也分不了科。'对于你的观点我有一个疑问，《史记》记载的扁鹊的确是你所谓的不分科的能够诊治各科疾病的名医，然而不是也有专门诊治小儿疾病的儿科名医钱乙吗？"

"被宋神宗晋升为太医丞的钱乙，并不仅仅是一个儿科名医。《钱乙传》谓其'为方博达，不名一师，所治种种皆通，非但小儿医也。'"

"朱老，时方与经方最根本的区别在哪里？"

"时方与经方在于它们追求的方向不一样。方证辨证是追求'知其然'；理法辨证是追求'知其所以然'。"朱先生循循善诱，"所谓'知其然'的经方医学，是一种我们通过学习和模仿而获得的有疗效的辨证模式。这些模式发生的原因和机制人们至今可能还盲然无知。它们不是通常意义上的知识，但我们能利用自己的感官意识到它们，并使自己的辨证方法与其相适应。就此而言，它又确实是我们理解病人病症的理性知识的一部分。这种使我们适应而采纳知其然的经方医学，同我们知道自己的行为会有何种结果‘为什么’的知识——‘知其所以然’的时方医学极为不同，所以我们把这种‘知其然’的诊治方法，视为经方医学。”

朱先生藏有大量的旧医书，每年夏天都要翻寻出来在太阳底下晒晒。一个偶然的机会，王益春在晒霉的旧医书中发现一本《陆氏论医集》，急忙翻开一看，惊讶得合不上嘴，想不到这正是我四处寻觅而不捕的第三册。当他坏笑着把这册古色斑斓的医籍在我眼前晃来晃去时，我差一点快活地昏了过去。我惊叹命运的神奇，这一切机缘巧合得太天衣无缝。

我饥不择食般地阅读着从天而降的这一册书，就像进入了经方医学的宝库，琳琅满目的珍宝令人目不暇接。譬如陆渊雷先生以生花之笔写了一个例子，来说明生命体与非生命体的不同，就使我如饮甘霖，酣畅淋漓。譬如《陆氏论医集》第三册《唐宋以后的医学》一文中说：“人体是活的，与死物不同，要是死物，一杯热汤放在冰箱里，立刻会冷，一块冷铁放在火炉里，立刻会烫，人体须比不得热汤、冷铁，对于外界刺激，会起很激烈的反应。譬如把棒锥向脑壳上击去，照规矩，被击的地方要瘪下去，岂知脑壳被击后，非但不瘪，反长出个老大个包来。”

这个生动浅近的比喻，就是说明有生命的物体与非生命的物体不相同的地方，所以用以研究非生命物体的物理、化学的方法来研究、解释生命体的健康、疾病之变是不完全可靠的。外界气候的“冬寒夏热”，人体生病的时候就不一定也是“冬寒夏热”，反而会出现《内经》所说的“人之伤于寒，则为病热”的现象。

在这一论文中，陆渊雷先生开门见山地说：“仲景《伤寒》《金匮》上的药方，只要对准了证候用去，病马上会好。若问这些药方是根据什么理由，《伤寒》《金匮》却未曾说出来。因为熟练应用的人未必能懂学理，那么，仲景虽能应用这些药方，也许不能说出理由吧。”

说出“仲景虽能应用这些药方，也许不能说出理由吧”的人是要冒大不敬的骂名的，然而陆渊雷先生说了，我看也只有陆渊雷先生才敢讲出来。正像古人说的：“专门禁方，用之神验，至求其理，则和扁有所不能解。”

读这样的书，的确使人其乐无穷。在陆渊雷先生新颖透彻的讲述中，一下子就拉近了我们和经方医学的距离，使我们知道人体的生命现象太复杂了，它是一个自控、自调、自稳定的活体。我一边读，一边非常感谢王益春先生，假如没有他的帮助我将无法读到如此妙文。

当然这是我到状元桥教书以后的事了，离我初次发现《陆氏论医集》已有五年之遥。所以这一种能够弥补“三缺一”的现象只能用“巧合”或者结构主义的“偶然性巧合性”来解释了。

在这次阅读之前，近十年之中，我所翻阅过的中医、针灸的书籍少说也有上百本，但还没有接触到真能激发思维、引人激动、引人入胜的读物。在那一段时间里，我夜以继日地读，真正体味到了阅读的乐趣。打动我的不仅是《陆氏论医集》的斐然文采，而是陆渊雷先生在经方医学研究中的真知、真胆、真情与真诚，是他在《伤寒论》研究道路上的提问、思考与行动。

反复读了《陆氏论医集》中的鸿议创论，我觉得学医的冲动与元气进入了自己的身上，这种自信踏实的心理状态肯定不能用逻辑语言来加以表达。《陆氏论医集》中这种直奔主题、求真得道的学风对我影响很大，使我渐渐地看到了经方医学本来的样子。它的内涵，它的魅力，在我的心中变得越来越清晰，越来越美。

譬如我在“上海国医学院教务杂记”中读到国医学院在招生时的三道中医临床治疗题目，我一看就被深深地吸引住了。题目是这样的：

其一、病人发热恶寒，自汗出，头微痛，头项酸而硬，脉浮数，舌苔白，腹部肌肉挛急，应服何方？

其二、病人头上热，手足冷，似昏睡，而轻呼即醒，大汗如雨，舌色淡白，脉微细，自诉心跳，按之觉心下痞硬，应服何方？

其三、病人苦头痛而眩，眼中时见黑星，平日往往赤眼，胸胁下膨满，脉沉而紧，应服何方？

题目明确显示了经方医学的特点，要求参试者通过听得着、看得见、摸得到的症状、体征去寻找诊治疾病的方药。试题明白地告诉大家，这种寻找诊治疾病的方药是有章可循，有规可依的，并不是传统“医者意也”的那一套。如果几位经方家看一个病人，只要脉症明确，开的方子都会是接近的，绝不会出现大的出入。由此可见，方证辨证是一门严谨的可重复的临床医学。当我们面对自己感到力不从心的试题时，内心就会发出要加强对方证进一步的了解、熟悉与掌握的愿望，这就有助于引发我们进行实践的训练与理论的思考。

临床上每一病证必有一个最佳方药与其匹配，才能达到最好的疗效，方药与病证的最佳对接过程是研究的核心内容。医者把握已知及未知方证的互动状态，总结辨认方证、药证方面的经验，使方与证，药与证之间达到固定的最佳组合，这是临床疗效的基本前提。

看了第一道题，我知道这个模拟病例是一个太阳表虚证，但是由于自己对腹证分类不熟悉，所以用哪一个方剂才能丝丝入扣，心中没有把握。由此可见，方证辨证比较质朴与规范，是临床中医师一定要迈过去的第一道门槛。

我看了第二道题，心里知道这个模拟病例是少阴病的阳虚证，但是由于四逆汤类的方证太多了，我还没有一一地鉴别清楚，所以还无法开出一个面面俱到的方子。读了试题以后，下一步学习的方向豁然开朗。

仲景的《伤寒论》中少阴病里寒证都是以附子为主要药物，处方都是四逆汤类的方剂。然而四逆汤类里面具体的方证是比较复杂的，临床诊治时要求方证相对，医者需要一一分辨清楚，不能笼统地投四逆汤了事。我当时仅仅记住四逆汤类的组方用药规律，如四逆汤由附子、干姜、炙甘草所组成，该方加人参，则名“四逆加人参汤”；四逆加人参汤加茯苓，则名“茯苓四逆汤”；四逆汤去甘草加葱白，则名“白通汤”；白通汤再加人尿、猪胆汁名“白通加猪胆汁汤”；四逆汤倍干姜名“通脉四逆汤”；通脉四逆加猪胆汁，名“通脉四逆加猪胆汁汤”；四逆汤去甘草，则名“干姜附子汤”。

动一药即换一方名，甚至加减一量也换一方名，由此原方的主治与功效也发生改变。四逆汤通过药味加减与药量增损所形成不同方剂名称的事实，体现了《伤寒论》中严格的“构效关系”与“量效关系”。可惜的是，我还没有把握住它们，所以回答不了这道题。

看了第三道题，心里乱糟糟的。“胸胁下膨满”一症使人的思维走向少阳肝胆，“赤眼”一症总是牵涉到肝胆之火热，“脉沉而紧”

又和上述症状挂不上号，真是不着边际，乱了方寸。

三道试题，一下子就测出了经方医师的诊治水平，我也一下子明白了自己经方知识的缺陷。更重要的是，作为想要求自己上进的经方医师，也从中找到了继续学习的目标与方向。

我把《陆氏论医集》读了几遍以后，对原本艰涩难懂的《伤寒论》，引起了一种兴致盎然的趣味，因此，对学习中医的前景倍加信心。我带着令人激动和向往的心情把《陆氏论医集》推荐给了阿骅表兄，并热情洋溢地说了一大堆自己的感受。

阿骅表兄也被我的兴奋所感染，以平素少有的赞许口吻对我说："西方哲学家说过：'在有理解之前先有表达，在有表达之前先有强烈的感受。'今天你能够清晰地表达出自己的读后感，说明你已经感受到陆渊雷先生的医学思想。你要在这个起点上深入下去，把陆渊雷的《伤寒论今释》与《金匮今释》多通读几遍，进一步理解他的诊治思路。"

"阿骅，我有一个疑问，陆渊雷的《陆氏论医集》怎么会在浙南的小山村里出现呢？"

"温州虽偏隅东南，但常有开风气之举。譬如自1898年至1911年，温州留日学生为135人，名列浙江全省之冠。"阿骅表兄非常熟悉温州近代历史，说起民国时期的文化逸事来如数家珍，"在中国近代中医学教育史上温州也是走在时代的前列，我国近代史上最早的一所中医专门学校——瑞安利济医学堂，就是近代著名改良派思想家陈虬先生所创办的，金慎之先生就毕业于这所学校。经方家池仲霖先生在1926年间举办的温州国医国学社，其课本就是采用柯韵伯的《伤寒来苏集》、陆九芝的《世补斋医书》等经方著作。现代经方家南宗景于1933年创办温州‘宗景国医专修社’，学校共招学生四期，每期数十人不等。他是以继承与发扬陆渊雷的学术思想为己任，由于积极反对废止中医，后来被推选为温州市中医公会主席。同时，温州中医界有一大批陆渊雷担任院长时的上海国医学院毕业的中医师。除了最早的南宗景之外，得到陆渊雷、曹颖甫诸名医教诲与培养的还有谷振声、吴国栋、任侠民、许国华等中医师，他们都是这个学院的优秀毕业生。他们四人如今都成为温州中医界的支柱，被业内同行称之为‘四老’。另外，还有金慎之、陆建之、方鼎如、郑叔伦、陆干夫、徐堇侯等著名中医都身体力行陆渊雷‘发皇古义，融会新知’的医学思想。徐堇侯还特地到上海平安里登门向陆渊雷当面请教。可能由于他们的宣传，所以《陆氏论医集》在当时温州的中医界广泛流传了开来。”

阿骅表兄对温州中医界的情况非常熟悉。真的想不到，民国时期交通闭塞的浙南温州，却到处都有陆渊雷先生所培养出来的“中医新生命”。

告别时，我俩商定，分别集中精力阅读《伤寒论今释》，一个月以后来我家一起讨论读书心得。

接下来的一个月，我夜以继日地拜读《伤寒论今释》。书中陆先生用平实的语言，融中贯西，明确地提出以西医学作为参照物，主张用科学的方法研究《伤寒论》，使中医师在急性热病的诊治上又重新认识到《伤寒论》的临床价值，启发了人们对《伤寒论》的进一步研究和应用。

那一段时间里，上门求医的人络绎不绝。我开始用经方医学方证辨证的思路诊治疾病，这样就初步实现了从单一的针灸疗法过渡到以方药为主、针灸为辅的治疗方法的转化。

我生平第一次开中医处方是甘草泻心汤。患者是同村同队的年轻人，三个月前他因伤食而出现口腔溃烂、恶心呕吐、胃脘痞满、肠鸣腹泻等症状。多位医师针对伤食的病因，使用消导化食的方药治疗而无效。我用方证对应的方法，没有用一味消导化食的药却在短期内取效。这个病案的诊治成功，使我树立起走经方医学“方证对应”道路的信心。

通过此案的诊治，我体会到临床上抓住“方证相对”这一个环节，就抓住了疾病向愈的根本；也深深地体会到，中医学的“病因”，与其说是“原始病因”，还不如说是“发病学原因”。譬如上述“伤食”病人，“伤食”是其“原始病因”，然而从“口腔溃烂、恶心呕吐、胃脘痞满、肠鸣腹泻”等症状中辨证求因出来的“寒热错杂”是其“发病学原因”。“伤食”这一“原始病因”人人可知，病人都会主动地告诉医师，所以容易引人眼球。从临床症状中“辨证求因”出来的“寒热错杂”的“发病学原因”却不容易辨别，一般中医师又分辨不清辨证求因的“发病学原因”与“原始病因”的根本区别，然而如果从临床的“方证”入手，把握住“口腔溃烂、恶心呕吐、胃脘痞满、肠鸣腹泻”等症状是“甘草泻心汤证”，就可以绕过“发病学原因”或者“原始病因”而直接应用“甘草泻心汤”，岂不是最简洁最有效的诊治方法。

当然，我并不是一味地反对伤食病人临床使用消导化食的方药。恰恰相反，我每次遇见病人有保和丸的“方证”，不管是什么疾病，也不管有没有伤食病史，都毫不犹豫地给予保和丸。保和丸的方证表现是：口臭、厌食、嗳气酸腐、腹部胀痛拒按、便臭不畅、舌苔腐黏等。

我曾经用保和丸治愈了一个六岁女孩的久咳。这个女孩咳嗽一年多，久治不愈。后来求诊于我。诊察所见，一派保和丸方证：口臭、厌食、腹部胀不适、便臭尿黄、舌苔黄腐等。我给予保和丸料方，三帖。第二天晚上，女孩的家长来电话，焦急地说："服药已经两天，第一天没有动静，今天连续腹泻三次，到底怎么回事？"我问："大便臭不臭？"回答说："臭气冲天。"我问："咳嗽如何？"他如梦初醒，高兴地说："已经一天没有听见她咳嗽的声音了。"我说："不碍事，剩下的一帖药继续服用。"这个咳嗽了一年多的小女孩就这样简单地治愈了。

保和丸不是经方，是《丹溪心法》中记载的一个方剂，然而经方医师在临床上普遍地使用，使用的方法就是方证相对。我使用它治疗过种种消化道疾病之外，也广泛地使用在临床各科疾病。经方医学是一种方法，而不是专门使用张仲景的方子而不用后世方的医学。只不过仲景的方子'方证相对'比较严密，又经过了近两千年的临床淘洗，反复证实，反复证伪，千锤百炼，使用的频率高一些而已。

学会了经方的方证辨证，再把针药结合起来，这样就会明显提高临床的疗效。过去一些屡发屡治的病人，现在也缩短了疗程。如上陈村我的姑婆，体型瘦长，脸色苍白憔悴，神疲乏力，形寒肢冷。十年前，冬天被冷雨所淋而引起背部冷痛，时痛时发有十余年了，夏天也不例外。我也给她针灸过多次，虽然也有效，但没有得到有效的控制。现在每天背部冷痛，入夜尤甚，夜寐不安，饮食、二便正常。背部冷痛的位置相当于督脉身柱、至阳两穴之间一只手掌大小的范围。病人除了背冷痛以外，其他的脉症还有许多，如头晕目花，口淡多唾，尿短便溏，脉象无力，舌淡苔白；腹诊发现腹肌菲薄而紧张，心下有振水音。和苓桂术甘汤证、附子汤证符合，就予以苓桂术甘汤和附子汤合方五帖，附片每帖三钱。因为是寒冬季节，没有在背部用艾条熏灸。服药后两天就说有效，五天以后有大效。于是再守方五帖，背部冷痛消失。

我附近青山陶瓷厂里的一个中年干部，患严重的失眠症，又有偏头痛的老毛病。父亲与我都给他针灸过，我父亲也曾经给他开过不少安神的、活血的、散风的方子，都有较好的疗效，但就是老反复发作。学会了经方的方证辨证之后，我的思路大变。我根据他四肢烦热、口干咽燥、便秘尿黄的症状，特别是手心发烫影响入睡的特征，投《金匮·妇人产后病》千金三物黄芩汤，再加以针刺神门。三剂有效，七剂大效。后来父亲告诉我，三个月后，此人因生气后而复发，方证如前，原方不变，连服十剂而愈。后来路上相遇也没有提到失眠一事。

后来，我曾经把上陈村姑婆的病例与自己的诊治思维提出来和张丰先生讨论。张丰先生听了以后沉思了半天，说："你姑婆'冬天被冷雨所淋而引起背部冷痛'，你的方证相对应的诊治是成功的。但是很多久治不愈的关节痛、神经痛的病人，临床除了局部的疼痛症状之外，别无所苦。因此，医者的方证辨证无从下手。我自己就遇见这样的一个腰腿痛的病人，男，35岁，颇为健壮，夏天都不发病，到了冬天就腰腿痛发作，行走都非常困难，西医认为是严重的腰椎间盘突出。我给他施用针灸与中药没有效果。后来在《金匮》湿病篇中发现麻杏薏甘汤所治疗的目标中有'久伤取冷所致'。冬天就腰腿痛发作，也可以理解为‘取冷所致’，就投麻杏薏甘汤而治愈。还有那一个手心发烫影响入睡的病人，你在使用三物黄芩汤之前需要进行一次方证鉴别。因为同样是手心发烫，不仅仅只有一个三物黄芩汤证，至少还要考虑虚劳病人腹肌菲薄而紧张的小建中汤证与心下痞硬、肠鸣腹泻、阴茎长举不萎的阳强病，以及温清汤证、温经汤证等方证，他们都可能出现手心足心发烫的症状。”

十六、于无声处听渊雷

1972 年正月的一天，天上飘着雪花，阿骅表兄如约来到我家。我泡上两杯热茶，就展开了讨论。

我迫不及待地问：“阿骅，《陆氏论医集》与《伤寒论今释》读过了吗？”

阿骅表兄微微一笑，平静地说：“读过了。”

我从温和内敛的阿骅表兄的答话中难以揣摩到他读后的感觉，所以就追问：“读后的感觉好吗？”

“好。”阿骅表兄不动声色地说。

我非常高兴，阿骅表兄一贯不会用情绪性的语言来表达自己的意见，今天的一声“好”，可见他已经认同了陆渊雷先生的医学思想。

“阿骅，好在哪里？”我紧接着问。

“好就好在陆渊雷先生使我受到了一次中医学的新启蒙。”

“此话怎讲？”

“康德认为‘启蒙运动就是人类脱离自己所加之于自己的不成熟状态’。”阿骅表兄说，“过去自己对《伤寒论》的认识，是接受了历代医学家们的观点。这些观点现在看来其实是强加在张仲景身上的不成熟的东西。我的这种醒悟是读了陆渊雷先生的著作以后才有的，所以说我受到了一次新的启蒙。”

想不到陆渊雷先生的著作对于高傲的阿骅表兄竟有如此大的震撼。

“陆渊雷先生知识渊博，问题意识清晰。”阿骅表兄一字一顿地说，“《伤寒论今释》的写作思路是问题导向型的，不是各种流派著叙的简单罗列。即使从条文的脚注里，我们也能感受到作者调动全部知识来衬托核心问题的能力，所以读起来津津有味。在阅读中感受到了陆渊雷先生著作中蕴含的知识力量，也体会到作者在《伤寒论》研究方面的造诣。尽管在前几年读过《伤寒论》以及柯韵伯的《伤寒来苏集》，但这次读完《陆氏论医集》与《伤寒论今释》以后才发现，当初对经方医学的很多概念和理论的理解还不够深入和透彻。可以说这次的阅读受益匪浅，我不仅收获了《伤寒论》领域的理论精华，更重要的是，通过阅读《伤寒论今释》，同时结合平日的中医学习体会，我有了自己的一点思考。”

阿骅表兄从非常独到的角度评论《伤寒论今释》，指出陆渊雷的著作不仅是阅读《伤寒论》的向导，也是医者走向临床的向导。更为重要的是，它能打开你的知识储存，引发自己的思考。

“你认为陆渊雷先生对《伤寒论》的研究方法有什么独到的地方？”我想更多地听听这方面的意见。

“陆渊雷先生把《伤寒论》作为诊治疾病的临床问题来研究。”阿骅表兄说，“他不是仅仅把《伤寒论》作为一门课程，站在学徒的立场去学习，而是站在研究者的角度去分析，去质疑。他不像历代的有些医家，以经解经，自圆其说，心安理得地重复着最为过时的陈词滥调。他自始至终从实践出发，坚持求真求实的精神。他敢于解放思想，敢于破除迷信，大胆怀疑，小心求证。譬如，他提出为什么少阳病篇只有寥寥数条条文而没有一个具体的方证，并对这个问题进行了颠覆性的回答。不管你赞同还是不赞同他的观点，这个问题的提出必定会触及每一个读者的灵魂。”

我读了《伤寒论今释》以后，只觉得新鲜、好懂。阿骅表兄比我看得深，想得远，与他交谈颇有收获。当我读到少阳病篇时，发现条文只有寥寥数条，我的感觉不是吃惊而是觉得松了一口气。对于陆渊雷先生的话也没有引起什么强烈地反应，更谈不到什么触及灵魂。现在看来，我还没有具备一个合格读者的资格，所以无法与作者进行思想的对话。在这个初学阶段，通过与阿骅表兄的交谈来汲取《伤寒论今释》一书的精华，看来不失为一个好的途径。

“阿骅，你认为陆渊雷先生对《伤寒论》六经的理解正确吗？”

“中医学是一门经验医学，传统医学。”阿骅表兄看了我一眼，“它运用类比的方法来研究生命与疾病作斗争的常识，我们只能根据阅读和思考的内在脉络来体悟作者的思维方式合理与否，而不是是非对错的问题，所以讨论中医学的问题最好不要运用正确与错误这一对概念。”

我把他的话反复想了几番，总觉得其中有些论点难以接受，但是一时也无法找到反驳的依据，也就默默地不作声了。

我把这个问题换一个角度重新提了出来：“陆渊雷先生认为《伤寒论》的六经有什么作用？”

“你先说说。”阿骅表兄说。

我想听听他的意见，谁知道阿骅表兄反而要我说出自己的见解。由于没有准备，我只能随意发挥了。

“陆渊雷先生认为《伤寒论》第一重要的是‘方证相对’。”我说，“六经辨证也很重要，但是重要性只能排在第二位。”

“你从哪里找来的次序表？”阿骅表兄笑了，然而带有责怪的口气。

“这一点明确地表现在他对吉益东洞的评价上。”我说。

“陆渊雷先生不是既肯定了吉益东洞‘方证相对’的诊治观点，又批评了他激烈摒弃中医学的理论框架吗？”阿骅表兄反问道。

“是啊。”我说，“陆渊雷先生是批评吉益东洞摒弃阴阳学说，甚至连三阴三阳的‘六经’也不要，但是陆渊雷先生也是赞成废除五行、气化与病因等理论的。他的这些轻描淡写的批评与他对吉益东洞‘方证相对’观点的高度赞扬比起来，孰轻孰重，明眼人一目了然啊。”

阿骅表兄不满意我抽象的议论，就说：“请说具体的依据。”

“好。”我把自己的意见一一表达了出来，“陆渊雷先生在《陆氏论医集·用药标准·人参》中说：‘吉益东洞说的用人参的标准，在下躬亲试验过，都是十分有效的，不过有一层意思，须得补充一下。辨病证的寒热虚实，辨药性的温凉补泻，是中医学的第一步大纲，古益东洞却把寒热虚实、温凉补泻一股脑儿推翻了不信。因此，也不承认人参是补药。古益东洞的学说以及为学方法，在下是处处十分佩服，只有这一层，却不敢附和他。’陆渊雷先生笔下对吉益东洞的褒贬态度昭然若揭。”

“读书要平心静气，议论要有根有据。”阿骅表兄一脸不高兴地说，“蠢人的明显特征就是喜欢骤然地下断语和观念的绝对化。刚才这一段话中陆渊雷先生明明白白地写着‘辨病证的寒热虚实，辨药性的温凉补泻，是中医学的第一步大纲’，你却视而不见，而固执己见判定陆渊雷先生对吉益东洞批评仅仅是轻描淡写。”

我还在为自己能够敏感地捕捉到一个新的发现而暗喜不已，谁料到会迎来阿骅表兄的一顿批评。

阿骅表兄一定认为这是一件重要的事情，所以还要深深地挖出思想的根源，以免后患。

“你上述的思维方式，用一个成语来形容，你知道是什么吗？”他悻悻地说。

我开始发觉自己错了，但是一时还没有静下心来，就摇摇头说：“不知道。”

“有一份证据说一番话。”阿骅表兄神情肃穆，“要养成一种知识良心，它要求我们只相信和我们手中证据相吻合的议论。你上述的思维方式，用一个成语来形容，轻一点说是‘自以为是’，重一点说就是‘捕风捉影’。”阿骅表兄一字一顿地说，“这种毛病一旦在你的思想上扎下了根，它就难以有停歇下来的时候。它会跟着你一生，成为你的一种嗜好，这样的嗜好成了瘾就很不好，所以你要高度警惕。”

阿骅表兄的批评直接击中了我的心坎。现在看来，凭感觉下结论，结论走在调查的前面，是我的一个老毛病。平时没有在意，也没有什么人这样当面指出，所以一直存在着。阿骅表兄不顾情面的批评，使我惊醒，并感到深深的内疚。一个以医治病人为职业的人，患上这个自以为是的毛病是不可原谅的，我要百倍地努力把它改掉。

阿骅表兄看见我知错想改的样子，就不深究了。

他以婉转的语调继续刚才被打断的话题说：“陆渊雷先生是重视对‘六经’研究的，他认为仲景只是沿用‘热论’之名，然而其具体内容却和‘热论’不同。所以《伤寒论》的六经是六种证候群，是为了治法的方便而设立的。他认为‘三阳’与‘三阴’的区别，主要是根据人体抗病力的强弱而分的。而‘三阳’之间的区别，是根据机体抗病所在的部位来划分的。太阳在表在上，阳明在里在下，而少阳在两者之间所以称为半表半里。‘三阴’中的少阴是外感热病过程中心脏机能衰弱者；太阴是肠炎病人中的虚寒者，不应该在《伤寒论》的范围之中；厥阴是千古疑案，出于拼凑。”

我认同阿骅表兄对《伤寒论今释》的概括，但我还有几个疑问想求教他。

“阿骅，陆渊雷先生是如何看待六经与方证的关系的？”

“陆渊雷先生是把六经辨证作为辨证的纲领。”阿骅表兄说，“一般情况下，方证辨证是在六经辨证的框架下进行的。我认为这是比较合理的诊治方法。古人说过：‘善弈者谋势，不善弈者谋子。’陆渊雷先生深谙此道。”

“你能具体地讲讲桂枝汤吗？”我忍不住打断了他的话，“你是如何看待它在三阴三阳结构中存在的诸多状态的？”

“六经是空间辨证和时间辨证的结合。”阿骅表兄从容地回答我的问题，“桂枝汤可以是太阳的方证，也可以是太阴的方证，这就是方证在六经各空间存在的广泛性；桂枝汤证有可能出现在疾病的初期，也有可能出现在疾病的中期，还有可能出现在疾病的后期，只要有桂枝汤证，就要随证治之，这就是方证在六经不同时间段存在的可能性。”

“你能举一个临床的例子吗？”

“当然可以”，阿骅表兄会心地一笑，“就说说发生在我自己身上的自验例吧。去年六月，我受了轻微的外感而咳嗽少痰，开始几天我不去理它，照样上下班。后来咽喉慢慢地疼痛起来，有微热微汗，口苦头疼，没有恶风恶寒，咳嗽依然，痰色黄白相间，难以开展正常工作。这是典型的外感风热银翘散证，投药后有效。两天后，除稍有几声咳嗽，几口白色胶痰之外，咽喉疼痛等其他病症都消失了，也可以正常上下班了。谁知道，那天午睡以后，突然感到全身恶寒肢冷，发热头疼无汗咳嗽痰少，脉象数，体温39℃，眼睛有点畏光，只想躺在床上，盖上薄被子。幸好咽喉疼痛没有复发。虽然无汗，我还是投桂枝汤，桂枝与白芍各15克，服药后15分钟左右，服稀米汤一碗，之后全身的恶寒肢冷有所减退。三个小时以后，除了还有咳嗽咯痰之外，所有症状随着微微汗出而消退。我考虑再三，还是洗了个热水澡。洗澡后，躺在床上热汗滋滋渗出，全身感觉舒服。因为还有一点咳痰，所以夜里就把桂枝汤第一煎的药渣加杏仁、厚朴再次煎煮20分钟后取汁服用了。这一次的感冒发热就这样治愈了。”

“这说明什么问题呢？”我还不明就里。

“唉——”阿骅表兄有点失望，提高了声音说：“如果说银翘散证是太阳病末期少阳或阳明病初期的话，太阳病初期的桂枝汤证应该出现在它的前面，然而临床事实并不如此，说明方证在六经的时间辨证上并不是单向度的，而是可逆的。”

“原来如此。”我感到阿骅对桂枝汤证的理解有新的体悟，这使我对六经的认识上升了一个台阶。使我隐隐地理解到，六经代表联接。它是虚拟的阴阳理论与实体的方证辨证的交叉，时间与空间的对撞，也是（医）学与（医）术的融合。

“正因为有了六经这个疏而不漏的空间以及非单向度的甚至可逆的时间。”阿骅表兄意犹未尽，“诸多方证才能够有规律地存在，而且以不同的方式方法服务于诊治的目的。整部《伤寒论》给人以巨大的空间感与时间感，仿佛医师们被邀请进了一个自由思考的宫殿。”

阿骅表兄的六经是空间辨证和时间辨证的结合观点以及方证和六经的关系非常独特而合理，给人无限的想象力。

“那方证辨证是怎样研究方证结构中症状的组合规律与药物的配伍秩序的？”

“经方医学不把方证作为一个孤立静止的单位，”阿骅表兄说，“它不仅注意方证结构中的层次比较，而且注意方证之间相互制约、相互依赖的关系，更为重视方证是一个子系统的存在。张仲景把症状看作是一个符号系统，产生意义的不是症状本身，而是症状的组合关系。”

“你的意思是经方医师的临床思维要自觉地接受‘方证相对应’与‘六经辨证’等规矩的限制？”

“‘方证相对应’不是道具，经方医师既然要用方证辨证诊治疾病，就要自觉地接受‘方证相对应’的约束。”阿骅表兄异常严肃地说，“对‘方证相对应’方法的遵循，应该成为经方医师素养中的第一素养，经方医师本能中的第一本能。一句话，只有当‘方证相对应’的思维能够深入经方医师的骨髓，在经方医师心中生根，现代经方医学才可能在我们社会上生根，才可能从根子上杜绝选方择药的主观性与随意性。”

“阿骅，陆渊雷先生是怎样区分伤寒与杂病的？”

“陆渊雷先生认为，伤寒与杂病是互有联系的两大类疾病，它们之间错综复杂的关系构成所有疾病的主体框架。”阿骅表兄说，“伤寒是普通型外感热病，大多数有发热的症状，其中少部分不发热的病人是因为体质虚不能发热；杂病大部分是不发热的病，也有一部分有发热的症状。但是这一部分发热病人都有特异的主症，如脑膜炎与破伤风等‘痉病’，急性肺炎与急性支气管炎等‘咳嗽上气’及‘痰饮咳嗽’等病都有发热，还有疟疾、急性黄疸性肝炎等病，也都有发热症状，但是都属于杂病。”

阿骅表兄把陆渊雷先生的见解条分缕析得清清楚楚，然而听上去是明白了，一遇见具体的情况却又会糊涂起来。对于外感病与杂病的交错更迭现象，是需要在临床上慢慢地摸索与区分的。

阿骅表兄像是突然想起了什么，半天不说话。

“哎——对了。”阿骅表兄大概在脑海里已经寻找到一个例子，“龙泉仲万春先生诊治丹毒病人一案给我留下很多值得思考的东西。病人第一天下午稍有恶风，夜里不适，他自己也没有意识到是生病了，所以没有进行治疗。这时，如果诊治的话，医者就会按《伤寒论》六经辨证，诊断为太阳病葛根汤证。病人第二天早晨就有‘发热恶寒，头痛头晕，遍身无汗，颈部背脊强痛，口苦，厌食，发现左脚膝踝部皮肤发红发烫，脉浮紧而数’。针对这样的脉症，就有两种不同的疗法。第一种疗法，把病证看做是外感热病，按《伤寒论》六经辨证，诊断为太阳少阳并病葛根汤合小柴胡汤证诊治，你事后就是考虑这样诊治的；第二种疗法，把病症看做是发热性杂病——丹毒。《金匮·疮痈》云：‘诸浮数脉，应当发热，而反洒淅恶寒，若有痛处，当发其痈。’就是这一类有论无方的病症，所以后世医家各有各的经验方药，仲万春先生用荆防败毒散与黄连解毒汤就是他的经验结晶。”

阿骅表兄的例子太好了，使我明确了发热性疾病两种不同的治疗方法，一种是《伤寒论》的六经辨证，另一种就是《金匮》的杂病辨证。

我说："阿骅，陆渊雷先生这样解读《伤寒论》的'六经'可取吗？"

阿骅表兄说："有可取的地方，起码通过这样的分析、综合，使我们获得了对整个文本的贯通与理解。经文注释不是份轻松的活计。据《朱子语类》第六卷第八十章中说，朱熹曾对典籍中一段特别棘手的文字读了四五十遍，结果也仅理解了其中的百分之六七十。陆渊雷先生以深厚的国学底子来领悟、反思和熟化《伤寒论》是经方医学的幸运，《伤寒论今释》一书是得到章太炎先生赞赏的，章太炎先生还为其做序。或许注经解典从来就没有一套固定的理论和模式，他从现代科学的知识入手来解读经文也是一种有益的尝试。"

"陆渊雷先生是怎样区分伤寒与温病的？"

"陆渊雷先生的见解非常简单，认定温病是伤寒的子系统。"阿骅表兄说，"《伤寒论》囊括一切普通型外感热病，《素问·热论》云：'人之伤于寒也，则为病热。'又云：'今夫热病者，皆伤寒之类也。'也是这般含义。"

"陆渊雷先生认为《伤寒论》中羼入《内经》家的条文，然而《伤寒论讲义》没有强调这一点。阿骅，你是怎样判断的？"

"陆渊雷先生的见解有理有据。"阿骅表兄说，"如宋本第四条云：'伤寒一日，太阳受之。脉若静者，为不传。颇欲吐，若躁烦，脉数急者，为传也。'第五条云：'伤寒二三日，阳明，少阳证不见者，为不传也。'第八条云：'太阳病，头痛至七日以上自愈者，以行其经尽故也。若欲作再经者，针足阳明，使经不传则愈。’以上三条陆渊雷先生都认为是《内经》热论家的话。”

这些条文我在龙泉反复背诵，朗朗上口，现在被判为是《内经》热论家言，心里感到怪可惜的。读《伤寒论今释》虽然也看到陆渊雷先生的论证，但不愿相信是真的，所以没有弄明白他是怎样论证的。

“陆渊雷先生是怎样知道以上三条是《内经》的热论家言？”

“陆渊雷先生用以下几个方面来论证以上三条是《内经》的热论家言。”阿骅表兄说，“第一，《伤寒论》与《内经》‘热论’中的传经的时间不同。热论家的‘一日太阳’‘二三日阳明少阳’，为‘一日传一经’。然而《伤寒论》中并非如此，太阳病五六天后才传经。第二，《伤寒论》与《内经》‘热论’中的传经的次序不同。热论家是阳明在少阳之前，《伤寒论》中恰恰相反，少阳在阳明之前，少阳传阳明，小柴胡汤证出现后才会出现大柴胡汤证或者柴胡加芒硝汤证。”

我发现阿骅表兄的说法并没有错，但是与《伤寒论》的篇章排列次序有矛盾。

我打断了阿骅表兄的叙说，插问：“《伤寒论》篇章排列次序也是阳明在少阳之前，这到底是怎么一回事？”

“陆渊雷先生已经对《伤寒论》的篇章排列次序名实不符的现象作了说明。”阿骅说，“他认为《内经》‘热论’托名于黄帝、岐伯，而中国人有尊古崇圣的心理，张仲景也未能免俗，所以也在自己的著作中沿用‘热论’的名称，把阳明排列在少阳之前。然而，张仲景的少阳来自太阳，传诸阳明，所以柴胡证不会出现在阳明之后，也不把柴胡类方证编排在少阳篇章之中，因此出现了少阳病篇空巢的奇观。这是张仲景的不得已，亦是张仲景不彻底的地方。其中透露出的苦衷，更发人深省。”

“张仲景这样的天才怎么也会出现违心之论，做出违心之事呢？”

“这里就需要我们坚持卡尔·马克思反复强调的历史唯物论的观点来看待这个问题了。”阿骅表兄说，“张仲景的思想不是我们后人所能够左右的，张仲景生活在《内经》占医学界统治地位的东汉末年，他的行为无法完全摆脱当时的处境。”

经过阿骅表兄的解释，我已经基本上搞清楚其中的缘故，因此希望他能继续上面的话题。

“阿骅，陆渊雷先生论证宋本第四条、第五条、第八条是《内经》的热论家言的原因，你已经讲了两点，请继续。”

“陆渊雷先生的第三个理由是这样的。”阿骅表兄说，“《伤寒论》中称‘太阳病六七日’‘太阳病八九日’‘太阳病过经十余日’；又云‘阳明中土也，无所复传’；又云‘少阴病得之一二日’‘少阴病得之二三日’。这些条文所反映出来的信息是什么呢？张仲景告诉大家外感热病不会传遍六经的，三阴病也未必是从三阳病传过来的，更不会出现一天传一经的病况。”

我一听，原来《伤寒论》是这样读的，几条条文凑在一起就会产生意想不到的效果来，就可以得出难以辩驳的结论。太好了！太好了！

“我是这样认为的。”阿骅表兄继续说道，“张仲景在《伤寒论》中通过条文排序分篇记叙的形式把自己在临床实践中的顿悟与经验，在私下沉思时已经掌握的真知灼见全盘告诉了后人。整部《伤寒论》是许多相关的条文有序叠加的结果，其中个别条文，都处于前后条文的关系当中，其意义在于在上下文中如何积累和传递信息，而不是单独存在的。他知道如何把握条文的分寸，什么时候该写什么话，什么时候不该写，或只能写出一部分。该省略的一概省略，该沉默的时候决不多说一句话。既要避免太笼统，也要避免太具体。前者会让人们感觉不知所云，后者会引起不必要的麻烦和争执。有的条文从一个更为隐晦的地方进行深入挖掘，揭示那些尚未挑明的事情的真相，而不是直奔事情的核心。”

“阿骅，张仲景非常重视临床症状。记得成无己撰写了一本《伤寒明理论》，共三卷，专门讨论症状。你是如何看待这本书的？”

“成无己不仅是注解《伤寒论》的首创者，亦是研究《伤寒论》中症状的代表人物。”阿骅表兄在斟词酌句慢慢地说，“《伤寒明理论》包括五十论，每论一症，每症载有释义、病因、病理、分型、鉴别及不同治法等。凡此辨证说理，到了析疑启奥的时候，就以《内》《难》中的理论引经据典加以说明，其用意很明白，要以《内经》理论来贯通医经与医方两个不同学派。对他的医学贡献医经与经方两派各有不同的评价，其是非得失有待于今后进一步研究。张仲景重视症状与体征的原始形态，重视在一组证候中区别它们的细微差异。他自有一套办法，把一种更为复杂、精巧的尺度带进经方医学之中，使之呈现出一种宏大的景观，避免了诊治过程中的粗鄙化和简单化。”

阿骅表兄读书真有体会，我自叹不如。

我等阿骅表兄把茶喝了以后说：“已经讲了三个理由，还有吗？”

“陆渊雷先生认为第八条开始部分说的‘头痛至七日以上自愈者’，同《素问·热论》中的‘七日巨阳病衰，头痛少愈’是一样的观点，词句也非常接近。”阿骅表兄振振有词。

我细细想来真是这样，陆渊雷先生的考据功夫了得。看来论中第八条条文一定与阿骅表兄所分析的第四个理由有关。

“第四个理由就是第八条后半部分说的‘以行其经尽故也，若欲作再经者’。”阿骅表兄说，“陆渊雷先生认为这就是《素问·热论》中周而复始的循环传经现象，与《伤寒论》中的六七天传一经，传至若干经后，如果不愈就会死去的述说大不一样。《素问·热论》的循环传经理论与临床事实完全不相符合。”

陆渊雷先生的眼光、方法与能力都使我佩服。我想学习《伤寒论》要注重学会归纳、分析与综合的方法，要培养自己的敏感性与理解力，不然的话，靠别人研究出来的现成结论是不够的。

阿骅表兄读书读得细，记得住，表达得条理也分明。

我以感谢的眼光看了他一眼以后问：“还有没有第五个理由？”

“有，第五个理由还是第八条中说的‘针足阳明，使经不传则愈’这一句。”阿骅表兄耐心地说，“陆渊雷先生认为‘《内经》大都为针刺家言’‘《伤寒论》乃是汤液家言’。条文中截断外感热病的演变途径，使它不再传经的方法，用针而不用汤药，这就有羼入《内经》家条文的可能。”

我觉得这样去求证一个问题很有意思，就说：“有根有据的五大理由，我想大概可以下结论了吧？”

阿骅表兄知道我缺乏文字训诂这方面的知识与训练，就笑着对我说：“以上的论述比较合理，然而还只是一家之言而已。不过对于学习《伤寒论》的医师来说，陆渊雷先生的见解是非常珍贵的，它可以帮助后学者排除障碍，顺利进入经方大门。”

这样精湛的解注还不能完全算数，还只是一家之言，简直难以置信。看来一时无法找到能够下结论的东西，真是不容易啊！

“阿骅，那上述的三条条文需要什么样的材料才能下‘是《内经》的条文羼入’的结论呢？”

“需要历代版本学与文献学的材料作佐证。”阿骅表兄说，“所以有人通过查考康平本《伤寒论》找到了有力的证据。”

康平本《伤寒论》，我在龙泉仲万春先生那里曾经听说过这本书，现在阿骅表兄又再一次提到了它，只是我还没有认真地读过。

“阿骅，”我问，“在康平本《伤寒论》里，上述的三条条文是以追文的形式出现的吗？”

阿骅表兄说：“给你猜中了，的确如此。这也从另一个角度说明陆渊雷先生具有敏锐的历史眼光与科学的研究方法，并能够从最近到最远的年代之间找到沟通与交流的渠道，如渡者般地在两岸之间来来往往，连接着遥遥相对的两界，给后来的学者指明了学习的方向。陆渊雷先生曾经说过，通过临床的观察，他在外感热病的诊治过程中，发现被西医诊断为‘肠伤寒’的病人，后来转变为‘疟疾’般病症，再后来‘疟疾’般病症又转变为‘痢疾’般病症。这些临床现象用现代细菌学无法得到满意的解释，如果运用《伤寒论》六经传经的观点去解释就可以涣然冰释，怡然理顺了。陆渊雷先生把目光转到《伤寒论》中‘传经’这一专题时，才发现书中在传经时间与传经阶段方面都存在着名实不合的现象。”

阿骅表兄的话使我懂得鲜活的临床实践是医学理论研究的发源地，我们学习《伤寒论》也是这样，要少一些苍白无力与脱离实际的遐想，多一些脚踏实地与结合临床的实践。好比“庄子之鱼”的辩论，抽象的思辨虽然给我们带来了逻辑推理的思维乐趣，但也要警惕它将会带来循环论证和悖论的陷阱。也就是说，在反复领会《伤寒论》如何被历代医师所阅读、所吸收的那些核心条文外，更要学会重新营造文本中具有临床意义的原初语境。我们需要学习陆渊雷先生的眼光与方法，在阅读《伤寒论》时尽量避免被一些注家牵着鼻子走，才能有效地减少先验性的成见。大家都知道这种成见有着何等的诱惑力，又何等方便地败坏了我们求知的欲望。

阿骅表兄认真地说："我认同陆渊雷的意见和他大无畏的批判精神。如果没有对仲景《伤寒论》的批判性研究，就没有现代的经方医学。因此陆渊雷等人对《伤寒论》的扬弃，给后人留下了双重的经方医学的理论财富。"

"我问你一个问题，请你如实回答。"阿骅表兄看了我一眼，"你在读陆渊雷的文章的时候，你的脑子里在想什么？"

我回答道："在拜读《陆氏论医集》的这些日子里，我一直在想，陆渊雷到底是一位怎样的人物？如何从他那些肆意无忌、尖锐深刻的文章中，拼凑出一个完整的形象？他如何从一个人文学者、一个对天文历算及医术造诣尤深，通晓英、法、德、日诸国文字的人，变成经方研究者？这个过程是怎样发生的？他的临床疗效不知道怎么样？"

我父亲刚从寺前街回来，看见阿骅表兄在我们家，也非常高兴。

吃中饭的时候，我们就在饭桌上聊了起来。

前一段时间，我走火入魔地阅读陆渊雷先生的著作，父亲看见这一情景，既高兴又担心。其实《陆氏论医集》父亲已经翻阅过很多遍，也很佩服陆先生的文笔和学问，但是不认同他的医学观点。特别对于"方证辨证"，他反对尤烈。他赞成明代杜士燮的话"持鉴以索貌者不能得其腠理，而按方以索病者不能神其变通"。他认为方证相对应是日本人的'一病一方'，或者'一病多方'，是小伎俩。日本人刻意追求对号入座式的"方证"是历史的倒退。博大精深的中医学一定要全面继承，循序渐进。父亲早就想请阿骅表兄来纠正我的学习方法，要我适可而止，回到以中医院校统编教材为目标的正路上来。

不过，父亲有一句话的确难以反驳，他说："全国最好的专家集思广益编写的《伤寒论讲义》为什么比不上陆渊雷的《伤寒论今释》？"我心里知道父亲的思路有问题，但是想不出理由反驳他，今天我就想通过一个具体的专题请阿骅表兄谈谈这个问题。我相信他会说服父亲的。

"阿骅，《伤寒论讲义》对三阴病三急下证的解释有没有合理性？"我把这个烫手的山芋抛了出来。

"《伤寒论讲义》是继承历代伤寒学者的注释成果而编写的。"阿骅表兄说，"不仅具有合理性，而且具有权威性。三阴病三急下证三条条文历代注家多以为是少阴复转阳明，就是中溜入府的病。大家口上说的'少阴'，治法与方药依然是方证相对，根据阳明腑证投以承气汤。"

父亲对阿骅表兄的说法没有异议，就以讥讽的口气对我说："阿骅说得对，《伤寒论讲义》对少阴病三急下证的解释是权威性的解释，陆渊雷的新释就是多此一举。"

"少阴病三急下证对于有经验的医师，可以通过'避虚名，究实质'的途径，'有证治证''方证相对'进行有效的诊治。但是一般医师可能就会被这种名不副实的病况搞得晕头转向，甚至会犯'虚虚实实'的错误。"阿骅表兄不和父亲争辩陆渊雷是不是"多此一举"，而是自说自话。

我也把自己的想法说一说："我在没有读陆渊雷先生的著作之前，对少阴病三急下证是这样理解的：形寒肢冷、精神疲惫、脉象微细的少阴病病人，如果临床出现阳明腑证，医者就要马上给予承气汤。”

阿骅表兄看着我父亲说：“表叔，他这样理解对不对？”

“不对！”父亲对我的观点一直心存芥蒂，所以不假思索地予以否定，“这样虚中夹实的病症，不能攻下。”

“阿大，那你认为少阴病三急下证是一个什么样的证？”

“少阴复转阳明，已经复转成为完完全全的阳明腑实证了，所以才要用大承气汤急下。”父亲振振有词。

“那为什么还要说是‘少阴病’呢？”

“你这个也要问，这不是明摆着的吗？”父亲有些不耐烦。

“我不明白，‘这明摆着的’是怎么样一回事？”我反问一句。

父亲认为我明知故问，就不高兴地说：“仲景不过是说明一下‘三急下的阳明腑实证’是从‘少阴病’复转而来的罢了。”

阿骅表兄看着我与父亲一来一往地争辩着，就主动地插进去说：“表叔的理解是对的，千百年来的医家都是这样说，这样去做的，已经习以为常了。”

我看着阿骅表兄，明白他为什么肯定父亲对‘少阴病三急下证’理解的合理性。虽然陆渊雷先生用很多例证反驳了‘少阴复转阳明’等说法，但是历代《伤寒学》研究的主流意见，包括中医院校的《伤寒论》教材，一直还在坚持‘复转’与‘中溜入府’一说，父亲不过是接受了主流《伤寒学》的研究成果罢了。

“千百年来，在中国没有一个人指出这三条条文存在逻辑上的错误。”阿骅表兄平静缓慢地说，“是陆渊雷先生第一个读出了这三条条文的罅隙，并发现了漏洞。”

陆渊雷先生对少阴病三急下证的新释我也读过，好像没有看到他指出什么“逻辑上的错误”之类的文字。

阿骅表兄继续说：“陆渊雷先生认为‘若以其自少阴转来而仍称少阴’的逻辑去进一步推理，‘则太阳少阳之转入阳明者，仍称之太阳少阳可乎’？”

陆渊雷先生反问得好，反问得有理，阿骅表兄把陆渊雷先生的意思逻辑地完整地表达了出来。我看父亲听了也在频频地点头。

阿骅表兄也有点兴奋，抬高了一点声音说：“陆渊雷先生把这个揭开以后，就进一步解释了在这一逻辑关系错误背后的合理性存在的缘由。”

父亲感到阿骅表兄的话难以理解，就急迫地说：“此话怎讲？”

阿骅表兄竖起右手的食指说：“只有在一种情况下，上述三条条文的逻辑关系是正确的。”

“哪一种情况？”父亲兴趣盎然，追根究底。

阿骅表兄把竖起的食指摆了摆说：“就是‘少阴病’这三个字就等于‘阳明病’的这种情况下，上述三条条文的逻辑关系是正确的。”

“这怎么可能呢？”父亲大惑不解。

“这怎么不可能呢？”阿骅表兄也随着父亲的口气与语调反问了一句后，接着说，“因为《内经》的‘热论’中三阴病都是《伤寒论》中的阳明病，所以《内经》的少阴病也就是《伤寒论》中的阳明病。”

父亲没有说话，可能大脑一下子还没有领会。

“陆渊雷先生在《伤寒论今释》中说：‘少阴篇用大承气汤急下者三条，其病皆是阳明，盖亦热论家之旧文，故称少阴耳。’也就是说，不管这三条条文是不是张仲景的，如果它们在逻辑上是无懈可击的话，那只有运用《内经》热论家的诊治外感热病的理论才行，因为《内经》热论家对于少阴病就是使用泻下法的。”阿骅表兄说。

父亲经过阿骅表兄的反复解释，基本上弄清楚了少阴篇急下者三条条文的名实关系。但是他还不知道《伤寒论》中的少阴病三急下条文中所举的几个症状是否符合《内经》热论中少阴病的主症。

“阿骅，《素问·热论》的少阴之证与《伤寒论》的少阴篇三急下证符合吗？”父亲问。

阿骅表兄说：“《素问·热论》少阴之证是‘口燥舌干而渴’，《伤寒论》中的少阴病三急下证所举的第一条条文中就有‘口燥咽干者’，两者基本符合。”

“陆渊雷先生真了不起！”我说，“从前注《伤寒论》的人，都没有一个人领悟到《伤寒论》中杂有《内经》热论家言，他的发现破读了少阴病三急下证的真相。真所谓‘千年尘封，从此得刮垢磨光矣’。”

“陆渊雷先生也说过破读了少阴病三急下证的条文后，心里‘遂涣然冰释，怡然理顺，故读书得间，其乐如此’。”阿骅表兄亦感受到一分释然。

“不容易！不容易！”父亲也动了情，在赞叹的同时又提出一个新的问题。

“阿骅，《素问·热论》日传一经，传到少阴是第五天，第320条的大承气汤证的开头为什么说‘少阴病，得之二三日’呢？”

“表叔问得好！”阿骅表兄笑着说，“你这个问题陆渊雷先生预先就已考虑到了。他说：‘热论五日始入少阴，今二三日已见下证而口燥咽干，故不待日而急下也。’他认为正因为《素问·热论》少阴病，也就是《伤寒论》阳明腑证来得凶，来得早，来得急，所以临床依据方证的变化而变化，不拘泥于时日而提前攻下了。”

父亲听了一时无话可说。

“阿骅，这条条文按照我原初的理解，就是‘脉微细，但欲寐’的少阴病病人，临床出现阳明腑证，医者就要马上给予承气汤。如果这样治疗，会不会出问题？”我问。

阿骅表兄严肃地说：“陆渊雷先生认为少阴病三急下证，若不能识为《内经》热论家言，就可能会有死于误下。所以他不遗余力地大声呼吁，以期引起医者的注意。”

陆渊雷先生的见解既有理论价值，又有临床价值。我们三个人继续围绕这个话题热火朝天地讨论着。

我向阿骅表兄提出一个新的问题：“陆渊雷先生认为少阴病篇还有哪些重要条文是《内经》热论家之言？”

阿骅表兄想了想，从棉大衣口袋里拿出一本记事本，翻看了以后说：“陆渊雷先生认为少阴病篇还有几条条文是《内经》热论家言，其中一条就是第319条的猪苓汤证。”

阿骅表兄是有备而来的，他比我认真，再加上各个方面的知识功底扎实，所以学起来进步很快。有这样一个同学者相伴而行，真是幸运啊！我读过的东西只是一个淡淡的印象，他却能归纳出条条框框来，譬如第319条的猪苓汤证，我读过以后只记住陆渊雷先生不赞同日本汉方家丹波元简对这一条条文的注解，真是顾此失彼。

阿骅表兄侃侃而谈：“陆渊雷先生说，猪苓汤所治疗的是湿热证，病变在膀胱尿道，本来就是阳明病的方剂，条文称谓之‘少阴病’是《内经》热论家的‘少阴’，实质上就是仲景的‘阳明病’。经过他的新释，条文名实相符，悬石落地。”

阿骅表兄在谈话的时候，父亲从书架上找出了清代著名医家柯韵伯的《伤寒来苏集》，并拿着书本向阿骅表兄提问。

“柯氏在《伤寒来苏集》中说：‘上越、中清、下夺是阳明三大法。’‘栀子豉汤所不及者，白虎汤继之；白虎汤不及者，猪苓汤继之。’”父亲引经据典，“看来猪苓汤归属阳明病已经确实无疑了，陆渊雷先生是如何认为的？”

我在读《伤寒论今释》的时候好像看到陆渊雷先生谈到这个猪苓汤归属阳明的问题，然而具体如何我也记不住了。父亲的问题提到点子上了。

“陆渊雷先生与一般伤寒学者不同的地方在于一切从临床出发，一切以方证辨证为准则，所以不拘于以往的陈规陋习。在猪苓汤的归属上，他认为与其说它是少阴病，还不如说是阳明病；与其说它是阳明病，还不如说是膀胱尿道湿热证。”阿骅表兄回答道。

“怎么是这样地随意啊？”父亲加重了语气，“名称是非常重要的，孔子不是说过吗，‘名不正，言不顺’？”

父亲对陆渊雷先生的好感一下子就烟消云散了，同时在表情上与言语上也流露出有点儿迁怒于阿骅表兄与我。

阿骅表兄对父亲的情绪波动并不在意，还是看着我父亲的脸说：“陆渊雷先生认为历代注家对猪苓汤的临床方证具体表现不很关注，或捕风捉影，或徒托空言，把精力浪费在无谓的争论上。假如没有日本汉方家的研究，人们就无法获得合理的用法。”

我看父亲没有了交谈的热情，就主动地插话：“阿骅，日本汉方家的研究认为猪苓汤的临床方证是什么？”

“日本汉方家的研究认为猪苓汤治疗淋病脓血。小出寿先生经常使用猪苓汤和四物汤合方治疗慢性膀胱炎有很好的疗效，甚至在肾结核病的治疗上也有良效。”阿骅表兄说。

“日本汉方家是怎么样研究出来的？”我问。

“陆渊雷先生指出，日本汉方家因为猪苓汤也出现在《金匮·淋病篇》中而逐渐地体悟了出来。试之于临床，我们就会知道，五苓散证病在肾脏，虽然小便不利，而小腹不满，决不见脓血；猪苓汤病在膀胱尿道，其小腹必满，又多带脓血。”阿骅表兄回答。

父亲默默地听着，终于说话了：“日本汉方家搞到底就是一病一方，陆渊雷也徒有虚名而已。”

阿骅表兄与我相视一笑，也揶揄着说：“徒有虚名而已，徒有虚名而已。”

父亲有点生气，但是也可能发觉自己的话有点儿过，所以以平静的语调继续参与讨论。

父亲看着阿骅表兄问：“阿骅，陆渊雷认为太阴病当属杂病，应当从《伤寒论》中抽出去，合并到《金匮》的腹满吐利诸篇中去，你认为有没有道理？”

阿骅表兄高兴地说：“看来表叔也把陆渊雷先生的著作读过了，你不同意他的医学观点，但是能耐心地读他的书，这就很好。我们初学者首先要站在他的立场上去理解他的用意，看他说得合不合情理，而不是以自己的立场为是非标准去评价他。”

父亲就是这样，一遇见不同的意见，只要是和他的立场观点不一致的就本能地反对，而不是静下心来好好地学习了解别人的见解，预先想一想别人讲得有没有道理。所以我认为阿骅表兄的话说得在理。

阿骅表兄继续说：“陆渊雷先生认为伤寒阳证有三种，然而伤寒阴证实际上唯有少阴病一种，因为仲景拘泥于六经之数，勉强地把阴证一分为三，这是不合适的。陆渊雷先生认为太阴病其实就是一种虚寒性的肠炎。《伤寒论》太阴病提纲云：‘太阴之为病，腹满而吐，食不下，自利益甚，时腹自痛，若下之，必胸中结硬。’这显然就是肠炎的临床表现，其中唯有呕吐是胃的病，肠炎伴有胃病是常见的事。他还指出，太阳病中诸多泻心汤的病，其实与太阴是一种病，只不过病情有实热与虚寒之不同罢了。由于急性胃肠炎多有发热，古人因而误认为伤寒，所以要加以勘正，不能盲目的听从。”

父亲仔细地听，突然提出了一个我意想不到的问题：“阿骅，陆渊雷认为太阴病其实就是一种虚寒性的肠炎，虽然偶有发热，也应该像痉病、黄疸、咳喘等有特征性主诉的疾病一样，虽然发热，甚至高热，也应当属于杂病。我的理解对吗？”

阿骅表兄点点头说：“表叔理解得一丝不差。”

我想父亲一定有一个棘手的问题在后面，所以集中精神，等待着他的诘责与问难。

父亲在斟酌如何表达，所以讲话的速度比平时缓慢。

“根据以上的逻辑推理，阳明病也应该从《伤寒论》中移出，因为它也是有特征性的胃肠病，只不过是实热性的胃肠病，虽然有高热也应当属于杂病。”父亲咬文嚼字地表达着他的见解。

“表叔，你错了。”阿骅表兄脱口而出。

父亲表情愕然，看着阿骅表兄，一声不吭，等待他的下文。

“陆渊雷先生认为《伤寒论》以热病的正型为三阳病，其变型为三阴病。正型的证候有抗病现象，方药以祛病为主；变型以证候属机能衰减，尤其以心脏衰减为主，方药以温补为主。”阿骅表兄忠实地转述了陆渊雷先生的意见。

“这些我都知道了。”父亲插话，“你说，阳明病是不是实热性的胃肠病就可以了。”

“表叔，首先要申明一下，以上讲的都是陆渊雷先生书中的观点，我只是把他的观点转叙一下，并不表示我都赞成他的观点。”阿骅表兄字斟句酌地解释。

父亲点点头，说明他早就明白这一点了，无须更多地说明。

“陆渊雷先生认为阳明病不是实热性的胃肠病，而是热病峰极期与恢复期，前者为白虎汤证，后者为承气汤证，和胃肠病没有太大关系。”阿骅表兄语气肯定。

“怎么没有关系呢？阳明病承气汤证不是腹部痞满燥实，大便秘结吗？”父亲又激动起来。

“陆渊雷先生认为阳明病承气汤证腹部痞满燥实、大便秘结是事实，但是腹部停滞的主要是在抗病过程中人体特殊的代谢废料，这些东西结为燥屎，所以会出现谵语等脑证，必须极快地排除出去。”阿骅表兄说。

父亲想了想说：“太阴与阳明互为表里，太阴是虚寒性的胃肠病，阳明病为什么不是实热性的胃肠病呢？”

“太阴与阳明互为表里是经络学说的内容，经络学说的六经十二经脉是《内经》针灸家言，它与《伤寒论》的六经不能混为一谈。”阿骅表兄说。

“《伤寒论讲义》中就是用经络脏腑学说、气化学说中的六经来解释条文的。”父亲据理力争。

“陆渊雷先生认为，用《内经》热论之意读《伤寒论》固误，用经脉读《伤寒论》则误之又误，用气化读《伤寒论》则又误之又误。我认为陆渊雷先生的观点最为明确可遵，可谓是截断众流，导轨于正。”阿骅表兄说。

“好了，我不陪你们了。”父亲不高兴地走出了大门。

"我也要走了。"阿骅表兄边说边站了起来,"我们最好把《伤寒论今释》再读几遍,把重要方证反复记住,然后走向临床。"

阿骅表兄的话说的很对,通过一天的交谈,我对这本书的进一步地阅读充满了期待。

我突然想起一件事,说:"阿骅,请留步。我在《陆氏论医集·卷一·上海国医学院教务杂记》中读到国医学院在招生时候的三道中医临床治疗题目,觉得很好。但以我目前的水平还无法拿出圆满的答案,你读了那三道题以后有什么想法?"

"我也差一点儿忘了,正想和你讨论那三道临床治疗题目呢。"阿骅表兄重新又坐了下来。

"阿骅,你觉得这种题目的设计形式好不好?"

阿骅表兄说:"看到这种题目的设计形式,我就想起象棋中的残局。下象棋的高手都知道,残棋最重要的是要会判断棋局的形势,到底是我方占优,还是敌方更厉害,或者双方势均力敌。就像经方医学中的六经辨证,通过对当时病况的分析,首先要了解病证大致的位置,到底是三阳病或是三阴病,再进一步判断是哪一经病。"

阿骅表兄把经方医学的诊治疾病与象棋中的残局走法相比较,两者真的有点相似,亏他想得出来。

"三阳病或是三阴病的临床标志是什么?"我问。

"第一是精神状态,第二是脉象。"阿骅表兄说,"就是依据临床上是否具备少阴病的提纲证来区别患者是三阴病还是三阳病,也就是运用望、闻、问、切来鉴别患者是否存在'脉微细,但欲寐'的脉症,有存在的就是三阴病,没有的就是三阳病。"

"这是你的看法吗?"

"应该说是陆渊雷先生的诊治观点,不过是我把它读出来的。"

奇怪，陆渊雷先生的诊治观点我怎么没有把它读出来呢？阿骅表兄在密密麻麻的文字中，读出了文本的另一种韵义，不经意地掀开了陆渊雷医学思想的一角。

“你是怎么样把它读出来的？”我好奇地问。

“陆渊雷先生摒弃空论，唯实是举。”阿骅表兄说，“他认为《伤寒论》名义上的六经，其实实质上只有四种病，即三阳病与少阴病。少阴病就代表三阴病，所以只要确定是否存在‘脉微细，但欲寐’的脉症就可以判断出是三阴病还是三阳病了。”

我想了一下，觉得阿骅表兄说得也有道理，看来读书还真的是一个互动的过程。阿骅表兄天分好，悟性高，阅历丰富，一读陆渊雷先生的书，就有自己的见解。经典医著往往能把深刻的思想隐藏在简洁的文字之中，光靠读字面意思是领会不到的，只有结合自己的知识积累、生活阅历和切身体验方能参透其中的思想精髓和智能所在。

“阿骅，如果出现合病的时候，临床应该如何诊治呢？”

“陆渊雷先生认为《伤寒论》中有合病之证者，不称合病；称合病者，却没有合病之证。”阿骅表兄说：“他认为合病之说不足为据。对于他的这种观点我不敢恭维，以后跟你慢慢地说，那事说来话长啊。”

“我们把上述的三个模拟病例一个一个来讨论一下，好吗？第一个病例一看就是桂枝加葛根汤证，然而难点在‘脉浮数’与‘腹部肌肉挛急’。你先说说吧。”

“好。”阿骅表兄沉静地说，“第一个病人‘发热恶寒，自汗出，头微痛，头项酸而硬，脉浮数，舌苔白，腹部肌肉挛急’。我先辨为三阳病，再根据提纲证辨为太阳病，然后根据太阳中风证辨为太阳病桂枝汤证，最后根据第 14 条条文辨为桂枝加葛根汤证。这个辨证次序读过《伤寒论今释》的人都会知道，并不难。外感发热病人桂枝汤证一般都是脉浮数，有临床经验的中医师也都知道，但是一些被风寒风热的病机概念搞昏了头的人却往往不知道，所以必须回归《伤寒论》这一经典。'腹部肌肉挛急'是陆渊雷先生引进日本汉方家腹诊的经验，我们一回生二回熟，以后就知道了。这些病症是有规律性的，要反复练习，如能举一反三就好了。"

阿骅表兄分析的真好，在有序的分析中让病症的外延不断地缩小，内涵不断地加深，直到用一个具体"方证"的概念可以全部包容为止。

"把风热表证的脉象定为浮数，把风寒表证的脉象定为浮缓而与浮紧来进行鉴别诊断，这在逻辑学上是概念区界越位。"阿骅表兄神情异常舒缓地继续说，"作为鉴别诊断一定要针对同一个概念进行比较，而这里浮紧、浮缓与浮数是不同的概念范畴，前者指寸口脉的紧张度，后者指寸口脉的速度。所以这种不对等比较也就无法比较，失去了鉴别的价值，这是一。其二是，临床上很多的表寒证大多体温升高，不言而喻其脉搏加速变快，就是脉数，所以麻黄汤证常呈浮数紧脉象，桂枝汤证常呈浮数弱脉象。其实有关这一脉症情况，《伤寒论》中也有记载，如《伤寒论》第 52 条云：'脉浮而数者，可发汗，宜麻黄汤。'脉象浮数而应用辛温发汗之剂，注家大多不得其解。有的认为脉浮数当为脉浮紧之变文，如柯韵伯说：'数者，急也，即紧也。'有的认为此条用麻黄汤是略脉从证，如《金鉴》云：'伤寒脉浮紧者，麻黄汤诚为主剂矣。'今脉浮数，似不在发汗之列。由于中医教材没有摆脱历代注家的巢窠，又没有结合临床实践，所以犯错。因此误导的结果，医者常把表寒证误诊为表热证，造成从医者不会使用辛温剂的现状。”

阿骅表兄的理解比我深入，又能够执简御繁地表达出来，真好！

阿骅表兄继续说：“第二个病人‘头上热，手足冷，似昏睡，却轻呼即醒，大汗如雨，舌色淡白，脉微细，自诉心跳，按之觉心下痞硬’。我根据‘似昏睡，而轻呼即醒，脉微细’首先辨为三阴病即少阴病，再根据‘手足冷，大汗如雨，舌色淡白’辨为四逆汤证。吉益东洞《方极》所记载的‘四逆加人参汤，治四逆汤证而心下痞硬者’，这让我知道人参的药征是‘心下痞硬’。这个病人有此一症，所以要用人参。剩下的‘头上热’一症倒使人多费思量，这个症状应该是个常见的症状，但是《伤寒论》中好像没有出现。这就需要进行症状的联想与替代，就是通过合理的联想，找到仲景著作中一个类似的症状去替代它。由于作者已经给出了茯苓四逆汤证的答案，所以我就联想到‘烦躁’一症，不然的话，我可能会首先联想到‘面热’‘面色赤’等症状，还要更费一些周折。作为试题，它具有导向作用，所以我们今后就要加强这一方面的训练，培养自己对类似症状的联想与替代的能力。”

五年以后，也就是1976年，我又与张丰先生讨论过这些试题。张丰先生是我走上经方医学之路的最重要的引路人，他的具体情况在下文再慢慢地细述。

“这几个试题的目的正如龙野一雄在《中医临床处方入门·治疗方法实例》中所认定的那样，‘必须把每一个处方的应用记住，在头脑里加以整理。尽可能要知道得多，而且要井井有条’‘倘若认为选定的处方是合适的，那么就要探讨包括在这个处方的适应证里的所有症状’。”张丰先生说。

看来龙野一雄先生的观点与陆渊雷先生暗合。

“阿骅先生所讲的‘进行症状的联想与替代’方法，在日本汉方家的临床诊治过程中也经常使用，有时候还获得了出神入化的疗效。龙野一雄把这种方法，称之为‘转用’或‘借用’。”张丰先生说，“龙野一雄对这种‘借用’的方法有专门研究，如‘身重’这个症状在水肿时必然有，在运动神经麻痹时也会有，于是治疗‘胸满烦惊，小便不利，谵语，一身尽重，不可转侧者’的柴胡加龙骨牡蛎汤就可以借用于治疗水肿和半身不遂了。当然这里的借用是有条件的，就是它们——即‘水肿’‘半身不遂’与‘胸满烦惊’必须处于某一种相同的状态下。这就牵涉到一个专题，这里就不展开讨论了。”

无独有偶，想不到阿骅表兄与龙野一雄想到一块去了。

张丰先生又说：“龙野一雄还详细地列举出几个‘借用’的例子：皮肤病、溃疡、耳漏、蓄脓症、痔漏等分泌的稀薄分泌物可以和汗同样处理，即作为汗出而用桂枝加附子汤、桂枝加黄芪汤等方；皮肤干燥或乳汁分泌不足可视同无汗而使用发汗剂；稀薄的白带可视同小便不利而用肾气丸或者其他利尿调整剂。我也运用他的思路，临床上使用大青龙汤治疗荨麻疹的皮肤瘙痒难忍而获效。这里除了方证基本相对之外，就是用借用的方法把‘皮肤瘙痒难忍’借用于条文中的‘烦躁’而使用大青龙汤的。”

“这样的方法会不会出现断章取义的弊病呢？”

“有这个可能，所以几百年来日本汉方家在临床中进行了反复地证实。”张丰先生谨慎地说，“但是话要讲回来，要能充分理解一段条文的文义，需要找到一个切入点，而断章取义有时候就是为了对条文文义深入理解的一种非常行为，通过这一方法以便把深隐的含义带出来。除了知道方证的‘借用’现象之外，了解这个方证在什么疾病中容易出现的可能性也有诊治价值，特别对于初学者更是如此。大塚敬节在临床上把大青龙汤应用于类风湿性关节炎、神经痛、肾炎、肾病综合征的发病初期。他认为以上的疾病以数日内为适宜，病情过长则不宜使用。这些经验对初学者就非常实用。当然方证相对应是基本底线，不可以病名与药方相对应。但是用什么药方治愈过什么病这样的信息也并不都是负面的，它可以给医生提供一种叙说的工具，也给初学者提供一种认识方证辨证的背景。就像大塚敬节曾经说过：'我用茵陈蒿汤治愈肾病综合征，中神琴溪记述自己使用茵陈蒿汤治疗子宫出血有效'这样的'病方相对应'是以'方证相对应'为基础的客观叙说。你要是从中引申出'茵陈蒿汤可以治愈肾病综合征''茵陈蒿汤治疗子宫出血有效'的专病专方式的独断结论的话，是你自己理解的片面。"

张丰先生还对第二个虚拟病人"头上热"与"烦躁"的借用关系提出自己的看法。

"'头上热'与'烦躁'借用的前提除了具有四逆加人参汤证以外，还要注意到它们都是'水气上冲'状态下所常见的不同症状。张仲景治疗水气上冲喜欢重用茯苓，茯苓用量一般都是在四两或四两以上。吉益东洞《方极》云：'茯苓四逆汤，治四逆加人参汤证而悸者。'这里茯苓用量是四两，用以治水气上冲之悸动。《勿误方函口诀》云：'此方君茯苓，以烦躁为目的。'浅田宗伯认为此方茯苓是主药，用以治水气上冲之烦躁。阿骅先生从'头上热'联想到'面热''面色赤'等症状很不容易，他一定研究过《金匮》，这两个症状《伤寒论》中出现的机会不多。'面热'这个症状，相近于'头上热'，在《金匮·痰饮咳嗽病》的桂苓五味甘草汤证中就有'其面翕热如醉状'一症。桂苓五味甘草汤的治疗效用，仲景在同一条条文中明确指出‘治其气冲’。茯苓用量是四两，用以治疗上冲的水气。这样一来，我们就找到了‘面热’‘头上热’与‘烦躁’，三者在阴盛阳虚与水气上冲状态下出现的可以‘借用’的理论根据，为第二个虚拟病人是茯苓四逆汤证找到了合理解释的理由。”张丰先生说。

经过张丰先生深入透彻、细针密缕的分析，第二个虚拟病人是茯苓四逆汤证得到了比较通彻的理解。我对方证辨证的这种“借用”方法也有所了解了。

当然这是多年以后的事了，我与阿骅表兄讨论“借用”理论的时候我还没有认识张丰先生，真的要感谢命运为我经方学习的道路上预先隐藏着一个对我影响重大的人物。

我对阿骅表兄“症状的联想与替代”的方法在方证辨证中的应用一说非常佩服，我想请他讲讲最后一个问题的答案的思路。

我说：“第三个病人苦头痛而眩，眼中时见黑星，平日往往赤眼，胸胁下膨满，脉沉而紧，为什么是苓桂术甘汤证？我想来想去难以理解。”

“我开始的时候也感到迷惑。”阿骅表兄淡淡地一笑，“后来把有关苓桂术甘汤证的条文上上下下反复看了多次以后，才渐渐地明朗起来。”

“请详细讲一讲吧。”

“辨证的第一步，”阿骅表兄说，“首先要认识到这个模拟病人是一个杂病。”

这是陆渊雷先生所强调的，他认为确定杂病的标准有两个：一是病人没有发热等进行性症状；二是虽然有发热，但是有一个特征性的症状与体征。这个病人没有发热，确定为杂病没有问题。

“辨证的第二步，”阿骅表兄说，“要分辨出这个模拟病人是杂病中的哪一种病？”

我还没有认真读过《金匮》，所以面对病人的脉症只能望洋兴叹了。

“辨别是什么病，”阿骅表兄说，“也要通过临床的症状与体征来‘审症求（病）因’，因为中医学中‘病名’的概念比较乱，有的以症状为病名，有的以病因为病名，有的以病机为病名等不一而足，所以陆渊雷写了一篇《中医不能识病却能治病》的文章。此文一出，语惊四座。我认为此话说得太绝对、太直白了，但是也的确说出了中医病名的不确定性。”

我心里为中医病名的不确定性着急，然而又不知道现有的病名是怎么样产生的。

“阿骅，你说这个病人患的是什么病？”

“我们事先一般无法知道是什么病，”阿骅表兄说，“只能通过方证辨证以后才知道是什么方证，然后再倒着推测出来是什么病。例如，这个病人是苓桂术甘汤证，那就是痰饮病了。当然也可以通过一些特殊的脉症，诊断为痰饮病，然后再确定为苓桂术甘汤证。虽然两者难分先后，但是先辨方证，后定病名的可能性大一些。”

阿骅表兄看了我一眼，继续说：“《金匮·痰饮病》云：‘心下有痰饮，胸胁支满，目眩，苓桂术甘汤主之。’《伤寒论》云：‘心下逆满，气上冲胸，起则头眩，脉沉紧……者，茯苓桂枝白术甘草汤主之。’如果你能熟记了这两条条文，你就能够知道是苓桂术甘汤证，也就知道这是一个痰饮病了。”

“病人的‘眼中时见黑星，平日往往赤眼’这个症状怎么处理？”

“陆渊雷先生在《伤寒论今释》茯苓桂枝白术甘草汤的下面，引用了许多日本汉方家对此方的论述与治验，都提到此方可以治疗目疾。”阿骅表兄说，“吉益东洞《方机》中说到此方加味可以治疗‘眼痛生赤脉，不能开者’。陆渊雷先生在按语中，也肯定了治疗‘目赤而多眵泪，此方加车前子奇效’，并高度赞扬此方是治疗慢性目疾的良方。由此可见病人的‘眼中时见黑星，平日往往赤眼’一症也在茯苓桂枝白术甘草汤证的范围之内了。”

经过阿骅表兄细细地分析，我大致上明白了陆渊雷三道题的意图与方证辨证的初步方法，真的非常感谢他的讲解。我终于明白了：对症状、脉象的了解不等于对脉症之间内在联系的理解。医家观察到的脉症是客观的，但是对脉症之间内在联系的理解是主观的。脉症之间内在联系的理解首先要熟悉与掌握仲景在《伤寒论》中总结出来的方证，这一步我都还没有完成，因此不着边际、乱了方寸是可以预料的。方证辨证是近两千年时间里积累起来的经验医学，在这个领域之内初学者所要面对的难题是很多的，其中特别重要的是众多方证的对应关系以及内在的有序联系。在这个意义上，经方医学是一道门槛，需要经过长时期严格恰当的训练，才能够得其门而入。当然更为重要的是，临床上要认真地观察，深入地思考，不能老是停留在浅尝辄止的层次上。

阿骅表兄临走的时候对我说：“想不到通过对陆渊雷三道题的试题解读，居然使我对《伤寒论》的方证辨证有了深切的理解。使我们注意到方证的深度及其无所不在的力量。简简单单的三道试题，却完美地演绎了张仲景的临床辨证思想，简直令人不可思议。古人说‘鹤知夜半，鸡知天明’。医经医学与经方医学各有特色，医经医学已经有一整套诊治理论，经方医学要想在临床诊治中保持活力不能仅仅满足于现有的理论框架，也要努力去发展自己的理论思维。

陆渊雷先生是先行者，我们应该好好地学习他的奋斗精神……”

陆渊雷先生的著作帮我穿越过《伤寒论》入口的“窄门”，使我走近了现代经方医学，并为进一步阅读其他医学著作铺设了便桥。法国诗人瓦雷里曾经说过：“一个人在决定性的年龄读了一本决定性的书，他的命运将由此改变。”他的话说的好极了。陆渊雷先生的一些著作 2010 年才在大陆再次出版，这与初版相隔了六十多年。我能够在四十年前就与它相遇，真是我的幸运与机遇。

万物皆有始，一切都其来有自。如每一棵树木围绕着自己那颗种子长成起来的一圈圈的年轮总是清晰可辨的。阅读也是一样，正如有人所说的“有什么样的阅读经历，就有什么样的精神年轮”。陆渊雷先生的著作使我领略到经方思想的博大精深，阅读中时常触发淋漓畅达的体悟，把前几年在阅读《伤寒论讲义》与《伤寒论新注（附针灸治疗法）》时所遗留的疑惑清除了不少，使我对《伤寒论》有了一个完整的认识。也许正因为预先有一段苦读承淡安先生著作的经历，《伤寒论新注》的隐秘影响已经潜入我的内心，所以一旦接触到陆渊雷著作就激起了思想的浪花。不可否定，陆渊雷先生的著作使我更直观地接触到方证辨证的临床，对我的中医思想构成了强大的冲击力，让我获得了极大的精神享受。这种享受不仅仅是他的医学观点与思维方法，也包括他的特殊的表达方式与写作风格。所以我认为陆渊雷先生的著作在我更坚定地走向现代经方医学的生命成长史上刻下了第一圈深深的精神年轮。现在回过头来细细体味这一切，或许大概是“张仲景的幽灵”在作怪吧。

那年的春节期间，我几乎没有休息，家里病人进进出出，门庭若市。我白天为别人看病，夜晚研读陆渊雷先生的著作，忙得不亦乐乎，真的到了“寒尽不知年”的地步。

在那个严寒的冬天，我一点也没有感到寒冷。

从此以后，陆渊雷先生就成为我的精神导师，一直到现在还是如此。这并不意味着我赞同他的一切医学观点，而是他对经方医学如此理智认知、如此温情感性、如此虔诚敬意的言行深深地感动了我。记得2004年为了纪念陆渊雷先生一百一十岁诞辰，我写了一篇纪念文字来祭奠我心中的偶像，就让它留在这里作为一个纪念吧。

陆渊雷对方证药征研究的贡献

陆渊雷先生，名彭年，上海川沙县人。生于1894年（清光绪二十年），殁于1955年。早年毕业于师范学校，业余自学中医药学及针灸，后从恽铁樵函授研究医学并助之办校，其间又师章太炎深研古文。1929年，与徐衡之、章次公等以“发皇古义、融会新知”为宗旨，成立上海国医学院，并举办函授医学，一时遥从受业者群，后成大器者有岳美中、谢仲墨、姜春华等，任应秋等虽然不出其门下，但均受其深刻影响。当时正值余云岫辈依靠政府势力诋毁中医，扬言中医不科学，陆氏便以中医科学化相号召着文驳斥。其文章攻击性很强，锋芒完全是针对“中医废止派”的代表人物余、汪等人，所以被人们誉于“乃渊博而雷声”。当时的《中医新生命》杂志第三号上评论说：“西医界有余云岫先生，中医界有陆渊雷先生，俱能入虎穴、探虎子，真可谓旗鼓相当。”

一、倡导中医科学化

陆渊雷认为中医的治法、药效都真确，而学说反多臆想，真所谓是“说假方，卖真药”。所以他要求以科学的方法来研究、探索古方之所以有效的原因。他所倡导的中医科学化，确是筚路蓝缕，下了一番工夫。其学说虽然风行一时，但毕竟没有收到真正科学化的结果。

二、现代伤寒学派最早的一位代表

陆渊雷坚持伤寒学派的观点，上不取《内》《难》，下不采叶、薛、吴、王诸家，认为《伤寒论》可治所有外感热病，对辛凉解表、逆转心包等温病学说的基本观点持否定态度，是现代伤寒学派最后一位有影响的医家。譬如陆渊雷认为太阳篇最难，读懂它就能掌握《伤寒论》的精髓，张仲景对它的论述极为仔细，占总篇幅的一小半。为什么呢？陆渊雷以剖竹子为例，刚开始剖时，非全力以赴不可，待到刀子砍进去了，就可以轻轻用力，也能势如破竹了。这样的比喻就非常地贴切，使初学者容易理解《伤寒论》独特的篇章结构。

三、"方证药征"研究的先行者

陆渊雷认为仲景是方证相对诊治范式的创造者，仲景学说的核心部分就在于六经辨证系统下所建立的方证与药征。他说："大论精粹，在于证候方药。"纵观目前中医学所讲的"证"，主要是指"理法证"，如所谓肾阴虚证、肝胆湿热证等。但这种"证"比较模糊笼统，实际用药时缺乏严格的对应关系。近年来，中医界有识之士呼吁要加强对"有是证用是方，用是药，即方证相应、药征相应"的研究。早在七十多年前，陆渊雷在《日本人研究中医药之趋势》一文中，就高度评价了古益东洞师法仲景，"惟在证候以用药方，就药方以测证候"的观点，他甚至认为"古书中云'小柴胡汤治少阳病，邪在半表半里，胸胁苦满，往来寒热，心烦喜呕，脉弦细者'的论述则可迳言'小柴胡汤治胸胁苦满乃至脉弦细'可矣，何必赘以'少阳病，邪在半表半里'乎？"言论虽然过于偏激，但具有片面的深刻性。

陆渊雷对东洞的方证主义观点在原则上还是有保留的。他在

《用药标准—人参》一文中说："辨病证的寒热虚实，辨药性的温凉补泻，是中医学的第一步大纲，东洞却把寒热虚实、温凉补泻一股脑儿推翻了不信。因此，也不承认人参是补药。东洞的学说以及为学方法，在下是处处十分佩服，只有这一层，却不敢附和他。"在临床实践中，他能够遵循古代经方家"审知某证者某经之病，某汤者某证之药，然后用之万全"的原则，以六经立法为纲，抓住主症，在一个成方或几个合方的基础上随症加减而取效。从他已公开发表的一些典型病案中，均能发现他重视方证与药征的诊治思路与辨证技巧。例如，治唐夫人的呕吐腹痛，投以小半夏加茯苓汤加味；治刘世兄发热如疟，咽痛口渴，投以小柴胡汤加石膏、浙贝；治杨妈的牡疟病，寒热往来、口渴多涎而有呕意，投柴胡桂枝干姜汤加茅术；治吴夫人伤寒中小产而头眩、心悸、脉细、舌淡，而面部如虫行，投真武汤加龙、牡；治陆世兄的太阴少阴少阳合病，投小柴胡与四逆、理中合方。从中可见，陆渊雷在诊治复杂多变的疾病面前能权变自如，显现出非凡的功力。

陆渊雷亦重视某一味药的特殊作用，或以药征为目标而寻找相应的方剂，或以此药为辅助，配合方证而兼治次要的症状。如他以善用太子参，而被前上海国医学院同学予以"陆太子"之美称。他学习了吉益东洞的"桔梗排脓"的药征，广泛地应用在对"浊唾腥痰""痢下黏冻""咽痛痰黄"诸病的治疗。"桂枝治冲逆"是他从东洞的《药征》中得知的仲景遗法，1930年春他所记录的两则成功的治验，就是运用这一药征的很好的注解。第一位患者是一个二十岁的壮盛男子，患奔豚病多时。刻诊所见：呼吸时，头颅、肩背一齐动摇，头汗淋漓，胃痛欲死。发病时，右小腹先起一块，渐大渐上攻而痛。投以桂枝加桂汤，桂枝用五钱。一剂服后，一身大汗，奇臭非常，痛与冲逆好了大半。翌日病人自行前来复诊，原方再剂而痊愈。另一位四十岁的妇人，盘膝而坐，数人扶持之。闭目张嘴，面赤筋胀，浑身大汗。望其呼吸，只见一阵阵上气，不见下气。抚其下颏，则僵硬如石，不能闭口。脉舌如常，神志自清。询知原为宿病，常常发厥，久已不发，近因新殇幼女，食中餐时忽然泪下发厥。陆渊雷诊为脏躁病。以其冲逆挛急特甚，遂投甘麦大枣汤合桂枝加桂汤合方，桂枝用四钱。第二天病人安然来复诊，知病已霍然若失。

陆渊雷倡导的"方药征候对应"的理论与治疗，对后学者影响深远。如现代名医岳美中在晚年颇有感慨地说："余生平推崇张仲景，很欣赏那种察证候而罕言病理，出方剂而不言药性，视当前之象征投药石以祛疾的质朴的学术。"现代中医学家黄煌也肯定了陆渊雷对"方药征"研究的贡献，对陆先生的理论称之为"精辟的阐述"。

四、晚年医门冷落的思考

陆渊雷先生病逝后，他的朋友章次公先生感叹哀悼，"医门冷落，学人无多，卓然出群，渊雷而已。今乃奄然殂化，芳流歇绝，不其惜乎"。我认为这一种命运与他自己性格中的弱点也有一定的关系。的确，特立独行的经方家，敢于怀疑，敢于创新，敢于张扬学术个性，追求真理，甘愿寂寞，甘愿献身，具有突变能力的基因，是中医学术的脊梁。但是，他们又有致命的弱点，他们在人类气质学上是属于A型性格的人，这是一种不成熟的"悲剧性格"。他们不善于团结不同意见的人，有傲气，自己却误认为是"傲骨"，更不理解"宽容比自由更重要"以及"妥协是金"（亚当·米奇尼克语）的道理。侠士英雄们在事业的初创阶段，冲锋陷阵、建功立业，事业成规模了，"什么鸟都有了"的时候，他们性格中的弱点，就会发生负面的毁灭性的作用。《陆氏论医集》中攻击叶天士，笑骂秦伯未，挖苦陈存仁，语不惊人死不休，文章风行一时，笔扫千军，淋漓痛快，却种下了日后的苦果。先生锋芒毕露、嬉笑怒骂的文章祸起萧墙，这也是他亲力倡导的“中医科学化”大业功败垂成的一个原因。遥从受业者岳美中、谢仲墨、姜春华，及任应秋等人都成大器，先生身后却英雄末路、门庭冷落、奄然殂化。这是为什么？这难道不值得我们深思吗？

先生虽死，我坚信他的精神与事业，定会后继有人；他的学术成果将芳流不歇，千古永存。

十七、亦教亦医状元桥

1972 年春天，我来到状元镇横街小学任教。

到状元镇横街小学报到的时间是何黄淼老师亲自从温州赶到永强青山村通知我的，我听了以后又感谢又激动。高中毕业十年了，这才是第一次找到了一份固定的工作，虽然还是编外的民办教师，但我已经非常满足了。因为我可以有更多的时间静下心来学习中医、针灸了。

状元镇在永嘉场的西边，靠近温州市区，青山村与它相隔九公里。从青山村到状元镇有公共汽车，但每天的班次不多，并且没有固定的时间表。所以我每次上温州都是步行，这次也是如此。因为那天是学校开学的第一天，为了早一点到学校报到，天蒙蒙亮我就起程了。到白楼下差不多已经六点钟了，为了缩短路程，我就选择翻山过茅竹岭。

茅竹岭，横穿大罗山的千古驿道，是永嘉场连接、沟通状元桥与温州市的咽喉。茅竹岭不高，岭不长，上山下坡大概六百米。上岭石阶一百九十七级，下岭的缓坡夹有石阶六十五级。奇怪的是，级级石阶上都镌刻着组组花纹，有如锯齿状的，有水波浪的，有回形方块的，有棱形、云形、鱼鳞形的等，一级石阶一个样，密密麻麻的形态各异。山岭两旁的古墙大半坍塌毁损，一身岁月的苍凉。

每次行走在这一条粗犷又罕见的山路上，我就会产生许多瑰丽的联想。譬如，是谁把它修得如此工整、如此富有诗意？颇具匠心的花纹与石阶的级数有没有什么寓意？当然，这些只不过是想想而已，并没有去深究。

当我用了十五分钟的时间，爬到海拔不过百米的茅竹岭的山顶时，已经是朝霞满天了。我站在茅竹岭上饱览蓝天白云、山川大地，大口大口地呼吸着竹叶的清香，聆听着萧萧山风中树叶发出的阵阵沙沙声响。眺望远方，状元桥镇的轮廓已然在目。“状元桥”既是桥名，又是镇名，更是泛指状元古镇。迄今为止，状元镇下辖的大部分村名都来自古桥，如三郎桥、御史桥、太平桥等，可以说，每一座桥都是一段历史，而状元桥更是如此。

状元桥横街小学有八个班级，十来个教师，是一个完全小学。学校坐落在瓯江沿岸的空阔地带，校舍依江而筑，东西走向的大路与学校大门距离五米，中间是两百多平方米的广场。学校主体建筑是一座坐北朝南的一层的建筑群，大门朝南，对扇的木门，质厚而坚固。学校的东边紧邻着渔业小学，北边是一人高的砖砌围墙。围墙就砌在沿江大堤的堤基上，黄浊的江水不停地从大堤外向东流去。围墙之内的空地就算是学校的操场了，学生的集会、体育课就在这里进行。

渔业小学是一个旧时佛殿改建的学校。佛殿的戏台全部被拆毁了，正堂与东西厢房改建成了教室，也是一个有五六个班级的完全小学。两个学校被佛殿的西墙分隔，师生的教学活动各自进行，互不干涉，但是老师们合用一个厨房，大家相处得非常融洽与友好。

横街小学的校长是一位从事教育工作多年的杨永芬老师。他热情地欢迎了我，并详细地向我介绍了学校的基本情况、每个教师的个性、我的工资等我关心的问题。他要求我努力做好教学工作，争取把民办教师的教职转正。听说我在学习中医、针灸，就告诉我状元公社医院、大队卫生室的一些情况。我也坦然地向他说出自己打算在完成教学任务以后，利用自己的业余时间免费地为学生与周围农、渔民诊治疾病。

当天下午放学后，教导处主任周灵芝老师特地为我举行了一场欢迎会。除了杨校长因公务外出，全体老师都来参加了。欢迎会上周灵芝老师热情地说："娄老师毕业于温州一中，今天开始就是我们中的一员了，大家鼓掌欢迎他的加入！"大家都友好地鼓起了掌，我非常感动，特别是当她称呼我为"娄老师"的那一刹那，我感到这个称呼极度地陌生，然而心中又极度地感到温馨。近十年来，我一直在农村大田、开山工地、水利工地干粗重的活，"娄老师"这个称呼的确使我受宠若惊。灰头土脸了十年，一声老师的称呼，让我在人群中找到了久被遗忘的尊严。这一可亲可敬的称呼多好啊！我父亲就是个老师，一个受学生尊敬的好老师，我能承担起这一份工作吗？我会对得起这个称呼吗？这个欢迎会给我带来的欢愉，永远留在我的记忆里。不管在哪里，一想到瓯江之滨的横街小学就会想到这个欢迎会。

我在横街小学担任五年级语文和算术的教学工作，同时兼任五年级的班主任，一个人寄住在学校里。放学以后，整个校园非常宁静，可以听见大堤上风吹树叶的簌簌声。经历了十年颠沛流离生活的我在这里终于找到了栖身之地，老话说"安身才能立命"，我下决心要在这里长期地安下身来，好好修炼，修成正果。

流浪的日子结束了，我开始了新的生活。

那时候，"文革"最急风暴雨的阶段已经过去。不过，所谓"意识形态领域里的革命”还是一浪高过一浪。教育战线当然属于这革命的最前线了。然而对于我这个刚刚来到教育战线的编外的民办教师来说，这一切还不会牵涉到我，所以我在做好本职工作以后就把大量的时间投入到经方医学中去。

到学校后的第二天就有人请我去看病。患病的是一个青年渔民，名字叫夏成锡，24岁，患慢性腹泻已经两年了。西医的诊断是慢性肠炎、肠道紊乱综合征，久治无效；中医按大肠湿热论治，病症未见改善；草医解毒止痢，也没有明显的进展。屡治无效以后，他已经对治疗失去了信心，是他的家人请我到他家里去看他的。他可能事先并不知道，所以当我到了他家里以后，他在楼上迟迟不肯下来，使我感到有点儿出师不利的尴尬。他的妻子看见我进退不得、左右为难的样子，就连声道歉，并拉扯着夏成锡下楼。我抬头看见一个瘦长的青年，穿着臃肿的棉衣棉裤，十分不情愿地从楼上一步一步地走下楼。暗黄憔悴的皮肤，一脸狐疑的神色透露出不加掩饰的不信任，然而聪慧明亮的目光并不因久病而黯淡。

我同情他这样年轻就久病缠绵，我不相信一个普通的肠炎就无法治愈。

我亲切热情地向他问候，与他坐下来慢慢地聊天。我先耐心地听他讲述两年来的病情变化与诊治过程，以理解与友好的眼光注视着他，以赞同的语气应答着他的感慨，就这样渐渐地化解了他的敌意。我发现他在病史的描述中，用词恰当，条理清楚，重点突出，然而一种悲天悯人的心态十分明显。在我的劝解声中，他把冰凉的手腕放上由书卷起来代用的脉枕上。

当时的脉症如下：

脉细舌淡，形寒肢凉，头晕神疲，纳呆口淡，小便清长，大便溏泄，一日多次，肛门控制大便的能力减弱。一派少阴太阴之象，典型的附子理中汤证。腹诊所见：腹肌扁平菲薄而无力，心下有振水音，按之悸动应指。证实了以上的诊断大致不差，但是“心下有振水音”与“按之悸动应指”这些腹证加上“头晕”一症提示着还有水气上逆的病情，于是必须在附子理中汤的基础上加上苓桂术甘汤。在整个诊察过程中夏成锡的态度始终是冷冷的，患者这样地不配合我还是第一次遇见。我把处方开好以后，就把自己对他的病症诊治的依据详细地告诉了他，叫他先煎服五帖。

我自信会治好他的病，所以笑着对他说：“只要你耐心治疗，你的病会痊愈的。”

“我这样的病，你有治过吗？”他轻轻地问。

我听得出，在他的问话里虽然对我还有一些不信任，但经我一番言说以后，他对我的警戒心理已经有了一点放松。

我很肯定地点点头，笑着说：“我村子里有一个中年妇女腹痛腹泻两年，白带如水一年，我就是用附子理中汤合真武汤把她治愈的，疗程也只有一个多月。”

他半信半疑地说：“我在医院里碰到许多慢性腹泻的病人，诊断的病名都清清楚楚的，什么过敏性结肠炎啊，肠道紊乱综合征啊，肠结核啊，但是治疗效果都不好。”

我承认他说的情况是事实，就对他说：“西医对慢性肠炎的鉴别诊断是有办法的，但在治疗后疗效不是很确定。这种病还是中医、针灸疗法好一些。”

他颇有情绪地说：“中医师看了好几个，中药吃了好几箩，我的病为什么总是不见效呢？”

这个问题我一时无法回答，就说：“中医没有一种专门治疗慢性肠炎的药，只有在正确辨证下的方药才能取效。”

“你怎么知道你的辨证处方会是正确的呢？”他一点也不客气地说。

“《伤寒论》中方证对应的诊治方法是中医学中最有效的一种疗法。”我只得从头到尾一一道来，“你的病症的表现与太阴、少阴病附子理中汤证与痰饮病苓桂术甘汤证非常符合。”

接着我就把太阴、少阴病的提纲症和他的临床表现作一一对照，把附子理中汤证与苓桂术甘汤证和他的脉症、腹证也作了比较。

他一声不吭地听着，一双乌黑的眼睛在闪闪发亮。

“我认为辨证的正确与否只有通过治疗的实践来决定，你假如相信的话就先服五帖药试试看。”我告诉他。

我把处方递给他，处方上写着：炙甘草二钱，附片三钱，白术五钱，党参五钱，桂枝三钱，茯苓五钱，干姜三钱，五帖。

他接过处方，认真地看了一会儿，一声不吭。我看他犹豫不决的样子，就想出一个妥善的办法，就是在中药服用之前，先行用艾条自灸一周，为他选出以下几个穴位：中脘、气海、关元、阴陵泉，并告诉他艾条熏灸这几个穴位的效果就是温补太阴、少阴的阳气，温通温散全身的水湿，相当于附子理中汤合苓桂术甘汤的功效。如果诊治不当，也没有什么副作用；如果有效，我们就用方药与温灸双管齐下，可以缩短疗程。

实实在在的方证辨证的分析，先灸后药的诊治方案的设计，热情自信的治病态度，终于化解了他的悲观与困惑，他欣然同意了我的诊治计划。我在状元镇诊治的第一个病例就这样稍有波折地开始了。

一周后，他笑吟吟地来找我了。艾条自灸一周后全身感到几年来从未有过的舒畅，所有的症状有所改善，大便控制不住的现象明显减少。明显的疗效使他相信了我，满怀信心地把一周前的处方拿去抓药了。服药后一切反应良好，就一直守方不变，同时每天自灸不辍。连续诊治三个月，所有症状消失，唯有神疲体弱状态难以消除。

治疗期间，他每天来学校与我谈天说地，渐渐地对《伤寒论》也产生了兴趣，并随着他自己病体的逐渐恢复，对经方医学的热情也日益高涨。他家里的小孩伤风咳嗽也都到我这里诊治。我每处一方，他都穷根究底地问我为什么这样选方用药，久而久之，他就能像模像样地为邻里摸脉开方了，真的让我大开眼界。

有一天，夏成锡问我："经方医学这样有效而容易掌握的东西，中医界为什么不大力宣传与推广？"

"我也百思不得其解。"我回答说。

"这肯定不仅仅是认识问题，而是心里揣着明白故意装糊涂罢了。"夏成锡对我说，"对于装睡的人，随便怎样的呐喊都是不会醒过来的。"

"你的看法也有道理，可谓是一家之言吧。"我说，"这是一个令人费解的大问题，值得大家多想想。"

我有一个嗜好，总喜欢把一些貌似复杂的东西简单化。譬如民间油漆师傅带徒弟，学徒期是两年，我总觉得大量的时间不是学艺，真正必须掌握的程序、操作的工艺不过两三个月而已。我自己边干边学，一个星期就可以上门替别人做油漆赚吃饭钱了。中医是实践性很强的东西，应该注重实践，注重病人的自觉症状，所以平时我遇见一些有悟性的慢性病患者，都会动员他们学习经方，让他们尽快地成为经方爱好者，这样就可以与我一起共同研究他的病情，使治疗少走弯路。

夏成锡就是一个极有悟性的人，下面我就讲一起发生在他身上的真实的故事。

有一天他来问我一个问题，他说："我的女儿已经三岁了，身体很健康，但有一个毛病令人头疼。就是容易耍脾气，一耍脾气就啼哭，哭起来就哭个不停，好像是故意的，有什么好办法治疗没有？"

小孩子会哭是平常的事，这样的孩子多的是，从来没人提出这样的问题。夏成锡提出这个大家见怪不怪、熟视无睹的问题，我倒是有些奇怪，我认为他喜欢钻牛角尖，这可不是一个好习惯。

过了几天夏成锡又来找我，告诉我他女儿今天又在耍脾气了，说自己已经想出一个办法来治疗他女儿会哭的毛病，请我一起去他家看他是怎么治疗的。假如治愈了，也有一个证明人。我觉得这事既滑稽又荒唐，就跟着他去了。

我还没有进门就远远地听见他女儿的哭声，我们一进来她就哭得更欢，他妻子在旁边左劝右劝也没用，越劝女儿反而越用一双小手把眼睛捂住哭，眼泪一滴也没有。

夏先生就笑着对妻子说："你不要劝了，我今天就想听她哭，她哭的声音特别好听。"

说罢就请我安心坐着，一起静听她的啼哭。

他的女儿一个人哭着哭着，见没人劝她就哭得更凶了，眼泪开始流下来。

夏先生故作高兴地哈哈大笑，说："哭的声音越响越好听，我最喜欢听孩子大声地哭了。"

他一边用手帕把她的眼泪抹干，一边轻轻地拍着女儿的肩头说："继续哭，继续哭，不要停。"

大概发觉今天有些异常，他女儿一边哭一边把手指缝偷偷地张开，观察着周围的动静。她看到我们对她的啼哭不但没有生气反而很高兴的样子，大概感到有点儿失望，所以哭声渐渐地低了下来。

夏先生就趁机问她："为什么哭的声音低下来了？"

她边哭边说："我哭不动了。"

夏先生笑着劝她："再坚持一下，大家都爱听你的哭声。"

她抽泣了几下就不哭了。夏先生继续问她："为什么不哭了？"

她说："我一点也不想哭了。"

夏先生说："既然这样，今天暂时可以不哭了，明天想哭的时候再慢慢地……"

不等夏先生讲完，他女儿就抢着说："我明天也不哭了。"夏先生说："再说，再说，想哭告诉我们。"

从此以后，他女儿无故啼哭的毛病就再也没有发生了。

这个故事对我的教育太大了，可以说是引起了一次思想的震撼。它使我至少有三个方面的收获：第一，认识到受教育程度与智力水平不一定同步发展；第二，了解了没有经过系统教育的人与经过系统教育的人在思维方式上可能有很大的不同；第三，活生生地体悟到"因势利导"的效用与潜力，使我突破了常规思维的惯性，开始认识到正治法的局限性及其原因。

这件事情之后，适度加强病人的主症，就成了我临床研究的一个重点。许多年后，对这种疗法我曾经写过一篇题为《内经反法新探》的文章发表在《南京中医学院学报》1991年第3期上。黄煌先生当时是学报的主编，是他审的稿，他曾经给我的这篇文章提过宝贵的意见。《内经反法新探》一文的中心思想就得益于夏成锡诊治女儿啼哭的故事。

后来，我怀着激动的心情把这个事情的经过告诉了阿骅表兄。

阿骅表兄听了以后似有所思，好半天才说出了以下的看法：

传统中医认为，小儿喜欢啼哭应当从肝诊治，可是夏家女儿的啼哭却显然另有原因。对她来说哭闹并不是病，至少不是生理意义上的疾病。哭，对她来说是一种工具。我们表面上看去都是哭，但在深处却有着截然不同的内涵。

夏家女儿的啼哭如果从肝诊治的话，使用药物难免滥伐无辜，弄不好原本无病的机体倒会治出了病来。

夏家的人由于女儿经常啼哭，也摸索出一套对应的方法：不哭时顺着她，尽量不叫她恼，这样她就不会哭；哭了就哄她，千方百计满足她的要求，这样有可能止住她的哭。这一套方法，当时有效，可是却造成误导，使女儿觉得一哭什么目的都能达到，结果哭的次数越来越多，哭的程度越来越凶。更为甚的是，使女儿的性格越来越横蛮，越来越乖张。

夏成锡则直截了当、明明确确地告诉女儿，凡是她不能得到、不应得到的东西再哭也得不到，不信你可以试试看。女儿也聪明，当她知道哭不再是一种能使她要什么就能得到什么的工具时，她也就不再乱哭了。这个方法当时立刻生效，哭着的女儿当时就停了哭，长期的效果也应是良好。不仅如此，更重要的是制止了女儿性格向横蛮乖张的发展。果然，女儿不再无理哭闹，再后来变得温顺娴静。

一个孩子喜哭，但三种不同的认识，三种不同的处理，就有三种截然不同的效果。

想到这里，不禁觉得做医师真难。

阿骅表兄为了了解此事的真实程度，特地拜访了夏成锡，当他了解到事情的细枝末节时，也产生了许多的感慨。

鲁迅说的真对，中国是个交头接耳的社会。夏成锡慢性肠炎一案的治愈通过口耳相传，整个渔业社几百户渔民们都知道了，状元镇好几个村子的农民也都知道了。时隔多年，这一带居民一提起这个病案还都记忆犹新。

四十多年后的今天，夏成锡已经六十多岁了。他现在身体健康，思维敏捷，除了稍微消瘦一点以外，没有任何疾病。特别可贵的是他桀骜不驯、独立思考的性格一点也没有改变。他依然对经方医学一往情深，孜孜不倦地探求。他和我依然保持着密切的联系，是我知心的好朋友。他的那个曾经啼哭不休的女儿后来考上了医学院，成为一名态度温和、处事细致的神经内科医师。

2011 年 6 月的一天，夏成锡来到我家，我非常高兴，寒暄几句之后，我们的话题就转到经方医学上去了。我介绍了自己新近的学习情况以后，就询问他在状元桥有没有看病，有没有遇到什么典型的病例。一说到这些方面，他的话匣子就打开了，他给我一口气讲了三个来小时，吃中餐的时候也在不停地讲。许多东西非常珍贵，我怕自己记不住，就把一些重要的内容录了像。与他交谈以后，我感慨万千，他提出的一些东西真是值得我好好地学习与思考。

例如他提到对梦游症的诊治思路就颇有意思，现在我把有关谈话内容摘录如下：

“娄老师，我几年来用甘麦大枣汤加太子参成功地治愈了梦游症多例。”

“阿锡，你能够举一个病例吗？”

夏成锡一脸兴奋地问：“娄老师，梦游症与《金匮》中的脏躁证有没有共同的病理基础？”

我从来没有思考过这个问题，我也无法回答这个问题，我甚至说不出“对啊”或“不是那样的”的话。

“梦游症是指睡眠中突然爬起来进行活动，一会儿又睡下，醒后对睡眠期间的活动一无所知的一种病症。它大多发生在小儿六岁到十二岁之间。脏躁证属于现代医学神经官能症的一种类型，更年期妇女发病较多，主要表现为表情忧郁，神志恍惚，悲伤欲哭，喜怒无常等。甘麦大枣汤证在脏躁证中比较多见。你用甘麦大枣汤加太子参治愈梦游症多例，也就可以说它们两者共同拥有一个方证。”我根据教材的内容泛泛而谈。

“娄老师，你有用甘麦大枣汤治疗过梦游症吗？”

“我临床上治疗过几例梦游症，用得较多的是甘草泻心汤，但没有用甘麦大枣汤治疗梦游症的经验。”

“我治愈了一个七岁男孩的梦游症。”原来夏成锡问我是有的放矢，并非蹈空之言。他眼睛发亮对着我说，“患儿是我外甥的儿子，三个月前发病，每天晚上一睡下来不久就从床上爬起来，也不穿衣服，也不穿鞋子就在房间里乱走。第二天问他夜晚的情况，他一点也不知道。看过几个医院的医师，都说是梦游症，要家人在他发作时叫醒他就可以治愈。但是这个办法没有效果，依然每天晚上如此发作。这个患儿很消瘦，半年前因为夜里盗汗不止而被我用一个民间单方治愈。所以我外甥就来询问我是否有什么办法。”

我马上想起过去他曾经跟我说过的一个病例，就说：“噢，就是那个你用浮小麦一两加大枣十个而治愈的那个小孩吗？”

“是的，那次吃了三天就好了。当外甥询问我有什么办法的时候，我就想这次的梦游症与上次的盗汗是不是有联系，就问外甥有关他孩子盗汗的情况。我外甥说，开始不注意，最近发现半夜盗汗还是很多。我突然想到《金匮》治疗脏躁的甘麦大枣汤。因为患儿消瘦所以加20g太子参，当时给他开了三帖。过了一天，外甥就打电话来，说是吃药以后当晚就一夜睡到天亮，没有出现梦游症，也没有盗汗。三帖以后就好了。为了巩固疗效，我叫外甥给他儿子连续服用了十帖。现在三年过去了，梦游症没有复发，大概是治愈了吧。”

他有这样的治疗成绩，我十分高兴。这也证明了经方医学方证相对的方法简易可行，只要捕捉到用方的主症就能取效。如果都能这样，今后就有可能在农村与基层普遍推广。夏成锡有常人罕见的敏感性，所以一点就懂，并在实际中有了成果。

我还有一事不明白，就问："阿锡，你为什么想到用甘麦大枣汤治疗梦游症？"

夏成锡不假思索地说："我认为《金匮》脏躁症与梦游症都是神经系统的病变，它们虽然临床表现不一样，但是可以看成是相似的主症，所以治疗脏躁症的药方也可以治疗梦游症。这是第一个理由。"

同一个神经系统的病变，就把它看作是一个相似的主症，这种跳跃式的思维方法在受过正规教育的人会认为是一种逻辑的错误。我也还从来没有做过这样的联想，不过仔细想想也不是完全没有道理。

夏成锡伸出右手的两个指头说："第二，我认为'脏躁'就是内脏的津液干燥，当然引起'脏躁'的原因很多，这个患儿的原因就是长期的盗汗。"

"脏躁，就是内脏的津液干燥"。中医学方面还从来没有听说过如此注释，但是从说文解字的角度来看也顺理成章，有所依据。

夏成锡继续说："第三，我已经用浮小麦与大枣治愈了患儿的盗汗，现在仍旧有盗汗的症状，上方依然可以使用，加一味炙甘草就是甘麦大枣汤治疗'脏躁'，再加太子参益气生津，所以能迅速取效。"

听完了他的三个理由，我对他说："你说得很好，你用甘麦大枣汤加味还治愈过多少个梦游症病人。"

"病例不多，但有一个病例也很典型。去年秋天的一天傍晚，有人在我家的门口点香、烧纸钱。我就问他干什么？他说自己是一个安徽人，全家住在我的隔壁已经有好几个月了，由于他们起早摸黑外出打工，所以进进出出我们都不认识。他家的胖儿子今年十岁，发现夜间梦游症一年了，每天夜间起床到处乱跑，第二天问他什么也不知道，其他方面都正常，中西医屡治无效，所以在这里点香求求菩萨。我看他在外打工不容易，就毛遂自荐说：'这个毛病我能治疗，你带我去瞧瞧。'他很高兴，就带我去了他的房子。我看见患儿在睡觉，满头大汗，就给他开了三帖甘麦大枣汤加黄芪 30g。第三天晚上，他登门道谢，说这帖药比仙丹还要灵验，才吃一帖就一夜平安无事。总共也就吃了三帖药，至今还没有复发。"

我对他的诊治思路与疗效都很感兴趣，就问："加黄芪 30g 有什么根据？"

"我对胖人的盗汗多重用黄芪。"

夏成锡从一个病患者渐渐地成为一个经方医学的爱好者，正因为没有正式行医，也就不存在职业中医师的许多矜持与拘谨，所以说话直来直去，不加掩饰。他对《伤寒论》与《金匮》的理解不一定都合理，但是也不乏精到之处。听了他的谈话以后，我改变了自己过去一些固化了的看法。譬如，过去我一直认为"一人一仲景，一家一伤寒”的含义就是对许多注家各说一套的批评，批评有的《伤寒论》注家脱离临床，故弄玄虚，认为这样的“公说公有理，婆说婆有理”的现象，会把初学者置于迷惑阵之中不得自拔。然而听了他的一席话才发觉自己只是想对了一半，实际上“一人一仲景，一家一伤寒”的状态也无限丰富了经方医学的内容与不断开阔了经方医师的视野。尽管近两千年来，诸多的解释与理解大多是对张仲景医学思想的误读，但是只要经过临床实践的检验并得到了证实，那么这种误读就是有价值的。

我想从夏成锡身上多学习一点东西，就继续发问：

“成锡，你平时看病的机会多不多？”

“我没有对外看病，都是亲戚、朋友之间当当顾问，做做参谋而已。不过这个顾问与参谋，有时候也可以治愈沉疴痼疾，甚至还能救人性命呢。”

“成锡，为什么这样说？”我以质疑的口吻反问。

夏成锡迎着我的目光侃侃而谈。

“老李伯的媳妇，45岁，患口干舌燥多年，夜间舌头干燥得难以伸转，痛苦欲死，难以名状。虽然到处求医也没有丝毫进展，后来到我家询问你的门诊地点，我就顺便探问了她的病情。”

“她的具体脉症如何？体质如何？”我好奇地接过了他的话题。

“中等身材，一般体质，月经正常。”夏成锡一边回忆一边叙说，“虽然口干舌燥，但是口水多多，不欲饮水。多年来大便溏薄、黏滞、小便经常失禁，时有肢节疼痛。”

“有没有口苦、口疮和尿黄？心下有没有痞硬？”我在考虑是不是甘草泻心汤证。

“没有，没有，都没有。”夏成锡目光狡黠地笑笑，“前面几个中医师给她服过黄芩汤、半夏泻心汤、麦门冬汤、六味地黄丸、金匮肾气丸等方药，单方草药也吃了不少，都没有什么效果。她对服用中草药已经极为厌恶了，就去试用针灸、推拿、刮痧疗法，但还是不见好转。”

“脉象如何？”我被这个病例吸引住了。

“这是一个假的问题。”夏成锡深思熟虑地说，“脉象的客观性最少，每一个人对同一个病人脉象的感觉肯定不一样，我说的脉象如何如何，你就会认可？如果不认可，这个问题又有什么意义？”

想不到他能提出这个问题。千百年来，还没有一个人能够或敢于提出这个值得反思的问题，太前卫了。

“娄老师，如果你来诊治这个病人，你会使用哪一张方子？”夏成锡的提问让我从沉思中惊醒了过来。

“假如病人小便不利，腹部有悸动的话，我会考虑茯苓桂枝类的方药。”

“老李伯的媳妇小便失禁，但是没有小便不利的症状和腹部悸动的体征。”夏成锡还是笑眯眯地说。

“我想起来了”，我突然回忆起半年前夏成锡介绍的这个病人，“当时我在外地，记得我在电话里跟她聊了半天，但是方证的形象还是比较模糊。后来给她预约了门诊的时间，但是她一直没有过来门诊。后来病人怎么样了？”

“是啊，病人知道一时半会碰不到你，就向我讨教了。”夏成锡笑容可掬，“我思来想去最后告诉她一味药。”

“一味药？”我惊讶得叫了起来。

“想不到吧？”夏成锡瞥了我一眼，不无责备地说，“作为职业中医医生是不会在处方上开一味药吧？这就是职业带给医生的局限性吧。”

是啊，面对如此的疑难杂症，我是不会考虑使用一味中药的。

“你给她开了一味什么药？”我迫不及待地问。

“你猜猜？”夏成锡故意不告诉我。

“我一时猜不着”，我甘拜下风，“你直截了当地告诉我好了。”

“乌梅”，夏成锡举起右手的食指晃了晃，“每次一个乌梅，空腹服用，含在嘴巴里，让它慢慢地融化，每天两到三次。”

我呆住了，仔细想想，觉得病人的病症和乌梅的药征的确相对应。

“病人反应如何？”我虽然已经预感到乌梅的疗效，然而还是一问到底。

“当天夜里嘴巴里就舒服起来了”，夏成锡得意洋洋，“一周以后，大便也开始成形，折磨她多年的小便失禁和夜间舌头干燥难以伸转的苦痛消失了。”

“后来呢？”

“为了巩固疗效，我嘱咐她再服用一周。”夏成锡志满意得，“治愈以后，半年来还没有复发。我告诉她，如果复发的话也不要害怕，还是一枚乌梅就应该可以取效。”

“你是怎样想到她是一个乌梅证的呢？”

“老李伯的媳妇久病厌药，对我也不信任，”夏成锡从病人能不能接受他的治疗的角度来回答我的问题，“乌梅是食品，即使无效，病人也不在意。其实乌梅是一味好药，它既能滋润，又能收敛，面面俱到，她的病还真是非它莫属。”

是啊，夏成锡以一味乌梅口含的方法治愈多年口干舌燥与大便溏薄、小便失禁一案，令人在刮目相看之余，还有很多进一步思考的空间。我后来翻阅民间单方，集中发现好几处都是以乌梅治疗小便失禁的。在《别录》中发现乌梅的主治目标是："止下痢，好唾口干；利筋脉，去痹。"对照老李伯媳妇一案除小便失禁一症之外，其他诸症竟然丝丝入扣，妙不可言。

听了夏成锡乌梅一说，其用药取证使我耳目一新，可谓是治愈沉疴痼疾了。然而他前面说的"甚至还能救人性命"一事似未有着落。

"阿锡"，我心中期待他说出更好的案例，"你刚才说'救人性命'又是怎么一回事啊？"

"去年春天的一个中午"，夏成锡一脸兴奋，"我从外面回家吃饭，进门以后家中无人，就问邻居家里人到哪里去了？邻居说，我大哥的孙子夏望方中暑很严重，我侄子开车送他到温州大医院去了。我一听顾不及吃饭，就乘车一路赶去了。到了医院急救中心，我女儿已经在那里，她就在这个医院急救中心任职。她告诉我，患儿一度心脏停搏，现在正在抢救中，常规检查，包括脑 CT 都已经检查了，还没有确定病因，会诊结果以脑炎、脑疝为主要目标来做进一步的排查。我一听就觉得整个诊断方向错误，患儿没有脑炎临床症状，即使是脑炎也不会几个小时就发生心脏停搏，我断定只有中毒才会发生上述的病情。于是就问我大嫂，夏望方上午吃过什么东西没有？大嫂说，大家一起吃了饭以后，就抱他去看病了，这几天他肚子有一点儿不舒服，医师给他打了两针以后就回来了，回家后他就越来越不安，后来就把他送到这里来了。我认为状元桥那个医师的用药可能有问题，马上把大嫂讲的情况告诉女儿与诸位医师，同时马上挂电话与状元桥那个医师联系，在电话中我了解到医师给夏望方注射的两种药物的名称，一针是 ATP，另一针具体是什么药，现在我忘了。当我把这两种药物同时注射的信息报告给主治大夫时，主治大夫马上知道夏望方的心脏停搏就是因为上述两种药物同时注射所引起的中毒，整个抢救方案就以药物中毒为中心而确定了下来。经过了几个小时的抢救，夏望方终于脱离了生命危险。主持抢救工作的是一个主任医师，对我的判断力赞誉有加，也为我不是一个职业医师而叹惜。”

“那个主任医师对你怎么说？”

“他以赞许和惋惜的口吻说：‘老先生，你的感觉很灵敏，如果有机会接受大学医学教育，就好了。’”

“你怎么回答？”我刨根究底地问。

“我说：我如果接受了正规大学的医学教育，对这个病例的诊断就会和你们一个样。”夏成锡说：“那个主任医师听了以后有点愕然。”

夏成锡告诉我，这次抢救一共花费了四万元。

在夏成锡不无自得地叙说中，我想得很多。除了感叹基层医师业务水平的高低直接牵连到病人的生死外，特别对夏成锡的临床思路感兴趣。他的话说得有点不客气，但也是实话实说。中医与西医面对的都是同样的病人，业内人士往往囿于教科书的思维，有时会忽视了一般最普通的常识。俗话说得好“当局者迷，旁观者清”。我自己也经常会患如此的低级错误，所以值得高度警惕才是。

当我把夏成锡与那个主任医师的对话向阿骅表兄转述以后，阿骅表兄先是感到意外，随后抚掌大笑，接着陷入沉思。

阿骅表兄低头默思了良久，抬起头来对我说：“分析、归纳、综合的抽象思维的发展与先进医学检测方法的不断更新往往以医师自身知觉反应的日益迟钝、麻木为代价，所以努力保持自身知觉的敏感性对经方医师来说就显得格外重要。”

阿骅表兄无奈的感叹听来特别使人心惊。

“医学必须高度重视生命的感觉”，阿骅表兄遣词造句新颖。“医生除了研究病因、病理、病位之外，更必须要用结构、关系、系统和秩序来解释病情与病势。”

是啊，在现代医学越来越重视理化、生化检测的今天，医生更加要警惕自身敏感性的丧失。

几十年来，我在与夏成锡的交往中，也学到了不少的东西。2016 年 6 月，我受冯世纶老师的邀请到北京参加第六届国际经方会议，并做了题为《解构四逆汤》的演讲。在演讲中我讲到了野性思维的重要性，其中以夏成锡为例做了说明。我的发言如下：

内科杂病中也存在一种值得我们深思的“昼日烦躁不得眠，夜而安静”的干姜附子汤证。这是我从渔民夏成锡告诉我的一个病例中发现的临床现象。夏成锡是我《中医人生》里一个喜欢钻牛角尖的久病成医的真实人物。他虽然没有受过正规的教育，但是一个极有悟性的人。他对《伤寒论》与《金匮》的理解不一定都合理，但是也不乏精到之处。40 多年来，我们一直密切交往，我时常在他的口中听得一些闻所未闻的不按常理出牌的故事。这里叙说的是他 7 年前的一个病例。

一个 40 岁安徽来温打工的农民，住在夏成锡的附近。因患右偏头痛 10 多年，经夏成锡介绍来我诊所诊治。患者姓李，消瘦颟顸，面色暗黄，神经质样，典型的小柴胡体质。偏头痛经西医 TCD 检查确诊为血管神经性头痛，多种疗法均不见好转。每周多次发作，发作时有头晕、烦躁，发作过后也一切如常，病人也已经习以为常了。低血压，手凉不温。脉弦紧，舌淡红，苔薄白。腹诊发现腹肌薄而紧张。大小便正常，食欲尚可。投四逆散加川芎、白芷 7 帖。

病人回去以后就没有了消息。三个月以后的一个夜晚，接到了夏成锡的一个电话，他不无自得地告诉我李姓病人的一些情况。他说，病人服用四逆散加味后没有什么变化，发作次数，持续时间、程度都没有改善，因此就原方继续再服用 7 帖。服后还是没有动静，病人就自行停止了治疗。夏成锡知道后，就毛遂自荐为其诊治。当他询问病情时，发现了一个没有引起所有医生注意的特征性症状，就是近年来偏头痛发作的时间都在白天，夜间相对地讲比较平静。他想到了干姜附子汤条文中的“昼日烦躁不得眠，夜而安静”这句话，于是就投干姜附子汤 7 帖。方药为干姜 5 克，附片 10 克。服药后，病人偏头痛发作时比任何一次都要剧烈，由于事先夏成锡已经有过吩咐，交代过病人如果症状加剧不要恐慌，反而有利于疾病的治愈。因此，病人继续服药不停。一周后状态有所好转。于是原方连续服用一个月，偏头痛渐渐得以控制，只有偶尔发作几次，持续时间也不长，于是停药观察。停药期间，偏头痛没有发作。现在停药近 2 个月了，病人尚未复发，于是忍不住兴奋地打电话给我。

听了夏成锡的这个电话后，我受到极大的震动与冲击。我一下子转不过弯来，语无伦次地发问：“阿锡，你为什么会把《伤寒论》条文的内容直接用于病人身上呢？”

对于我的无理责问夏成锡感到迷惑，他不高兴地反问：“把《伤寒论》条文的内容直接用于病人身上不行吗？”

我无言以对，感到尴尬不已。转口说：“你是对的，但是一般中医医师治疗偏头痛是禁忌使用附子、干姜等药物的。你不合常理啊，当时有没有考虑到这一点？”

夏成锡的回答更使我哭笑不得：“你不是一再强调，方证辨证时不要考虑病机、病因、药性、药理吗？”

那个夜晚我辗转难眠，看来自己的内心对于随证治之的方证辨证的概念掌握得并不是那样地牢不可破啊。

《伤寒论》中明明白白的条文，但是我为什么不会直截了当地去理解呢？说一句老实话，几十年来我反反复复地读过、背过、教过这条条文，但是没有像他那样去运用过，一次也没有。再说我开始的辨证也有问题，病人低血压，消瘦颟顸，面色暗黄，手凉不温，发现腹肌薄而紧张，应该具有太阴病四逆辈证的倾向，然而我错误地判断为少阳病的四逆散证。

夏成锡在电话快结束时的询问，更使我羞愧难言。他有理不饶人地说："娄老师，请你告诉我，我对于'昼日烦躁不得眠，夜而安静'这句话的理解与运用有没有道理？有没有不够的地方？"

我非常震惊，也非常羞愧。等我缓过气来以后，我对电话那一头的夏成锡说："听了你的治疗病案我非常高兴，你的理解非常准确，你的判断非常直观。对于这一条条文的理解，你比我到位。但是要注意条文中的"不呕，不渴，无表证，脉沉微，身无大热者"这一段，也是不可省略的，它是表示病证处于三阴病阶段，或病人体能衰弱，这个判断是使用干姜附子汤的前提条件。"

电话那一头的夏成锡没有动静，他可能不大理解我这一套理论的说辞，也许他从根本上就不同意我的意见。

夏成锡的这个电话，促使我进行了一次严肃的思考。过去自己往往囿于教科书的思维，有时会忽视了一般最普通的常识。分析、归纳、综合的抽象思维往往以医师自身直觉思维的日益迟钝、麻木为代价，正如电影《肖申克救赎》中的一句台词所责问的那样："你的大脑是不是已经被体制化了？你的上帝在哪里？"因此，努力保持自身知觉的敏感性就显得格外重要。

后来，我运用夏成锡的方法，治疗过“昼日烦躁不得眠，夜而安静”的干姜附子汤证多例，比较有效的有两例。一例是12岁女孩，哮喘经常发作，瘦长虚弱，脸色苍白，发作都在昼日，夜间很少咳喘，投药一周有效，继续治疗两周而治愈。另一例是30岁男青年，患慢性荨麻疹10年，发作频繁，差不多每日发作1～2次，每次发作都伴有恶风与烦躁。体质一般，大便郁结。发作都在昼日，夜间没有发作的记录，投药半月未见效果，继续治疗一个月有明显减轻。发作时的头痛程度减轻，伴随的症状也减轻，后来失去联系，所以不能得知远期效果。

想不到，6年以后这个病案还有了一个后续的故事。去年（2015年）4月《中医人生》繁体版在台湾漫游者出版社出版，出版以后我去了一趟台北。利用这个机会，我到了好多书店与图书馆去寻找汉方医学方面的资料。有一天下大雨，我在台北图书馆里翻阅日本汉方医学文献。在千叶古方派医生的资料中，看到了和田正系的《汉方治疗提要》《草堂茶話》；藤平健的《中医临床新效全集》《汉方处方类方鉴别便览》《汉方选用医典》；小仓重成的《自然治愈力的力量》《汉方概论》（与藤平健合作）；伊藤清夫的《食养与汉方》；西泽有幸的《临床东洋医学概论》《东洋医学的导引》；山田光胤的《汉方处方应用的实际》；寺澤捷年的《汉方开眼》《和汉诊疗学》。平时渴望已久的书籍，一下子出现在眼前，真是大开眼界，一饱眼福啊。后来在翻阅秋叶哲生的《奥田谦藏研究·增补版》时，知道了奥田谦藏是千叶古方派的创始人。以上这些医生除西泽有幸以外，基本上都是他的学生。西泽有幸是柳谷素灵与矢数格的学生。读着读着，偶然之间看到了一本有关《伤寒论梗概》研究的文章，其中

提到奥田谦藏使用干姜附子汤的临床心得的一段文字:“体力が減退しているその他の様々な状態で、昼間に異和状態が強く夜間に楽になるような病態であるならば、この湯の適応する可能性があります。大いに研究していきましょう。”

大致的意思如下:

“各种各样的疾病在体力减退的状态下，白天出现异常的状态，夜间变得轻松的话，就有适应这个（干姜附子）汤的可能性，这事值得我们再深入地研究下去。”

想不到奥田谦藏对于干姜附子汤的临床应用经验和夏成锡的不谋而合，真是不胜惊喜啊。这也许正是黑格尔所说的“历史的狡黠”吧。这种穿越时空的“方证相对应”的实例既是事出意外，又是情理之中。这就是徐灵胎所谓的“方之治病有定”啊。正像王宁元老师在其译作《金匮要略研究》译后小记中所说的:“在某种场合、某种情况下，只有借凭《伤寒论》式思维，才能够最大程度地逼近疾病的本质。”

日本汉方家对于时间性的方证现象一贯比较注意，譬如大塚敬节《金匮要略研究》中的水气病篇就记载了这方面的珍贵资料:“越婢加术汤与防己黄芪汤有虚实之别，使用越婢加术汤的患者肌肉紧凑，亦有口渴，是一种紧张感的浮肿。而适宜防己黄芪汤的患者，为柔软性的浮肿，皮肤没有紧张性的力度；如果病情为早晨无明显异常，至傍晚出现浮肿者一类，则不宜选择越婢加术汤，而应当使用防己黄芪汤、八味肾气丸类。”

从开始认识夏成锡到成为无话不说的好朋友，一晃已经四十年了，这样的医患关系令人欣慰。

渔民陈金平家和夏成锡家是前后屋，他由夏成锡带来我处就诊。

给陈金平的诊治经过也是一段令人难忘的经方故事。

陈金平那年 43 岁，中矮个子的脸上暗黄不华。他有过乙肝病史，血压持续波动在 200/100mmHg 左右，西医诊断为原发性高血压病。两年来服用种种中西降压药物，疗效平平。刻诊见其全脉沉细，舌质淡，舌苔白，颈项强，头晕，口干口苦，胸胁苦满，小便不利而黄。腹诊发现右胁下压痛明显，右腹直肌强急压痛，气上冲胸，脐周时时悸动。大便的情况有点反常，在家大便溏薄，一日三四次，出海以后在渔船上大便就变得正常。他的病证应当是水饮阻滞于少阳部位，处以柴胡桂枝干姜汤十帖。到状元医院中药房抓药时，中药房的邱老先生认为，高血压病都是肝肾阴虚、肝阳上亢，处方中的桂枝、干姜等辛热药物动火伤阴，不敢贸然抓药。并说："虽然药方是娄老师开的，可药是我抓的啊。如果喝下去出事了，我也有责任。"陈金平听了有点害怕，就空手回来了。

状元公社医院就在学校附近，它是一个中西医结合的小型医院，设有中药房。我开的中药处方都是到它那里抓的药。中药房的邱老先生消瘦清矍，精明干练，既有丰富的中医药经验，为人又热情正派，所以不管在医院还是在周围老百姓中都颇有人缘。他家住在状元桥附近的蒲州村，他的一个兄弟是国民党集团军司令邱清泉，另一个兄弟是共产党高级干部邱清华，由此他也成了一个具有传奇色彩的人物。

由于邱老先生从小到大所学到的中医中药理论和我的经方医学理念不完全一致，所以对我处方中的药物时有议论，这种议论纯粹是医学观点的差异，对事不对人的。我们之间的关系还是十分亲密，在我内心还是非常尊敬他的，我时常向他请教中医药学方面的知识。

陈金平被邱老先生说了一顿以后就回来了，他不好意思来问，就叫夏成锡来问个究竟。

我对夏成锡说："中医是辨证论治，不是辨病论治。原发性高血压病，其实是寻找不到任何原因的高血压的体征。它仅为整个疾病的一部分，而不是整个疾病的全体。高血压是某种原因作用的结果，而不是病因。所以降血压的药物只能控制住血压，而不能治愈疾病。现在我认为，病由水饮滞留少阳而成，因而和解少阳、逐除水饮为治疗此病所必需，柴胡桂枝干姜汤是疏导少阳逐除水饮的首选方。我劝他大胆服用，决不会有什么不良的后果。"

陈金平先生又一次来到医院，把我的意见原原本本地告诉了邱先生。邱先生为人宽容、厚道，虽然并不同意我的观点，但还是抓药给了他。不过邱先生说，为了病人的安全起见，处方的药量减半，先服三帖。陈金平也认为这样很好，就先服了药量减半的柴胡桂枝干姜汤三帖。服药后并没有什么异常反应，就按原方药量再抓十剂。连服十剂柴胡桂枝干姜汤之后诸症大减，血压降至正常。后来血压一直保持在145/75mmHg左右。这个富有故事性的经方医案，在状元桥渔民之中有很大的反响，为我赢得了不少的名声。

这个病案使我更加确信，中医治病不应该为西医诊断而定的病名所束缚，也不应为常规成见所左右，中医师应该辨明六经与方证，不然的话，医师的头脑在辨证之前就抱有成见，被许多的条条框框所限制，怎么能够客观如实地面对千差万别的病人与病症呢？不过，有必要说明一下，这个病例的六经辨证与方证辨证几乎是同步进行的，也难以说清楚到底是谁指导谁。

十八、如鱼饮水知冷暖

就这样，不到几个月，每天放学以后来学校找我看病的人慢慢地多了起来。当然有治愈的，也有治不好的。因为不收诊费，医疗态度好，所以治愈的正面影响比治不好的负面影响大。当然也经常会碰上棘手的事。

有一天早晨，天还蒙蒙亮，学校的大门就被人敲拍得震天响。我开门出去一看，一个虎背熊腰的老农民怒气冲冲地站在门口，脸色红彤彤的像个醉汉。

“你就是老娄？”老农民一看见我就用食指点着我的鼻子大声责问。

“你有什么事？”

“我的儿子黄建华腰痛，你给针灸了没有？”

“黄建华腰痛我有给他针灸，怎么了？”

“建华腰痛前几个月虽然不能行走，但躺在床上不会痛。”他气势汹汹地说，“最近针灸与服药两次以后，腰比以前更痛了，躺在床上也痛得难受，不能翻身。一定是针灸把他针坏了，因此我来讨个说法。”

黄建华父亲的举动也不是没有道理的。我刚来的第一天，杨校长就告诉过我当地发生过一起由针灸失误引起的医疗事故。那是发生在两年前的事了，一个三十岁的妇女，因为肩背疼痛求诊于一个过路的游医，游医用毫针针刺治疗她的病，在针刺肩背部位的时候，由于不懂针刺的深浅程度，有一针刺破了她的胸膜，病人出现气胸引起呼吸困难，一下子就死亡了。这一意外事故造成了这一带居民的针灸恐惧症，因此黄建华父亲的担心情有可原。

我对黄建华父亲做了大量的解释工作，告诉他针灸、服药后疼痛加剧是意料中的事，古代医书上称之为“瞑眩”现象，它不是针刺造成的损害，所以不必惊慌失措，并跟他说明白，是他的大舅，也就是黄建华的大舅父林华卿医师带建华来针灸的。林华卿先生是状元镇的老中医，他总不会叫外甥来受罪吧。

他无语作答，悻悻地走了。

黄建华原定农历年底举行婚礼，因为腰腿痛而让全家十分焦急。更焦急的是，恐怕腰腿痛延迟了婚礼。我以芍药甘草附子汤配合针灸，针灸之后黄建华就感到腰腿疼痛有所减轻。我告诉他可能服药以后会出现疼痛加剧的情况，请他少安毋躁。服药以后不到半天，腰腿部位真的越来越痛。第二天他还是一拐一拐地来针灸，针灸之后也有一些轻松。回家继续服药，夜里疼痛难以忍受，转侧不安，整夜呻吟。全家一夜没有安睡，所以就出现了上述其父登门问罪的一幕。我把黄建华父亲责问一事告诉了林华卿医师，林医师同意我的治疗意见，就把黄建华父亲请去，批评了他的无礼行为，要他支持我的诊治。建华针药合治几天后，病情就有转机，不到半个月就能自由行走了。历经两月有余，终于治愈并参加了田间劳动。农历年底如期举行了婚礼，特地邀请我去赴宴，我借故推辞不去。春节过后，第二年开学时，黄建华与他的朋友来校，把我连拉带拖地拽到了他家。一进门就看见一桌酒席已经摆好，我盛情难却，也只好客随主便，入席叨扰了。

治愈后两年，我将其诊治过程整理如下：

黄建华，23岁，状四大队社员。右腰腿痛行步困难，三个月来，渐至加重，经各方治疗均无效，有人建议至上海诊治。后经其大舅父林华卿老医师介绍来我处就诊。诊见痛沿足少阳胆经及足太阳膀胱经同时发散，次髎、环跳、跗阳压痛强烈；脉沉紧，白腻厚苔；厌食，大便溏薄形细，日行三四次；时有怕冷感。因见病情如此，忧虑重重，失眠。诊其腹，见两腹直肌拘挛，右侧特甚，知其营卫两虚，肌肉不得营养以致拘挛。遂治以芍药甘草附子汤。

处方：炙甘草五钱，附片三钱，生白芍一两，三帖。

针药以后出现疼痛加剧，三天后疼痛缓解，行走稍稍轻松。服药十剂，症状愈半。接着都是针药配合，双管齐下，历经两月有余，终于彻底治愈。两年来参加农业劳动，未见有任何不适。

“瞑眩”现象是病人在针灸、服药后一时性地症状加剧，随后病症明显减轻的临床表现。在常规的诊治过程中，它是可望而不可求的。它的出现可以调动机体主体性反应，动摇慢性顽固性疾病的病理稳态，为慢性病的彻底治愈开辟了道路。

在腰椎间盘突出症的针灸、服药以后，有没有出现腰腿痛加剧的“瞑眩”现象，是预先知道病人疗程长短的一个根据。一般来说，有出现“瞑眩”现象的病人短期内可治愈，没有出现“瞑眩”现象的病人的疗程可能会较长。通过黄建华腰椎间盘突出症的诊治过程，我体悟出以上的心得。

一般人认为农村中文化落后，交通闭塞，信息滞后，然而事实上并不都是这样。如村子里谁家的人生病了，又给哪一个医师医治好了，这些信息通过原始的口口相传，传播的速度比城市里还要快得多。黄建华腰腿痛只用了三味药（甘草，附片，白芍）就治愈的消息不胫而走，从此以后前来求诊的人也陆续增多。

黄建华腰腿痛一案是我治疗腰椎间盘突出症疾病中的最早的一个病例，是运用方证辨证和针灸相结合的方法诊治成功的。

后来，因这种病症来我这里就诊的人数逐月增多，几乎变成了诊治腰腿痛的专科门诊。

特别是改革开放以后，由于劳动方式的改变，腰椎间盘突出症变成了常见病。找我看病的人，都误认为我是伤科医师。有的病人，为了医治病痛四处求医，全家陷入破产的境地。这些疑难病例除了极少数椎管严重狭窄或者椎间盘纤维环破裂后髓核块脱入椎管的病人需要外科手术治疗以外，绝大多数病人均能短期治愈。好多治愈的病人几十年也没有复发，也有的病人过于劳累时也会复发，即使复发，也还会找我复诊，有些病人成为我的终生朋友。

在我离开状元镇二十年后，我把自己临床运用方证辨证治疗腰椎间盘突出症的临床经验撰写成一篇论文，以《六经辨证治疗腰椎间盘突出症的临床体会》为题目发表在2003年第十七卷第二期《上海中医药大学学报》上。在给编辑部的信中，我说："近年来临床上腰椎间盘突出症越来越多，经方治疗有很好的疗效，假如辅以针灸、刺血、拔罐、推拿等外治法，疗程可以大大地缩短。经方治疗腰椎间盘突出症，医者首先要在治疗思想上突破病理解剖学的局部观点，和治疗其他疾病一样，从病人的整体出发，从病人的全身的反应入手，方证辨证，药征相对，就能获得疗效。因为腰椎间盘突出症，特别是一些慢性的腰椎间盘突出症，大多是退行性病变，就以椎间盘病变周围组织来说，除了椎间盘软骨、髓核等组织受损害外，其他如韧带、筋膜、肌肉、血管、神经等周围组织都存在不同程度上的病变，即使通过手术或者手法纠正和修复了椎间盘，并不意味着原来病变的周围组织都恢复了正常。事与愿违，往往原来病变的周围组织不包容刚刚修复的椎间盘，这一种潜在的破坏力使之重新回到了原来的病理稳态。而经方疗法能够调动全身的抗病能力和修复能力，根本上改变病变周围组织的不良状况，同时结合外治法，可以取得最佳效果。几十年来，我用经方结合外治法治疗腰椎间盘突出症千百病例，治愈后的远期疗效也不错，为此我发表了好几篇相关的论文。所以我诊治腰腿痛的病人，在门诊人数的比例上是比较高的。我甚至被社会上一度误传为治疗腰椎间盘突出症的专家。”

腰椎间盘突出症，用局部病理解剖学的知识目前还很难说明中医、针灸能够临床治愈的依据，也难以解释针灸在纤维环破裂髓核突出时及时止痛效果和快速地不同程度地恢复患者被动体位的机制。但临床事实反复支持了针灸、中药治疗后的止痛效果。我认为可能是以下两个原因：一、机体快速建立起加强代偿作用的系统，大量释放出止痛物质或者提高机体的痛阈；二、腰突症腰腿痛的过度诊断——只要出现CT诊断的“腰突”和临床出现“腰腿痛”的症状就诊断为腰突症腰腿痛——其实临床上还大量存在CT诊断的腰突症并没有腰腿痛的症状，也就是说腰突症与腰腿痛并没有完全对应的关系。CT诊断的腰突症患者之所以出现腰腿痛的症状也许是由于腰周围其他软组织损伤或者风湿等原因所引起的。所以，我也怀疑我治愈的腰突症腰腿痛患者中有几个是CT诊断的“腰突”所直接造成的腰腿痛。

有医者问：部分病人常在剧烈碰撞或意外中稍许扭曲腰部，甚至轻咳后就往往又趴下，你有何善策保其不致轻易复发吗？

我的意见如下：

这是一个很实际的问题，病人常有种种不同的转归。在“剧烈碰撞”出现腰腿痛的人当中，腰突症不是很多。大多数人只会由于腰椎后关节紊乱而引发强烈的腰腿痛。施以针灸、冯氏旋转整脊、按摩、刺血、拔罐等外治法后，大部分患者就有明显疗效，再加以方证相对的中医治疗，大部分人的预后是好的，不致轻易复发。但对于“意外中稍许扭曲腰部，甚至轻咳后往往又趴下”的人，却不可掉以轻心，大多患者有腰突症的病史，腰椎诸关节及椎间盘长期处于病理稳态，临床症状没有或者不明显，稍许扭曲或轻咳后，破坏了原来的病理稳态，所以一下子就趴下了。这种患者针灸、刺血、拔罐也是有效的，但不要轻易施行冯氏旋转整脊法。“保其不致轻易复发”的办法是方证相对的经方治疗，事先就要告诉患者，服药后如果出现腰腿疼痛加重的情况是佳兆，不要害怕，不要过多活动，要卧床休息一周左右，卧床期间要坚持服中药，等到疼痛自行变轻后，治疗就接近尾声了。当然，也有少数复杂患者，要坚持治疗半年以上才能稳定。也正是由于这些病案的治愈，使我们获得了名声，获得了广大患者的信任。特别在农村，在一个村子里，治好一个多年久治不愈的病人，常常能重新唤起人们渴求中医、针灸的热情。

有医者问：为什么施药后痛剧为佳兆呢？

我的意见如下：

我认为施药后腰腿痛加剧，一周以后腰腿痛明显减轻的临床表现是一种“瞑眩”现象。它可能是调动了机体的主体性反应能力来动摇疾病的病理稳态，重建了机体新的生理稳态。

后来对腰椎间盘突出症的临床观察与专题研究，追根溯源还是来自于状元桥对黄建华腰腿痛诊治的体会。当时像黄建华这样的腰腿痛病例也不少，但是更多的病种是内科、妇科、儿科等病证。

农村小学里没有校医，如果学生生病了，都是家长带他们去医院看病。现在我能用中医、针灸诊治疾病，有些学生生病的时候就会找我看。记得有一个三年级女学生，名字叫林美丽，10 岁，几个月来经常腹痛，时时发作，缠绵难愈。近来腹痛次数愈来愈频繁，有时候一天发作好几次，发作时伴有吐酸。有的医师诊断为蛔虫病，经多次驱虫亦未见效。最后家长带林美丽来找我诊治。

当时林美丽的脉象沉弱，舌淡苔白，经常手足冰冷，血压偏低。平时她食欲不好，呕恶吐酸，大便时溏时秘。腹诊时发现她的腹部肌肉又薄又紧，轻轻地按压腹部就会感到腹肌下面凹凸不平，好像摸到一只小动物在里面滑来滑去一样；稍稍用力腹部就会感到有微微疼痛，腹部还可以听见辘辘有声的肠鸣音。我认为患者是太阴病阴寒内盛，必须温中补虚，降逆止痛，予以大建中汤（蜀椒一钱半，干姜一钱，党参三钱，饴糖五钱）三剂。服药以后，林美丽的呕酸、腹痛都消失了，食欲也大为好转。我想知道林美丽腹痛治愈以后，凹凸不平好像有小动物在里面滑来滑去的腹证是否有改善，于是就通知她的家长带她来复诊检查。腹诊时，发现原来按压腹部感到凹凸不平的东西不见了。

这种特征性的腹证，在现代医学认为是“肠形”。在小儿和显著消瘦者出现“肠形”“肠形蠕动波”是功能性的病变。一般人如果出现“肠形”多属于肠梗阻的征象，有重要诊断意义。检查方法是：患者仰卧，双脚伸直，显露全腹，检查者观察其腹部外形，可发现特殊的局限性腹壁膨隆或肿物，其位置不定的鼓胀现象，大小不一，长短不等。有的为局部鼓包，有的具肠管外形；有时仅出现于腹部某一局部，单个或数个，有时数目多而遍及全腹；触之表面光滑、质软、囊感；叩诊多呈鼓音。

张仲景在两千年前就在病人腹诊时准确地发现了“肠形”和“肠形蠕动波”。如《金匮要略·腹满寒疝宿食病》中说：“腹中寒，上冲皮起，出见有头足，上下痛而不可触近。”也就是说，因为腹部有寒气而肠管发生蠕动不安，医师可以看见肠管的蠕动状态向上移动，这个蠕动状态忽然消失之后，却又见他处的蠕动状态向上移动。仲景除了发现这种“肠形”“肠形蠕动波”以外，更为令人惊叹的是，他寻找到了一个高效的方药——大建中汤（蜀椒、干姜、党参、饴糖）来治疗具有这种“肠形”“肠形蠕动波”征象的疾病。现代医学认为“肠形”是肠梗阻的征象，发现后要进行X线及其他实验室检查，必要时可行诊断性治疗或手术诊断治疗。对于肠梗阻的治疗西医属外科急腹症的范围，仲景大建中汤是否派得上用场呢？日本汉方家通过临床证实了大建中汤是肠梗阻的首选方，同时对于蛔虫病引起的腹痛、肾结石、胆结石、胰腺炎、急慢性阑尾炎都有肯定性的效果。临床还要与附子粳米汤、真武汤、桂枝加芍药汤相鉴别。大建中汤证的诊断要点是：心腹虚寒状态和肠管蠕动不安。

在诊治这个病例时我发现，林美丽的腹证和仲景大建中汤的腹证的叙说同出一辙，可见仲景的著作就是临床经验真实的记录，没有半点臆造与虚假。临床实践使我更加相信腹诊应是中医诊断中不可缺的一环，它比较客观，用眼睛观看、手触摸按压就可以发现异常。不过林美丽案我是用手触摸到“肠形”与“肠形蠕动波”的，而不是用眼睛看到“肠形蠕动波”。

后来我和张丰先生交流过林美丽的大建中汤的腹证，张丰先生听了以后面露笑意。他事后告诉我许多有关大建中汤的故事。他说，大建中汤中最重要的药物是川椒，日本大塚敬节认为川椒的用量不可过多，如果达到 4 ～ 5 克，会引起膀胱炎或者强烈的干咳。大建中汤用量过多，还会引发瞑眩现象，大塚敬节 33 岁时有过这样的亲身经历。患者是一个 42 岁的妇女，主诉是腹痛多年。患者消瘦，面色苍白，脉象沉弱，舌苔淡黄湿润，不口渴。全腹部肌肉软弱无力，以下腹部为甚，腹部有数处凹凸不平，按压时发出咕噜咕噜的肠鸣音，随之是凹凸的消失。腹痛发生在回盲肠周围，可以上下左右窜动。疼痛剧烈的时候，向上冲逆至胸部，时会引起呕吐。大便时有秘结，遇见寒冷腹痛就会加重。大塚敬节投大建中汤，一日用量川椒的为 3 克，干姜 8 克，人参 4 克，饴糖 60 克。服药三天后，腹痛完全消除了，增加了食欲，大便也正常。患者在高兴之余，便大吃大喝了起来，两三天后又一次腹痛起来。这一次大建中汤增加了份量，一日用量：川椒 6 克，干姜 16 克，人参 8 克，饴糖 120 克。服药四天以后，发生了两次剧烈的腹泻，大便呈水样，腹痛加剧，患者惊慌失措打来电话询问。大塚敬节认为是“瞑眩”现象，请病人继续用药。患者于是继续服用一次，服用以后马上又剧烈腹痛，上吐下泻，难以忍受。有一次来电话询问，大塚敬节还是认为是“瞑眩”现象，还是请病人继续用药。第二天，大塚敬节心里确信患者应该已经痊愈了，打电话询问病情。患者的家属说，昨夜吐泻无度，最后全身痉挛发作，便请附近的医生来家注射了西药。今天早晨病痛全部消失，现在还在熟睡之中。大塚敬节告诉读者，这次腹痛以后，此次腹痛没有复发，身体开始胖起来，恢复了健康。痛定思痛，大塚敬节认为这次因为大建中汤的药物分量过大引起了“瞑眩”现象。如果药物分量再小一些，患者的“瞑眩”现象就不会发生，但患者恢复所需要的时间也许会更多一些。

张丰先生还说，虽然大建中汤有特殊的腹证，给诊断带来了方便。但光凭腹诊时的“肠形”和“肠形蠕动波”，不能贸然地诊断为大建中汤证。因为临床上发现，有时候小建中汤证、人参汤证、真武汤证、旋覆花代赭石汤证也发现这样的腹证。同时，大建中汤证的腹证也不一定都会出现“肠形”和“肠形蠕动波”。大塚敬节有一次曾经治肾结石引发肾绞痛，使用大建中汤后排出小豆样的两颗结石。他回忆当时的腹证却是腹部彭彭而胀满，充满了气体，肠管蠕动运动并不明显。

看来，我当时发现的大建中汤腹证，还只是其典型的腹证，临床上的大建中汤腹证还存在别样的类型。

就这样，随着一个个病例的治愈与好转，我的病人一天天地增多了起来。病人的中医处方都拿到状元公社医院中药房去抓药，邱老先生对我的态度也慢慢地好了起来，在他的药房中我认识了中药饮片与一些饮片的炮制过程。

有一天，我们无意之间谈论到金慎之先生的桂枝汤事件。

“这个所谓的医疗事故，”我说，“不仅给金慎之先生的声誉造成了负面的影响，更为重要的是给经方医学在温州地区的拓展造成不可估量的损失。其实六钱的桂枝根本不会造成什么医疗事故。《伤寒论》桂枝汤中的桂枝是三两，相当于现代的一两半左右，六钱仅仅是它的五分之二。即使是用最低量的换算标准来说，也有三钱，六钱仅仅是它一倍，完全符合用药规矩。再说桂枝在古代是厨房里的佐料，辛温益胃，完全无毒，怎么可能会置人于死地，真是笑话。”

邱老先生也认同我的意见，说：“桂枝造成医疗事故的根据可能是《伤寒论·伤寒例》中的一句话：‘桂枝入咽，阳盛则毙。’与《伤寒论·太阳上篇》的‘若酒客病，不可与桂枝汤，得之则呕，以酒客不喜甘故也。凡服桂枝汤吐者，其后必吐脓血也’。这是说阳热盛的疾病，如果用桂枝汤的话，就可能会造成不良的后果。”

“这个‘毙’字是高度的‘夸张’。”我无意识之中提高了声音，“仅仅是指出辨证错误可能造成不良的后果，绝对死不了人的。舒驰远说，服桂枝汤而吐者，我见过，然‘其后果必吐脓血乎’‘从未之见也’！但是经过这个案例一闹，80 年来，温州的一般中医师很少有人开桂枝，药店也有点忌桂枝，特别是桂枝的分量稍稍大一点，药店中的药工就会要死要活地拒绝抓药。作为群方之魁桂枝汤中的主药，就这样被打入了冷宫，百年不得翻身，造成了如此大的蝴蝶效应，上天真是会捉弄人！”

“是的，我们对桂枝是比较谨慎的。”邱老先生说，“因为有了前车之鉴，所以不得不防。对于你的处方，开始的时候我的确心中有顾虑，怕出医疗事故，后来听见病人反映较好，也就慢慢地适应了。不过桂枝与桂枝汤真的这么重要吗？”

做好邱老先生的思想工作十分重要，我要全力以赴地说服他。

“《伤寒论》始于桂枝汤，《金匮》始于栝楼桂枝汤。”我放低语调、放慢语气来述说，“仲景在篇章结构上寓意深远，后世许多医家对此并不在意，或者熟视无睹。我在读陈修园的《长沙方歌括》时就看到古代福建中医界也存在同样的问题。陈修园苦口婆心地说：‘闽医习见余用桂枝汤，万无一失。此数年来，自三钱亦用至八九钱而效者，咸知颂予创始之德。’我在学习经方医学的过程中，渐渐地知道桂枝在《伤寒论》中的地位，它在 112 个方剂中出现 43 方次，套用一句‘无湘不成军’的话来说，可谓是‘无桂不成方’。《伤寒论》中去掉了桂枝，也就等于抽掉了《伤寒论》的主心骨，所以金慎之先生的桂枝事件令人痛乎哉！痛乎哀哉！后来在读陆渊雷《陆氏论医集·用药标准·桂枝》以后才知道畏怕桂枝，甚至不用桂枝的现象是全国的通病。陆先生说：‘我对于桂枝已经千尝万试，没有出现大热的流弊，更没有吃桂枝吃死了的，请大家放一千二百个心！’并介绍了他自己未学汤液之前，因为偶患感冒，咳嗽很厉害，去请教针灸老师，老师说是膀胱咳，开了一帖桂枝汤，加三钱象贝，三钱杏仁，桂枝、白芍也是三钱，喝下去十分香甜可口，服完二帖，咳嗽居然好了。陆渊雷先生也揭示了一桩医林逸事，他自己跟随恽铁憔学习汤液的时候亲眼看到的一些情况。恽铁憔先生大力倡导经方，也著了一本《伤寒论研究》，然而恽先生治病不大用经方，对于桂枝尤其谨慎，往往是很典型的桂枝证，他老人家也只用一分桂枝，相当于 0.3g，并且还在桂枝的旁边注上小字：‘泡汤煎药’。就是叫病家先用开水泡桂枝，然后撩出桂枝，再把这汤拿来煎其他的药。陆渊雷先生问他为什么如此小心，恽铁憔先生说自己用桂枝栽过跟头，所以才在临床上极力设法规避。”

邱老先生听我引经据典地大谈桂枝与桂枝汤，也颇有兴趣地点点头。

“还有由麻黄与桂枝相须组成的葛根汤是治疗外感发热的首选方，《神农本草经》《伤寒论》中都是用麻黄与桂枝等辛温的药解表退热的，南朝著名的道教思想家、医家陶弘景，曾隐居温州永嘉楠溪和瑞安陶山多年，如今，陶山寺尚留有清人撰写的楹联：‘六朝霸业成誓水，千古名山犹姓陶。’他就明确到指出：‘麻黄疗伤寒，解肌第一药。’李时珍的《本草纲目》里明明白白地记载着。然而奇怪的是这些含有麻黄与桂枝的经方都被现今各种版本的《中医内科学》拒之于门外。”

邱老先生听了以后大为震动，最后他说：“看来畏怕桂枝、麻黄之风由来已久，并非温州一地如此。我读过绍兴何廉臣的《增订通俗伤寒论》，他对当时中医药界畏怕麻黄、桂枝等药的倾向也极为不满，提出了一个折中的办法，就是在银翘散中加麻黄。看来发扬经方医学，临床使用经方中一些功效明显的药物不是一件简单的事啊。”

我与邱老先生渐渐找到共同的语言。

“陆渊雷先生针对社会上与中医药界这种畏惧桂枝的反常现象，大力提倡学习日本汉方家吉益东洞的《药征》。”我继续说道，“因为《药征》中有关药物的药性都是根据《伤寒论》《金匮》而来，绝对不是杜撰。譬如对于桂枝的药性，吉益东洞说：‘桂枝主治冲逆。’一般中医师听了，不免疑为胡说，其实这是仲景遗法。在《伤寒论》《金匮》随手拈来就是。如《伤寒论》云：‘太阳病，下之后，其气上冲者，可与桂枝汤，若不上冲者不得与之。’可见上冲就是用桂枝的标准。《伤寒论》又云：‘奔豚，气从少腹上冲心者，与桂枝加桂汤。’这一条，《金匮》里也有。”

就这样我与邱先生的往来频繁了起来，经常在状元医院药房里谈医论药，从他的口中我学会了不少诊治疾病的经验。譬如他认为儿科用药有它自己的特点，不要轻易用经方。同时介绍了他自己亲历的一个病案：

一个三岁男孩，受凉发热，扁桃体红肿，眼睑浮肿，整夜啼哭不止，白细胞 20.0×10^9/L，体温 39.5℃。开始几天用西药无效，西医怀疑为败血症，要求住院，但因家庭困难，就求诊于中医药治疗，看过两个中医师也没有效果，就求诊于邱先生，因为是邻居，所以推辞不掉。

“这是一个治疗小儿扁桃体红肿而发烧的单方。”邱先生说，“我已经治好了十多个类似的患者，你服一帖有效的话就继续服用，如果无效，请你马上到医院去治疗。”

处方如下：

藿香三钱、寒水石三钱、青黛一钱、地骨皮三钱、紫草二钱，乳香一钱、僵蚕二钱。

服用一帖中药以后，症状明显减轻，连服三帖中药而痊愈。

邱先生的经验对我帮助很大，后来我知道这个所谓的单方出自北京儿科名医王润吉之手，他的孙子王鹏飞先生已经有一些论文公开发表。于是我就把王鹏飞先生的经验转化为方证辨证的模式应用于临床，渐渐地把握了它遣方用药的规律，成为我诊治小儿疾病的常用治法。

十九、命兮运兮识张丰

1973 年的冬天，我认识了陈兴华医师，那是我到状元镇的第二年。我庆幸能在青年时期遇见了陈兴华医师，他是我人生道路上不能忘怀的人。

陈兴华医师是状元公社医院的西医内科医师，大我两岁，是 1962 年高中毕业以后进入卫生部门工作的。我在状元桥期间，除了生活上得到了他的照顾，精神上也得到了他的慰藉。我把他视为兄长，在关键时刻，他多次伸出援助之手改善了我的处境。我还从他那里听到了不少西方美学史的奇谈逸闻、先哲掌故。当然，重要的是我在他那里学到了许多现代医学知识，并且就是在他那里认识了张丰先生。

陈兴华医师认为，在现代社会从事中医药工作一定要具备西医知识，不然的话就很难以得到进一步的发展。他愿意帮我补上这一课。他给我选定的西医课程是四门功课，首先是解剖学，然后是生理学、病理学，最后是内科诊断学。我就在他的指导下一门一门循序渐进地学习。开始学习西医，遇见的问题一大堆，我碰到问题就去向他讨教，一些疑难问题，他就去找资料给我看，一直到帮我弄懂为止。

有一次，我问他："陈医师，你说西医腹诊依靠医师手指的感觉就可以发现并确定肝硬化的程度，手指对于肝脏的感觉，你能举一个使我比较容易理解的比喻吗？”

他想了想说：“我也向老师提出过类似的问题，我的老师说了一个比喻：手指的感觉如按额头，就属于硬；如按鼻尖，属于中等程度；如按嘴唇，就属于软。”

这样生动的比喻让我非常容易接受，就这样我在陈兴华医师的指导下坚持学习，西医学方面的知识渐渐在我的脑海里有了一个轮廓，看起病来让我心里也多了几分把握。

有一次，陈兴华医师问我：“老娄，如果一个病人主诉：平时出现咳吐粉红色泡沫样痰，夜间突然醒来感到严重的窒息感和恐怖感，并迅速坐起，需半分钟或更长时间后方能缓解。你应该如何诊治？”

我没有遇见过这样的病人，在我阅读的中医书籍中也还没有发现过这样的记载，所以无以回答。

他看见我东猜西想的样子，就说：“这是左心衰竭、肺水肿的重要临床特征，学了西医知识你就会知道。现代中医师一定也要知道这一重要的临床特征，它不仅仅为中医、针灸的治疗寻找到一个框架或支点，也维护了你在病人心目中的地位。在现代，如果一个医师连这样的临床诊断能力也没有，就会失去病人的信任。”

的确如此，陈兴华医师的话一针见血。在西医知识逐渐普及的今天，中医的病名已经变得陌生。社会上以西医病名为标准，已经成为人们认识疾病概念的共识与惯性。面对病人的提问，中医师如果不改弦易辙，依然我行我素，当病人询问他是什么病时，仍然用中医的病名、病因、病机去回答，容易引起许多误会，甚至会闹出许多笑话。

譬如一个失眠病人，中医师认为是心血不足、心阴虚、心火上炎、心肾不交等证候，当他把心血不足等证名告诉病人时，病人往往误认为是心脏病，解释了半天还是忧心忡忡；一个头晕伴阵发性偏头痛的病人，中医师认为是肝阳上亢、肝风内动。当他把肝阳上亢、肝风内动的诊断告诉病人时，病人认为中医师把他误诊为肝病，就从口袋里掏出肝功能正常的化验单责问中医师，搞得中医师有口难辩；一个多年五更泻的老年病人，中医医师认为是肾阳不振，当中医师把这个诊断告诉病人时，病人认为中医师把他误诊为肾病，后来经西医检查排除了肾病，确诊为结肠炎，虚惊了一场。假如中医师不知道肝脏、脾脏、胰脏的解剖部位，当病人叙说自己的肝炎、脾肿大、胰腺炎病情的时候，中医医师的心中就会无所适从。

陈兴华医师给我讲叙西医知识的内容中，对我印象最深刻的是：各种病在演变过程的不同阶段所发生的症状与体征的变化。譬如急性气管炎、慢性气管炎、肺气肿、肺心病、右心衰、肺脑病等病在演变中的因果承接关系以及各自特征性的临床症状，对我的中医辨证非常有用。

学了西医诊断的基本知识以后，就完全避免了以上的误会与尴尬。心血不足的失眠病人，在排除了心脑血管病变以后，如果也没有其他系统疾病征象的话，我们就可以告诉他是神经官能症；肝阳上亢、肝风内动的头晕伴阵发性偏头痛病人，给他量血压，如果血压升高就告诉他是高血压，如果血压正常，又排除了心脑血管病变、颈椎病变以后，就可以告诉他一般是血管神经性头痛；肾阳不振多年五更泻的老年病人，在排除了肿瘤、结核等病变以后，就可以告诉他一般是慢性结肠炎症。当然在西医病名诊断的基础上再告诉他中医的病名、病因、病机，病人就不会引起误会了。

学习中医的人，花大力气去补习西医的课程，仿佛走向了一条完全相反的道路。然而后来的临床实践告诉我，补习西医课程必不可少。西医知识以它特有的方式渗透到我后来的诊治工作中去，提高了我的临床疗效，这真是意想不到的好事。

有一天，石坦村的一个妇女抱着一个呕吐不止的婴儿来诊。患儿，男，9个月。患儿于2个月前因感冒后出现呕吐，当地诊所诊断为“感冒”，服药无好转。此后几乎每天发作呕吐3～5次，每次持续5～10分钟，且无明显规律性。呕吐发作时面色灰白，心率每分钟达200次左右。起病以来患儿精神尚佳，活动如常，食欲稍差。患儿系第一胎第一产，足月顺产。

那天就诊时患儿呕吐突然发作，我就针刺内关，然而没有什么效果。我突然想起陈兴华医师曾经给我讲过植物神经系统的生理病理功能，他说交感神经兴奋，心率就会增快，可以在发作时给予刺激迷走神经的方法帮助其转复窦性心律。于是我马上用压舌板压住患儿的舌根，顷刻之间呕吐马上停止，以后也没有发作。就这样每天来针刺一次，每次针刺一个穴位，左右内关交替，针刺了一个星期后，停针观察。停针后，呕吐就一直没有复发，一直到我离开状元桥。

这个患儿的呕吐没有复发，然而这是一个什么病，当时也没有搞清楚，我的心里一直惦记着这个病案，也时时地问自己，如果从方证相对应的角度来看，这应该是一个什么方证？

后来我又遇见一个类似的病例。2007年，一个旅居加拿大多伦多的亲戚，怀孕临产前夕回国，顺利产出一个女儿。谁知道她的女儿两个月时，受凉后出现阵发性呕吐不止，呕吐发作时面色灰白，汗多，心率每分钟达220次。在温州医院抢救好几次。亲戚的女儿在医院抢救时，打电话把我叫到抢救现场。通过抢救室心率显示器看到心率指标都在高位波动，有时每分钟高达 220 次。同时看到心率显示器指标不断变化着，时升时降，非常不稳定，使人揪心。患儿唇焦口燥，其母亲用小调羹给水时抢着吸吮，稍隔一段时间不给水，就会听见她从咽喉中发出干嘎声。家人决定用中医药治疗而求诊于我。刻诊时，患儿偶有呕吐，口渴咽干，纳少，自汗，舌红少苔，脉虚数，我认定是麦门冬汤证和生脉散证合病，就投以方药：麦门冬 5g，半夏 3g，太子参 5g，甘草 2g，粳米 10g，五味子 3g，大枣 2 枚。每天一帖，一直服用不停。2007 年 10 月她们回到加拿大多伦多，在当地加拿大多伦多儿童医院（The Hospital for Sick Children）进行全面诊察，再一次得到确诊。预约要两个月后才能轮到住院治疗。在这期间，这个患者麦门冬汤和生脉散合方继续服。到了预约的日期，她们又来到了医院，医师检查的结果是，心脏未见异常，身体完全恢复正常。医院的心脏科专家觉得很不可思议，当他得知是因为服用了中药，口中就反复念叨："I got to learn! I got to learn!"（"我也要学习！我也要学习！"）4 年后，孩子已经 5 岁，在她们回国探亲期间与我相遇，其家人高兴地告诉我，孩子一直以来身体健康，原先的疾病没有复发。

看来西医也有一些经验性的治疗。譬如陈兴华医师教我的心率增快的时候，可以使用压舌板压住舌根刺激迷走神经引起兴奋而帮助其增快的心率转复为窦性心律。

1974 年秋天的一个下午，我到状元公社医院去找陈兴华医师。就是在那天，我在陈医师的诊室里认识了张丰先生。过去从陈医师那里我已经听到不少关于张丰先生传奇般的经历：知道他出生在山东，抗战时山东是沦陷区，他的中学阶段是由日本教师来上课的，因此他日语水平很高；知道他从大学时代就参加革命，是学生运动的带头人；知道国共内战时期，他战斗在浙南纵队，为中华人民共和国的诞生洒过热血；知道他在1952年至1957年期间任温州二中校长，使温州二中成为全市教育质量最好的中学。1958年他以右派身份被下放到温州市郊状元东山陶瓷厂当工人，是每次政治运动的批斗对象。陈医师还告诉我，张丰先生为了走出精神困境，多年来一头扎进日本汉方医学的研究，若啖蔗饴，焚膏继晷，并经常为工厂内外的群众扎针开方，疗效颇好。

那年的张丰先生45岁，穿着一身褪色的灰色中山装，身材魁梧，肩背阔大，气度从容不迫，举止庄严，但神色憔悴，眼神中含着巨大悲哀。然而在他衣裤简朴、身心疲惫、稚拙木讷、贫病交加的身上却保留了一个读书人的风范，以及那种与他粗大骨架不很协调的随和温顺而文雅。

张丰先生的传奇经历和他庄重高贵的气质深深地吸引了我。我以崇敬的目光注视着他，仿佛自己遇见了似曾相识的老师。我握着他大而有力的手说："张老师，你好。"

他摇了摇手，不无揶揄地说："别叫我张老师，今后就叫我老张吧。"一声"别叫我张老师"，使我从超然的温馨想象中，回到了现实的世界。他察觉到我的尴尬与迷惑，就婉转地解释道："我真的很喜欢'老张'这个称呼，以我目前的政治身份，这个称呼最合适不过了。"他的坦然陈述使我摆脱了情绪上的困境，互相的交谈也趋于自然。我抬头凝视着他的眼睛，那是一双熠熠发亮、炯炯有神的大眼睛。在那双极具魅力的黑色眸子里，不知蕴藏着多少思想的华彩和智慧的光芒。我深深地体悟到"如沐春风"的含义。

从那天起，张丰先生走进了我的生活，他的医学观点也将如水浸沙、如烟入室般地融入我的思想。

那一天，他是为了给自己治腰痛来状元公社医院抓药的，他抓的方药是乌头桂枝汤，而且川乌头的剂量每剂达七钱。他坦诚地告诉我，在给自己治腰痛时，他是从小剂量开始慢慢添加，发现每剂七钱才有疗效，同时每剂都要加蜂蜜二两入煎。

我们的谈话就是从乌头桂枝汤开始的，我当时还没有使用过乌头，据说它有毒，所以就不敢使用。

“老张。”我怯生生叫了一句，“你服用的乌头是生的吗？是川乌还是草乌？”

“我服用的是制川乌，仲景在《金匮》乌头桂枝汤中的乌头是生川乌。”

“那你为什么选择制乌头呢？”

“一是现代的药店里已经买不到生乌头了；二是大剂量的制乌头也已经达到医治效果，就算是制川乌也有毒性，使用时不能掉以轻心。”

“日本汉方家对乌头与附子是什么态度？”

“日本汉方家对乌头与附子的疗效高度重视，矢数道明先生的博士论文就是一篇研究附子的报告，他认为附子是世界上最好的强心药。但是日本汉方界对附子的使用是非常小心的，因为他们有过血的教训，《头注国译本草纲目》校注者白井光太郎博士就是因为附子中毒而死的。”

“日本汉方家怎样处理乌头与附子的毒性？”

“矢数道明先生发现乌头、附子含有六种乌头碱，前四种含有毒性的成分，后两种具有有效成分，前四种在高温下可以破坏，后两种则不被破坏。于是大阪大学的高桥真太郎教授又经过大量的动物与临床实践，研究成功一种‘无毒附子’，经过日本政府厚生省的批准，作为普通药在推广使用。他们加工‘无毒附子’的方法很简单，就是用高压锅加温到 120℃，经过两小时就达到了去毒的目的。”

“你是如何使用乌头的？”

“我学习张仲景使用乌头的经验。乌头桂枝汤方中的蜜煎乌头，是七钱制川乌加入三两蜂蜜中先浸泡一小时以后再煎，煎到蜂蜜将干的时候，然后加入桂枝汤中一起用水煎煮两小时。我在乌头的煎煮方法上采取水煎、蜜煎的混合煎煮方法，在服法上重视小量递增以防止毒副反应等。”

“你使用乌头桂枝汤是以什么脉症为目标的？”

“我的主要症状是腰痛与四肢麻冷，与《金匮》乌头桂枝汤证的“腹中痛，逆冷，手足不仁，若身疼痛”的方证比较契合，正像陈修园《金匮方歌括》中说：‘腹痛身痛肢不仁，药攻刺灸治非真，桂枝汤照原方煮，蜜煮乌头合用神。’方证中的‘腹痛’一症，我也的确存在，我的脘腹部在冬天经常出现冷痛。这样看来《金匮》所论说的乌头桂枝汤证就是临床的真实记录。但是乌头桂枝汤证无法把我的体质状态概括进去，所以我使用此方时常常加上大量的黄芪，因此，最后我服用的方子就成为乌头桂枝汤与黄芪桂枝五物汤合方了。每次腰痛发作的时候，我就服用十来帖中药，一般都能控制住病情，这样已经服用了 3 次。”

张丰先生的话打开了我的视野，给我提供了许多新的信息。虽然我们的交谈都是我问他答，然而我除了刚刚开始的时候有一点儿拘谨以外，后来一直感到挺自在的。深深感动我的与其说是谈话的内容，还不如说是由他的声音、神情、说话方式所营造出的整个氛围。

张丰先生认为关节疼痛的疾病农村里很多，针灸如果结合经方综合治疗的疗效比较好。他给我介绍了几个最常用的经方。第一个是桂枝芍药知母汤，使用这个药方以患者身体瘦弱、致病的关节肿胀如树瘤状为目标。《金匮》条文中说的这个方的治疗目标中还有“头眩短气、温温欲吐”等症状不是主症，可以不必具备。第二个是桂枝加茯苓白术附子汤，适合这个药方的病人也是比较消瘦，容易出汗，平时消化系统的功能不很好。第三个是防己黄芪汤，病人虚胖，皮肤松软，容易疲劳。他还介绍了一些日本汉方家的病案来加以说明与佐证。如大塚敬节把防己黄芪汤使用于虚胖人群中的变形性关节病，他的岳母 70 岁左右膝部肿胀疼痛不能行走，大塚敬节用防己黄芪汤使其逐渐好转，一直到 89 岁离世，都没有再一次发生疼痛。大塚敬节的经验，防己黄芪汤对 50 岁以上肥胖肤白妇人的膝关节疼痛效果特别好，无论是变形性膝关节病还是膝关节滑膜炎引起的积液都有效果。

他的讲话思路开阔、目标明确、充满活力。一个下午都是张丰先生在讲，我们在听，他自始至终神采奕奕、诲人不倦。他给我的第一印象是这样的美好，和他在一起，时间过得飞快，他所提供的东西令人耳目一新。每一个新信息、新名词、新概念都是一扇小窗子，透过它们我看到了另一个世界。几个钟头的倾听，使我好比乘上了过山车，行行复行行，一路风光应接不暇。

一晃几十年过去了，我们初次相识时的情景仍然历历在目。他独到的中医学观点需要我悉心领略，深入思考；他努力钻研的精神更是值得我终身学习，时时效仿。我真为这次偶然的相遇高兴。在我的记忆里，这是一个永不褪色的日子。那一天又正好是我的 30 岁生日，我甚至不无荒谬地认为，能认识张丰先生是上苍送给我的生日礼物。

后来我才知道那是一次人生道路的转折。

也是以后，我才意识到了那是我人生道路上非常重要的一天。所谓命运，不但纯属偶然，而且总免不了事后目的论的联想。你无法预先把点点滴滴串联起来，只有在未来回顾时，你才会明白那些点点滴滴是如何串联在一起的。如果不把那一天在我个人身上所发生的事与我以后在中医道路上的磕磕碰碰联系在一起，那天即使是我的生日，也实在是一个极其平常的一天。

告别时，我们要求以后到他那里去看望他，向他请教，他欣然答应了。他不无自嘲地笑着说："我长年累月租住在陶瓷厂附近的农民房子里，几乎一年也不回家。如果你们不怕招灾惹祸，随时欢迎光临。只要不是上班时间，我都愿意陪你们聊天。我认为当前社会正面临着一种转折，某些东西正在成为过去。"

寥寥几句，就把他被迫出局、置身事外的无奈，淡泊自甘、寂寞自守的立场，悟透世相、无为宁静的情怀，以及相信未来、期待变幻的心态统统表白无余。

就在那个深秋的夜里，我在灯下将张丰先生当天有关医学方面的谈话以及自己的感触一一记录下来，做成卡片，成为"口述读本"。每临夜晚，支枕阅读，反复思考，间而有了一些启发和心得。

就在第一次见面后的第三天，陈兴华医师带我去拜访张丰先生。从此以后，我和张丰先生开始了频繁的交往。

张丰先生居住的农舍是一座苔封藓蚀、爬满青藤的石墙五间小木屋。木屋仅二层，二楼没人居住。从户外简易的扶梯而上就是他的住房。房间里面明亮简洁，空气清新，书刊满架，连桌上、床头，甚至地板上都是书报和刊物。临窗而立，可以看到当窗的老树、树后的山野、山村里的缕缕炊烟、原野上的小路、青青杂草、红色小花、花丛里嗡营的舞蝶，它们共同组成了天然的画卷。阵阵清风穿屋而过，使房间里飘散着青草的气息。墙壁上贴着一幅张丰先生手书的宋代陆游的《鹧鸪天》：

懒向青门学种瓜，只将渔钓送年华。双双新燕飞春岸，片片轻鸥落晚沙。歌缥缈，舻呕哑。酒如清露鲊如花。逢人问道归何处，笑指船儿此是家。

这首词，随手描写眼前生活和情景，清妍自然之中，含蓄深厚。我想如果把这首词曲看作是张丰先生的某种精神自况也未尝不可。

不知道为什么，从那以后，穿过20世纪70年代，这座青藤掩映的小木楼，构成回忆的暖色。

相交之初，张丰先生就劝我们跟他学习日语。当他知道我已有一段自学日语的经历时，非常高兴。他认为学会外语有几大好处：一、通过外语可以了解世界的发展动态；二、外语的语法结构，可以补充与完善我们的表达能力，因为中文的语法结构里面没有定语从句，就是状语从句、补语从句都用得不多，这就限制了我们的精确表达；三、了解国外中医药学的研究成果，不断提高自己。我们开始也断断续续地学了半年，但进展得不理想，他一再鼓励我们坚持学下去，后来见我们劲头不大，也就不勉为其难了。但是他的内心是有看法的，认为我们不坚持学习日语是缺乏毅力、缺少远大目标的表现。在以后的日子里，他总是隔三差五地督促我们继续学习日语。

在他的小阁楼上，我发现大量日本汉方刊物和书籍，于是我们每次谈话的话题就自然而然地转到了讨论日本汉方方面了。当时，我已经在中医学的道路上跌跌撞撞地走过了五年，对一些日本汉方医学的情况大致有所了解，也知道一些日本汉方医学的理念与我国传统医学的理念有许多抵牾的地方。譬如他们极力主张“祖仲景而宗东洞”“重《伤寒》而轻《内经》”，强调“方证对应”胜于强调“方从法立”；强调“独尊仲景”胜于强调“综衷百家”；强调“整体治疗”胜于强调“专科治疗”；强调“腹证腹诊”胜于强调“脉证脉诊”。但在“文革”那个年代，我只是通过阅读陆渊雷1949年以前出版的著作来了解的一些情况。其实那些资料都是20世纪三四十年代日本汉方界的旧事。我当时只是凭着一腔热情，外加一丁半点的蒙眬的直觉，进行囫囵吞枣般地浏览罢了。所以了解到的日本汉方医学知识只是一鳞半爪，不成系统。人们常说的读书的三个境界，我顶多还只是处在“衣带渐宽终不悔”的阶段罢了。

然而张丰先生对中国当时中医学的局面有着一种可称之为痛心的感悟，对当时日本汉方界的动态了如指掌，说起大塚敬节、矢数道明、龙野一雄等人的思想观点、学术见解来如数家珍。在他巨细靡遗的叙述中，我听到了大量日本汉方界最新的学术动态和研究成果，这让我对当时日本汉方界的情况，有了比较真实的了解。

“你知道大塚敬节为什么笃信汉方医学吗？”张丰先生提出这样的问题，当从我的眼睛里看到的是茫然若失的眼神时，就自行回答了这个问题：“大塚敬节从12岁开始就患口腔溃疡，同时胃肠虚弱，经常腹泻。这个病痛一直困扰了他整整18年。1930年，他拜汤本求真为师，就求诊于汤本求真，腹诊时发现心下痞硬，确定为甘草泻心汤证，后来就用该方治愈。在汤本求真的诊所里，他亲眼看到汤本求真用《金匮》的还魂汤（麻黄杏仁甘草），救治成功一名3岁因肺炎而呼吸停止处于濒死状态的幼儿。当时患儿服药一次就使呼吸恢复而苏醒获救。自身经历以及亲眼目睹的惊人疗效，使大塚敬节对于自己选择的事业更加充满信心。”

这个故事使我终生难忘。

张丰先生询问起我学习中医的经历，我一五一十地讲述了我的情况。当他知道我已经读过陆渊雷的文章时，高度赞扬了陆先生。

“金元以后的医家大部分对张仲景的医学思想理解不深，这是一个不争的事实啊！”张丰先生一脸的沧桑，“像这样的‘经方派的经方家’是非常地稀少，我看也只有陆渊雷对得起这样的名誉。”

张丰先生接着问我是否还记得生平第一次开中医处方的体悟。他的问题一下子就触动了我的兴奋点，我把自己第一次开中医处方前后的心路历程在他面前坦诚相露。在激情叙述中，我就像竹筒倒豆子般地将自己初次临证的盲目自信，侥幸取胜后的意外惊喜等，一股脑儿地倾诉出来。当然，我更多的是讲述自己随后遇到的一连串的挫折和失败，以及由此而引起的延续至今的迷惑和无奈。

为人开中药方子之前，我虽然也前前后后读了八年中医学方面的书，用针灸也治愈了不少同村农民的疾病，但是还没有替人正正式式地开过一个方子。对于开中医处方，用药物给人诊治疾病这一件事，多年来，一直处于梦寐以求、跃跃欲试之中。

我生平第一次的中医处方是给一个我同生产队的年轻农民开的。他因为端午节吃多了鸡蛋与粽子，出现呕吐、腹泻、腹痛等症状。西医诊为急性胃肠炎，输液后好转，但胃胀、呕逆、便溏，几个月一直不愈。也看了好几个中医师，他们一问起得病的缘由，病人就说是因为端午节多吃了鸡蛋与粽子造成的，所以中医师都认为病因是伤食，处方离不开消导化食的药物，但治疗的结果不但无效，病情反而日益加重，他的体重三个月减少了二十多斤。最后来我处求诊，其实严格地讲应该是咨询，我虽然在替人针灸治病，但还不是合法的医师，他来找我也许是出于“病急乱求医”的心理罢了。

我根据患者当时的三大主症：心下痞硬、呕吐恶心、肠鸣下利，认为是半夏泻心汤类方证。“呕而肠鸣，心下痞者，半夏泻心汤主之”，这是《金匮要略》对半夏泻心汤证的经典描述。由此可知，本方证有上、中、下三部位表现，即上呕、中痞、下肠鸣，病变在整个胃肠道。再考虑他另有口疮、睡眠不安等兼症，最后选用甘草泻心汤。当时年轻气盛，认为方证丝丝入扣，必然有效。心中甚至暗暗决定，如果这方服下无效，今后我就不打算把中医学下去了，大有破釜沉舟的决心。现在回想起当时的这种赌徒心理，觉得真是有点可笑。

患者服了三帖药后，诸多症状明显得到改善。我高兴得手舞足蹈，仿佛找到了学习的方向。心中认为，只要沿着“方证相对”的路子走下去，就会获得疗效。

此案继续治疗，最后完全治愈。所以我把这个病案的治疗成功，看成是我学习中医道路上的第一块里程碑。然而高兴没有持续多久，我就陷入了新的困境，因为后来遇见好多类似的患者，却时而有效，时而无效，疗效很不确定，和我预期的结果完全不一样。

例如，一个男性乙肝患者，22岁，消瘦憔悴，具备甘草泻心汤证，我信心百倍地投用甘草泻心汤多剂而无效；一个糖尿病患者，男，40岁，中胖身材，满面油光，也具备甘草泻心汤证，投用甘草泻心汤多剂而无效；一个胆石病患者，男，35岁，中高个子，精悍结实，面色暗红，出现典型的甘草泻心汤证，我投用甘草泻心汤多剂也无效；一个中年男性患高血压、冠心病，普通身高，食欲旺盛，却神疲、多汗无力、虚胖肤白，出现甘草泻心汤证的“三大主症”，我投用甘草泻心汤有微效，但多剂后反而诸症蜂起；一个中年男性，患颈椎病和右侧坐骨神经痛多年，矮胖壮实，皮肤粗糙黯黄无华，素来恶寒、畏风、无汗，半夏泻心汤证具备，投半夏泻心汤加附片多剂却无效。

屡屡出现的无效病例动摇了我原先的自信，心里感到非常迷茫与无助，甚至到了自我怀疑和自我抗击的地步。隔着这个“方证相对应”的迷雾，我几乎都找不着北了，真是惶惶不可终日。怎么办？希望的光亮一经闪现便一下子消失在无边的黑暗之中了。就像一出戏，演员刚一出场就匆匆关闭了大幕。有过这样爱恨交织、成败难舍的临床体验以后，我处于前进不能、后退不得的彷徨之中。

“过了好多年，读了好多书，治疗失败的原委至今没有找到，所以失败了的教训也无从谈起。我渐渐地明白：辨证以方证为唯一的目标是不够的。”我以伤感的声调结束了我的叙述。

张丰先生耐心地听完我初次处方的经过及体会后，一声不吭。过了好久好久，他才打破了沉默，对我的临床实践活动进行评讲。

“你第一次处方就获得这样好的疗效，值得肯定。它的成功不全是偶然的，证明中医经方医学具有强大的生命力。你能够将‘方证相对应’的观点视作是需要真正去实践的事情，这一点跟我的做法非常接近，因此我感到很高兴。因果关系是我们中医理解疾病不可或缺的东西，也是当下构成我们诊治思维的一个陷阱。譬如很多人一听到伤食就不假思索地去消导化食，一听到外伤就毫不犹豫地进行活血化瘀，这样一种因果关系的决策常常开启了中医诊治的失误旅程。在这种情况下，方证辨证可以帮助我们获得思考的优势。”

张丰先生认为，开始认识方证辨证，并把它应用于临床，是学习经方医学的一个试音阶段，挫折与失败在所难免。在自学的道路上，由于没有人指导，当你向前走了一段路，攀登上一个平台以后，许多新的更加复杂的局面就会出现在你的面前，你需要较长的时间去选择、去甄别。很多人过不了这个关口，一生就徘徊与停滞在这个水平上。只有善于观察、分析的人，才能把困难与压力转化为动力，辨别清楚这种新出现的迷惑是视角转换后的不适应。只要他百折不挠地往前走，经过自己思考和研究，就会迎来新的进步。

“正像你所说的这样。”我对他的话感同身受，“有时候甚至感到不仅仅没有进步，反而在倒退。”

“并不奇怪，并不奇怪。”张丰先生表示理解地连连点头，“古人早就认识到学习过程中这种进退维谷的胶着状态以及一个人才智成长的艰难与缓慢，称之谓：‘一程十发’。在《说文解字》‘十发为程，十程为分，十分为寸’的注解中，你就会琢磨出它的内涵。”

这个成语经张丰先生解释以后，使我明确了学习途中的艰巨性与规律性。

“所谓方证，如果定义为方剂的适应证的话，我觉得有点抽象。”张丰先生继续说，“所以更清晰地表达‘方证’这个概念是非常重要的，同时还需要把它放到一个更为广阔的背景中去认识。‘方证’自仲景提出后一直发展到现在，已经拥有很丰富的内涵。我认为‘方证’是一种‘方证状态’，它的范畴包括以临床自觉症状、客观体征为基础，还包括病人的体质、西医疾病谱等因素；它是一个饱满的、有着无穷意味的内在空间；它是一棵有分枝、充满逻辑关系的树木，不是马铃薯式的块茎。‘方证辨证’的路子是很有希望的路，因为它有规矩可循，即使病情复杂多变，医者仍能游刃有余。尽管临床现象世界同‘方证辨证’之间并没有逻辑的桥梁，但是‘方证辨证’还是进入经方临床的一个入口。我认为如果想要学好仲景学术，大概最方便的办法就是理解他赋予‘方证’这一概念的含义了。”

我在拜读陆渊雷著作时，也曾若隐若现地看到过对“方证”类似的见解，但我没有体会到它的深层含义，现在经张丰先生对其概念一界定，我才清晰了起来。他的赋有逻辑性和节奏感的谈话，使我还一直处于揣摩和想象中的方证概念，一下子形成了触手可及的模样。原来所谓的方证辨证，并非是多么尖端的技艺，更不是想象中那样高危难攀，它只需我们虔诚地遵循病症、体质与每个方的主治相对应即可。

张丰先生直接针对我的几个失败的病例进行剖析。他沿着这样的观察和思路一针见血地指出："上述那个消瘦憔悴的乙肝患者可能是'腺病质'体质；那个中胖身材、满面油光的糖尿病患者可能是'营养质'体质；那个中高个子、精悍结实、面色暗红的胆石病患者可能是'筋骨质'体质；那个中年普通身高、纳香神疲、多汗无力、虚胖肤白的高血压冠心病病人，可能是'肌肉质'体质；那个矮胖壮实、皮肤黯黄无华，素来恶寒畏风、患颈椎病和右侧坐骨神经痛多年的患者，可能是'寒滞质'体质。"

当我的耳中出现"肌肉质""筋骨质""腺病质""营养质""寒滞质"等新鲜名词时，情不自禁地尖叫了起来。他看到我少见多怪的样子，笑了笑说："我也许讲得过于笼统和粗疏，使你难以接受。其实它们是日本体质论中的普通概念，这些名称是属于人类气质学、生理体质学的领域，和《伤寒论》中的'喘家''淋家''饮家''汗家''亡血家''风家''冒家''虚弱家'等病理体质学名称有差异；和日本矢数格著的《汉方一贯堂医学》中提出的脏毒证体质'防风通圣散证'，以及山本严先生在《苓桂术甘汤的研究》中提出的夜枭型体质'苓桂术甘汤证'、云雀型体质等的治疗体质学名称亦不属于同一范畴。"

诸如此类冷僻的体质学、方证学的名词在他口中漫不经心似地娓娓道来，毫无故作深沉的刻意，使我思绪跌宕。这些有力不逮的新概念生涩难懂，但是这些有界标性质的名称又激起了我强烈的求知欲望，使我初步认识到体质学说在辨病用方过程中的理论坐标地位。

“老张，肌肉质的人在不同疾病中有什么不同的方证？”我对体质学说的神秘感和好奇心不能消弭，忍不住发问。

“辨病人的体质是临床处方的重要组成部分，而不是全部。像你所说的肌肉质体质的人，感冒发热时还是以六经辨证为主，久治不愈就要考虑玉屏风散；如果患了肾炎浮肿要考虑防己黄芪汤；如果患高血压、高血糖、高血脂要考虑黄芪桂枝五物汤；患消化道溃疡有时要考虑黄芪建中汤等。”张丰先生条分缕析，侃侃而谈。

“老张”，我问，“汉方医学是如何发现体质药征与体质方证的？”

“一言难尽啊！”张丰先生笑着说：“许多汉方医生都在这一方面做出了自己的贡献。譬如日本江户时代的久田淑虎在《腹证奇览翼》中指出黄芪能够调整肌肉质妇女的体质。大塚敬节的老师汤本求真不喜欢黄芪，大塚敬节是通过阅读《腹证奇览翼》而学会使用黄芪与防己黄芪汤的使用目标的。”

“老张”，我迫不及待地问，“你使用黄芪的目标是什么？”

“病人的皮肤肌肉松软肥白，松弛无力，没有弹力，容易出汗，容易浮肿，腹诊时腹肌胀大虚满，按之如按棉花。其实《金匮·血痹》中所谓的‘尊荣人’就是黄芪所针对的肌肉质体质，这些人养尊处优，因此‘骨弱肌肤盛，重困疲劳汗出’。”

喔，原来如此。

张丰先生有根有据的回答，激起了我更多的问题。

“老张”，我问：“如何改变腺病质体质？这种体质的人在生病时你是如何处方的？”

他坦然地告诉我：“日本汉方家鲇川静认为，桂枝汤类方是可以改变腺病质体质并治疗有关疾病的方剂。桂枝汤类方包括桂枝汤、小建中汤、温经汤、炙甘草汤等，桂枝汤类方证几乎都出现在腺病质体质的人的身上，他们都比较瘦弱，抵抗力差。大塚敬节、矢数道明认为此类病人在幼儿时期容易发生扁桃体肿大；青春期皮脂腺亢进，多痤疮；青壮年期甲状腺易出问题，女性可有乳腺问题；中年以后胆囊、胰腺、卵巢等其他腺体都会接连出现问题。他们认为腺病质可以使用小柴胡汤来改善体质。我的临床经验是：腺病质体质的人在患急性病时，要按刻诊时的具体方证处方用药；在患慢性病时一般要在桂枝汤类方与小柴胡汤的基础上加减化裁。”

张丰先生的谈话开始解开了郁积在我心头的那个疑团。我真想不到掌握人的体质辨证对临床有提纲挈领的作用，但还不明白体质和方证有没有直接对应关系，就插话：“你能详细地介绍一下日本汉方家体质学方面的内容吗？”

“好。”张丰先生明确地回答我，“汉方家森道伯提出的脏毒证体质‘防风通圣散证’等三大证五处方学术观点，是非常有临床价值的。它是生理体质学、病理体质学走向治疗体质学的一次有益尝试。森道伯培养出的一批弟子，如矢数格、矢数道明、竹山晋一郎等人，使森道伯的治疗体质学在临床应用方面得到了很大的发展。刚才我们讨论的桂枝汤类方和小柴胡汤可以改变腺病质体质并治疗有关疾病的话题，其实就是治疗体质学的具体应用。”

我的脸一下子红了起来，同样的问题反复提问，讲了半天我还没有理解“治疗体质学”的概念。但张丰先生并不见怪，不惜引经据典，把治疗体质学具体落实到方证层次的细节畅述无遗，真是诲人不倦。

接着他就拿出一本书，那是1964年日文版的日本汉方家矢数格著的《汉方一贯堂医学》，翻到一处，拿出一沓陈旧的折叠着的稿纸，一边簌簌地整理一边对我说："矢数格是森道伯的高足，他撰写的《汉方一贯堂医学》是对森道伯晚年创立的奇特诊治系统的总结。矢数格先生十分重视体质与疾病的内在联系，它将人类的体质分为三大证，即瘀血证体质、脏毒证体质和除毒证体质。在诊治上，应当按照不同的体质，分别以五个处方（通导散、防风通圣散、柴胡清肝散、荆芥连翘汤、龙胆泻肝汤）来改善体质和治疗疾病。"

他把自己手里的一沓稿纸交给我，说："这是我翻译的内容摘要，你拿去看看吧。"

我仔细地看了一下，觉得虽然纲举目张，脉络分明，但毕竟内容庞杂，要点繁多，一时难以理解与把握，心里想带回去抄录下来再慢慢地消化。张丰先生好像洞悉我的内心活动，不等我开口就说："这一篇译文你可以带回去慢慢地阅读。"

接着张丰先生又向我介绍了日本汉方家在方证和疾病谱研究方面的进展："大塚敬节、矢数道明、清水藤太郎合著的《中医诊疗要览》一书是日本汉方家对方证和疾病谱研究方面的扛鼎之作，值得好好研究。他们认为，每一个疾病总有几个或十几个高效的专方，每一个方剂都有自己对应的多种疾病形成的疾病谱。这是日本汉方家的重大贡献，是他们几百年来好几代人在临床实践上总结出来的可贵的成果。"

他可能担心我不理解，就转身走到书架边，戴上老花眼镜，熟练地抽出一本《汉方の临床》杂志，翻到一篇论文，指了指其中的一段话说："你自己看看。"我拿来一看，看到杂志上有两段用铅笔画了线的日文，反复看了几次，似懂非懂。他知道我不很理解，就指着这段画了线的日文，用日语慢慢地读了几次，然后用一口略带山东口音的普通话，亲切爽朗地一边翻译一边解释着："矢数格认为，'方证和疾病谱的诊断相结合，形成相互交叉的治疗，是一种新的经纬诊断学'。我认为矢数格的这一个观点意义非凡。其实方证与体质的诊断相结合，同样会形成相互交叉的治疗，也是一种经纬诊断学，能使汉方医学的临床实践发生质的飞跃。现代经方质的飞跃就在于寻找到方证、药征与疾病谱相互交叉的那个点。这样一来，现代经方医学临床诊治的有序化、条理化就有了新的起点。这种新的经纬诊断学使诸多症状、体征、脉象、舌象、腹证等临床表现经过医师的排列组合所形成的上百种方证的可能性，变得简明扼要，具有可操作性。通过'上边千条线'，可以找到'下边一根针'。这样就结束了'医者意也'的思维随意性，传统的方证辨证就走出了千年的困惑，变成人人可以学会的一门学科。"

最后，张丰先生又回到我们开始讨论的话题："依照'方证状态'辨证的思路来辨别你上面讲的几个病证，我的意见是：上述那个'腺病质'的乙肝患者，可能是'柴胡桂枝干姜汤的方证状态'；那个'筋骨质'的胆石病患者，可能就是'大柴胡汤的方证状态'；那个'营养质'的糖尿病患者，可能就是'葛根黄芩黄连汤加半夏的方证状态'；那个'肌肉质'的高血压、冠心病病人，可能就是'黄芪桂枝五物汤合甘草泻心汤的方证状态'；那个'寒滞质'体质的男性，患颈椎病和右侧坐骨神经痛的病人，可能就是'麻黄汤合葛根黄芩黄连汤加半夏、干姜的方证状态'。"

张丰先生停顿片刻又说："小儿体质倾向是不稳定的，有一些人成年以后体质会有所改变。他们除了上述的腺病质体质之外，还有一种体质比较多见，那就是渗出性体质，这种体质的小孩白白胖胖却虚弱，婴儿期就出现腹泻，头部出现厚薄不等的灰黄色或黄褐色油腻的结痂和鳞屑，并伴有湿疹。日本汉方家铃木宜民认为这种病儿'OT'试验大多呈阳性，与肺结核病有内在的联系，在眼睛的结膜与角膜之移行部色白，再从皮肤色白到结膜与角膜之移行部色白，与五行学说在发生学上亦一致，可见五轮八廓学说不是无稽之谈。所以对待医经学派的理论与临床也要深入研究，取其精华去其糟粕，为现代经方建设服务。"

我的心被他的讲述所搅动，他所勾勒出的体质方证的草蛇灰线引人入胜，同时冲击着我思想的闸门。它对我的效应就如同在一泓清水中丢进了一颗石头，溅起了强劲的思想水花。

"老张，你分析得太好了。临床疗效不稳定是我目前的大问题。"

张丰先生劝慰我："方证辨证的方法虽然是诊治效果最好的一种疗法，但在我们没有掌握它的真髓之前，疗效平平是可以理解的。在这种情况下，选择传统的辨证论治于事无补，反而会搅乱了自己的思路。矢数道明一针见血地指出：'诸家异趣，技术不同，故其立论制方亦各不同，而摭拾杂乱，则其方法不能统一，而治疗无规律矣。'即使医师精通两种不同思路的辨证疗法，也不一定是优势互补。在疑难病症面前，将什么悬置、不提、放下，将什么坚持、携带、铭刻于心，是很难保持自身的一致性而不致被从两个方面来的相反力量扯得两败俱伤。临床事实常常告诉我们，如果这样的话，只会使自己更加混乱和无能为力，处理实际问题的能力更不得要领。只有极少数的人能够跨越这种障碍，仍然在两种旗鼓相当、互相抗衡的思路中游刃有余。我的办法是，"吾道一以贯之"，坚持方证辨证一种单一的辨证思路，利用针灸等外治法，内外合治，疗效互补，在诊治过程中摸索前进，逐渐完善，走向成熟。现代经方医师如果在纷繁复杂的临床现象面前失去对症状、体征、舌象、脉象的把握和病势进退的方向感，看不到各种变化中不变的东西——病人体质、病史和相应的方证状态仍然客观地存在，则可能从根本上忘记了中医经方医师的使命。”

“老张，古代医师是否也讨论过同样的问题？”

“似乎有过”，张丰先生随手拉开抽屉，在分门别类的卡片盒中寻查了一会儿，抽出一张卡片拿在手上，说了起来：“清代学者高学山在《伤寒尚论辨似》中说：‘伤寒传经之路，错综变幻中，各有一定踪迹，然文词写不尽，图像画不全，后之学者无津可问，致与金丹剑术同为绝学。不知传经模糊，则用药全无把握，于是诋仲景之方为不用者，比比也。’高学山的意思很明白，临床疗效不稳定是医师自己还没有领悟张仲景的医学思想而不是其他。”

我有许许多多问题，现在找到了可以询问的老师了，心里高兴得不得了，于是就逐个逐个地提了出来，张丰先生也一一做了回答。

“老张，有人说，方证就是《伤寒论》的灵魂，丢掉了方证的六经辨证就成为一句空话，你觉得有道理吗？”

“可以说，没有一个严谨、明晰的方证观，又何谈所说的六经辨证。”张丰先生感慨万千，“近两千年来，《伤寒论》一直处于‘被《内经》化’的过程之中，张仲景的主体性医学观点——方证辨证的诊治方法没有得到广泛的应用，令人扼腕叹息。幸而我们保存有《伤寒论》与《金匮要略》，这些医学原典是经方医学清澈渊博的源头，是经方医学历经沧桑而不堕不隳的精神根据。张仲景著作中的六经辨证是方证的纲领，起着临床诊治疾病时的定位作用，是仲景根据阴阳、八纲的理论而创立的辨证系统。二者有机地结合，才是千古不朽的诊治模式，两者缺一不可。”

我一动不动，洗耳恭听。

“有一个问题我一直想不通，在仲景时代，中医师所把握的方药的数目不多，但他们却比现代中医师确信这些方药的疗效；而现代中医师的方药知识极大地增多了，但他们确信有疗效的方药却极大地减少了。这是为什么？”

“张仲景是经方医学继往开来的集大成者，方证辨证诊治范式的师法者。他临床诊治时所重视的对象与后世医家不同，张仲景重视的对象是人体抗病的趋向，用药只是因势利导而已；后世医家逐渐地转向对疾病的研究，《诸病源候论》就是后世研究疾病病因病机的奠基之作。”张丰先生以沉重的声调叙说着，“人体抗病趋向总不外乎上百种形式，就像一户大院，守家护院的保安人员总归有数；然而疾病的种类数不胜数，就像瞄准这一户大院的盗贼是一个无法估计的数目。研究和调整抗病趋向与组织和训练保安人员一样，自己心中比较有底，方法与数目也总是有限；研究疾病的病因和探查盗贼的来路一样，其形态、数目与日俱增，初学者消受不起它的繁复错杂、恣肆铺展的内容。这就是仲景学术与后世医学的不同。”

“仲景是如何看待病症中的症状、方证与六经的？”

“《伤寒论》把症状看作是一个符号系统，产生意义的不是症状本身，而是症状的组合关系。方证辨证是研究症状组合规律与药物配伍秩序的学问。仲景不是以孤立静止的态度对待方证，他不仅注意了它们的层次比较，注意了方证之间相互制约、相互依赖的关系，而且更为重视方证是一个系统的整体。张仲景把具体的症状、体征和方证区别开来。如若上述原则被蔑视、抛弃，中医学就势必陷入轻薄、虚空和寡效。”

“老张，原生态的方证群，演变为《伤寒论》中六经框架下的方证状态，对于经方医学的发展是进步还是退步？”

“当然是进步，巨大的进步。”张丰先生颔首细语，“原生态的方证群是处于平面化的状态，在地上铺了一地，提不起来，站不起来。《伤寒论》的整理者是让方证群立体化，这样就超越了方证平面化的状态。开始形成经方医学的理论框架。”

张丰先生的话使我懂得，如果没有《伤寒论》中六经体系，经方医学的发展是难以想象的事。

“在中医学发展史上重视体质与疾病关系的医师多吗？”

“体质辨证肯定是中医学的一大重要内容，《内经》《伤寒论》中的记载比比皆是。譬如叶天士在《临证指南医案》中明确提出了‘体质’一词。该词在《临证指南医案》中随处可见，如‘木火体质’‘阳微体质’‘湿热体质’等。他在《临证指南医案·呕吐门》蔡妪案中明确指出：‘凡论病，先论体质、形色、脉象，以病乃外加于身也。’然而可惜的是，这些零金碎玉没有引起中医师足够的注意。”

“老张，”我以期待的眼神凝望着他，“有人说《伤寒论》就像一把钥匙，掌握了它，才能开启生命医学中那一扇不轻易开启的大门。对此你有什么看法啊？

“《伤寒论》是诊治所有疾病的大纲大法。”张丰先生脱口而出，“它以六经及其演变为辨证的经纬，全面论述了外感热病的发生、发展与转归。全书以此为主线，进行了纵向和横向的时空分析，一一道来。它的诊治规律同时适用于外感病和内、妇等科疾病。《伤寒论》论叙具体，文理严谨，行文规范；遣词造句，精练含蓄，前后照应，互文见义；既大刀阔斧又细腻非凡，因而赋有极大的论叙魅力。”

“《伤寒论》来源于《汤液经》，张仲景只是一个整理者，是吗？”

“《伤寒论》虽然传承自《神农本草经》《伊尹汤液经》，但它以更周密、更深入、更构造性地展开，所以仍属于一种创造性文本。”张丰先生耐心地说道，“张仲景对前经方医学做了一个整体性的透视，对《神农本草经》《汤液经》所展现的药征相对应、方证相对应的历程进行了追溯，对人体内在健病之变中的主动性开展了深入的阐释与探讨。《伤寒论》实际上是把张仲景的辨证思想做了跨时空的发挥和深入的论证。它把视野扩展到了人类疾病的整体，以全新的角度鸟瞰人类疾病存在、演化和诊治的秘密。”

“老张，你对《伤寒论》的在中医学中的地位是如何评价的呢？”

“《伤寒论》是古代医学夜晚最动人的一场篝火晚会，其薪火穿越两千来年的历史天空，至今仍旧光彩照人。”张丰先生情绪有点儿激动，“有人说，‘康德是一座桥，近现代的哲学家都要从他身上走过’。我仿照以上的句式说过一句话：‘《伤寒论》是一座桥，各种流派的中医师都要从它下面通过。’如果中医师没有找到属于自己的这条河流，没有通过《伤寒论》这一座桥洞，那么他可能一辈子仍然停留在原地，难以获得进步。”

张丰先生的这段话使我感动。

“老张，请你谈谈仲景学说与日本汉方的关系，好吗？”

“是《伤寒论》的火种点燃了日本汉方，使它升腾起灿烂的烟花。历史进入近代，在东西方两种文明的激烈碰撞中，中医学满目疮痍，经方医学的发展陷入了低谷，面临着生存还是毁灭的王子之问？一直到日本汉方古方派的出现，才拨开了重重的迷雾，使经方医学寻找到存在的连续性和动力源。”

“那你对《伤寒论》的发展前景又是怎么看的呢？经方医学的这颗太阳能够升起吗？”

“仲景学说如一源头活水，使人们对临床诊治有豁然开朗的领悟。今后如何敲开这沉睡了几千年的高度凝练的‘和氏璧’，让它光芒万丈地亮丽登台，就是经方派医师的职责。假以时日，目前不理解‘方证相对应’其中奥秘的人，一定会收起现在挑剔的食指，而高高地翘起他的大拇指。我相信，在未来的世纪里，《伤寒论》会像一次辉煌的日出，给世界医学增光添彩。张仲景的名字一定会镂刻在未来人类共同体的纪念碑上。”

张丰先生说得很到位，把一个中医师对张仲景的敬爱表达得淋漓尽致。

“老张，请你讲讲《伤寒杂病论》这个书名的含义，好吗？”

“张仲景以《伤寒杂病论》命名自己的医学著作是大有深意的。任应秋把它解读为‘疾病总论’，不愧是陆渊雷的高足。”张丰先生不假思索地说，“然而在‘疾病总论’与针对疾病一般规律反应的‘通治方法’之外，似乎还有一层含义，就是仲景暗喻自己的医学著作是有别于其他医学流派的一个新的体系，它具有新的结构与新的规范。仲景的一生始终在寻解如何在抽象和具体之间、临床疗效与医学体系之间建立起一种牢固关系的难题，而《伤寒杂病论》就是他交给后世的答案。它论述了中国古代经方医师的诊治思维，就是利用成功和失败的病案创造一个六经辨证结构的体系。张仲景怀有一颗非凡的雄心要使《伤寒杂病论》既要具备分析性，又要具备综合性，它要把进入其领域的一切都加以甄别，并且赋予它临床诊治的易操作性。”

“那你认为张仲景是怎么样的一个人？”

“张仲景是一位至情至诚的人类之子，却是当时主流社会的异类。”张丰先生以肯定的语气说，“在《伤寒论》序中，人们听到了仲景那愤世嫉俗的悲叹，他冒着被体制内大人先生驱逐的危险，为了记录自己的‘活思想’，毅然撰写了极具临床价值与理论意义的著作——《伤寒杂病论》。这本被后世一致奉为经典的著作，在当时可能是名声不彰，所以正史中没有他的地位，然而历史是不会把他遗忘的。《伤寒论》序中说的话，痛心疾首，忧心如焚，句句出于肺腑，在没有打动读者之前，作者自己就‘咄嗟呜呼’‘痛夫’‘哀乎！’被自己先感动了。历史上，凡出自真诚的文字，虽不一定成为经典；但能成为经典的，一定是出自真诚的文字。张仲景不仅仅是一个具有真骨头、真精神的清议者，而且是一个身体力行，‘勤求古训，博采众方’的医学家，真才实学的临床家。”

“张仲景是如何看待自己的《伤寒杂病论》的？”

“实事求是，恰如其分。”张丰先生说，“我们从《伤寒杂病论·序》中‘若能寻余所集，思过半矣’的这句话中就可以得知张仲景对自己的著作的评价是充满自信的。”

“张仲景《伤寒论》这本书的特点在哪里？”

“张仲景使用了古朴的自然语体，其语体似乎与大地、星空、河流、空气一样率真、本色、直接，只有这种语体才能准确呈现‘方证相对应’的具体真理并通向其本源。”张丰先生说，“张仲景除了临床专业的经验外，还有他的生活经验、社会经验。所谓经验，牵涉到的都是一种较长时期的积累。社会生活经验是你在所处特定的历史环境和当时的社会生活中，通过你的眼睛、耳朵、鼻子所感受到的那些，是与你周围的人们共同分享的，甚至无须特别用语言来加以沟通，是人们之间的密码和暗号。然而此类经验是外人看不出来、里面人说不出来的那些东西，很难找到恰当的形式来加以表达。如果此类经验永远找不到形式，便可能永远不存在。仲景的伟大就在于他能从病人与疾病认知的整体水平出发，找到所有疾病发生、发展、变化、转归的一般规律与诊治方法。我们面对《伤寒论》的时候就像面对生命、面对疾病、面对一群活灵活现的病人与他们的苦痛。所以《伤寒论》的价值在于它创造了一个诊治方法而不在于如何去解释这个诊治方法。《伤寒论》中的论治理念不是张仲景所发明、所设计的，但却是他把前经方时期方证辨证的大量经验与规则通过自己的心智把它系统地进行了重构和整合，然后用文字形式记载了下来。”

张丰先生的心得我非常容易接受。

“老张，经方医学与医经医学到底有什么不一样？”

“经方医学与医经医学是古代两种不同的医学流派，它们最根本的区别在于它们追求的方向不一样。经方医学追求知其然，医经医学追求知其所以然。”张丰先生笑着回答，“我们祖先对自身疾病和诊治的关注，可能是出于单纯的实用需要，亦可能是因为对这种疾病之变的现象起了的浓厚兴趣。实用需要与兴趣爱好两者是不相等的，前者是出于实际的生存需要，后者更多是出于祖先对世界的认识、好奇和追问；前者发展成为经方医学与针灸学，后者发展成为医经医学。经方医学的方证辨证是方随证变，讲究经验的合理性，没有先验成见的束缚；医经医学的病因病机学说是审因论治讲求先验的理性。中医学从一开始就出现不同的流派，这是很自然的事，它们可以互相补充、互相渗透、互相提高。由于它们是同一历史阶段的产物，同时产生，同步发展，因此虽然起点不一样，发展的方向也不一样，但研究的对象毕竟是有生命的人，所以就有许多共同的话题与言语。也就是因为这一些交叉和混同，以致引起了几千年的误会。几千年来儒家因循守旧，崇尚‘理义’，轻视‘方技’的价值观，严重阻碍着经方医学的进步和发展。真是医门多疾啊！有些人有意无意地曲解我们的祖先，还有许多人缘木求鱼、随波逐流。面对目前中医界的现状，如果没有刮骨疗毒、洗心革面的勇气，中医学最终必将会衰败。”

是啊，对于初学者来说，在很大程度上辨别证候是对于变化莫测的病况的猜测，是试图找出诸多脉症与方药之间的某种逻辑解释。然而医经医学与经方医学在这个问题上同而不和，自成体系。经方医学认为，在病症的结构与方药的结构之间，存在着一种客观性的平行关系，所以只要方证相对应就可抓住诊治的关键而迈开了成功治愈的第一步。诊治的事实证明，这是一条可行的捷径。

“你的分析让我清楚地看到了经方医学与医经医学不同，之前我的确分不清两者之间的区别。”

“我始终觉得，金元以来所谓的经方医学与医经医学的争论还有一个更关键性的线索没有抓住。”张丰先生笑着说，“因为他们两派的医师都同在病因病机的前提下辨证论治。既然如此，它们的争论已经避开了聚讼的所在。我认为撇开病因病机来讨论两派的分歧，肯定是不靠谱的。但是如果仅仅如此，这个经方医学与医经医学也就没什么本质的区别，充其量只是多用一些张仲景的方药而已。所以历代的经方医学与医经医学的争论终将如造宝塔而缺少塔顶，未能尽其全功。”

“你说经方医学与医经医学的根本区别在哪里？”

“经方医学与医经医学的根本区别就在于把病因病机摆在什么位置上。”

“我看到经方医学与医经医学都有病因病机的论述。”

“是的，正想你所说的那样，经方医学与医经医学都有病因病机的论述。”张丰先生说，“但是，经典的经方医学是在方证辨证确立以后，再用病因病机的理论加以解释；医经医学是在病因病机理论指导下进行辨证论治的。”

“经方医学目前的处境如何？”

“当代经方医学陷入一种艰难的处境”，张丰先生直言不讳地说。“被内经化以后的经方医学，变为病机病因辨证系统终端的方药。这种医学眼光的变迁使医者的智慧演化为一种死的知识。这是一条多么令人痛心的历史下滑线啊！假如仲景地下有知，不知对‘智坎陷为识’的现象作出什么反应呢？”

“经方医学几千年来备受冷落，对中医学的发展有否负面的影响？”

“中医发展的历史已经告诉我们，中医临床一旦切断了和张仲景倡导的方证辨证的联系，就要付出昂贵的代价。”张丰先生痛心疾首地说，“因为中医学丧失了多样性，所以我对高度同质化的学院派中医学有不可名状的隔阂。”

“你的意思是，经方医师要全力遵循方证辨证规则下的诊治，接受这些方证辨证规则下出现的东西，不论其是理性，还是非理性，是吗？”

“据守其迹，才是心传！”张丰先生肯定地说，“历代经方家并不都是凭借理性而选择了经方医学，在更多的情况下，往往是由于他们亲眼目睹经方的神奇疗效在情感上受到震惊而走上了经方之路的。也就是说是经方医学的疗效唤起医师的好奇心，让他们备受艰辛地进入仲景的门口，从中找到呼应、安慰和归宿。”

听张丰先生的叙说，总是会对他心存感激。他让我们不是处在被动接受的位置，而只是为你打开一扇窗，让那些更多是处在主流医学边缘的“另类”身影从窗前走过。即使对于医经学派也采取兼容并蓄的开放心态，而不是相反的。他的见解，引发了我医学观念的转变和对生命的深层反省。那天下午，我们一问一答，声气相求，不知不觉中晚霞散尽，夜幕已经渐渐降临。

“老张，非常感谢你无私的教诲。”

“言重了。”张丰先生神情平和地说：“经方医学不是祖先留给我们独享的最后晚餐，而是子孙托付给我们共同呵护的家园。传授经方、宣传经方、发展经方是每一个经方医师义不容辞的义务。”

张丰先生反复强调要成为一个好的经方医师是不容易的事，要充分估计到学习道路的泥泞与漫长；一辈子对《伤寒论》要念兹在兹，释兹在兹。他认为经方医师要培养自己的直觉思维，不然的话就难以捕捉到你需要的东西。”

假如天色没有暗下来，我俩就会一直这样不停地交谈下去。

在暮色苍茫时分，张丰先生送我们下了楼，一直送到大路的路口。他大声说：“很高兴你们来！”

这句客套话，被他还原其本来的含义：他真的很高兴。

听先生一席指教，有如秋风怡人自沉醉。告别张丰先生后，我们走出了青藤小木屋，仰望满天灿烂的星光，觉得知识是这样的美好，人生是这样的美好。

回来时，我和陈医师漫步在阡陌纵横的小路上，谈医论病，说古道今。我们陶醉在从张丰先生口中获得的许多闻所未闻的历史真相，五花八门的哲学理论，以及充满色彩的人物故事中。我们都赞叹他那么宏大的思想视野、开阔的思维触觉、深厚的理论底蕴、高超的表达能力。

“先生心中寂寞啊！”陈医师说，“可能由于精神上陷于孤独，所以渴望和别人聊天。也可能是由于你提的问题引发了先生的同感，所以他今天心情舒畅，平时他很少这样神采飞扬。虽然在智力活动上仍然丰富深邃，但他精神上总是茫然若失。就像我们找到言谈者一样，他今天也寻找到倾听者了。”

虽然我不喜欢抄书，还厌恶对别人的观点没有仔细的思考就接受了下来的做法，但我还是决定先把张丰先生讲的东西原原本本地记录下来。因为我听他讲的时候，有许多疑难的问题还没有理解，但我预感到它对我的中医临床肯定会有帮助。同时这种单纯而充满活力的对话，是我所向往的精神家园。

事后我把陈医师的话告诉了张丰先生，他也赞赏陈医师的意见。他认为，只有倾诉者与倾听者之间产生共鸣，才能达到彼此心理沟通的效果。

“对话的双方都是倾听者。”张丰先生说，“倾听的一方并不是完全是被动的，通过提问、表述、倾听、明辨，可以加强巩固我们已有的知识，同时也让新的见解浮现出来。交谈使我们的思想更加具有包容性，能扩大我们的认知边界，使我们的思路更加开阔和富有弹性。通过交谈铺设一个传递思想、交流情趣、表达识见的平台。”

二十、太阳表证第一课

1975年暑假，和往年一样，我没有回永强青山老家度假，而是与家人一起居住在状元桥横街小学里。横街小学和渔业小学只有一墙之隔，放假后的两个学校的校园都是空荡荡的，我终于有整日的时间与来诊的病人在一起了，而平时上课期间，我只能在中午与傍晚才能为患者看病。四年来，每个暑假我都是这样度过的。所以每当暑假来临时，我临床的机会就明显地增多，这是理论和实践相结合的最好机会。由于就诊者全是附近渔民、邻村农民，以及两个学校的师生等，所以有效无效随时可知。

暑假中三种病最多：一是小儿发热，二是暑病，三是肠胃炎。我运用经方的方证辨证和针灸、刺血相结合，疗效很好。记得一位十岁男孩，是隔壁渔业小学的学生，发热腹痛三天三夜，在医院诊断为“急性胃炎”，治疗后缓解，但药物一停，又发作如前，家人将其背来就诊。小孩发热、头痛、口苦、欲呕、心下压痛、烦躁、尿黄，是典型的柴陷汤证。我先行针刺内关，两针下去，患儿喷吐出大量黄涎秽物，疲倦睡去；一会儿醒后，诸症悉除，仅心下稍有压痛，给他轻量的柴陷汤一剂，随后大安。如此诊治，渐渐地在群众中获得了好名声。

多年来，我使用解表的麻、桂类方，治愈了不孕症、中心性视网膜炎、腰突症等病证，在临床的实践上渐渐地入了门。我诊治外感发热，不管病因是细菌还是病毒，初期表证，全都是辛温解表，葛根汤首当其冲，如有高热加以大椎、耳尖、少商放血，疗效斐然。由此而体会到古人说的“一问寒热”的重要性。古人在问诊中把“发热恶寒”摆在首位，曰:“一问寒热。”这一安排是有目的的，因为表证是整体性的病变，它比局部的病变对机体的影响更为强烈。

譬如我诊治过一个患三叉神经痛七年的妇女，患者是我的一个学生的姑母，病发时，上、下牙齿剧烈掣痛，太阳穴悸痛难忍。为了止痛，拔掉了三颗牙齿，白天隐痛还可忍耐，夜间掣痛失眠，真是痛不欲生。我诊治时，察知有恶风、烦热、无汗、脉浮紧等表证，根据脉证投以麻黄汤一剂。第二天早晨，我刚起床就有人来敲门，开门后一看，原来是这个三叉神经痛的病人，她说服了中药一夜没睡。

我大吃一惊，说:“那头和牙齿还痛吗？”

“奇怪的是牙齿一点也不痛了，太阳穴也不痛了，头部的悸动也消失了。”

“中药是什么时候喝的？”我问。

“晚上8点钟服第一煎，11点钟服第二煎。”

“方药是服对了。”我说，“但服药的时间不要在晚上，可能麻黄有提神的兴奋作用。”

我根据当时的脉症给她三剂四逆散，同时在太阳穴给予刺血后拔罐，并嘱咐她如果复发就要再来复诊。因为她是洞头岛上人，回去了以后就一直没有消息。一年后，我向那个学生打听他姑妈的情况，他告诉我，他姑妈的病那次治疗以后再也没有复发。

从这个病例中，我进一步地认识到，在杂病中也有表证，这就是有人提出的“有表证无表邪”的病况。如果临床上发现有表证存在，你若不去积极地辛温解表可能就达不到疗效。这就是古人反复强调在一般情况下都要“先表后里”的原因。

为了说清楚这个问题，恽铁樵弃文从医的事就是一个生动的例子。恽铁樵1911年任商务印书馆编译，1912年任《小说月报》主编。恽铁樵主编重视章法文风，尝谓“小说当使有永久之生存性”。录用文稿，不论地位高低，名声大小，唯优是取，尤重奖掖晚生，育携新秀。当时鲁迅创作的第一篇小说《怀旧》，署名为“周逴”投到《小说月报》，恽铁樵以独具的慧眼对这篇小说和小说的作者倍加赏识，发表在第四卷的第一号上，对文中佳妙之处密加圈点，并加按语向读者热情推荐。鲁迅对此留下了深刻的印象，二十年后在致杨霁云的信中还提及此事，传为文苑佳话。十年的编辑生涯虽与医学无缘，但却为熟悉和掌握医学知识，以及其后的著书立说打下了扎实的基础。

正当恽铁樵在事业上取得成就的时候，丧子之痛接连向他袭来。1916年，14岁的长子阿德殁于伤寒，次年第二、三子又因伤寒而夭折。粗通医道的恽铁樵往往心知其所患某病，但当用某药，还是苦于没有临床经验不敢轻举妄动，只得坐视待毙。恽铁樵痛定思痛之后，深深地感到求人不如求己，遂深入研究《伤寒论》，同时问业于伤寒名家汪莲石先生。一年后，第四子又病，发热恶寒，无汗而喘，显然和太阳伤寒的麻黄汤证深相契合。请来的名医，虽熟读《伤寒论》却不敢用伤寒方，豆豉、山栀、豆卷、桑叶、菊花、杏仁、连翘等连续不断，遂致喘热益甚。恽铁樵踌躇徘徊，彻夜不寐，直至天明才果断地开了一剂麻黄汤，与夫人说，三个儿子都死于伤寒，今慧发病，医师又说无能为力，与其坐着等死，宁愿服药而亡。夫人不语，遂即配服。一剂肌肤湿润，喘逆稍缓；二剂汗出热退，喘平而愈。于是恽铁樵更加信服伤寒方，钻研中医经典，亲友有病也都来请求开方，而所治者亦多有良效。一日某同事的小孩伤寒阴证垂危，沪上名医治疗无效，恽铁樵用四逆汤一剂转危为安。病家感激万分，登报鸣谢曰："小儿有病莫心焦，有病快请恽铁樵。"求治者日多一日，光是业余时间已应接不暇了，遂于1920年辞职挂牌，开业行医。不久门庭若市，医名大振。

第一次读到这个使人惊心动魄的故事，我觉得难以想象，心中有一大堆的问题想问。当然，这些一大堆的问题当时只能是自己问自己。我想，以恽铁樵先生当时的社会地位，加上他自己也稍有医学知识，再加上他有三次丧儿之痛的经历，他所请来的中医肯定是全上海第一流的。他们的理法方药肯定比恽铁樵强，医疗经验更不好比了。恽铁樵先生的处方很可能是小姑娘上花轿人生第一回吧。他自觉或者不自觉地运用了方证辨证，投麻黄汤辛温解表而使四子热退病愈，转危为安。

当我把这些案例和心得一五一十地告诉张丰先生时，他点了点头，肯定了我的意见。

"恽铁樵先生的故事值得每一个中医师一读再读。"张丰先生说，"现代医学研究急性传染病、感染性疾病前驱期的鉴别与诊治方法，研究了几百年至今还没有答案，然而仲景用'病有发热恶寒者发于阳也，无热恶寒者发于阴也'20个字，就巧妙地绕过了原始病因问题，从临床的诊治角度解决了这个难题，为疾病顺利的治愈开辟了道路。相比于孜孜以求地追究原始病因，这样的方法来得更加方便快捷，也更加微妙而不可言传。可以说，整本《伤寒论》，甚或整个经方医学，都是建立在这样微妙而难以言传的基础之上的。你认为

‘表证是整体性的病变，它比局部的病变对机体的影响更为强烈’这一看法有一定的道理。其实，早就有人提出‘表证不仅仅出现在外感热病中，它在内伤杂病中也大量地存在’的看法。如日本汉方家普遍认为，葛根汤证广泛地出现在五官科、皮肤科、神经科、骨伤科等疾病的某一阶段，只要方证相对应使用葛根汤就能取得卓越的疗效。”

随后，他神色严肃地说：“但是你要记住，辛温解表治疗外感发热和当今中医界流行的传统观念并不一致。大热天你用辛温的方药治疗发热，医院的药房里会给你抓药吗？”

“医院里中药房的老邱医师开始有些踌躇，后来询问患者的疗效，也就不为难了。但我知道他心中是不认同的。有一次他以责难的口吻对我说：‘我一辈子没有见过这样用药的。’老邱医师那一脸猜度、疑惑的神色使我久久难忘。”

张丰先生听后一声喟叹：“正如陆渊雷所说的，麻黄、桂枝、附子在仲景时代是‘党国要人’，而现在门庭冷落了。然而，日本各派汉方家，如大塚敬节、矢数道明、清水藤太郎、藤平健、龙野一雄等都认为葛根汤、桂枝汤既是普通感冒初期的首选方，也是所有急性传染病如肠伤寒、痢疾、疟疾、白喉、破伤风、猩红热等病前驱期的首选方。一般各系统感染性疾病的初期发热使用葛根汤、桂枝汤、麻黄汤更是家常便饭了。哪有像我们现在中医界，将麻黄、桂枝、附子视为狼虎药。不过，我相信主流正脉的‘方证辨证’一定能经受得住历史的逆淘汰，重新成为中医的主导力量。”

“临床上疗效肯定的东西，我们为什么不推广？这不是画地为牢、挥刀自宫吗？”

“人们的判断系统是在某种思想观念的指导下工作的，没有建立起这个观念，纵然无数不容置疑的事实摆在面前，他也会对之视而不见、听而不闻；更有甚者，明明知道了，还是无动于衷。”张丰先生看了我一眼，四目互视，令我心驰神往，“立志学医的人除了‘勤求古训，博采群方’外，还要让思想冲破牢笼，努力促进中医界开展建树性、实证性、创造性的探讨。不然的话，知识理论也会僵化，甚至变为陈腐的说教。我希望你不要让别人的意见淹没了你内在的心声。”

张丰先生一叶知秋式评叙，把我的问题引向历史的纵深。和张丰先生的谈话，使我在更广阔的领域中看到中医事业目前的困境以及未来的前途。

我想起了一个非常有意思的事，就对张丰先生说：“我们单位有一位老师，有一天特地来找我，问了一个相当有趣的问题。他说：‘我家小孩最近经常感冒发烧，孩子一发烧，我们夫妻就会争吵。为什么呢？我妻子根据西医的常规处理，孩子发烧，特别是超过 39℃的高热，就要把孩子的衣服解开，帮助他散热。而我坚决反对，我根据自身感冒发烧的经验，每次感冒发烧时，总觉得恶寒怕风，所以我都用被子把孩子盖得实实的。妻子和我的意见正好相反，我们又各执己见，所以就争吵起来了。你是怎样看的，到底是我对还是她对？’我一时也说不清楚。老张，你说说看。”

“记得一位哲人说过：‘对一门学科来讲，基本概念是重要的，最基本的概念是最重要的。’表证应该是中医临床诊治最基本的概念之一吧？！我们现在就从它讲起吧。你的同事提出了一个如此浅显，却几乎被所有中医学家忽略了的问题。他与他妻子的处理办法都有对的一面也有不恰当的地方。对孩子发烧这个症状，需要结合其他一些有关症状进行分析，也就是中医讲的需要辨证，分析辨证后，才可决定用谁的方法合适。如果是里热证可以采用他妻子的方法配合针药一起治疗。”张丰先生回答。

我后来把张丰先生的意见转告给了我的同事，他听了以后一下子领悟不过来，说：“你能否简单地讲一讲，什么情况下我是对的？什么情况下我妻子是对的？”

“孩子在发烧时，如果同时伴有恶寒，那你的做法就是对的；孩子发烧时，如果没有伴有恶风、恶寒的话，你妻子的做法是对的。”

他感到有点为难，说：“我们怎么知道他有没有恶寒呢？”

“这个不难分别，你仔细观察他的皮肤表面，有毛骨悚然、起了鸡皮疙瘩的就是恶风寒的反应。”我说道。

他满意地点点头。

“外感病，”我接着说，“在有恶寒的情况下，不管发烧多少度，中医认为就是表寒证，要辛温解表，同时要保暖，促使他出汗。假如没有恶风寒的症状，只是发热，中医认为是里热证，要清热泻火，同时要适当地减少衣被，帮助他退热。”

他想了想又问：“孩子在发烧时，如果同时伴有一点点恶寒，它属于中医讲的什么证？我们该怎么做才是对的？”

我想，他问得倒很仔细很全面，于是对他说：“它属于表证化热，也就是常说的风热表证，中药方剂要用银翘散。作为家庭护理，要注意的是衣被不要太严实，要多喝开水。”他连连点头，似有所得地走了。

一个月以后，为了进一步掌握对外感热病表证的诊治，我利用每天晚上的时间到张丰先生的农舍中，请教张丰先生。

“我再三学习《伤寒论》的太阳病篇，对照教材与临床，觉得要想正确地治疗表证很不容易。我发觉许多后世的中医概念与仲景的医学思想背道而驰。你能把这种现象概括一下吗？”

“很多东西我们过去都讨论过，不是什么新的问题，但是正像你所注意到的那样，一些似是而非的概念干扰了初学者的诊治思路。譬如中医的病因，它实质临床意义可以看成是一组临床证候。如湿热，可以指与它对应的‘脉象濡数，舌苔黄腻，头身困重，口苦而黏，胸闷纳呆，小便黄短，大便溏臭而后重’等脉症。湿热这个‘因’是对以上脉症诊察后的结果，而不是因为湿热而产生出以上的脉症。但是由于教材编写者的疏忽或者述说不清楚，加上一些医家有意无意地将临床的‘发病学原因’包装成致病的‘原始病因’。初学者误认为真的有一种‘湿热’的原始病因，它变成了与西医学中的‘病因’难分伯仲的概念，成为了疾病的决定因素与本质因素。”

“教材上诊治外感表证的这一套，我学了以后用处不大。原因出在哪里？”

“千百年来中医在病机病因研究方面并未有什么进展，反而徒添浮言。在辨别表证中，病因学说的负面作用往往使人迷失了正确的方向。”张丰先生说，“中医根据其脉症的不同，一般分为表热证与表寒证。临床上辨别表热、表寒的具体依据应当是脉症而不是病因。然而由病因学说派生出来的‘风寒’‘风热’概念，使初学者误认为‘风寒’的病因造成表寒证，‘风热’的病因造成表热证。这样就把抽象的病因凌驾于具象的脉症之上，在‘治病求因’观念的指导下，一步一步偏离了中医诊治的原则，使初学者举步维艰。”

“你认为教材过于强调病因的作用，这一观点在外感热病的诊治中是如何体现的？”

“教材认为，‘传染性与感染性疾病就是温病，发热是温病的主症，温邪伤阴是疾病的主要病机’。”张丰先生说，“因此在辨证上，传染性与感染性疾病在表是表热、在里是里热、在气是气热、入荣是荣热等概念成了定论。姑且不究这些流俗说法是否恰切，仅就这种在外因决定论的指导下，把病因这一引起机体致病的充分条件，转变成判断病证性质的必要条件，使病因学说在辨别表证中起了负面作用。”

“中医教材把表寒证的脉象定为浮紧与浮缓，而把表热证的脉象定为浮数。”我说，“这样一来，几乎所有的外感发热病人大都成为表热证了，因为所有外感发热体温升高病人的脉象都是浮数的。这是否会影响对表证的诊治？”

这个疑问，我已经停留在心中多时，心想自己的想法，可能大半是胡想，倒是没了框框，可也没了规矩。现在说给张丰先生听，让他评个是非。

“一部分人思维偏执，难辞其咎”，张丰先生痛心疾首，“教材在这里犯了两个低级错误。作为鉴别诊断一定要针对同一个概念而相比较，比较不能错位，错位即逻辑混乱。而这里浮紧或缓与浮数是不同的概念范畴，前者指寸口脉的紧张度，后者指寸口脉的速度，这在逻辑学上是概念区界越位，不对等比较也就无法比较，失去了鉴别的价值，这是其一。”

张丰先生说得对，用一句俗话来说就是“前言不搭后语”。

“其二是，”张丰先生继续说，“临床上严重的表寒证大多体温升高，不言而喻其脉搏加速变快，就是脉数，所以麻黄汤证常呈浮紧数脉象，桂枝汤证常呈浮弱数脉象。其实有关这一脉症的情况，《伤寒论》中比比皆是，不一一举引了。”

张丰先生道出了一个常识性的道理，他对表证的研究得益于《伤寒论》。我不懂中医教材为什么这样糊涂，使从医者常把表寒证误诊为表热证，造成从医者不会使用辛温剂的现状，使一些风寒表证高热病人，长期不能得到正确的诊治。

“有些人将病情的正常演变，错认为是误治。”张丰先生老马识途，“表寒证用辛温药一汗而解的不在少数，然而临床上我们也常常看到汗解后体温不但没有恢复正常，有的反而有上升的情况，于是有些人就错误地认为辛温药用错了，以后就引此为鉴。清代名医陆九芝对此种病情的正常演变，有卓越的见解。他认为严重的表寒证经正确的辛温解表后，其残余寒邪化热传变入阳明是佳兆，怕的是伤阴亡阳，误入三阴。当时他没有体温计，所以没有指出太阳病传入阳明后体温可能升高，但我们都明白患者的体温，在阳明病期比太阳病期一般都高的临床事实。陆九芝一生致力于阳明病的研究，他认为病到阳明就像罪犯逃进了死胡同，虽然气焰嚣张，但已无路可逃，只要治疗及时、方药正确，就可痊愈。所以他有句名言：‘阳明无死症。’除此之外，辛温解表剂服后，偶然个别患者会出鼻血，这一现象，仲景早有交代，后世中医称之‘红汗’，是佳兆。但病家和持不同观点的人，往往将病情的正常演变，错误地认为是医者的误诊误治，他们认为这些病证应当是表热证，辛温药用错了，反而从反面引此为鉴。”

我也经常遇见外感表寒证大多数用辛温的方药一汗而解，也有患者汗解后体温反而有上升，也有患者会出鼻血，但最后都能迅速治愈。

“表证的目标是明确的，‘有一分恶寒有一分表证’这句话，恰如其分地表达了表证的主要特征。”张丰先生以平缓的语气说，“但表寒证与表热证的目标比较模糊，在外感发热，特别是高热时，下列一些带有热性性质的症状与体征对辨别表寒、表热证的意义是不大的，如体温高、脉数、口干、尿淡黄等。而决定表寒、表热的主要症状是恶风、恶寒的程度，表热证的‘微恶寒或不恶寒’，说明表热证作为表证的特征在减弱，或者已处于里热证的最初期，仅仅只带有轻微表证，所以辛凉解表的银翘散中主要是清里热的药，仅少量的辛散药，辛散药还是辛温的荆芥。由于表寒证与表热证的目标比较复杂，再加上医者在病邪决定论的错误观点指导下，抓主症容易抓错了目标。”

张丰先生对于诸多似是而非、模棱两可的概念做出了清晰的区分与解释，使人了然于心。

“老张，临床使用葛根汤还要注意什么？”我想进一步了解具体方证的使用，就以常用的葛根汤发问。

“我们初学的时候总是把复杂的东西简约化、简单化。”张丰先生谨言慎语：“其实随着学习的深入就会慢慢地感受到事情的复杂性与交错性。方证辨证也一样，并不都是非白即黑，泾渭分明。更多的情况常常处在灰色地带，需要选择性地使用，其中就包括试错纠错。葛根汤证的确定也不例外。”

“能举个例子吗？老张。”

“去年夏天，我因为中暑，上吐下泻大病了一场。”张丰先生语气有点沉重，“谁知道刚刚得以恢复，又受风寒，出现发热恶寒头痛腰痛无汗，下午体温上升到39℃。傍晚时分，我就给自己开了一帖葛根汤，服药后就卧床休息，期待能够微微汗出热退。谁知道事与愿违，出了一夜的汗，内衣换了两次，体温也没有退下来。勉强起床后，头晕心悸，恶寒肢冷，下肢无力，肌肉抖动，摇摇欲倒，卧床不起。躺在床上苦苦思索，才悟出病势逆变的机制。”

我静静地听着，然而分辨不出使用葛根汤的错误。

“我因为没有注意到中暑后上吐下泻使自己体质变虚，外感初期诸症是表阴病麻黄附子细辛汤证，但由于因为误投了葛根汤，所以出现病势逆变。”

“老张，那你接下去是如何辨证的？”

“你的意见呢？”张丰先生笑着问我。

我的思绪还陷在张丰先生怎么也会出现误诊误治的泥潭之中，一时无法集中精神去思考病势逆变后的应变措施。

“老张，我感到非常纠结，还是你说我听吧。”

“好”，张丰先生不勉为其难，“根据坏病的治则，采取‘观其脉证，知犯何逆，随证治之’的方法。”

我耸起耳朵静听张丰先生的话。

“大汗之后，仍有发热不退，心悸、头眩、肌肉抖动，摇摇欲倒，卧床不起，是典型的少阴病真武汤证。它和伤寒论所记录的第82条条文‘太阳病发热，汗出不解，其人仍发热，心下悸，头眩，身瞤动，振振欲擗地者，真武汤主之’如出一辙，简直是神肖酷似。”

“当然附片的用量是多少？服药以后情况又如何呢？”

“三钱。”张丰先生以低沉的声调继续说，“服药以后心悸、头眩等症状渐渐地减轻，感到神疲思睡，但8小时后就热退神情了。”

“喔——”，我舒出了长长的一口气。

“这个自验例对我启发很大”，张丰先生自责地说：“临床从‘疾病谱——方证’入手的确容易得到结论，然而一定不能轻视体质状态，不然的话就会找错了目标。”

“为什么？”我还不大明白。

“譬如外感初期恶寒发热首选葛根汤是常规用法”，张丰先生对我的问题做出了耐心的回答，“但它是建立在一般体质的病人，未经误治的基础上的。然而医者容易抓住前者而忘掉后者，所以会有意无意地被‘疾病谱——方证’牵着鼻子走，主动的全方位的方证相对应蜕变为被动的一厢情愿的‘疾病谱——方证’辨证。”

听了张丰先生的一番话，我深深地感到要追求“主动的全方位的方证相对应”不是一劳永逸的事，这需要临证时保持高度的警惕性，才能防止无孔不入的思维惰性的降临。

“送你一句话。”临别时，张丰先生说，“日本汉方家奥田谦藏把仲景的话‘太阳病外证未解，不可下也’转注为‘太阳病外证未解，不可冰也’，这句话转注得好，对临床很有指导意义。”

和张丰先生分别后的第二天，我用辛温解表的葛根汤治愈了一例疑似“乙脑”病儿，又一次用事实坚定了我用辛温解表方药治疗外感发热表证的信心。诊治过程如下：

一个三岁女孩陈小茵，住离校二十多里外的状元公社徐岙大队，四天来由于持续高热、神昏嗜睡、颈项强直等症状，送院治疗，西医认为有“乙脑”可疑。因其家人拒绝抽验脊髓液等检查，故未确诊。仅予以中西药物对症治疗，但病状不减。1975 年 8 月 10 日特来邀诊。我急急地赶去诊治，当时病儿处于嗜睡状态，体温高达 41℃，头额极烫，而两足冰凉，脉浮数，130 次 / 分，家人见其高温不退，整日以冷面巾敷额，大扇扇风，以求降温，而病儿却毛孔粟立呈恶风寒状。查其苔白而滑，项部强直，克匿格氏征明显，无汗，时有喷射状呕吐。当时我以其项背强直、发热、恶寒、无汗、脉浮数、苔白滑为主症，并顾及呕吐等症状，断定应予葛根汤加半夏汤以求解肌发汗，升津舒络，止呕降逆。并将“太阳病外证未解，不可冰也”的治疗原则用通俗的言语告其家人：“外感表证高热为机体抗病的征象，无须进行任何外力强求降温。”服药后两个小时，汗出，体温降至38℃，呕吐止，口渴求饮。再试以大扇扇风，不见畏风寒之状，但精神却极度疲乏，恶衣被，小便变黄，大便未解，脉象转为洪大。我知病情已转向阳明阶段，于是即予以白虎加人参汤二剂，随后热退身凉，诸症消失，无任何后遗症。

一周后，当我把这次治疗经过不无自得地告诉张丰先生时，他一脸虔诚，眼睛里闪烁着拘谨的喜悦，非常仔细地将各个诊治环节询问一番后，沉思了几分钟，然后沉重地吐出两个字：“好险！”张丰先生口中的“好险”两字，与其说是赞许，还不如说是责备，我感到一头雾水。看见我一脸的迷惑，他露出了歉意的微笑。

接着他沉重的语调慢慢地转为轻快，认为我的诊治处理是得当的，是临床水平的一次考核，并以日本汉方家和田正系的医案——用葛根汤两剂治愈一个8岁男孩的夏季脑炎——来佐证我的诊治的合理性，接着向我系统地讲述了病因学说的负面作用。

“这个病例，”他说，“用温病学说来辨证，它的病因（病名）是暑温夹湿，病位是卫分，一般治疗方法是辛凉解表辅以芳香化湿，和你的诊治方案南辕北辙。你的辨证方法肯定会受到非议，但临床实践证明你是对的，所以说明目前占据主流地位的中医理论存在一定的问题。我认为温病学说是有懈可击的，温病学家对‘治病求因’的片面理解，造成胸有成见。对他们来说，在临床上观察到什么已不重要，重要的是，所观察的必须符合他们的想象。在这样的思维状态下，会无意识地对一些患者的脉症采取‘创造性地误读’和‘有选择性地遗忘’，于是造成大量的误诊误治，这是历史留下的遗憾。”

“老张，什么是‘创造性地误读’‘有选择性地遗忘’？”我第一次听到的新名词，就不由自主地抢问了。

张丰先生对我的插话并不介意，只是点头首肯："我先讲一个医案，然后来回答你的问题。"

通过具体病案或者生活中的故事来解答问题是张丰先生喜欢运用的方法。

"抗战时候，江西有一个万医师，其母发热，病情重笃，大概是肠伤寒，他请了一位名医来替母亲诊治，这位名医就是他的老师。他的老师把他母亲的肠伤寒诊断为湿温，给她服用清热化湿的方药。服药后，病势日趋严重，神衰力疲，少气懒言，不思饮食，舌上白苔久久不化。一日，脉数，每分钟达120次，万医师提出用人参，但那位名医肯定地说：'湿温病无补法。'仅在原方中减去苦寒药，第二天，万母身热忽退，但四肢厥冷，蜷卧欲寐，少阴危象毕露，名医才用四逆汤加人参救急。万母不及服药而亡，万医师抱恨终身。"

张丰先生语调变得低沉，声冷音重地说："万医师的老师胸有成见，把'肠伤寒'和'湿温'等同起来。当'病势日趋严重，神衰力疲，少气懒言，不思饮食，舌上白苔久久不化'，分明已是典型的太阴病的'人参汤证'，他为什么会视而不见呢？因为他在诊察、归纳、分析患者脉症的思维活动中，无意识中进行了一厢情愿的'有选择性地遗忘'，所以才把太阴病的'人参汤证''创造性地误读'成'湿温病'。可悲的是，这类荒谬的观念像一匹特洛伊木马，使人的大脑不知不觉地进行着偷换概念活动。由于锁定'湿温'是贯穿这病案始终的病因病机，那么，他观察到什么，便已不重要了。重要的是，所观察的必须符合他'湿温'的想象。因此，他辨证时就会'一指障天''一尘迷目'，时而偏离'脉症'，时而泛化'脉症'。他在运用虚构的'湿温病因'表达自己的理念。所以，误诊误治在所难免。”

张丰先生在富有哲理的思辨中将中医病因学说的消极作用揭示得一清二楚。

“病因学说是一层遮蔽临床真相的话语迷雾。”张丰先生解释发挥，“名实之辩是中国最重要的思想传统之一。但在今天，名实的分离与悖反已经到了荒谬的地步，语词已经不能反映它所照应的那件事了。令人更为担忧的是，有些中医认为穷究病因之源，才是治本之道。其实中医的病因仅仅是‘因病始知病源之理’，就是后世倡导的‘审症以求因’。”

“什么是‘审症以求因’呢？”

“‘审症求因’是从临床具体脉症中逆推出一个病因，因此这个所谓的致病因素是人为的，是虚拟的，其实是由临床具体脉症所决定的。”张丰先生明明白白地告诉我，“古往今来的医者内心，冥冥中在寻找着具体的致病因素，如朱丹溪在《丹溪心法·治病必求于本》中说：‘将以施其疗疾之法，当以穷其受病之源。盖疾疢之原，不离于阴阳之二邪也’。这样的追求到了明清时期达到高峰。关于寒邪温邪之争，从皮毛入还是从口鼻入，新感还是伏邪，伏在哪里，以及以季节、气化等，都是过分强调了人与环境相互作用中的环境因素、气候因素、致病因素。中医学的现实生命力和理论价值恰恰在于：极端重视和紧紧抓住疾病过程中人的抗病系统的反应。”

听了张丰先生的话，我感到如醍醐灌顶而幡然醒悟。因为这一些饱蘸着他生命体验的话语，特别容易领会与接受。

“老张，在前几年的《中医杂志》上有人提出：‘不要从病名、病因的命名准确与否来贬低温病而抬高伤寒，明清的温病学家哪个不是伤寒的高手？’你觉到这种说法有道理吗？”

“我认为这一说法偷换了概念，因此偏离了原来问题讨论的方向。一码是一码，硬将两桩事情放在一起，有搅局之嫌。”张丰先生说，“温病学说是一个宝库，明清的温病学家个个是伤寒的高手，这一历史事实毋庸置疑。但温病学说中有关病因的研究，超越了中医学辨证求因的范畴，有意无意地倾向于西医感染病学中的原始病因，也是客观存在的。我记得中医教科书中还赞扬了这一点，认为‘戾气’概念已经走到了微生物学的边沿。温病学说这种学术见解，是创新、是进步，或是错误、是误会，医学界见仁见智，也是伤寒、温病两个学派之争的关键问题之一。倡导伤寒温病合流的人往往无视了这一点，所以搞来搞去耗费了大量的心血。中医临床怎样看待这个烫手的山芋，颇有研究的余地。这不是简单地肯定和否定温病学家与温病学说的问题，而是怎样对待中医外感热病病因的观念问题。当然对温病学家与温病学说的全面历史价值评价，往往需要时间沉淀与临床检验。”

“你为什么这样高度重视医学观念，难道它对于临床诊治疾病的作用很大？”

“我认为临床医师树立正确的医学观念至关重要。”张丰先生说：“人，无论个体还是群体，行动都是受思想观念支配的。观念错了，一切皆错。医师看病也不例外，总是观念先行。同一个病人的症状、体征、脉象、舌象、腹证，不同医学观点的医师，将会得出截然不同的结论。有的医生为了捍卫自己的观念，常常不惜削足适履，不管临床脉症如何，都要努力把它装进观念的靴子。好的，我讲一个医林故事来说明这一点。”

我最喜欢这种通过讲故事的方式来阐明抽象的理论问题。

“陆鸿元教授是原龙华医院院长徐仲才的弟子。”张丰先生说，

“他介绍说，徐仲才的父亲徐小圃曾是上海地区的温病派儿科名医，徐仲才的哥哥徐伯远年轻时患伤寒重症，时当夏季，徐小圃先生自为诊治，患儿却几濒于危。亲友建议请祝味菊先生会诊。开始的时候，徐小圃先生认为，祝先生人称‘祝附子’，治此患热病小儿，必用温热药，这无疑是抱薪救火，没有同意家人的意见。但患儿的热病愈来愈危急，几乎是奄奄一息了，亲友又竭力敦促徐小圃，徐小圃虽然对祝味菊先生不抱什么希望，但也未再固辞。果然，祝味菊先生诊察完毕后，处方的第一味主药即为附子。徐先生心想此患儿再无生还的希望，便闭门入寝，以待不幸消息的报来。祝先生则亲自煎药，灌药，观察病情，一夜未闭目。至拂晓，患儿已大为好转。徐先生在家人敲门报信时，跃然而起，急问：‘何时不行的？’既而知情，并非如己之所料。后来患儿完全康复，徐先生摘下自己‘儿科名医’的招牌，登祝先生门执弟子礼。祝先生又惊又敬，自是不允，只答应相互取长补短，待徐先生令郎成长后学医必厥尽绵薄，誓不负徐先生厚望。由此，徐先生也由温病派变为经方派医师而名著于时。几年后，徐小圃就完全转变成了善用六经辨证的经方家，他的两个儿子后也都承袭了经方派的医风。这个病案告诉我们，如果在没有治病之前，满脑子已经装好一大堆固有的观念，如五运六气、季节时病、高热是温病等，病人的具体症状经过他的层层成见的过滤，就完全变了样。就像俗话所说的那样‘一尘迷目，万物为之变色’。”

这个医案故事被述说得如此有画面感，以至每隔一段时间，我的脑海中就会出现这个场景。更为重要的是，张丰先生说的“观念”这个东西使人感慨无限。错误的观念会影响正确的判断，也会干扰人们对事实的考证。中医临床上，观念之惑极大，它会凌驾一切，遮蔽了医师对真实病情的认知，脑子里病因的观念不让医师承认眼前的客观病况。张丰先生的分析让我知道，将中医学中许许多多的医学概念视为决定性条件是不可靠的，虽是名医也会犯错。临床上方证、药征朴素无华，虽初学者也能把握。

“徐小圃先生原来是名重一时的上海温病派儿科名医，然而面对自己儿子徐伯远的伤寒重症、高热不退却方寸大乱，可见他对《伤寒论》的诊治规律未能把握。”张丰先生深有感悟地说，“徐小圃先生未能把握《伤寒论》的诊治规律就没有了正确的辨证方向，明明可以迅速治愈的疾病，却误认为是再无生望的不治之症；明明可以迅速治愈的方药，却误认为是抱薪救火的毒药。名重一时的上海温病派名医尚且如此，一般医师又能如何？这个故事真切地告诉我们《伤寒论》诊治规律的重要性。徐先生摘下自己‘儿科名医’的招牌，是一时的情感冲动之举，我们不能从中得出反面的结论，认为温病派的诊治方法是错误的。如果真的这样，那我们如何解释徐小圃先生此前治愈的大量疑难病症呢？这只能说明温病学说要在《伤寒论》诊治规律的基础上得以发挥才是正道。正像吴瑭在《温病条辨》凡例中所说的：‘虽为温病而设，实可羽翼伤寒。’‘羽翼伤寒’一说，用词恰当。我们要高度重视徐伯远的伤寒重症一案，通过这个活生生的临床诊治过程，包括它的细枝末节，特别是徐小圃先生当时的思想与情绪的波动来分析诸多理论问题，澄清各种模糊的概念。”

“你说徐小圃先生当时处于怎样的一种心理状态？”

“徐小圃先生开始的时候心理上可能处于‘否认心理’状态，就是对不利信息拒绝接受和承认。”张丰先生感叹道：“对同一件事，有不同的反应，这是常事，根本的原因是背后的价值观念。我私下猜想还有一种可能，徐小圃当时被‘温病’病因病机的观念压住、蒙住、吓住，戴上了‘温病是热病’这双有色眼镜去诊察儿子徐伯远的脉症，所以不能洞悉疾病的临床真相。他可能认为：病因观念是主流、本质，客观病况是支流、表面现象。可以用病因观念否认临床病况，压倒临床病况，却不可以用临床病况否定病因观念。这些因素都是造成他对于临床上应该使用附子的症状却都视而不见。”

一席话，说的我茅塞初开，又得陇望蜀。

“心理状态会影响人们对不同观念的理解与接受吗？”

“英国一个著名哲学家怀特海曾经研究过这个问题。他认为心理状态会影响人们对不同观念的理解与接受。这个看似非常深刻的哲学问题，其实大量的生活经验也一次又一次地给出肯定的答案。”

“老张，经方与时方之争起于唐宋，盛于明清，其争论的内容每朝每代各有不同。近代以来争论的重点在哪里？”

“近代以来争论的核心是辨别病证的方法。”张丰先生直截了当地告诉我，“经方派追溯仲景余绪，以方证对应、药征对应为辨证方法，称之为经方医学，哲学上归属于唯物论的范畴；时方派尊奉《内经》要旨，以病因病机等理法审别为辨证方法，称之为医经医学，哲学上归属于阴阳论，即辩证法的范畴。在经方医学越是不发达的年代，医经医学有可能越是发达，形成一种完全不平衡的局面，更多出现的是替代性的局面。近半个世纪以来，经方与时方之争基本上停止，而统一于医经医学的思想理念和辨证思维。中医界在寻求无害的、阻力最小的精神出口，从而减轻学派争论的压力。这样一来，与医经医学自觉地处于历史意识之中不同，经方医学不得不处于历史的潜意识当中。中医界反对阴阳五行的学术见解都被冠以思想上反对辩证法，反对系统论。显然因为存在这样的逻辑联系，才导致了中医师普遍思想上的束缚。人们不仅需要在行为上小心翼翼，而且在脑海中也不要信马由缰。当中医师长时间不能表达自己的真实想法，那么他们就会不知道到底自己的真实想法是什么，就会模糊自己的想法和别人想法的界限，模糊事实与观念之间的界限，就会造成思想混乱。在这种大环境下，经方医学的方证辨证这一核心理论长期地被压抑和扭曲。有时候想起唐代韦鹏翼《戏题盱眙壁》中的'自从煮鹤烧琴后，背却青山卧月明'两句诗，我就会忍不住老泪横流。"

"温病学说是中医学巨大的成果，但是其中的风温、暑温、暑湿等理性的概念，都是以病因命名的，它对规定的病名的诊治预先就有一套先于临床现场的理论，譬如对湿温诊治的原则，就有'禁汗''禁下''禁润'的三禁之说等。我们学习经方医学的医师应当如何扬弃温病学说呢？"

"温病学说的著作中除了病因、病机、病名的理性的概念外，还存在大量的方证记载。这些方证都是临床经验的结晶，决不是挥笔立说，摇唇忽悠就可以做到的。"张丰先生的话语中透出一种俯瞰的优势，"经方医师可以充分利用与学习这些可用的资源。为自己的临床服务。当然进入临床诊治必须通过方证状态的辨识步骤。只要经方医师方证辨证的基础知识是坚实的，温病学说的书籍读得越多越好。"

"温病学说中的方剂与方证是经方医学可用的资源？"我很好奇。

"是啊，洗尽铅华之后才会返璞归真。"张丰先生得意地笑了："温病学说中的方剂方证和其繁复细密的病因病机相始终，成为这一学派的蚌病之珠。"

张丰先生的观点自出机杼，精彩纷呈。他没有回避问题，也没有走向另一个极端。除此之外，张丰先生谈话中一些新的用语，也给我留下了深刻的印象。

“老张，能解释‘创造性地误读’和‘有选择性地遗忘’这两个概念的含义吗？”莎士比亚在《麦克白》中的警告，语言是有魔力的，你说出了它，它就会缠绕着你。我已经被这两个新词语、新概念深深地吸引住了。

“这些新词语都是在日文的书刊中看到的。”张丰先生告诉我，“日本社会心理学家认为，‘同一个事实，几个当事人对其真相的叙述可能有几个不同的文本。每一个人都自以为自己诚实，把自己的话当作真话。其实只是把合适自己的话当作事实真相，而把对自己不合适的事情忘得一干二净。心理的陷溺，使你在需要时，就会无意识地启动一种机制，能把自己不肯承认的事情，对自己不合适的事情，自然而然地误读，或者遗忘掉，修改掉，以求得心安理得’。这就是‘创造性地误读’和‘有选择性地遗忘’两个新名词的一种心理学上的解读。日本导演黑泽明在他的电影剧本《罗生门》里用文学语言形象地表达了这种哲学与心理学上的理念。中医界人士由于观念和立场的不同，造成讲述角度的差异，所以在中医发展史中营造出一种罗生门式的复调效果与流派之争。我们反思这个问题，不仅仅是为了恢复中医理论的原先旨意，重要的是为了弄清目前中医界的疗效危机。”

想不到一个病案却能引申出这么一大堆道理来，此时此刻我才豁然明白，只有扩大阅读视野，才能形成新的文化自觉。这就是张丰先生总是鼓励周围的人学习外语的良苦用心。

“上述这一些问题既有医学理念的问题，也有医者思维方法上的弱点，所以前赴后继地总有人在进行同调复奏，让我们看到似曾相识的一幕幕在轮回上演。正像西方一位哲人所说的那样：‘人的荒诞之处，在于终其一生都在努力证明自己是不荒诞的。’”

张丰先生的目光凝重了起来，他盯着我的双眼，语气沉重地说：“陆九芝的‘阳明无死症’一语是针对一些医家畏惧太阳转归阳明壮热而发的，并非实指阳明阶段不会死人，所以引用这句话要谨慎。像这种持续高热的病例，严格地说应该住院治疗，即使服中药，我认为也要同时给予输液。当时你限于条件，没有给予输液，今后一定要特别注意。我研究了《伤寒论》里有关死亡的条文，它们所论述的病况，用现代医学的眼光来看，好多死亡的病例不是死于原发的疾病，而是死于水和电解质的平衡失调，所以持续高热的病人，特别是儿童，纠正水和电解质平衡的失调是非常必要的。”

从他的这段话中，我才掂量出起先他以冷峻口吻说“好险”两个字的分量。

时间过得很快，不知不觉一个下午快要过去了，然而我还有好多好多问题呢。

“老张，你刚才说：‘与医经医学自觉地处于历史意识之中不同，经方医学不得不处于历史的潜意识当中’这句话能说得清楚一点吗？”

“先给你看篇文章，看了以后再讨论，好吗？”

张丰先生戴上眼镜，到书架上寻找了半天，拿来了一本尾台榕堂的《类聚方广义》，他翻开书，找到尾台榕堂儿子 武写的一篇《类聚方广义题言十则》，然后把这篇文章的要点用指头点划给我看。

《类聚方广义题言十则》：“张长沙《伤寒杂病论》，魏晋间湮没不显，虽王叔和为之诠次，历齐、梁、陈、隋，唱其道者，寥寥无闻。隋·巢元方之于《杂病论》，唐·孙思邈之于《伤寒论》，仅援辅其术，非专奉其道也；王焘本非专门，亦唯备之收录耳。宋·庞安时、朱纮，颇崇奉之，然其术犹不能脱时习。金·成无己始作注解。自明以降，注家无虑数十，各莫不谓得长沙之真谛，然至其疗病，亦皆依准宋元法方，未有纯一用长沙之方者，施治与言论相反，要不知活术在于此也。如石藏用、张洁古、朱彦修辈，不已不能用之，叨腾之于口，笔之于书，以诬罔往圣，荧惑后学，可恶莫甚焉。呜呼，自长沙落笔后，千五百有余年，特奉其方以治万病者，独有东洞先生耳，非深造自得者，孰能与于斯？”

我把这篇文章反复的读了两次，从尾台榕堂儿子武的叙说中，体悟到了《伤寒论》的核心理念以及它在历史长河中被医家们冷落与误会的命运。

“尾台榕堂《类聚方广义》是一本不可多得的典籍”，张丰先生语重心长地说：“你要随时带在身边，时时翻阅。其子武写的《类聚方广义题言十则》也要认真诵读。你刚刚读过的那一段文章，读了以后不知道你有何想法？”

“我认为《伤寒论》的道在中国没有引起足够的重视，历代医家不是‘仅援辅其术，非专奉其道’，就是‘其术犹不能脱时习’，或者‘施治与言论相反，要不知活术在此。’唯有吉益东洞能够懂得《伤寒论》的精髓。我认为《伤寒论》在历史上出现道术分离的现象是事实，然而还是有许多医家把握了《伤寒论》的理念，譬如宋代的许叔微，清代的徐灵胎、柯韵伯、尤在泾等人，并不是一片空白。”

我们的谈话又到了该告别的时候了。

从张丰先生住处出来，已是夜幕四垂，繁星高挂。沿着东陶厂的土公路往学校走，清凉的夜风伴着稻田里的蛙声交相回应。一路上，张丰先生的误诊误治一案的讲述一直回响在耳边，这不是一个故弄玄虚的趣闻轶事，而是一个意味深长的寓含。

对，差一点忘了。那天，我对张丰先生谈到龙泉的仲万春先生对于桂枝汤证的病人临床存在两种类型：一种类型是无汗，另一种类型是有汗。仲万春先生的观点虽然令人信服，然而由于时间匆忙我来不及向他做进一步询问，于是就把这个问题重新提出请教张丰先生。张丰先生断然地肯定了仲万春先生的观点，他说："龙泉的仲万春先生对于桂枝汤证的病人临床存在有汗与无汗两种类型的意见是有道理的。大塚敬节先生在《汉方诊疗三十年》一书中一开始就讲到桂枝汤的主症，他是以"衰弱病人在感冒初期出现发热、恶寒、头痛、脉象浮弱等脉症为依据来使用的，有汗与无汗没有严格的要求。"

当天晚上，我写下了下面这段学习小结：

辨别表证不容易

普通感冒，应该是中医临床最基本的病症之一，诊治普通感冒应当是每个中医师的基本功。但说一句得罪人的大实话，可以说，现代中医师中不能正确辨治普通感冒的人不少，这的确令人难以接受，但却是不争的事实！

奇怪的是，在临床事实面前，那些不能正确辨治普通感冒的中医师为什么不会自我反省呢？为什么还会努力地为自己进行辩护呢？对于以上几个问题，开始的时候我百思不得其解，后来经过多年的学习与思考才渐渐地有了答案。

人只相信自己愿意相信的东西，我们为自己的选择所付出的代价越大，就越难以从中自拔。心理学家认为，导致我们努力地为自我辩护的心理机制是认知失调：当事实和我们的信念不一致的时候，我们宁可相信自己的信念。这种自我辩护机制维系着我们的自信、自尊和社会认同。这是一种正常的自我防卫。我们总不能一辈子活在自我纠结之中。

目睹中医临床现状，虽然令人心疼。但是我们能够做的也只能是自己在临床上身体力行而已。

《伤寒论》中的表证就是太阳病，仲景对它的论述极为仔细，占总篇幅的一小半。陆渊雷的解释是，太阳病最难，所以要花大力气去作，例如剖竹子，刚开始时非全力以赴不可，待到刀子砍进去了，就可以轻轻用力，也能势如破竹了。

麻黄汤、桂枝汤葛根汤治疗太阳病，这是伤寒论整理者的论叙。然而我们教科书上却有另外的论叙，它认为麻黄汤、桂枝汤治疗风寒束表。这是两种完全不同的观点来解释同一病症与同一诊治方法，前者立足于从人体内部抗病时阳气涨落状态，后者着眼于外部病因侵犯人体的病况。对于同一外感表证，前者认为是太阳病，是表阳证，也就是表热证；后者认为是风寒束表，是表寒证。从这里我们就可以体悟到中医学不同学说流派的不同理论叙说。几千年来我们率以为常地用表寒证来指代太阳病，渐渐地忘记了《伤寒论》原旨——太阳病是指人体阳气刚刚发动，这时的阳气相对储藏量还没有大量消耗，人体是通过升高体温来抵御外感病邪的侵入。这一阶段的发热是反应性发热，需要辛温解表的方药予以因势利导，如果使用寒凉方药压制发热，就会挫伤正气。这就是《伤寒论》被《内经》化的典型个例，如果《伤寒论》被《内经》化以后不影响临床诊治那也大可不必刻意纠正。然而正因为太阳病表热证的张冠李戴，造成了张仲景辛温解表法的衰落，所以我们不得不提出正名，使其名实相符。当然在前经方时代，只有方证相对应，没有病机病因，也就没有了以上的争论，所以我们有时候把自己置身于《伤寒论》还没有经过阴阳学说整理之前的前经方时代，反而把问题看得明白。

临床医家也以表证的掌握与否来衡量医者的临床水平。

现代一个上海的名医想把儿子培养成优秀的中医师，在儿子中学毕业后，就把他送到自己一位同行好友处学习中医，一边读经典，一边侍诊抄方。两年后又转到另一个同行好友学习一年，随后送他去日本读医科大学。五年后，儿子毕业回国，就让他在父亲自己的诊所里抄方，手把手地教他辨证施治。一年后就让他在父亲诊所里另设一室独立处方，每逢疑难处可以随时请教，但规定高热患者与风痨臌膈等病人一定要请父亲会诊，并由父亲主治，以示对患者的负责。这样过了两年，儿子渐渐成熟起来了。有一天下午，父亲去远地出诊了，浦东来了一个高热半月的病人，只好由他儿子来诊治，他儿子认为是麻黄汤证，就给病人开了四味药，立刻给病人煎好服下，并留下观察。服药后两个小时，病人微微汗出，体温稍退，由寒热并发转变为往来寒热，再诊视舌头，舌淡红苔黄腻，尚有口苦、呕恶、涎臭、胸闷等症状，于是另给柴芩清胆汤两剂。待他父亲回来，儿子讲述了以上的诊治经过，父亲听后半天不说话，好一会儿，突然喜形于色，手掌高高举起，把桌子大拍一下，对儿子说："你有饭吃了！"意思是说儿子能独立行医了。并通知家人两天后在上海大酒店宴请儿子的二位老师及同行好友，以祝贺儿子"有饭吃了"。当时他儿子有点儿想不通，心想："为什么两次拜师没有请客设宴，日本留学毕业回来也没有摆酒庆祝，现在我只开出了一个麻黄汤，父亲反而会高兴得这样？麻黄汤不是十年前刚学医时就了如指掌的吗？”父亲对他的心思一清二楚，就对他说：“儿子，你记住，理论上知道了不等于就懂了，懂了不等于就会了，只有等到你真正地掌握了方证相对，才算你入了门，入了门才有饭吃。这“有饭吃”，是指真正地凭自己的本领立身处世。”

他父亲最后的几句话是压低声音讲的：“麻黄汤像一个中医精灵，你热爱中医的时候你就会得到它的青睐与关爱，等到你对中医失去了感情，对中医临床的热情减退的时候，它就会悄悄地离开了你。孩子，父亲祝愿你一辈子永远与中医临床相伴。”

这个故事不知道是否杜撰的，但对我的影响很大，使我时时担心中医的精灵会离我而去，瞑瞑之中促使我经常翻翻《伤寒论》等有关著作，从中寻觅着这精灵的踪迹。

感冒的治疗，是以《内经》“发表不远热，攻里不远寒”为主要原则的。辛温解表是晋唐以前中医治疗外感表证的主要方法。金元时代，刘河间认为“六气皆用火化”“六经传受皆是热证”自称“制双解、通圣之剂，不遵仲景法桂枝麻黄之药。”倡导辛凉甘寒解表，为外感表证的诊治开辟了新的门径。其弟子张子和“伤寒宗仲景，热病从河间”，辛热辛凉并行不悖。时至明清，温病学从伤寒学中分化出来，自成独立体系，新感用辛凉，伏邪以苦寒，渐成共识。晚清以降，随着温病学说的普及，偏爱辛凉而畏怕辛温的见解渐渐成为社会时尚。为了纠正时弊，伤寒学派医家矫枉过正地否定了温病学说，如陆九芝认为太阳病唯有表寒证，所谓的“表热证”其实就是阳明病。陆渊雷继承了陆九芝的观点，他在一篇《伤寒之外没有温热》的论文中说：“仆自从师实习以来，遇所谓温病者，未尝一用银翘、桑菊，亦未尝一遇逆传心包之症，有之则银翘、桑菊之坏病耳。是知逆传心包，正是辛凉轻剂所造成，时师投辛凉轻剂时，必预言其逆传心包，既而果然，则病家以为神，医家亦自以为神。”虽然言之凿凿，但是言过其实，有失偏颇。

感冒初起应治以辛温解表法，不仅仅属于伤寒学说。倡导辛凉甘寒解表，不遵仲景桂枝麻黄之法的刘河间，其实在临床上遇见发热、恶寒、无汗的太阳病还是乖乖地使用辛温解表的麻黄汤。他在《素问病机气宜保命集·热病》曰：“寒伤皮毛则腠理闭密，阳气怫郁不通而为热。故伤寒身表热者，表热在也，宜以麻黄汤类甘辛热药发散，以使腠理开通，汗泄热退即愈也。”

温病学说经典之一的《温病条辨》也是以辛温解表的桂枝汤为开篇第一方的。其第四条曰：“太阴风温、温热、温疫、冬温，初起恶风寒者，桂枝汤主之；但热不恶寒而渴者，辛凉平剂银翘散主之。”对此吴鞠通进一步解释道：“伤寒之恶寒，太阳属寒水而主表，故恶风寒；温病之恶寒，肺合皮毛而亦主表，故亦恶风寒也。”他在《温病条辨·杂说》中进一步阐明自己的观点：“伤寒不可不发汗，伤寒传变便不宜汗。”这也符合《伤寒论》先表后里的原则。在临床上此老运用麻黄桂枝得心应手，决不顾忌。譬如《吴鞠通医案·伤寒》篇中共收入13例医案，其中只有4例医案没有使用麻黄桂枝。桂枝的用量，少者一钱，一般三四钱，多者六钱、八钱；麻黄的用量，少者三四钱，多者六钱。其中第三例23岁的吴氏太阳中风案，先用桂枝汤不解，二诊用桂枝汤加麻黄羌活各三钱还是不解，最后麻黄用量甚至多达八钱，桂枝五钱才汗出而愈。这些辨证用药经验和《温病条辨》所看到的诊治方法有很大的差异。

叶天士的《临证指南医案》中，也有大量使用辛温解表法的医案。譬如在斑疹、温热和风温的治疗中，也使用了麻黄与桂枝入药，的确令人匪夷所思。这充分说明对外感病的认识，虽然可以有伤寒学说与温病学说的不同角度，但是尊重临床的客观现实则是一致的。

对于感冒我们应该有一个全面、整体的认识。事实一再表明，无论是感受时邪中的哪一种邪气，其初期的表现几乎是一样的，只要有恶风寒之表证，都应该使用辛温解表之法治疗。只有等其入里化热之后，才可以酌情选用辛凉解表法。所以日本各派汉方家，如大塚敬节、矢数道明、清水藤太郎、藤平健、龙野一雄等都认为葛根汤、桂枝汤是普通感冒初期的首选方，也是所有急性传染性、急性感染性前驱期的首选方。甚至把葛根汤列为普通感冒初期的家庭用药。

表寒证用辛温药一汗而解的不在少数。然而临床上我们也常常看到汗解后体温不但没有恢复正常，有的反而有上升的情况，于是有些人就错误地认为辛温药用错了，将病情的正常演变，错认为是误治，吓得以后不敢使用辛温的方药了。

太阳病传不传入阳明，医师事先无法预料，也可能因许多无法预料的因素而陷入三阴，所以医师只能根据太阳病治疗，不然的话，更加被动。太阳病辛温解表时，医师预先料到可能导致体温不降反而升高进入阳明病，病家就不会害怕，哪怕病人愚昧，对医师预料的可能，还是会接受的，这不同于医师事后的解释。更重要的是医师预先对此种病情的正常演变能够胸有成竹，那就不会乱了方寸。

临床上外感热病太阳病阶段表现复杂，如表寒证有用辛温药一汗而解的，有汗解后体温稍有下降的，也有不但没有恢复正常，反而有上升的，但是只要医者接着随证治之，就会顺利治愈。

仅举我的一个治疗验案加以说明：

朋友之女，五周岁，外感发热，体温39℃，头痛、恶寒、无汗，葛根汤证，傍晚时分服用葛根汤第一煎汁。到了第二天上午朋友又抱孩子来诊，说孩子服用中药以后，稍有汗出，但是凌晨四点钟左右突然啼哭不已，面红唇焦，口渴饮冷，烦躁无汗，体温39.5℃，因此就不敢煎煮葛根汤的第二汁。我认为病情从太阳传入阳明，属太阳阳明合病大青龙汤证，就处方一味生石膏七钱，叫朋友把它与葛根汤第一煎后的药渣一起煎煮后取汁服下，随时观察病情变化。晚饭后，朋友来告诉我，药后大概一个小时，孩子汗出烧退，中午吃了一碗稀饭后就跑到外面玩了。

总之，学习《伤寒论》首先要学好太阳病，其中太阳病的提纲证更为重要。太阳病的提纲证与作为太阳篇的核心方证构成了一种张力，这个张力支持着伤寒论中学和术一统的诊治体系。但这一张力的理论内涵和临床内涵却随着时代的发展而演变，太阳病的提纲证更是如此。

当然，重视太阳病篇并不是贬低其他各篇的重要性，而只是从初学者的角度来说，容易入门而已。就太阳病篇来说，其实都是和其他各篇血肉相连的，因为阴阳学说就是一个完整的体系，其神秘性和包容性永远是难以穷尽的，新的认识与见解时有发现。譬如日本汉方家中西惟忠认为，在《伤寒论》中，一个条文同时叙述发热和恶寒的有13条，且在叙述上都是发热在恶寒之前，只有第12条例外。他认为发热恶寒的顺序不是偶然而无意义，而是有一定准则。从条文中证候的安排看，出现于阳证的主要证候有发热、头痛，脉浮，其排列趋势是表证特异性越高越靠近条文的开头；出现于阴证的手足厥冷，四肢拘急在恶寒之后，脉沉微则更在后，反映阴证的症状按离心性排列在条文之末尾，这是《伤寒论》条文的一般结构。由此可见，阴阳六经理论是经方医学诊治时的指导思想。我们强调阴阳六经的重要性，但也要看到这一些抽象的理论有时候也会对方证的认识产生掩盖作用。

我写好了学习小结，心里乐滋滋地，只想在给张丰先生批阅之前让阿骅表兄过过目。

想不到就在那天下午，阿骅表兄不约而来，我高兴地给他泡上了一杯新茶。

我把与张丰先生有关表证诊治的谈话与他说了以后，又把《辨别表证不容易》一文给他看。

阿骅表兄一边喝茶，一边说："你刚才说的与写的都是有关表证诊治的心得与经验，对我也有启发。有人认为，中医学是经验累积，仅仅是为了满足自身生存需要，其实中医学也有对生命现象进行思索探求。长久以来的欧洲中心论者对东方文明有偏见，使19世纪欧洲很多人文学者觉得现代的工业文明是自然的结果，具有科学性；而东方文化则是非科学的神秘文化。然而，古代东西方人对世界的求知欲、对客观性的需求，并不比现代人要差，甚至可以根据现代人类学家大量翔实的资料，完全有理由认为：古代东西方人对周围生态环境的高度熟悉、热切关心的程度是现代人难以企及的，因为现代人对自身文化客观性的过度膨胀而把自己限制在城市孤岛之中了。所以对于中医药学的研究，更应该对自己所处的时代、社会、环境有一个清醒的认识，找出自己和古代医师的思想距离。"

阿骅表兄的讲话容易跑题，他总是在东西方文化的大背景下考虑中医的临床与理论。在貌似大而不当的话语中，我可以获得许许多多新鲜的知识。

"卢卡契曾经说过，如果是整体性的问题，我们就不能指望通过局部的改变来治愈它。”阿骅表兄来了精神：“疾病的问题，不过是人体生命出现的反映全局抗病特征的病理表现而已。即便你仅仅想弄清解决疾病的问题，也必须具备俯视人体在抗病过程中整个生命活动的视野，所以经方医学强调在六经、方证与体质的范围内讨论疾病问题是可取的。”

“阿骅，”我问，“请你谈一下《伤寒论》与临床病案的内在关系，好吗？”

“临床医师阅读《伤寒论》的目的主要是为了提高疗效。正像古人说的‘要把《伤寒论》当做病案来分析，同时在临床上要把每一个病案当做《伤寒论》来解读’。这句话朴实无华，揭示了在一个文本阅读的空间中，我们如何才能触及临床实在的面庞；在临床具体的病案面前，我们如何才能寻找仲景当时身影的秘诀。这样，则在阅读与临床、抽象与具体、文本与病人的巨大反差中给人架起一座理解的桥梁。这诸多问题都需要我们去挖掘、去表达，并在临床的诊治中取得疗效。当然，这里还有一个熟练运用的问题。陆渊雷认为，理解《伤寒论》且懂其原理的人未必能够熟练运用；而能够熟练运用的人，又未必理解《伤寒论》、懂得《伤寒论》的原理。我们更应该警惕前者，一刻也不能离开临床实践。”

古人说的话，听来句句在理。然而细细想来，还是云里雾里。阿骅表兄转述的陆渊雷的话，我读书时怎么就没有看到，可见自己读书时的心不在焉。他说得对，临床医师就像是舞台上的演员一样，一日不练口生，二日不练手生。他需要天天与病人打交道，最需要的是心灵手巧，熟练运用。

我想知道阿骅表兄对张丰先生的“方证状态”这一提法抱什么态度，在给他点上一支香烟以后就提出了这个问题。

阿骅表兄吸了一口烟，在徐徐吐出的烟圈图像中陷入沉思，我想他一定在为解释方证状态存在的真谛做思考。

“方证状态的存在并不仅仅是临床发生过的脉症，它还是一种疾病的缩影。”阿骅表兄接受了张丰先生的方证状态这个概念，并轻车熟路地加以发挥，“在我看来，方证状态是六经辨证的一个最后环节。它不仅仅是某个分离的病症，被封闭和局限在某处。相反地它是整个病症本身的有机组成部分。可以说，它是不断照亮整个诊治过程的光束，是不断折射病人各种致病与抗病因素争斗结果的水晶球，是疾病过程中各种健病之变的因素不断汇集的焦点。我想说的是，方证的存在不仅是一个特殊的事实或组合，而且是一种诊治信息，指向那个绝对的病变的存在，并以特有的方式，展示生命之谜和显示疾病治疗的方法。”

纵横交错的论述，咬文嚼字的措辞，再加上诸多的新名词、新概念的连续降临，真的使我蒙头转向，应接不暇。不过我已经把他的话一五一十地记录在案，这是全靠他的叙述较慢，使我的书写能跟上他讲话的速度。这一套表述，连阿骅表兄自己都感到有些不习惯。所以他讲完后又对我说：“你看我是一个赞赏方证辨证的直观性、直觉性的人，怎么在叙说方证状态的存在意义时，会使用如此抽象、这般理性的言语来讨论这样一个具象的主题。”

二十一、古代经方谱新章

张丰先生知道我在学习西医课程，并有陈兴华医师随时给我指点，显得非常高兴。记得有一次，我和张丰先生谈论中医学习西医的问题，他的一些话，给我留下很深的印象。

他认为一个有抱负的现代中医师一定要具备基本的西医知识，并了解西医药发展的动态，因为这些东西对中医的临床诊断大有裨益。

“严复最深刻的一句话是：‘非新无以为进，非旧无以为守。’”张丰先生引经据典，侃侃而谈：“这句话说得太好了。当然这应该是中医师自己内心自发的要求，而不是政府的行政措施。在日本，医师在没有取得医师执业资格之前是没有汉方汉药处方权的，这一法规有利有弊，弊大于利。利的是，汉方医师具备两种诊治方法，具有应付各种各样疾病的能力，能够在基层独立工作；弊的是，长此以往汉方汉药会慢慢地失掉自己的独立性，成为现代医学的补充与附庸。中国政府鼓励中医、支持中医，同时提倡西医学习中医，这一政策是正确的。

张丰先生问我在临床上有哪些方面得益于西医知识。

我就把自己的点滴体会告诉了张丰先生：

在现代社会，病人求诊于医师有两个目的：一个是要获得正确的诊断，一个是想要减轻与消除自己的病痛。在一般情况下，人们总是认为只有识病的医师才会治好病，这个病名无疑应该是西医的病名。我学会了西医的一般诊断技术以后，基本上就解决了识病的问题，就可以取得病人的初步信任。至于治病的问题，西医的知识也可以使我预先知道病人的疗程有多长，可以了解疾病的预后情况，可以减少治疗的盲目性，还可以从侧面了解西医西药的正面疗效与负面效应，指导病人正确用药。

举一个例子来说明一下。一个青年矮胖农妇，患玫瑰糠疹来诊。查看患者胸胁躯干及四肢近端，有许多大小不一的红斑，脱屑如糠秕之状、四周淡红呈玫瑰色。诊察中得知有心烦头痛，口苦口干，手热而烫，大便干燥，小便黄短，月经闭止，乳汁溢流，舌质红，苔薄黄，脉弦数。腹诊：肚脐突出，腹肌坚实，以脐为中心呈高隆紧凸。诊治的结果是防风通圣散证和三味黄芩汤证。予防风通圣散合三味黄芩汤，七帖。在诊察的时候发现病人有视野狭窄的体征，就要求她去医院作蝶鞍拍片，并告诉她可能脑垂体有问题。一周后复诊，玫瑰糠疹与手热发烫基本消失，医院诊断为垂体肿瘤，她决定到上海大医院治疗。我要求她继续服用防风通圣丸，以后的诊治待上海回来再说，病人却对中医药继续治疗缺乏兴趣。使我困惑的是，病人一次又一次地感谢我对其脑垂体疾病的准确诊断，但一句也没有提及玫瑰糠疹与手热发烫的治愈，也没有问我中医药能不能治愈脑垂体疾病。所以我想病人心目中对疾病诊断与疾病治疗的孰轻孰重和我们中医师心中的估计可能有一定的差距。如果病人征求我的意见，我可能会希望她继续长期地服用防风通圣丸，以期在月经闭止、乳汁溢流等症状治愈的同时，脑垂体病变也许也能够渐渐地消失。

这个病人的脑垂体病变，如果没有西医知识是不可能预先做出正确判断的。假如这样的话，不管你是中医师或是西医师，在病人的心目中，对你的信任度肯定是会掉分的。不过也的确存在着另外一种可能性，就是完全没有西医知识的干扰，中医师按照自己的诊治方法继续治疗下去，随着闭经、溢乳的好转，垂体肿瘤也可能会在不知不觉中消失。其实在西医还没有进入中国前的几千年里，中医师就是这样“糊里糊涂”地治好了许多被现代医学确诊为“手术适应证”的病人，甚至一些“不治之症”的病人。

我唠唠叨叨地叙说完自己的看法与感慨，张丰先生脸上露出了笑容。我请张丰先生谈谈对“西医知识有利于中医临床的诊断”这个问题的看法。

张丰先生坦然一笑，以无须争议的口吻说：“这是明摆着的道理。两年前，一个白白胖胖的中年妇女找我看病，她素来身体健康，但五年前渐渐发现左腿疼痛麻木，时好时坏。近几个月左踝关节拘急而痛，夜间因为踝痛而影响睡眠。中医、西医、针灸、理疗等治疗，疗效不明显。医师都诊断为左腿坐骨神经痛与左踝风湿性关节炎。病人虚胖，肌肉松弛，四肢无力，肤色苍白，容易出汗，饥而无力，小便黄秽，月经量多而色淡质稀，白带黄色量多，舌淡苔白，脉象虚细，腹大不实。一个典型的肌肉体质的人，也就是《金匮要略》血痹病篇所记叙的贵妇人体质的黄芪桂枝五物汤证。我查看她的前几次门诊病历的记录，发现好几个中医师也已经用过这个黄芪桂枝五物汤，有一个医师还连续用了三个月。我就详细地询问了病人的治疗经过和生活起居，得知病人平时喜欢甜食，但从来没有检测过血糖。她在服用黄芪桂枝五物汤的时候效果比较好一些，但是疗效不稳定。我认为像她这样的体质，这样的年龄，出现这些周围神经损伤与关节疾病有可能是因为血糖过高而引起的。她爱吃甜食的饮食习惯对它的病是很不利的，即使服用和她方证相对应的方药也还是无济于事，这可能就是黄芪桂枝五物汤疗效不佳的原因。于是我在给她针灸的同时，给她处以黄芪桂枝五物汤和三妙丸料合方七帖，并要求她到医院检查血糖、尿糖，控制糖类的入口，控制饮食，尽可能地加强运动。”

张丰先生稍作停顿，喝了一口茶。我听得津津有味，心里巴不得早点知道病人的检查结果，就忍不住发问：“病人在医院检查的结果如何？”

张丰先生严肃地点点头说：“医院确诊是糖尿病，空腹血糖15mmol/L，要求她到上级医院做进一步的检查。”

这个结果在张丰先生的叙说时已经有所察觉，现在知道了病人的这种病况我也没有感到什么意外，但是我关心她会接受什么样的治疗方法，所以就迫不及待地问：“后来怎么样？”

张丰先生笑了笑说：“病人最后还是决定选择中医、针灸治疗。我一直给她黄芪桂枝五物汤和三妙丸料合方加减化裁，每周针灸一次并控制糖类与饮食，每半个月检查血糖一次。就这样一个月以后左腿麻痛与左踝关节拘痛明显改观，血糖稳中有降。”

“再后来呢？”我又问。

张丰先生看见我一脸猴急的样子笑着说：“慢性病有方有守，认准目标，持之以恒。针药并用治疗三个月，左腿麻痛与左踝关节拘痛基本消失，血糖降至10mmol/L，其他症状都大有改善，病人非常高兴。后来坚持治疗了一年，吃药不针灸，血糖降至7～8mmol/L。”

“近来呢？”我问。

“近来一切还好。”张丰先生说，“中药断断续续地吃，血糖维持在 6 ～ 7mmol/L。同时，我鼓励她多多参加运动。由此可见，方证辨证治疗糖尿病是有效的，经方医师要有信心，不要妄自菲薄，轻言放弃。”

我以佩服的目光注视着张丰先生，他又给我上了一课。对糖尿病这一类代谢系统的疾病我不大熟悉，更没有碰到过糖尿病的并发症，今天的谈话让我获益匪浅。

我突然想起一个老慢支病人，过去让我诊治过好几次，最近听说他因为肺心病发作而住院治疗了。因此我就中医如何治疗老慢支并发症一事求教于张丰先生。

张丰先生肯定对这个问题比较熟悉，因此我的问题一提出来，他马上接过我的话题，系统地论述了老慢支并发症的诊治问题。

在我的笔记中张丰先生的意见如下：

慢性支气管炎疾病相当于中医的咳嗽病、气喘病、痰饮病。医经医学对肺心之间的关系极为重视，早就知道它们生理上是气血关系，病理上是乘侮关系。然而在五行循环论的框架下，它强调五种基本属性的物质彼此之间的互相影响、互相联系，构成一种整体制约生化的有论、有序、有机的环状系统。然而医经医学忽略了在时间坐标上疾病动态发展的矢量变化状况。

《伤寒论》的三阴三阳已经注重外感疾病的时间矢量变化状况，然而还没有具体地落实到内伤杂病如咳喘（慢性支气管炎）的诊治上，论述肺心关系时侧重于空间区域内的相互影响。在论及肺心关系互为因果的病理变化过程中，还未论及时间矢量变化的阶段性状况，还未论及诊治不当时出现的难以逆转的转归与结局。

西医对慢支患者长期、动态的观察，对中医的临床诊断是有帮助的。慢支患者随着疾病的延续渐渐地出现肺气肿病，然后又演变为肺心病，再发展下去右心渐渐失去代偿的能力出现了右心衰竭，甚至肺心脑病而死亡。这就是西医对一个慢性病由轻变重一直到死亡的各个阶段全程全方位的跟踪观察。

《金匮要略》痰饮咳喘篇中对慢性咳喘疾病的诊治有入细入微的描述，并有出神入化的方证对应治疗。如其中“膈间支饮”的临床表现类似于慢性支气管炎疾病发展过程中的肺气肿病、肺心病、右心衰竭。如果我们运用西医知识去分析它，对我们临床熟练应用木防己汤类方证将会更加有利。如果我们把“膈间支饮”放到慢性支气管炎整个病变过程中来研究，可能对它的诊治会有更深一层的体悟。日本汉方家在这一方面做了大量的工作，如矢数道明《关于木防己汤与心机能不全问题》一文就值得我们一读再读。

张丰先生起身到书架上拿来一本日本汉方杂志，翻到这一篇，递给了我。

我看到在杂志这篇文章的空白处密密麻麻地写满了中文，大概是这篇文章的要点。张丰先生怕我看不清楚他的字，就一边用铅笔指划着他翻译的字句，一边慢慢地读着：“矢数道明先生说，关于木防己汤与肺气肿病问题，在《金匮要略·痰饮咳喘篇》中仅用了两行文字进行概括：‘膈间支饮，其人喘满，心下痞坚，面色黧黑，脉象沉紧，患病数十日，医吐下之不愈，木防己汤主之。’这一段文字与现代医学对肺气肿病出现的心机能不全由功能代偿向结构代偿转化，以至心机能丧失代偿功能的临床病象是基本一致的。膈间支饮，即于肺部出现郁血性支气管炎，或产生肺气肿的状态；其人喘满，即呼吸困难；咳嗽咯痰、面色黧黑，即面颊部郁血和发绀的状态；心下痞坚，即郁血肝所致的肝肿大及其类似症状。也就是说，木防己汤证即是对急慢性心脏功能不足的各个重要症状所作的简明扼要的概括。本方条文没有提到浮肿和腹水等表现，但可以预料，如果病情再向严重发展，就会导致郁血肾的各种症状，诸如尿量减少、浮肿、腹水。”

张丰先生读完了有关内容，把杂志合上，继续对我说：“大塚敬节也认为木防己汤应用于心脏疾病的机会比较多。心脏瓣膜病、心脏功能衰竭、冠心病等疾病当出现身体活动时就出现呼吸急迫、气喘痰鸣，下肢浮肿等病况时可以使用木防己汤。这个时候即使脉象没有沉紧也可以使用。木防己汤的腹证上腹部全体呈现胀满而坚硬感，这一方面和半夏泻心汤类方证的心下痞硬要加以鉴别。木防己汤对于心源性哮喘与肝脏恶化疾病也有较好的疗效，服用以后可以使呼吸变得轻松，浮肿消退，睡眠好转。常有西医治疗效果不满意者，用这个药方而康复的病人。”

汉方医学在现代的两位著名医学家都对木防己汤治疗心脏疾病的疗效持肯定意见。

“还要注意”，张丰先生的眼睛注视着我，“肺气肿病出现‘膈间支饮’的木防己汤证也仅是诸多方证中的一个方证而已。临床之际还须‘知犯何逆，随证治之’才是。我们学习经方的医师如果都像日本汉方家这样去研究方证的时间矢量变化状况，在疾病发展的全过程中找到方证的位置，在三阴三阳的纲目中发现疾病的不同演变阶段，长此以往就可以使现代经方医学得以丰富，得以发展，就可能使其找到更为有效的向前迈进的途径。”

张丰先生的话中包容着好多的信息量，特别是有关研究方证时间矢量变化状况的观点，对现代经方医学的建设具有前瞻性的意义。看来日本汉方医学在方证如何引进现代医学方面已经走在我们的前头，现代经方医学今后的发展，学习日本汉方既是当务之急，更是长远之思。

后来，我经常遇见膈间支饮的木防己汤证，通过反复的临床，才渐渐地对其熟悉起来。

我邻村的一个老人，患右心衰，西药认为他的心衰是由于老慢支、肺气肿引起的。患者消瘦憔悴，脸色暗黄，咳喘不已，痰黏而黄，颈部静脉怒张，烦热胸闷，夜间不能平卧，食欲极差，小便不利，下肢极度浮肿，大便闭结。这是一个老病号了，每一次急性发作一到医院就要马上住院治疗。老人不爱服药，稍有好转就马上停药，而且又闲不住地去田里劳动，所以屡治屡发，没有消停。这一次发作和上一次相隔仅仅只有半年。他的临床表现明显是《金匮要略》中膈间支饮的木防己汤证，于是我给予他木防己汤加茯苓与芒硝，生石膏每天 60～100 克、芒硝 3～10 克，随症加减。10 天以后，诸症明显减轻。其家人说，方药甚是厉害。第一次服后，大便排出极多，下肢浮肿明显减轻，咳喘、胸闷、烦热也随之好转。患者后来由于外感发烧，出现恶风头痛、汗多、脉浮数等桂枝汤证。我冒然投桂枝汤一帖，服药以后，病症加重，发烧不仅不退，反而出现胸闷心悸、夜间咳喘不能平卧的现象加剧。改用桂枝去芍药汤，二帖以后热退汗止，恢复到原来的疾病状态。接着还是在木防己汤加茯苓的基础上加减化裁，病情趋于稳定，3 个月后停药。

张丰先生介绍的日本汉方家的经验的确值得重视。

“心脏瓣膜病人多见桂枝类方证，这一些病人往往处于心脏扩大的代偿期或失偿期，中医治疗疗程多较长，容易反复，病人与医生一开始就要有思想准备。只有坚持长期服药，才有远期效果。”

一般中医师都在追求“一帖知，三帖愈”的效果，对于一些需要长期服药的病症缺乏应有的耐心。张丰先生的话使我想起以前读日本汉方医生的病案时的情景。可每当我读到一些慢性病诊治的时间要半年、一年甚至三五年的时候，我就会不耐烦起来，认为一定是医者方不对症，现在看来他们的叙说还是实事求是的。

“老张”，我问，“你说‘心脏瓣膜病人多见桂枝类方证’，具体哪些方证出现的频率比较多一些？”

“在讨论这个问题之前，先要澄清一个概念。”张丰先生有点儿纠结，“经方医学是以方证为核心的，其他东西如体质辨证与疾病谱辨证是帮助医生走近方证辨证的把手。它们可以起拐杖样的引路作用，但是也会有误导的可能，初学的时候特别要警惕这一点。‘心脏瓣膜病人多见桂枝类方证’这句话是属于现代疾病谱的方证知识，它对于初学者寻找方证有指导作用，但是它也仅仅是近百年来临床大样本的统计结果。并不能覆盖这种病的所有病人。”

的确如此，张丰先生强调的这个理念对于初学者一定要警钟长鸣，一不小心就会滑进‘一病一方’或‘一病几方’的泥坑中去。有的医师一说起心脏病就想起炙甘草汤，并把它作为首选方，这种“方病相对应”的理念有违经方辨证的原则和疗效。

“澄清了上述的概念之后，我们继续讨论‘心脏瓣膜病人多见桂枝类方证’这个问题。”张丰先生看着我，“最常见的有炙甘草汤、桂枝加龙骨牡蛎汤、木防己汤、茯苓甘草汤、五苓散、桂枝茯苓丸、柴胡桂枝干姜汤、柴胡加龙骨牡蛎汤等方证。这是现代经方临床实践的总结，桂枝甘草汤与桂枝甘草生姜大枣汤是这类方证的基础方。”

“老张”，我感到有点意外，“什么是桂枝甘草生姜大枣汤啊？”

“桂枝甘草生姜大枣汤就是桂枝去芍药汤”，张丰先生笑着说：“我喜欢这样去命名这个方剂，桂枝去芍药汤的方的药物排列就是桂枝、甘草、生姜、大枣四味药，我相信最原始的桂枝甘草生姜大枣汤中的条文或口诀一定也会是这样的，不然的话先人们背诵起‘桂枝去芍药汤’来多拗口啊。”

“老张，你说得有道理。”我惊喜地意识到方名的改变可能会牵涉许多新的发现。

“桂枝甘草生姜大枣汤”，张丰先生慢慢地说：“其实就是治疗‘汗多、心脏或胃脘部腹部悸动喜按’的桂枝甘草汤加调味开胃和胃的生姜大枣而组成。可以想象在桂枝汤风行一时的时候，会出现不对症的滥用现象。如果一个桂枝甘草生姜大枣汤证的病人误投了桂枝汤就会出现‘脉促胸满’的症状，当发现失误后，才知道原来是桂枝甘草生姜大枣汤证，所以要把已经凑拢在一起的桂枝汤中去掉一味芍药。有人认为桂枝去芍药汤是世界上第一张治疗心脏病的方剂。这个结论当然没有错，但是回过头来看看桂枝甘草汤的诊治目标不也是治疗心脏病的吗？它可能出现的机会比桂枝去芍药汤更早一些。再说桂枝去芍药汤其实就是桂枝甘草生姜大枣汤。所以，有时候在理论的话语里打圈圈，打来打去最后还是回到了原点。”

“老张，你能举一个临床运用桂枝类方证诊治心脏瓣膜病的例子吗？”

“好的”，张丰先生沉思了一会儿，说：“我最近诊治一个心脏瓣膜病的男工友，35 岁，两年来头晕心悸，心情烦躁而晕倒几次。经西医诊断为主动脉闭锁不全，左心室扩张肥大。曾经住院治疗症状有所缓解，但出院后心悸头晕依然发作，前天大便时又晕倒过一次，他自己坚持要求中药治疗。初诊所见：消瘦憔悴，肤色苍白，面色暗红，时有衄血，口干不欲饮水，手足冰冷，脉数结代，舌红少苔，腹部肌肉紧张而菲薄，脐部悸动。”

好复杂的一个病证，桂枝甘草汤证肯定是有的，如果单独使用似乎太薄弱了一点；说是炙甘草汤证吧，“面色暗红，时有衄血，手足冰冷”似有不合；说是苓桂五味甘草汤证吧，又没有“多唾”、“气从少腹上冲胸咽”的症状；说是苓桂大枣甘草汤证吧，倒是比较符合，但是对于“欲作奔豚”的临床表现我又难以准确定位。

“我开始给予炙甘草汤5帖”，张丰先生说：“但是服药以后病人每一次都腹泻，诸多症状也没有改善。于是我考虑再三，改投苓桂五味甘草汤与苓桂大枣甘草汤合方。茯苓6钱，桂枝9钱，五味子3钱，甘草2钱，大枣5枚。服药后当夜心悸头晕即缓，后此方五天一转，连续服用两个月，病情基本稳定，现在停药已经半个月，在这期间还没有出现晕倒的现象。”

“老张，苓桂五味甘草汤证不是要有‘多唾’、‘气从少腹上冲胸咽’”等主症吗？”

“选择苓桂五味甘草汤与苓桂大枣甘草汤合方，是因为病人具有头晕、心悸、面色暗红、手足冰冷、腹部肌肉紧张而菲薄、脐部悸动等症状。病人虽然没有多唾，但和‘口干不欲饮水’并不矛盾；这里‘气从少腹上冲胸咽’与‘奔豚’不仅仅是单一症状，也可以是一组以‘头晕、心悸、晕倒、衄血、面色暗红’等症状所组成的一种临床状态。”

我听了张丰先生的解释，心中的疑惑基本上得到了解决。

“五味子临床上被认为是治疗咳嗽的药物”，张丰先生意犹未尽，说“其实应该以头部有戴物感为指征。古人把这种症状叫做‘冒’，如果伴有眩晕，就叫作‘眩冒’，这是胸中有支饮的缘故，这都是五味子的适应证。大塚敬节认为，对于耳咽管炎，具有耳部闭塞感，会听到自己声音变调、擤鼻涕时耳部堵塞症状者，使用配伍五味子的药方，会有出人意料的效果。”

这个经验对我非常有用，也使我更加深入地理解到小青龙汤、苓桂五味甘草汤等配伍有五味子的药方了。譬如苓桂五味甘草汤证具有手足冷、气上冲头面，头部如戴物样的轰热醉酒状，尿量减少等症状，其中的“气上冲头面”一症，可能与耳咽管闭塞、听到自己声音变调、擤鼻涕时耳部堵塞症状有一定的关联。

我把黄美西1965年在闽北患多发性脓肿病的诊治情况，原原本本地说给张丰先生听，想请他从经方医学的角度对其进行分析与研究。

“疮疡有时候是会致命的，明代大医薛立斋也死于疮疡，日本的针灸家泽田健也死于疮疡。”张丰先生痛惜地说，“多发性脓肿是疮疡中厉害的一种。它大部分是由于金黄色葡萄球菌感染而引起的。其临床特点是毒邪走窜不定，随注随生，发无定处，此起彼伏，肿块初起皮色不变，漫肿结块，全身常伴高热。假如邪毒炽盛可能并发内陷变症而成为败血症”。

“老张，对这个病林冠英大夫的处理恰当吗？如果给中医来诊治，我们要注意什么问题？”

“建瓯县人民医院的林冠英大夫把多发性脓肿称之为中医的‘流注’，是恰当的。”张丰先生说，“西医药的治疗是正确的，不然的话，体温就控制不住，就有演变为败血症的危险。如果治疗不及时的话，流注就消散不了，势必成脓。从西医的角度来讲，他们的诊治是成功的。然而中医认为，在流注还没有形成之前，它的临床症状表现是太阳表证，也就是处于急性感染的前驱期。这是一个极为关键的时刻，中医是大有作为的，特别是经方医学的诊治，它的前期介入可以截断与扭转病势的发展，整个疗程可以大大地缩短。”

张丰先生的话也佐证了我当时的猜想是合理的。

“如果使用《伤寒论》的诊治方法可以吗？”我问。

“当然可以。”张丰先生说，“明·杨清叟先生在《仙传外科集验方》中明确指出：‘流注起于伤寒，伤寒表未尽，余毒流于四肢经络，滞瘀所致，而后为流注也。’如果在太阳病阶段进行及时得当的诊治，流注就有可能被消灭在萌芽状态。你的朋友黄美西的病也是一样，他开始生病的时候不是感到‘身体恶寒，恶心，全身肢节不利索’吗？后来他又补充了‘无汗’一症，你不是认为就是麻黄汤证吗？我认为还是葛根汤证更为贴近一些，你的意下如何？”

我想了想，觉得当时黄美西的病症偏重于肌肉方面，葛根汤证与比麻黄汤证相比的话，无疑葛根汤证更为合适。

“你的意见很对。”

“黄美西的病症在葛根汤证阶段得不到治疗是一个重大的损失。”张丰先生说，“紧接着就是‘全身开始一会儿发热，一会儿恶寒，口中苦极了，恶心的难受，身体上长出好几个鸭蛋大小的肿块’的症状，你认为是三阳病的小柴胡汤证也有一定的道理，但是从后来病势发展的迅猛程度来看，可能已经形成少阳阳明合病，大柴胡汤证的机率比较高。我的经验还要加大量的连翘与银花。”

“连翘与银花的具体用量是多少？”

“连翘二两，银花一两。”张丰先生答道。

“黄美西的病症前期没有治疗，后来‘恶寒消失，有汗，发烧继续，并出现潮热，头痛烦躁，口苦口臭，口渴欲水，神昏谵语，大便秘结，小便黄臭，四肢硬结在增大增多’，我认为疾病已经进入了阳明腑实证，也就是典型的承气汤证了。老张，你的意见如何？”

“你的中医诊治意见是合理的。”张丰先生说，“但是我认为，在现代的医疗条件下，应该马上住院治疗，中西医联合治疗，双管齐下，齐头并进，争取时间，抢救病人。”

张丰先生坚信中医、针灸的疗效，但是主张中西医并重，不固执、不保守、不孤僻、不乖张，这是非常难得的医学品德。现代经方医学固然不能不注重传统，但也不能只活在历史之中。我同意张丰先生的说法，很多名中医、名针灸家，就因为画地为牢，固执己见，而断送了自己的性命。譬如日本针灸家泽田健先生，背部生了一个痈，不用中药，也不用西医，结果疾病恶化而死。这又何必呢？总不能拿自己的生命作赌注来证明中医学是全能的医学吧？再看看有哪一个名中医临终时不是在西医医院里进行一场抢救？医者既要有自信，但也不能盲目自信，自信过了头就会变成夜郎自大。还是古人说得好：“尺有所短，寸有所长。”中西医互补，中西医并重是合情合理的。

我有一种想法，觉得黄美西的流注病，西医后期处理不理想，中医应该有更为适当的疗法。

“黄美西流注病的后期，”我说，“体温已经恢复正常，但是肿块还没有完全消散。那个络腮胡子的老医师每隔一天给他静脉注射一针金霉素与葡萄糖，治疗了十多天才痊愈。如果用我们经方医学的方证辨证来治疗是否有更好的方法？”

“黄美西流注病的后期病症，”张丰先生说，“临床表现是‘十六味流气饮证’。十六味流气饮来源于《万病回春》，日本汉方家对《万病回春》这本书情有独钟。十六味流气饮我使用过几次，方证对应的话，疗效是肯定的。我们不妨与西药同时使用，帮助病家缩短疗程。”

张丰先生的经验我一一记录在案，以后还要继续观察，以待使用。

十多年后，黄美西千辛万苦调回了温州，我们可以经常碰面叙旧，时时促膝谈心，我也有机会为他诊治疾病了。他的个子中等以上，精悍清瘦，没有什么大的疾病。几十年来，我为他医治过三次，两次成功，一次不很理想。

第一次是1988年治疗他的痔疮出血。那是他痔疮手术以后的第二年，半个月了，每天大便出血鲜红而疼痛，平时感到肛门不适，如有异物感。大塚敬节等人的《中医诊疗要览》在“痔核”这一病名的下面有首乙字汤，作者说：“此为原南阳氏之经验方，用于各种痔病，特对痔疼痛、出血及肛门裂伤等为适宜。”我就根据自己的理解认为黄美西的病症与乙字汤证相合，于是原方药味不加增损，药量变动如下：柴胡6g，升麻6g，甘草6g，黄芩6g，生大黄3g，当归6g，3帖。三天以后，他笑吟吟地来了，说非常有效，服了一帖就好了，三帖以后痊愈。问我为什么这样有效？我说，你的病症与这个乙字汤证恰恰相对应，乙字汤就像一把钥匙正好能够打开你病症的门锁。除此之外其中的奥秘夹缠不清，要把它弄清楚，还真是件挺绕脖子的事。过了三年，他的痔疮又出血了，他就把原方再去中药店抓它三帖，服了以后依然有效。这是他好了以后好久才告诉我的。他又一次问我为什么，我还是那句话，方证相对，别无原因。又过了五年，他的痔疮再次出血，但是肛门不痛。他就来问我原方如何加减？我认为把原方中的大黄分量减去一半，服用三帖。他按照我的意思，去中药店抓它三帖，服了以后就没事了。我掐指算算至今他已经十多年没有痔疮出血了，大概可以算是治愈了吧。

有一天，他在我家玩的时候对我说：“我用这个方治疗过一例与我类似的痔疮病人，也获得了很好的疗效，看来中医如果有了灵验的秘方也是了不得的。”我觉得他的说法似是实非，但是要把其中的是非说清楚也不是一句两句话就能做到的，所以支吾一声就过去了。

第二次是治疗黄美西的慢性胃炎。他十几岁就离开家庭，一直在闽北一带做流动工人，冷一顿，热一顿，饮食起居没有规律，所以早就落下了胃疾的病根。你别看他大便出血，他的胃可寒冷着呢，稍稍吃了一点寒性的食物就会吐口水。1997 年冬天他发病了，连续一个来月胃胀、嗳气、胸闷。当时他在一家大医院当电工，看病吃药也方便，所以就前前后后吃了一些中西药，但是都不见明显效果，于是到我家里请我给他看看。我看他除了上述的症状之外，其他也没有什么明显的异常，腹诊也没发现什么，只是在背部按诊时，发现第七胸椎棘突下的“至阳”穴位有压痛。我就诊断为香苏饮证，给他开了三帖中药。

方药如下：

香附 10g，苏梗 10g，陈皮 10g，甘草 3g，高良姜 3g，大枣 3 枚。

再交代他每天临睡时俯卧在床上，用一个热水袋放在背部第七胸椎棘突下的‘至阳’穴位周围来热敷，加强疗效。二天以后他来电话，说是疗效显著，症状明显减轻，前前后后大概服用了五六帖中药就痊愈了。

黄美西是一个有研究癖的人，他追根究底地问我：“为什么香苏饮治疗我的慢性胃炎效果这么好？为什么原先的方药疗效不明显？”

我想了想，对他说：“我们的祖先经过上万年的摸索，发现了一种‘方证相对应’的诊治方法，只要临床上发现某种疾病的几个主要脉症与某一个方剂的治疗目标一致的话，就用某一个方剂治疗，就会取得疗效。”

“什么叫‘方证相对应’？”黄美西细细地问。

“‘方证相对应’就是病人之证与方药之证互相契合。”我说。

“什么是‘病人之证’和‘方药之证’？”

“‘病人之证’是疾病临床存在的本体表现，是用经方医学规则与尺度加以归纳总结而得到的诊断；‘方药之证’是方药在病人体内发生效能所治疗的病症。它们合二为一，就像一个钱币的正反两面。”我一一加以解释，“它们所列举的症状、体征、脉象、舌象、腹证是一致的。临床为了明确诊治的结果，用方剂的名称作为病症的名称也是顺理成章的。方证现象极为珍贵，经得起临床千万次的反复，是经方医学存在的基石。你的慢性胃炎临床表现是：胃胀、嗳气、胸闷以及口水多，这些症状与香苏饮证非常吻合，所以就没有过多的分析与推理而直接使用香苏饮。最后疗效很好，就证明这种辨证方法是合理的，假如下一次遇见类似的慢性胃炎病人使用它就更有把握了。至于原先的方药疗效为什么不明显？可能就是病人之证，与方药之证不相吻合罢了。”

第三次是治疗他的慢性皮炎。近十年来，他全身的皮肤出现瘙痒症，西医多种检查也没有发现什么异常，医师说：“你要注意调整自己的精神状态以保持心情舒畅；平素少用刺激性大的肥皂和过热的水洗澡，避免过多的洗擦，以免使皮脂减少，皮肤干燥；内衣要勤换勤洗，保持清洁，并选用质软松大者为宜；饮食要清淡，多吃水果蔬菜，少吃油腻之品，保持大便通畅；更不可饮酒和喝浓茶，且避免吃辛辣食物。”然而这些措施都说说容易做到难，所以也没有什么可操作性。他也找过我开了几次方子，我因为无法寻找到典型的方证，就按照他的体质状态用药。他是典型的筋骨质体质：身材高瘦，线型结构，四肢瘦长，肌肉有力有弹性，头的前额较高，面部的骨性标志较明显，眼睛大而鼻子长。相似于西方体质人类学家Pende提出的“强壮瘦长型体质”，也相似于西医所谓的“卒中质”。日本汉方家认为，“大柴胡汤体质”应该是“筋骨质”的一种。由此可见诸等名称在辨体用药的临床过程中应该具有共通性。我在开大柴胡汤的时候考虑到他的一些个体特性，减少了大黄的分量而加重了干姜的分量。他开始的时候很有信心，然而喝着喝着就坚持不下去了。他认为过去几次开的方剂，第一帖吃下去就有疗效，这次已经坚持吃了半个多月依然还是无动于衷，一定是没有找到病根。因此他就不吃我的方药了，到处去寻找其他医师、其他疗法来治疗。我也不好多讲什么，毕竟我也没有取得临床效果嘛。

几年过去了，他的皮肤过敏的病症依然如此。我也难以判断为什么他的皮肤过敏这样地顽固。虽然我也多次叫他下决心长期服用改善体质的大柴胡汤，然而嘴巴讲讲也就过去了，最后都没有付诸实践。2010年他口腔内的右侧黏膜发生了病变，细胞学检查不理想，就做了手术。手术后一切良好，现在一年多了，体能基本上恢复到原来的状态，大家都为之庆幸。

我在思考他皮肤过敏现象与口腔内黏膜病变的关系，是否存在这样一种可能性，就是他的长期不愈的皮肤过敏现象是口腔内黏膜病变的先期反应，由于我们放弃了能够改变体质的中医药治疗，所以没有能够截断后来的口腔黏膜病变的发展。当然这只是我个人的观察与猜想，有待于更多的临床资料来证明。

那天下午，我与张丰先生围绕着黄美西的多发性脓肿病谈了许久，不觉已近黄昏。

张丰先生与我在东陶厂食堂用餐，我们在临窗的一长餐桌上边吃边说。

“日本汉方家对于中医诊治中的病名问题不像我们中医界人士说的那样——‘东医虽亦学南阳，一病终归是一方’。”张丰先生告诉我道，“当然，这一种情况也在一部分汉方医师中存在，就像在中国中医界难道没有这样的中医师吗？但是汉方界的著名医师都竭力反对这种以病名为目标的诊治方法。譬如大塚敬节先生就说过：‘中医不像西医，病名定而药就有定，而是一切根据病人的病态、脉象、体质来决定处方的。看惯西医的病人一来就问中医什么病名，我们当然为要病人了解，也总得说个病名，可是治疗决不置重于此。’”

“老张，你的说法对于纠正中医界人士对日本汉方的偏见大有帮助。”

“大塚敬节先生对此还有发挥。他说：‘病名是书本上的东西，并非实际存在，实际上存在的只是这病人。医师如果根据不存在的抽象的病名来千篇一律地治疗活着的病人，是很不恰当的办法。我们的观点很明白，就是病绝不是在病人之外的，病人之外别无所谓病。’大塚敬节先生的话说得多好啊！”

“我们平时也经常离开具体病人来讨论病名下的中医药治疗，譬如讨论支气管哮喘用经方如何如何诊治这样的话题。对此你是怎样看的？”

“我们中医不见病人的具体情况就无法凭空讨论治疗的方药。我们平时的讨论“支哮”，不是规定它的具体治法，只是把几个比较常见的主要方药来泛谈一下，仅供临床医师参考而已。这和西医对支哮有规定的治疗方法完全是两码事。大塚敬节先生有一句总结性的话，他说：‘中医用药之妙，在乎其人。’”

“日本其他汉方家也都反对‘一病一方’的理念吗？”

“反对‘一病一方’的理念几乎是日本汉方界的共识。譬如龙野一雄在《中医临证处方入门》一书的开头就开宗明义地说：‘中药方不是以病名为对象，而是以具体的患者的个体为对象。按照病人的体质、症状等不同，所用的处方亦各有异。正是因为按照各种当时情况，分别选用最适当的处方，才有它的良效。’”

如此看来，汉方医学也是致力于反对“一病终归是一方”的理念。

接着我向他讲述了有关青山村汪阿姨从医的故事，说她的十多张常用方，说她的疾病观，说她的诊治经验等。他听了以后感慨不已。

“细雨湿衣看不见，闲花落地听无声。”张丰先生感叹道，“这是我听到的一个动人的童话，想不到在现实中却是真实的存在，仲景若地下有知也会为两千年后的知音而流泪。如果老天赐以机遇，她得到培养与发展的话，天下就多了一个优秀的中医师。汪阿姨说的十六个方剂如果熟练运用就可以应付常见疾病是有道理的，古人也有这样的说法。薛立斋的《薛氏医案》中所有的方加起来不过二十来首，用得最多的是补中益气汤，六味、八味地黄丸。日本大塚敬节也有四大常用方，它们就是大柴胡汤、半夏泻心汤、柴胡桂枝汤、八味丸。汪阿姨说的当归芍药散的治疗目标与日本汉方家小仓重成所说的‘贫血而面色黄白’基本一致。看来方证现象是客观存在的，中日医师临床所见略同。从汪阿姨对感冒发热的治疗牵涉到《伤寒论》太阳病的桂枝汤、桂枝加葛根汤、葛根汤、麻黄汤、柴胡桂枝汤、大青龙汤等方与证的变化化裁。她替你父亲诊治胃病的一幕也很经典，你父亲只辨识到自己是少阳的香苏饮证，但她已经清晰地诊断为少阳太阴合病的参苏饮。对于把甘草泻心汤列为治疗疑难疾病的常用方也是大有深意。无独有偶，日本汉方家龙野一雄先生也有类似的见解。他在《中医临证处方入门》一书的第十三章中，把他认为最重要的二十五个方剂做了详细的说明，其中就有甘草泻心汤，虽然二十五个方剂中已有半夏泻心汤，但是他还是不厌其烦地把甘草泻心汤列入。特别对于甘草泻心汤作为治疗精神不安的诸多病症与泻心汤、柴胡加龙骨牡蛎汤、桃仁承气汤、防己地黄汤做了画龙点睛般的鉴别与比较。她呀，有意无意地已经走进了半部《伤寒论》。她对于平胃散的临床目标掌握得又准又简，通过一个白厚而腻舌苔就化生出藿香正气丸证、三仁汤证与甘露消毒丹证，已经抓住了湿温病的三个核心方证。”

“老张，汪阿姨使用五苓散符合‘方证相对应’吗？”我总想寻找到汪阿姨使用方药的依据。

“中药任何成功的治疗基本都会符合‘方证相对应’”，张丰先生一脸自信：“五苓散证的要点就是‘口渴与尿量减少’只要在这个前提之下再进一步鉴别类似方证而使用就能取效。我用五苓散医治好好多个皮肤病，其要诀就是如是。初学时领会这一点也是很不容易的，汉方医学给了我极大的启发。特别是大塚敬节的医案报告，既真实生动又表达得有条理有说服力。他说自己使用五苓散对婴儿苔藓、丘疹样荨麻疹效果非常好，有的病人白天服药，晚上就有好转。从某一个角度上来看，五苓散证的‘口渴与尿量减少’的潜在原因可能是‘水毒’的滞留，五苓散纠正了这个病态就治愈了疾病。大塚敬节另外两个医案报告也能够解释这个道理。一个病例是治疗一位肺切除术后的患者，一个咽干口渴，呕吐，什么也吃不下，医生说是处于脱水状态，鼻饲注入饮食物等，大塚敬节投五苓散粉末冲服，服用以后咽干口渴消失，病情好转。还有一个病例是患者前额的一部分浮肿，神经症般地唠唠叨叨，应该是血管神经性水肿，投五苓散而治愈。”

“老张，汪阿姨的诊治方式与经方医学有什么共同的地方吗？”我急于想把那种恍惚之感抓住。

“有，有啊。”张丰先生以肯定的语气回答：“汪阿姨的诊治方式与经方医学的共同点，是从病人在抗病过程中出现的症状体征等现象入手，而不是相反，从病名病因等所谓疾病的‘本质’入手。正像汪阿姨所说的，从辨认病名病因入手诊治疾病是一条繁复的路。奇怪的是，恰恰是这种‘从辨认病名病因入手’，却成了历代中医主流的诊治方法，主宰着中医学几千年。”

“老张，西医也是讲病名、病因、病位，它们的涵义和中医的不一样吧？”我忍不住插话。

“虽然西医也是从病名、病因、病理、病位入手研究人类的疾病，然而它们利用显微镜等科学实验的方法寻找到原始病因，具体病位，确切的病理状态。千万注意，不要把‘病名’‘病因’等用语不加分别地互相取代，郢书燕说。”

“老张，汪阿姨的诊治方式有什么特点？”我把话题重新拉回来。

“简洁实用，是汪阿姨诊治方式的特点。”张丰先生想了想后说：“汪阿姨追求简易、简单，让诊治趋于直截了当。这样就简化我们的辨证环节，减少烦琐的论证。她讲的诊治‘昏死’的分类分型方法，虽然过于简单，省略了大量的中间类型，然而其基本的分类方式还是可行的，特别是初学者可以从中得到不少的启迪。她的给药方法，也来自《金匮要略》。”

“老张，我父亲和阿骅表兄围绕诊治‘昏死’的方法的争论，你是怎么看待的？”

“我同意阿骅先生的意见。”张丰先生的态度明朗。“诊治‘昏死’的分类分型的方法虽然不错，但是它存在所有分类分型方法共同缺陷。就是为了分类分型，不惜把复杂问题简单化。黑白分明的分类分型方法，是以省略了大量的灰色地带为代价的。临床病症不会这样典型，习惯于分类分型方法的医师，在大量非典型病症前面就会晕头转向。只有立足于方证相对应的医师，才能以不变应万变而应付自如。”

我听了以后没有应答，心里感到有点纠结。

“汪阿姨这个诊治‘昏死’的分类分型的方法有点儿背离她平时的临床理念。”聪睿的张丰先生似乎洞悉我内心的纠结。“这就像京剧的票友偶然唱几段越剧曲调一样，不必耿耿于怀。”

看来张丰先生还是认同汪阿姨这个家庭医生。

“汪阿姨的从医经历让许多不敢涉足中医的人看到了成功的可能，看到了一个家庭医师是怎样产生的。上述的五苓散治疗 3 岁女孩秋泻一案，汪阿姨一下子就抓住了核心主症，迅速地退了热、止了泄。明代儿科名医万密斋在《幼科发挥》中提到‘余教诸子治泄泻，始终三法：初用理中丸一服；不止，次用五苓散，一二服分利；不止，三用白术散服之良；又不止，用参苓白术散调理，未有不效。’虽然其中讲到五苓散是治疗小儿腹泻的要方，然而没有规定具体的治疗目标。初学者如果按图索骥，按照万密斋预先规定的先后次序用方，其临床疗效是难以把握的。相比之下，汪阿姨的诊治目标具体明确，容易学习。”

“老张，她用桂枝汤加减治疗外感发热有道理吗？”

“有道理。”张丰先生连连点头，说：“日本汉方家古名屋玄医就是这样做的，他以桂枝汤加味方为主来治疗诸多疾病。他认为疾病乃是由阴阳的不调所引起的，故用桂枝汤使之调和便会痊愈，用桂枝汤加减治疗外感发热更是不言而喻的。”

“老张，《伤寒论》中使用五苓散治疗霍乱，和汪阿姨治疗秋泻的治疗目标相同吗？”

“它们的治疗目标基本相同。”张丰先生肯定地说：“《伤寒论》中‘霍乱’所包容的范围比较大，既包括传染性的腹泻，也包括感染性的腹泻，只要是骤然而起的上吐下泻都包括在内，其病名就有‘挥霍撩乱’的意思。在没有输液点滴的古代，先人发现五苓散、理中汤、四逆汤、四逆加人参汤、通脉四逆加猪胆汁汤等方剂抢救急性腹泻病人，的确是世界医学史上的奇迹。宋本《伤寒论》第386条云：‘霍乱，头痛发热，身疼痛。热多欲饮水者，五苓散主之；寒多不用水者，理中丸主之。’条文以热多寒多，口渴不口渴，来鉴别吐泻应该使用五苓散或是理中丸。汪阿姨治疗的秋泻女孩一案符合热多口渴腹泻的五苓散证，女孩‘口渴欲水，水入即吐’的表现更是和条文丝丝入扣。这一‘水逆证候’再加上‘小便不利’一症也构成和葛根芩连汤证相鉴别的要点。”

“老张，我总难以理解，面对一个脱水的病人，不通过静脉补充生理盐水，怎么可能维持有效血容量？”

“是啊。”张丰先生沉默了半天。“这在现代社会是不可想象的。所以在那个年代发现桂枝茯苓白术类方、人参茯苓白术类方、甘草干姜附子类方能够治疗脱水病人是极为珍贵的。根据日本汉方医学的研究，已经知道它们是通过调整胃肠功能对水液重新分配，从而达到补充水液和盐。因此有人称之为‘胃肠输液’。当然这种疗法只有在方证相对应的情况下才能发生疗效，一般也只适应于中、轻度的脱水病人。”

“老张，你能否举个例子说明一下‘只在方证相对应的情况下才能发生疗效’的事实？”

“好吧”，张丰先生点点头。“我以茯苓甘草汤与五苓散纠正脱水为例子，谈谈方证相对应的重要性。”

我打开笔记本，拿起笔，认真聆听。

“我也是借用日本汉方医学的研究成果来解释这个问题的。”张丰先生实话实说：“外感热病过程中出现的轻度脱水，《伤寒论》一般采取口服温水补充，如宋本第59条：‘大下之后，复发汗，小便不利者，亡津液故也。勿治之，得小便利，必自愈。’只有在脱水更为严重的时候，才会使用方药治疗。这个先采取口服温水补充，然后服用汤药治疗的先后程序，在宋本第71条有载：‘太阳病，发汗后，大汗出，胃中干，烦躁不得眠，欲得饮水者，少少与饮之，令胃气和则愈。若脉浮，小便不利，微热消渴者，五苓散主之。’值得注意的是，条文中把‘大下之后，复发汗’、‘发汗后，大汗出’等外感热病过程中出现的血容量减少的现象和休克代偿期的尿量骤减（‘小便不利’）的现象紧紧地联系在一起。并且以‘得小便利’作为治愈的先兆。由此可见，古人的临床观察是精细入微的。”

我非常惊喜，解读《伤寒论》是这样地令人心旷神怡。

“《伤寒论》73条：‘伤寒汗出而渴者，五苓散主之；不渴者，茯苓甘草汤主之。’据临床观察，在外感热病过程中，由于大量发汗等原因造成水液代谢紊乱，也就是所说的中度脱水的‘水与电解质平衡失调’的状态。古人的经验之一，就是通过五苓散或茯苓甘草汤通阳利水来纠正脱水，解除水液代谢紊乱。”

“既然五苓散与茯苓甘草汤都能通阳利水，那么它们之间可以互相替代使用吗？”我明知故问。

“问得好。”张丰先生轻轻地一笑。“理法方药辨证和方证辨证的不同点就在这里。仅仅是治法对头，如果方证不对应的话，还是竹篮打水一场空。”

“老张”，我想把自己的疑窦全盘提出。“茯苓甘草汤证与五苓散证在大汗之后都存在中度脱水的状态，临床都有发热、小便不利的症状。但是一个口渴，一个不渴，在现代医学研究方面找到什么根据没有？”

“日本在经方的实验研究方面做了一些工作。”张丰先生神色郑重地说：“他们认为，五苓散证是高渗性缺水，是低血容量状态伴有高血钠，实验室检查尿比重高。临床表现为：口渴、烦渴，头痛、小便不利。这个时候，在服用五苓散的同时要‘多饮温水’、‘以白饮和服’。病人如果大量急速地‘渴欲饮水’，血液就会急速被不含盐的水所稀释，出现脑组织水肿的急性水中毒，这就是‘水入则吐’的水逆证了。”

原来如此，看来经方离科学并不遥远。

“茯苓甘草汤证是低渗或等渗性的缺水状态，一般不会口渴，所以渴与不渴是五苓散证与茯苓甘草汤证的鉴别要点。”

“老张，五苓散中为什么没有甘草？”

“外感发热过程中出现的五苓散证是低血容量状态伴有高血钠证，甘草具有盐皮质激素样的作用，会促使血钠潴留，所以甘草不适应高钠低血容量性的五苓散证是可以理解的。”

汪阿姨全凭经验使用《伤寒论》的五苓散治愈了小儿秋泻，经张丰先生一解释竟非常符合科学的道理。假如仲景今在，不知会做何感想？

围绕汪阿姨的故事我们还在讨论着。

“老张，汪阿姨对脉诊的消极态度你是如何看待的？”

“汪阿姨站在一个中医爱好者的立场上对脉诊一些看法虽然过于消极，但是也是无可厚非的。”张丰先生神色平常地说，“然而作为一个经方医师对于脉诊可不能有半点忽视，日本汉方医学家对脉诊普遍有畏难情绪，你可不能受其影响。《伤寒论》中脉诊有着极为重要的地位，临床上是有以脉象为主症来定夺与选择方证的。在脉证不符的病况下，还有‘舍脉从证’和‘舍证从脉’的举措。例如论中350条云：‘伤寒脉滑而厥者，里有热也，白虎汤主之。’就是舍证从脉的典型范例。如果脉象不熟，不知何为‘滑脉’，面临如此危急时刻，医者将何去何从？”

“老张，对汪阿姨讲述的望而知之的生活现象与张简斋先生的诊疗故事，你是如何看待的？”

“这里牵涉到直觉思维的问题。”张丰先生说，“望而知之就是直觉起了作用。作为一种思维方式，直觉是指不依靠明确的分析活动，不按照事先规定好的步骤进行，且从整体出发，用猜想、跳跃、压缩思维过程的方式，直接而迅速地做出判断的思维。”

“能否举一个例子来说明一下？”

“好啊。”张丰先生说，“小孩亲近或疏远一个人凭的是直觉；日常生活中，素未谋面者相遇，往往会觉得对方心胸开阔或者心胸狭隘，一般都是凭直觉；篮球运动员临场投篮，也只能凭直觉；在一大群满地乱爬的蟛蟆之中，站在远处看看就能识别出肥美壮实者，也是凭直觉；孙思邈在《千金翼方》中有一段话：‘至于仲景特有神功，寻思旨趣，莫测其致。’他坦言自己没有读懂仲景大论，但他已经感受到了经方卓越的疗效，这种感受就是他通过直觉得到的。”

“我们经常在别人说话之前，便知道其内容，这是不是直觉思维？”

“对啊，我们经常在拆信之前，便已知道其内容，这些思维活动都不受某种固定的逻辑规则约束而直接领悟事物的本质。”

“老张，你认为直觉能力是否可以传授？”

“直觉思维不可能从外面植入，因此难以传授。”张丰先生说，“直觉思维存在于每一个人心中，要靠自己体悟来唤醒与激发。经方初学者总是幻想着有一种一劳永逸、一学就知的所谓方证辨证，呵呵，别偷懒！方证辨证不是一张印好的人民币，可以拿来就用！它是直觉思维的产物，但它可以通过培养与训练，依据内因的感知迅速地对问题答案作出了自己的判断。”

“你认为经方医师应该如何培养与训练自己的直觉思维？”

“可以从三个方面进行培养与训练：一、要有广博而坚实的方证基础知识；二、要有丰富的方证辨证的临床经验；三、要有敏锐的观察力，特别是把握整体与全局的能力。培养与训练好这三个方面的知识与能力，就会产生自己的直觉思维。”

“你说的‘把握整体与全局的能力’指的是什么？”

“就是训练自己六经辨证与体质辨证的能力。”

“直觉思维都这样可靠吗？”

“不！”张丰先生说，“直观思维也有不可靠的时候。古代文献《列子·说符》有一个‘人有亡斧者’的故事，就是给人们讲述直觉思维不可靠这一问题的。它批评一些人单凭自己的直觉，而不注重事实根据，对人、对事胡乱猜疑。”

张丰先生从书架上找来一本书，读了起来：“人有亡斧者，意其邻人之子：视其行步，窃斧也；颜色，窃斧也；言语，窃斧也；动作态度无为而不窃斧者也。俄而掘其谷而得其斧，他日复见其邻人之子，动作、态度皆无似窃斧者也。”

这篇文章我曾经在初中语文中读到过，但是对它的深层含义还是一知半解。

“这个故事对中医临床有什么启迪作用？”

“我们经方医师从直觉思维捕捉到的信息是非常珍贵的，但是捕捉到的直觉判断也会有不可靠的时候，所以一定还要进一步在临床上找到脉症的根据才行。如果没有找到相应的脉症，就不要一味相信自己的直觉。不然的话，就会走向事实的反面。”

对于汪阿姨的“做一个医师首先要知道有的病是医治不好的”这一观点，张丰先生同意阿骅的意见。

“阿骅先生说的很对，重要的是要分清概念的内涵与外延。”张丰先生说，“日本汉方家对于这个问题的认识值得我们借鉴，他们把临床疾病分成三种：半健康、疾病、难治病。这样医师与患者对于诊治疾病的疗程与预后就有了一个明确的认识。龙野一雄认为，中医学有它的界限，认为中医学无论什么难病、重病全能治愈，那也是不正确的。”

“半健康是指哪些病？”

“所谓的半健康就是指西医难以判断为疾病的症状与体征，西医难以治疗半健康的病人。如呃逆、动悸、咽喉异物感、头痛、失眠、眩晕、上冲、冷证、肩痛、易疲劳、宿醉、假性近视眼等疾病。这些病人却都是中医药的适应症，譬如假性近视眼，中医针灸都有效。大塚敬节的介绍，据藤平健的经验，假性近视眼一半左右的患者可以用五苓散获效。”

“难治病具体是指哪些病？”

“所谓的难治病是指西医棘手难治的五十来种病，如白塞氏综合征、多发性硬化、红斑狼疮、侧索硬化、慢性肝炎、再障、类风湿性关节炎等疾病。”

“汪阿姨对于脉象的意见有没有可取的地方？”

“汪阿姨不是职业医师，因此讲话毫无顾忌，其中也有一定的合理性。”张丰先生实话实说，“日本汉方家龙野一雄也有类似的说法，当有人问他临床诊治‘必须诊查脉吗’这个问题时，他的回答是：‘不诊脉也可以大致了解，但为求正确，必须诊脉。’”

张丰先生深度的阐述，使我重新认识了汪阿姨与许多新概念。

“我找了几本日本汉方医学的书给你，拿回去系统地泛读一番，以开拓自己的视野。”张丰先生说，“从抽象理论到具体诊治日本汉方家们都有自己的想法与做法。因为医学观念的转变是应对现代挑战的第一步，毫无疑问也是最困难的一步，所以他们的研究成果值得我们参考与学习。”

随后，张丰先生引我走出房间，在走廊尽头推开了左边的一扇门。我来他家已经好多次了，今天还是第一次踏进他的这个房间。一进屋我就看见一条用书架隔开的走道，房间的窗前摆着一张书桌，两把椅子，还有两排的书架靠墙，书架上挤满了书刊，许多书由于没地方放，全部靠墙从地板上叠起，一直叠满了他房间中所有有空隙的墙面。看来这里便是张丰先生日常阅读思考的地方了。先生从书架上抽出几本书递给我，记得有吉益东洞的《类聚方》、山田正珍的《伤寒论集成》，和一本与汤本求真有关的书，似乎是大塚敬节的《中国内科医鉴》。

“日本汉方家中最重要的是吉益东洞。”张丰先生以崇敬的口吻言之谆谆，“他是汉方家们的领头雁，汤本求真、大塚敬节、奥田谦藏与藤平健等人或多或少模仿了他的成功经验。读他的《类聚方》

《药征》你就会感受到他的渊博与精到、他的别具一格的研究思路。”

看先生严肃的样子，我岂敢不用心去记。坐在先生书桌旁，看见高至屋顶的书架，上面摆满了书，高处还放有几叠线装书。先生书桌上有一大排书，高高低低地紧挨着，都是形形色色的日文词典，有两本日本讲谈社出版的《日汉大辞典》极厚重地立在书架的中央。先生的书桌上还摆满了一摞摞的汉方杂志，杂志中插满了手抄的卡片，都是先生翻译下来的重要章节与段落。

夕阳正沉在窗前的湖上，一缕金光穿过树梢洒入，把整个书房照得亮堂堂的。我与先生相对无言，默默地站立在满室的辉煌之中，进入传说中的“物我两忘”境界。

二十二、青灯古卷夜思长

很长时间没有与阿骅表兄细谈了，心里渴望他的来到。

一个星期天的中午，我从外面诊病回来，回到学校，遇见了阿骅表兄，他已经在这里等了两个小时。我留他一起吃午饭。在饭桌上，我把矢数格《汉方一贯堂医学》中有关森道伯治疗体质学的内容摘要拿给他看。

我说："张丰先生学习经方就是直接从日本汉方入手的，这样的情况的确非常特殊。我认为，与张丰先生交谈，使我对经方医学加深了理解，更大的收获是知道了方证辨证的实质是'方证状态'的辨证。它不仅仅是以几个主症、脉象为唯一的诊断要点，还包涵着体质的鉴别、疾病谱的查考等因素。它们之间水乳交融，'和而不同'，互相关联、互相验证、互相展开、互相补充。这样的辨证思路使临床处方用药有了更加明确的依据，使中医临床学从"医者意也"的随意性中走出来，成为一门循规蹈矩的临床技术。"

"阿骅，寻找到陆渊雷的医学思想以后，现在又遇到了张丰先生，真是命运的安排啊！"我兴奋地说。

"张丰先生一生经历坎坷，人文素养丰厚，学习目的不同于一般的医师。特别是他的别具一格的学习路径，就是从日本汉方直接进入中医临床，因此他具有一般研究者所不具备的特殊视角。"阿骅表兄感同身受，百感交集。

阿骅表兄这次来的目的是与我讨论陆渊雷的经方思想。

“现代中医界对《伤寒论》进行研究分析，”他说，“各类著作和大块文章俯拾皆是，然而有真知灼见的作品不多。我反复阅读陆渊雷的著作以后，觉得他有一个重要的医学观点要引起我们的高度重视。”

我对阿骅表兄敏锐的观察力非常佩服，他说阅读陆渊雷的著作后发现的新观点，肯定又会给我带来新的信息，我感到分外地欣喜。

“陆渊雷先生怎么说的？”

“陆渊雷先生反复强调经方医师诊治疾病的时候，一定要首先辨别发生疾病时人体的抗病趋向如何，分清表里与上下，然后采取因势利导的疗法，维护自身抗病的力量，用药尽量避免与自身的抗病趋向背道而驰。”

人体的抗病趋向是一个看不见摸不着的抽象概念，真的不知道如何辨别，更不知道如何维护与避免抗病趋向受损失。

我想第一步一定要弄清楚自身抗病趋向的具体表现，想向阿骅表兄求教。

“阿骅，中医学中的‘表、里、上、下’是指病位吗？”

“陆渊雷先生认为‘表、里、上、下’不仅指病位，更是指人体的抗病趋向。”

原来如此，“表、里、上、下”可以指代自身的抗病趋向，这句话重要极了，它把抽象概念具象化了。

“‘表、里、上、下’是指代四种抗病趋向吗？”我求知的欲望被调动了起来。

“陆渊雷先生认为‘表’与‘上’是一组抗病趋向，‘里’与

‘下’是另一组抗病趋向，‘表、里、上、下’究其实就是两种抗病趋向。”

我把陆渊雷的书也已经颠来倒去读了很多遍了，为什么没有读出人体的抗病趋向这一重要的问题来？真是惭愧啊。

“阿骅，请你细细道来，我洗耳恭听。”我笑着，以羡慕的目光看着阿骅表兄。

不知咋地，我在阿骅表兄面前表现得更为随便与任性。也许就是所谓的近而不恭，熟不拘礼吧。张丰先生与阿骅表兄虽然年纪相仿，相比之下，我在张丰先生那里多多少少还有一点拘谨与局促，远远还没到彼此言笑、自自然然的程度。

“陆渊雷先生认为，从阴阳学说的角度来看，表与上称之为‘阳’，里与下称之为‘阴’。”阿骅表兄有条不紊地说，“这里的‘阴’‘阳’是指抗病趋向，与病证的性质无关。太阳病的头痛、项强是人体的抗病趋向向上，但是真正的目的其实是向外；阳明病的承气汤证是人体的抗病趋向向下，但是真正的目的其实是向里。太阳病的所有症状与脉象所产生的‘表证’是人体的抗病力量欲达到出汗排毒的目的；阳明病承气汤证的所有症状与脉象所产生的‘里证’是人体的抗病力量欲达到泻下排毒的目的。这时候，病邪所产生的毒害已经轻微，但是特殊的代谢所产生的废料囤积于肠道，人体抗病能力下降，大便难、腹满痛、转矢气、热结旁流等皆人体抗病能力下降之象。”

我不明白这样的分类对诊治疾病有什么作用。

“陆渊雷先生的真正用意是什么？”我很好奇。

“陆渊雷先生认为，阿骅表兄的语调平稳：‘无论何事，力专则易成，力分则难成，力分而力之方向相反者，尤绝对不可成’。人在发病时候宝贵的抗病力的抗病趋向也是一样，抗病力专则疾病容易治愈，抗病力分散则疾病难以治愈。我们使用方药一定要保持和抗病力的抗病趋向一致，才能够达到因势利导的效果。譬如当病人出现太阳与阳明兼病时仲景通常先解表后攻里，假如遇到必须要急下的病人，可以先行攻下以后再解表。仲景的方剂组合从来没有发表与攻下并施合为一方的。”

经阿骅表兄的分析我才有所体悟，原来使用合方的时候一定要注意到人体抗病力的抗病趋向，特别是解表与攻里的方药一般不能合用。即使遇到太阳与阳明兼病时也要分先后治疗，这样才不会阻碍了抗病力的抗病趋向。

“《金匮》的白虎加桂枝汤难道不是治疗太阳与阳明兼病或者合病的吗？”我想到了一个问题。

“陆渊雷先生认为，桂枝汤不是典型的解表剂”，阿骅表兄脸上的神色仍旧那样淡然。“白虎汤更不是攻下剂，它们的合方并不违背上述治疗原则。”

我又想到一个特例，就问：“桂枝加大黄汤难道不是解表与攻下的合方吗？”

“这个方剂应该讲是桂枝加芍药汤与大黄的合方，桂枝加芍药汤不是解表剂所以与上述的治则无关。然而陆渊雷先生说，自己虽然理论上认为桂枝汤不是典型的解表剂，其作用是‘其方不过调整浅在血管之血行’，认为‘不妨与大黄同用’，但是在临床上陆渊雷先生还是比较谨慎，说自己‘竟未敢用之’。”

我一直用心留意桂枝加大黄汤的问题，后来在读曹颖甫《经方实验录》时，看到了曹颖甫使用桂枝加大黄汤的医案与体会，谨把原文抄录在下：

桂枝加大黄汤证

庆孙（7月27日）起病由于暴感风寒，大便不行，头顶痛，此为太阳阳明同病。自服救命丹，大便行，而头痛稍愈。今表证未尽，里证亦未尽，脉浮缓，身常有汗，宜桂枝加大黄汤。

川桂枝（三钱），生白芍（三钱），生草（一钱），生川军（三钱），生姜（三片），红枣（三枚）。

曹颖甫先生的按语是：治病当先解其表，后攻其里，此常法也，前固言之稔矣。余依临床所得，常有表解之后，其里自通，初不须假药力之助者。缘先表束之时，病者元气只顾应付表证，不暇及里，及表解之后，则元气自能反旌对里。夫元气之进退往返，谁能目之者，然而事实如此，勿可诬也。故余逢表束里张之证，若便闭未越三日者，恒置通里于不问，非不问也，将待其自得耳。

若本汤之合解表通里药为一方者，又是一法。然其间解表者占七分，通里者占三分，不无宾主之分。以其已用里药，故通里为宾；以其未用表药，故解表为主，双管齐下，病去而元气乃无忧。

看来曹颖甫先生对太阳阳明同病的处理也是非常小心的，“若便闭未越三日者，恒置通里于不问，非不问也，将待其自得耳”这几句话，就可明了他的谨慎。然而最后还是使用了这个方，但是以桂枝汤为主，大黄通里为辅而取效。桂枝与白芍的比例是一比一，与仲景的桂枝加大黄汤原方稍有不同。

我自己用仲景的桂枝加大黄汤，就是桂枝加芍药再加大黄汤，曾经治疗过比较多的病症，只要方证相对应都能收到明显的疗效。譬如，后来我曾诊治过一个80岁胃癌手术后的老人，个子瘦长，面色清癯苍白，他是因为腹痛来诊的。他说自己脐腹部隐隐作痛已经

30年了，为了治疗腹痛四处求医，多年中西医的诊治没有能够减轻腹痛一点点。就是在辗转医治的过程中发现心脏病与胃癌，随后心脏搭了桥、胃做了手术。然而脐腹部隐隐作痛没有因为搭了桥、做了手术而减轻丝毫。他说自己不怕死只怕痛，所以来寻求医治腹痛的办法。患者脉象细弦，便秘，多日一行，腹肌菲薄紧张。投桂枝加大黄汤七帖，腹痛大减；再七帖，腹痛消失。全家亲友奔走相告，惊奇不已。这个病例还有一个意想不到的后续，两年以后，他的女儿来找我看病。说她父亲已经在一个月前去世了。我心里忐忑不安，不知她父亲对我的诊治有没有什么非议。谁知道这个老人临终前讲了一段我意想不到的话，老人说："我腹痛30年，一直找不到能治好它的医师，谁知道十几帖桂枝加大黄汤就治好了。两年来人虽然还是比较虚弱，但全身没有什么苦痛。我想假如早几年遇见他，说不定还可以多活几年。我死后，你们有什么病痛都要找娄医师看看，不要乱吃西药。如果碰到他，就把我的话告诉他。"

这些都是以后临床诊治中所遇到的事情，但是起源于1975年和阿骅表兄对桂枝加大黄汤证的讨论，所以把这些后续的情景不厌其烦地在此介绍，作为这个问题讨论的补充。

阿骅表兄介绍了陆渊雷先生对待桂枝加大黄汤比较谨慎的态度，他的讲话使我想起几年前在青山村讨论陆渊雷医学观点时的一个遗留问题。

"阿骅，在青山村的时候我们讨论过陆渊雷的医学思想，记得你说过，有关陆渊雷对《伤寒论》中合病、并病、坏病等领域的研究态度你持保留意见，说以后再跟我慢慢细说。今天是不是可以与我说说了？"

"记得，记得。前几次到这里就想和你谈谈，后来又忘记了，今天可以与你讨论一下。”阿骅表兄听到我的问话，想了想说，“陆渊雷先生重视《伤寒论》中‘表里上下’与人体抗病趋向的关系。然而这些关系在合病、并病的如何诊治过程中展现得最为清楚，这一点可能在当时他还没有认识到它们的内在联系，所以会说‘合病之说不足据也’。我认为合病、并病的诊治是方证辨证中的时间辨证，这一方面研究就牵涉辨证的动态原则与方药施治的标本缓急。”

我当时的认识还非常浅薄，认为合病、并病的概念比较简单：临床上同时出现两个或两个以上方证的见证齐发，无先后之分的，故谓之“合病”；临床上先后出现两个或两个以上方证的叫作“并病”。认为“两感”是指一阳经与一阴经同时受邪发病，而这两经往往在经络上有表里关系。如太阳少阴两感，阳明太阴两感，少阳厥阴两感，我所有的合并病的知识仅此而已。

“《伤寒论》中论述合病、并病的条文共有30余条，”阿骅表兄说，“其中有12条冠有合病、并病的名称，还有20余条实际上论述合病、并病的却未有合病、并病之名。我认为经方医学急需加强对合病、并病、直中、两感等疾病概念的规律性研究。当临床上几个方证先后或者同时出现的时候，就要考虑如何处理的问题：是合方还是选择其中某一个方。这个问题在医经医学里就是研究治法的标本缓急，但在经方医学中研究得还不够、也不多。我想这里会牵涉分辨主证与客证的问题，你如果遇到张丰先生，请听听他的意见。”

我们都非常尊重张丰先生的见解，他在经方研究方面远远地走在我们的前面。

我突然想起张丰先生的意见，就对阿骅表兄说：“张丰先生说我们上次在青山村的有关陆渊雷评议《伤寒论》中‘日传一经’的意见，是来源于章太炎研究仲景学说的成果。章太炎1924年撰写的

‘论《伤寒论》原本及注家优劣’对这个问题做了深入的研究。”

“我已经拜读过章太炎先生研究《伤寒论》的文字，他认定历代除柯韵伯、尤在泾少数几个医家之外，有关《伤寒论》的注释和研究没有走上正途。看来章太炎先生论医的文字值得花气力去好好研究。”阿骅表兄的语气非常肯定。

那天夜晚躺在床上，把阿骅表兄所讲的在心里回述一遍，结果再难入睡。是啊，张丰先生还说，陆渊雷的“少阴病者，热病过程中心脏之机能的衰弱也”一说，也是源于章太炎先生“少阴病者，心脏病也”的观点。

一个星期以后的一天傍晚，我一个人来到了张丰先生的家。

张丰先生看见我来了非常高兴，去倒了两杯热茶，经方夜话就在蒙眬的灯光下开始了。

我进来的时候，张丰先生戴着眼镜正在灯光下翻译一篇日本汉方家藤平健先生有关“合、并病”的文章。真是天公作美，我们不约而同地想到了一处，话题也就自然地围绕着《伤寒论》的“合、并病”展开了。

在讨论《伤寒论》的“合、并病”之前，我与他谈到阿骅表兄的观点。

“阿骅认为，方证辨证是一种类比性的思维活动。”我介绍阿骅表兄的意见，“类比性的思维活动不同于因果性思维活动，它只求知其然，而不求所以然；方证的‘证’由两个方面组成：病人之证与方药之证，所以符合野性思维两元对立的逻辑。他们通过知觉与想象的平面而捕捉到一种抗病方法。这种方法能够帮助人类发现有助于人体本能排异、调节与补充功能的方药。”

张丰先生非常欣赏阿骅的观点，他说：“经方医学不仅是一种诊治方法、医疗方式，而且还是一种自由的思维方式。经方医师诊治的关键在于把单一的症状置身其中的‘一组关系’和一种诊治体系之中。在搜集起来的各种症状里存在着一种组合，可以提取出来，作为‘一组关系’来整体处理。如果要把症状变得可以领会，就得把它放在其他症状当中，把它与其他症状加以比较和对照。同与不同，它们之间有无联系，只有这样才能让我们真正理解症状。《伤寒论》中说方证就像电影的一个个胶片一样，是将仅有一点变化的每一张静止的胶片，个挨着个有序地排列起来。如果把它们放到放映机中，就映出了有联系的一过性情节。经方医师的诊治任务就是判断病人的疾病表现处于电影哪一格镜头的画面上，就是根据在疾病发展有序排列的方证中判断出是哪一个方证，然后加以相应的治疗。”

我聚精会神听先生讲，同时记着笔记。

接着张丰先生就“合、并病”这一专题一一展开讨论。

“日本汉方家藤平健先生是一位优秀的临床家，也是一位经方理论家，读他的文章，你会发现他对《伤寒论》的研究有披沙拣金、抽丝剥茧般的认真和细致。”张丰先生郑重其事地说，“最近我连续读了几篇他的有关《伤寒论》‘合、并病’的论文，发现他对仲景‘合、并病’的理论做了很多发挥性的研究，打破了历代《伤寒论》读者对原文中‘合病’‘并病’严格区分的说法。他认为阳证和阴证并存也可以称之为‘合病’与‘并病’，他的这种观点值得我们参考。在《伤寒论》中，论及‘合病’只有七条条文，全部出现在三阳病之中，太阳阳明合病三条，太阳少阳合病一条，少阳阳明合病一条，三阳合病二条。论中三阳病和三阴病之间没有‘合病’条文，所以历代医家一般都认为三阳病和三阴病之间没有‘合病’。但也有不同的声音，认为三阳病和三阴病之间亦可见‘合病’，譬如《医宗金鉴·伤寒心法要诀·辨合病并病脉证并治》认为：‘如太阳病脉反沉，少阴病反发热，是少阴太阳合病也。’”

外感热病凡一经之证未罢，又见它经病证者，此时两经症状同时存在，但有先后之序，称之为“并病”，通常也指在三阳病的范围内。在《伤寒论》中，论及“并病”只有五条条文，全部出现在三阳病之中，太阳阳明的“二阳并病”二条，太阳少阳并病三条，三条之中二条是针刺治疗，另一条有论无方。

“我想这其实是一个普通的知识，”张丰先生戛然一笑道，“由于疾病是活动的，必然存在着各个病期的移行期，自然而然地就会有横跨两者的并病。在合、并病的治法上，你有没有什么体会？”

“半年前，一个中年妇女因面颊部患带状疱疹来求诊。发病一周了，诊治无效，痛不欲生。诊察结果发现诸症并存，有桂枝汤证、小柴胡汤证、小陷胸汤证。我三方合一，给她三帖。三天后病人又来复诊，告诉我药后没有一点好转的迹象。我考虑再三，认为病证应该是太阳少阳并病。太阳是桂枝汤证，少阳有两个方证，一个是小柴胡汤证，一个是小陷胸证。当时仅仅凭直觉，先给她小柴胡汤加连翘、蒲公英三帖，药后当天夜里疼痛大减，三天后疼痛基本上没有发作。但是小陷胸汤证仍然存在，就继续给她小陷胸汤三天量，随后一切平安。这个病例留给我的经验与教训很多。由于诊治的结果并非是水到渠成的成功，的确是偶然妙得，所以与失败只在一线之隔，一念之差，这使我不得不高度重视对‘合病、并病’的学习。”

“《伤寒论》中合病有三阳合病，二阳合病两大类。”张丰先生说，“一般太阳少阳合病治少阳，如第172条的黄芩汤证；太阳阳明合病治太阳，如第 32 条的葛根汤证；阳明少阳合病治阳明，如第 256 条的大承气汤证；三阳合病，少阳证多治少阳，阳明证多治阳明，但是三阳合病时均禁忌汗下，即使阳明病多，亦不用承气而用白虎。这些治则治法正如日本汉方家山田正珍所说的那样：'合病则独解其一经。'"

合病像是一个庞杂的体系，我还没有好好地学习与思考，张丰先生已对这些内在结构与层次了如指掌，我也要深入下去，弄懂其中的究竟。

"老张，栀子豉汤也是治疗三阳合病的，是吗？"

"你说的是大论中的第 221 条。"

他把桌子上的《伤寒论》拿来，翻到第 221 条。

条文云：阳明病，脉浮而紧，咽燥，口苦，腹满而喘，发热汗出，不恶寒反恶热，身重，若发汗则躁，心愦愦，反谵语；若加温针，必怵惕，烦躁不得眠；若下之，则胃中空虚，客气动膈，心中懊侬，舌上苔者，栀子豉汤主之。

"这条条文中太阳、阳明、少阳的症状都有，所以是三阳合病，治疗的主方是栀子豉汤。"张丰先生说，"《伤寒论》中有的'合病'，虽然条文中没有'合病'二字，但实质上属于'合病'。有的比较明显，有的比较隐蔽。如第 221 条是一个三阳合病，但条文却以'阳明病'作为开头。然而你认为'这条条文的三阳合病，治疗的主方是栀子豉汤'，这样理解上前半句是对的，但是对后半句这样的结论不合适？"

"为什么？"

"根据大塚敬节的意见，"张丰先生说，"栀子豉汤是这条三阳合病经误下以后而出现'胃中空虚，客气动膈，心中懊侬，舌上苔'

时的证治。原先的三阳合病：‘脉浮而紧，咽燥，口苦，腹满而喘，发热汗出，不恶寒反恶热，身重’，应该参考第219条，给予白虎汤为好。如果使用发汗，‘则躁，心愦愦，反谵语’，对于这种病症应该如何处置呢？仲景没有列举方药，大塚敬节的意见，宜于调胃承气汤；如果用温针发汗，其患者‘必怵惕，烦躁不得眠’，对于这种病症应该如何处置呢？仲景也没有列举方药，大塚敬节的意见，宜于桂枝甘草龙骨牡蛎汤。”

张丰先生的分析使我悠然心会。《伤寒论》原来如此周密细腻，环环紧扣，步步为营，然而我读书却不求甚解，囫囵吞枣，所以得到的知识不成系统，真是惭愧啊。

“老张，陆渊雷认为论中的‘合病’‘并病’名实不符，你是如何看待这一问题的呢？”

“《伤寒论》中‘合病’‘并病’的确存在名实不符的现象，”张丰先生说，“然而其中的缘由不是几句话就能够讲清楚的。山田正珍从病情的缓急与治法的不同来探讨‘合病’与‘并病’，也是一个研究的角度。他认为‘并病者邪势缓，而合病则邪势急’。”

“山田正珍对合病的治法总结为‘合病则独解其一经’，那他对并病的治法有何总结呢？”

“山田正珍认为并病的治法也可以总结为‘并病兼解二经’。所以《伤寒论》中的大柴胡汤治疗少阳阳明并病，柴胡桂枝汤治疗太阳少阳并病，桂枝加芍药汤治疗太阳太阴并病，这些都是运用一个合方兼解二经的并病。”

“汉方家对于合病与并病的诊治是不是一样地看重？”我问。

“日本汉方家更为看重并病，”张丰先生说，“甚至说‘如果视而不见，有时可能会造成生命危险’。”

“如何给并病一个恰当的定义？”

“对于并病的定义，中日医家众说纷纭，莫衷一是。”张丰先生说，“我认为奥田谦藏先生的解释最为妥当与简明。”

张丰先生又走回书桌，拉开抽屉，把翻开的《汉方の临床》杂志拿给我，指着其中用铅笔划上记号的部分，说：“日汉字典在桌子上，请你自己读读奥田谦藏先生的这段话。”

几年来我在张丰先生的敲打下断断续续地学了一点日文，可以在字典的帮助下勉强地阅读《汉方の临床》杂志。我把《汉方の临床》杂志接了过来，看到了用铅笔划上记号的一段日文：

キャリアを开始して、他の方法に広がる。しかし，病気が先头に完全なソリューションをしていない，互いに关连付けられている，对応する症候群、呼び出し、および病気。接続されています、共存を意味します。病気、二番目のキャリア、互いに关连付けられている症状。

张丰先生要求我用中文翻译给他听，我利用日汉字典翻查了一会儿，就根据自己的理解把这一段话的大致意思对他说：“病起于一个部位，然后波及另一个部位，最初的病还没有完全消解，其波及相应证候与原初的证候彼此之间是有互相关联的，所以称之为并病。并者是相连的意思，又是并存的意思。所谓并病，就是病的先后两个部位相互有相应的关系，前后两个证候之间互相关联的一种疾病罢了。”

张丰先生笑着点点头说：“总的精神理解得没有错，但文字上还要修饰与剪裁。”

“老张，如果两个方证虽然并存，但它们之间的症状并不互相关联，其治法是否也要分为先后？”

“如果两个方证并存，但它们之间的症状并不互相关联，古代称为‘兼病’，投放用药就不必有什么先后之分了，可以同时合方投药。”张丰先生娓娓讲述道，“由于《伤寒论》中没有‘兼病’这一个名称，藤平健先生把这种的‘兼病’命名为‘准并病’。好像桂枝汤证与当归芍药散证，它们没有什么互相关联之处，可是在同一个体内同时并存着，就可以作为一个合方使用，而不分孰先孰后了。”

“《伤寒论》中的并病有几种常见的类型？”

“《伤寒论》中以并病明确命名的通常只有一种，”张丰先生说：“就是太阳与阳明并病的‘二阳并病’，条文也只有两条，就是第48条与第220条。仲景认为，治疗‘二阳并病’有先表后里的必要。第48条指出‘先表’，大塚敬节认为可以使用麻桂三小方；第220条指出‘后里’，宜大承气汤。”

第48条曰：二阳并病，太阳初得病时，发其汗，汗先出不彻，因转属阳明，续自微汗出，不恶寒。若太阳病证不罢者，不可下，下之为逆，如此可小发汗……

第220条曰：二阳并病，太阳证罢，但发潮热，手足汗出、大便难而谵语者，下之则愈，宜大承气汤。

“并病在《伤寒论》中命名上不称并病，但是实质上又归属于并病的多不多？”

“《伤寒论》中命名上不称并病，但是实质上又归属于并病的多得很。”张丰先生举起了两个指头比划着说，“这些并病只以太阳病或者阳明病冠名而不用并病之名称。藤平健先生明确地指出：‘所谓处于并病的病态，不仅存在于太阳和阳明之间，而且存在于太阳和少阳、少阳和阳明各阳病之间，还存在于太阳与阴病之间。不仅如此，而且存在于太阳病或者少阳病的同一病位内。’”

“老张，为什么《伤寒论》中把并病的诊治范围只限于太阳与阳明并病的‘二阳并病’与‘太阳少阳并病’呢？”

“这是一个值得花力气研究的问题，”张丰先生说，“首先要知道仲景的写作特点简洁扼要，并以直截了当的叙说方式为宗旨。藤平健先生有一句反诘的话对这个模糊的问题做了回答。”

“藤平健先生反诘的话怎么说？”

“藤平健先生说：‘因为把范围广泛的少阳分做表的少阳和里的少阳，而把太阳和它们的并病分别区分开来加以烦琐叙述，这就不是《伤寒论》的叙述方式了。’”张丰先生说。

我觉得藤平健先生的回答不是很切题，有点答非所问，让人不知所云。我反过来一想，也许是自己水平不够，理解不进去，因此没有把自己的这种看法告诉张丰先生。

“老张，藤平健先生的‘把范围广泛的少阳分做表的少阳和里的少阳’，这句话是什么意思啊？”

“日本汉方家认为少阳病所囊括的病态范围是很广泛的，”张丰先生说，“归属于它的方证也是六经之最。所以应当把它细化，分为靠近太阳的‘表的少阳’，与靠近阳明的‘里的少阳’两个区域。”

我也认为这样划分以后，少阳的面目更为清晰。

张丰先生总是希望我主动地参与讨论，就说：“你好好地想一想，除了柴胡汤证以外，还有哪一些方证应该归属于少阳病所囊括的病态范围？”

“黄芩汤证、泻心汤类方证、小陷胸汤证都应该归属于少阳病所囊括的病态范围。”我想了想以后说。

张丰先生点点头说：“日本汉方家对归属于少阳病的方证范围更为宽泛，除了你说的那几个方证以外，还有许多方证，如十枣汤证、大陷胸汤证、栀子豉汤证、葛根芩连汤证、干姜黄连黄芩人参汤证等都归属于少阳病的范围。”

“老张，我记得清代黄元御提出了‘一气周流，土枢四象’的理论体系，欲想把《伤寒论》中所有‘方证’纳入三阴三阳体系。我想如果由此可以寻找到具体方证在三阴三阳体系中的位置，就可以帮助初学者增添一种执简驭繁、简便易行的方法。你说黄元御的观点有道理吗？”

张丰先生把双手叉叠在胸前，看我讲完话以后，脸上颇有喜色。

“看来你平时也做过这方面的思考，”他毫不掩饰自己的高兴，以赞许的口吻对我说，“把诸多方证在六经的病态范围内排排队是一项很有意义的课题。我国古代经方家很早就用《易经》阴阳论的思想来总括《伤寒论》的药方，依据论中的白虎汤、青龙汤、玄武汤等以四神命名的汤方作为后天八卦的四柱，把所有经方纳入一个无所不包的排列有序的大圆圈中。日本汉方家在这个方面也花了不少的精力，如昭和时代的剑持久氏绘制了‘处方圆形配置图’，运用阴阳无限可分的原则，将仲景所有的方剂加入其间。现代众多汉方家也热心于这一项工作，如小仓重成先生就在这一方面做了大量的研究。他认为学习《伤寒论》令人感到困惑的问题是，如何估量每一个方证阴阳虚实的程度及确定其在三阴三阳体系中的位置。如果将阴阳虚实用方证加以表现的话，那么就可以构成大家所能接受的共同的客观资料。这样一来，即使是阴阳错杂、虚实混淆的复杂证候，也可以用几个方证表示出来。我认为小仓重成先生的这项研究有益于临床诊治的工作。”

我倾耳细听。我明白张丰先生所关注的问题肯定对我今后的学习有指导作用。

“你在读‘少阳病脉证并治篇’的时候有没有发现什么？”张丰先生问。

不提不知道，经张丰先生这样一提醒，我也感到有点儿奇怪了。是啊，具有如此宽泛区域而有很多方证的少阳病，在它自己的篇章中却只有十条条文，药方也没有一个。

“开始的时候，我难以理解仲景为什么把少阳病篇的所有方证全部安插在其他病的篇章之中，后来读了陆渊雷先生的书，他认为这是仲景的无奈之举与违心之举呀。就是说，仲景的少阳来自于太阳，传诸阳明。因为少阳病的柴胡证不会出现在阳明之后，所以仲景不把柴胡类方证编排在太阳篇章之中。”

“陆渊雷先生的解释有一定的道理，张仲景一丁半点的不得已，张仲景可以理解得不彻底，但却使后学者不知吃了多少的苦头，熬了不知多少个冤枉夜啊！我也猜不透仲景为什么不得已这样写，而不能直抒胸臆呢。”张丰先生喝了一口茶，“好了，我们不说这些历史的疑案了。你再说说‘表的少阳’有哪些方证？先从柴胡汤类方证中选出几个作为代表方证。”

“柴胡桂枝汤证应该算是一个归属于‘表的少阳’方证。”我答道。

先生“喔”了一声，似乎扫了我一眼，我觉先生眼中精光一闪。

“还有小柴胡汤证，”张丰先生点点头，“它虽然居于‘表的少阳’与‘里的少阳’之间，但还是一个趋向于‘表的少阳’的方证。”

“以柴胡汤类方证、泻心汤证、陷胸汤证为代表，你说说‘里的少阳’有哪些方证？”张丰先生问道。

“大柴胡汤证、柴胡加芒硝汤证、柴胡加龙骨牡蛎汤证、大黄黄连泻心汤证等都应该算是一个归属于‘里的少阳’的方证群吧。”

“思考的范围还可以扩展得大一点，”张丰先生说，“譬如十枣汤证及大、小陷胸汤证等方证也应该是‘里的少阳’的方证群，这些对我们来说也是一个新的课题，然而它们的存在是讨论‘并病’时的必备条件。”

张丰先生把《伤寒论》中的道理讲得很清楚、很明白，层次分明，步步深入，层层递进。这次为了讨论‘并病’，想不到牵涉如此多的东西。

“老张，请谈谈‘无名有实’的太阳少阳并病的具体方证好吗？”

“好啊，”张丰先生说，“日本汉方家藤平健先生对《伤寒论》中的并病理论做了很多发挥性的研究，他认为少阳病是从表向里移行期，范围广，他认为仲景在《伤寒论》条文中暗示了太阳少阳并病时，在治疗上应当有多种处置的方法。我先把藤平健先生对少阳病中各类‘无名有实’并病的分类与方证举例转述一下，有问题我们一起讨论。”

仲景的方证相对应是诊治的核心理论，在方证与方证之间起指导、维系、联系作用的无疑就是六经辨证。看来在张丰先生讲解的并病诊治中，方证与六经两者的相互作用会一一地显示出来，一定会使我耳目一新。

张丰先生继续说：“第146条论述的柴胡桂枝汤证就是太阳和少阳之间的并病与诊治；第164条论述的桂枝汤证与大黄黄连泻心汤证也是太阳和少阳之间的并病与诊治。”

第146条云：伤寒六七日，发热，微恶寒，肢节烦痛，微呕，心下支结，外证未去者，柴胡桂枝汤主之。

第164条云：伤寒大下后复发汗，心下痞、恶寒者，表未解也。不可攻痞，当先解表，表解乃可攻痞；解表宜桂枝汤，攻痞宜大黄黄连泻心汤。

我发觉第146条与第164条同样是太阳和少阳之间的并病，然而它们的治法完全不同。汉方家山田正珍认定的‘并病则兼解二经’，以及兼解二经的一些方证也都是合方的例子。以此看来，藤平健先生对并病的研究可能比山田正珍又深入了一步。

“老张，同样是太阳和少阳之间的并病，为什么146条使用合方，而164条却是先表后里的治法呢？”

张丰先生笑了笑说：“第146条的柴胡桂枝汤证是太阳少阳并病，但是病位位于小柴胡汤的外方，前面已经说过，小柴胡汤证虽然居于‘表的少阳’与‘里的少阳’之间，但是趋向‘表的少阳’。所以这个‘并病’呈现的是近于表位的病情，就按照太阳病位内二证并存而应用合方合治。”

张丰先生随口说出的“按照太阳病位内二证并存而应用合方合治”的治法，我还是第一次听说。

我就向张丰先生提出自己的疑问：“太阳病位内二证并存而应用合方合治的治法是谁提出的？”

“还不是仲景《伤寒论》中固有的治法吗？”张丰先生看我少见多怪的样子，笑了笑。

我一下子愣住了，把《伤寒论》太阳病篇的条文在脑子里快速地像过电影似地扫描了一遍，也没有寻找到类似的论述。

张丰先生看见我怅然若失的样子，就说：“这种治法在《伤寒论》太阳病篇的条文中不是以论述的形式出现，而是我们在条文中的方证组合上分析出来的。”

原来如此，我搜索的方向不对，于是调整了搜查的角度，集中在太阳病辛温解表的方剂上反复查对与比较，结果一下子就出来了。

“老张，找到了，找到了。如桂枝麻黄各半汤证、桂枝二越婢一汤证、桂枝二麻黄一汤证都是太阳病位内的二证并存、二证合治现成的例子。”

“找到了就好。”张丰先生高兴地搓着手，“值得一提的是，藤平健认为：‘太阳病位内二证并存固然是并病的重要条件，但并不是孤立的并存，而是相互关联，相互纠结着。正因如此，可出现两方证纠结而产生的子证，也可出现完全不同于两方证的症状。如桂麻各半汤证，虽为太阳同病位的并病，但面赤、身痒等症桂枝汤、麻黄汤皆无。’这一认识非常重要，为并病的研究增添了新的内容。”

一加一大于二，藤平健先生的研究对我们来说帮助很大，看来日本汉方家对并病的研究已经走在我国经方医学的前面。

“我们继续讨论第164条先表后里的治法。”张丰先生说，“你先考虑一下，再来解答这个问题好吗？”

我就开动了脑筋，把前后的条文与新老概念全都联系起来思考，终于得出了初步的结论。

我比较有信心地说：“太阳少阳并病，如果并存的少阳病证偏于里，那就要依据太阳阳明的‘二阳并病’治太阳的原则，采取先表后里的治法。第164条中的桂枝汤证与大黄黄连泻心汤证二证并存，但是桂枝汤证在太阳表位，大黄黄连泻心汤证在少阳里位，相当于太阳阳明‘二阳并病’”的病状，所以也可以依据‘二阳并病’的治法。”

张丰先生欣然一笑说：“藤平健先生观点平实朴素，一旦被经方医师掌握，就能更好地理解仲景的并病理论，并把它灵活地运用于临床。汉方医学打破了历代《伤寒论》注家对‘合病’与‘并病’的严格限制，提出了对跨阳证和阴证的病位而并存的观点，值得我们参考。”

“陆渊雷先生认为，在诊治疾病时，要在表里上下几个方面注意人体的抗病趋向，用药只能扶助抗病力来因势利导，这个观点与藤平健先生的观点有没有相类似的地方？”

张丰先生对我出其不意的提问没有马上回答，他一句话也不说，默默地点了一支烟，喝了几口茶之后漫步走到窗前，临窗而立。

霎那间，我竟不知身在何处。张丰先生高大的背影在我的眼前渐渐地模糊了，仿佛看到他凝立在荆棘丛生的山路中稍行休息后正在勘探前进的方向。在凝望与想象的氛围之中，我自己也不知不觉地站了起来。

好一会儿，张丰先生转过身来，一脸的肃穆。

“用陆渊雷先生提出的‘表里上下和人体的抗病趋向’的观点来解释仲景并病学说顺理成章。”先生缓慢地说：“陆渊雷先生真的了不起，在四十年前就提出了这个问题，他的抗病力与抗病趋向一说与藤平健先生的并病观点相结合，从两个不同的角度互证互补，形成了《伤寒论》并病学说内在的理论张力。”

是啊，在看得见、摸得着的方证与条文的后面，隐藏着《伤寒论》诊治疾病的原理。中日医学家所思所感冥冥契合，在精神的至高处，何来畛域！

“请思考一个问题。”张丰先生说，“我们在前面已经讨论并证实了一个概念，就是‘太阳病位内两证并存而应用合方合治’。那么是不是可进一步演绎为‘少阳病位内两证并存而应用合方合治’呢？”

近几年来，张丰先生与我交谈的方式在渐渐地变化，他时不时地提出一些比较艰深的问题要我思考，并想方设法要我开口回答。他可能认为只有这样反复接触经方医学中核心的问题才能培养研究的兴趣与能力。这次也是这样，但是这个问题有点儿难。我想，少阳病位内两证并存的临床病状当然存在，然而是不是都可以像太阳病的病位内两证并存而应用合方合治那样，就要谨慎细密地考虑了，不敢妄自揣测。

张丰先生见我半天开不了口，就启发我说："少阳病是从表向里移行期，范围广，以小柴胡汤证位于中间者，有柴胡桂枝汤证位于近于表位的方证，又有柴胡加芒硝汤证那样位于近里者。所以当同一个少阳病位内的两个方证并存时，是不是应该合方而治呢？

我突然想起藤平健先生提出要把范围广泛的少阳分做表的少阳和里的少阳，对于这两种少阳的治法与治疗趋向都不一样。

"老张，"我想了想以后才说，"当同一个少阳病位内的两个方证并存时，是不应该合方而治，对它们是不是也要依据'二阳并病'的治法去治呢？"

"你的回答基本是对的。"张丰先生点点头，笑着说，"当同一个少阳病位内的两个方证并存时，一般不能合方而治，但是严格地讲，正确的治法应该要按'先外后内'的方法来治。"

"先外后内"，"外"与"内"又是一个新的概念，虽然在论中反复出现，我也反反复复地读到，然而我都是自以为是地把它们理解为"表"与"里"，这真是一个熟视无睹的"经典"例子，我真是差劲极了。

"表证和外证、里证和内证，有什么不一样吗？"

张丰先生说："表证就是太阳病症，外证是指太阳、少阳的病症；里证就是少阳、阳明病证，内证专指阳明腑实证。大塚敬节先生对此做过界别，还特地把原元麟先生《伤寒论图说》中的‘表里内外图’转载在自己的医著《伤寒论解说》一书中。”

张丰先生不断提到的日本汉方家的著作，大多数是日文版的，如原元麟先生的《伤寒论精义》，原昌克先生的《伤寒论夜话》，山田业广先生的《经方辨》等，对我来说，真的是空谷足音，然而即使把它们摆在面前，也只能是画饼而已。

“刚才我们已经讨论了‘当同一个少阳病位内的两个方证并存时，是不能合方而治’的问题。”张丰先生说，“正确的治法应该按‘先外后内’的方法来治。现在请你举一个《伤寒论》中的条文为例来证实自己的观点好吗？”

张丰先生经常以提出问题的方法来帮助我厘清《伤寒论》中的条文与各种理论问题的纵深交叉关系。然而我大多会使他失望，这次也是如此。我虽然脑子中也做了翻江倒海般地搜索，但还是没有寻找到一条恰如其分的条文。情急之中，我突然想到一条条文，觉得大致上符合。

我有点紧张，试探着说：“第 103 条云：‘太阳病，过经十余日，反二三下之，后四五日，柴胡证仍在者，先与小柴胡汤；呕不止，心下急，郁郁微烦者，为未解也，与大柴胡汤下之则愈。’”

“第 103 条可以把它看成是少阳病位内的两个方证并存的‘并病’，”张丰先生说，“但其治法不是使用‘先外后内’，而是一条试探性治法的经典条文。仲景对于一些一时无法确诊的病症，时常使用这一治法。第 103 条条文是论述外感热病误治后还出现少阳病的柴胡汤证，到底是小柴胡汤证还是大柴胡汤证呢？一时还难以分辨。仲景的治法是先与小柴胡汤，然后再与大柴胡汤，这与 100 条的先与小建中汤后再与小柴胡汤的顺序相同。大塚敬节认为，小建中汤、小柴胡汤、大柴胡汤这三个方子，补虚的作用相对来说小建中汤比小柴胡汤大，小柴胡汤又比大柴胡汤大。根据仲景的治法必须应该首先补虚，所以在第100条为先用小建中汤，第103条则先用小柴胡汤。”

第100条云：“伤寒阳脉涩、阴脉弦，法当腹中急痛，先与小建中汤；不差者，小柴胡汤主之。”

第100条的病态是少阳小柴胡汤证和太阴小建中汤证的并病，脉象呈现轻按涩的小建中汤证脉象和重按弦的小柴胡汤证的脉象。

“藤平健先生认为这条并病的条文中，”张丰先生说，“无论少阳小柴胡汤证和太阴小建中汤证都有腹中痛的症状，但是小建中汤证腹痛更激烈一些，因而按照‘先急后缓’的治法诊治，先给小建中汤，如果不见效，则遵循后缓的治法再给小柴胡汤。”

《伤寒论》中这种类型的条文满目皆是，如果粗心大意，草草看过，十有八九是会看走眼的。如果没有好的注本或老师帮助我们，要弄清楚仲景的意图更是难上加难。

张丰先生看见我一时难以完成这个作业，就说：“回去再翻翻书吧，我先说一条条文试试，看看能不能作为在少阳病位内两个方证并存时采取‘先外后内’治法的例证。我说的是第104条。”

第104条：“伤寒十三日不解，胸胁满而呕，日晡所发潮热，已而微利。此本柴胡证，下之以不得利；今反利者，知医以丸药下之，此非其治也。潮热者，实也。先宜服小柴胡汤以解外，后以柴胡加芒硝汤主之。”

这条条文就好像特地为了充当‘少阳病位内两个方证并存时采取先外后内治法’的例证似的，这样的恰到好处，这样的天衣无缝，真是不可思议。条文中的柴胡加芒硝汤证是少阳病内的“里的少阳”，实质就是少阳阳明合病。

“这条条文中的‘微利’之下有‘此本柴胡证，下之以不得利；今反利者，知医以丸药下之，非其治也。潮热者，实也’三十二字。康平本在‘微利’之下有‘此本柴胡，下之而不得利；今反利者，知医以丸药下之，此非其治也’的嵌注，并有‘潮热者，实也’的旁注。所以从这条条文也可以看到康平本更加接近于仲景的原著。”张丰先生说道。

张丰先生非常重视康平本，时时处处把它和宋本、成本、《玉函经》比较着阅读。反复阅读的结果，他认为康平本更真实可靠地反映了仲景的医学观点。

“老张，你已经讲了太阳与阳明的并病、太阳少阳并病、太阳病位内二证并病、少阳病位内二证并病，现在还剩下两类并病，就是少阳与阳明的并病、太阳与阴病的并病，请你把这类并病也讲一下好吗？”

“好。”张丰先生说，“我再补充讲解一下太阳与阴病并病的方证吧，我们可以看第 91 条与第 372 条。”

第 91 条云：“伤寒，医下之，续得下利，清谷不止，身疼痛者，急当救里；后身疼痛，清便自调者，急当救表。救里宜四逆汤，救表宜桂枝汤。”

第 372 条云：“下利腹胀满，身疼痛者，先温其里，乃攻其表，温里宜四逆汤，攻表宜桂枝汤。”

“这两条都是桂枝汤证太阳与少阴四逆汤证的并病条文。”张丰先生说，“由于少阴病急而且危重，所以就和第 100 条的治法一样，依照先急后缓的治则作权宜处理。”

并病治法“有先表后里”“先外后内”，如果用这两个治法来对待

第 91 条与第 372 条中的病况就犯了胶柱鼓瑟的错误，《伤寒论》在诊治危急病症与急性疼痛病症的时候采用“先急后缓”的治则来解决这类问题。从这里我们就看到了仲景既不刻舟求剑，也不守株待兔的思维方式，以及一切从临床实践出发的诊疗特色。

我还有一个临床的问题想请教张丰先生，就说：“老张，第 372 条对表证与里证的临床表现的论述都非常简洁，是否需要另外一些东西让初学者更容易掌握？”

“你提出的问题很重要，初学《伤寒论》的时候经常会遇见这些方面的疑问。我从日本汉方家那里学了一些东西，也许对你有用。”张丰先生说，“《伤寒论》的用语有自己的特色，第 372 条中所谓‘腹胀满’一词，多是为虚证患者所设，假如是实证患者的腹胀满，就会使用‘腹满’二字。论中‘腹满’一症，除了太阴病的提纲证这一特例以外，无论是热证或者是寒证基本上都是实证。因此第 372 条的下利而‘腹胀满’就蕴藏着‘腹胀喜温喜按，按之无力，脉象虚弱’等虚寒证的所有表现。”

腹胀满是虚证？我首先想到的是厚朴生姜半夏甘草人参汤证，的确如此，历代医家都认为此病症是七分虚三分实。

“拜读《伤寒论》真是需要字斟句酌，”张丰先生说，“不然的话，就会引起理解上的错位。譬如论中的‘发热’指太阳病的热型，必定伴有‘恶寒’，而少阳病和阳明病的热型不叫‘发热’；又如论中的‘胃’其实是指‘肠’，真正的‘胃’仲景称之为‘心下’；又譬如‘呕逆’与‘吐逆’并不是一个症状，‘呕逆’是腹内翻腾欲吐，‘吐逆’却是打嗝等。这些都是阅读中的陷阱，不得不小心啊。”

论中的“发热”一症非常多见，我们一般都是根据伴随的症状去诊断，张丰先生的提示，很有启发。少阳病也有提到发热一症，然而不是“往来寒热”就是“呕而发热”，唯有第165条的大柴胡汤证，称之为“伤寒发热”。阳明病的发热热型都称之为“身热”“有热”“潮热”“日晡所发热”等。

“请你讲讲最后一类并病，就是少阳阳明并病吧。”

“临床上也肯定还有少阳病证还没有完全消除而转入阳明病阶段的病状。”张丰先生说，“事实上，这种病证在原文中是存在的，第229条中就出现了少阳阳明并病。”

第229条云：“阳明病发潮热，大便溏，小便数。小便自可，胸胁满不去者，与小柴胡汤。”

张丰先生继续说：“阳明病潮热，当大便硬，小便数。今大便溏而不硬，小便自可，说明阳明腑实未成。再从‘胸胁满不去’一句看，是邪客少阳，留着不去。一个阳明未成，一个少阳‘不去’，可以认为两经之证的出现是有先后关系的，当属少阳阳明并病。”

在没有张丰先生讲解之前，这条条文我也反复读过。不过读过之后，除了又一次知道“胸胁满”是小柴胡汤证以外，仅仅在小柴胡汤证中增添了“潮热”一症而已。经过张丰先生的导读，我再一次读这条条文的时候，感觉就不一样了，这一次是在条文如何叙说与表达少阳阳明并病这一前提下去读它的，读了以后就有一个完整的感觉。

张丰先生在旁边看着我用右手的食指一字一句地抠着读完了这条条文以后，在我耳边轻轻地问：“有什么问题吗？”

“我记得康平本中不是‘与小柴胡汤’，而是‘柴胡汤主之’。老张，你说从临床出发应该哪个版本更为合适？”

“我很高兴你能这样问。”张丰先生说，“这样病况下出现的少阳阳明并病具体的方证应该是多元的，而不是单一的、肯定的一个方证。”

张丰先生一语道破其中的奥秘，真是快哉。

张丰先生冷静、客观、公允地说：“既然少阳阳明并病具体的方证应该是多元的，所以康平本的‘柴胡汤’比宋本、成本、玉函经的‘小柴胡汤’就更加贴近仲景的原意。柴胡汤不是一个方子，而是柴胡类方，在少阳阳明并病的病况下应该考虑有小柴胡汤、大柴胡汤、柴胡加芒硝汤等，所以康平本的‘主之’两字不妥，因为它不能准确地表达还须进一步选择的可能性，在这里宋本的‘与’字就非常到位。所以大塚敬节《伤寒论解说》一书中这条条文是‘阳明病发潮热，大便溏，小便数。小便自可，胸胁满不去者，与柴胡汤’，我认为是集各版本之精粹，真是无可挑剔。”

先生娓娓的讲述让我兴奋，日本汉方家的智慧令我神往。

“老张，《伤寒论》中有关少阳阳明并病的条文还有吗？”我渴望得到更多。

张丰先生看到我得陇望蜀的样子，粲然一笑，说：“当然还有，不过它隐藏得比较深，要反复琢磨、比较，还要结合‘先外后内’治疗并病的方法才能发现它。好吧，这就作为一个作业回去完成吧。”

我记住了，但是略感突兀。

门外是黑夜行进的脚步声，我们俩却一问一答地在灯下随心所欲地漫谈，硬是把一个长夜熬成了黎明。

二十三、眼前道路未来梦

回来以后，我一直在思考张丰先生布置给我的作业，把《伤寒论》所有条文细细分辨，慢慢斟酌，但还是一无所获。我内心在焦急地呼唤，少阳病和阳明病并病的方证啊，你隐藏在何方？

有一个星期天，阿骅表兄不期而至，几句寒暄以后，我就言归正传了。

我首先把自己与张丰先生有关合病、并病的交谈一五一十地全盘托出，并直率地谈了自己的感受。阿骅表兄耐心地听着，不时地插上一句。当我说到要寻找一条少阳病和阳明病并病的方证时，阿骅表兄一反平日的矜持，也激动了起来。于是我们就把一些有关条文一一进行破解分析，忙得不亦乐乎。

忙乎了好几个小时以后，阿骅表兄终于找到了目标。

他喝了一口茶水以后，慢慢地说："我认为第106条应该是一条论述少阳阳明并病的条文。"

第106条云："太阳病不解，热结膀胱，其人如狂，血自下，下者愈。其外不解者，尚未可攻，当先解其外；外解已，但少腹急结者，乃可攻之，宜桃核承气汤。"

我一看第106条的内容，与所谓的"少阳阳明并病"似是而非，特别是条文中的"其外不解者""当先解其外""外解已"中的几个

"外"字，值得细细推敲。

阿骅表兄说："日本汉方家具有一种特殊的破解中国古代语言的技巧，能把一些深深地隐藏在文字背后的寓意遁形窥象地分析出来。这一条的关键就是用'外'字而不用'表'字的一字之差。"

"阿骅，你说这一条条文中的'外'是指代什么？"

"'外'，就是指太阳少阳病位。"阿骅表兄说，"与'外'相对应的就是'内'，这里就是阳明病桃仁承气汤证。"

"你说太阳少阳病位的'外证'应该是什么方证呢？"

"这一条的'外'证的用词，曲折地传递给我们的是少阳小柴胡汤证。"阿骅表兄说，"所以，'外'的少阳小柴胡汤证与'内'的阳明桃仁承气汤证共同组成少阳和阳明并病。"

"为什么？"

"这一条是论述太阳病的热与血相结，变成瘀血证。"阿骅表兄说，"此证如果兼有外证时，就应该先行治疗外证，然后以桃仁承气汤攻其瘀血。虽然也有治疗外证宜用桂枝汤的说法，但是从不称表证而称外证的笔法看来，我似乎更倾向于使用小柴胡汤。"

"你说张丰先生会是什么意见？"

"从出题的意图来看，"阿骅表兄说，"张丰先生是叫你寻找少阳和阳明并病而运用先外后内的治法的条文，我看能够符合他出题条件的条文，非第106条莫属了。"

阿骅表兄慢条斯理地说着，言语中总有那么点自信、超脱与慵懒。

那天，我们就这样，根据这一条条文与并病与治法的关系反复讨论了半天。我们都深深地感到，通过这样的一次学习，对于合病、并病的认识有了本质性的改变，今后要把合病与并病的诊治规律运用到临床上去，诊治病症时不要一看到几个方证同时存在就马上使用合方。一定要学会先考虑一下几个同时存在的方证之间是什么关系，判断是合病还是并病，然后采取合适的治疗方法。

后来我把我们揣摩出来的答案——“第106条是少阳和阳明并病”告诉了张丰先生。张丰先生听我叙说了如何去寻找答案的情景，不禁笑了起来。他虽然不否定这个答案，但是对于我们选择小柴胡汤，他认为在学理上根据不足，所以持怀疑态度。

张丰先生说：“第106条像一副多棱镜，不是那么简单就可以看清楚的。深入研究可以多一些了解，但也只是一家之言，仅供参考而已。然而对它的反复探究不是没有意义的，这会逐渐地接近仲景原先的想法，有利于临床。”

我对于历代经方家不厌其烦地注释《伤寒论》难以理解，张丰先生的话像无形的批评时时纠正我的偏见。

张丰先生说：“条文中的‘其外不解者’是仲景提示还有里证存在的根据。汪昂说，仲景书中，凡有里证者，都用‘表不解’三字表示，但以‘外证不解’的字句表示者，也是同样暗示其有里证的存在。”

“那你认为这是一个三阳并病的病况了？”

“‘外证不解’就是暗示有太阳少阳合病，加上里证与内证的存在就构成了太阳少阳合病的外证与阳明桃仁承气汤证的并病。”

“你不是要我们寻找少阳和阳明并病吗？”

“是啊，我现在还在讲叙寻找少阳和阳明并病的过程，请你少安毋躁。你还有什么疑问吗？”

“论中对‘外证不解’的诊治基本上都是使用桂枝汤，如第42条与第44条，都是如此。”

第42条云:“太阳病，外症未解，脉浮弱者，当以汗解，宜桂枝汤。”

第44条云:“太阳病，外证未解，不可下也，下之为逆。欲解外者，宜桂枝汤。”

“外证不等于表证。”张丰先生言语间多少有些慧眼独具的自得，“表证所指的范围比较狭窄，外证则将表证包括在其中，而且外证的有无是决定是否使用攻下方剂的重要指标，一般只有在外证消解以后才可以攻里。以上两条仅仅是指出外证在只有单一的太阳桂枝汤表证时先用桂枝汤解除表证。然而第106条中阳明桃仁承气汤证的‘热结膀胱’与第144条中的少阳小柴胡汤证的‘热入血室’似乎是同一病症，因此两者之间应该有内在的联系。只要读了第144条你就会体会到这一点。”

第144条云:“妇人中风，七八日续得寒热，发作有时，经水适断者，此为热入血室，其血必结，故使如疟状发作有时，小柴胡汤主之。”

“在‘外证未解’的病况下，除了必然存在的阳明里实证之外，外证的存在形式一般有三种。”张丰先生说，“①太阳桂枝汤证，就是第42条与第44条所叙的那样；②少阳小柴胡汤证，第104条中‘先宜服小柴胡汤以解外’一句，已经揭示了小柴胡汤证能够解除外证的事实；③太阳少阳合病，根据太阳少阳合病治少阳的治则，应该用小柴胡汤，可见实际存在的就是小柴胡汤证。依据以上的推理，再根据大量的临床实践经验，基本可以推定第106条论述了使用‘先外后内’的治法诊治少阳和阳明并病的过程。大塚敬节先生这样认为，藤平健先生也是这样认为的。”

经张丰先生迂回曲折的推理与讲解，我对这条条文的认识渐渐清晰了起来，对并病在《伤寒论》中的作用有了更深的体悟。

不过，我有一个问题，从开始谈话就想请教张丰先生，但一直没有一个合适的机会。

“老张，慢性病中有没有合并病？”

“当然有。”张丰先生说，“藤平健先生就有一篇文章专门讨论慢性病的合并病。”

“藤平健先生为什么会对合并病感兴趣？”

“藤平健先生曾经遇见一个年轻的女病人，”张丰先生说，“咳嗽一年，病情黏滞，屡治不愈。这是因为一年前病人患了感冒以后没有完全治愈而遗留下来的支气管炎。藤平健先生发现病人有轻度的胸胁苦满，脐上悸动，口中干燥，咽中如有炙脔，就以此为方证辨证的目标，试投柴胡桂枝干姜汤与半夏厚朴汤的合方，连续服用了一个月而无效。于是再一次询问病情，才知道病人平时非常畏寒，面色一直苍白不华，于是转用麻黄附子细辛汤，服药后有明显的疗效，身体渐渐地暖和了起来，咳嗽也减少，不久就治愈了。”

“藤平健先生从这个病例的诊治过程中得出什么样的体会呢？”

“藤平健先生的体会有三个。”张丰先生说，“①认为慢性病同样可以运用六经辨证。②这个病例是少阳柴胡桂枝干姜汤证与少阴麻黄附子细辛汤证的并病，其中少阴麻黄附子细辛汤证潜藏不露。小仓重成先生把潜藏不露的证称之为‘潜证’，那么这个病例中的麻黄附子细辛汤证就是一个典型的‘潜证’，所以开始的时候藤平健先生没有发现它。③少阳柴胡桂枝干姜汤证与少阴麻黄附子细辛汤证的并病要运用先急后缓的原则，所以给予麻黄附子细辛汤。”

“临床上如果反其道而行，会有什么后果呢？”

“藤平健先生没有直接论述这个问题。”张丰先生说，“但他引用了汉方家中川修亭先生的话，其中说到了这个问题。”

“中川修亭先生怎么说？”

张丰先生说：“中川修亭先生提出：‘凡每年春末秋初之际，外感病之中以少阳病为多，诊治比较容易，医师也习以为常了。然而也不排除在有少阳病的同时也常有厥阴病的脉症夹行其间，医师稍有疏忽就会误诊误治。假如以病深病浅来论少阳病与厥阴病的话，其深浅不言而喻，以深治浅其害尚小，以浅治深祸不旋踵。’”藤平健先生的三点体会使我懂得了他对合并病感兴趣的原因，中川修亭先生的告诫使我知道了并病中治疗先后次序的重要性。

“老张，中国古代医家对合并病治疗次序的先后有何论述？”

“中国古代医家对合并病治疗次序的先后都十分重视。”张丰先生说，“譬如宋代许叔微在《伤寒发微论·卷上》中专门有一节论述这个问题。这一节的题目就是‘论治伤寒须根据次第’，文章一开始就说：‘仲景论中虽云不避晨夜即宜便治，医者亦须顾其表里，待其时日。若不循次第，虽临时得安，损亏五脏，以促寿期，何足尚也。’许叔微还举了一个生动的例子从反面说明这个问题。”

我高兴地说：“许叔微举了一个什么样的例子？”

张丰先生从书架上拿来一本《许氏伤寒论著三种》，翻到《伤寒发微论·卷上》‘论治伤寒须根据次第’这一节，对我说：“许叔微记载了徐文伯诊治范云热病的医案，读了以后让人不安啊！你自己仔细地读一读吧。”

我接过张丰先生的书，就看到了以下的一段文字：

昔范云为梁武帝属官。得时疫热疾。召徐文伯诊视。是时武帝有九锡之命。期在旦夕。云欲预盛礼。谓文伯曰。可便得愈乎。文伯曰。便瘥甚易。政恐二年外不复起尔。云曰。朝闻道夕死可矣。

况二年乎。文伯于是先以火地。布桃柏叶。布席。置云其上。顷刻汗出。以温粉之。翌日遂愈。云甚喜。文伯曰。不足喜。后二年果卒。夫取汗先期。尚促寿限。况罔顾表里。不待时日。便欲速愈者耶。今病家不耐病。才病三四日。昼夜督汗。医者随情顺意。鲜不致毙。故予感此。而以为龟鉴也。

这个临床医案使人触目惊心啊！我牢记不忘。

在以后的临床中，合并病理论常常发挥它的作用。我诊治一位不孕症伴随痛经的青年妇女，患者身材瘦长，面色暗黄不华。她说自己患病已经三年，每月月经来潮的第一天出现痛经，发作时出现小腹疼痛，甚至痛及腰骶。随月经周期而发，严重者可伴发热、恶心呕吐、手足厥冷，甚至昏厥，给工作及生活带来影响。月经来潮的第二天就疼痛自行消失。三年来曾经不断地诊治，西医认为是功能性痛经，中医、针灸也有效，但是不能根治。初诊时，月经净后第十天，月经周期尚准确，但是月经期仅仅三天，量少。平日口苦干、头晕、时有呕恶感，食欲不振，大便溏软，每日一二次，尿黄。脉象弦细，舌红苔黄。腹诊可见：腹肌菲薄，左右腹直肌紧张，肚脐上下腹部主动脉按之应手，胆区叩之隐痛不适。方证辨证是柴胡桂枝干姜汤证与当归四逆加吴茱萸生姜汤证。平时给予两方的合方，月经期给予当归四逆加吴茱萸生姜汤，并在腰骶部压痛点处刺血后拔罐。经过两个月的治疗，痛经基本消失，月经量所有增多。后来到法国定居，时有电话联系，两年来没有复发，但是至今还没有怀上孩子。

诊治此病的思路就是得益于那几次与张丰先生的彻夜长谈。

我发现中日两国医师对《伤寒论》的传承方式不一样。于是提出向张丰先生请教。

“老张，中国与日本对《伤寒论》临床研究的传承问题各有什么不同之处？”

“在中国古代对神农、伊尹、张仲景递进式的研究，形成了经方学派。”张丰先生声调沉重地说，“然而在2000年来的中国经方发展史上，这样的递进式的传承现象呈现了衰落的颓势。每一个医家大多自立门庭，另起炉灶，因此出现了学派林立、争辩不休的局面。这一种状态于古、于今，都层出不穷。清代吴澄在《不居集》中所说的医书愈多而医理愈隐晦不明，且误人不浅；章太炎的老师俞曲园先生在《春在堂全书·尺牍》中对这一不正常的现象也提出了类似的意见，他说：‘宋元后诸家，师心自用，变更古义，立说愈多，流弊愈甚。’然而日本汉方医学的古方派在《伤寒论》递进式的传承方面做得比较好，你看从吉益东洞、汤本求真、大塚敬节、藤平健等人都是一脉相承。今后我们也要学习他们的传承精神，使现代经方事业得到累积性地发展。而我们《伤寒论》的研究重理念轻临床，这样‘重学轻术’的研究就如历史学家顾颉刚所说是‘层累的堆积’，对于临床的指导意义不大。”

张丰先生这一席中国经方医学传承呈现了衰落现象的话，在我听来颇为胆寒。

我接触张丰先生以后，心里只想把现代经方医学的理念告诉更多的中医师，让大家一起学习，共同提高，同时也想通过互相讨论而加深对《伤寒论》的理解。所以有一个星期天的下午，我到林华卿医师家串门。

林华卿是状元镇的一位老中医，温文儒雅，谨慎周全。就是他把他的外甥黄建华介绍给我诊治的，从这一件事情中就可以知道他的为人。在基层、在农村，一个老中医把一个自己诊治无效的病人介绍给一个年轻的同行诊治是罕见的，即使在城市中医师的圈子内有这样胸怀的人也是不多的。

记得一个学验俱丰的中医师告诉我，他当年刚从外省调到温州一个区级医院中医科坐诊时，开始一个病人也没有，坐了三个月的冷板凳。而同一科室的一个中年中医师每天诊室里人满为患，但这个中医师就没有介绍一个病人给他诊治。相比之下林华卿医师的所作所为真的不容易。所以我和林华卿医师相识之后就成为无话不说的忘年之交。

那天，我一进林华卿医师家，看见他闷闷不乐的样子，就问他有什么烦心的事。他一改平时慢吞吞讲话的样子，劈头就说："你今后一定要多学学西医。"我估计他一定是受了什么重大的刺激，就让他慢慢地讲来听听。他就告诉我刚刚发生的一个急性胰腺炎病人诊治的故事。

事情是这样的，一个腹痛病人，30岁，家住状元镇对面的七都岛上。患者的腹痛是因为前一天饮酒过度以后而发病的。于是他在家人的陪同下来到状二大队卫生室，求诊于林华卿医师。林华卿医师刻诊所见：发热，38℃，口苦口臭，上腹部持续性疼痛，呈束带感，伴有恶心、呕吐，时有手足抽搐的现象，脉象滑数，舌红苔黄腻。病人自述，呕吐物中都是食物，其中还发现有一条蛔虫。林华卿医师诊断为中焦湿热，肝郁气滞，化火犯胃，热毒壅盛，蛔虫上扰。治法是疏肝理气，通里攻下，活血祛瘀，降逆止痛，驱蛔除虫。方用大柴胡汤加芒硝、桂枝、川椒、黄连、乌梅、细辛等。病人反复询问林医师，自己生的是什么病？林医师无法确定是西医的什么病，只能随口回答，大概是胃肠系统的病吧。林华卿医师是一个传统的老中医，后来虽然也自学了一丁点的西医知识，但是不成系统。

一个中医师遇上了这样的事虽然尴尬，但也正常。然而病人不满意林医师这种模糊的“大概”与什么“系统”的说法，就追根究底地问：“到底病位在胃，还是在肠？”在林医师所有医学知识的储存库里都无法检索到病人这个问题的确切答案，所以他就说：“你先不要搞清楚病在哪里，只要抓紧把我开的中药煎起来喝下去，腹痛可能就会减轻。”

病人和他的家人拿着林医师的三帖中药出了卫生室的门，但他心里对刚才的诊治充满怀疑，再加上腹痛还在阵发性地持续着，遂决定不回家煎服中药，先到状元公社医院看西医门诊。状元公社医院一个年轻的医师仔细地诊察了他的病情，根据病人有胆管结石病史、暴饮暴食的情况，以及发热、上腹部持续性疼痛、恶心呕吐、上腹部呈束带感等临床表现，基本上诊断为急性胰腺炎。患者的“时有手足抽搐”一症，年轻的医师认为是血钙降低所致，而先前林医师认为是肝火化风，在病人的心中这两者之间是风马牛不相及。年轻的医师以肯定的语气告诉病人，急性胰腺炎病人出现手足抽搐，就是提示病情严重，预后较差。所以年轻的医师马上联系急救车，动员病人直接去市二医院抢救。为了减少病人腹痛、恶心、呕吐等症状，年轻的医师用针刺疗法，用3寸毫针刺入病人左侧阳陵泉下面一个敏感的压痛点，针刺后不到几秒钟，病人的腹痛、恶心、、呕吐等症状明显减轻。为了加强针刺效果，毫针刺入以后一直留针，每隔5分钟左右捻转，上下提插。等到市二医院急救车开到的时候，病人病情趋于稳定，病人对年轻的西医医师赞许有加，对林华卿医师心怀不满，对中医也失去了信心。

病人在市二医院住院，确诊为急性胰腺炎。打针、输液、禁食、胃肠插管，什么办法都用上，病情还是控制不住。后来不得不请中医来会诊，中医师告诉病人，西医的诊断是正确的，治疗办法也十分得当。虽然目前西药临床疗效不理想，但是它的所有抢救措施都是必要的，它为中医药的治疗提供了条件。中医师辨证的结果认为这个病症是中焦湿热，肝火犯胃，热盛生风。讲的和林华卿医师差不多，开了一帖清胰汤，不再禁食，不再胃肠插管，不再使用阿托品。病人服药以后，排出了大量秽臭的大便，病情明显好转。住院部的西医也承认，所有的治疗措施中，还是这个清胰汤的效果最好。后来病人发现清胰汤的方药与林华卿医师开的大柴胡加减汤大同小异，就把林华卿医师的三帖药液也喝了，效果也很好。但是他总是不明白，西医的诊断正确，为什么临床疗效不好？林华卿医师能开这个治好急性胰腺炎的方，为什么不知道急性胰腺炎这个病名呢？所以等到他痊愈出院后，就再一次登门拜访林华卿医师，向他询问这两个问题。林医师听了感慨不已，无言以对。他终于痛切地认识到，中医师不懂西医那一套，到最后吃亏的还是自己。

林华卿医师深有体悟地对我说："我过去常常自豪地说，我们中医不知病名也能治好病。现在看来这应该是我们中医的缺点了。学中医今后想在社会上站得住脚，就要学会西医的诊断技术。"

我一路上反复想着林华卿医师诊治急性胰腺炎这件事，同时进一步下决心，要系统地把西医诊断知识学好。

从林华卿医师家回到学校以后，我的心情特别激动，有许多想法想和别人谈谈。就到东陶厂找张丰先生讨教一些问题，更重要的是想听听他的意见。

张丰先生耐心地听完我的叙述后，就问我："你如何看待病人向林华卿医师提出的那两个问题呢？"

"这个急性胰腺炎病案诊治的全过程都说明中医西医各有自己

的特点和优势，一个临床医师，特别是基层医师一定要中西医并重，也就是说一个医师要同时具备两种诊察治疗的本领才能更好地为病人服务。”

张丰先生想了想说：“你说得对，但还有没有更深一层的思考呢？”

我也觉得自己的回答不够深入，只是就事论事地谈及一些已经存在的现象而已，大概还没有触及到这些现象背后更深层次的东西。我就用眼睛向张丰先生传达了自己的无奈。

张丰先生看到我的眼神，知道我一时不能回答这个问题，就略带歉意地说：“这个问题有点复杂，我自己一下子也不知道应该怎么回答。”

他沉默了一会儿，调整一下情绪以后慢慢地说了以下一段话：

“这个问题值得我们花时间去探索，让我们从中西两种医学各自不同的思维模式这个切入点进入这个话题吧。西医认为急性胰腺炎的基本病变是胰酶活化而引起的自身消化。因此，抑制胰液分泌能阻止或减轻疾病的发展或加重，这是现代医家对这个病总的治疗意图，不管是禁食、胃肠插管、注射阿托品等治疗方法都是紧紧地围绕着这一点，也就是说想方设法抑制胃肠生理病理活动，使整个消化系统平静下来。然而古代中医治疗急腹痛的原则是‘虚者补之，实者泄之’。对于实证急腹痛的治法是‘痛者通之’‘郁则开之’；对于虚证急腹痛的治法是‘虚者补之’‘塞因塞用’。经方医学的方证辨证一般属于大黄类的大小陷胸汤证、承气汤类证、大柴胡汤证与白芍类的桂枝加芍药汤证、小建中汤证和大建中汤证以及附子类的芍药甘草附子汤证、附子粳米汤证等。当然，中医学不可能知道这个病是急性胰腺炎，也不知道它的病因、病理、病位。但这种病症的所有临床表现早已知道得一清二楚，对这个病如何展开、如何诊治早有一个成熟的方案。当然这个方案不是为某一种单一的疾病设计的，也不可能是针对急性胰腺炎的特异性治疗。但是使现代医学家们始料不及的是，这个方案是所有疾病的诊治总纲，它适用于天下任何疾病，对于诊治急性胰腺炎也不例外，急性胰腺炎的发病、发展、变化、预后等情况都在《伤寒论》这个诊治总纲的三阴三阳范围之中。林华卿医师诊治的病案就是少阳阳明合病的大柴胡汤证。由于少阳厥阴互为表里，所以出现'蛔虫上扰''手足抽搐'等厥阴病的症状就在意料之中。林华卿医师的处方是大柴胡汤和（半个）乌梅丸的合方，这样的诊治面面俱到，丝丝入扣，不会比医院里中医师开的清胰汤逊色。这个处方也完全符合中医治疗实证急腹症'痛者通之''郁则开之'的治疗原则，所以有很高的疗效。中医治疗实证急腹症的疏导、通泻的治法和西医静止、抑制是两种完全相反的理念，孰优孰劣临床疗效已经做出了明确的回答。不过，我们也不要忽视了急腹症的另一种临床类型，就是虚证急腹症。急腹症病人的病情处于三阴病阶段，出现桂枝加芍药汤证、芍药甘草附子汤证、附子粳米汤证、小建中汤证和大建中汤证等，日本汉方医学家已经充分地认识到这一点，同时在临床上广泛使用并取得肯定的疗效。所以我们不要无视日本汉方医学家在《伤寒论》研究方面的贡献，而要加强引进日本汉方医学的思想资源。总之，经方医学诊治急腹症的思维方法是辨证的，相比之下，西医诊治急腹症的思维方法还有一些片面性。"

我对日本汉方家诊治虚性的三阴病阶段的急腹症有极大的兴趣，就想知道张丰先生自己诊治这种性质疾病的经验。

"老张，你有治疗过三阴病阶段急腹症的具体病例吗？"

“有，这是一个三年前的病例。”张丰先生说，“同一车间的男工友，发病时候 40 岁，多年胃病，所以人比较消瘦，面色苍白。半年来胆石症、胆囊炎连续发作三次，每次都是胃脘部阵发性疼痛，疼痛发散到背部、右侧的肩胛部，都是用西医输液以及注射阿托品等止痛剂镇痛。那次发作连续疼痛三天，西药治疗效果不好，所以请我用针灸与中药治疗。”

张丰先生在书架上找来病例记录簿，看着记录簿继续对我说：“九月十日初诊，主诉仍然是胃脘部疼痛，体温 37.8℃，脉象弦紧，舌淡红苔白，口干口苦，不欲饮水，脘腹胀满，右季肋下痞硬，左右腹直肌挛急，此外一般腹肌较软弱。病人以右侧卧为安，仰卧也不能持久，食欲极差，恶心呕吐，大便三天未排，小便黄短频数，没有发现黄疸。”

张丰先生看着我说：“你看，这是一个什么样的方证？”

“大柴胡汤证。”

“为什么？”张丰先生问。

“大柴胡汤是治疗胆石症、胆囊炎急性发作的首选方。”我说，“临床主症也符合《伤寒论》有关大柴胡汤证的要求。”

“《伤寒论》有关大柴胡汤证的要求是什么？”张丰先生说。

我颇有自信地说：“《伤寒论》第 103 条：‘太阳病，过经十余日，反二三下之，后四五日，柴胡证仍在者，先于小柴胡汤；呕不止、心下急、郁郁微烦者，为未解也，与大柴胡汤下之则愈。’少阳病变多表现为胸胁苦满，或胁下痞硬。患者的阵发性强烈疼痛，确在心下，‘心下急’之‘急’，有拘急、牵引、疼痛之意，这一例急性胆石症、胆囊炎病人大便秘结，三日未去，相当于阳明腑证。治以和解通里为主，方选大柴胡汤。”

张丰先生不置可否地说："我在患者左右两足的胆囊穴与背部至阳穴发现明显的压痛点，因此首先在右胆囊穴用两寸的毫针给予中等强度的刺激，提插捻转十来秒，病人感到有所缓解；接着在左胆囊穴用两寸的毫针给予强度的刺激，提插捻转十来秒，病人感到疼痛消失；再在背部至阳穴指压十秒钟左右。"

张丰先生不厌其烦的细述，使我如临其境。然而我更为关心自己刚才的判断到底是对还是错，就忍不住想知道答案。

我急急地插问："老张，我刚才判断大柴胡汤证到底对不对？"

"我先讲一下自己的诊治经过好吗？"张丰先生说，"我开始试投小柴胡加芍药汤二日量，结果很不理想。"

我感到小柴胡加芍药汤与病人的病症很不契合，结果不理想并不意外，就问："有什么反应？"

"胃脘部阵发性疼痛依然，右季肋下痞硬，左右腹直肌挛急有增无减，出现心悸烦躁。病人本来已经不想来此复诊，但是针刺止痛的效果吸引着他，还是再次来诊。"

看来我要重新考虑这个胆石症、胆囊炎急性疼痛的病人了。

张丰先生说："当病人再次躺在我的病床上的时候，我想起了日本汉方医学家处理虚证急腹症的诊治方法与系列的方证。"张丰先生说，"先从体质入手，病人体型消瘦，面色苍白，半年来胆石症、胆囊炎连续发作三次，是典型的腺病质体质，是小柴胡汤证或桂枝汤类方证，或是两种方证的合并。我再一次检查腹证，发现病人腹部除了痞硬、挛急之外，其胀满稍加压力就显出软弱无力。大便虽然多日未排，但是要考虑到病人多日几乎没有进食，还有腹证是虚证的征象明显，所以最后给予小柴胡汤与小建中汤合方。"

噢，经张丰先生这样深度地分析以后，我已经认识到自己的临床判断有误。我临证不善于比较与界别症状之间的差异，所以面对复杂病症举棋不定，诊治方案也常常朝令夕改。张丰先生使我明白急腹症也可以这样地合方处理，这是我还没有触及的陌生地带。看来用小柴胡汤与小建中汤合方针对这一个处于胶着状态的急腹症病人，可谓是面面俱到，丝丝入扣了。

“针刺方法与次序还是依旧。“张丰先生说，“针刺以后也收到同样的疗效，可见压痛点的寻找与使用是很重要的。病人服了上方以后，所有症状都渐渐地缓解，口干口苦的感觉消失得最早，口腔中也滋润了起来。三天以后腹直肌恢复了正常的状态，右季肋下痞硬也变小了，变软了。一周后，右季肋下痞硬摸不到了。这个病人就这样顺利地治愈了，到目前为止，已经三年过去了，一切都好，也没有复发。”

“老张，你对‘治疗急腹症中医提倡以通为用的’这种提法是怎么样看的？”

“‘治疗急腹症中医提倡以通为用的’这种提法没有不对。”张丰先生说，“但是容易给人造成‘治疗急腹症中医提倡以泻下为用’的误解。”

我对张丰先生的解释感到有点儿绕，就问：“能讲得清楚一点儿吗？”

“‘治疗急腹症中医提倡以通为用’是指中医治疗的目的。”张丰先生说，“不管是中药还是针灸最后都要达到六腑的正常通畅，用大黄类方药泻下仅仅是其中的一种方法而已。然而有人把治疗所达到的最后状态误解为治疗方法，所以就把复杂的问题简单化了。我们经方不仅仅是研究一方一药一法，而且要用心地去研究仲景的思维方式。通过一人一议，一案一议，逐步地了解、熟悉、把握仲景的思维规律。我们评介古人的学术观点，要有分析，要密切联系临床，不能想当然，有风就是雨，否则还叫什么研究古代医学啊！”

张丰先生从对中西医两种医学思维方法的比较说起，再通过自己临床病例的分析，加以疏导解释，以及最后对治疗目的与治疗手段的区别等问题一路讲来，使我对经方医学治疗急腹症的认识有了更深一层的理解。特别是他介绍的用桂枝加芍药汤证、小建中汤证和大建中汤证诊治虚性急腹症的理论与临床实践使我倍感兴趣。

治疗目的与治疗手段这两个概念很容易混淆。有一次中医学术会议上，一位著名专家在台上大讲特讲用扶阳法诊治疾病的妙谛。他认为人体都因为阳气不足而致病，所以治疗上也应该大力使用附子、干姜和桂枝。在会议的互动阶段，有一位教授提问：“我经常使用承气汤类方治愈疾病，请问作何解释？”扶阳专家不慌不忙地回答：“众所周知，壮火食气。承气汤类方泻下热邪壮火而治愈疾病，其结果也是恢复了阳气，也就是达到了扶阳的作用。”扶阳专家在前面报告中讲的“扶阳”是指治法，后面答辩的“扶阳”是指治疗目的，这就是典型的概念混淆。这和张丰先生所批评的“以通为用就是泻法”的理念相似。

那天谈话将要结束的时候，我突然想起仲万春先生给我留下的思考题。我就把与仲万春先生相遇的具体经过与张丰先生说了一遍，也说了这个思考题：“1—111，谜底是：从《伤寒论》中一个方剂出发，怎样衍化为111个方剂？”

“这个题目很好，有很深的寓意。”张丰先生说，“它提出的‘1’这一个方剂，在《伤寒论》中非桂枝汤莫属。特别是方中的主药桂枝，我们要加强研究，《说文解字》：‘桂，百药之长’一语，意味深长啊。你回去以后，就以‘桂枝汤在《伤寒论》中的地位’为题，写一篇作业拿来给我，好吗？”

张丰先生的点题使我趣味顿生，我回去以后，用了半个多月的时间思考与完成了这个作业。

作业如下：

桂枝汤在《伤寒论》中的地位（提纲）

桂枝汤是《伤寒论》的第一个方剂，以桂枝汤为基础进行化裁而成的方剂多达20余首。日本汉江户时期汉方古方派领袖名古屋玄医晚年编次的《医方规矩》中的所有方剂，都是以桂枝汤加味方为主。古屋玄医的医学理念，充分体现了柯琴所说的桂枝汤“为仲景群方之魁”这句话的真实含义与临床价值。

一、桂枝汤不仅是太阳病的方证，它与六经的主要方证都有内在的联系，不过它是通过一个合方作为中介，而达到与六经主要方证的沟通。

具体分述如下：

（一）桂枝汤证通过桂枝麻黄各半汤证沟通太阳病的麻黄汤证；

（二）桂枝汤证通过桂枝加大黄汤证沟通阳明病腑证的承气汤证；

（三）桂枝汤证通过桂二越一汤证沟通阳明病气分的白虎汤证；

（四）桂枝汤证通过柴胡桂枝汤证沟通少阳病的小柴胡汤证；

（五）桂枝汤证通过芍药甘草汤证沟通少阳病的黄芩汤证；

（六）桂枝汤证通过桂枝加芍药汤证沟通太阴病的小建中汤证；

（七）桂枝汤证通过桂枝人参汤证沟通太阴病的理中丸证；

（八）桂枝汤证通过桂枝加附子汤证沟通少阴病的四逆汤证；

（九）桂枝汤证通过芍药甘草加附子汤证沟通少阴病的真武

汤证；

（十）桂枝汤证通过柴胡桂枝干姜汤证沟通厥阴病的乌梅丸证。

二、桂枝汤通过衍化成为诊治气、血、水有关方证的基础方

（一）桂枝汤加桂枝，成为桂枝加桂汤，治疗“气上冲胸”；

（二）桂枝汤去芍药，成为桂枝去芍药汤，治疗胸气被阻的“脉促胸满”；

（三）桂枝汤去桂加茯苓白术，成为桂枝去桂加茯苓白术汤，治疗水气内停的“心下满微痛，小便不利”；

（四）桂枝汤加减后成为茯苓桂枝甘草大枣汤，治疗水气上泛的“脐下悸”；

（五）桂枝汤加减后成为茯苓桂枝白术甘草汤，治疗水气上逆的“心下逆满，气上冲胸，起则头眩”；

（六）桂枝汤通过茯苓桂枝白术甘草汤，衍化为五苓散治疗水气不化而上逆的“水入即吐”；

（七）桂枝汤证通过芍药甘草加附子汤证成为真武汤，治疗阳虚水泛的“心下悸，头眩，身瞤动，振振欲擗地者”；

（八）桂枝汤加减后成为桃仁承气汤，治疗瘀热互结的“少腹急结”。

这篇作业虽然是一次有效的经方思想的操练，然而我总觉得还没有把桂枝汤与《伤寒论》其他诸方的联系全面表达出来，所以就没有交给张丰先生，但是心中还时有挂牵。谁知道时隔三十多年以后，这一篇未完成的作业竟然派上了用场。那是2010年9月，全国经方应用论坛会议在南京举行。9月11日上午是专家特别演讲，发言的有李赛美教授、李发枝教授与史欣德教授，他们都是我敬慕的

经方专家。使人意想不到的是，黄煌老师邀请我一同主持上午的会议，并请我在专家发言以后进行点评。由于时间比较紧促，我事先又没有准备，所以我发言的重点就围绕着史欣德教授的《经方的合方运用思路与体会》这一演讲而展开。因为史欣德教授的演讲内容是桂枝汤的合方应用治疗一些疑难的反复不愈的病，其中有中年女性的哮喘，有幼女的过敏性鼻炎，有男青年的慢性腹泻，有中年男人的阴囊湿疹，有男青年的蛋白尿，有中学男教师的失眠，有中风后遗症，有斑秃，有口腔溃疡，有儿童的慢性湿疹等。史欣德教授或是根据体质，或是根据方证，都以桂枝汤与桂枝汤加味方的基础上合用相应方药而取效。她对桂枝汤出神入化的运用唤醒了我沉睡多年的记忆，因此我突然想起了这篇未完成的作业，于是我从桂枝汤是群方之魁的角度入手点评了史欣德教授的演讲，并把桂枝汤证不仅是太阳病的方证，它与六经的主要方证以及气、血、水有关方证的基础方都有内在的联系简述了一遍，来说明史欣德教授对桂枝汤的熟练运用是奠基于对《伤寒论》深刻理解的基础上的。通过后来的了解，我的简短的即席点评被大多数与会的经方医师所认可。

意想不到的是，对桂枝汤的学习，越学越有新的内容。

2013 年 9 月，第三届国际经方班在广州开课。我接受了李赛美教授的邀请，来到了广州中医药大学。我以桂枝汤的形成为例，从流溯源，强调了原始经方是中医药学的基础。这是我学习康治本《伤寒论》的一些体会，讲稿的内容又是桂枝汤的探索。其题目是《解构桂枝汤》。

发言结束以后，会场上也没有什么不同的意见。一周后，我把《解构桂枝汤》一文发表在《经方医学论坛》上，却引发了较为热烈的论争。有近百人参加讨论，7000 多人点看。黄煌老师支持了我的观点。他说："最近，本论坛发了2013年广州国际经方班上娄绍昆先生的讲稿《解构桂枝汤》。这篇文章旁征博引，逻辑性强，对弄清楚古人发现经方的思维方式以及经方发生发展的脉络，对我们今天学习应用经方具有十分重要的意义，是篇不可多得的有学术深度的学术论文。但是，因为娄先生此文突出强调了古代经方的原始思维，即那种具有整体性的直觉的思维方式，就引起了一些网友的不解，争论也随之而来。争论的关键是经方是不是没有理论？方证是不是理论？里面高手很多，观点碰撞激烈，在此，我也发表一些看法，参与讨论。

指导方药实践的理论是什么？我不反对大家所熟悉的阴阳五行，也不反对一些学者去研究五运六气，去探讨历史上留下的许多流派及其学说，这些都是中医学的一部分，都应该有人去研究，去继承和发扬。因为这些理论和学说都有其存在的土壤和价值。但是，作为经方的推广者，我要呼吁大家重视方证。

……

一个学科需要争鸣，需要批评家，但讲话要有证据，不是凭个人爱好或想象就自以为是、乱发议论，更不能对争论的对方进行人身攻击！经过多年的教学和临床，我深知临床实践的艰难，有时，一个案例分析能胜过那几篇大文章！少发些空论，多讨论些方证；少些空想，多些实证；大胆怀疑，小心考证；少些理想主义，多思考实际问题。这是经方论坛应该提倡的治学态度。"

对桂枝汤以及桂枝类方的运用更是广泛和繁多。最近，我整理了一篇名为《桂枝类方治验》的文章，对自己使用桂枝类方的病案进行一次小结，一并记录如下：

桂枝类方治验

一、怀孕4个月时出现微热咯血的肺结核患者

患者女，25岁，新温州人，身体一直很健康。但从怀孕4个月时出现微热和阵发性的咳嗽，痰中带血丝，容易疲劳等症状。特别是，每到傍晚时分，即出现低热。经某医院检查，确诊为肺结核。由于患者已经怀孕5个多月，加上之前有过两次流产的经历，因此家人都非常希望能保住孩子，所以冒着危险接受抗结核药物治疗。但治疗1个多月后，低热、咳嗽、痰中带血等症状仍然不见好转。家人焦急，求治于中医。

初诊于2003年3月12日。当时患者怀孕已6个月，身体消瘦，面色白，颊红。脉象浮数，舌苔薄白，平时即使在炎热的夏天也怕风觉得肢凉。另有身热心烦、夜间盗汗，干咳少痰，黏痰难以咯出，痰中偶尔带有血丝，胸膺不适。容易感冒，食欲不振，口苦干呕，大便稍结，一天一次，小便淡黄。腹诊发现右胸胁苦满，心下压痛明显，体温37.6℃。

基于以上症状，柴胡桂枝汤证与柴陷汤证一并具备。考虑先投予柴胡桂枝汤治疗。

柴胡15克，黄芩10克，党参15克，半夏10克，大枣5枚，干姜5克，桂枝10克，白芍10克，甘草5克，5帖。

并要求她继续服用抗痨西药，注意休息，加强营养，放松心情。

服药一星期后，以上诸症都有明显好转，恶风身热大为减少，食欲也增加了。但体温37.5℃，腹证依然。根据以上症状，改投小柴胡汤和小陷胸汤合方治疗。

柴胡10g，黄芩10g，党参15g，半夏10g，大枣5枚，干姜5g，瓜蒌皮10g，黄连3g，甘草5g，7帖。

又服药一星期后，患者咳出大量的黄色黏痰，胸部窒塞感减轻。持续服该方一个月左右，体温恢复正常，咳嗽、痰中带血的症状消失了，身体状况好转，产前检查正常，腹证已经不明显。

半年后，患者足月顺产一男婴，母子平安。患者X线拍片检查，肺部结核病灶已钙化；婴儿在2个月后进行胸部X线等相关检查排除了肺结核。

以上患者怀孕4个月时出现微热和阵发性的咳嗽咯血，后来在医院门诊查痰发现抗酸菌阳性，证实患了肺结核病。因柴胡桂枝汤证与柴陷汤证一并具备，故先投柴胡桂枝汤。转投小柴胡汤和小陷胸汤合方。药后患者咳出大量黄色黏痰，胸部窒塞感减轻。守方一个月，体温正常，咳嗽、咯血消失，身体状况好转。

谭次仲编，《肺病自疗法》推重“小建中汤”，为治肺痨之第一方，萧屏所编《肺病自疗》，亦云小建中汤治痨病极妙，沈仲圭氏于其所著《中国经验处方集》，谈及肺结核治法，略谓，“以甘寒养阴为治痨病常法。至因病情变化，舍甘寒而投辛温，要为例外权法，藉以矫正谭萧之说是矣。惜未能将例外权法之“小建中汤”，方证加以说明，系属一种阳虚证，在多种虚劳病中，占极少数，如果有此证，自以用之为宜。”

简侯：曾忆及我邑徐克明君语我云，幼年罹虚痨病，咳嗽，腰痛盗汗，医不能疗。往刘星伯先生处（时刘在上海商务印书馆编书）为开“小建中汤”一方，服数帖后即愈，是“小建中汤”诚为治疗阴虚者虚痨妙剂。宜其为谭萧二氏所称道，若不详辨其真实证状，而错用于阴虚证之虚痨，则危险甚大。徐灵胎氏云，此方治阴寒阳衰之虚痨，正与阴虚火旺之病相反，庸医误用，害人甚多。求真氏云，余往年用黄芪及建中剂治疗肺结核而招失败，我则以为若遭遇阳虚证之病者，以甘寒养阴常法治之，其招致失败，亦无不同，医者其摒去主观论治可也。

以上说法都是把方证相对应和辨病论治两种不同的概念相混淆，先认定肺痨阴虚是常规，然后讲什么阴寒阳衰之虚痨是例外等。对中医来说，离开病人来讨论疾病的诊治是可笑的，中医是个体医学，一种疾病在一千个人身上可能有一千个样子，医者在还没有看到病人之前，哪里来什么阴虚阳虚？如果让成见横存在心头的话，必然会造成概念先行，造成误导。

体会：

1. 肺结核病，古称肺痨，从病因病机分型，不外乎肺肾阴虚、肺阴亏损、阴虚火旺、气阴耗伤、阴阳两虚等型，对照此例简直是天壤之别，由此可见以病为目标的理法方药还有很多广阔的发展空间。此外，以方证相对应为核心的经方医学，诊治时目标明确，疗效可靠，可以重复。

2. 已经用抗痨药的病人不要随便停药，中西药联合使用对于肺结核病更为安全有效。

二、盗汗、遗精、多梦的患者

患者男，今年30岁，高个子，体形偏于消瘦，面色苍白，看上去感觉很疲惫，无精打彩的样子。因盗汗、遗精、多梦多年，经多方治疗，但疗效不理想。近月病情加重，特来我所诊治。

2003年1月24日初诊。

患者主要症状表现为：夜间多梦、盗汗、遗精。自觉头重头痛，头面部烘热感，怕冷恶风并有大便结，小便黄等症状。

腹诊发现心下痞满，特别是少腹部脐旁边皮下触摸到一个约二三平方厘米长如铅笔芯样的硬物。这样的腹证，加上以上诸症，是典型的桂枝加龙骨牡蛎汤证。

于是，先投予桂枝加龙骨牡蛎汤10帖治疗。约服药四五天，怕风怕冷、头面烘热头重头痛的症状开始渐渐消失。盗汗、多梦也明显减少，遗精五六天只出现一次。心下痞满，少腹脐旁如铅笔芯样的硬物也稍有减轻。但是，患者自觉精神疲倦，四肢沉重，躺在床上感觉会好些。

根据以上症状，按原方加党参10g，加重白芍至20g。给一个月的药量，嘱其坚持服药。其后就没有再来过。

半年后的一天，在街上偶然相遇，他笑着对我说，现在身体一切正常。当我问及少腹脐部的铅笔芯样硬物时，他说还存在，不过没有以前那么明显了。

体会：

1. 腹证的诊察极为重要。吉益东洞认为，腹证比一般症状重要，一般症状比脉象重要。腹证虽属局部的症状和体征，却反映了整体功能状态的全息现象。因而针对以腹证为主体的汤药与针灸的治法，可以产生对整体、对全身补偏救弊的作用。韩国医学家称之为“腹治”。

2. 桂枝加龙骨牡蛎汤证的腹证“少腹弦急”在临床诊察时可能分别存在两种腹证：脐下或者脐旁沿着腹壁皮下可触及铅笔芯样的东西。清代张振鋆在《厘正按摩要术》中明确地说：“脐之上下任脉见者，胀大如箸，为脾肾虚。”日本汉方家大塚敬节在《汉方诊疗三十年》中详细阐述了这一腹证，“在脐旁的皮下可触到长约二公分左右而好像铅笔芯的坚硬的东西。这种腹证，会时常出现于桂枝加龙骨牡蛎汤证”。此外，日本的龙野一雄在《中医临证处方入门》中也指出:“腹证中少腹弦急也指下腹部腹直肌紧张，但弦急的紧张程度更强……桂枝加龙骨牡蛎汤证等有此紧张之感。”

三、小腿烫伤皮肤溃烂，疼痛不已的患者

20岁的男青年，半个月前骑摩托不慎翻车，排气管把小腿内侧烫伤，以致皮肤肌肉溃烂。经西医烫伤专科治疗半个月，肌肉溃烂未见好转，疼痛依然。于1998年8月15日，经人扶撑着前来我所就诊。

患者中等身材，面色微黑，双眉紧锁，一脸痛苦的表情。经查看，小腿内侧约50平方厘米大小的皮肤溃烂，臭气难闻，疼痛不已。另有，脉数，舌淡红苔白，烦热（体温37.5℃)、头痛、恶风、有汗、口干不欲饮水，食欲尚可。小便淡黄，大便稍结两天一次。患者说，因伤口疼痛影响睡眠。半个月来体重减轻了4公斤。

综观以上诸症发现：发热、头痛、恶风、有汗，即桂枝汤证具备，因大便结由来已久，属于习惯性问题，所以考虑先投予桂枝汤治疗，并依方后规定服药。

服药三天后，于8月18日复诊。据患者说，服药后出汗比以前多了许多。恶风、头痛及伤口疼痛均有明显减轻，皮肤肌肉溃烂处也日渐愈合，体温已经恢复到正常状态。

根据以上症状，改投玉屏风散加当归善后。

二个月后，电话随访，得知服药后伤口日渐愈合，现在一切如前，小腿内侧烫伤处已经平复，稍有淡淡的疤痕。

体会：

1. 这是我平生第一次诊治烫伤的病案，我没有依据现行中医学的病因病机去辨证施治。而是走方证相对应的路子，临床疗效证明这是一条值得深入研究的路子。有人认为方证辨证仅仅是辨证施治的低级阶段，其实并不尽然。这一个病例如果按照辨证施治的思路，一般会作如下的分析：由于强热作用于人体，热毒人侵，气血瘀滞，所以皮肉腐烂。病人烦热低烧、疼痛不已、小便淡黄、大便稍结、脉象频数等脉症，都是热毒入侵荣血，气血瘀滞的根据。治疗方法除了外敷的中草药之外，应该考虑清热泻火、凉血活血，黄连解毒汤与犀角地黄汤合方可能是首选的方药。这样的理法方药和经过方证辨证的桂枝汤证可谓是天南地北。

值得我们深思的是，同一个病人，为什么两种不同的辨证方法会有这样大的差异呢?

2. 经方医学的核心是方证辨证，在方基本不变或者尽量少变的前提下，如何去抓住主症，抓住方证，做到方证相对应，这才是临床医生的基本功。要练好这一手基本功需要在学习方向对头的前提下慢慢地去完成。

正如清代名医徐灵胎所说的那样:“余始亦疑其有错乱，乃探求三十年，而后悟其所以然之故，于是不类经而类方。盖方之治病有定，而病之变迁无定，知其一定之治，随其病之千变万化，而应用不爽。此从流溯源之法，病无遁形矣！”

另一个中医学家，以医术专精而冠绝一时，著有《寓意草》《尚论篇》《医门法律》等书。喻嘉言临床也擅用经方，但他却不这样认为。《寓意草》所载病案大部分为经方验案。如以理中汤治愈疟疾、痢疾、痞块、溺水，以桃核承气汤加附子、肉桂治愈伤寒坏症两腿偻废等。喻嘉言强调治病必先识病，强调病与药的相关性。他说:“治病必先识病，识病然后议药”，“病经议明，则有是病即有是药，病千变，药亦千变”。

大家慢慢去体会这两位医家的话，自己去思考到底哪一位有道理？

四、屡治屡发黄水疮的小女孩

一位6岁女孩，约半年前手臂、背部及腹部出现黄水疮，面积渐渐增大，病情日渐加重，虽然也在进行治疗，但时好时坏，总得不到根治。

经熟人介绍，于2012年1月7日来我所就治。

患者白胖面色红，平时容易伤风感冒，夏天汗多。一旦感冒即出现发热、头痛、咳嗽痰鸣，难以好转。根据日本汉方家大塚敬节先生的临床经验，我投予桂枝加黄芪汤治疗。

服药一星期后复诊，诉手臂、背部的黄水疮已减轻大半。继续服药二个星期，病情渐渐好转，但也随时日有时好有时坏的变化，从总体上看，病情向痊愈的趋势发展。

继续投予原方一星期后，患者屡治屡发的黄水疮已经退去，腹部尚有的黄水疮也有退去的趋向。继续投予原方加玉屏风散，药后停药观察。

黄芪10g，桂枝5g，白芍5g，甘草3g，生姜2片，大枣2枚，白术5g，防风5g。七帖。

按：6岁女孩出现黄水疮半年，屡治屡发。投桂枝加黄芪汤一周大效，考虑平时容易伤风感冒，夏天汗多等病史，原方与玉屏风散合方又一周而愈。半年后又复发一次，投桂枝加黄芪汤，1周愈。至今未复发。汤本求真在《皇汉医学》中认为黄芪主治身体虚弱，皮肤营养不良而水毒停滞于皮肤与皮下，是一种强壮型止汗利尿药。

我用方证相对应的方法，使用桂枝加黄芪汤治愈了小儿黄水疮多例。

体会：

1. 中医临床观念具有导向性的作用。同一个病人的症状、体征、脉象、舌象、腹证，不同医学观点的医师，可能会得出截然不同的结论，但是其中总有是非优劣之分。

2. 中医解决疾病的痛苦有两种方法，一种是以病为目标，一种是以人体全身抗病特征的病理表现为目标。学习经方医学必须具备俯视人体在抗病过程中整个生命活动的视野。卢卡契曾经说过，“如果是整体性的问题，我们就不能指望通过局部的改变来治愈它。”经方医学强调方证与体质辨证就是注重人体抗病的整体反应。这可以补充以病为目标的专科诊治用药的不足。反之，也是如此。

3. 桂枝加黄芪汤是治疗黄汗病的，然而黄汗是怎么样的一种病至今没有一个定论。在《金匮》中黄汗病多处出现，可见这种病在《金匮》中占有重要的地位。小儿患脓疱症时，在其皮肤上可以看到一颗颗黄豆大小的黄色的脓疱，这些脓疱也和大粒的汗滴相似，因为脓疱的颜色是黄的，貌似黄汗。可不可能古人以此病象命名为“黄汗”？

4. 汤本求真的学生大塚敬节也曾经指出，桂枝加黄芪汤可以改善皮肤的营养，具有促进皮肤溃疡愈合。对于小儿传染性脓疱症有良效。并对有些荨麻疹以及夏天蚊子叮咬日久不愈而瘙痒者也有效。

五、三叉神经痛的患者

78岁的男性老人，在两个女儿的陪同下来到我的诊所。据述患三叉神经疼痛已经三年，经某医院手术治疗后，五年来病情稳定。但半年前三叉神经疼痛又复发，靠服用卡莫西平，每天2片，才能止住疼痛。但是在服药期间，每天深夜仍有三个小时剧痛，痛不欲生，如果加药，就会头晕眼花，不能自持，所以不敢加药。半年来接受过各种方法治疗，但效果不理想。在这进退两难，无计可施的时候，选择了来看中医试试。

于2009年5月25日初诊。

患者瘦长个子，面色苍白，平时畏寒四肢怕冷，头部颈部多汗，恐惧悲观的情绪一望而知。曾有胃痛史，但自从患了三叉神经痛后胃痛反而自愈了。脉缓大，舌大齿痕淡红，薄白苔。腹诊发现：腹肌薄而紧，有腹直肌痉挛。这样的腹证是典型的桂枝加附子汤证，所以果断投予桂枝加附子汤一周量。同时在太阳穴与乳突处针刺，强刺激，针刺后有效。并嘱西药维持原量。

桂枝10g，白芍10g，甘草6g，大黄3g，生姜3片，附片10g。

服药一周后，于6月2日复诊，据说每天深夜疼痛时间已减少三小时左右，疼痛的程度比起服药前也有明显的减轻。患者很高兴并对疾病的治愈很有信心。

根据以上病情，继续投予桂枝加附子汤一星期的量，并施以针刺治疗，穴位、手法如前。

在之后的治疗中，疼痛日渐减轻，直到疼痛消失，晚上能安然入睡，食欲增加，精神好转。即减少西药用量，二个月后完全停止服用西药。同时也停止了针刺，中药改为二天一次，一个月后停药并保持联系，继续观察。

其后的二年时间里，复发过一次。呈现柴胡证，后服用柴胡汤而愈，从那以后至今未见复发。

后来有一次在去菜场买菜的路上碰到得知，他多年的腹股沟疝居然在不知不觉中也被治愈了。

体会：

1. 三叉神经痛就是头痛的一种，因此诊治头痛的方法都可以使用在治疗三叉神经痛上。

2.《伤寒论》中治疗头痛首当其冲的就是桂枝汤与麻黄汤。这在条文中已经明明白白地表达出来，然而我自己初学时却不知道，摆在第 12 条与第 35 条开头的“太阳病，头痛”也是可以分别使用桂枝汤与麻黄汤而得以治愈的。

当然能够治愈包括三叉神经痛在内的各种各样头痛的方证还有五苓散证、吴茱萸汤证等等，这里就不细细叙说了。当然也包括后世方，如选奇汤、钩藤散、清上蠲痛汤半夏白术天麻汤等等，临床之际，只要方证相对应就能取效。譬如《兰室秘藏》中的选奇汤，药物只有五味，分量只有 51g（黄芩 6g，羌活 12g，防风 12g，甘草 6g，半夏 15g），但是治疗以第一叉神经分支疼痛为主的三叉神经痛，其所在的位置相当于眉棱骨处，与选奇汤证暗合，因此有时候投用选奇汤出现的疗效会使你欣喜难忘。

六、全身关节疼痛的老农妇

患者为 50 岁农妇，温州永嘉人，中等身材，面色淡黄。初诊于 2011 年 11 月 10 日。

该患者全身关节疼痛一多年，以肘、膝关节尤为严重。因长期居住在偏僻的山村，没有得到什么医生的治疗，病情时好时坏。近来关节疼痛加重，经人介绍来我所诊治。

经诊察，肘、膝关节疼痛而且怕冷，但无红肿变形。夜卧关节疼痛会有所缓解，时有盗汗。近日发热 38℃，但无咳嗽、流涕。脉浮数，舌淡大苔白厚。大小便、睡眠、食欲还可以。

根据以上症状，投予桂枝加附子汤治疗。

服药一星期后，于 2011 年 11 月 18 日复诊。患者发热已退，全身关节疼痛的症状稍有减轻。但是，肘、膝关节疼痛不但没有好转，反而比以前加重严重。因为服药后疼痛有可能会加重的情况，事先已跟病人有交代过，所以她有心理准备，还有信心再次从乡下山间上城继续诊治。

根据以上病情，投予《金匮》白术附子汤7帖，并施以针刺放血拔罐治疗。

经针药合治后，全身关节疼痛有所缓和，肘、膝关节疼痛畏冷也有明显减轻。患者非常高兴，对疾病的治愈充满信心和希望。

乘胜追击，继续投予白术附子汤并加黄芪30，当归30，同时施以针刺放血拔罐治疗。

因患者居住山区，来回看病不方便，嘱其在家里自己用艾条在肘、膝关节疼痛处熏灸一个钟头。原方（白术附子汤加黄芪30g，当归30g）连续服用一个月。

一年后随访：病人自行服药3个月，并坚持每天用艾条熏灸一个钟头。一直到肘、膝关节疼痛消失而停药。但是1年后因外感发热，全身关节痛复发。先服桂枝加附子汤7帖，再服白术附子汤加黄芪30g，当归30g一个月而痊愈，至今未见复发。

体会：

1. 关节疼痛现代中医以祛风寒湿邪的羌独活作为治疗的主药，经方医学以桂枝、白术、附子类方方证辨证。从中可以看出两种不同中医流派的特点。

2.《金匮》白术附子汤就是《伤寒论》桂枝附子去桂加白术汤，一方两个方名。我们能够从中想到什么问题呢？

日本汉方家从中看到《金匮》与《伤寒论》是两个人所写的著作。又如《金匮》的瓜蒌桂枝汤，如果依照《伤寒论》方名命名的习惯，应该为桂枝加瓜蒌汤为是。

七、脚尖发冷即腹部不适而腹泻的农民

患者男，今年50岁，农民，永强人。素来身体健康，好像从来没有生过疾病。但近5年来，经常感到脚尖发冷，特别是在夏天，一感到脚尖发冷腹部就不舒服，随即腹泻。今年发病比往年更加频繁，手足也出现痉挛的状态，这是过去所没有的现象，所以患者心中有点恐慌。期间也到过医院看过许多医生，都认为是肠道功能紊乱，治疗后没有明显疗效。算起来患者和我也是个远房亲戚，于是上门求诊。

初诊于2005年7月10日。

经诊察，除以上症状外，另有：冬日盗汗，夏天自汗，口淡不渴，但是脉舌无发现异常。腹诊时发现腹肌薄而无力，初步印象是桂枝汤证，患者夏日脚冷引发腹部不适的症状特征，使我想起日本汉方经验口诀："夏日足冷而腹痛者，桂枝加附子汤。"，于是我投桂枝加附子汤7帖治疗，以干姜易生姜。其实这个方剂就成为桂枝汤与四逆汤的合方了。

服药一星期后，于7月17日复诊。患者说：汤药入口后全身通畅，感到很舒服，就好像遇见了一个久违的朋友一样惊喜。同时脚尖发冷腹部不适而腹泻的症状似乎也有所改善。

因上方有效，继续投予桂枝加附子汤7帖。

又服药一周后，药物的作用已经渐渐地显示出来，手足时有发生痉挛的症状已经消失，脚尖发冷腹部不适而腹泻的症状也有明显好转。然而自汗依然如故。

根据以上症状，投予原方加玉屏风散，并要求患者连服二周以后停药观察。

此后，病人连续服用桂枝加附子汤加玉屏风散合方1个月，诸

症消失而停药。1 年后遇见他的家人，得知此病已愈。

体会：

1. 经方医学要重视口诀："医学别传，不立文字。"但是却通过口诀口耳相传。晋葛洪《抱朴子·明本》："岂况金简玉札，神仙之经，至要之言，又多不书，登坛歃血，乃传口诀。"唐岑参《下外江舟中怀终南旧居》诗："早年好金丹，方士传口诀。"经方医学的主要特点就是随证治之，方证相对，类证鉴别。以上病案如果追究病因病机就比较困难，然而方证辨证，结合汉方的经验口诀却显得简单而有效，临床医生何乐而不为呢？

2. 这个病案中的"脚尖冷"，为什么不考虑加细辛？

细辛治疗宿饮、停水故治水气在心下而咳满。这个患者"形寒肢冷、汗多下利"是典型的四逆汤证，所以加附子，易生姜为干姜，使之方证相对应。

八、长期服用降压药导致中风的患者

患者为男性，今年 70 岁，高血压病 20 多年，长期服降血压药。二个月前突然摔倒，处于昏迷状态。经住院检查，确诊为脑梗阻，缺血性中风。经治疗，病情好转而出院，可是右侧手足完全瘫痪了，变成了右半身不遂。

于 2006 年 4 月 17 日求诊于中医进行调理。

患者中等偏瘦身材，神疲乏力，血压正常。右半身不遂后不能行走，右手握物无力，右足稍微能活动一些。恶风恶寒，肢冷自汗，小便无力，大便每天有自然便排出，睡眠尚可，下肢时有浮肿。舌大淡暗，薄白苔，脉缓，腹肌按之无力，脐部悸动。

对此，病人不愿意针灸，试投桂枝汤加附子白术茯苓治疗。

桂枝 10g，白芍 10g，甘草 5g，生姜 5 片，大枣 3 枚，附子

10g，白术10g，茯苓15g。

一个月后，病情有明显好转，手握力度增加，在家中能拄着拐杖行走了。在原方的基础上进退加减化裁，连服半年，有明显进步，现在不需拐杖也能慢慢走路，手能握筷子吃饭。总之生活能够勉强自理，身体状态稳定。

体会：

1. 患者高血压病20多年，长期服降血压药，血压控制得很好，避免了出血性中风然而却迎来了意想不到的缺血性中风，所以人们需要反思西医降血压疗法的得失。

2. 经方医学临床对中风的预防与中风后遗症的诊治有一定的作用。根据临床方证辨证大量病例的统计，实证病人出现大柴胡汤证、三黄泻心汤证、柴胡加龙骨牡蛎汤证、防风通圣散证较多；虚证病人出现金匮肾气丸证、镇肝熄风汤证、补阳还五汤证为多；一般病人出现桂枝汤加附子白术茯苓证、小续命汤证较多。在一般病人之中，胖人中风后遗症小续命证较多，瘦人中风后遗症桂枝汤加附子白术茯苓证较多。

3. 桂枝汤加附子白术茯苓其实就是桂枝汤与苓桂术甘汤、真武汤的合方。刘渡舟老师认为脑梗阻一病要考虑“水气上冲”，苓桂术甘汤与真武汤是治疗水气病的主方，所以在方证相对应的背后，还有许多深层次的东西值得进一步研究。

4. 对于中风的诊治，后世医学与经方医学有非常不一样的认识。离开临床的真中风、类中风过于偏重病因病机理论方面的探讨，与临床实践不甚符合，对初学者有先入为主的误导作用，使其不敢使用辛温剂。张山雷的《中风斠诠》对续命汤等辛温剂治疗中风也是持反对态度的，并谓喻嘉言等人引用此方“论者新奇，病者无命。”

5. 不要把现代药理的结论作为辨证的金指标。如认为麻黄、桂枝有升高血压的作用，因此高血压、中风病人基本都被禁用。如治疗与预防中风极为有效的防风通圣散的说明书就是这样写的。其实防风通圣散、桂枝汤加附子白术茯苓与续命汤治疗中风后遗症是临床反复筛选出来的方药，不是医师闭门造车的产物。在唐代诊治中风后遗症基本上就是运用枝汤加附子白术茯苓与续命汤这类方子，《千金要方》中光是以"续命汤"为命名的方就有十来个，不同的药物组合的大续命汤就有四个，其它如小续命汤、麻黄续命汤，续命煮散、西州续命汤等。用药不离辛温，这些方药对于改善心脑血管的循环起了积极的作用。日本汉方家曲直濑玄朔于安土桃山时代用续命汤治愈天皇的脑中风，就是一个著名的病案。医师的脑子中没有十分的把握，面对天皇这样的病人，岂敢投用续命汤？

6. 重视血清药理学与血清药物化学的研究新动向。血清药理学实验方法是首先给动物服药，然后取其血清作为药物源进行药理学观察。粗制剂和复杂的成分经过消化已被吸收分布、代谢排除等体内过程，再取含药的血清进行药理实验，比较接近药物体内环境中产生药理作用的真实过程，适用于中药，特别是复方进行药效评价及其作用机制的研究，还可进行血清药化学及药动力学的研究。

九、荨麻疹反复发作的中年妇女

患者为中年妇女，面色苍白，呈贫血状。患荨麻疹反复发作3年，以前都是用中药治疗，颇有效果，但是总得不到根治，非常苦恼。近外出旅游后归来，又发作，于是又来求诊。

2013年1月5日初诊：

经诊察，患者荨麻疹以手足及腰部与大腹内侧居多，像火柴头大小，色略红，隆起于皮肤，严重瘙痒。经打针吃药、外涂药膏等多种方法治疗均不见好转。另有：恶风，口渴，烦躁面红，烦热有汗。脉浮紧，舌淡红苔薄白。经净1周，月经量少色暗。腹诊，无特别指征。大小便正常，食欲尚可。

根据以上症状，投予桂枝二越婢一汤3帖治疗。（桂枝10g，白芍10g，生姜3片，大枣3颗，甘草5g，生麻黄5g，杏仁10g，生石膏15g）并嘱其药要温服，服后躺在床上用棉被盖着，以微微汗出为好。

但是，患者服用第一帖药后，荨麻疹发作的更为厉害，打电话来询问要不要再服，我认为可能是瞑眩现象，要其继续服用。没等三帖药服完，奇迹出现了，荨麻疹全部消退，过去从未如此快捷结束的病程。

2013年1月9日复诊。患者出现口苦、尿黄、头晕，脉弦细等症状。投予小柴胡汤加防风荆芥5帖治疗。

停药至今，已一年过去了，未见复发。

体会：

1. 桂枝二越婢一汤，即大青龙之变制。大青龙是发汗兼清内热之重剂，桂枝二越婢一症状较轻浅，辛凉小发汗之剂。李同宪老师认为桂枝二越婢一汤与大青龙都是介于表里之间的过渡证态，桂枝二越婢一汤是桂枝汤与白虎汤之间的过渡证态，大青龙汤是麻黄汤与白虎汤之间的过渡证态。

2.《伤寒论》第27条："太阳病，发热恶寒，热多寒少（脉微弱者，此无阳也，不可发汗），宜桂枝二越婢一汤。"条文中的"脉微弱者，此无阳也，不可发汗。"在康平本中仅仅是（脉微弱者，不可发汗）。然而，后世医家为"此无阳也"四个字作了不少的研究，看来也是枉费心力。

3. 桂枝二越婢一汤证临床轻度发热恶寒，热多寒少，必须兼有烦躁面红口渴喜冷等内热现象。荨麻疹发作时的瘙痒即可视为“烦躁”。

4. 这是一个合方，在康治本与金匮要略中都没有出现，在宋本伤寒论才出现，可见伤寒论的文本也是从简单渐渐地走向成熟。

5. 经方医学治疗荨麻疹要牵涉到几十个方证，比较广泛地反映了荨麻疹发病时的真实的临床病象，只要方证相对应就能取得疗效。（任诚编译的《日本汉方医学皮肤病治疗辑要》是一本很好的临床参考书。）

十、哮喘反复发作的小儿

10 岁的少女，因哮喘反复发作来诊。

该患者 3 岁那年，因为外感发热咳喘住院而确诊为哮喘。经西医治疗后热退咳喘消失，但从此以后经常发病，屡治屡发。5 岁那年，家人决定寻找中医药治疗。中医药治疗效果比较好，除了每次都能控制之外，发作的次数大为减少。此后的三四年期间里，哮喘一次也没有发作。一星期前，因受凉后发高热而咳喘不已，住院治疗一周后，但咳喘依然。因其外公又想起了中医，故特来我处诊治。

初诊于 2009 年 11 月 8 日。

该患者消瘦憔悴，肤黄面白。当时的症状主要是：头痛无汗，咳喘痰少，胸闷气短，脉浮数弱，舌淡红而苔白。恶寒发热，体温在 37.6℃～38℃之间。

根据以上症状，考虑用桂枝加厚朴杏仁汤，一剂后热退哮减，三剂后症状消失。

此后，2011 年 9 月发作一次，用小柴胡汤合小陷胸汤合方使其咳喘平息；2013 年感冒后发热有汗，咳喘复发，麻杏甘石汤 3 帖而愈。

体会：

1. 临床上小儿哮喘比较多见，经方诊治疗效很好，所以需要加强对其诊治方法与规律的研究。

2. 桂枝汤加厚朴杏仁汤证在康治本《伤寒论》和《金匮要略》里都还没有出现，一直到宋本《伤寒论》中才看到。根据日本汉方家的细密考证，宋本《伤寒论》是在《金匮要略》和康治本《伤寒论》的基础上产生，然而《金匮要略》又是在康治本《伤寒论》的基础上产生。这可见，在进入有文字的文明时代以后，原有的核心方证的拓展工作一直没有停顿，直到张仲景的《伤寒杂病论》的出现才告一个段落。

3. 在这里桂枝汤加杏仁厚朴汤证通过两条不同的起病原因而发生，一是第18条："喘家作，桂枝汤，加厚朴杏子佳。"是素有喘疾之人，新感引动宿疾遂使哮喘发作；二是第43条曰"太阳病，下之微喘者，表未解故也，桂枝加厚朴杏子汤主之"。本条病者并无咳喘之宿疾，而是感受外寒之后引发咳喘。两者发病的原因与过程有异，然而临床表现的脉症无异，所以根据方证相对应的原则，所给予的方药是一样的。

4. 我临床上诊治发热咳喘病人，经常使用桂枝加厚朴杏仁汤、麻黄汤、麻杏石甘汤。我是依据以下几个主症的不同排列来分别选择它们的。

发热咳喘恶寒无汗——麻黄汤。

发热咳喘恶寒有汗——桂枝汤加杏仁厚朴汤；有的发热咳喘恶寒无汗的患者也可以使用桂枝加厚朴杏仁汤，然而一定要是腺病质体质或者脉象出现浮数弱的状态。

发热咳喘有汗——麻杏石甘汤。

十一、因患滑膜炎而停学回国治病的留学生

患者为18岁的少女，于2002年10月11日初诊。

该患者是旅法华裔女学生，一年前因一次体育运动外伤引发两膝肿痛，西医诊为滑膜炎，经常规治疗，时时反复。在国外也接受过半年的针灸、刺血、拔罐治疗，但是效果不明显。最后决定停学回国治病，求诊于中医药。

患者中等个子，发育正常。主要症状表现为，两膝肿痛怕冷及行走无力。膝关节不只是步行时疼痛，就是坐久了也会肿痛难忍。另有月经量少色暗痛经的症状。大便正常，一天一次。因为患者经过长时间的针灸治疗，所以很害怕针刺。

根据她双膝的畏冷肿痛以及行走无力的症状，投予桂枝汤加附子白术。

桂枝10g，白芍10g，甘草5g，生姜5片，大枣3枚，附片10g，白术10g，7帖。

服药一周后，于10月18日复诊。据患者说，没有明显的疗效。再三斟酌，自认为方证辨证没有问题，需要其耐心服药以待体能的康复。继续投予原方15帖。

从10月11日初诊至11月6日，已经连续服药3周，但病情还是不见进展，病人逐渐失去信心。考虑到月经方面的情况，我在原方的基础上加桂枝茯苓丸，15帖。

11月22日复诊，疗效明显，患者两膝肿退痛减，行走也变得轻快。月经方面的情况也有好转，月经量稍有增多，痛经的时间和疼痛程度也稍有减轻，但是经色暗黑有块依然如前。守原方不变，再服15帖。并嘱其用艾条自灸膝眼两穴。

经过一个多月的坚持治疗，身体基本恢复到正常状态，患者高高兴兴的出国读书去了。

一年后回国，登门道谢，并津津有味地讲述自灸半年的经过。想不到她每天同时用两条艾条分别熏灸膝眼两穴，不小心烫伤了皮肤好几回。她说当皮肤烫伤起泡溃烂时，也没有停止熏灸，只不过把熏灸点稍作上下位置的变动而已。

体会：

1. 桂枝汤加附子白术在诊治腺病质体质病人的关节炎与腰椎病中发挥着很大的作用，如果配合针刺等外治法其疗效更好。

2. 民间经方研究者费维光先生认为桂枝汤加附子白术这个方剂能够治疗神经痛。他的一个自验例值得临床医生重视。病例记录如下：

在20世纪70年代初的一天，费维光想蹲下来抱抱四岁的大女儿，刚一下蹲就发生剧烈腰痛。找了一个孩子用小拳头轻轻地捶捶腰，谁知道捶了以后疼痛不仅仅没有减轻，反而更加厉害。无奈之中进了医院的电疗室。经电疗以后，疼痛消失。谁知道刚刚走几步又发生剧烈的腰痛，医生也一筹莫展，只得请朋友背回家自疗。根据自己属于自汗体质，就选取桂枝汤加附子白术的方药试试，服用了3帖以后，疼痛明显减轻，又服用了3帖而痊愈。

十二、子宫下垂的少妇

患者是一位瘦长身材，面色黄暗的35岁妇女。因尿频尿残留与少腹部胀满不适，经西医诊断为女性尿道膀胱综合征、中度子宫下垂，建议中医药治疗。在某医院服用大剂量的补中益气汤、归脾汤与升陷汤，但疗效不明显，后经人介绍来我所诊治。

1999年11月5日初诊。患者已正常生育过一个男孩，现今已

7岁。有过2次人流史。经诊察，心悸肢冷，腰冷胀痛，头痛恶风。脉细弱，舌暗淡红。大便先硬后溏，小便清，但是尿频尿短而残留。近来少腹部不适，卧床休息后稍有好转，因子宫下垂，痛苦难言。腹诊，腹部皮肤薄，深按之腹直肌拘挛。

根据以上症状，我一开始从腰冷胀痛，大便先硬后溏入手，使用桂枝汤与肾着汤合方，连服2周后虽然心悸肢冷，头痛恶风，腰冷胀痛有所改善，然而病情的总体趋向没有大的进步，特别是少腹部不适，疲劳时的下坠感依然，尿频尿短而残留现象反而更为不适。反复考虑以后，使用桂枝汤和五苓散的合方7帖，还是龃龉不合，功败垂成。再三再四地琢磨还是不得其解，于是寻求前人的临床经验。后来在日本江户时代后期著名汉方家宇津木昆台（1779年–1848年）的《古训医传》中看到他把治疗“手足厥寒，脉细欲绝”的当归四逆汤成功地使用于子宫下垂的病人的经验，于是受到启发。特别是拜读了大塚敬节临床治疗子宫脱出的医案，发现自己辨证的偏差。于是就改投了当归四逆汤治疗。

当归10g，桂枝10g，芍药10g，细辛3g，甘草3g，通草5g，大枣5枚，7帖。

服药一星期后，腰冷胀痛与少腹部不适减轻，大便正常，只是尿频尿短、手足厥冷与子宫下垂的症状依然，继续投予原方加吴茱5g，生姜5片，变成了当归四逆加吴茱生姜汤，再给予7帖。

于12月18日复诊，服药后有明显效果，患者又自行服用7帖。子宫下垂症状大为好转，工作劳累之后也少有脱出。当归四逆加吴茱生姜汤不变，只是调整其药物的分量，再继续服用10帖。

事后失去了联系，没有了消息。直至2000年的夏天，才从其介绍来诊的亲戚口中得知病症已经痊愈。

体会：

1. 一些多个主症的病人，八纲辨证不难，然而方证的选择颇费心力。歧路亡羊，并非奇怪。细心进行类证鉴别，积极翻阅前人临床记录极为重要。

2. 虽然当归四逆汤、当归四逆加吴芋生姜汤早就耳熟能详，对于其治疗目标——冻手冻足，四肢厥冷性外感也融入心中，然而也会形成思路固化。其后果就是面对千变万化的临床病症有时会熟视无睹一筹莫展。所以经方医学的学习要与时俱进，广泛阅读，扩大视野，努力靠近《大学》所说的："苟日新，日日新，又日新"的境界。

看来，桂枝汤的运用和理论研究是一个值得一而再、再而三讨论的话题。

二十四、腹诊窥知疾浅深

1974年冬天的一个周末下午，在张丰先生的青藤小屋里，我们又开始了漫无边际的中医学的神聊。和张丰先生在一起就有说不完的话题，就是同一个话题，交谈中也会产生许多新的内容。这一次我们偶然谈到了稻叶克所著的《腹证奇览》及其弟子和久田寅所著的《腹证奇览翼》。

"对于一些中医师来讲，腹诊还是一个陌生的世界。"张丰先生说了一通主流中医学忽视腹诊的现状以后，转过头来问我，"请你先讲一个以腹诊和腹证为主要依据而疗效确切的典型病例。"

于是我就讲了一个在暑假期间诊治过的病例。这个病人是个奇人，这个病例也堪称典型。

病人的名字叫潘德法，是个很聪明、很能干的农民，在生产队当队长。他身体壮实，脸色暗红。他的女儿是村里的"赤脚医师"，与林华卿先生同在状二大队医疗室工作，就是林华卿先生介绍他到我这里就诊的。

潘德法患的病是右肩疼痛，民间叫这病为"五十肩"。发病后他一直在积极地医治，一年来膏丹丸散、按摩针灸、刺血拔罐都一一试过，不但无效，反添了更多的病痛，劳动力几乎丧失，他这个生产队长一下子降为队里的放牛娃。他说，牛都会欺负他。他用左手拉着牛的绳子时，牛都是乖乖地吃草，当他的左手拉累了，把牛绳换到右手时，牛就会把头猛然大甩过去，使他的右手全部酸麻，痛得他冷汗直冒。

潘德法当时的症状是：右肩不能抬手，不能负重，夜间痛得不能安睡。仔细诊查发现右臂肌肉萎缩，对疼痛异常敏感，并伴有头重、口苦、纳呆、尿黄、便秘、脉涩、舌暗红苔黄黏等痰瘀湿热凝滞证候。翻阅历次诊疗记录，从诊断到方药均合中医理法，然而医治无效，大家都认为是疑难病症。

当时我就面临怎样抓主症的问题。我要求患者平卧，通过腹诊发现他有两个很典型的腹证：①心下压痛；②左小腹急结、压痛，重压之下疼痛向左腹股沟发散，这样就知道了这是小陷胸汤证合桃仁承气汤证。这两个汤方的功效，一为清痰热，一为祛瘀血，也符合理法辨证。于是就投此二方的合剂。三剂后，病人满面笑容地来复诊，说服药后排出很多瘀浊秽臭的大便，说为了看清排泄物的具体形态，他特地跑到清水坑上大便，他看到一大片污黑物浮悬在水面上。治疗后他一身轻松，手举高了许多，虽然手臂还痛，活动也还不利，但他看到了治愈的希望。复诊时，腹证也相应地好转了。我把原方药物的分量减半，请他再服五剂。五天后，腹证消失了，其他诸症也明显减轻。接下去的诊治就变得容易了，以针灸、中药治疗一个月而痊愈。后来他就成了我的好朋友，我的医学宣传者，不知有多少疑难病人都是他介绍来的。

在对潘德法的诊治过程中，他对我讲了许多话，有些话对我触动很大。他说他一辈子没有生过病，这次算是大病一场了。开始看西医，查来查去查不出什么东西来，医师说是肩周炎，一年半载好不了，所以对西医就失望了。后来看中医，医师认为是气血阻滞，他认为很有道理，但服了上百帖中药，扎了针，放了血，拔了罐，病痛反而越来越重，也渐渐地失望了。但服了我开的中药，效果非常明显，他又重新相信了中医。

当时我请他平卧检查腹部时曾有一段争论，他说自己的病在右肩，不需要检查腹部。我告诉他："中医古代都要施行腹诊，对慢性病来说，腹诊比脉诊更重要。"他听了以后才配合腹诊。当我在他的上腹部及左少腹发现压痛的指标时，他当时就大呼小叫了起来，他说："我的病会治愈了。"

我问他为什么这样说，他说："看了一年多的病，没有一个医师发现我腹部有两个部位有压痛，再说我自己也从来没有发现腹部有什么异常。但今天腹部被你一按就发现了压痛，说明你是一个有套路、有经验的医师，所以我的病就有治愈的希望。"

事后，当潘德法的病将要痊愈时，他问我："为什么其他中医不使用腹诊辨证？"

"一言难尽。"我不知如何回答他，"这是一个值得进一步研究的社会学与教育学的课题啊！"

他非常兴奋地告诉我，他想动员家中的子女学中医，问我带不带徒弟。我告诉他，我自己还在摸索中，连医师的资格都还没有，又有什么资格带学生呢？

在我讲叙潘德法诊治的经过时，张丰先生静静地听着，没有插话，始终用鼓励的眼光示意我继续讲下去。

"我在诊治潘德法肩周炎的过程中，与他多次接触与交谈，他的机智与灵敏给我留下了深刻的印象，特别是他观察与处理一些问题的思维方式与方法对我颇有启发。"

"潘德法有什么过人之处？请说来听听啊。"张丰先生问。

“我非常佩服潘德法的观察能力。”我把在内心涌动着的对潘德法的感佩全部用言语表达了出来，“有一段时间政府对农村的政策有一些放松，容许农民饲养荷兰奶牛，他也先后饲养了几头。奇怪的是他饲养的奶牛特别能挤奶，我问他其中的秘诀在哪里？”

张丰先生一下子有了兴趣，说：“潘德法的秘诀是什么？”

“潘德法说，自己在饲养奶牛之前，预先走访了几家有饲养经验的农户，询问他们有关养牛的经验。”我说，“但是当潘德法问到怎么样的奶牛能挤奶时，大家也说不出什么窍门来。潘德法通过仔细的观察与对比，心里对能挤奶的荷兰牛的体型特点有了自己的认识，于是他就跑到另外几个饲养荷兰奶牛的农户家里，把自己的经验进行一次实地考核。他拍拍一头臀部肌肉比躯干更为丰满发达的荷兰牛，就自信地说这头牛产奶比较多；他指指那头躯干肌肉比臀部更为丰腴的荷兰牛，就果断地说这头牛产奶的量比较少。这些饲养荷兰奶牛的农户听到潘德法的鉴定之后，都惊讶得合不拢嘴，就围着问潘德法如何看得如此准确。潘德法也一点不保守地告诉了他们几点经验，但是他们都很难辨别清楚荷兰牛躯干肌肉和臀部肌肉哪一个更为肥腴和瘠瘦。潘德法就凭这一手的本领饲养了荷兰奶牛，其家庭收入明显比一般农户好了许多。”

“潘德法的相牛经对你有什么启发？”张丰先生听得津津有味。

“潘德法的相牛经与现代经方医学的体质方证具有类比性。”我早就已经把它们两者做了比较，所以有话可说，“潘德法的相牛经在他自己的心里是清清楚楚的，表达出来也应该说是明明白白的，但是我们听的人并没有这么容易听得明白，更不是这样容易掌握得住。就像你教我的人体的体质分型，有肌肉质、筋骨质、腺病质、营养质、寒滞质、瘀血证体质、脏毒证体质、除毒证体质等。通过观察，哪一个病人属于哪一类体质，你可能一目了然，然而我学了不少时间了，却看不出这么多的门道，看来观察能力的培养不是一日之功。然而潘德法能够无师自通地把握住‘相牛经’的奥秘，这事我只能望洋兴叹了。我想假如由潘德法这样的人来学习经方医学，可能会学出一些成绩来。”

张丰先生点点头说：“潘德法还有什么故事，不妨多讲几个。从他的思维方法中，可能挖掘出对我们经方医学有借鉴作用的东西来。”

“潘德法的故事的确引人入胜，特别是他对种植球菜的讲述，也给我留下了深刻的印象。”

接着我就把潘德法如何种植球菜的事情，原原本本地告诉了张丰先生。

潘德法种植的球菜在状元桥一带是出了名的，每年他种植球菜总是能赚一大笔钱。因为他种植的球菜，叶球大小整齐，外观一致，结球紧实，修整良好；除了球菜质量好以外，更为重要的是都能够最早上市，因此在“物以稀为贵”的市场中能够买上个好价钱。

潘德法说：“要达到‘东西好’‘出货早’这两个要求可不容易，得从头到尾把握好球菜种植的每一个大大小小的环节，如果某一个环节出了纰漏，整个计划就会泡汤了。”

“请你把如何种植球菜的具体过程讲给我听听好吗？”我问。

“首先要在球菜苗移栽前整好地垄。”潘德法兴趣盎然地说：“地垄的长宽高矮大有讲究，地垄的耙细整平可不能偷工减料，谁把这个活计干潦草了，你就别想球菜结球了。”

我觉得他是不是有点儿言过其实了。我种过地，秋收后耕牛把大田里的泥土犁了一次后，我们就去整好地垄，把大块的泥土大致耙细整平就好了，哪有这样讲究的。

他看到我的眼神与动作就知道我心里所想的事，就说："我明白你认为我在夸大其词，其实我的说法一点儿也不为过。整好地垄后要在田畦上按照品字形打定植凹穴，这可更有功夫了。"

我觉得他是越说越离谱了，在田畦上按照品字形打定植凹穴是半劳力干的活，那有什么大不了的功夫？真是夸大其词。

他看了我一眼，我的不屑一顾他早就看在眼里。

"一般人瞧不起这样的农活，"他看了我一眼笑了笑，"都派工给半劳力去干，这是绝对不行的。"

"为什么？"我问。

"这是一个要求非常严格的农活。"潘德法眼神里蕴藏着自信，有板有眼地说："品字形定植凹穴的相互之间的距离的定位倒是不难，难的是各个定植凹穴的底部都要求在一个水平面上。不然的话，浇水施肥的时候，有的菜苗淹死，有的菜苗干死，这就耽误了球菜的生长发育。刚才讲的地垄的耙细整平也是为了浇水施肥的时候能够保持水分与肥料。"

他说得合情合理，我的疑窦消解了。我在生产队种田的时候从来没有人这样对我说，可见种田的农艺水平有高低的差异。

我恭恭敬敬地对他说："你说得很对，对我很有启发，请你继续讲下去。"

潘德法说："我刚才说做品字形定植穴是一项要求非常严格的农活，你知道为什么吗？"

做品字形定植穴的重要性我知道了，但是具体做这项农活的难度在哪里我还不知道。

他看见我摇了摇头，就说："做定植穴时我们要双手紧握一个倒人字形笨重的木杵，操作的方法是把紧握在双手里倒人字形笨重的木杵高高地举起，然后重重地插在耙细整平的地垄菜畦的泥土表层，形成一个茶杯一样大的圆锥形凹穴。”

这活我也干过，人预先站立在地垄菜畦的一头，劳动的时候，人的双手紧握木杵，一边不断地举起、插下，使自己的前面形成品字形定植凹穴，一边在地垄菜畦上慢慢地向后退，一直到整条菜畦都做好了品字形定植凹穴。

“我也干过这活。”我以为自己种过田，以过来人的口吻接过他的话，“却从来没有感到打‘定植凹穴’有什么特别的难度呀。”

“假如能把这个活干得好，就要达到把各个定植凹穴底部都要落在一个水平面上，那是有难度的。”潘德法把右手抬高到跟眼睛水平的高度，手心向下平缓地移动，做一条水平线，向我提出反问，“你知道为什么吗？”

“我们都是随便地做定植凹穴，”我心不在焉地说，“从来没有人提这样严格的要求，所以也不知道难度在哪里？”

“欺软怕硬是一般人的本性。”潘德法会意地一笑说，“所以当笨重的木杵插下去碰到硬泥块的时候，你会本能地避开，当木杵插下去碰到软泥巴的时候，你会本能地用力插下去。这样的结果是有的定植凹穴的底部高高在上，有的定植凹穴的底部深深地陷入，就不能达到各个定植凹穴的底部在一个水平面上的要求。”

潘德法的话一针见血，一下子点中我的毛病。

我发觉自己的脸上阵阵发热，惭愧地说：“的确如此，所以我种植的球菜很少有几个能够完完整整地结起球来的。”

他没搭理我愧疚的心情，继续说：“菜苗的培育也是重要的一环，种子的浸种、播种都有规定，重要的播种床的泥土，一定用近三年未种过十字花科蔬菜的园土。”

“什么是十字花科蔬菜？”我问。

“白菜类、甘蓝类、芥菜类的蔬菜都属于十字花科。”潘德法说，“球菜就属于甘蓝类的蔬菜。”

一个普通的农民所了解的植物学知识使我羡慕。真是爱什么，就会学什么，最后也会懂什么。

“为什么一定要用近三年未种过十字花科蔬菜的园土？”我问。

“为了保持球菜菜苗的纯净。”他说：“不要让新的菜苗中夹有非球菜的菜苗。”

“菜苗是不是越早移栽越好啊？”我问。

“也并不尽然。”潘德法说，“我对最早出土的菜苗是不要的？”

最早出土的菜苗移栽以后，不是可以提前成熟吗？能够提前球菜上市的东西，为什么不用？我百思不得其解。

“最早出土的菜苗大部分是杂苗，”他继续说，“它们比正规的球菜菜苗更有生命力，更具有竞争养料的能力。假如不知道它们是赝品，把它们移栽过来，那整个种植计划就黄了。”

想不到人类社会与自然界有相似的地方，一些非主流的力量反而捷足先登，爆出冷门，跑出黑马。

“菜苗移栽以后的田间管理如何进行？”我问。

“菜苗移栽定植后要及时中耕松土、浇水施肥等，”潘德法说，“使球菜的幼苗期正常地进入莲座期，特别是球菜的菜叶开始包合时，应及时结束莲座期，开始浇水施肥，同时要改变了肥料的品种。当球菜进入结球盛期，每隔七天左右浇一次水，结合浇水要追施两次肥，结球期需磷、钾肥较多。”

我突然想到球菜生长可以分成明显的几期，每一期多有自己的不同特点，这一点与外感热病的六经传变有点类似，六经之中也是每一经都有自己不同的方证。

“假如没有及时浇水施肥，或者没有合理地施肥，那会怎么样？”我问。

“那就会出现我们不愿意看到的现象了。”潘德法侃侃而谈，“就是种植的球菜不会结球了，球菜的叶子不向球菜的中心卷拢，而是出现向四周伸展的怪现象。我们不是经常看到有人把田里不会结球的球菜叶子四周用草绳捆起来，有人还用一块石头压在它的上面，企图帮助它结球。”

是啊，我经常看到这样可笑的画面，然而到了这个地步也已经于事无补了。

“这里有一个节气的问题。”潘德法娓娓讲述，“球菜结球期的时间是有内在的规定的，到了这个节气，各方面条件没有达标的菜叶卷不起来；各方面条件虽然已经达标，但是过了这个节气的菜叶也卷不起来。”

自然界真奇妙啊，经方诊治疾病不也是非常讲究病机吗？

最后张丰先生对我说：“通过潘德法种植球菜的讲述，我得到的体会有三个：一个就是干好任何一件事从始至终都要全力以赴，要抓紧抓好每一个环节，一个环节出了问题就会影响全局；另一个体会就是种瓜得瓜种豆得豆，一份汗水一分收获；还有一个体会就是球菜结球有时节，过了这个节气，球菜就无论怎样也不再会结球了，可见生命体生长过程的不可逆性。”

张丰先生从潘德法的故事中归纳出自己的三点体会，然而我只是就事论事，这就是我们彼此间的差距。

“我也曾经把潘德法的事对阿骅表兄说过”，我对张丰先生说，

“他也对潘德法的传奇般的故事很感兴趣。”

“能说说阿骅表兄的意见吗？”

“阿骅表兄对潘德法其人其事赞叹有加……”我停顿了片刻，想寻找合适的语言把阿骅的观点表达出来，“他认为在潘德法身上可以闻到浓浓地禅风禅味，所以他的一举一行充满了禅机与顿悟。禅不注重知识，认为知识会使人‘神生不定’，容易成为迷途的羔羊。禅认为知识只是一时一地人类的假说，人类进入‘知识社会’以来，在生活的一切方面都格外地依赖于知识以致逐渐丢失了常识。如果要不受知识的束缚，人首先要追寻自我真实感觉里的常识。现代人要追寻自我真实的感觉的常识是很不容易的，正像有人所说的，‘人是悬挂在知识之网里的动物。’一旦落网，抽象的知识在静态化的过程中渐渐地替代了动态的常识，那就全身被绑啊。”

张丰先生认真地听着，不置可否。

“阿骅表兄问我潘德法这个人在村里有没有什么绰号？我说，别人都说他不从众，脑筋超常，被人取了一个绰号叫‘大傻’。阿骅表兄说，那就对了，禅意往往不合知识，违反常理，还不顾人情，要求独立承担，自我完成。具有这样意念的人如果锋芒毕露，又不会守愚藏拙，肯定会和周围的人格格不入。经方派名医金慎之不就被人称之为‘金癫’吗。”

张丰先生宛然一笑。

“《水浒传》序言里说：快意之事莫如友，快友之快莫如谈。”张丰先生不无激动地说道，“潘德法活色生香的故事让我长了见识，意味深长啊。”值得我们经方医师学习的是，努力培养自己的诊察直觉，能从临床病人的脉症中剥离出埋于脉症深处的方证与药征。任何一件事真正要做好它，都是很不容易的，懒汉是种不出好庄稼的。

我们经方医师的一生都要勤学不怠，还要善于思考，临床才有可能做到方药丝丝入扣，还要使方药与体质相对应，还要谨守病机，还要注意中药的煎法、服法、服后将息、食物禁忌等，每一个环节都不能有半点的马虎与大意。”

看来潘德法的故事使张丰先生感慨良多。

“20世纪30年代的时候，陆渊雷的一个学生，”张丰先生以沉痛的语气讲述着，“暑假结束前夕准备回校时，在家乡遇见同村庄的一个病人。这个病人是一个壮实的中年黑汉，因为大热天下井寻找掉入水井中的东西，从井中出来以后就寒战，过后就发烧、无汗、烦躁，学生诊察以后，病人的病症与《伤寒论》第38条‘太阳中风，脉浮紧，发热恶寒，身疼痛，不汗出而烦躁者，大青龙汤主之’中的方证相似，就认定是大青龙汤证。但是处方的时候自认为生姜、大枣不重要就去掉了这两味药。由于开学在即，这个学生不等病人服药就赶回了学校。在开学典礼上，陆渊雷先生询问学生在暑假期间有否遇见过典型的病例，这个学生说了这个壮实的中年黑汉的大青龙汤证，陆渊雷先生知道学生的处方中没有生姜、大枣，也没有交代‘一服汗者，停后服，若复服，汗多亡阳’的医嘱，生怕出事，就叫这个学生马上回家看看。学生回家后得知这个壮实的黑汉已经死了。黑汉的家人说，第一帖的第一服药喝下去，病人大汗后热退，家人就继续给他服下第二服，谁知道药后出现形寒肢冷、汗出不止而死亡。”

大青龙汤竟有如此厉害，令人不寒而栗。

“大青龙汤是一个治疗外感热病极为有效的方剂。”张丰先生说，“去年夏天我用这个方子治愈了二十多例高烧不退的病人。病人中男女老少都有，只要临床表现符合陆渊雷说的五大主症：发热、恶寒、不汗出、口渴、烦躁，投药一二帖都能烧退而愈。然而方中的麻黄量大，《伤寒论》中就数这个方子麻黄用量最大，原文中是六两，我一般用五钱，基本都能达到治疗效果。由于此方发汗的力量峻烈，必须方证相对应，方子中的每一味药物都不能缺失，特别是姜、枣、草不要认为是可有可无。仲景在大青龙汤的方后注中，对服药也有严格规定，我想仲景一定亲眼目睹过误用此方发汗过度所造成的不良后果。”

张丰先生的话，使我想起了潘德法种植球菜的心得，然而球菜种植搞不好只不过是经济损失，我们经方治病如果稍有闪失，那就是人命关天了。

“老张，大青龙汤在治疗外感发热的时候，如何避免医疗事故呢？”

“大青龙汤在方证相对应的基础上使用，这是避免医疗事故的前提。”张丰先生说，“仲景在大青龙汤的条文中指出：‘若脉微弱，汗出恶风者，不可服之。’同时要严格地依照论中的服法：‘煎取三升，去渣，温服一升’；并要明确要求服药后最佳状态是‘取微似汗’，如果‘汗出多者，温粉粉之’。陆渊雷认为汗后着粉不是真的能够止汗，而是起到预防腠理漏风的作用。其实最要紧的是，病人‘一服汗者，停后服’。真是环环紧扣，步步为营啊！如果我们能够做到像仲景要求的那样，既可以取得满意的疗效，又可以避免医疗事故。”

“在病人服药之后，出现汗出不止、形寒肢冷的亡阳危象的时候，如果医师还在场，应该如何处置？”我问。

“仲景在《伤寒论》大青龙汤的方后注中已有一套应急方法。”张丰先生说，“如果出现‘厥逆，筋惕肉瞤’的危象，仲景认为‘此为逆也’，回阳救逆之意尽在不言之中。后世医家如方有执、程郊倩、张璐以及日本汉方家山田宗俊等人都认为应该急投真武汤，唯有汤本求真认为还是吉益南涯的观点可取，就是使用茯苓四逆汤，往往一帖药就能转危为安。”

从大青龙汤的诊治与服药后的种种细枝末节的记载，我不得不得出《伤寒论》是临床的真实记录这个结论。

“老张，大青龙汤能不能在杂病中使用呢？”

“当然可以。”张丰先生说，“大青龙汤证的临床表现在内科杂病中的方证不同于外感发热时的方证。由于方子中麻黄的分量三倍于桂枝，所以排除水气的力量非常大，仲景用之治疗溢饮。《金匮》中所转载的续命汤，也是大青龙汤的一个变方。这是一个治疗中风的高效的方子，可谓是主治中风之‘风痱’为主的一首千古名方，开后世息风剂之先河。此方见于《金匮·中风历节病脉证并治》篇之附方，乃林亿等重新整理《金匮玉函要略方》时，采集于散落在《古今录验》中的方子。”

看来对于中风的诊治，后世医学与经方医学有非常不一样的认识。

“大塚敬节先生也善于使用续命汤。”张丰先生说，“他用此方治愈了一个35岁左面瘫男子；治愈了一个43岁因为打喷嚏而引起知觉神经与运动神经麻痹的男子；还挽救了一个72岁脑软化而意识蒙眬、小便失禁有生命危险的男子。他认为这个方除了可以治疗初期实证中风病证，帮助患者恢复语言能力与下肢运动功能之外，还对颜面神经麻痹、支气管哮喘、支气管炎也有很好的疗效。”

“现代药理认为，续命汤中的麻黄、桂枝有升高血压的弊病，因此高血压病人基本都被禁用。张山雷的《中风斠诠》对续命汤治疗中风也是持反对态度的，并谓喻嘉言等人引用此方‘论者新奇，病者无命’。你是如何看待这个大青龙汤的变方——续命汤的？”

“我想续命汤治疗中风后遗症是临床反复筛选出来的方药，不是医师为了追求‘论者新奇’而闭门造车的产物。”张丰先生说，“在唐代诊治中风后遗症基本上就是运用续命汤这类方子，《千金要方》中光是以‘续命汤’为命名的方子就有十来个，不同药物组合的大续命汤就有四个，其他如小续命汤、麻黄续命汤、续命煮散、西州续命汤等。用药不离辛温，这些方药对于改善心脑血管的循环能起到积极的作用。日本汉方家曲直濑玄朔于安土桃山时代用续命汤治愈天皇的脑中风，就是一个著名的病案。若医师没有十分的把握，面对天皇这样的病人，岂敢投用续命汤？大塚敬节说过，中药具有双向性作用，如麻黄既可以升血压，也可以降血压。他说自己治疗过一个近 80 岁的老太太，因为有高血压、关节炎、哮喘病，习惯性便秘，给予续命汤加大黄。老太太的孙子去了美国，她说自己一定要活着看到孙子回来，因此坚持服药不停。服用以后，喘息治愈了，血压下降了，大便也通畅了，终于有希望盼到了孙子回来的那一天。续命汤这样长期地服用也没有出现问题，药方中麻黄的降血压作用值得研究。我也曾经用这个方子治愈脑出血病人。病人王文平，60 岁，男，永强永中镇人，高血压病史，身体高大，但是外强中干，经常患病。一个月前的夜里，突然感到左下肢无力，第二天左下肢完全失去知觉。1973 年秋天初诊，主诉是：左下肢瘫痪伴语言障碍一周。家人与邻居用板车将其送来就诊。四诊的结果是患者神志不乱，但是语言障碍，用手势表达自己的意图，左下肢痉挛性瘫痪，麻木而拘急，脉浮滑，舌体淡，苔白厚而干，头痛，口渴喜饮，小便自利，大便秘结，一周一行。《金匮要略》记载续命汤方‘治中风痱，身体不能自收持，口不能言，冒昧不知痛处，或拘急不得转侧'，结合大塚敬节使用续命汤诊治高血压病中风后半身不遂的经验，投续命汤合三化汤，服七帖即能下床行走。以后以三化汤和黄芪桂枝五物汤加针灸善后，前后50天基本恢复正常。对于黄芪的效用也是双向的。它既可以升血压也可以降血压；既可以用于皮肤水湿滞留，也可以用于皮肤干燥与粗糙。"

续命汤诊治高血压病中风后遗症，张丰先生的经验帮助我形成诊治这个病的新思路与新途径，在以后的临床中时时出奇制胜，治愈与改善了不少中风后遗症的患者。张丰先生还介绍了《勿误药室方函口诀》中使用该方的经验，就是续命汤适用于五积散证而有热的患者。

"老张，你是如何看待张锡纯治疗高血压中风的镇肝熄风汤的？"

"这个问题提得好"，张丰先生满意地看着我，"镇肝熄风汤是一首收入《中医方剂学》的方剂，能够收入这本全国中医药高等院校教材的方剂都是临床上千锤百炼的高效的好方。"

"镇肝熄风汤是张锡纯创立的吗？"

"可以这样说"，张丰先生点点头，"我想他的创立也是有所依据的，不是凭空构思的。金元时代的医家们认识到临床存在一种不同于《金匮》续命汤类的中风病证，王履从中风病因学出发，将内风与外风做了本质上的区别。在其著作《医经溯洄集·中风辨》中，首创'真中风'与'类中风'的病名。"

我全神贯注地倾听着他的叙说。

"镇肝熄风汤的治疗目标是：头目眩晕，目胀耳鸣，脑部热痛，面色如醉，心中烦热，舌红少苔，脉弦长有力。或肢体渐觉不利，口眼渐形㖞斜；甚或眩晕颠仆，昏不知人，移时始醒，或醒后不能复元等脉症。它和续命汤的治疗目标截然不同。续命汤治疗目标应该有‘身体不能自收，口不能言，冒昧不知痛处，或拘急，不得转侧’等症状，这些证候群类似于宋本39条的‘……身不疼，但重，乍有轻时，无少阴证者……’正如汤本求真在《皇汉医学·续命汤之注释》中所说的‘本方虽为麻黄剂，然其中含治阳虚药之人参与干姜，治贫血性瘀血药之当归与川芎，故麻黄汤或大青龙汤或越婢汤证而有虚候，带贫血者，可用之。’小续命汤证比大青龙汤证体能明显虚弱，其神经知觉与神经运动方面的症状更为严重，更为深入，因此小续命汤证是在当归、川芎、人参、干姜等滋养气血药物的基础上加上大青龙汤。同时所加入的大青龙汤，其麻黄的分量减半，从6两减为3两。总之续命汤类方证是有寒象的痉挛性半身不遂肢体瘫痪；镇肝熄风汤证是有热象的弛缓性半身不遂肢体瘫痪。”

“老张，你的表叙非常清晰。”我觉得听了他的话，对于两类中风同中有异、同中有异的临床表现，以及真中风与类中风的区别已经有了头绪。但仍有一事不明，就问，“《金匮·中风》中的方药有没有可以治疗类中风病证的？”

“《金匮》中不仅有治疗真中风的续命汤类方药。”张丰先生回答，“同时也有用防己地黄汤、侯氏黑散、风引汤治疗类中风的方药。不过都同时出现在《金匮·中风》篇中，没有像后世那样以‘类中’‘真中’的病名命名之。正如陈修园《医学三字经·中风》所说的：‘不为中，名为类；合而言，小家伎；喑㖞斜，昏仆地；急救先，柔润次；填窍方，宗金匮。’这里是指《金匮》中的防己地黄汤、侯氏黑散、风引汤具有柔润填窍而熄风的功效。”

“老张”，我尚有一事不明，“你刚才说张锡纯创立镇肝熄风汤是有所依据的，不知他的依据何在？”

“哈哈”，张丰先生笑了，“我也是猜测而已。”

“你能否将你的猜测讲给我听听？”

“好的”，张丰先生答应了我的要求，“清代名医叶天士堪称全才，内外妇儿，样样精通。他对张锡纯医学思想有很大的影响。我认为张锡纯是在叶天士的《徐批临症指南医案·中风》中获取灵感与营养的。”

叶天士的《徐批临症指南医案》是我经常翻阅的书，其中的“中风”更是开宗明义的第一篇，可以说是多次地反复究读，并对其编辑者华岫云的按语也作为导读来看待，但是对于徐灵胎的批语不是很注意。不过叶天士的用药大多是天麻、石斛、当归、熟地、牛膝、羚羊角、菊花之类，和张锡纯镇肝熄风汤中的用药并不一样啊。

“《临证指南医案·中风》中论述了叶天士创立的‘阳化内风’的观点，这一类中风病人，以‘肢体缓纵不收者’为主症，在治疗上主要以枸杞子、天麻、石斛、归身、远志、人参、茯蓉、白术、熟地黄、牛膝、羚羊角、菊花、等药物来养肝、平肝、熄风。镇肝熄风汤中生龟板、生杭芍、玄参、天冬、怀牛膝、川楝子、生麦芽、茵陈等药就具有上述的作用。在这里我们也可以体味到经方医学与时方医学的不同，经方医学注重药征方证，时方医学注重药性与治法。”

张丰先生显然还没有把话讲完。他看着我，有意识地希望我提出自己的看法，主动地参与交谈。

“老张”，我在他的眼光鼓励下参与了进去，“镇肝熄风汤中的生赭石、生龙骨、生牡蛎等重镇的药物叶天士并不多用啊！”

“说得对”，张丰先生满意地笑了，“张锡纯的这些重镇药物，来自于徐灵胎的批语。”

“老张”，我提出了质疑，“《临证指南医案·中风》篇的徐批中只是为叶天士辨解，没有提到过中风要用什么重镇的药物呀？！因为徐灵胎自己也曾经轻信过中医界一种谣传，认为叶天士倡导治疗中风‘总以参附桂为开手第一方’徐灵胎看了叶天士的医案以后，知道事实并不如此。叶天士治疗中风是辨证施治，即使使用人参也是用于病势已退之后，其分量也不过几分至钱，无不中度。徐灵胎赞扬叶天士‘学有渊源，心思灵变’呢。”

“是的”张丰先生不温不火，“徐灵胎不仅是疗效显著的临床家，还是中医史上罕见的批评家。他学问渊博，视野开阔，议论公允，目光敏锐。虽然他对于叶天士的诊治方法的评价有褒有贬，贬多于褒，然而三百年来徐批一直是《临证指南医案》的最佳导读。”

想不到徐灵胎是如此了得的人物，过去只服膺于他的“医者之学问，全在明伤寒之理，则万病皆通”的这句话。

“《临证指南医案·中风》篇的徐批中的确没有提到过要用什么重镇的药物，但是你耐心地往下细读，就会在‘眩晕’篇的徐批中寻找到答案。古人认为中风与眩晕有血缘的关系，中风是眩晕的结果，其病因病机都归属于叶天士所谓的‘阳化内风’，《临证指南医案》开头三篇就是‘中风’‘肝风’‘眩晕’，徐灵胎的批注是‘肝风即中风一类’，其实‘眩晕’也因在列。因此在治法上也可以相互借鉴。如《金匮》治疗中风的侯氏黑散、风引汤、防己地黄汤，在《千金》治疗风癫、热瘫、惊痫、风眩、如狂、妄行、独语等等。其实林亿在校订《金匮·中风》篇时就收入治疗头眩的《近效方》术附汤。”

原来病机病因是一个大范围的概说，其中可以包容多种多样的病证。

“徐批《临证指南医案·眩晕》”中记载，“张丰先生举例说明，“徐灵胎治疗眩晕使用重镇药物的来路，叶天士开始的时候还不知道，后来读了《外台秘要》，方知徐灵胎用药自有渊源。张锡纯的镇肝熄风汤中的生赭石、生龙骨、生牡蛎，还有龟板等重镇的药物可能来源于此。”

听张丰先生如此一说，镇肝熄风汤中使用重镇药物的思路渐渐地清晰了起来。因为徐灵胎在《临证指南医案·眩晕》中的评语的大意是：眩晕古人必用金石镇坠之品，在叶天士的病案中却没有看到。徐灵胎初到郡中行医，当时喜用唐人《千金》《外台》方，叶天士先生最初看见的时候，对人说：有吴江秀才徐某，在外治病，颇有心思，但药味甚杂，此乃无师传授之故。叶天士所非议的“药味杂”，即指金石介类等重镇的药物。

一晃几十年过去了，这一个问题一直横贯在我的心中，总觉得还是一个还没有解开的问题。

2014年2月，我受黄煌老师的邀请，参加了在无锡召开的全国经方年会。在会议期间有幸聆听了黄仕沛老师题为《几味经方常用药探幽发微》的讲座。在讲座中，他提出《金匮》中风三方——防己地黄汤、侯氏黑散、风引汤是启后世“内风说”之先河的观点。他认为《金匮》中风三方，正是治疗“肝阳上亢，肝风内动”的类中风。他毫不保留地介绍了自己诊治这一类病证的经验，临床上经常“三方互联”形成一个方剂而取效。具体地说，侯氏黑散中取其大剂量的菊花，风引汤中取其大队矿石类重镇药，防己地黄汤中取其超量的生地黄，这些药物都是治疗类中风病证的核心药物。这样就组成了以防己地黄汤为基础的新方。黄仕沛老师说：“中风三方互联，取防己地黄汤、侯氏黑散之菊花、风引汤之金石介类药，即防己、地黄、防风、桂枝、甘草、菊花、龙牡、磁石、石膏、滑石。”这样就“保留经方力专用宏的特点，运用得当，疗效颇佳。”

黄仕沛老师言简意赅的几句话，探幽发微，终于揭开了镇肝熄风这类药方组合的秘密。

现在回过头来细细斟酌，镇肝熄风汤的形成源远流长。可以从药征的组合关系入手研究方证，也可以从病因病机、四气五味入手研究方的治疗功效作用。虽然观察事物的角度不同，但是最后也会趋向异途同归，和而不同的结果。

后来，我们的谈话又回到潘德法的小陷胸汤证合桃仁承气汤证的腹证上来。

“是啊，”张丰先生说，“潘德法的肩周炎诊治，小陷胸汤证合桃仁承气汤证的腹证是诊治的关键，如果丢弃了这一个环节，整个诊治系统的链条就断了。”

张丰先生的话，使我想起许许多多我诊治过的病例，他们的方证辨证都是在腹证的基础上完成的，如果没有腹证，真的不知道如何确定方药。

张丰先生沉重地说：“腹证在《伤寒论》中比比皆是，它是方证辨证中一个重要指征。腹诊比较客观，又容易掌握，在方证辨证中运用腹诊法极为重要。奇怪的是，这样好的诊断方法，国内中医临床上很少应用。古代中国的医籍中就我的视线所及，还没有发现有一幅腹证图，这是为什么？”

他就是这样，时时能爆出一个我们习以为常、熟视无睹的问题。我知道这肯定会涉及一个重要区域的内容，就不答话，准备洗耳恭听。

他见我不做声，就把这个话题向前展开：“中国古代的儒家道统

‘重政务、轻自然、斥技艺’，对从事科技的人只能列为‘方技’之列。古代名医以‘儒医’而自许，所以内心都自觉地尊奉儒家道统。儒家道统认为，医学虽然是小道，也应该以阴阳为纲去穷究天人之秘，把握疾病的本质。任何科学发明和技术创新，都是君子所不为的‘器’。儒家公开宣扬‘君子不器’‘君子动口不动手’之类的说教，把人框定在一个既定的意志、方向、道路上面，熄灭了读书人科学实验的欲望，使其与真理的发现者、真知的发明者无缘。再加上在焚书坑儒的历史火光背后，历代读书人精神上的折服和屈从，只知跪拜在‘天地君亲师牌位’的面前而丧失了自由的灵魂。这就是古代中国没有发现一幅腹证图的历史背景。”

这些话我闻所未闻，但句句在理，开启了我探索医理的欲望，也明白了中国封建社会的超稳定性、传统文化的保守性，也影响到中医的腹诊、腹证的发展。

张丰先生继续说：“我国古代自《尚书·泰誓》提出‘奇技淫巧’这一观念后，作为人类智慧最强大力量的自然科学，在中国古代的发展不能不受其影响。在它的柔性束缚之下，读书人对自然界规律性、范式性探索的热情被扼杀了，其萎缩的思维能力和萎缩的学术眼光使得人们丧失任何对于事情的新鲜反应，变得因循守旧，墨守成规。其实，我们丧失最为严重的，则是真正具有创造性价值的思维工具、思维方法、思维逻辑、思维理论和一种起码的思维判断力。众所周知，《伤寒论》就是一部只是诊察脉症而很少谈论病因、病理、病机的医著，书中也只有方剂而很少讨论方剂中药物的性味与归经。在中国古代这样的精神生态下，千百年来落得个明褒实贬的结局并不意外，腹证图的阙如也在情理之中了。”

然而张丰先生从日本汉方医学复兴的历程中，看到了将来中医经方振弊起废的新曙光。

他洋洋洒洒地顺着自己思路尽情发挥：“日本汉方家吉益东洞倡导《伤寒论》中‘方可取，论不可取’的观点，使得日本汉方界‘重方轻论’蔚然成风。也就是说，一反儒家道统‘重道轻器’而主张‘重器轻道’。所以日本汉方界普遍重视方证、腹证等可操作性指标的研究，大家都认为腹证就是和方剂相适应的特殊证型，所以后来就出现了《腹诊奇览》中的腹证图。有了腹证图，加强了视觉记忆，每一个腹证的特点就更加容易把握。”

接着他给我打开《汉方一贯堂医学》，翻到‘防风通圣散腹证’一页，指着图对我说：“防风通圣散不是张仲景的方，原来是治疗外感热病的表里双解剂，日本近代汉方家森道伯开拓了它的治疗新领域，认定它是改善‘脏毒证体质’的最佳方剂。一些复杂的慢性病只要符合‘防风通圣散腹证’，再加上强壮的体格，大便秘结的倾向，投此方就有较好的疗效。此方的腹证很有特点，腹诊时腹部充实有力，以脐为中心的鼓胀结实。”

我看到这幅腹证图很形象地表现出腹脐部充实、鼓胀、结实的病状形态，肚脐周围画有从小到大的圆圈。它们以肚脐为圆心，由近到远，由密到疏，有序地排列。腹证图比文字描写给人留下的印象更为深刻，其视觉的冲击力也不可同日而语。

张丰先生用手指指着他自己的腹部说：“我的腹证就是典型的‘防风通圣散证’。来，你用手用力地按一按，推一推，具体感受一下会有收获的。”他脱掉大衣，平躺在床上，闭上大眼做休息状。

冬日里，暮色中，望着他那坦然坦率、优雅从容地躺在床上的样子，我非常感动，也永远难忘。

我把自己的右手放在他宽大、鼓起、温热的腹脐部，使劲地按压，的确很结实。他轻轻地说："你的手掌的大、小鱼际肌要用力均匀，以脐为中心慢慢地旋转按压，你是不是已经感觉到肚脐周围的腹肌最紧张，像绷紧的鼓皮那样硬实呢？"我肯定地回答了他，他说："现在，你的手掌离开肚脐，从距离肚脐较远的地方以旋转按压的动作渐渐地向脐靠拢，感觉和体会一下它'向脐性紧张'的特征。"说到这里，他补充一句，"'向脐性紧张'这个词语是我杜撰的。"我的手掌在感触着他身体的温暖，我的心感受到他思想的博大。这个他'杜撰'的词语，形象地概括了'防风通圣散腹证'的特征，同时精确地概括了腹证图上以肚脐为中心的从小到大、由密到疏的大小圆圈的有序排列的深刻内涵，它已经永远定格在我的记忆里。

后来，我使用防风通圣散治疗不少的疾病。譬如我用防风通圣散和桂枝茯苓丸合方治愈我大妹夫王子平的皮肤瘙痒病，就是一个值得讨论的病案。其具体病案如下：

王子平，男，73岁。主诉：皮肤瘙痒20年，头昏脑胀半年。2009年1月25日初诊。其人壮实（体重78公斤，身高171公分），嗜酒吸烟饮茶，喜食油腻食物。面部暗红，额高发稀，有高血压病（210/110mmHg）、高血脂症病史，脑部因严重外伤史而残留梗阻病灶。每日服硝苯地平片2片，药后血压仍为200/95 mmHg。患者肌肉丰硕，皮肤粗糙，反应迟钝，动作不协调，经常头昏脑胀，不能长时间阅读书报，家人都担心他有中风的可能。就诊时，自觉头昏，走路飘飘然，口苦口臭，皮肤干燥无浮肿，睡眠尚可，大便秘结，小便黄秽。舌暗红苔白腻，脉滑。每年夏天面部、腰背部、四肢出现红色痒疹已20年，烦躁不已，影响睡眠。医院皮肤科诊断为慢性湿疹，发作时具有明显渗出倾向。急性阶段以丘疱疹为主，慢性阶段则以肥厚、苔藓化为主，且伴有明显瘙痒。长期外用西药软膏勉强控制病情。虽然天气寒冷，患者腰背部尚有散在的苔藓样皮损，有抓痕。腹部按之坚硬，充实有力，以脐为中心鼓胀结实，左少腹压痛，是一个典型的防风通圣散、桂枝茯苓丸腹证，先予以防风通圣胶囊吞服。谁知他看到防风通圣胶囊的说明书时，大吃一惊，说明书明确规定，高血压病人禁忌服用。我又好笑又好气，费了不少口舌解释了一通。他才不无怀疑地服了药。服药期间，时时来电话询问，只怕有误，令人哭笑不得。

服药1个月，头昏有所减轻。因便结不畅，交替服用桂枝茯苓丸和一清胶囊。到药店购买药物时，店员又说桂枝茯苓丸是妇科的成药，老男人不宜，除非是前列腺病。他听了又是一头雾水，空着双手回了家。我又费了不少口舌，好说歹说才使他明白——中药方药是整体调节，方证相对应；而不是分科用药，对病治疗。服药3个月，血压稍有下降趋向。随着天气转热，皮肤湿疹依然发作，病情比以往更为严重。夏秋两季，痰涎不断，涕泪淋漓，污浊不堪，令人掩鼻，病人治疗信心有所动摇。幸好除皮肤湿疹外，其他症状都有不同程度的改善，血压在降压药服用剂量减少的情况下，也渐渐趋向稳定，所以他重新树立了继续治疗的信心。坚持服药1年，心身大为改观，硝苯地平片减为每日0.5片，血压稳定（150/80mmHg），体重减轻5.5公斤。继续服用防风通圣胶囊、桂枝茯苓丸至今，虽然防风通圣散和桂枝茯苓丸腹证仍然存在，但存在程度明显减轻。特别令人欣喜的是，当2010年天气变热时，20年一直节律性发作的顽固性夏季湿疹没有出现了。病人周围的亲友都说他从精神到体型“焕然一新”。

近几年来，王子平的皮肤病一直没有复发，稍有复发的征象就服用防风通圣胶囊与桂枝茯苓丸。

对于这个病例，我有几点体会。第一、瞑眩现象的出现是治愈的先兆，然而如何辨别误治与瞑眩值得进一步研究；第二、防风通圣散来源于《宣明论》，主要功效为发汗达表，疏风退热，是一个治疗外感发热的方剂，虽然也有人把它使用在治疗杂病，但是没有引起广泛的注意。然而日本汉方医学寻找到相对应的腹证以后，其使用目标清晰，于是扩大了它的使用范围；第三、市场上，防风通圣胶囊、桂枝茯苓丸的商品说明书的指导思想是辨病施治，缺乏方证相对应的理念。这样的说明书，会阻碍经方医学的发展。

现在回顾这些成功治愈的防风通圣散证的病例时，就会想起张丰先生现场传授的情景。

张丰先生从床上起来以后继续说："日本近代汉方家森道伯把人的体质分为三大证，即瘀血证体质、脏毒证体质、解毒证体质，这样就可以通过望诊，在病人踏进诊室的一瞬间医师即可作出大致的诊断。学习他的学说也可以比较准确地把握体质和疾病的因果关系。森道伯体质三大证中的脏毒证体质的人，体格健壮，中青年时比较健康，进入老年死亡率较高，因为他们容易患上高血压病、冠心病、糖尿病、肾萎缩等病。我就是脏毒证体质，现在已经有高血压病、高血脂、糖尿病了，能改善体质的方就是'防风通圣散'，今后也要多多依靠它来改善体质了。"

那天我亲身体会到了他的身体力行。为了使我掌握"防风通圣散证"的腹证，他从言语、文字到图形，一直到利用自己的躯体给我当作实习对象。我知道，他留在我心中的岂止是一点汉方知识，一个他"杜撰"的词语。

快要吃晚餐了，我依依不舍地站了起来，说："老张，日本汉方医学的经方派腹诊是什么时候在临床上开展的，哪些人在这一方面做出了贡献？”

张丰先生说：“日本经方派腹诊比难经派腹诊发轫期晚，大约在江户初期，逐渐地融入临床，后藤艮山、山胁东洋、香川修庵、吉益东洞、村井琴山、濑丘长圭、稻叶克文礼和久田寅叔虎等人都在这一方面做出了贡献。”

“老张，临床上经常遇见腹证与脉症不协调的问题，我们应该如何解决？”

“这也是我时时为之苦恼的问题。”张丰先生感同身受地说，“我经常遇见腹证与脉症不协调的时候：脉症呈明显的虚像，腹证反而呈实像；或者脉症呈明显的实像，腹证反而呈虚像。因此诊治方法上存在舍症从腹和舍腹从症的不同的选择。每当这个时候，我的心里总会觉得非常纠结。由于我深受日本汉方医学的影响，诊治时非常注重腹证，所以一般我会舍症从腹。”

“老张，能举个临床病例说明一下吗？”

“十年前，一个李姓老人，七十岁，虚胖而肌肉松弛。患者除了高血压、高血脂、高尿酸之外，天气变化则膝关节疼痛，更为苦恼的是支气管哮喘也经常发作。遵从西医的医嘱，每天同时服用9种西药。结果是服激素后血压、血脂上升，胃肠功能紊乱；服用抗风湿药后白细胞下降等，痛苦万分，所以求诊于我。”

老年人常常是集多种疾病于一身，单纯采取西药治疗往往会顾此失彼，首尾两端。

“病人哮喘样咳嗽，痰白难以咯出，颜面浮肿，膝关节隐隐肿痛，伸屈不利，腹满胃胀，小便不利，浅睡易醒，舌苔白腻，脉象沉滑。腹诊所见：心下痞硬。我开始投防己黄芪汤与杏苏散合方。

防己3钱，黄芪6钱，白术3钱，杏仁3钱，苏叶3钱，半夏3钱，陈皮3钱，茯苓5钱，前胡2钱，桔梗3钱，枳壳3钱，甘草6钱。治疗一周，了无疗效。复诊时，原方不变，继续二周，还是不见好转，病人自行停药。三个月之后，病人无奈之中又来诊治，脉症还是原来的模样，但腹诊发现，除了心下痞硬之外，还发现心下胃脘处痞硬的范围比一般人的大了许多，有手掌那么大，其周围如旋盘。其实前次腹诊的时候就已经存在，只是当时不够仔细而把它忽略掉了。这正是金匮要略所谓的'心下坚，大如盘，边如旋盘'的桂甘姜枣麻辛附子汤的腹证。"

病人的脉症所形成的方证和腹证所针对的方证不一样，不知道下一步应该何去何从？

"经过反复思考"，张丰先生神色专注，语调虔诚。"我遵照吉益东洞的遗训：'腹为生之本，百病根于此，是以诊病必候其腹。'于是使用桂甘姜枣麻辛附子汤，病人服药后，纳增胃舒，痰易咯出，咳喘的发作次数开始减少、程度也减轻了。病人开始有了信心，坚持继续服药，全身的关节疼痛也逐月逐月地减轻，半年后渐渐趋向于临床治愈。"

听了张丰先生这个先败后胜的病例，我的心情没有感到轻松，反而感到非常沉重。看来经方医学的临床诊治中，还有不知多少未开垦的处女地还在前面等待着我们。

"老张，日本汉方家有没有遇见过类似的问题？"

"当然会有"，张丰先生不假思索地说。"大塚敬节也有遇见到过这般的病例。"

"大塚敬节遇见一个产后感觉全身麻痹的中年妇女，早晨不得早起，如果勉强起来做家务，那就一整天不舒服，全身脱力，手足烦热，完全不能做一点儿事情。如果睡到上午九点起床，则痛苦会比较轻。诊察时，除了脸色有些黑之外，别无不适，营养状态、食欲、二便、月经等方面也都正常。六年来，她到处求医，也都没有得到有效的治疗。医生方面认为她所申述的全身麻痹感就好像是假病，或者是神经症，所以不予理会。”

我想，如此病情，好像是百合病吧。然而‘手足烦热’又提示存在三物黄芩汤证或者温经汤证。

“大塚敬节最后在腹诊中获得了诊治的证据。”张丰先生如负释重，“腹诊的结果，在左侧的下腹部触及敏感的压痛点，当指头轻轻地如同抚摸般地接触时，患者就突然弯曲原来伸直着的腿脚而大声呼叫：‘啊呀，很痛呀！’这就是少腹急结的桃核承气汤的腹证。”

看来，病人自己也没有发觉腹证的存在。医生知道了桃核承气汤的腹证，就可以得出瘀血证的结论。再去寻找解释‘脸黑’啊，‘全身麻痹感’啊，‘早晨不得早起’啊等病况也就能自圆其说了。没有腹证的介入，光凭患者的几个主诉，医生缺乏确诊的依据。即使勉强治疗，也只能‘医者意也’地画龙画虎了。

“于是，我给予桃核承气汤。”张丰先生叙说的语调轻松，“仅服用此方三周，就能在早晨五点左右起床，烧饭做菜，整天工作也不感到劳累。患者及其家人都感到非常惊讶，街坊邻居奔走相告，一下子来了十来个应诊的患者。”

我们沉浸在欣喜之中，分享着大塚敬节先生治愈疾病的快乐，再一次感受到《伤寒论》强大的生命力。

“老张”，我突然想起一个困扰日久的问题，“你临床上有遇见具有桂枝去芍药加麻黄附子细辛汤的腹证的病人吗？”

“治愈过一个类似腹证的腰痛病人”，张丰先生自然而然地背诵其条文来，“气分心下坚，大如盘，边如旋盘，水饮所作，桂枝去芍药加麻黄附子细辛汤主之。桂枝去芍药加麻黄附子细辛汤方：桂枝三两，生姜三两，甘草二两，大枣十二枚，麻黄、细辛各二两，附子一枚炮。”

我至今还没有遇见这样一种“心下部位如覆盖杯盘一样隆起，呈中央高，周围低的状态”的腹证病人。

“老张”，我请求，“具体讲讲这两个病人的诊治过程吧？”

“我同一个车间的女工友，22岁，中等身材，外伤后腰痛半年，时好时坏，能够坚持上班，多种诊治无效，卧床休息明显缓解。除口水多和月经量少，时有轻微痛经以外，别无所苦。脉象滑，腹诊发现心下痞硬拘急，稍有隆起，边缘位置有小碗大小，隆起物周边按之痞硬拘急程度稍软。站立位时，按之心下痞硬隆起不明显。我认为这是桂枝去芍药加麻黄附子细辛汤的腹证，投此方一周，腰痛基本消失。腹诊发现心下痞硬隆起减弱，再投原方一周，临床治愈。腹诊心下痞，隆起物未能发现。”

“老张，《金匮》条文中没有说明桂枝去芍药加麻黄附子细辛汤可以治疗腰痛，你是从哪里学会这一诊治方法的呢？”

“自学自悟的吧！”张丰先生实话实说，“我是从发现异常的腹证那一瞬间，才想起这个方证的。由于经方医学不以病名作为选方用药的方向，因此在诊治病人之前到底使用什么样的药方心中是一无所有的。”

“平时接触到的医学资料也有一定的提示作用吧？”我反问。

“那当然”，张丰先生肯定地说，“在诊治病人之前到底使用什么样的药方心中是一无所有的，并不是心里没有诊治疾病的常用方证。只是不把这些方证与某某具体的疾病捆绑在一起进行对病用方而已。

这个腰痛病人治愈以后，重新回想起来使用该方的缘由，也有平时读书看资料时所记住所领悟的因素。”

“此话怎讲”

“这是一种思维的反刍”，张丰先生犹豫了半天，大概在考虑准确地选词用字，“不，应该讲是寻找思维的轨迹吧。我想和读了《汉方之临床》上藤平健的一篇报道有关。藤平健说自己学习了大塚敬节使用桂枝去芍药加麻黄附子细辛汤治疗多例缠绵不愈化脓性鼻窦炎有效的病案后大受启发，因为大塚敬节发现这多例治疗有效的患者，其腹诊时都发现具有典型或亚典型的‘心下痞硬拘急隆起’腹证。于是以腹证为用方规范使用在一些关节疼痛、神经痛、腰背疼痛、腰腿疼痛的病人身上，也取得了相应的效果。这篇文章也应该是临床诊治这个腰痛病人时决定使用该方的一个触发点吧。”

想不到，自我总结，自我反思还是很不容易的一件事。

突然想起一个心中酝酿已久的问题，就问：“老张，你怎么评价腹证、腹诊在中医四诊中的地位？”

“无之必不然，有之未必然。”张丰先生不假思索地回答。

冬天的傍晚，薄暮四围。当我起身告辞的时候，窗外已经一片漆黑。在这寒风凛冽的冬夜，我看到了久违的星空，那是个星稀云疏的夜晚，一路走去月色蒙眬，枝影横斜，浓淡疏密、错落有致。我在冷风里缩着脖子，袖着手，心里一遍一遍地琢磨着张丰先生临别前的回答。这句不事夸张、不失分寸的话是这样的客观、公允，这样的实在、贴切，直指事物的核心。短短十个字就把腹证、腹诊在临床上的重要性、不可替代性及其非绝对性表达得十分到位，真是“一字之安，坚如磐石；一义之出，灿若星辰”，妙不可言。

张丰先生耳提面命，所教的防风通圣散腹证我后来在临床上应用得非常广泛，特别对于高血脂、高血压的病人，如果具备防风通圣散腹证，使用防风通圣散胶囊长期吞服也非常有效。但是令人不解的是防风通圣散胶囊的用药说明书上，恰恰写着高血压病人禁忌使用。

我有一个治疗高血压病人患湿疹的案例，这个病人患病多年，病情复杂，我给他服用防风通圣散的胶囊与桂枝茯苓丸，一年多以后，取得较好的疗效，具体见前面列举的王子平案例。

对我来讲，腹诊、腹证已经融入我的诊治，每一个病例我都要进行腹部的诊察，腹证明确的病人，治愈的机率都较高。

经方家对于腹证都是抱肯定的态度，然而对其在诊治中的地位每一个经方家各有不同的看法。

2011 年教师节那天，我国著名的伤寒学者和经方临床家冯世纶先生来温州授课。当天下午，他欣然接受邀请来我家做客，我内心的高兴真是难以言表。他的到来使我感到自己的住所比往日更为明亮，我真切地感受到成语“蓬荜生辉”的含义。冯世纶先生渊博的知识、开阔的视野、丰富的临床经验使我得益多多。在六个多小时的交谈中，我在经方医学知识方面受益匪浅。

在此期间，我的女儿娄莘杉对冯世纶先生进行了一次采访。

采访中有一个问题是：“冯老师，您对腹证在临床上的作用有什么看法？”

冯世纶先生的回答是：“腹证来源于《伤寒论》，是临床诊治中一个重要的环节。日本人还有韩国人也做了一些研究，他们提出了‘腹治’这个概念，还成立了‘腹治学会’，他们通过腹诊来治疗疾病。譬如大黄附子细辛汤，它的腹证是怎么样的，它的治疗就是怎么样的，这样的说法太强调了腹证。其实《伤寒论》的方证对应有好多种的，不能完全靠腹诊，应该是综合考虑。《伤寒论》中的腹证有好多，也非常重要。什么叫‘胃家实’啊，‘胃家实’里面有很多的方证。大承气汤，它必须有腹证；栀子豉汤证也叫‘胃家实’，但是它‘虚烦不得眠’，它的‘虚’是相对于大承气汤证而言的，栀子豉汤就没有腹证。大柴胡汤证的‘心下急’也是腹证，你不按腹部怎么会知道啊？‘心下急’一方面是病人的自我感觉，一方面是你按下去，病人拒按，这就是腹证啊。”

接着冯世纶先生就举了一个胡希恕先生治疗陈慎吾母亲的痢疾一案来佐证自己的观点。

“陈慎吾是胡老的好朋友，他自己看不好的病就会请胡老看。”冯世纶先生满口的北京话，“他与老娘从东北来。有一天陈慎吾的老娘病了，老发烧，好多天了就是好不了。拉痢疾，每天十几次，请别的大夫看了，也没用。后来请了一个大夫，说老人家七八十岁了，要用补药，但是越补越厉害。没办法了，只好请胡老来治疗。胡老诊察以后，发现脉象这样实，舌苔那么黄啊、干啊，发烧一直不退，拉痢疾一天十几次，就对陈慎吾说：‘摸摸你妈的肚子。’陈慎吾把他老娘的肚子一摸一按，痛，痛得嗷嗷叫。胡老十分肯定、十分有把握地说：‘大承气！’就开一付吧。她吃这个药啊，一服药喝下去以后，拉下了一大盘。不是拉稀吗？当时盛大便的是铁盆子，喝了大承气，她一宿竟拉下这个干粑粑来了，砸得铁盆子叮当响，完了就好了。为什么呢？热结旁流么。《伤寒论》321条不是说了吗？‘少阴病，自利清水，色纯青，心下必痛，口干燥者，可下之，宜大承气汤’。虽然拉的是清水，这个清水的颜色十分浑浊，发青黑色，那就是污浊之水了，气味难闻得很呢！这是有燥屎在里面，吃了大承气就下来了。热结旁流，一方面结者自结，流者自流；一方面它结，热得很呢！一方面排出水，往下流，结在中，从旁流出，就起个名字叫‘热结旁流’，挺有意思。对于大承气汤证，一定要按按腹，尤其心下这个部位。如果实的厉害，人吃的东西也停宿，胃也不消化，这个辨证够细的，所以这地方要留心。”

冯世纶先生认为前医的误治是由于缺乏研究六经辨证理论以及对腹证的忽视所造成的。后来，我对照冯世纶先生与张丰先生对于腹证的认识，发现他们的基本观点同中有异。

那天临别时，张丰先生要我把临床上典型的腹证整理成一篇小结。

我回去以后就遵照张丰先生的布置，花上一个星期，完成了任务。

据腹证用经方

1. 慢性荨麻疹：王姓，发病六年，近年加剧，伴恶风、身热、呕吐痰涎、腹痛、心下悸动痞硬等症。投桂枝人参汤合二陈汤温通寒湿痰浊，兼开大阳风寒为治，半月治愈。

2. 癫痫，发作三年，据腹证胸胁痞满、脐下悸动，投小柴胡汤合苓甘姜味汤和解少阳涤痰而取效。

3. 单纯性腺性唇发炎，发病五年，据腹证胸胁痞满、按之心下痞疼，投小柴胡汤合小陷胸汤，清化痰热、疏导少阳而治愈。

4. 窦性心动过速，发病三年。据腹证，脐上下“正中芯”、脐周悸动、阵发性的气上冲胸。伴头晕口淡泛清水，先予以苓桂术甘汤15剂，治愈后复发，再投以肾气丸三个月，未见复发。

5. 结肠曲综合征，发病两年，据腹证心下悸动痞硬，予以甘草泻心汤17剂，配合温灸而痊愈。

二十五、他山有石能攻玉

我遇见张丰先生就像在茫茫大海上漂流时寻找到了一条船，所以在临床上一遇到疑难病症就跑去向他求教。通过就人论人、就病论病、具体分析、现场指导，方证辨证与体质辨人相结合的方法渐渐走进我的心里，并落实在处方用药上。

经陈兴华医师介绍，那一段时间七都地方上有许多病人来我处上门求诊。七都是一个岛屿，一个瓯江出口进入东海的“河口冲击岛”。它东临乐清琯头，南与状元桥隔江相望，东、南两岸都靠渡轮来和陆地交通往来。七都岛常住人口不到一万，旅居港澳台及海外的人数却有一万多，其中以旅居美国、法国、意大利的人为多，所以岛上几乎家家户户都有亲人在世界各地。岛上设有几个卫生室，但是没有一个中医师，大部分的病人都要到状元桥医院或者温州等地就诊。

1975 年冬天的一个中午，一个七都的中年男子登门看病。这个体型瘦长、面色暗白不华的病人说自己姓张，旅居法国多年，从事餐饮业，工作极为劳累，起居没有规律，嗜好烟酒。患者已经积劳成疾，外表精神忧郁。经西医诊断，病名一大堆，如高血压、高血脂、高尿酸、颈椎病、膝部风湿性关节炎、轻度耳鸣、血管神经性头痛、胃溃疡、慢性胃炎、前列腺炎、膀胱炎、慢性荨麻疹、痔疮、神经官能症等，这次回国的主要目的就是医治疾病。遵照医嘱他已经戒烟禁酒。最近又感风寒，出现发热，经过西药治疗一周好转，但是仍然还有咳嗽、咯痰、咽痛、头痛、颈项不利、皮肤痒等症状。

张先生一进门就以信任与恳切的口吻对我说："娄医师，老王的耳鸣耳聋给你治愈以后，一年来情况都比较稳定。他的病在国外经过许多大医院大专家的诊治，都没有见效，经过你两个月的治疗，针药并用而痊愈，真是奇迹啊！我在法兰西居住，十年前两脚的跖关节开始疼痛，洋大夫说我是高尿酸引起的痛风病，几年来服用西药，开始时效果明显，但是并没有根治，长期服药的结果反而导致各种各样其他的疾病，后来我干脆把西药全部停了，停药后跖关节疼痛反而不发作了，但是其他疾病却渐渐地重了起来。这次回国到处打听哪里有好的中医师，后来听老王的介绍，我就到你这里来了，希望你能够治好我的病。"

张先生当时的脉症是，恶风，头项强痛，肢节疼痛，皮肤痒，无汗，咽痛红肿，咳痰清稀如水，食欲减退，味如嚼蜡，两便尚可，平日有恐高，乘车会晕车，但自己开车不会晕车，夏天畏热，冬天畏冷，脉象浮紧，舌淡暗红，苔厚白腻，腹部两条腹直肌紧实，小腹部广泛压痛。

我对他说，他的病要一步一步地治疗，不能心急。第一步要先解决外感风寒的太阳病表证，然后根据脉症，再从长计议。我给予桂枝加葛根汤加味：葛根一两，桂枝三钱，白芍三钱，桔梗三钱，生石膏五钱，生甘草二钱，生姜三片，大枣三枚，先服三帖。然后在病人的大椎与委中穴位刺血后拔罐。

三天后，病人来复诊，笑着说自己新近的外感诸症，如恶风、头项肢节疼痛、肤痒、咽痛咳痰等症状明显好转，但是在抓药到服药的过程中却经历了许多干扰。许多好心人对于这张仅仅只有八味中药的处方评头论足，最后还是状元医院的邱老先生一锤定音，原方不变，照抓不误。

我听了以后，颇有感慨，看来社会上对于辛温解表药物的成见很深，今后一定要谨慎用之，不得懈怠。可喜的是，老前辈邱老先生能够理解我、支持我，看来前一段时间我对邱老先生剖心析肝、掬诚相示的谈话已经收效。

张先生外感表证治愈后，原有病症的其他症状与体征全都显露了出来。除了上述已经罗列的脉症以外，还有很多，如头晕眼花，口苦口臭，烦躁不安，经常出鼻血，饥不欲食，呕恶嗳气，小腹胀满；小便不利、黄秽而短，时有不尽感、残留感；夜间睡眠不安，偶有噩梦；阴囊周围每天都有秽臭黏稠的分泌物；脉象不虚，舌苔黄厚腻等。诸多症状，此起彼伏，交替出现，缠夹不清，也很难说哪个是主症，根据中医内科学的病症分类也难以确定应该属于哪一类病症。由于这个病人患的不是单一的疾病，而是体内存在着一张纵横交叉的疾病谱，如果根据西医病名辨证分类，也不知该规划到哪个西医疾病系统之中，更不要说是哪个西医的病名了。如果以中医的病因病机来定中医的病名，以我当时的水平还难确定这个病人到底是瘀血还是风湿，是虚中夹实还是实中夹虚。所以对我来说从方证到体质，从体质到方证倒可以进行比较明确的诊察辨证。

由于开局顺利，张先生有了信心，但是说一句老实话，我当时也还是走一步看一步，真的是摸着石头过河。我先认定这是一个复杂的内科杂病，根据患者有口苦、咽干、目眩、呕恶、纳呆，对寒热气候变化敏感，以及一系列胃肠症状，可以诊断为少阳病；再根据鼻衄、烦躁、尿黄秽臭、小腹胀满压痛等症状可以诊断为阳明病，由此可见七都张先生是少阳阳明合病。

接着考虑体质辨人，张先生是一个腺病质体质的人，在少阳阳明合病时，我考虑给予小柴胡汤合三黄泻心汤七帖，并给病人在大椎与委中穴位刺血后拔罐。

张先生拿着处方走了以后，我的心里总感到这个病人的方证辨证尚未丝丝合缝，于是就在下午放学以后提前吃了点东西，然后就径直跑到张丰先生的青藤小屋去了。

冬天的傍晚，青藤小屋里已经亮着电灯，我踩着楼梯噔噔噔地上去。大概声音惊动了张丰先生，我还没有敲门，他就已经开了房门，一脸微笑地欢迎我。

我把患者张先生的诊治经过详细地告诉了张丰先生，他在笔记本上也一一记录了下来，特别是有关体质状态与腹证的表现询问得更为细致。记好以后，他用笔杆轻轻地敲打着笔记本，一声不吭地思考着这个病案。

我站在他的身边，心里感到忐忑不安。因为张丰先生遇见我分析病案不对头的时候，他就会用笔杆轻轻地敲打东西，所以发现了他这个下意识的动作，我已经感觉到了我的诊治不当。

“你在病人的大椎与委中穴位刺血后拔罐，这一处理非常恰当。这对头项肢节疼痛、小腹胀满、小便不利、膝部关节痛等病症都有很好的治疗作用。”张丰先生以肯定的话语开了头，“你在临床上活学活用陆渊雷的六经辨证已经有了成效，少阳阳明合病的定位还可以，病人的体质也类似于腺病质体质，选择柴胡剂不错。”

我静静地听着，并在笔记本上记下他的谈话要点。

“但是少阳阳明合病，不等于小柴胡汤合三黄泻心汤证。”张丰先生说，“这是问题的关键所在。”

张丰先生过去已经讲过，少阳阳明合病有好几种方证类型，其中少阳病就有许多方证，仅仅柴胡汤证就有七八个，其他的就更不用说了。阳明病也有白虎汤证、栀子豉汤证、猪苓汤证、承气汤证等，少阳阳明合病的类型更是不胜枚举。他也讲过腺病质体质是生理病理体质学的概念，小柴胡汤证是方证的概念，不能直接等同，生理病理体质学的概念转化为方证概念还要进行进一步的辨别才是。柴胡剂证，更是一个还需要细细分辨的诸多柴胡类证的总称。我辨证时把这些原则都给忽略了。

“小柴胡汤证的腹证是什么？是胸胁苦满，但是这个病人都没有。”张丰先生自问自答，“舌苔也不对，小柴胡汤证的舌苔应该是薄白或薄黄而不是黄厚腻。值得注意的是，病人口渴烦躁，睡眠不安，小腹胀满而压痛，四肢发冷；小便不利，黄秽而短，时有不尽感、残留感；阴囊周围每天都有秽臭黏稠的分泌物等症状已经明确地指向阳明病的其他几个方证。”

张丰先生的眼睛看了我一眼，知道我已经明白他讲的“阳明病的其他几个方证”是什么了，就点点头示意我来回答。

我羞愧地一笑，接过了他的话题：“阳明病的其他几个方证应该是栀子豉汤、猪苓汤和黄连解毒汤。”

“对！”张丰先生见我回答正确很是高兴，接着又问：“柴胡剂应该选择哪一首呢？”

“四逆散。”我终于明白了，不自觉地提高了回答的声音。

“这个病症是少阳阳明合病，具体的方证是四逆散、猪苓汤和黄连解毒汤合方的方证。”张丰先生说，“如果用辨证施治的方法来诊断就是肝胆湿热，可使用清利肝胆湿热的龙胆泻肝汤。日本汉方家龙野一雄认为，在没有发热的情况下，最好还是把各种症状归纳到一个处方的适应证中，初学者首先要锻炼自己巧妙地使用一个处方的能力，尽可能不用合方，我也认同他的观点。”

“老张，假如我们运用森道伯治疗体质学的方法来辨别的话，应该是什么体质的方证？”

“应该是解毒证体质，龙胆泻肝汤方证。”张丰先生不无自得地说，“真是异途同归啊！”

张丰先生又把《汉方一贯堂医学》拿出，翻到解毒证体质、龙胆泻肝汤方证的说明处，一边看，一边说：“森道伯认定的其临床表现和七都张先生的体质、临床症状以及疾病谱都相当符合。”

张丰先生翻译的《汉方一贯堂医学》一书的中文摘要我已经读过好多次了，但是还没有转化到临床上去。

“好了，这个病例考虑用什么方药，你自己决定吧。”张丰先生又说，“由此可见，不同的辨证方法也有共同的基础，只不过辨证思路不同罢了，就像用中国的算盘与国外的计算器去计算同一个数学题，虽然计算途径不一样，但结果都是一样的，因为算盘与计算器都不过只是工具而已。”

临走的时候，张丰先生突然问起七都岛老王耳鸣耳聋治愈后的近况。

老王是一个归国的老华侨，身材魁梧高大，声音洪亮，满脸暗红。他多年侨居在法国，他左耳的耳鸣耳聋是因为惊吓而起，已经五六年了。国外医院诊断为神经性耳聋，是由于动脉硬化等原因所引起的，屡治无效。也在北京、上海等大医院让许多中医师医治过，疗效平平。1974 年秋天，经人介绍来我这里诊治。

患者筋骨健壮，脾气暴躁，嗜酒如命，胸部胀满不适，总觉得内衣过于狭小，使他呼吸受到束缚。平时口苦口臭，早晨刷牙漱口时都有呕恶现象，食欲旺盛，背部痤疮密布；大便黏溏不成形，秽臭异常，每天二三次；小便黄秽，睡眠打呼噜，鼾声惊人，舌红少苔，脉象沉实。腹诊发现，腹肌充实紧张，心下痞硬压之不适。我认为这是一个典型的大柴胡汤证，《伤寒论》第165条“……心下痞硬，呕吐而下利者，大柴胡汤主之”就是对于第103条“呕不止，心下急，郁郁微烦者”的大柴胡汤证临床复杂表现的完善与补充，更何况《伤寒论》中的大柴胡汤没有大黄，对于患者的“大便多年溏薄不成形，每天二三次”没有什么冲突。于是我在给他针刺右手关冲穴位以后，就给他一张大柴胡汤五帖的处方。就这样，前前后后针药并用，守方一个月，病情依然如旧，没有什么进展。我感到迷惑不解，后来，我就拿这个病案去向张丰先生求教。

张丰先生听了我的述说以后说：“多年神经性耳聋的治疗是有一定难度的，可能疗程很长，疗效也不理想。但是奇怪的是，王先生不仅仅是耳鸣耳聋没有好转，而且其他症状也没有好转，从中可见方证不是很相对应。王先生是一个嗜酒如命的人，背部红头痤疮密布，大便秽臭异常，多年溏薄不成形，每天二三次，大便黏在座便器上难以冲洗干净，小便黄秽等特征性症状，以我的直觉是葛根芩连汤证。你再去询问王先生有没有后头疼痛与颈项腰背肌肉紧张的感觉，个中曲隐处，却需要我们细细询问。如果有的话，葛根芩连汤证的可能性就很大了。”

张丰先生的话一下子挑明了我诊察的粗疏，后头与颈项腰背的症状我没有考虑到。当我主观上认定是大柴胡汤证的时候，心里就一心一意朝那个结论去求证，看来还是结论在前，事实成为结论的仆从。

“使用葛根芩连汤治疗头面部五官窍孔的疾病，日本汉方家的经验值得我们重视。”张丰先生到书架上找来《类聚方广义》翻到葛根芩连汤部分说，“吉益南涯认为，此方‘治平素项背强直，心胸痞塞，神思忧郁不畅者’‘项背强急，心下痞塞，胸中冤热，眼目牙齿疼痛……’，他的宝贵经验也许对王先生的诊治有用。

“我在临床上经常遇见脉症不全的情况，你说应该怎么办？”

“在脉症不全的情况下，方证辨证无异于一个巨型的‘填字游戏’。”张丰先生以福尔摩斯式的眼神瞥了我一眼，“需要医者不断从已知的信息中推导出未知的信息，而这种推导最终依赖于他对临床脉症与固有的理论方证的掌握、比照、揣摩和衔接。”

“老张，也没有通过调整消化道来诊治耳鸣耳聋的呢？”

“当然有的”，张丰先生在昏暗的灯光中回答，“大建中汤一般都认为是调整消化道的药方，其实临床是也可以治疗耳鸣耳聋。大塚敬节诊治成功一个青年妇女耳鸣的验案颇有参考价值。患者身体肥胖，但面色晦暗，缺少年轻人的红润，心情忧郁，生性淡漠，懒得做任何事情。腹部膨满，重压却软弱无力。腹部肌肉冰凉，没有腹痛。开始对于这样的病证治疗缺乏信心，后来读了吉益南涯的学生南波抱节在《类聚方集成》中所引用《伤寒绪论》经验，在耳鸣耳聋看似小柴胡汤证者之中，实际上有大建中汤证的存在。于是就投大建中汤治疗，效果之好出乎意料之外。不仅治愈了耳鸣，同时使患者起了脱胎换骨的改变，恢复了精力，变得活泼热情。”

张丰先生的话语对我启发太大了。使我知道临床诊治疾病一定要“随证治之”与追求“方证相对应”。如果事先心存芥蒂，意欲专病专方，反而是刻舟求剑，功亏一篑。

我后来在王先生的身上的确诊察到后头不适与颈项腰背肌肉紧张如板的感觉，就以葛根芩连汤证为目标，再加以针刺疗法，投药一周就有效果，守方一月，王先生左耳的耳鸣耳聋消失。一年过去也还没有复发，看来疗效还是挺好的。

那天我把王先生的近况告诉了张丰先生以后，就回去了。一路上，一直在考虑张丰先生提到的森道伯使用的龙胆泻肝汤。

又一周后，七都张先生再次来诊。他对刺血疗法交口称赞，但是对服用的小柴胡汤合三黄泻心汤没有评价。仔细询问以后，药后脉症一切依然如旧，大便反而变得溏薄不畅。同时在病史的问诊中，得知他父母有结核病史，他小时候身体虚弱，脖子细、胸腔窄，面色苍白，易患感冒、支气管炎、扁桃体炎。青年时期，他面色渐渐地变暗，精神忧郁，体型瘦长，皮肤暗黑，经常胃部疼痛，小便经常不利。他的体质状态、生长发育史与既往疾病史都符合森道伯先生解毒证体质中的龙胆泻肝汤方证，于是我考虑再三给他开了龙胆泻肝加减汤。

森道伯先生使用的龙胆泻肝汤，是在我国明代薛己龙胆泻肝汤的基础上加减而成的，其处方的中药组成是：当归、芍药、地黄、黄连、黄芩、黄柏、山栀、连翘、薄荷、木通、防风、车前子、甘草各1.5g，龙胆草、泽泻各2g。我根据张丰先生的经验，把森道伯先生的龙胆泻肝汤在药物分量上做了一些变动，仍然在病人的大椎与委中穴位刺血后拔罐。

处方如下：

龙胆草、当归、芍药、地黄、黄连、黄芩、黄柏、山栀、连翘、薄荷、木通、防风、车前子、甘草各三钱，泽泻五钱，7帖。

七都张先生服了这7帖中药以后，各个症状开始改善，特别是小便渐渐地变长了、变顺畅了，食欲也有了明显的改善，多年溏薄的大便也渐渐地成了形。我后续的诊治就守住这个龙胆泻肝汤，但是在药物的分量上渐渐地递减，最后的分量和森道伯先生使用的分量一样，一共服用了50帖左右，王先生的身体基本康复而返回法国。

通过这个病例的诊治与讨论，我开始把森道伯先生治疗体质学的知识运用到临床上。

“你要通过这个病例好好地总结一下临床心得与经验教训。”事后，张丰先生严肃地对我说，“我认为你开始的误诊是‘书面诊治’与‘临床诊治’之间的矛盾，我把这种矛盾看成是临床诊治的常态，是经方初学者从书本走向临床所面临的一个大难题。”

七都王先生与张先生这两个病例的治疗成功在社会上的影响很大，经他们介绍的许多病人都满怀着对中医、针灸的信任来我这里就诊，其中有几个典型病例令人难以忘怀。

李先生是个香港工人，退休后，落叶归根回到七都岛居住。他身体的各处都非常健康，就是口腔的疾病使他焦头烂额，寝食不安。三年前，疾病刚开始的时候，他以为是口腔溃疡没注意。后来变得越来越严重，口腔内颊、上颚下颚，舌头边缘和牙龈都开始出现一层层白色角质并不断地脱落。不能吃比较粗糙与坚硬的食物，不能喝辛辣味的汤，最为痛苦的是夜间醒来，口腔内舌头、牙龈、上颚、下颚全都黏成一团，只有嘴唇还可以上下张动。他把舌头勉强从中分离开来的时候，那一种撕心裂肺的疼痛使人无法忍受。为了医治口腔疾病，他在各个大城市东奔西跑，然而收效甚微。对于是什么疾病，各个医院的诊断基本相同——口腔黏膜白斑。李先生原来喜欢喝烈性酒，也有抽烟的习惯，但是发病以后已经告别了烟酒。

我没有诊治过这种病，好在中医不是根据疾病的病名来治疗的，所以站在经方医学“方证相对应”的立场上进行医治还是有治愈的希望。

65岁的李先生中等身材，油兮兮暗黄的圆脸忧云满布，一开嘴秽臭满屋，多处口腔黏膜上出现白色斑块，口苦口涩黏滞，咽喉有异物感，胃口过旺，大便秘结，三四天一行，偶有无原因的泄泻，小便黄秽，脉滑舌红，腹部肌肉按之应手有力，心下痞硬。

我认为这是一个典型的甘草泻心汤与三黄泻心汤合方的方证，所有症状都符合上述两个合方的治疗目标，就根据常用剂量给予五天的量，心里怀着谨慎的乐观，等待着这个病症的好转。

谁知道，事与愿违，李先生在初诊后的第三天就慌慌张张地跑来找我，原来服药后第一天就连连腹泻多次，开始自认为是不小心吃了什么脏的食物，就继续服用，结果还是腹泻不止，所以只好前来询问如何是好。我一时也摸不着头脑，就根据他当时的病症重新辨证，基本脉症依然如此，就把上次的合方去掉生大黄，给予甘草泻心汤。

处方：炙甘草三钱，干姜三钱，黄芩二钱，黄连一钱半，党参三钱，半夏三钱，大枣二枚，3帖。

病人走了以后，我去找张丰先生讨教这个出乎意料之外的病例。

张丰先生认为李先生的口腔黏膜白斑，属于癌前病变，有转变成口腔鳞癌的潜在可能，不能把它和普通的口腔溃疡混为一谈，不然的话，会对这个病的诊治前景与预后作出不符合实际的估计。所以西医知识对于每一个中医师都是不可缺少的。

接着我们就这个具体的病症展开讨论。

“老张，李先生的第一次处方我有没有方证不符的地方？”

“按照你的述说来看，你的辨证的确没有什么地方有错，但是就服药后的情况来看，你在某一个环节，或者合方方面可能存在问题。”

“可不可能是瞑眩现象？”

“目前看来，这种可能性不大吧。如果是瞑眩现象的话，现象过后诸症都会明显好转。”

“我第二次的处方可以吗？”

“基本可以，不过主药炙甘草和半夏的药量明显不足，这两种药的药量起码要各六七钱。”

“李先生大便长期秘结也可以使用甘草泻心汤吗？”

“这个问题我原来和你一样，认为半夏泻心汤与甘草泻心汤这一类方剂的主症有三个，就是‘上呕，中痞，下利’，三者缺一不可。后来读了大塚敬节先生的文章，才知道并非如此。”

“大塚敬节先生对甘草泻心汤类方剂的主症有何说法？”

“大塚敬节先生认为甘草泻心汤类方剂的主症只有一个，就是‘心下痞硬’，呕吐与下利都是客症，不一定要有。”

“大塚敬节先生的观点是如何形成的？”

“大塚敬节先生在《汉方之临床》上发表了一篇有关半夏泻心汤治愈便秘的文章。文章中说，自己在临床中有过一次失败的教训，就是用半夏泻心汤治疗一个心下痞硬又下利的病人，结果引起病人严重的下利，导致病人从此不敢再服用中药了。通过这一个病例，他回想起以往同样的现象，就是服了半夏泻心汤引起下利的患者也有好几个症例了。后来发现了一件不可思议的事情，就是有一个便秘的病人服用半夏泻心汤以后大便畅通，胃也很舒服。过后不久大塚敬节妻子服用生姜泻心汤后发生了惊人的效果，原来习惯性便秘、恶心与胃痞的症状也随之消除了。大塚敬节家的一个女佣听到这个事情后，对照自己也有胃痞与便秘的症状，自行服用生姜泻心汤后，每天大便竟然都能畅通。大塚敬节先生就敏感地意识到生姜泻心汤、半夏泻心汤与甘草泻心汤、黄连汤等方证的主症是‘心下痞硬’，而‘呕吐’与‘下利’都是客症。同时‘便秘’也可以是甘草泻心汤类方证的客症。”

“大塚敬节先生能够通过临床各种异乎寻常的现象而摸索出《伤寒论》的奥秘，真了不起。但是他提出的有关主症与客症的观点《伤寒论》中是否有记载？”

“张仲景在小柴胡汤的论述中已经明确地指出：‘但见一症便是，不必具悉。’我认为这里的‘一症’就是指‘主症’，这一段话不仅仅是针对小柴胡汤而言，它具有普遍而广泛的意义。这个问题，我们需要好好领会为好。日本汉方家对‘主客症’十分重视，如吉益南涯著的《续医断》中，有‘主客’一篇文章，专门论述这个问题，你一定要认真去读。大塚敬节先生还介绍了汉方家飨庭家的口诀，以半夏泻心汤为例，就‘何谓主症’‘何谓客症’一节，做了专门的分析，这篇文章我已经翻译成中文，你可以拿回去看看。”

回来的时候，我把张丰先生翻译的大塚敬节有关半夏泻心汤治愈便秘的文章带了回来，仔细地研读，很有心得。

又过了三天，李先生如期来复诊，病情依然如此。经过张丰先生的一番点拨，我对他的整个疾病有了新的认识，知道面对如此疑难大症，一定要有长期诊治的思想准备，同时对于治疗过程中的迂回曲折、磕磕碰碰也应该有所心理预期。其实病人心里早就做好打持久战的准备，所以当我把自己的想法告诉他时，我们一拍即合。

这次的处方依旧，只是加重了甘草和半夏的药量。同时嘱咐他以鲜竹沥含口，鲜竹沥中加入少量的锡类散，每日多次。

处方：炙甘草七钱，干姜三钱，黄芩二钱，黄连一钱半，党参三钱，半夏七钱，大枣二枚，7帖。

李先生服药后，口腔痛苦的感觉稍稍有所改善，特别是大便秘结的情况有所缓解。我们都有了信心，就这样开始了一次又一次的诊治，方药也时有加减化裁。有一段时间，李先生感到脸上升火发烫、心悸，腹诊也发现脐部悸动应手，我就在原方的基础上加肉桂皮一钱，服药一周后，脸上升火等症状就消除了。前后服药半年，所有症状渐渐地消失，其中也有大大小小的反复，但是反复后的病况也总比未治疗前好，所以李先生的信心没有动摇，最后达到了预期的目标。

这个病例的治疗，使我懂得经方医学不仅仅是方证相对应这样一个核心，医师还需要多方面的知识去陪伴患者度过漫长的抗病过程。即使方证已经丝丝入扣，也会有这样那样的问题，特别是病人对治疗的信心，也会经常的波动，医师只有以对待自己亲人一样去关心他们，整个治疗才不会半途而废。

李先生在治疗期间，把自己的母亲也带到我这里诊治。

李母78岁，中等稍胖，肌肉色白而松软，眼目周围有浮肿状态。她出生在农村劳动家庭，前半生劳累，50岁以后比较安逸。她一生没有生过什么大病，只有近10年来偶然出现轻微的四肢麻痹等症状，所以没有引起特别的注意。疾病的起因是5年前的一次尿道感染，当时用西药很快就治愈了。但是三个月以后渐渐地出现尿频、尿残留等症状，当地治疗没有明显效果，就到上海大医院进行了一系列检查，除了脑动脉硬化以外，没有发现异常，尿检与尿液细菌培养都是阴性，确诊为女性尿道膀胱综合征，没有什么特效的药物可以治疗，建议中医药治疗。中医都认为是年老肾虚、肾气不固、膀胱湿冷所致。至于四肢麻痹的症状中医认为是气血不足，一个老中医还说了一句“气虚则麻，血虚则木”的话，李母一直牢牢记住。服用补肾固摄、升清降浊等中药，也有效果，坚持治疗了一年，然而根本问题没有得到改善，反而出现小便难忍，经常失禁。近年来经常服用清热通淋的草药，小便失禁的症状不但没有减轻反而更为严重了。

病人脉象沉细，舌大暗红，苔薄白；腹诊发现，肌肉肥胖松软而没有弹性；四肢时有麻痹无力，腰、膝关节不利，口渴、汗多等；食欲、大便、睡眠等都还未见异常。

从体质考虑我认为李母是肌肉质体质，和《金匮·血痹》中黄芪桂枝五物汤证“骨弱肌肤盛”的“尊荣人”类似，再加上她也有四肢麻痹无力、腰膝关节不利、汗多等症状，所以认定是黄芪桂枝五物汤证。再结合尿急、尿频、尿黄、尿残留、尿失禁与口渴等症状辨为猪苓汤证，就给予黄芪桂枝五物汤与猪苓汤的合方5帖。病人回去以后，我心中总觉得处方和病症不甚契合，就不由自主地向张丰先生的家走去。

坐在张丰先生的小木屋里，听着张丰先生浓郁的山东味普通话，喝着清甜泉水冲泡的家乡茶，我感到治疗思路逐渐清晰了起来。对于这个病例，张丰先生的治疗经验对我的治疗有一定的启发作用。

“我自己开始学医的时候就遇见过这类病症，在农村里老年人患这种病症非常普遍，但是他们心理上好像犯了什么罪孽似的，总是羞于告人，耻于求医。”张丰先生以揶揄的眼光看了我一下，举起右手的食指，开玩笑地说，“你至今才接触到这类病症，说明你还没有和劳动人民同甘共苦，真正打成一片。”

这是我第一次听说农村里有很多老年人患这种病症。

“我花了不少的精力与时间，摸索出几个常见的方证。”张丰先生毫不保守地说。

我一声不吭地听着，在笔记本上飞快地记着。

“第一是金匮肾气丸证。”张丰先生扳着指头说，“我在使用肾气丸时，依据是仲景提出的‘少腹不仁’‘小腹拘急’两种腹证来辨证。在临床诊察时，可有三种情况：其一是，少腹部失去感觉而麻痹；其二是，少腹部的腹直肌紧张；其三是，沿着腹壁皮下正中线，可触及铅笔芯样的东西。清代张振鋆在《厘正按摩要术》中明确地说：‘脐之上下任脉见者，胀大如箸，为脾肾虚。’日本汉方家大塚敬节在《汉方诊疗医典》中也阐述了这一腹证，提出‘正中芯’这一新的名称，其述说更为具体：‘有的正中芯，从脐上贯穿到脐下……有的仅限于脐上才有。只见于脐下的正中芯，是运用八味丸的指征。’言之凿凿。老年人小便失禁如出现此典型腹证，依证首选肾气丸，它是治愈该症的关键。肾气丸是以补肾阳为主、内寓阴阳并补的方剂，在日本被列为治疗老年病的第一汉方。在中国，有人畏附子、肉桂的辛热而踌躇再三，其实大可不必。因为在方中附子、肉桂的用量仅为地黄的八分之一，符合《内经》‘少火生气’的精神，只要辨证无误，疗效可靠。腹证的诊察极为重要，腹证虽属局部的症状和体征，但却反映了整体功能状态的健病表现，因而针对以腹证为主体的治法，可以产生对整体、全身的补偏救弊作用。”

“老张，我插一句，如果有类似金匮肾气丸证的病人，但是腹证不明显，一般考虑什么方证的可能性比较大？”

“日本汉方家认为，”张丰先生回答道，“真武汤证与肾着汤证出现的可能性比较大。”

“第二是栝楼瞿麦丸方。”张丰先生继续扳着指头说，“栝楼瞿麦丸出自《金匮要略》，以栝楼根、茯苓、怀山药、附子、瞿麦五药组成，《医宗金鉴》谓此方‘亦肾气丸之变制也’。它对于口渴、小便难忍、经常失禁的老年人有积累性疗效。我使用此方治疗与其方证相对应的病人，疗效还好，但是停药以后，病症又会慢慢地复发。我后来给皮肤白、肌肉肥胖松软而四肢麻痹的病人加入黄芪桂枝五物汤；肌肉肥胖松软而汗多、浮肿的病人加入防己黄芪汤。对于这一类肌肉肥胖松软的老年人，如果有口渴、小便难忍、经常失禁等症状就在栝楼瞿麦丸中加入大剂量的黄芪一味，取得了明显的效果。”

“老张，按你的经验，李母也可以使用栝楼瞿麦丸加黄芪汤吗？”

“我想应该是可以的。除了我的经验以外，更重要的是方证相对应。”张丰先生颇为自信地说，“观《神农本草经》黄芪主治‘大风’，大风即为身体瘫痪，肌肉萎缩，所以《金匮·血痹篇》黄芪桂枝五物汤主治外症身体不仁如风痹状。日人吉益东洞《药征》谓：‘黄芪，主治肌表之水也。’吉益东洞的意见是从仲景用黄芪诸方归纳出来的，可以说他看到了仲景用黄芪的诀窍。其实肌表组织之能力恢复，则停水自去、汗出止，东洞谓主治肌表之水，虽有倒果为因之嫌，但也内蕴黄芪治肌表衰弱之意，挑明了黄芪治肌肉萎缩、瘫痪不用之成法。老年人小便失禁，实质上也是膀胱括约肌呆滞不用的问题。历代名方中，大剂量的黄芪有较明显的固摄作用，所以对于肌肉质体质的老年人小便失禁要重用黄芪是不二的法门。”

“那黄芪用量多少为好？”

“开始每帖二两，以后根据病情加减。”

这一次与张丰先生的交谈，使我懂得经方医师不要限于几个常用的《伤寒论》中的核心方，在进一步熟悉《金匮》方证的基础上，还要深入学习《千金》《外台》以及后世一些效方、验方，不断地拓宽自己使用方证的范围。

五天后，李母来复诊，药后没有明显进展。我给她仔仔细细诊察后，觉得张丰先生的新方与其方证相对应，于是给予以下的处方：

栝楼根五钱，茯苓七钱，怀山药七钱，附子一钱，瞿麦七钱，黄芪二两，5帖。

李母再次来诊时，喜形于色，自述诸症大减。说明此方已经方证相对应，就守方不变，继服上方20帖，李母多年小便失禁的症状消失。之后我根据李母的体质状态与四肢麻痹等症状投黄芪桂枝五物汤，前后服药三月，四肢麻痹症状有所改善，治疗期间，小便等情况良好。

一年后，李母因劳累过度导致小便失禁复发，仍用栝楼瞿麦丸方加黄芪这个方加减，最终治愈。

张丰先生在总结李母小便失禁一案时对我说："栝楼瞿麦丸方的命名大有讲究，虽然方中栝楼根的用量不是最大，但是仲景以它来命名，并摆在首位是别有一番深意。汉方家邨井杶编著的《药征续编·栝楼根》的按语中明确地指出：'栝楼根者，盖兼治口中燥渴及黏者。然是非栝楼根一味之主治也，合用而后见其妙。'我的理解是，栝楼根治口中燥渴的药征在方证中即使不是主症，但也是不可低估的。我临床上遇见小便失禁病人如果口不燥渴使用栝楼瞿麦丸方效果就不好。你今后也注意一下这个问题，看看是不是这样。"张丰先生的经验非常重要，我在临床上遇见的类似情况也证实了这一点。还有就是腹部冷也是栝楼瞿麦丸方证中重要的症状。

我后来使用栝楼瞿麦丸方加黄芪这个方剂，临床治疗肌肉虚胖老年人的小便失禁病症有较好的疗效。决定疗效的重要因素有三个：

一是方证相对应，如口渴、汗多、尿难忍、腹中冷、脉不实等；二是体质相对应，如肤白、虚胖、腹肌软等；三是高龄病人疗效要差一些，要有长期治疗的准备，如果有反复，还要继续诊治。我老母亲83岁时也患此病，她服用此方也有效，但是不巩固。她89岁那年，我受邀参加南京经方会议，听了李发枝教授的报告，其中也讲到膀胱综合征的小便失禁可以使用栝楼瞿麦丸方，但是他的这个方中除了加大剂量的黄芪之外，还加了升麻。会议结束回来后，我给老母亲开的方子中就加上升麻10g，服用后，有明显的进步。第二年，我在南阳经方会议上又遇见李发枝教授，得以有机会向他当面致谢与讨教。

李发枝先生是河南中医药大学教授，河南省中医药防治艾滋病专家组组长。是最早进入中医药治疗艾滋病领域的专家之一。在和他的谈话中知道，他也是1979年参加全国中医药人员考试从乡村卫生院选拔上来分配到河南中医学院的，为了教学、临床的需要，反复地研究《金匮要略》与《伤寒论》。1996年开始参加防治艾滋病工作，几经努力在临床上取得了丰硕的成果。究其原因，他认为还是源于仲景之学。

看来仲景之学是中医学的基础为所有中医学子的共识。

李母多年的小便失禁得到明显改善以后，其邻居的一个9岁胖男孩也因遗尿其被父亲带来我处就诊。胖男孩的父亲是个学校老师，他研究了不少的资料，并去大医院给孩子做过体检，排除了任何器质性疾病的可能。他每天夜里都会定时唤醒孩子排尿，希望患儿形成时间条件反射。他还注意控制孩子白天的活动强度，以免过度疲劳而加重病情。他规定家里的晚餐以干食为主，睡前几个小时限制饮水。此外，还经常给患儿吃枸杞子、猪腰子、核桃、芝麻等补肾的食品。办法想光，脑筋动尽，然而这一切终归无效，他感到一筹莫展。

胖男孩黑乎乎的很壮实，身高体重与年龄相称，但是面色不佳。这个孩子每晚都有尿床，周围的人经常嘲笑他，他变得怕羞，有自卑感，一到夜晚就精神紧张。我反复询问其家人与本人，方知孩子有腰腿畏寒、小便清而量多等症状，脉象、舌象、腹证等方面均没有发现异常。我投以肾着汤7帖，复诊时患儿的家人说好像有点效果，但是口气不肯定。我就再给患儿开7帖，但是服后每夜依然遗尿不止，也没有什么不好的反应。在与其父亲的聊谈中得知，患儿夜晚睡得迷糊，难以叫醒，为了催他起来小便，要花不少的时间；即使起来了，孩子整个人也朦蒙眬胧好像还在睡梦中一样。此外孩子很少出汗，就是在夏天也是出汗不多。

我觉得患儿的这些情况非常重要，但是一时也分析不出与哪一个方证的特点有关联，肾着汤虽然方证不十分契合，但是总的方向不会错，就仍然用肾着汤，继续服用七帖。病人走后，我翻寻了许多书籍与资料，但是仍然找不到突破点，心中真是无可奈何又黯然神伤。我想还是得去找张丰先生求教，别无他法。

张丰先生听了我对胖男孩夜尿症诊治的述说，就从各个方面追问了许多问题，譬如患儿的脾气，肌肉松弛或是紧张，出汗的情况，腹部是否发现悸动，口渴与否等，我一一作答。

“自古以来，中医学有许多种疗法医治夜尿，然而现在中医师治疗夜尿却方法单一。”张丰先生一边说话，一边叹息。

“老张，日本汉方家治疗夜尿症有没有什么绝招？”

“汉方家经常使用仲景的金匮肾气丸、小建中汤、桂枝加龙骨牡蛎汤、肾着汤几张方子。龙野一雄先生认为腰冷、腿更冷的用肾着汤。肾着汤是从甘草干姜汤衍化而来的，《金匮》云：‘……其人不渴，必遗尿，小便数……甘草干姜汤以温之。’因此甘草干姜汤是治疗遗尿病最原始的一张药方。口干、咽干而下腹部肌肉无力或拘急的用金匮肾气丸；虚弱体质，时有口干的用小建中汤。矢数道明先生也认为可以长期服用小建中汤来改善小儿虚弱体质而达到治愈夜尿，并对同样虚弱体质的病孩，如果脐部按去动悸的话可用桂枝加龙骨牡蛎汤。大塚敬节对桂枝加龙骨牡蛎汤的运用有着丰富的经验，他认为有一些患者服药以后可能出现腹泻，这时候可以暂时停药，改服半夏泻心汤。等到胃肠痊愈后，再把桂枝加龙骨牡蛎汤和半夏泻心汤，每日服用一个药方，隔日交换服用。如果病人服用桂枝加龙骨牡蛎汤后腹泻不严重的话，可以嘱咐患者餐后服用。”

我一边听一边记，同时一边对照胖黑男孩的病症。

“相见三郎先生对于精神紧张的儿童经常使用柴胡桂枝汤。”张丰先生慢慢地说，“不过，他强调此方证的腹证一定要有胸胁苦满与左右腹直肌紧张。”

“你上述五张方的方证与胖男孩的病症都不一样，汉方家们还有没有发现其他新的临床方证？”

张丰先生为了不给我留下方证辨证粗鄙化、简单化的印象，所以在论述疾病的方证分类时总是有系统、有重点地讲解，这次也不例外。

“这样好吗？”张丰先生的眼睛看着我，说，“你先把胖黑男孩的临床特点简单地概括成几点。”

“胖黑男孩夜尿症的特点有四个：一是，腰腿畏寒；二是，睡得迷糊；三是，又黑又壮；四是，出汗不多。你看什么方证和他相对应？”

“患儿夜间睡得过于沉酣，相当于嗜睡，因此大脑对于排尿信息的正确处理就有障碍。”张丰先生说，“你用肾着汤是和胖黑男孩的部分方证相对应，所以连投十多帖温热剂也没有偾事，不然的话肯定会有不良的反应。但是你没有注意到这个孩子的体质状态，所以诊治时想不到还存在一个葛根汤证。”

“此话怎讲？”

“孩子又黑又壮，腰腿畏寒，出汗不多，这就是‘寒滞质’体质。矢数道明先生的经验是‘有嗜睡癖者的夜尿症’患者可以用葛根汤。葛根汤证是‘寒滞质’体质常见方证，在杂病中特别是对于嗜睡癖者有提神醒脑的作用。汉方家吉村得二氏在《汉方の临床》1957年四卷四号发表了《麻黄汤治小儿遗尿》一文。文中指出，用麻黄汤、葛根汤治疗小儿遗尿获得良效，主要是麻黄之作用。麻黄对夜尿症有效，可以理解为麻黄含有麻黄素、肾上腺素的共同作用，又麻黄为兴奋剂，能治寐中恍惚而尿床的患儿，服药之后能使患儿熟睡而不夜尿，但是虚证之小儿慎用。”

张丰先生的话犹如及时雨，使我对胖黑男孩的夜尿症有了全局观。回去后，我把张丰先生前几年有关体质方证的谈话记录对照起来反复学习，从此有了新的认识与提高。

在胖黑男孩的下一次复诊中，我就给他开了葛根汤与肾着汤的合方。

处方如下：

甘草一钱，白术、干姜、茯苓各二钱，葛根三钱，麻黄一钱，桂枝二钱，芍药二两，大枣三枚，生姜二片。

上方服5帖以后，夜尿明显好转；再服十帖，症状消失，停药后一直没有复发。因为时有来往，远期疗效不用随访也知道得清清楚楚。

通过这一段时间的临床和张丰先生的悉心教导，我感觉对日本汉方的辨证思路有了进一步的了解。为了更好地学习汉方医学的经验，我利用晚上的时间到张丰先生的青藤小屋，向他请教了一系列问题。

一个家住状元桥的妇女，患眩晕多年，经七都岛亲戚的介绍来诊。

患者 30 岁，消瘦体弱，头晕眼花，腰酸背痛，心悸心慌，短气烦躁，食欲不振，四肢不温，小便清长，失眠多梦，浅睡易醒，月经延期，月经量少，舌淡苔白，脉象弦细，腹部多处按之悸动。

她觉得自己一身是病，奇怪的是，一边不断地治疗，一边不停地上班，没有请一天假。西医确诊为缺铁性贫血，治疗多年疗效不佳。中药吃了不少，偏方食疗也都试过，但都收效甚微。对于中药的苦味她已经忍无可忍，要求我给她中成药吞服。我开始认为是气血两虚的八珍汤证，给她服了一个月，不见动静。又以心脾两虚的归脾汤证论治，她耐心吞服了两个月还是不见效果。她又接受了两个月的针灸治疗，但是病情依然如此。

对于这个病例，我开始认为只要有方有守，总会慢慢地康复，所以就不去劳烦张丰先生。但是将近半年过去了，病情还在原地踏步，我想一定是方证没有对应，为了这个病例我又一次专门去向张丰先生求教。

当我把这个病例对张丰先生讲述完毕，我心中凭直觉就知道他有了结论。但是他不想直截了当地告诉我答案，而是想通过这个具体的病例，使我学到更多的东西，所以他把这个病例暂时搁在一边，开始给我讲起了“水毒”的概念。

对于“水毒”的概念，我曾经在书中也看到过，也听张丰先生讲过，但在我的头脑里只是一个病因概念。由于没有理会陆渊雷的医学思想，误认为只有具象的脉症、腹证是重要的东西，对于血毒、水毒、食毒等概念没有引起足够的注意。我的缺陷，张丰先生心里有数。他是一个优秀的教育者，深知强行灌输作用有限，只有利用病例作为活生生的教材，才能达到潜移默化的效果。

“日本汉方家鲇川静先生在一篇《什么是水毒》的文章里讲了一个病例。”张丰先生的话有感而发，“一个小学校长患出血性贫血，因为与鲇川静先生很熟悉，就来他家询问哪些滋养品能够生血。鲇川静先生坦然地告诉这个小学校长：‘你的贫血不是血量不够，而是血液中过剩的水分太多，过剩水分就是水毒。血液被过剩水分稀释了，很像贫血。治疗倒不在于增加血液，而是要把过剩的水分排泄出去。这样你的体质才会得到改善，贫血才会得到根治。’小学校长经过鲇川静先生的治疗，休养三月后就病体轻快去赴任了，服药一年，完全治愈，甚至比原来还健康，多年前被西医诊断为移动肾症所引起的发作性腰痛也完全消失了。”

鲇川静先生的这篇文章通过一个贫血病人的诊治故事，不言而喻地解释了水毒的临床表现。

“鲇川静先生没有把治疗小学校长贫血的方药明确地告诉大家，你能推测出应该是什么方子吗？”张丰先生问。

“那要看临床上出现哪一种方证才能决定。”

“回答得很好。”张丰先生鼓励我，“你没有把复杂问题简单化。因为水毒的表现是形形色色的，你来说说其中最常见的几种方证吧。”

“日本汉方所谓的‘水毒’，相当于中医学中的‘水气’与‘痰饮’。”我像回答老师的提问一样来讲述这道题，“最常见的方证有五苓散证、肾气丸证、苓桂术甘汤证、苓姜术甘汤、茯苓甘草汤、苓桂五味甘草汤等。”

“好，虽然这些药方都与水毒头晕有着关系，但是也应该知道，其中最常见的还是苓姜术甘汤，大塚敬节学习开始汉方的阶段，曾经往诊治疗一位妇女，卧床不起，甚至大小便都不能起床，腹诊时心下部位有咚咚的振水音，就使用苓桂术甘汤，服药不到一周，患者就可以随意活动了。当他晚年回忆起这个病例的时候，感慨万千，因为汉方卓越的效果，震撼着一颗年轻人的心啊！”

听了张丰先生的一番话，我的心也砰砰地跳动，这也许就是所谓的经方的魅力吧！

“现在我们谈谈你刚才介绍的病案吧。”张丰先生把话题转到我诊治的眩晕妇女的方证上，“你觉得‘水毒’概念对你诊治的这个眩晕妇女的治疗有什么作用？”

当张丰先生在讲述鲇川静先生《什么是水毒》的文章时，我就联想到眩晕妇女脉症中的‘水毒’表现。

“看来‘水毒’这个概念，对这个眩晕妇女方证的辨证有指导性作用。”

“汉方医学提倡‘治眩晕必先治水’，就是中医学中‘无痰不作眩’的意思，这些概念在临床上有非常重要的价值。”张丰先生说，“你考虑那个眩晕妇女的脉症中哪一些症状属于‘水毒’的方证？”

“眩晕妇女的脉症中头晕眼花、心悸心慌、短气、脉象弦细、腹部多处按之悸动等症状，通过‘水毒’概念的排查，就比较容易知道它们是苓桂术甘汤证。”

我的辨证思路一下子有了目标，其结论就自然而然地形成了。

张丰先生点点头，示意我继续讲下去。

“患者心悸心慌，短气烦躁，失眠多梦，浅睡易醒，是桂枝甘草龙骨牡蛎汤证。”我顺着自己的思路，把眩晕妇女的初步诊断思路向张丰先生述说，“患者消瘦体弱，头晕眼花，心悸心慌，月经延期，月经量少，舌淡苔白，脉象弦细，是四物汤证。”

“我也同意你的诊治意见。”张丰先生满意地点点头，“让临床的效果来证明它吧。”

我回去以后，对这个病人做了许多思想工作，劝她坚持服用中药的煎剂。在以后的诊治中给她服用日本汉方镇眩汤，其实就是四物汤、桂枝甘草龙骨牡蛎汤和苓桂术甘汤的合方。日本汉方家把四物汤和苓桂术甘汤命名为“连珠饮”，再加生龙牡就是“镇眩汤”了。

处方如下：

桂枝三钱，甘草二钱，生龙骨一两，生牡蛎一两，茯苓四钱，白术三钱，当归三钱，川芎二钱，白芍三钱，熟地五钱。

连续服用半个月以后，头晕、心悸等症状有所好转。守方三个月，血红蛋白恢复正常。

这个眩晕妇女被我治愈后，她又介绍了一个患咽喉疼痛的堂弟来诊。

杜某，男，30岁，半年前始出现咽痛、身冷、微咳。以外感治疗，出现眼睑浮肿，头痛，热减而诸症未已。近症：咽部红肿疼痛，面目稍有浮肿，头痛头晕，身热恶风，口渴，汗多，小便黄少，舌苔白，脉弦数，腹诊未发现异常。诊为太阳阳明合病，投白虎加桂枝汤3帖，并在两手少商穴针刺出血。

三天后，杜某来复诊，脉症依然不变，咽痛更加厉害。我感到大惑不解，详细询问临床表现，希望寻找到他的特征性症状。诊察之后，果然不出所料。他说，体温基本在37.5℃左右波动，理化检查没有异常，但是自我感觉特别不适，畏寒多汗，若多盖被子、多穿衣服就会汗流满面，若轻衣薄被就恶寒恶风而喷嚏不止。他的这些病情，使我想起了汤本求真先生《皇汉医学·越婢汤方》中转引汉方家华冈青州氏在《青州医谈》里的一个治验。华冈青州氏因完成了世界首例全身麻醉手术而获盛名，成为日本外科医学的奠基者。他在书中写道："伤寒多汗憎寒，若近衣被则漏汗不止，去衣被则憎寒不可忍，数日不止……遇此证而内热如此甚者，宜越婢汤。"杜某虽然咽痛不止，半年来清热解毒消肿的药物用了不少，然而不见疗效。如今全身症状与华冈青州氏所述类似，于是我就投以越婢汤三帖。患者服了第一帖后就感觉良好，咽部疼痛顿挫，这是梦寐以求的事。三帖后诸症全部消失，停药一周病情没有反复，我得知后心里甚是高兴。

当我把杜某咽痛治愈的经过告诉张丰先生时，他也为我的诊治成功而高兴。接着他对我讲述了越婢汤的原文：

"《金匮要略·水气病脉证并治》云：'风水恶风，一身悉肿，脉浮，不渴，续自汗出，无大热，越婢汤主之。'此条文中的'不渴'与'无大热'我认为应该结合临床实践理解为口渴、有热，尾台榕堂先生就是持这个意见的。"张丰先生看了我一眼，"越婢汤有麻黄而无桂枝，它是麻杏甘石汤的变方，治疗咳喘的效果不如麻杏甘石汤，但是却寒热、消浮肿、治咽痛的效果却占优势。这两个方剂都是麻黄与石膏同用，相差无几。仔细比较，麻杏石甘汤的麻黄之量仅为越婢汤的三分之二，其方证的差异就可得以道说。"

"老张，我很少看到历代医师有用越婢汤治疗咽痛的记载。"

"中国古代医师大概都会这样使用，后来反而失传了。"

"你的这个见解有何根据？"

"元代著名诗人方回先生因为饮酒太多，而患头部与咽喉部疮疡，项、颊、颧、咽喉等部位都肿痛不已，后来就是被越婢汤治愈的。这次病痛刻骨铭心，所以大病初愈后，他赋诗一首，流传至今。”

张丰先生随手拿来一本诗集，翻到方回的部分，指着《数日项颊颧咽肿痛发中有疮》一诗，对我说：“就是这一首，你自己读读看。”

于是我就轻轻地朗读了起来：“有生必死理之常，酒到何为不举觞。未问刘伶坟上土，何妨张咏鬓边疮。叔和解诀行尸脉，仲景工言越婢汤。知命吾当谢医药，服膺参也战兢章。”

我基本能够理解全诗的内容，但是对于诗中的“叔和解诀行尸脉”一句真的不知所云，就向张丰先生请教。

张丰先生说：“‘叔和解诀’是指《王叔和脉诀》，一般人认为这是一部六朝高阳生托名王叔和的脉学著作。‘行尸脉’，《注解伤寒论·平脉法》云：‘脉病，人不病，名曰行尸。’指病情乖张凶险。”

听了张丰先生对“叔和解诀行尸脉”句的解释，我基本明白了全诗的含义。

治愈的病人所产生的连锁反应给我带来了声誉，使我更多地接触到一些疑难病例。

七都岛的陈先生是一个心脏病患者，52岁，矮胖身材，黯黄无华，下肢浮肿，胸中憋闷，咯痰白黏，胃脘时胀，胸胁苦满，畏寒肢冷，心悸心慌，右卧位呼吸困难加重，左卧则稍可；舌暗红，舌苔白厚，脉象沉而结代；腹诊心下按之不适，少腹膨满。

病人说，病已经五年了，浮肿、胸闷也快半年，多在住院治疗，时好时坏。病看来怕是治不好了，只想症状减轻一点。我开始辨为平胃散和木防己汤合病证，投药两周没有一点效果。我就带病人去张丰先生家会诊。张丰先生诊察完病人以后，请病人先到楼下休息，我们就围绕这个病例讨论了起来。应该讲是张丰先生帮我分析病例，指导我如何认识体质与方证。

“你四诊的材料还可以，略嫌不足的是遗漏了一些重要症状的细节。有了这些细节，方证的龙行蛇蜕之迹才能显示出来。譬如你还没有了解到患者面部经常出现烦热升火的症状；你了解到患者畏寒，没有进一步询问清楚他的寒冷集中在腰、臀、下腹、下肢等处。”张丰先生慢慢地对我说，“病人脉症中也的确有平胃散和木防己汤合病证，但是远远不止这一些方证。仔细分辨起来，还有二陈汤证、半夏厚朴汤证、麻黄汤证、苓姜术甘汤等。问题在于你对这种人特有的寒滞质体质不熟悉，也可能是因为还没有接触过这种复合型的方证。”

“老张，陈先生矮胖臃肿，皮肤黯黄，畏寒肢冷，可能是你所说的‘寒滞质体质’。但什么是复合型的方证呢？”

“这也是我杜撰的一个词语。这个患者的脉症就是复合型的方证，除了上述的几个显露的方证之外，还隐含着苓桂术甘汤证、桂枝汤证、四物汤证、续命汤证等方证。”

“这个寒滞质体质患者的复合型方证有没有一个现成的方剂可以治疗？”

“有，宋代《和剂局方》中的五积散证可以囊括这个寒滞质体质患者的复合型的方证。”张丰先生非常肯定地说，“日本汉方家矢数有道用五积散治愈一个心脏性浮肿的病人；津田玄仙在《经验笔谈》中明确指出‘本方以腰冷痛、腰股挛急、上热下寒、小腹痛四症为目标，但也不限于此四症’；在《餐英馆疗治杂话》中指出五积散以‘面热足寒’为诊治标准。陈先生的脉症非常类似，可以使用五积散。”

我就把张丰先生拟好的五积散写在处方上，先服 7 帖以观察服用后的效果。

“你要记住。”张丰先生在我的旁边耳提面命，“诊治疾病时至少以‘临床方证—体质方证’的框架两相审视，于‘辨证与辨人’的理念中各守分寸。”

后来陈先生服用五积散以后，浮肿、胸闷渐渐地消退，食欲也好转，脘时胀、胸胁苦满、畏寒肢冷、心悸心慌诸症也慢慢地有所改善，前后服用三月恢复了健康。

基本处方如下：

麻黄、陈皮、枳壳、白芷、川芎、炙甘草、茯苓、当归、肉桂皮、芍药、桔梗、厚朴、半夏各三钱，苍术五钱，干姜二钱。

后来，我把陈先生服用五积散后获得良好疗效的情况告诉了张丰先生，并询问了张丰先生一个理论性的问题。

“老张，陈先生服用五积散时我们是根据矢数有道治疗心脏性浮肿的经验，津田玄仙的腰冷痛、腰股挛急、上热下寒、小腹痛等四症以及无名氏《餐英馆疗治杂话》的‘面热足寒’为目标的。也就是意味着一个处方列有多个适应证，我们临床时把处方的适应证都这样结合起来用方可以吗？”

“也曾经有人问过龙野一雄先生类似的问题。”张丰先生笑了，“龙野一雄的回答是：‘在多数的情况下是可以的。’陈先生服用五积散就是一个成功的例子。但有时也有矛盾，例如小柴胡汤，用于往来寒热、胸胁苦满，另一方面又说用于潮热者；倘若把胸胁苦满和潮热结合起来，那就不是小柴胡汤证，而是大柴胡汤证了。’”

张丰先生的解答与诠释让我明白方剂与多个适应证的权变关系。他的知识储备、医学见识和临床经验使我走出迷途与困境。

七都岛几个病例，组成了一个有思考价值的临床课题。我以一个实习医师的角色治愈了这些比较复杂的病症，其原因与教训需要进一步的回顾。我初诊时都遇到了不顺利的景况，处方用药游离于方证之外，不能做到方证相对应，所以疗效不好。多亏在张丰先生的指点下，得以柳暗花明、峰回路转。特别值得一提的是，这几次我向张丰先生讨教中，我们之间对病例的分析没有陷入理论的迷宫、出现概念对决的局面，我们讨论时的立论几乎都是对临床脉症的一种直接回应。他经常将两个的病案放在一起比较讨论。这样的教学方法，使我收获最多。

他对几个病案的辨证认识，有些想法我以前脑子里也冒出过，这也证明，我的想法不是孤立的。看来人不要轻易放弃自己的观点。不管多么微弱，应该坚持，这样会有自己的思想空间。

有一次，张丰先生说起七都这一些先败后胜的治验以后。说了以下一段话。

“道阻且长，溯游从之。”张丰先生声调缓慢地说，“日本汉方家矢数道明先生有一句话说得好：‘临床医师遇见失败的病例，必须追寻其理由而予以克服，没有遇见挫折的成功不是真正的成功，必须是通过失败的成功才是真正的成功。’失败的重要性在于你从中发现什么，如果没有失败，你永远不能从失败中受益。重要的是要把一些马失前蹄的案例引以为戒，想方设法把临床教训转化为临床智慧。”

讲一句老实话，有一些知识，如果没有张丰先生的指点，我可能一直会在黑暗中徘徊。譬如他告诉我，有一种便秘的病人，1 个月不大便也无所苦，治疗是要考虑使用小建中汤、理中汤。他还给我讲了两个大塚敬节转叙的故事。一个是江户时代汉方家古矢知白的治验，一位很漂亮的姑娘，自叙无排便已经一个月多了，走路时感觉轻微的呼吸不畅，除此之外别无不适。遂诊其脉，判断为阴阳交通不畅，即水火不交形成便秘不排，投小建中汤，大便就通畅而愈。

还有一个是汉方家山田业广《温知医谈》中治疗便秘的故事。日本江户时代，有一个高官长期便秘，多方诊治无效。无奈之下，请了群多医生来会诊。会诊中，意见纷陈，难以定夺。其中有一位名叫盐田陈庵的医生，提出了一个非常古怪的想法，惊憾了大家。盐田陈庵医生说：你们都认为附子理中汤是治疗腹泻的药方，我却认为也可以治疗长期的便秘病人。大家用了很多很多的泻下药物却不能泻下的原因，就在于这些药物发挥不了自己应有的效用。譬如灶膛中塞满了柴草，但是没有火种也燃烧不起来。我用附子理中汤就是把火给点燃了起来。”后来就试用了他的药方，结果皆大喜欢，疾病痊愈。大塚敬节高度评价这个医案的思路，他说：“这种思考方法对于汉方医学是必要的。如对于严重的口渴，有使用白虎汤、白虎加人参汤的时候，也有应当使用真武汤的场合。这是截然相反的情况，但是这种情况是客观存在的。因此当我们使用一个药方无效的时候，就要向相反的方面考虑一下。如果当投小柴胡汤无效时，不是想再去用柴胡桂枝汤，而是应该转为思考小柴胡汤的反面—真武汤。正如东洞门人和田东郭所说，汉方学习就在我们的日常生活当中，包括在吃饭、打扫、开窗、关门等等生活活动之中。实际上如何社会活动、任何事物都可以和汉方的学习联系起来。要想获得这一些知识就必须读古人的书籍，当然一定要加以自己的思考。”

张丰先生还从以上的议论与病案中引申出一个道理：“大便秘结要使用大黄等泻下剂是常规，然而正如大塚敬节所说的那样：‘如果只要便秘就使用泻下剂的话，就没有必要学习汉方医学了。’因此，对于学习经方医学的人来说，任何经典条文都是毒药，只有能够解毒的人，才会把它变为自己的营养品。”

我想，这句话就够我思考一辈子了。

二十六、东瀛汉方重千金

乱花渐欲迷人眼，浅草才能没马蹄。

1976 年，中国政治舞台上出现了许许多多事件，至今还影响着人们的命运与生活。三十多年过去了，当时的情景依然历历在目，鲜活如昨。我虽然沉浸在中医、针灸的学习之中，但是对社会生活的变化还是关心的，我隐隐地感觉到自己的中医人生会受到影响。我的这种感觉也许和张丰先生经常在我耳边议论有关，他似乎已经知道此后中国将会上演什么样的剧情。他在“丙辰清明”以后就说，不久的将来整个国家的政治生活会有一个大的潮动，完全有可能会重新回到党的“八大”以前的样子，经济、文化、教育等方面的发展会突飞猛进。

有一天，张丰先生来到我任职的学校找我。我非常高兴，寒暄几句之后，给他泡上了一杯热茶。我们就一边喝茶，一边聊开了。

“老张，有一个问题正想求教你，想不到今天你来了。”

接着，我就把最近遇见的几件事一五一十地告诉了张丰先生。

状元桥有一个中学，校名叫五七中学。公社贫管会召集的教师大会经常在这里举行，虽然会议对教学没有什么作用，但是通过会议可以碰见许许多多的熟人，还可以结交新的朋友，所以每逢开会大家都兴高采烈，就像过节一样。我在每次会议期间都会遇见刘时觉，与他谈医论药，交换学习心得。

五七中学里的陈启功老师也是我在开会时认识的朋友。他比我稍大几岁，在学校里担任行政职务，并兼任英语和体育老师。他为人稳重，见多识广，聪睿过人，工作认真，是教师中的佼佼者，然而他与我一样还是一个民办教师，转不了正。在一次开会期间，他要我为他的老母亲看病。

陈启功母亲患面部左侧三叉神经痛，五年前因为疼痛剧烈在医院做了手术，手术以后疼痛消失了三年，近几年又复发，阵发性的疼痛日夜不停，疼痛的程度比手术前有过之而无不及。

陈启功母亲中等个子，面色淡黄有泽，痛苦面容，面部有多处用手搓伤的血痕，她说疼痛剧烈的时候，只想跑到楼上跳下去；因为疼痛食欲全无，夜里无法睡眠。舌苔白厚而腻，一看就是汪阿姨所说的平胃散证。然而她说中药无法下咽，希望我使用针刺疗法给她诊治。我发现她左耳后面的乳突处压痛明显，就在这里入针，轻轻地捻转后留针 15 分钟，再在她右手的合谷穴扎针，给予强刺激，得气以后不留针。针刺后有效，于是我每隔一天就到五七中学陈启功家一次。

连续针刺了七次，陈启功母亲的三叉神经痛基本上得到了控制，于是停下来观察。停针不到一周，疼痛又出现了，于是我劝她一边针刺，一边服用平胃散，针刺每周一次。一周后，症状大为改观，白厚而腻舌苔变薄。一共服了十四帖平胃散，三叉神经痛基本上没有再发作。老人家看到我后涕泪纵流，一是出于感谢，二是担心旧病复发。我看到她原来白厚而腻的舌苔全部褪尽，就安慰她说，三叉神经痛可能已经治愈了。

后来，陈启功母亲的病真的痊愈了。我每次开会碰到陈启功老师都担心地询问他母亲的情况，他都笑着告诉我，他母亲的三叉神经痛一直没有复发。

听我讲完陈启功母亲的病案后，张丰先生说："你这个病处理的很好嘛。针刺'乳突'的压痛点，就是针刺阿是穴。'乳突'所在的位置没有穴位，但是它是颅内神经走向颅外的唯一出口，你这是充分利用西医解剖学知识为自己的临床服务呀。据我所知，平胃散治疗三叉神经痛，中医药文献我个人还未见到过这样的记载，然而你使用的根据就是患者脉症中出现了平胃散证。根据这样的方证投方用药，与清震汤治疗雷头风有异曲同工之妙啊！这个病案的诊疗成功为平胃散证的疾病谱增添了新的内容。这就是走近了吴瑭所追求的'出于规矩之外，而不离于规矩之中'的临床境界。"

意想不到这个病案的诊治成功，能够得到张丰先生这样高的肯定与鼓励。

张丰先生看着我说："你不是说有个什么问题的吗？请说出来听听。"

"最近我诊治了一个胸痛一年的病人。"我说，"病人名字叫夏成舫，近 50 岁，中等而壮实，神色暗红而有油垢，食欲不佳，舌下静脉紫暗，舌苔白厚而腻，脉象平缓，腹部时时胀满，按之腹肌紧张。西医检查没有发现任何异常，认为是神经性或者心理性的胸痛。我认为是《金匮》的肝着病，投以旋覆花汤，服后有效，原方不变，连服十二帖病人就不来了，托人带话来，说自己的胸痛已经治愈。过了一个月，病人又一次上门，述说自己虽然胸痛没有复发，但是其他诸症依然存在，特别是食欲不佳与舌苔白厚而腻是多年的老毛病，问我能否一并给予治疗。我马上想到这是平胃散证，非常自信地给他开了一个平胃散的处方，五帖，服后没有什么进展，我认为病的时间已经很长，只能徐徐图之。于是原方继服十帖，然而食欲不佳、腹部胀满与舌苔白厚却依然如故，所以百思不得其解。”

介绍了病人的情况以后，我对张丰先生说：“老张，我想请你一起会诊一下好吗？”

张丰先生欣然地答应了我的请求。

夏成舫就住在附近，我叫人带话过去，请他过来一趟。

过了不久，夏成舫穿着一身卡其布中山装、戴着一顶陈旧不堪的干部帽出现了。他朴素的外表下呈现出固执与耿直。张丰先生从头到尾对病人做了一次仔细的诊察以后，就叫病人先行回去了。

“老张，问题在哪里？”病人一走，我就问。

“这个病人与平胃散证貌合神离，特别是神色和腹证与平胃散不甚符合。”张丰先生说。

神色和腹证的诊察，不在汪阿姨所说的平胃散证的范围之内，所以我没有引起注意。

“汪阿姨所说的平胃散证的主症是舌苔白厚而腻、食欲不佳和脘腹胀满。”张丰先生继续说，“她概括得不错，可以作为初学者的方证辨证要点，但是临证时这一辨证要点还只是一个起点，而不是辨证的终端，因为在处方之前还要进行一次方证鉴别。在发热的情况下汪阿姨已经把平胃散证与藿香正气丸证、三仁汤证与甘露消毒丹证等湿温病的核心方证做了鉴别诊断，然而汪阿姨还没有论及在诊治杂病时平胃散证与其他方证的鉴别。”

“在诊治杂病时平胃散证与其他哪几种方证需要鉴别？”

“平胃散证在诊治杂病时起码要与厚朴生姜半夏甘草人参汤、香砂六君子汤以及藿香正气丸证进行方证鉴别。”

“如何鉴别？”

“平胃散证与厚朴生姜半夏甘草人参汤和香砂六君子汤都有舌苔白厚而腻、食欲不佳与脘腹胀满等症状，然而它们之间有实证、虚多实少证与虚证的不同，所以在神色、脉象与腹证上也会有所区别。”

“具体如何鉴别？”

“平胃散证神色不变，脉象与腹证不虚；厚朴生姜半夏甘草人参汤证神色稍差，腹部按之腹肌紧张，然而深压则空虚无力；香砂六君子汤神色不佳，脉象虚弱，腹部肌肉薄或者按之无力；藿香正气丸证就是平胃散证再出现呕吐、泻痢等症状。”

“这个病人的腹证按之腹肌紧张我已经感觉到了，然而深压则空虚无力我没有注意。”

“问题就在这里，所以你屡投平胃散不效。你下次不妨投厚朴生姜半夏甘草人参汤试试看。”

“好，我就按你的诊治方案给他处方用药。”

那天，张丰先生在我学校里逗留了半天，临走的时候对我说：“夏成舫的脘腹胀满一案要注意观察，把诊治的病案写好。”

夏成舫服了一帖厚朴生姜半夏甘草人参汤后，叫人带话过来，说这次的中药有效果。

五天后，夏成舫笑着来复诊了。诊察发现，他的舌苔白厚而腻、食欲不佳与脘腹胀满等症状明显改善。

对于夏成舫的身世我知之不多，是夏成锡带他来找我看病的。成锡对我说：“他人很好。”我觉得有这句话，就够了。在诊治的过程中，我发现他的言谈举止不像农民，就与他聊了起来。

夏成舫说自己原来是大队会计，在国家三年困难时期，因为食堂解散以后与妻子离婚，因此起居饮食无常而留下了病根。他说自已喜欢章太炎的书，也特别喜欢章太炎的为人，还说自己与章乃器有书信来往。

章太炎与章乃器，对于我来说就像天上的星星与月亮，真是可望而不可及，尽管他们的身上都贴有形形色色意识形态的标签，然而作为近代历史上的文化名人，他们依然在我的心目中拥有非常重要的地位。章太炎的书我也翻阅过，他的文言体笔法让我望而却步。章乃器是七君子之一，担任过粮食部部长，后来听说当了大右派，就此隐身匿迹。现在听说夏成舫与他有过往来，我的惊讶与好奇难以言表。

夏成舫看我半信半疑的样子，就把自己与章乃器来复信函的内容背诵了出来。大概有五六封之多，均以文言文行文，遣词用字优雅古奥，使我目瞪口呆。真是大开眼界啊！

我所接触的人当中能够这样熟练地运用文言文的，只有张宪文先生一人。

张宪文先生是我的姨夫，年长我父亲一岁，是我父亲最佩服的人。我父亲外貌瘦弱，内心却非常高傲，但对于张宪文先生他一直是交口称赞。

“张宪文先生年轻时的身姿，用‘玉树临风’这一成语来形容并不为过。”父亲一提起他就感慨不已，“二十岁的青春少年就与柳亚子有诗词上的唱和往来。他与你阿姨结婚后不到一百天你阿姨就因病离他而去，他后来写了好多首诗词怀念你阿姨，如一首题为《五月初四怀旧，忽忽三十二年矣》云：‘韶光百五暗萦怀，母失明珠我失钗。当年寒门誇驷马，抵今老屋认三槐。最怜花雨年年落，苦恨冰肌草草埋。岸柳成围人已老，销魂怕说寺前街。’字字句句情真意切，读来动人心魄啊。与他相比，我就是一个没有文化的人。”

“宪文先生写的怀念阿姨的诗词还有吗？阿大。”我被深深地吸引。

“还有，还有，譬如有一首《西江月·五十年前旧地》也写得情真意切。其题目是‘庚午腊月十九日永强寺后探肖云故居’，词云：‘五十年前旧地，白头忍泪重寻。轩窗尘暗看犹真。红袖当时对镜，画图瘦损精神。思量往事费沉吟，唤起芳魂来认’。”

想不到我和父亲两个针锋相对的人，却在张宪文先生的诗词上找到了情感的交集。

张宪文先生长身俊朗，衣着考究、谈吐优雅。在父亲精减回乡之前，我们两家曾经有几年同住在小高桥巷，我家住五十九号，他家是一号。因为他的大儿子张纯沂是我温一中的同届同学，所以我经常到他家串门。记得小高桥下来以后，向右拐，沿着河边的一条小弄堂进去，一直走到底就会看到一条大河，隔河相望，就是四顾桥菜场。张宪文先生院子的东门很不起眼，窄窄地只能容两个人并排进去，一旦进去了以后就豁然宽敞，院子内有一栋九间楼房，楼房的后面是一个大天井，楼房前面是一个近三百平米的大花园。这个院子里先后住过书法家王梅庵先生与被称为“永嘉七子”之一的名医李薏园先生。我就是在这个院子里看见过老年的李薏园医师，他那文雅的容颜、和蔼的笑容永远铭记在我的脑海里。

在张宪文先生与我父亲的交谈中，我聆听到一些温州市区的文化名人的故事。如夏鼐、苏渊雷、王季思、戴家祥、王敬身、方介堪、蒋礼鸿、吴鹭山、吴无闻、王梅庵、戴学正等人的渊博的知识和奇闻逸事都是从这里得知。由于他们是现代人，又是乡亲，所以他们的事迹更能激励人。父亲精减回乡以后，张宪文先生来过我们家，父亲也给他号过脉，开过方。他也非常赞同我们学习中医针灸，认为中医学如同“纷披灿烂，戈矛纵横”的《广陵散》，于今绝矣！真正精通者已经寥若晨星。

夏成舫的出现，使我不禁联想起张宪文先生。

夏成舫病情的好转使我欣喜不已，这次复诊我就在原方的基础上加大党参的分量，请他再服一周。

夏成舫把我的处方拿在手上，看了又看，说：“我胸痛一病，你投以旋覆花汤，服后马上有效。后来我的脘腹胀满一病，你前后投平胃散共十五帖却毫无动静。经张丰先生会诊后，你改投厚朴生姜半夏甘草人参汤五帖就效如桴鼓。今天你为什么不守原方，而是加大党参的分量，其中的因果能否与我一说？”

我非常高兴能够在远离城市的滨海农村中遇见一个如此博学的人才，于是就把仲景的医学思想与他敞开一谈，并把他病症的方证辨证缘由一一跟他理论一番。

“你的脘腹胀满一病，貌似平胃散证，我开始辨证有误，所以治疗无效。后来经过张丰先生指点，知道自己胸存成见，诊察不细，把虚实相夹的厚朴生姜半夏甘草人参汤证误认为湿邪困脾的平胃散证。转方以后方证相对应，所以有效。如今你邪去正虚，腹肌压去虽然已经不紧张，然而深压仍然空虚无力，所以原方加大党参的分量，以求方证与药征更加丝丝入扣。我想药后脘腹胀满症状可能会慢慢地消失，食欲会进一步地恢复，但是人体也许会更为疲惫，只要你静心养息，就会痊愈。”

夏成舫听了以后点点头，笑着说：“实不相瞒，我也学过中医，因为喜欢章太炎先生的文章，所以也阅读过他的论医文字。章太炎先生满腹经纶，能全文背诵《说文解字》《尔雅》，真是空谷足音啊。曾有人问章太炎：‘先生的学问是经学第一，还是史学第一？’他的答话使人意想不到，他说：‘实不相瞒，我是医学第一。’我想他在日本期间从汉方医学中汲取了营养，所以对《伤寒论》有深刻的理解。唉，那么多中国人去过日本，却只出现一位章太炎对日本汉方医学的留意。所以仅仅经历是不够的，更需要直觉力，这种直觉力包含一种虽未经历却感同身受的能力。可叹的是，今日中国读书人一般只知道章太炎先生是思想家、革命家、训诂学与文字学的大师，但是对于章太炎先生的医学思想知者寥寥。你跟从张丰先生学习《伤寒论》，要继承章太炎先生的医学思想才好。”

夏成舫仅仅是一个中医爱好者，但是他对经方医学的近代沿革却如此熟悉，相比之下，令我汗颜。

一周后，夏成舫来了，满面笑容，说是身体已经康复，并带来了他往日致章乃器先生的一封信函。我拿来一看，是草书行文，难以辨识，就请他抄写一份给我作为留念，以待今后慢慢学习。

他一口答应，不假思索地大笔一挥，随后就自行朗读了起来："著述知无足称，求进可以行裁。虽有惭成身村社，志气不肯让人。有怀大我，愿致有用。思学术之博，恍然天涯。仰陷自囿，恐不能见其真准。先生之于学术，国人崇推，中西之精粕，古今之妍媸，无不贯通领略，曾作弃取。如不鄙谫浅，乞赐往抉剔之精华，则后学得途，渺茫者有其指针也。"

一个没有接受过基础教育的农民，通过自学，就有这般高的文言文写作与表达能力，真是佩服。

"你读的书从何而来？"

"你真是杞人忧天呀！"夏成舫说，"袁宏道说：'枉把六经底火灰，桥边犹有未烧书'。天下只要有未烧的书，读书人还怕寻找不到书的出处？"

后来我经常为夏成舫诊治疾病，也从他口中了解到不少有关章太炎的逸闻趣事。譬如1925年3月，孙中山在北京病逝。章太炎先生遥寄一副挽联：“举国尽苏联，赤化不如陈独秀；满朝皆义子，碧云应继魏忠贤。”从中可以知道他们之间的紧张关系，以及各自不同的政治见解。又如著名西医江逢治患急性传染病高烧不退，最后死于中毒性休克。章太炎亲手书写挽联志哀，联语曰：“医师著录几千人，海上求方，惟夫子初临独逸；汤剂远西无四逆，少阴不治，愿诸公还读伤寒。”细细品味，此联虽不免有点寓情过甚，但是含蓄的雅讽之意颇能为中医药壮色。再如，章太炎曾说：“取法东方，勿震远西；下问铃串，勿贵儒医。”以章老夫子恃才傲物的心态，犹能屈尊下问于走方铃医，可见他对民间医药的重视了。夏成舫告诉我许多同盟会时期内部和外部的斗争内幕以及章太炎与孙中山领导的同盟会、国民党“同而不党、党而不同”的复杂关系。通过他的述说，使我对一些书本上的人物，如陈炯明、陶成章、徐锡麟、熊成基、李燮和、汪精卫等人的印象变得鲜活起来。

通过夏成舫一案的诊治，我真切地领悟了腹诊的具体操作以及方证之间细微的鉴别要诀。我还记得张丰先生提到一个介于四君子汤与厚朴生姜半夏甘草人参汤之间的常用方——茯苓饮。他说，茯苓饮与四君子汤近似，不同之处是无甘草，加入橘皮枳实生姜，也就是《金匮》中的橘枳姜汤。茯苓饮证腹诊时并非软弱无力，而是有中度弹力。其适应症处于虚实相间之间。茯苓饮去掉橘枳姜汤而加上甘草组成了四君子汤。一般中医师对四君子汤非常熟悉，却忘记了它是从茯苓饮演变而来的历史。大塚敬节说过，茯苓饮的“妙处之趣”就是用二味苦味的药物来“压抑降下”。这使人想起现代医学有一种苦味健胃剂。《类聚方广义》茯苓饮治疗目标是“心下痞硬而悸，小便不利，胸满而自吐宿水者。”服用茯苓饮以后食欲恢复，胸部满闷解除。大塚敬节在65岁那年的一段时间内，食欲全无，味如嚼蜡，开始服用四君子汤，接着六君子汤，都没有疗效。后来改用茯苓饮，一下子食欲好了起来。临床上他试用于与自己类似的病人身上，也得到相应的疗效。因此他主张，“对于使用四君子汤、六君子汤无明显好转者，有必要使用茯苓饮。”大塚敬节认为茯苓饮治疗的目的在于排除水与气，并非身体虚弱而无食欲。因此临床诊治要点，不在于食欲不振，而是胸部痞塞样状态而不能进食。这样的状态在食道狭窄、心脏性呼吸困难的病人上时有出现。

张丰先生事后认为：“章太炎先生家学渊源，三世传医。他本人也精究方药，独信《伤寒》，曾经对《伤寒论》做了精审严密的考证。他说：‘中医之胜于西医者，大抵《伤寒》为独甚。’他对中医的研究，上不取《内》《难》，下不逮叶、吴、王、薛诸家。对王叔和把《内经》一日传一经之说生吞活剥地引入《伤寒》大加鞭挞，责之为：‘强相附会，遂失仲景大义。’认为六经非十二经脉，并指出五行配五脏是错误的，中医学不应把五行作为指导理论。他还继承了陆九芝先生的衣钵，认为《伤寒论》中的阳明病就是温病，这些观点直接影响了陆渊雷与章次公等人。他还亲自动手诊治病人。譬如1903年他在《苏报》案中被捕入狱，在狱中还医治过邹容的病。他认为邹容的症状是急火攻心，心肾不交，就是使用了黄连阿胶汤。邹容服用了三剂之后，居然药到病除。总之，章太炎在近代中医史上具有不可忽视的地位，他是企图创立现代中医学的第一人。奇怪的是连夏成舫这个非中医界人士都知道的东西，中医界许多人对于章太炎先生的这些振聋发聩的观点却置若罔闻。”

原来陆九芝、章太炎与陆渊雷、章次公等人的医学观点是一脉相承的。

“老张，《伤寒论》所倡导的方证辨证是如此非凡，如此令人难于理解。如果秦汉以前的‘前经方医学’不曾发展出这种素朴的辨证方法的话，我们难以想象它竟然可能存在。”

“是啊，方证辨证远远超过了我们的想象力和理性规划设计的能力。”张丰先生说，“远古年代的中国人开始时好像瞎猫碰到死耗子一样，居然撞到了这样一种能诊治疾病的方法，并能够把它保留下来渐渐长大，的确了不起。这些并非来自遗传，而是经由学习与模仿，形成传统并得以延续的。这些诊治规范中好多是一些‘禁忌’的记录，它们从反面告诉人们哪些治疗方法是不该做的，实际上是对人的某些本能的限制。这也表明，这些治疗方法、规范，并非出自人类的本能。方证辨证应该是人类在长期与疾病斗争的过程中，通过尝试、修正、仿效和总结，发现了唯有遵守这些规范，才能使得大规模人群健康，才能减轻、消除疾病的痛苦。像这种诊治疾病的方法，使人们能够利用如此分散且根本无法全盘观测到的生命知识，形成某种超越人们想象力的疗效。当各种诊治方法根据这样的模式发展起来后，人们便不需要凡事都像原始人一样去寻求共识，因为八方分散的各种知识和技能，现在都能自然地通过某种神秘的机制为各式各样的疾病提供有效的服务。先前人们也并不知道它有效，不知道这种诊治方式会使自己得到成功的扩展。然而经过历史的淘汰和抉择，终于使我们的祖先幸运地演化出这样一种结构的诊治方法，并有效地传播开来。《神农本草经》《伊尹汤液经》就是依赖于一些逐渐演化出来的诊治经验所积累、所形成的，他们是记录下这种演化过程的仅存硕果。假如没有这个漫长的碰撞、尝试、修正、仿效的历史过程，没有《神农本草经》《伊尹汤液经》的总结和记载，张仲景也是巧妇难为无米之炊。当然，张仲景是前经方医学的总结者和提升者。他怀着一股十分强烈的悲愿，通过大量的临床观察，对历代经方进行加减变化，配伍格局进行调整。经过长期的研究，广泛的调查和实践的累积而撰写完成《伤寒论》。但一如《伤寒杂病论》这一书名所巧妙隐含的，此书的主旨在于为中医临床指出一条诊治所有疾病的道路。”

张丰先生继续说：“夏成舫一案的总结要写出来，特别要把由浅入深的方证辨证过程写清楚。今后要坚持不懈地总结正反两个方面的经验，假以时日，就能细流成溪，渐入仲景之门。”

我认为张丰先生讲得对，就连连点头。

“夏成舫是一个非常有个性的人。”张丰先生对我说道，“你好好地回忆一下，他与你的谈话中还有什么有价值的东西？”

“夏成舫有一次对我说：‘根据外貌、肤色、言语、动作与体型，人可以分为三类：第一类人，华实相当；第二类人，华而不实；第三类人，实而不华。’我一时还不能理解，他就进一步做了解释。他说：‘第一类人的知识储备与社会评价相匹配，如果有五分的知识储备就有五分的社会评价，所以称之为华实相当；第二类人，如果有五分的知识储备就有六分七分的社会评价，所以称之为华而不实；第三类人，如果有五分的知识储备却只有三四分的社会评价，所以称之为实而不华。’我和阿骅就属于第三类人，所以在社会上难露头角。”我问他，我属于哪一类人？他笑而不答。

“是不是夏成舫认为这几类人和他们的处境、命运有关？”张丰先生饶有兴趣地问。

“恰恰相反，夏成舫认为‘气质即命运’，人的气质类型在相当程度上决定了人的处境与命运。后来我对照阿骅表兄的情况，觉得仿佛有点类似。”

“阿骅先生的情况如何？”张丰先生一味地追问。

“阿骅在中医、针灸方面的理论造诣与临床经验都比我强，然而就诊病人却比我少。夏成舫虽然与他只有一面之交，更不知道他的具体情况，却能够一言击中要害，认为他是一个‘实而不华’的人，我想其中必定蕴含有某种内在的联系。”

“你怎么知道阿骅先生就诊病人比你少？”张丰先生不解地问。

“阿骅自己经常与我开诚布公地说起这件事。前天来我学校，还给了我一首有关医门冷落的打油诗。”

“请把阿骅先生的打油诗读来听听。”张丰先生催促着。

我在张丰先生的催促声中，把阿骅《独坐自嘲》的打油诗朗诵了一遍。

明几启户推窗开，终日无人碾翠苔。
忽闻铃声殷勤望，却是邻儿小友来。

“作为一个中医临床医师，与外界的交流能力非常重要，这里牵涉医师对病人的态度、同情、关怀与否的问题。”张丰先生神色黯然，一边思索一边说，“国外学者也在研究这个课题，认为这和一个人的情商高低有关，因此培养与提高中医师的情商也应该是一个重要的课题。”

“夏成舫的气质分类对于经方医学有何借鉴？”我以问话打断了这个沉闷的话题。

“经方医学的体质辨证刚刚起步，一切有关的材料都有待于收集，对于人类气质学知识的收集也不例外。夏成舫的气质分类对于我们是有价值的，他为医学社会学、医学心理学方面也提供了进一步思考的资料。”

先生总结性的谈话把气质分类的话题告一段落。

“阿骅先生在临床上是否内外合治？”张丰先生仍然在思考阿骅的事。

“阿骅临床上很少针药同治。”

“有些疾病，特别是一些呕吐的病人，如果不针药合治是难以取效的。”张丰先生说，“记得一个李姓的八岁男孩，呕吐伴腹痛反复发作已十天，呕吐加剧已两天，在某某医院诊断为急性胃炎，靠输液维持生命。经人介绍向我求医。患儿水入即吐出，脸色萎黄，神疲乏力，烦躁不安，尿短不利，大便已经多日未排；脉象虚数，舌苔白滑，腹部肌肉菲薄而紧张，典型的五苓散证。患儿家长不同意针刺，给予五苓散料三帖煎服。处方：猪苓二钱，茯苓三钱，泽泻三钱，桂枝二钱，白术二钱。服药后，不到半分钟药汁全部吐出，家长又带患儿前来诊治。为了使药汁能顺利入胃，在小儿内关、足三里针刺，下针后，留针半小时后服药，药后没有呕吐。过一会儿，给他吃一个苹果，患儿也能吃下，大家看得目瞪口呆。因为是邻居，每天服药时都来针刺内关、足三里，三天来孩子饮食如常，只是进食后偶有呕吐几口。根据患儿神色脉舌的变化予以异功汤五帖，药后而愈，以后一切正常。”

“看来这个患儿先行针刺内关、足三里是至关重要的，也可以说非它莫属了。”我激动地说道。

“你使用内外合治有何心得？”张丰先生询问我。

“我最近诊治成功一个乙脑病例，正好想和你说说。”我按捺不住内心的兴奋，把诊治经过一五一十地向张丰先生汇报。

4岁女孩，永强皇岙人，由于持续高热，神昏嗜睡，颈项强直等症状，被送某医院隔离治疗。西医通过脑脊液等检查确诊为“乙脑”，抢救了一周，体温稍有减退，然而依然神昏嗜睡；医院给病孩家属多次发病危通知，病孩家属万分悲痛选择了出院。出院后，母亲抱着孩子乘公共汽车回村。在汽车里，病孩在母亲怀里一动也不动，母亲认为孩子已经断了气，因为在车中不敢声张，恐怕惊动乘客后会被大家赶下车。在河头龙车站下车后，孩子的母亲忍不住嚎啕大哭抱着病孩步行回了村，从河头龙到皇岙村有近 2 千米的路程，沿途围观的乡亲们都唏嘘不已。

在病孩出院的同时其父亲特来邀诊。碍于亲戚面情，难以推脱，我急忙随其赶到 5 千米以外的永强皇岙山村去。下午两点，刻诊所见：病儿处于昏睡状态，脸色死灰色；两眼微微张开，眼球一动也不动；呼吸微弱，头额有冷汗，手足发凉，皮肤毛孔起鸡皮疙瘩，项部强直；体温 38 C°，脉数 130 次 / 分。当时我给她先行针刺人中、合谷、太冲来开窍醒脑。反复针刺后，病孩终于哭出了声音，围观的左邻右舍欢声四起。我以其项背强直，发热恶寒有汗，脉浮数，苔白滑为主症，断定为桂枝加葛根汤证，投方一帖。药用：桂枝 5g，生白芍 5g，生姜 3 片，甘草 3g，大枣 2 枚，葛根 15g。服药以后，嘱其喝热米汤一小碗。当夜我就留宿在亲戚家中，以观察病情的变化并给予针刺。

清晨二诊：病孩依法服药后，没有明显出汗，反而排出大量大便。虽然发烧未退，但呈恶风寒样鸡皮状皮肤已经消失，神智也已经清醒，开始断断续续地讲话，并不时发出呻吟。夜间喝了几次米汤和开水，体温反而呈上升状态，最高一度达 40 C°。刻诊所见，其面色泛红，声音嘶哑，口渴多饮，小便黄短。舌红少苔，脉数，腹诊未见异常，体温 38.5 C°。当即投白虎加人参汤二帖。开方后，我匆匆赶回单位上班。

三诊：孩子的父亲来我处，告诉我服药以后的情况：孩子热退病愈，能够下地走动，饮食虽已恢复，但是纳食不香，神疲乏力，整天依靠在母亲的怀里。时有呕逆，不哭不笑，口渴喜水。诸多脉症，构成了典型的竹叶石膏汤证，于是投以竹叶石膏汤 3 帖善后。

张丰先生认真地听着，连连点头，示意我把病例完完整整地讲好。

“很好！这的确是一个内外合治的典型病案。”张丰先生满脸笑容。“有两个地方特别有意义：第一是，发现乙脑发热、神昏、嗜睡七八天，经针刺苏醒以后，仍然存在太阳病的方证。第二是太阳病桂枝加葛根汤证依证投方后，体温不降反升，出现阳明病的白虎加人参汤证与竹叶石膏汤证，前后依证投方而治愈。虽然方证辨证无误，然而疾病演变轨迹还是沿着从表到里，可见疾病演变规律的复杂性。”

“要注意善后遗留问题”，张丰先生提醒我，“要继续观察，继续调理，防止可能出现的后遗症。”

张丰先生的话非常及时，然而由于家庭条件的限制，我亲戚的女儿之后没有继续调理。孩子热退苏醒后，没有明显的后遗症，生长情况与智力发育均正常。后来上小学时发现，体育课奔跑时容易跌倒，为此我用针刺结合方药的方法又给她治疗了一段时间。读初中一年级时，出现癫痫病发作又来就诊，服用中药柴胡加龙骨牡蛎汤加减一年痊愈，至今未见癫痫复发。这女孩大学毕业后从事财务工作，胜任愉快，其智力与周围同龄人相比较有过之而无不及。结婚后，家庭和睦，子女身体健康。三年前，我与她母亲进行了一次深究见底的谈话，并把我们的谈话录了像。从她母亲的口中，得知她女儿唯一的后遗症是右手时有无力，持重物偶然会出现颤动发抖。

多年后，我与女孩母亲进行谈话的时候，张丰先生当年讲的话："还要继续观察，继续调理，防止可能出现的后遗症。"一直回响在我的耳旁。

"经方医生一定要重视外治法的运用，不然的话临床会有捉襟见肘之感。"张丰先生感叹着说。

我想张丰先生的话一定是有感而发的，就进一步地问："老张，你有这方面的心得吗？"

"谈不上是心得。"张丰先生说，"有一个病人自我治疗的经验可以说明中药外治有时候有其独到的效用。"

我拿出笔把张丰先生的话一五一十地记在笔记本上。

"一位虞先生，30 年前患溃疡性非特异性结肠炎。"张丰先生看着我，慢慢地说。"他每天多次便溏出血，肠道专科多次检查，均未发现任何病菌，西药治疗也无效。后来服用了瑞安三圣门的草药而临床治愈。那年 7 月，他的病因疲劳复发，每天腹泻便血数次至十多次，只得住院治疗。住院期间，经钡剂造影检查发现结肠多处溃疡。当时主要采用抗菌素滴注，但一直无效，血色素降至 6 克，一度曾考虑手术切除。此时一位中医师恰因外伤也住在同一病房，他建议口服云南白药，并用中药灌肠。灌肠的中药有十味，主要是三七五钱，锡类散半钱，灌肠后保留两小时。灌肠之后就有明显疗效，他的出血与腹泻随之缓解。10 月份出院后，由于病程过长，溃疡留下的伤痕过深，体质变得很差。此后每年都会因疲劳，睡眠不足以及感冒等原因复发，症状多是腹泻，脓血，经这位中医师十多年的治疗，中药口服和灌肠相结合，体质逐渐得以改善，复发次数也慢慢减少。其间因为服用中药和灌肠比较麻烦，也曾长期服用磺胺类抗菌药，效果有限，后停药。此后，经虞先生自己长期摸索，每次复发后，只需用锡类散三分，用 50 毫升开水溶解，晚上入睡前注入肠中，让肠道吸收，一次即可缓解，连续三到五次后即可消除症状。灌肠的工具可用简易灌肠器。虞先生使用的是 50 毫升的注射器加导尿管。这种方法他已经应用了十五年以上，一直非常有效。”

溃疡性非特异性结肠炎容易复发，张丰先生的朋友自已摸索出来的家庭自我疗法效果真好，非常实用，值得学习。

“中医学博大精深，经方医学是中医学的核心与基础。学习经方的医师在学好经方以后，还要学会各种各样的外治法，这样内外合治才能提高疗效。虞先生所使用的外治法，是否有广泛的使用价值，还要进一步研究。”

“虞先生自我灌肠虽然非常有效，但是仍然没有根治，如果给以内服中药，是否会有更好的疗效？”

“那是肯定的。”张丰先生自信地说。“虞先生中等身材，黄暗的脸色，口苦不渴，口腔溃疡，大便稍软，小便黄臭，舌苔黄腻，心下痞硬，左少腹压痛，是一个典型的甘草泻心汤与桂枝茯苓丸合方的汤证。如果内服外用相结合，一定能提高疗效。”

在方证辨证基础上研究内外合治是张丰先生的一贯主张。

张丰先生看见我桌子上有一本《红楼梦》，我们就围绕着它聊开了。

“《红楼梦》中的诗词曲赋除了有隐喻作用以外，更重要的是起了讲叙故事的功能。”张丰先生说：“如果删去《三国演义》《水浒传》中的诗词曲赋，其叙述的故事依然完整无缺，但如果抽掉《红楼梦》中所有韵文部分，那么整个故事就会变得残破不堪。《伤寒论》里也是这样，398 条条文中以针灸主治或辅治的共有 10 余条，其中有用针者，有用灸者。这说明仲景不仅精于汤药，而且善于运用针灸。

他在总结针灸治疗热性病的适应证和禁忌证的同时，对因针灸不当而引起的变证及其救治方法，都做了具体的论述。例如记载因‘烧针’‘温针’‘灸’‘熨’等引起的‘火逆证’就有十多条之多。中医临床缺了针灸等外治法，就会像《红楼梦》中抽掉诗词曲赋一样后果不堪设想。”

张丰先生的比喻非常贴切，给我留下了深刻的印象。清代医家沈金鳌云：“仲景一百一十三方，方方皆活；三百九十七法，法法皆通。”在这“法法皆通”中亦包括了针灸疗法和针灸治病的原则。一些针灸家熟读《伤寒论》后，针药结合，疗效明显提高。显然张丰先生对于《伤寒论》中的针灸部分条文的态度与陆渊雷先生不同，他不认为这些条文是赘文，反而给予这些条文很高的评价。由于我在临床上是针药并用，因此倾向于张丰先生的观点，但也觉得陆渊雷先生的话不无道理。

张丰先生特别欣赏宋朝诗人黄山谷一句话：“三日不读书，便觉语言无味，面目可憎。”我特别佩服张丰先生读书的方法，许多社科类、文学类的图书经他一读，都能读出对中医有用的东西来。这可能是由于他已经建立起自己独特的诊治体系框架，所以能把各种各样的知识分门别类地吸收到自己的系统里来，以丰富自己的学术体系结构。就像俄国作家契诃夫《打赌》一文中的年轻律师，他在被囚的十五年里读完六百本深奥的著作，监禁的最后两年，他不加选择，有时读自然科学的书，有时读拜伦和莎士比亚的作品。他的一些纸条上往往要求同时给他送化学书、医学书、长篇小说、某篇哲学论文，或者神学著作。年轻律师监禁的最后两年为什么能够不加选择地读书呢？就因为他已经树立起自己新的人生观和知识框架，所以需要而且能够吸收各种各样不同的知识，通过消化吸收，同化为自己的血肉。”

后来我把张丰先生的谈话与自己的体会告诉阿骅表兄时，他说：“契诃夫之意绝非如此，那年轻律师开始读书是求知，所以他的书是有选择的；往后他天文、地理、经史、医卜星相什么都读，与其说他是求知还不如说他是用以消耗时间。最后一本《圣经》读了好长好长时间，他终于由人的世界进入了神的世界，让他对人间的‘圣物’——一笔巨款不屑一顾，弃之而去。所以你用契诃夫《打赌》一文年轻律师在囚室中读书的故事类比张丰先生的读书方法有点儿不伦不类。张丰先生‘反右’以后，我估计他的内心一直在病态的自我审问中煎熬，为了逃避日常生活中无穷无尽的检讨和批斗，他渴望进入客观知觉和思维的世界。他之所以选择学习日本汉方的真正原因，我猜有两个：一个是为了使自己的日文知识不会在漫长的体力劳动中消耗殆尽，所以以学习日本汉方为平台而达到日文知识保鲜的目的；另一个是，他企图以最适当的、最简化的和最易领悟的方式来把握中医世界的图像，用张仲景的世界来代替现实的世界。他按照自己的方式方法去做了，把经方医学体系及其日本汉方作为自己感情生活的支点，以便由此找到他在个人经验的狭小范围里所不能找到的宁静和安定。在这个意义上契诃夫笔下的年轻律师与张丰先生颇有可比之处。”

阿骅表兄的话也许更加符合契诃夫的原意，然而我认为作品一旦发表，阅读的过程不光是揣摩作者创作的意图，每一个人都会根据自己的水平来重新理解作品、解释作品。阅读的过程也是一个互动的过程，一个再创作的过程，所以从这个角度上来说，我也没有什么大错。阿骅表兄对张丰先生学习经方动机的猜测太富有想象力，即使真的是这样，我想张丰先生他自己内心也未必分得这样清楚。

当时我很想知道张丰先生是怎么读懂《伤寒论》的，就特意地问:“老张，你是怎么走进《伤寒论》大门的？”

问话一出口，我就感到很唐突，很冒昧。然而张丰先生却丝毫不以为意地眨了一下眼，带着点顽皮意味地回答了我的提问。他讲述了自己如何利用日文这个工具，从针灸进入《伤寒论》的情况。

“我学中医、针灸时，没有老师，只有资料和书籍。”张丰先生开门见山，“开始学针灸是出于好奇，后来读了《针灸真髓》这本书，就心仪日本针灸家泽田健先生，把他的方法应用于临床诊治，也收到一些疗效。在阅读日本针灸书刊时，渐渐地对汉方医学产生兴趣，于是我大量浏览日本汉方杂志，从中阅读到汉方针灸专著，如代田文志、柳谷灵素、本间祥白、铃木太治的著作。他们在寻找穴位反应点，以及研究穴位反应点和疾病的关系方面很有成绩。补充一句，日本人讲的穴位反应点就是我们的压痛点或叫阿是穴。我在摸清他们诊疗思路的同时，读了吉益东洞、汤本求真、大塚敬节、矢数道明、龙野一雄等人的文章与专著，就这样基本掌握了方证辨证的理论。之后，再去读《伤寒论》就水到渠成了。”

“你开始学习中医之前，有没有读过《伤寒论》？”

“我开始学习中医之前，没有读过《伤寒论》。”张丰先生说，“假如当时读它，我想一定也是难以理解的。中国古代有许多《伤寒论》的注释本，其中蕴藏着大量的医学资料与个人独到的临床体会，然而在初涉经方医学的时候，阅读这些注释本为时过早，难免有‘老虎吃天，无从张口’的困惑。经方初学者在入门阶段不如先读读日本汉方著作，这些作品简明清晰，已经把《伤寒论》做了创造性的转化，书中有由浅入深的台阶供人们循序渐进，一册汉方医学的著作在手，会让你获得披沙拣金的快乐。”

听了张丰先生的学习门径以后，我有几个问题想问张丰先生。

“老张，你学习经方医学已经十五年了。你也说过在学习《伤寒论》之前，先是从学习日本汉方医学入手的。请你告诉我，我今后阅读日本汉方医学著作的时候要注意什么？”

“这是一个值得深入讨论的话题，我也一直在思考这个问题。”

原来张丰先生早有这样的想法。

“用舍有时，行藏在我。”张丰先生精神矍铄地说，“我有几点体会，不知对不对，先说出来供你学习时参考。”

我高兴地点点头。

“我认为预先要选择几本汉方著作作为基本教材，思来想去有四本书可以入选。它们就是奥田谦藏著的《伤寒论阶梯》，龙野一雄著的《中医临证处方入门》，大塚敬节、矢数道明、清水藤一郎合著的《中医诊疗要览》与大塚敬节著的《临床应用伤寒论解说》。”

我已经多多少少接触到《中医临证处方入门》与《中医诊疗要览》这两本书，大塚敬节著的《临床应用伤寒论解说》的部分内容是张丰先生从日本汉方杂志上翻译过来的，但是我只是泛泛地翻翻而已，没有把它作为熟读精读的教材来对待。

“熟读精读几本经典是非常重要的，从前芝加哥大学有‘伟大的典籍’（GreatBooks）的课程，也是要学生精熟若干经典。我们学习现代经方医学也不例外，《伤寒论》与《金匮》本来应当首当其冲，然而由于它是古代经方，年代久远，文辞古朴，对于初学者可能有一定的难度，所以我学习的时候把它放在稍后一个阶段。当然这也是因人而异，你也可以把《伤寒论》的阅读放在前面。”

“老张，这四本书阅读的先后次序如何安排更合理一些呢？”

“我读的时候是没有什么次序的，现在看来还是先读奥田谦藏著的《伤寒论阶梯》为好，这是一本不可多得的入门教程，也是一条学习经方的快车道，顺着这条藤蔓摸过去，容易寻找到经方医学的瓜果。朱子曾说过，读书先要花十分气力才能毕一书，第二本书只用花七八分功夫便可完成了，以后越来越省力，也越来越快。有了《伤寒论阶梯》作为基础，接下去读龙野一雄著的《中医临证处方入门》，特别是这本书第十一章的'治疗方法实例'，第十二章的'临床体系'，第十三章的'处方的详细说明'，第十五章的'研究是最重要的基础'，都是龙野一雄先生的经验之谈，与那些泛泛之谈有天壤之别；再读大塚敬节、矢数道明、清水藤一郎合著的《中医诊疗要览》，这是日本汉方界三位大师级医药学家鼎力合作的结晶，是一部在临床上经过反复淘洗而积淀下来的现代经方医学的经典著作，需要静心细读；最后读的是大塚敬节著的《临床应用伤寒论解说》，大塚敬节先生这本书的题目起得别有深意，'伤寒论解说'的目的与立足点是'临床应用'，所以他把一般人难以理解的《伤寒论》，变成趣味横生的读物，只要你认认真真地读过了一遍，你就会爱不释手。大塚敬节先生这本书是以康平本为主要依据，充分表达了他个人的医学观点。台湾吴家镜先生已经把这本书翻译成中文出版，但是没有译出原著的'总论'部分，实为重大的缺憾。我想大陆很快会有一本完整的中文本。"

与张丰先生的谈话，不但给我增加了新的知识，还使我得到大量的信息，真是感激不尽。

"读这四本书的时候，还有什么辅助读物吗？"

"辅助读物多多益善，不过有几本非读不可。它就是大塚敬节著的《汉方诊疗三十年》，汤本求真著的《皇汉医学》，吉益东洞著的《类聚方》与《药征》。"

"当我们看到汉方家与我们传统的观点不同的地方，我们要如何对待？"

"读书的第一要义是要尽量求得客观的认识，朱子说：'看文字，且信本句，不添字，那里原有缺缝，如合子相似，自家去抉开，不是浑沦底物，硬去凿。'汉方著作也不是没有差错，但是初学者读书时是难以发现的。我们学习汉方著作总要先存一点谦逊的态度，不要动不动就把汉方著作当作异端来批判。"

是啊，张丰先生的话鞭辟入里。每当我与一些中医师交流汉方医学的观点时，一些人并不了解汉方医学的核心内容，却横加批评，真是令人难以理解。

"老张，我们要如何对待辅助读物？"

"汉方医学著作的辅助读物也要一字不遗地细读一遍，稍稍熟悉之后，才能加快阅读的速度，贪多求快对初学者来说是不好的。古人说过：'世人每矜一目十行之才，余喝之，夫必十目一行，始是真能读书也。'这话讲的很有道理。朱子说：'凡读书，须有次序，且如一章三句，先理会上一句，待通透；次理会第二句、第三句，待分晓，然后将全章反复玩味。'"

张丰先生说的话是针对我的。我读书常常囫囵吞枣，不求甚解，所以他一有机会就不忘提醒几句。

张丰先生凭借日语功底，从日本汉方入门，再拜读《伤寒论》原著，就能快捷地进入仲景的庭堂。他独辟蹊径的阅读起点、另类的阅读材料和所有学习中医的人都不一样。相比之下，我的阅读显得那么的贫乏、单调和艰辛，事倍功半，甚至劳而无功。

"是啊"，张丰先生想了想以后又说："知道把哪几本汉方著作作为基本教材并不难，难的是如何走进这些著作，并且学会从著作提供的角度去思考问题与理解问题。”

我还有一事想请教张丰先生，就问:“老张，日本汉方家中对你影响最大的是谁?”

“吉益东洞。”张丰先生不假思索地说。

“为什么? ”我问。

“吉益东洞提出方证相对应的‘方证主义’是对《伤寒论》的一次革命性的释义。”张丰先生说:“这个崭新的思路，就像雷鸣暴雨前的闪电，瞬间击中了《伤寒论》的要义。他百死千难地发现了方证相对应这个密码，迎来了日本汉方医学的黎明。他的历史性的贡献就在于他找到了中国传统医学思路之外的一条岔路。传统医学思路是把理论凌驾于经验之上而与经验形成某种对抗关系，可是《伤寒论》却是经验与理论不分你我而合二为一。它消解了经验与理论的对立，经验与理论相互隐含，既没有纯粹经验的东西，也没有纯粹理论的东西。吉益东洞学术思想一个显著的特点是将重心放在明确把握处方的适应证上，也正是基于此，才导致了他在诊疗过程中对具体病因和其他一些思辨性、理念性东西的强烈否定。这种方法非常符合日本人轻理论、重实际的民族性格特征，所以渐渐地风生水起，被日本民族传统医学所接受，形成在日本汉方医学中占主流地位的古方派。日本的现代学者也曾将吉益东洞为代表的古方派的出现，称为日本的文艺复兴，也有人批评这是向经验医学的倒退。但何以这种倒退却使吉益东洞等古方派临床的疗效不错呢? 山本严先生称:‘这并不意味着医学的倒退，实质是医学的自然科学化。’”

“那《伤寒论》在中国医学史上的命运如何? ”

“两千年来,《伤寒论》的经方学派一直没有占据中医界的主流地位。”张丰先生痛心疾首地说道，“方证相对应在古代中国是一种自发选择的结果，它是经方医学的一种诊治规范，但它在中国被宋元以来的主流医学对《伤寒论》进行《内经》式的改写或补写，出现了一大批像张景岳、叶天士、王孟英这样的善于变通运用经方的医经派大师，同时，也造就了内经派伤寒学的成长与成熟。对经方医学来讲，这一过程，是《伤寒论》'被《内经》化'的历史过程。真正的方证辨证的经方医学，至今竟成了《桃花源记》所说的'后遂无问津者'了。"

"你是如何看待吉益东洞的不足之处的？"

"这是一个值得深入讨论的话题。"张丰先生说，"吉益东洞是有许多不足的地方，譬如摒弃《内经》的阴阳学说。阴阳学说是当时时代的哲学思考，任何学科离不开它，《伤寒论》也不例外。在缺乏顶层、整体、系统设想和设计的情况下，方证辨证可能会失去了总体导航的信息，陷入孤军作战的困境。虽然，方证存在本身即是意义，但方证存在仍需要交代、需要表达，这也就是现代经方医学不可不理论的原因，不可被医经医学代表着理论的原因。然而这些缺陷比起他的贡献来还是次要的，可以说如果没有他倡导的方证主义，没有他的'去《内经》化'的主张，现代经方医学仍然还在黑暗中徘徊。方证主义虽然是一个深刻而片面的口号，但是它的深刻性却给方证辨证注入了活的灵魂，使方证辨证扩大了社会影响，开始在临床上得到广泛的应用。对于经方医学来说，这是一个矫枉过正的'去《内经》化'过程。对汉方医学古方派来说，如果没有这样一个矫枉过正的举措，就无法挣脱'被《内经》化'的状态，就无法恢复以《伤寒论》为主体的诊治体系。以上这些恭维话并非虚套——尽管我认为，从现代经方医学意义上看，吉益东洞关于《伤寒论》的许多论点并不值得欣赏，反倒需要警惕与存疑。譬如吉益东洞弟子传人为了纠正方证主义极端化的弊病，就加入了气血水学说，这样就有效地防止了辨证论治的‘碎片化’和‘无序化’。后来出现内藤希哲等要求回归《内经》的呼声。就在这期间，中神琴溪、中西深斋等古方派别开生面地提倡对《内经》理论兼容并蓄的医学主张。一直到汤本求真、大塚敬节、矢数道明等人，都坚持着这样的主张，这是一个否定之否定的过程。”

“老张，《伤寒论》去《内经》化的呼声为什么是由日本吉益东洞等人发出而不是中国的中医师？”

“从历史唯物主义的观点来看，《伤寒论》‘去《内经》化’的呼声率先在日本发出一点也不奇怪。”张丰先生的眸光闪亮，“18世纪，随着西方工业化的浪潮，形而上学与机械唯物论哲学思潮预先在日本登陆，代替了几千年的自发的辩证法思想，所以才有可能出现吉益东洞方证主义——‘去《内经》化’的呼声，由这一些异国他乡的医学家动手矫枉过正地割断了《伤寒论》和《内经》的脐带。形而上学与机械唯物论虽然也有许许多多致命的缺点，但它是人类在认识论的道路上前进时始终绕不过的一个阶段。”

“在人类历史上是否有人研究与讨论过这样一种现象？”

“有啊！卡尔·马克思研究过这种类似现象。”张丰先生精神焕发，“卡尔·马克思提出一种‘从后思索’的思想方法——人体解剖对猴体解剖是一把钥匙，因为从‘低等动物身上表露的高等动物的征兆，只有在高等动物本身已被认识之后才能理解’。马克思的‘从后思索’的思想方法是我们破解为什么‘去《内经》化’的一把钥匙”。但为何这呼声是日本汉方家提出而不是我们中国的医家呢？

张丰先生的议论，开阔了我的视野，让我领教了历史唯物主义的生命力。后来我把张丰先生对于吉益东洞的评价，转告给阿骅表见，阿骅表兄也持赞同的意见。

“应该说，吉益东洞把中医理论理解为一种抽象存在无疑是正确的。”阿骅表兄认为，“但他把病症与方药机理本身也理解为一种不可视见和不可感觉的某种‘玄之又玄’的东西，显然有些失之偏颇。因为，至少某些具体诊治规矩是可视和可感知得到的东西。譬如，交通秩序就是一个例子。在英国任何一个城市，你会发现所有车辆均靠左行驶；在美国和欧洲大陆，你又会发现所有车辆均靠右行驶。这显然是两种不同的‘交通秩序’。这些行动秩序在某种程度上可以说是可视和可感知得到的社会实存？即使这种我们所理解的‘自然形成的秩序’和人们刻意理性设计和建构的‘人为规定的秩序’有所不同，尽管这两种整体的社会秩序无疑均是一种抽象存在，但它们难道不也是依据人们所观察得到的社会中的种种事态，经由人们的心智‘重构’出来的东西？”

阿骅表兄的话有点深奥，然而其主要精神还是明白的，他批评吉益东洞把抽象与具象的划分太绝对化了。他认为方证相对应的辨证方法就是两者和谐自然的融合，而不是非此即彼的分离和对立。理论概念和经验必须相互连接，两者缺一不可，好比左右双手并用。

那天，我光顾着和张丰先生谈话，忘记了泡茶，后来讲得口焦唇燥才发现，慌慌张张跑去烧水、泡茶，心里充满着歉意与内疚。

我们一边喝茶，一边继续交谈。

“老张，你为什么反复强调，通过日本汉方医学的桥梁，进入《伤寒论》大门以后，一定要反复诵读《伤寒论》原文？并且强调在诵读《伤寒论》原文的过程中，其所获得的那种思想上、医学上深呼吸的感觉是别人所不能代替的？”

“本来《伤寒论》的阐释意味着对话、给予、沟通、付出，意味着人同此心、心同此理的文明生成。”张丰先生回答，“但是中国历代医家大都以《内经》的理论来阐释《伤寒论》。正如陆渊雷《伤寒论今释》叙例中所说的：‘金元以后医家，困守《内经》，莫能自拔，单词只义，奉为金科，驰骛空言，不言实效。’所以读这些《伤寒论》阐释本，反而会使你越读越糊涂，会出现仁者见仁，智者见智，可谓‘一人一仲景，一本一伤寒’的现象。即使是大塚敬节的《伤寒论解说》也未能免俗。”

我虽然还没有这样的体会，但是我相信张丰先生的话。

接下去，我们就针灸与方药密切配合的前景展开了热烈的讨论。

“老张，你在针灸与方药合治方面有什么经验和心得？”

“经验心得谈不上，”他说，“我是根据方证状态来选的，基本上遵循张仲景确立的‘三阳经病宜针，三阴经病宜灸’的原则，但也有例外的。我理解的‘穴位’为一个穴区而不是一个点，针灸时要以这个穴区内的压痛点为针灸点。”

张丰先生对于穴位的认识与蒋老先生不谋而合。我睁大眼睛，期待下文。

“葛根汤证、葛根芩连汤证一般在大椎穴、次髎穴针刺，或刺血后拔罐；”张丰先生略作停顿，聚精会神地思考了一会儿，接着说，“柴胡陷胸汤证、大柴胡汤证在至阳穴刺血后拔罐，在阳陵泉穴针刺；柴朴汤证在至阳穴针刺后拔罐，在足三里穴针刺；柴胡桂枝干姜汤证、理中汤证、附子理中汤证在神厥穴拔火罐，在足三里穴温针；四逆散证在太阳穴刺血、在委阳穴或委中穴刺血后拔罐，刺血以穴周围区域的皮静脉曲张明显处为准；真武汤证、肾气丸证在水分穴艾条熏灸等。”

我也从病证的角度和他交换了内治与外治结合的疗效。如治疗血管神经性头痛时，如果是麻黄汤证，那就可以在太阳穴刺血；治疗急性睾丸炎时，如果是龙胆泻肝汤证，可以配合大腿内侧皮静脉曲张明显处刺血后拔罐等，并举了不少的病例来说明。如一个四十岁妇女，消瘦，左耳耳鸣多年，具有小柴胡汤证，颈部 C_4 棘突细微左移，有明显压痛。在颈部推拿后针刺，同时予以小柴胡汤，内治与外治相结合，治疗两周而愈。

他非常认真地听，并且反复询问了一些细节。随后我们对刺血后的出血量及出血颜色、黏度、止血时间互相交换了意见。

他讲的一个病例很典型，引起了我的高度注意。病人是他工厂的一个青年女工友，产后患急性乳腺炎，疼痛发热，辗转不安三十天，中西医治疗均无效，求诊于他。患者消瘦憔悴，两颧潮红，往来寒热，两个乳房胀痛，乳汁颜色、质量尚可，口苦口干，食欲大减，恶心欲吐，胸胁苦满，心下痞满压痛，脉象细数，舌红苔黄。张丰先生诊断为腺病质体质，柴胡陷胸汤证，给她开了处方。接着在至阳穴发现有压痛点，进行了刺血拔罐后，乳房胀痛明显感觉减轻。紧跟着在两手臂曲泽穴区皮静脉曲张明显处刺血，当三棱针尖点破皮静脉时，一股紫黑的血流直冲而出，全溅在棉被上，患者惊叫起来。随后顿觉乳房胀痛大大减轻，然后每天一边刺血一边吃药，中药方随症加减化裁，一周后患者自觉乳房胀痛消失，但尚有几个肿块。用柴朴汤调理善后而痊愈，全家欣喜不已。

在日后的临床过程中，我遇见好多例产后急性乳腺炎患者，均用方药配合皮静脉曲张明显处刺血而迅速取效。

“老张，你说针灸在日本发展得很快，诊治方法也不断创新，什么赤羽皮内针、股神经刺激法、奇经疗法、经别疗法、良导络疗法、足反射疗法、窦刺疗法、SSP 疗法等，那为什么《内经》《伤寒论》倡导的针灸等外治法在中国历史上发展不快，甚至呈衰落之势呢？”

张丰先生说:“我认为宋明理学思想的传播对针灸等外治法的生存发展产生了负面作用。理学文化反对袒胸露肚，反对医师和病人过多的肢体接触，这样的文化环境对治疗时需要充分暴露肢体的针灸疗法是不利的。”

我一下子明白了中国古代人相见时都是打躬作揖，而不是握手、亲吻、拥抱等类的礼节了。

“老张，针灸、刮痧、推拿等外治法作用在体表，而对人的整体起了调整与治疗的作用，这样的疗法符合中医学的整体观念吗？”

“中医的整体观念应当包括整体对局部的主导作用及局部对整体的反作用两个方面的内容。内治外治紧密结合，是整体性治疗的重要手段，正如徐灵胎所云:‘不明外治之法，服药虽中病，仅得医术之半矣。’”

我越发感到张丰先生不沉湎于病机病因概念，较少谈论抽象概念，而是自觉接受来自《伤寒论》中的症状、体征、方证、药征等临床上具体的事实。

过去我读了一篇卡尔·马克思女儿回忆她父亲的文章，其中说到卡尔·马克思的格言:“目标始终如一。”我读后感触很深，就转而问张丰先生:“老张，你的座右铭是什么？”

“医学上我信奉章太炎的话，‘多议论少成功者，虽是亦非’。”

一直到日落西山，我们才结束谈话。我送张丰先生回去，一直送到他的住处。回来的路上，心里一次又一次地揣摩着章太炎的“多议论少成功者，虽是亦非”这句话，从这句话中我仿佛猜度到张丰先生醉心于仲景内外合治疗法的心理依据与思想渊源了。

叶心铭先生翻译的《伤寒论阶梯》，我是从温州市图书馆借阅的。这本书很薄，不到一百页，我把这本书一字不漏地抄了下来。当时心里还埋怨这本书的内容太少了，只想愈多愈好，愈厚愈好，多多益善。记得当时一边抄，一边读，心里憧憬着未来有朝一日能够有效地诊治疾病。在抄写中升腾起来的信心，使得这一枯燥的工作变得有滋有味。随着那书中方证和病证相互周旋、追逐、对应的情景，梦幻般地展现在这条通往山巅的阶梯捷径的后面。《伤寒论阶梯》的著者奥田谦藏是与大塚敬节、和田正系齐名的古方派汉方家。他认为疾病是人体内的正邪斗争，也就是相当于一场战争。战争有开始，有结束，有战场也有各自不同的战斗形式，包括投降与谈判。方证群就是在这场战争中不同时间与位置的各个人体（方药）战胜病证的战场。经方医学需要把握疾病在发展变化过程中处于哪一个战场，这就是确定方证状态。方证状态具有相对的静止性、偶然性与巧合性，但是随着疾病的发展与时间的流逝，方证状态也会出现不断的变化，这就是方证状态的变迁性与历时性。

几个月以后，我到张丰先生的青藤小屋里汇报阅读《伤寒论阶梯》后的体会。

张丰先生听了我的讲述以后，说："初学者在读《伤寒论阶梯》时，会渐渐地发现疾病的发展是有规律的，它们的有序排列是对应着互相联系的方证状态。从中就可以看到方证状态的变迁性与历时性的大量例子。如桂枝汤证—桂枝麻黄各半汤证—麻黄汤证—麻黄杏仁甘草石膏汤证—白虎汤证等。《伤寒论》里这种有序的方证状态构成了整个疾病的全过程。"

那天，我还向张丰先生讲述了龙泉仲老先生关于桂枝汤也可以治疗外感表证无汗而脉浮弱的患者的看法。张丰先生高度认同了仲先生，他说："仲万春先生对日本汉方的研究是有心得的，其中大塚敬节有关桂枝汤证临床上存在无汗与有汗两种诊治一说，还很少被人提及。我在临床上遇到形体消瘦的外感风寒恶风、发热、头痛的桂枝汤证患者，当我问及有否出汗的时候，他们中的有些人的回答是‘无汗’，这一回答往往出乎我的意料之外，但是他们服用桂枝汤以后，都能汗出而热退。”

对于闽北蒋老先生强调刺血与方药并治及仲老先生重视整脊疗法与方药合治的经验，张丰先生也是高度认同。他说：“韩愈说过：‘牛溲马勃，兼收并蓄。’我们也一样，对于临床有用的疗法，多多益善。”当然蒋老先生与仲万春先生永远不会知道几千里路以外还有一个他们的知音，也在进行着类似于他的中医经方的研究工作。从此以后，内外合治渐渐成为我诊治疾病的一种基本模式，临床上的疗效也有明显提高，因而治愈了许多疑难病症。

我的一个表弟，当年 40 岁，因患急性睾丸炎而发热腹痛，用急救车送到温州一个大医院住院治疗，主治医师是温州地区泌尿专科的著名专家。住院 28 天后，这位泌尿专科专家认为保守疗法未能取效，决定先行引流，然后手术摘除左侧睾丸。手术单开出后，我表弟不同意，偷偷跑出了院，在家人的陪同下求诊于我。我诊察了他的脉症与舌脉象，发现阴囊红肿光亮，压之疼痛，质地坚硬，睾丸、附睾、精索皆肿大，睾丸鞘膜脏层与壁层粘连，向上影响到腹股沟，左侧腰部也痛，不能直立，大便一周始解，小便短涩而痛，白细胞 15000/mm^3，中性 80%。尿常规：红细胞 1 ～ 2，白细胞 7 ～ 9。舌质暗红，苔黄腻而厚，脉弦数。证属肝胆实火、湿热下注，瘀阻肝络。

“你在手术之前先试用刺血疗法与中医药治疗一周，”我对表弟实话实说，“中药就是根据方证辨证给予龙胆泻肝汤加丹参、桃仁、大黄，并且停用所有西药。如果一周以后疗效不理想，再考虑手术好不好？”

大家商议之后一致赞同了我的方案。

我就用三棱针在表弟的大敦、太冲、行间刺血，大敦、行间出血不多，但太冲血流如注，血色紫黑。刺血后，表弟大声惊呼少腹部的胀痛大减，特别是左少腹按压后疼痛明显减轻。大家开始都不相信刺血的疗效如此快捷，反复询问表弟是否真的这样，得到表弟证实以后，大家方感放心。当天晚上他们就住进我家附近的旅馆里，因为怕回到医院，如果医院已经安排好手术时间那就麻烦了。

第二天早晨，我在睡梦中被敲门声惊醒。开了门以后，才知道原来是我表弟一家人。

他们极为兴奋地告诉我，回去以后服了一帖中药，药后大便几次，就一夜安睡到了天亮，醒来以后，发现阴囊肿胀疼痛已减大半，就急匆匆地赶到我家，请我再给他刺血一次。

我也想不到针药并用能够产生如此神奇的疗效，就再一次给予刺血治疗。

治疗方法：刺左肝俞、左委中、左太冲出血，并给予龙胆泻肝汤加橘核、桃仁、苡仁，五帖。

六天后，表弟的阴囊肿胀退减，睾丸、附睾丸仍稍肿大，精索稍硬而肿。给刺大敦、行间、血海出血，血色比前两次鲜红，再以三妙丸加丹参、桃仁、当归清化下焦湿热，通络化瘀为治。

第四次诊治的时候，发现表弟除左侧精索稍硬外，别无他苦。脉弦细，舌质稍暗红，苔薄。刺肝俞（双）、胆俞（双）、血海（双）。

停药观察后一个月，表弟的妻子特来告诉我，她的丈夫已痊愈，现在每日驾驶手扶拖拉机搞运输，健壮如前。我告诉她一定要到原来的医院寻找那个泌尿专科专家复诊检查。

“前次到医院结账的时候，我就已经遇见那个泌尿科专家。”表弟妻子的表情就像在讲一个故事，“他看见我以后就大步流星地过来，开始以责问的口气对我说：‘你丈夫为什么突然失踪了？’我告诉他我们惧怕手术，所以去看中医了。他说：‘你丈夫现在的情况怎么样了？’我说：“已经痊愈了。”他说：‘我死也不相信。’说着就把左手举放到自己的头颈旁，说：‘你把我杀了，我也不相信。这么高剂量的青霉素连续用了近一个月也控制不住炎症，最后发展到睾丸鞘膜脏层与壁层粘连，所以不得已才决定手术治疗。你说中药的药物浓度有多少？怎么会有疗效？’他的意思是我欺骗他，我也生气了，扭头就走。”

“后来呢？”我问。

“那个泌尿科专家的确认真，就一路追赶过来。”她笑着说，“先是向我道歉，然后从头到尾询问了我丈夫用针药结合诊治的具体经过，并反复叮咛我，要我丈夫到医院找他复查一次。”

“再后来呢？”

“我回去以后就硬拉着我丈夫到了医院，经泌尿科专家检查，除左侧睾丸比以前略小一点之外，一切情况都正常。临走的时候，泌尿科专家让我一定要转告你一件事情。”

“什么事情？”我问。

“泌尿科专家说，请这个中医师把你丈夫这个病案的诊治过程与体会写成医学论文，促使临床进一步的研究与推广。”

因为患者是我的亲戚，他的身体情况我全都知道，几十年来，他虽然生过种种疾病，但睾丸炎一直没有复发。

还有一个针药并治的病例也值得一提：

陈老伯，男，61岁，乐清县翁垟镇农民。患者于两个月前外感发热后两耳听力下降。经温州市大医院五官科检查，诊为“非化脓性中耳炎”“鼓室积水”“鼓膜膨隆外凸”，采用咽鼓管吹张术与鼓膜穿刺抽液，结合西药内服（具体药物不详）。抽液之后，虽当即感到听觉有所好转，但一周后，听力又逐渐下降，一连诊治一个多月，疗效越来越差。后经人介绍，求诊于我。症见脉沉细，舌淡苔白腻，形寒肢冷，夜尿频频，耳中憋闷如塞，耳聋，大声叫喊方能听见。脉证合参，显属肾阳不足，痰阻窍闭。乃予针刺放血：双侧翳风，双侧丰隆；方药予以金匮肾气丸。

复诊：听力大有好转，耳中闭闷感亦减，夜尿次数也比以前减少。再予针刺放血：双侧翳风、双侧耳门、双侧丰隆；方药仍守金匮肾气丸。

三诊：经以上治疗后，患者听力已恢复正常，仅现肢凉等肾阳稍有不足之象，再予以金匮肾气丸一月量，以善其后。后随访半年，未见复发。

中医谓之“耳胀”“耳闭”，古代亦有称“气壅耳聋”，列入“暴聋”范畴之中。本病的病理关键是咽鼓管阻塞，中耳有渗出，积液，这在中医可视为气滞血瘀和痰蒙清窍。本案患者，年过花甲，病程两月，形寒肢冷，夜尿频频，耳聋，金匮肾气丸证具。针刺放血，通络开窍，化痰启闭；肾气丸温补肾气，标本并治，故奏效迅速。

后来，我把临床上使用刺血疗法治愈的膝关节结核、半月板损伤、骨折后遗症、增生性脊椎炎、骨髓炎、脑震荡后遗症、非化脓性中耳炎等典型病例整理成文，以《刺血疗法临床举隅》为题目发表在《针灸临床杂志》1994 年第 1 期上。

在研究内外合治的过程中，我发现整体与局部的复杂关系并不都是整体决定局部那么简单，有时候局部的损伤也会影响甚至决定整体。同时我也体会到症状与症状、症状与体征之间的内在联系与主从关系，在临床诊治时，有时候区分与思考这些错综复杂的关系和它们之间的层层矛盾并不都是无益的。

我还使用整脊疗法与经方相结合治愈了一个颈性心绞痛的病人。

病人是一个中年男子，主诉是：阵发性心前区疼痛两个月。疼痛多在睡眠与休息时发作，胸闷、气短，胃胀、纳呆，颈部转动受限。多次检查，未发现心脏病变，曾服旋覆花汤加味多剂，稍有效果，但未能痊愈。检查：颈4椎棘突压痛，向左偏歪，压之呃逆频发；臂丛牵拉试验左侧（+），前斜角肌痉挛；剑突下的胃脘处痞满疼痛而拒按；舌红、苔黄腻、脉弦滑；X线正侧位片显示：颈3～5椎间隙轻度狭窄、颈3～5椎体前后缘轻度增生。

我的诊断是颈性心绞痛，相似于《伤寒论》中的结胸病。

治疗经过：先用理筋分筋手法使左侧斜角肌痉挛减除，然后施用旋转整脊手法。施术时，医者抱患者头的左手向直上牵提与向左旋转头颅，与此同时，右手拇指向颈前方轻微推顶棘突偏歪处，稍一用力，听见一响声，右手拇指下棘突轻度位移，已觉对缝，术后再压迫颈椎棘突没有出现呃逆，再予以小陷胸汤合旋覆花汤5剂。一周后复诊，心绞痛样疼痛未见出现，胃脘痞满疼痛消失，按之柔软无压痛，但神疲嗜睡，此为邪去正虚，不做治疗，以期机体阴阳自和而痊愈。后来，追踪观察了一年未发现复发。

颈性心绞痛，西医认为多见于神经根型与交感型颈椎病，以膈神经产生刺激性反应为主要发病机制，临床易与冠心病相混。中医诊为结胸病，为痰热滞阻于胸中，可涉及胁部、脘腹部，故有胸胁胀痛及胃脘痞满、疼痛、拒按等临床见症。如果邪结高位，项部经脉受阻，亦可出现颈项强痛。如《伤寒论》："结胸者，项亦强，如柔痉状，下之则和……" 在结胸病中，项强是一个症状，处于从属地位，随着结胸病的治愈，颈项强痛亦会相应地消退。然而，这一病例是由于颈椎细微错位才引起了颈项强痛，颈项的损伤是结胸病的根本原因。如果在诊治过程中忽视了这一点，仅以结胸病论治，将会影响疗效。可见治病求本的本，辨证求因的因，是需要医者根据具体情况做具体的分析与辨认，而不是简单的模仿与套用。2003年

10月，在北京中医药大学召开的国际仲景学术研讨会上，我就内外合治在经方医学临床上的作用做了一个发言，其中就讲到刺血疗法对我的帮助，我举了几个迅速治愈的病例，获得了与会者的肯定。

我发言中的部分内容如下：

2000年夏天的一个上午，我应聘到一专家门诊部坐诊，每周一个上午。那是上班的第一天，就碰到一个令人难忘的病例。一个六岁男孩，患左偏头痛三年，久治不愈，特别是夜间两到四点啼哭不止，闹得邻里不能安睡。由于他家就住在这个专家门诊部的楼上，是这个门诊部的常客。听完了其母的讲述，诊视了患儿的病况，翻阅了各位前医的诊治记录，感觉到他们辨证无误，方证相契。当时患儿左太阳穴周围区域的皮静脉曲张引起我的注意，我说要用刺血疗法，直接去其瘀血。当三棱针尖点破太阳穴周围皮静脉时，一股紫黑的血流直冲而出，全溅在雪白的墙壁上，患儿的父母惊叫起来。我说：本来静脉压力是很小的，刺破后只是渗出来，出血最多也只是流挂下来，这样冲溅出来的情况不多见，可见其瘀阻的严重性。针刺后，又开了五帖方药，与前医的辨证思路大同小异。一周后，我又来上班时，患儿一家人早已等候在诊室里了。说那天刺血后服了药，当晚九时就安静地睡眠了，一夜未哭，一周来都如此，甚为欣慰。后来，他们介绍来了一大群左邻右舍来看病，使我每周一上午的门诊，一下子就搞得风风火火了。

我在那个诊所坐诊两年，这个孩子的病一直没有复发。

这次诊治的经历，一直留在我的记忆里，时时督促我思考内治与外治、整体与局部的互动关系。

二十七、胸中经纬囊中术

1977年开始，一大批“文革”前的电影被解禁公映；一些冤、假、错案开始陆续纠正、平反；国家政策开始强调知识、科学、文化的重要性。这时传来要恢复“高考”的消息。对这个消息我的反应并不强烈，因为我的年龄与家庭状况都已经使我成为“过了这个村”的人了，“高考”的太阳虽然无限好，但是也照射不到我的身上了。再说“文革”并没有被公开否定，“两个凡是”仍然居主导地位，这一切都不能不让人在满怀期待的同时又深有疑虑与担忧。

一天下午，学校放学后，我在状元街远远地看见了张丰先生。他高大的身躯容易在熙熙攘攘、人头攒动的人群中找到，但他没有发现我，我感到很着急。人的目光有时仿佛一道引线，不知不觉中牵起对方心灵的感应——他终于看见我一步一步朝他走来了。我高兴地拉着他的手，然后向他请教了几个问题。

我近日碰到一个急性心肌炎的病人。男，20岁，农民，身材高瘦，素来身体壮实，一个月前感冒发烧后，心悸，脉律不齐，口干苦，夜间小便两次，大便稍结，脐部动悸亢进。我根据“伤寒，脉结代，心动悸，炙甘草汤主之”，颇有信心地投以炙甘草汤，谁知道连连服了二十帖还是泥牛入海无消息，接下去不知道该怎么办？

张丰先生看见我焦急的样子，慢慢地说：“这个人的体质特征好像不符合炙甘草汤证。炙甘草汤一般适用于消瘦虚弱的“腺病质”体质的人，这个人具有“筋骨质”体质特征，应当考虑大柴胡汤、柴胡加龙牡汤为好。”我过去在他书房听他坐而论道，每当听到迷惑处常常身不由己地抚手沉思；每当听到精彩处常常情不自禁地击掌叫好；每当听懂奥秘处常常不经意间捧腹大笑。即使讨论病例，也都是过去的病案，却从来没有像这次这样结合手头的具体病例听他一一点评。他的点评对我来说，不啻于一声“医门棒喝”，使我整个人如受电击，一下子傻了。他好像没事一样，扶着我的肩膀，边走边谈，慢慢地向着他的乡间农舍走去。

“对张仲景和《伤寒论》加以阐释，是一种专门的学问。然而长期以来，经方研究却一落千丈。”张丰先生一边走一边叹息：“我曾经看到一联左宗棠的墨迹，其云：‘异国古书留日本’。像《康治本伤寒论》《康平本伤寒论》等经方医学的典籍，也都被日本人保存于他们的寺庙之中。我们研究经方医学的人，不能不感到刺骨的心疼啊。”

一路上，他兴致勃勃地讲述着有关经方医学入门时许许多多应该注意的人和事。记得其中提到日本大塚敬节等汉方家的著作。他说：“大塚敬节的《临床应用伤寒论解说》简明清晰，不故弄玄虚，就像一架有台阶的云梯，是优质的《伤寒论》入门教材，只要你敢于攀登，你就可以一步一步地走入《伤寒论》的大门。所以，从日本汉方入手，是一条学习中医经方轻车熟路的快车道。”

在他的书房里，他搬出了好多汉方医学书籍和杂志，一一给我讲解。我听到、看到了日本汉方医学家荒木性次、浅田宗伯、大塚敬节等人对使用炙甘草的精辟论述。总之，诸多的论析中，患者都是“消瘦虚弱”的“腺病质”体质的人。

对他有理有据的分析我心悦诚服。这个急性心肌炎的病人，后来我就用了柴胡加龙牡汤，连服十天就有明显效果，再断断续续服用了一个来月而缓解。

临走时，张丰先生将汤本求真的《皇汉医学》中译本（周子叙译于1956年，人民卫生出版社出版）送给我。这是先生送我的第一部书，却是影响了我一生的一本书。在那禁锢的年代，书店里、图书馆里根本无法找到这类书籍。在回家的路上，我把这本又厚又重的《皇汉医学》紧拥入怀、捧捂于胸，心中陡然产生了高尔基所形容的那一种"饥饿的人扑在面包上"的感觉。30年了，这本书一直是我的枕边书，哪怕不读，放在手边也感到很暖心。就是现在偶尔在医药书店遇到新版本的《皇汉医学》，还是会眼睛一亮，怦然心动。

在当天的医学笔记本上，我恭恭敬敬地记下了整个下午的所见所闻。其中有一段张丰先生关于感性直观的话使人永记难忘："每当我的感觉迟钝，临床思维陷入模式化时，我就想起日本汉方家泽泻久进的教导：'具有敏锐的感觉是成为高明医师的重要条件，而对嘲笑感觉的认识，就是在嘲笑人类。'"

在一段相当长的时间内，张丰先生的这句话曾成为我的口头禅。

那段时间读了大量汉方医学体质方面的资料和书籍，对我而言，那真是一个生吞活剥的阅读阶段，什么深奥的书都敢读，什么冷僻的书都想读，好像浑身有使不完的劲，真的是"衣带渐宽终不悔"呀。与此同时，我也没有放弃阅读历代中医名家的著作，企图从中寻觅到一些治疗体质学的史料。

学了体质学说以后，我回想起以往一些失败病案常常痛心不已。因为我发觉有些病案的失治是由于我自己缺乏体质知识所造成的。

如我的一个永强友人的妻子，患支气管哮喘多年，不发作时精力充沛，思维敏捷，但发作时就很痛苦，呼吸困难，痰黄黏稠，于是求诊于我。根据患者口苦呕恶、胸胁苦满、心下压痛、大便秘结、脉象弦滑等脉证，我诊为大柴胡汤合半夏厚朴汤证，并查考了日本汉方资料，也佐证了大柴胡汤合半夏厚朴汤是治疗支气管哮喘的有效方，于是自以为能够取效，谁知连投五剂，没有丝毫效果，失望之极，竟怀疑方证辨证的可行性。现在才知道，辨证时没有考虑到她的体质状态——消瘦憔悴、面色无华——是典型的"腺病质"体质。这样的体质特征结合脉证，应该诊断为小柴胡汤合小陷胸汤证才是，如果认为是大柴胡汤合半夏厚朴汤证的确是似是实非，真是"肺腑而能语，医师面如土"。

从此以后，我时时警惕自己思想的松懈和怠惰，注意人们体质类型的基本分类及两种以上体质类型的混合，同时有意识地注意培养自己鉴别同类体质类型患者的细微差别，以及体质和方证的关系。长期坚持如一日，从此观察力日增。现在回想起来，我才发现，接受那种技术训练，进入那个诊治系统，等于是通过了一次灵魂的改铸。

记得有一篇张丰先生从日文杂志里翻译过来的文章，题目叫"苓桂术甘汤的研究"，作者是山本严，给我留下了深刻的印象，直至今天他的翻译原稿我还珍藏着。

"苓桂术甘汤的研究"一文，译自日本《汉方临床》1975年12期。日本汉方家山本严先生把人群分为两大类型体质：云雀型和夜枭型。①云雀型体质的人从早到晚精力充沛，不常患病，但是一生病就是大病。胃肠非常健康，食欲旺盛，有力气，耐力也好，从年轻的时候就同失眠无缘，起得早，睡得也好，即使在躺不下的地方都能立刻睡着。这些人在年轻时身体健康，精力充沛，可是到了中年之后就不那么好了。②夜枭型体质的人，同上述云雀型完全相反，一年到头不断地诉苦，容易疲劳，没有力气，头痛，臂酸，胃呆，口苦，上逆，胃痛，眩晕，手足冰冷。早上不愿爬起来，夜间不想睡。这些叙述在体检时又很难发现，大都限于自觉症状。把前者称为“云雀型”，这些人就是“夜枭型”了，也就是“朝寐夜游”者，有人称之为“夜游神”。这些人每天早上都赖在被子里不肯爬起来，星期天一直睡到中午。容易发病的年龄，出现症状及诉说烦恼者大体上是20岁，女性在第一胎出生之前，30岁时最懒，过了40岁慢慢就不太埋怨了，60岁一过反而精力饱满起来，可以长寿到七八十岁。夜枭型的人叙述主要症状之一是眩晕、心悸、头痛和肩凝，他们是苓桂术甘汤的适应证。这种治疗体质方证的临床分类和诊治经验，对我们临床有很大的帮助。

张丰先生的译文流畅，我读了以后感到十分亲切。山本严先生的叙述清晰细腻，妙趣横生。

我回去展读这篇手稿，一连串的句子敲击心扉。读了这篇译文以后，首先想到的是我父亲的体质状况与病史。综合父亲的所有体能指标，就是一个典型的“夜枭型”体质。我父亲是个“朝寐夜游”者，“夜游神”就是他的绰号。平时，夜间睡眠很迟，早上不愿起床，假如是节假日，就一直睡到中午。他体弱消瘦，从小多病，幼时容易外感，青年时期就患肺结核，经年咳嗽，后来咯血，时好时坏。40岁被单位精简、下乡以后，学会了针灸，自己给自己针刺，没有服用任何药物，身体却一天天地好起来，可以参加体力劳动。如今50多岁，人还是那样的消瘦，那样的柔弱，然而体力却愈来愈好，白天为人诊治疾病，晚上读书、写字一直到夜半。看了这篇文章以后，我相信他的晚年可能会愈来愈健康，他的寿命可能会很长。

那段时间我读的日本汉方医学的资料大都是张丰先生翻译的，假如没有他，不会阅读外文原著的我，不能想象自己学习中医的心路历程将会如何展开。

有一次，我与张丰先生谈及方证与体质的问题。

“老张，你为什么翻译山本严先生的文章？”

“在深入阅读《伤寒》与《金匮》时，人们都能体味到，方证与体质之道，时时敲击着张仲景的心弦。日本汉方家不满足于这样一种隐隐约约的感觉，于是沿着这些蛛丝马迹一路寻觅下去，就摸索出了可以处方用药的体质治疗学。山本严先生的文章着眼于病人一生的生理病理特点，使我们对其病症的来龙去脉有比较全面清晰的认识，辨证用方有一定的目标。”

“是不是‘云雀型’体质的人一定用苓桂术甘汤。”

“那也不一定，”他不以为然地说，“临床用方时要根据病人的体型、体貌、主诉、主症等具体情况全面考虑，选择合适的方证。苓桂术甘汤和苓桂类方如苓桂五味甘草汤、五苓散等方都可以以合方的形式运用于临床。”

“你前次在我治疗状元桥一个贫血妇女的时候，曾经给我讲过日本汉方家鲇川静先生‘什么是水毒’的文章，指导了我的诊治，现在请你再谈谈你自己运用苓桂术甘汤的经验好吗？”

“苓桂术甘汤是非常重要的一个方，我自己曾经治疗过几例起立性眩晕，疗效很好，就是《伤寒论》条文中所谓‘起着头眩’的病症，一般患有贫血、体位性低血压等病。不过临床使用时，都有加减化裁或者合方。这几个病人用日本汉方家的理论来分析，都是水毒证，都伴有心下动悸，胃里有振水音，小便不利，舌质淡白而大、有齿痕。方中以茯苓为主，可以用一两以上。”

“《伤寒论》苓桂术甘汤证的条文中还有‘心下逆满，气上冲胸’的症状，这几个症状在临床辨证时是不是一定要具备？”

“我认为，水毒证的病人是以水的异常为主，气的异常为辅，所以方中以茯苓的药量最大，桂枝为辅用量稍轻。‘心下逆满，气上冲胸’是桂枝的药征，表现明显的时候，就要加重桂枝的用量。”

我要求他介绍一个具体的病例，他在书桌上拿来一本病例记录本，翻到一个病案。我反复看了几次，感到很好，就把它一字不漏地记录下来。

妇女贫血与连珠饮

我同一车间女工友李小琼，今年35岁，头晕六年，近两月加重，请病假在家看病。患者中等身材稍稍偏胖，面色皖白没有血色，面部轻微浮肿。西医诊断为缺血性贫血（血色素9.3g/L)，治疗效果一般，中医补气补血药吃了不少，不见起色。家中父母、丈夫、两个子女身体健康。半年前（1972年10月6日），丈夫陪她来我家中求诊。当时的症状有头重、眩晕、心悸、心慌、气短、眠浅易醒、手足冰冷、肠鸣便软、月经色淡量少。腹诊可见，胃脘有振水声，腹部有明显悸动应手，腹直肌挛急。舌体淡白水滑，脉象细柔。诊脉时，发现她手部的皮肤颜色像缺血样的苍白。我的第一印象就是水毒造成的血虚，就告诉他们要以排掉水毒为主、补血为辅，服药时间要半年以上才能有效。他们同意了，我就投予连珠饮。服药一个月，气色开始好转，信心百倍地服药三个月就去上班了，各种各样的症状几乎都消失了，血色素也有升高（血色素10.2g/L)。还是原方不变，再服一个月。除血色素没有完全正常外，身体其他方面都好，月经的量也增多了。

体会：在每一个成功病例的诊治始末都隐匿着每一个医师经验积累的过程，都细叙着医师自己精神成长的故事。因为医师的诊治不仅消除了患者的症状与体征，而且与此同时的另外一个结果也随之产生出来了。这就是他自己的信心、经验、眼光和判断力，都在他为患者诊治的过程中得到又一次的肯定。这种情形发生在每一个投身研究《伤寒论》的医师身上，每当他们回忆起这些治愈的典型病案时，就会令他们情趣无穷，信心倍增。

读了张丰先生的病案记录，我有许多新的问题涌上心头，就随口问了一大堆问题。

“老张，你的这个病案在诊治过程中，我看到了《伤寒论》中的一些有关方证的存在，但是也有一些东西是《伤寒论》中没有的，我应该如何加以理解为好？”

“《伤寒论》是有限的，不是一种可以被任意规定的东西，尤其不是一种可以按图索骥的百科全书。”张丰先生把手中的书轻轻地放下说：“不要把‘勤求古训，博采群方’的张仲景，奉为摩西般的先知。需要我们站在今天的角度对《伤寒论》做重新的挖掘和理解，也就是说，需要经方研究者本人在《伤寒论》与现代中医之间创造一个新的空间，新的叙述，而不是将《伤寒论》原封不动地放在那里。譬如吉益东洞从《伤寒论》中淘洗出‘方证主义’，开日本古方派的一代风气；汤本求真尊奉《伤寒论》，并不意味着他紧跟在《伤寒论》后面亦步亦趋，许多鲜活的心得是他自己的研究成果；森道伯从仲景学说中领悟出体质治疗学，融会贯通与独立思考是他的特点。总之，日本汉方家们都能大量地融入新知，所以后来大踏步行走在日本汉方医学道路上的是他们自己的血肉身躯和脚步，而不是张仲景的影子。”

“我在阅读《伤寒论》的时候，时时感到原文中词语之间、句子之间和篇章结构上的许多空白和裂缝，阅读时会产生片断感与残缺感，再加上时间、空间上的距离，使解读《伤寒论》原文感到非常困难。”

“由于《伤寒论》文本结构上存在一些遗憾，所以初学者都会遇见你所遇见的问题。”张丰先生深有体会地说，“但是你只要抓住了几个关键的问题，你就会慢慢地领会仲景的医学意图。”

“我应该抓住哪几个关键的问题呢？”

“我的体会是，首先要抓住六经辨证和六经的双向传变，接着要抓住方证相对应的辨证特点，还要抓住方剂的归类与相互的联系。这些问题的确是抽象的存在，但我们都知道，与其他动物不一样，人具有把不能直接看见或感知的事物呈现在自己脑海里的这种能力。这几个问题抓住了，再读《伤寒论》就不会太难了。”

“张仲景的《伤寒论》里论述了他自己经验领域里最常见或最典型的方证，而我们临床所面对的病人有可能更为复杂一些，是这样的吗？”

“歌德说过：‘理论是灰色的，生命之树常青。’经方医学也不例外。”张丰先生引经据典畅谈自己的心得与体会，“《伤寒论》原文绝不会是某种外在于我们和驾驭我们的神谕。我们不是简单地遵循《伤寒论》，而是要内在地消化它。因为有时候决定临床疗效的，不仅仅是辨证正确与否的问题，而是分寸的问题。唯其如此去理解《伤寒论》，它才是可以触摸到的，无处不在的。总之，在依靠方证辨证常规程序诊治的过程中，还要密切关注每一病人的个体性与偶然性，因为具体的病证都是具有生长性的，具有自己变化、发展的新情况，这样的认识可能更符合于我们临床的实践。所以在临床家的头脑里，必须要以概括性和灵活性来重现和重组一些比较复杂的方证状态，当临床家头脑里的方证状态和临床病案的方证状态大致契合时，才会产生疗效。也只有医师自己的诊治实践才能够使《伤寒论》具体化、鲜活化。从某种意义上讲，每一个经方临床家都在发现、发展或者说在改写着《伤寒论》。所以只有既热爱《伤寒论》，更热爱医师生活，执着于中医临床并能够直接而不借助于现成医学典籍就能从临床实践中获得灵感、启悟、经验与刺激，从日常生活中汲取智慧、情趣、联想与创意的中医师才能读懂《伤寒论》，才能去诊治疾病。临床实践是中医唯一的源泉，《伤寒论》本身并不能产生经方医学，只有活生生的病人，病人身上许许多多同中有异的临床现象才能产生经方医学。只有在这个境况下，我们才会体悟到孟子的‘尽信书，则不如无书’的真正含义。”

回到学校，遇见了阿骅表兄，他已经在这里等了两个小时。我留他一起吃晚饭，在饭桌上，我把张丰先生的谈话内容与他交流，也谈了自己对张丰先生的印象，并把日本汉方家山本严先生的文章“苓桂术甘汤的研究”的中文译本拿给他看。

阿骅表兄把这篇有关治疗体质学的资料浏览了一下以后说：“这些资料非常重要，对我们深入学习现代经方医学很有启示作用。”

“张丰先生学习经方就是直接从日本汉方入手的，这样的情况的确非常特殊。”我回答说，“我认为，与张丰先生交谈，使我对经方医学加深了理解，更大的收获是知道了方证辨证的实质是‘方证状态’的辨证。它不仅仅是以几个主症、脉象为唯一的诊断要点，还包含着体质的鉴别、疾病谱的查考等因素。它们之间水乳交融，和而不同，互相关联，互相验证，互相展开，互相补充。这样的辨证思路使临床处方用药有了更加明确的依据，使中医临床学从‘医者意也’的随意性中走出来，成为一门循规蹈矩的临床技术。”

阿骅表兄说：“张丰先生的经方观点来源于日本汉方，日本汉方的叙述方式与我们传统的中医学不一样，是一套新的叙述。这样的叙述有简化、通俗化中医理论的作用，使中医药学更为清晰，更为实用。看来与张丰先生相遇是我们学习经方的一个新拐点，它将为我们今后学习经方开辟一条新路，这是一条通往现代经方之路。”

阿骅表兄平时虽然思路敏捷，但是表达时总是口讷言拙，我与他争辩时，他的有根有据的道理由于表达的不利索，总是被我的东拼西凑的歪理所淹没，每当出现这样的局面，他也只得默默地苦笑不已。

那天不知道为什么，阿骅表兄的言语变得畅达了起来。

“方证辨证是先人的‘无意识理性’的产物，它是一种自发的规矩与秩序，不是先人所创造所设计的。”阿骅表兄说，“只不过是先人在无数次的医治疾病的实践中，发现的知其然而不知其所以然的诊治疾病的规矩而已。所以在这种方证辨证的诊治方法中，看得见摸得着的方证药征就是‘具体的科学’，不需要有‘有意识的理性’去解释，去论证。就像警犬扑捕犯人一样，无需更多人为的说明。当然警犬扑捕犯人是动物的本能，不能与人类的野性思维相提并论。运用方证辨证而获得成功的病例，往往是一种‘事实上的应该’，而不仅仅是‘逻辑的必然’，所以留在医者身上的经验积累可以衍生出理性的智慧。中国有一个成语叫熟能生巧，可见熟练的经验也可以产生出精确的判断。人们都有这样的体会，有时候一个难以言说的直觉也会帮助你掌握某一个被隐藏的奥秘。”

阿骅表兄的讲话中有一股浓得化不开的书卷气，有许多词语我不是很理解，然而他表达内容的含义还是清晰的。

“什么叫野性思维？”我问。

“野性思维与我们现代思维一样，包括三大内容：记忆、理解与发现。不过它是人类的原始逻辑在无意识之中进行的理性活动。野性思维强于知觉与想象，善于直观地捕捉到事物的本质，但是它缺乏分析、归纳、综合等抽象思维的能力。”

阿骅表兄的解释比原先的概念更难懂。野性思维这个领域看来海阔水深啊，我暂时还无法涉及，然而我在他的话语中感触到一种对经方起源解读的突围性的萌动。

“阿骅，你是说，方证的雏形是中国远古蛮荒时代先人野性思维的产物？”

“是的，是先人用特殊的思维方式发现的疾病过程中的偶然性、巧合性现象。这种诊治知识是先人用生命和时间积累下来的。偶然性、巧合性现象是指方证辨证时疾病的症状、体征、脉象、舌象、腹证、体质状态等因素，以及相对应的方药组合关系的横向联系。方证辨证中的偶然性、巧合性现象是疾病发展过程中的一个横剖面，它强调的是诸多要素中同一时间与同一空间的内在联系。日本汉方的方证与体质和方证与疾病谱的两套经纬交叉诊断学就是这种横向联系的最经典的现代论述。”

阿骅表兄的认识与体会对我有莫大的启发，我一声不吭地听着，并把谈话要点记录在笔记本上。

阿骅表兄接着给我讲了一个故事，他想利用故事的深刻寓意来化解我的疑惑。

“听了你转达张丰先生的讲话，使我想起了一个有趣的故事。”

阿骅表兄说，“这个故事和张丰先生讲话中的‘方证状态’‘经纬交叉诊断’有一定的联系。”

阿骅表兄不仅思想深刻，而且言语诙谐，只是由于讲话的速度比较缓慢，所以表达能力差一点，但是他讲的故事我最喜欢听了。

我戏谑地说：“好，我沏茶侍候，你慢慢道来。”

说完就给阿骅表兄泡上一杯清茶，并给他点上一支香烟。

阿骅表兄吸了一口烟，说：“古代有一个读书人没有进举，就在家中开了一个私塾，自任老师。私塾里只有两个学生，一个甲，一个乙。甲勤奋好学，博闻强记；乙懒惰贪玩，不求进取。老师平时诲人不倦，要求严格，学生俩都有点儿畏惧他。某年夏天的一个下午，塾师有事要出门，就把作业一一交代下来，要求两个学生在学舍里自习。等他办完事回到学舍，把门一推开就傻眼了，他看见两个学生都趴在课桌上睡觉，每个人的左手还把书卷紧紧地握着，每个人的口水都在课桌上淌了一大摊。”

阿骅表兄不知怎地停了下来，喝了一口茶以后，看着我问：“你猜这个老师会怎么样？”

“这不是明摆着的吗？肯定会火冒三丈，责骂两个学生。”我不假思索地说。

阿骅表兄早已料到我的回答，笑着说：“看问题太简单了吧，恰恰与你估计的相反。”

接着，他就把故事一板一眼地讲了出来：

老师蹑手蹑脚地进来，好像怕惊动他俩。接着轻轻地走到乙的身边，悄悄地叫醒乙，并把乙带到学舍的外面，还关上了学舍的门，然后瞪大眼睛严厉地批评乙。

乙不服气，责问老师说：“老师，你不公正，为什么只叫醒我、批评我，而不去叫醒甲、批评甲呢？”老师生气地说：“甲？甲跟你不一样。”

乙理直气壮地说：“老师，你不是亲眼看到了吗，我与他全部一样，都是由于天气炎热，手里握着书卷在学习的时候睡着了，不是吗？”

老师指着乙的鼻子说：“外面的人看去就像你所说的那样，‘都是手里握着书卷在学习的时候睡着了’。然而你们的情况我还不知道啊，你们是不一样的。”

这个学生感到迷惑了，就问：“老师，我们哪里不一样啊？”

老师皱上了眉头说：“你呀！你是一拿着书，就睡着了；他呢？他即使睡着了还紧紧地拿着书。你说说，你们一样不一样？”

事情的确如老师分析的那样，只有深知他俩平时学习态度、生活习惯的老师，才能够透过完全相同的现象而抓住了事物的真相。

35年以后，也就是2010年9月，我受黄煌先生的邀请到南京参加全国经方应用论坛，在大会上我做了一个题为“经方临床中的几点心得”的演讲。在演讲中，我用阿骅表兄这个“握着书卷睡着了”的故事，用来说明黄煌先生倡导的“药人”“方人”这一治疗体质方证学的重要临床意义。临床脉症就像故事中的‘都趴在课桌上睡觉’的现象，“药人”“方人”这一治疗体质学因素就像两个不同学习态度、生活习惯的学生，只有像老师熟悉学生一样地熟悉“药人”“方人”的医师，才能在诊治病人时真正地做到方证相对应。我的故事一讲完，就博得了全场的笑声与掌声，可见经方医师对黄煌先生“药人”“方人”的临床价值早已心知肚明，所以经这个故事稍稍一点就引起了强烈的共鸣。

时隔几十年，这一故事使人在捧腹一笑之中明白了方证状态的内在奥秘，可见这个故事的蕴意深远。

“是啊，一个是一拿起书卷就会睡觉，一个是睡着了还紧紧地握着书，如果你不知道他俩平时的学习态度，光看当时现场的情景怎么能够判断出来哦！”

在阿骅表兄舒缓轻松的叙述中，我还隐隐地感觉到了他的那种漫不经心与超逸的淡然。

这个故事太好了，它的寓意太深了。就像经方医学的方证辨证，如果不知道病人的体质状况，不研究病人的疾病谱，光凭临床的脉症、舌象只能抓住部分的方证，这就是当时我运用这种疗法时而有效、时而无效的根本原因。

我送阿骅表兄回去，一路上还是围绕这个故事与方证辨证的关系说个不停。

为了让自己对于《伤寒论》有进一步的体会，我花了一个月的时间再一次拜读了《伤寒论》原文。虽然比前几次的阅读多了一些理解，但还是困难重重。一遇见棘手的问题，我就往张丰先生那里走去。

那天，我在张丰先生的寓所与他谈起《伤寒论》和临床的问题。

“老张，《伤寒论》和临床的关系，你能讲得更详细一点吗？”

“这是一个永恒的话题，”张丰先生说，“《伤寒论》是写在字面上用来给人们阅读的，是一些句子、语词和它们之间的衔接、过渡、变化与行进，它和现实的临床脉症与体质诊治有很多不一样的地方。整体性一般伴随着模糊性，因为纯粹性、明晰性和确定性是要以完整性为代价的。这是一个悖论，张仲景撰写《伤寒论》时面临一个两难的选择。《伤寒论》为了总体把握疾病的一般规律，就不去管一些不可捉摸的、比较琐碎的东西了，所以条文排序结构所衍生的一种模糊性、暧昧性、晦涩性和歧义性就在所难免，更何况历代医家都提到要重视仲景《伤寒论》条文中省略的那一部分‘无字’的内容。由于中国古代文化的无言意味，仅仅依赖语言文字，恐怕很难读明白。《伤寒论》条文中的‘无字’，既是境界，又是我们学习的障碍。陈伯坛有几句说得很中肯：‘对仲景原文的阐释，不管条文错简与否，字句是否通达，不纠缠各派之纷争而以临床实践出发。仲景学说既教人从没字句之空白处寻出字句来，还教人向病人身上寻出有字句之书，简直是仲景全集已藏入病人十二经中矣，失病人便是失仲景。’日本汉方家在这方面没有少花力气，因此对于他们的研究成果我们不应该视而不见，可以通过这一条路径，更深层次地挖掘出《伤寒论》中的潜藏的奥秘。”

“经方医师应该如何提高自己的临床水平？”

“中医师除了自身的临床体会外，还能从别的什么地方获得有关诊治的经验呢？”张丰先生说，“对于我们来说，重要的不仅仅是‘是什么’，而是去‘做什么’。‘是什么’只是一种认知，而只有去‘做什么’才是目的。《伤寒论》那些不言自明的方证，其中决定性的力量，并不仅仅来自人为，也要看作是大自然的馈赠。临床实践告诉我，每当我们用仲景的方证辨证治好一个病人时，我们就对《伤寒论》多了一层理解；与此同时，‘我认为’也会相应地提高一点点。就像黑格尔讲的那个往水里扔石子的小男孩一样，从小石子激起的一圈圈的涟漪里，感到了自己力量在延伸，眼睛的视力也在增强，心灵的感受力也在萌生，体内的活力、弹性和韵律也在悄悄地生长。也就是说，扔石子这么一个动作，其结果不仅是看得见的一个水圈，而且还有小男孩从中创造出来的新的自我。这个内在的收获虽然肉眼看不见，但却是实实在在可以感觉到的。只要医者注意到病人各自诊治前后的病情变化，并对其中的细微差异引起高度重视，医者原本的眼光趣味、观察力和敏感性就会得到相应的提高。这一点，我们在自己的临床实践中，在每一个无名无声但知冷知热的普通病人身上，都会得到反复的验证。临床实践则是对《伤寒论》理解的过程，是实行中的张仲景意志，临床实践永远是理论和学问的老祖宗。”

张丰先生对此话题旁征博引，费尽口舌，没有局限于在经方里看经方。

“经方医师临床上成败两方面的经验都能提高自己的临床水平吗？”

“这是一个很复杂的问题，并不是所有的经验都能提高自己的临床水平。”张丰先生说，“值得警惕的是中医师的个人经验与学问的积累不都是正面的，它同时也会产生一些负面效果。这些负面的东西可以称之为‘经验主义’，它会使中医师丧失了直接去感觉、判断外在的鲜活的临床病人的能力，甚至丧失了这方面的兴致，变成一个倚老卖老、江郎才尽的‘老中医’。所以中医师永远要保持对临床的执着与热情，对病人高度负责，时时自觉地进行知识更新，才会使自己的个人经验与学问不会很快地蜕变老化。”

这是一个多么沉重的话题啊。张丰先生的话我记住了，我会用一生的时间去实践的。谈话中我突然想到我最近读到的一个材料，就想提出与张丰先生谈谈。

“老张，民国时期有一个上海名医陆士谔先生，他与恽铁樵先生一样，原来是一个小说家，后来研究《伤寒论》，成为一个经方家。我对于这个人物倍感兴趣，不知道他对经方医学有什么贡献？”

“陆士谔先生提出要以仲景的眼光去读《伤寒论》，要以仲景的立场去运用《伤寒论》。”张丰先生告诉我，“这是一种非常有创意的观点，在中医界极少有人能够具有这种认识论上的焦虑。他比1965年阿尔杜塞在《保卫马克思》中提出的以马克思的哲学思想来阅读马克思的资本论的观点要早几十年。法国著名哲学家阿尔杜塞的‘证候阅读法’就是论述了与陆士谔提出的同一个命题。阿尔都塞哲学中出彩的观点应该是源自于拉康的证候阅读法。他要求在阅读中穿透有形文字，读出空白、读出失语，从而真正把握作者写作文本的深层理论问题式。他认为这样的阅读才能揭示文本的理论框架。所谓理论框架，就是使一种理论以特定方式提出问题，而排除另一些问题被提出的那个潜在的整体结构。因此，在阅读包括理论著作时，不能仅仅通过对其白纸黑字做文字上的直接阅读，而必须把它同构成作为文本必要补充的、深藏在文本之中的无意识的理论框架的许多证候联系起来阅读。只有这样，才能发现一种学说的理论框架。阿尔杜塞的观点尽管还有很多不尽如人意之处，但在许多问题上有其非常深刻的地方。他论述的‘人的观念会无形地束缚着人的观察与阅读’这一观点，使人茅塞顿开。”

“阿尔杜塞的‘证候阅读法’你是在哪里阅读到的？”

“这些资料来源于外文版的欧、美与日本一些左派的报刊，我们可以在上海与北京的‘外文报刊门市部’购买得到，我是托在上海与北京的朋友邮寄来的。”张丰先生一脸高兴地说道，“如法国的《红色人道报》，希腊《人民之路》周刊，法文版Le Quotidien du peuple，马来亚《革命之声》，日本《人民之声》《工人党机关报》，法国《人民日报》，泰国《人民之声》，意大利《新团结报》，澳大利亚《先锋报》，希腊《人民之路》，墨西哥《太阳报》等。所以，学会外语就可以拓宽我们的视野，让我们了解到更多的东西。”

“老张，请你谈谈《内经》与《伤寒论》在结构上的区别好吗？”

“古代是一个科学和哲学不分家的年代，《内经》诸多作者的基本智力活动都可以归结到探寻某个超越的秩序，”张丰先生回答说，“它关心隐藏在事物表面之下的生命秩序和结构，追求天、地、人之间的奥秘和规律。所有这些问题和答案今天看起来既天真又深刻，而在《伤寒论》中的思维方式发生了革命性转变，天人合一、五运六气等理论被临证体验、现场观察取而代之。因而研究健病之变、诊治方法的途径和视角也发生了根本改变——以更多的经验观察大部分代替了形而上的思辨。经验乃是人类另一种探索真理、到达真理的方式，张仲景的《伤寒论》是将经验观察和理性精神结合起来的完美典范。张仲景也在阴阳学说的背景下移植和整理了方证辨证的诊治方法，他将蛮荒年代野性思维的结晶与当时最有力的思想武器——阴阳学说结合在一起。同时，他清醒地意识到方证辨证这种另类思维的珍贵性，所以，在整理过程中尽量保存了《汤液经法》中方证的原貌。西晋皇甫谧《甲乙经·序》云：‘仲景论广伊尹《汤液》，为数十卷，用之多验。近代太医令王叔和，撰次仲景选论甚精，指事施用。’由此可见张仲景的《伤寒杂病论》是在《汤液经法》的基础上论而广之而成的。”

“经过方证辨证基本训练的医师与传统辨证施治的医师，面对同一个病人的症状与体征，他们四诊所得的材料会是一样的吗？”

“他们四诊所得的材料是不一样的，”张丰先生回答说：“没有经过方证辨证基本训练的医师，是有眼不识方证的。就像没有经过X光培训的医师去看X光片子一样，是无法看出什么答案的。同一个病人，相同的症状、体征、脉象、舌象、腹征，不同医学观点的医师，往往会得出不同的资料与组合，更不用说最后的结论了。”

“老张”，我突然想到一个问题，“方证出现已经把经方医学推进到科技的前沿，‘实逼近科学之堂奥’，那为什么不继续向前推进呢？”

“原因当然非常多，”张丰先生回答说，“原因之一可能由于古代的哲学、文化、思想的路径依赖阻挡了它的发展。中国古代东方式的智慧和哲思对科学性技术持有高度的警惕。对于当时盛行的‘桔槔’汲水的原理，中国古代杰出科学家墨子比阿基米德还早500年就已经做出了科学的假说。他指出，称重物时秤杆之所以会平衡，原因是‘本短标长’。用现代科学的语言来说，‘本’即为重臂，‘标’即为力臂，写成力学公式就是力 × 力臂（标）= 重 × 重臂（本）。令人难以理解的是，利用‘桔槔’来汲水一事，庄子持反对意见。他认为‘有机械者必有机事，有机事者必有机心。机心存于胸中则纯白不备。纯白不备则神生不定，神生不定者，道之所不载也。吾非不知，羞而不为也。’庄子认为技术会玷污人的心灵，也就是技术的发明和使用会改变人的思维方式。他认为人的这种理性的自负会打开人类无穷无尽的欲望，从而远离以和谐为目的的天地大道。”

“这种重视天然生活形态，反对科技创造的思想是庄子一个人的创见吗？”我很感兴趣。

“不。”张丰先生回答说，“这种反对科技的思想，几乎是春秋战国时期思想家们的共识。如老子指出‘人多伎巧，奇物滋起’。‘形而上者谓之道，形而下者谓之器’；‘君子不器’。庄子针对‘桔槔’汲水一事明确地指出‘吾非不知，羞而不为。’在一派指指点点的合唱声中，古代先贤给科技研究颁布了禁行令——‘奇技淫巧，典礼所禁’。当然我们在批评春秋战国时期思想家们反对科技发展的同时，也要思考一下他们是否也有某些合理的地方。这是一个很有趣味的问题。一方面它站在前现代的立场阻挡了古代科技向科学化的发展，另一方面它能用后现代的眼光洞悉科技发展给人类带来的弊病。在‘知识就是权力’的鼓动下，现代科技在创造辉煌奇迹的同时，的确也给人类带来了许许多多的问题。特别是‘人定胜天’的理念深入人心以后，对大自然的掠夺性开发就没有了限度。如1958年大跃进时期流行的一首民歌：‘天上没有玉皇，地上没有龙王。我就是玉皇，我就是龙王。喝令三山五岭开道，我来了。’民歌中那一种要高山低头，要河水让道的气概，表露得非常明显。然而随着生态环境的破坏，这种勘天役物的观念已经濒临破产。人类被自己所创造的科技异化疏离。回过头来想想，2500年前的春秋战国时期诸子‘天人合一’的观点在阻碍科技发展的同时，又具有超现代的启示作用。对于张仲景的方证研究已经‘实逼近科学之堂奥’而不能进一步深入研究一事，我们真的不知道应该为其惋惜呢，还是为其庆幸？”

“国外有没有学者提出类似的想法？”

“法国著名思想家卢梭”，张丰先生回答说，“他在哲学上主张感觉是认识的来源，坚持‘自然神论’的观点；强调人性本善，信仰高于理性。严复曾经对庄子与卢梭思想的共识进行过比较研究。”

通过张丰先生这样反复耳提面命，我渐渐走进了现代经方医学的怀抱。

二十八、父子临床争是非

在状元镇我利用课余与寒、暑假为周围的人们处方、针灸，由于方证辨证和针灸相结合，临床上有效地治疗了一些中医、针灸的适应病证，逐渐有了一定的群众基础。这些中医、针灸的适应病证其实都是一种疑而不难的常见病，只因西医屡治不效，所以被人们误认为是沉疴痼疾。我的父亲单独一人居住在永强青山，一边醉心于辨证施治与专病专药相结合的研究，一边为邻近几个村子的群众看病。由于他诊病仔细，面面俱到，极为认真，也颇有人气。

父亲学中医起步比我早，治病以针灸为主，方药为辅，按部就班地学习正统的中医理论。他对古代儒医倾心向往，对《内经》的天人合一、阴阳五行顶礼膜拜。认定杨继洲，倾慕张景岳，对叶天士更是佩服得五体投地。当他看到《陆氏论医集·用药标准》中有一大段嬉笑怒骂的文字是嘲讽叶天士的时候，他气得脸色都变了，二话不说就把这本书丢弃在地上。因为陆渊雷在书中白纸黑字地写道："在下要说句骇人听闻的话，清朝乾隆年间，苏州大名医叶天士，是个天字第一号大滑头，论他的滑头本领，足可以代表（顾）亭林所说的今之庸医，他专门用不死不活的药，他的医学简直狗屁不通。诸君倘若不信，请看《中国医学月刊》第三、第四、第五期，若要知道他滑头手段，请看陆九芝的《世补斋医书》。不过九芝先生毕竟是状元宰相的老太爷，说话很忠厚，不像在下扯开了喉咙直倒罢了。”父亲认为陆渊雷不仅讲话不客观，为人也不厚道，所以他的书是旁门左道，不能读，读了以后非中毒不可。

“陆渊雷的文章口味重而具有颠覆性，所以能够魅惑年轻人。”父亲不客气地说：“稍有中医学知识的人一看就会知道他的说辞是多么地荒诞不经。”

其实我也不赞成陆渊雷先生这种攻击温病学说、非议叶天士先生的观点，也认为他意气用事，攻其一点不及其余，但父亲还是认定我在袒护陆渊雷。因此，我们父子俩时常因为医学观点的不同而暗中较劲，甚至发生过争执。

父亲体弱消瘦，虽然肺结核病已经痊愈，但还是经常有感冒咳嗽、咽喉不利，当他发病时一般都自行中药、针灸治疗而愈。但1977年夏天的那一次不一样，感冒发烧、头痛五天不愈，他自己针灸，自己开一些辛散解表的中药服用，但都无效。西药亦用过不少，体温反而越来越高，最高时曾经达到摄氏40℃，神疲脉数，形寒肢冷，手脚冰冷，两条棉被盖在身上还觉得不暖，头痛用布带捆紧才稍安。正赶上我星期天回青山老家，发现父亲患病卧床，体温表上的体温虽高，但他自我感觉不但不发热，反而畏寒无汗。诊察后，我认定是少阴表证，马上给他服用麻黄附子细辛汤。父亲服药五个小时后，果然汗出热退，仅剩下咽痛而已。我内心洋溢着成功的喜悦。

父亲并不这样认为，他一味强调我的辨证有误，不然的话，为什么反添咽痛干涩？他要我把处方给他看。看了以后他大吃一惊，生气地说：“你明知我有肺结核病史，经常咳嗽、咽喉不利，人又是消瘦的阴虚体质，这次发高烧，体温39℃，脉搏每分钟100次，还用这等温热药物，岂不是南辕北辙，极为危险？”

“要说危险，老年人在发高烧时的危险，莫过于出现感染性休克，”我听到父亲不分青红皂白的话就非常失望，忍着满肚子的气慢慢地对他说，“临床上在发热、脉数时，如出现形寒肢冷、神疲脉弱，是《伤寒论》中少阴表证的表现，就有高度危险性。你受凉后，发高烧，但神疲蜷卧，手脚冰冷，脉象虽然数，但沉细弱。你万幸没有汗出不止，血压还正常，所以还可以用扶阳解表的麻黄附子细辛汤退热降温。你的体质虽有阴虚倾向，又有肺结核病史，但当下急性阳虚和风寒表证是你疾病的主要矛盾，只有迅速解决这一主要矛盾，才能退热降温、保存津液。”

“什么‘急性阳虚’，纯属自造概念。”父亲难以信服我的辩解，埋怨道，“不是用药过于辛热，你说说为什么热降了，反添咽痛干涩？明明是辛燥伤津。”

我没什么话好说，心里想父亲他为什么不会权衡轻重，而是这样地求全责备呢？我陷入莫名的困惑之中。

“今后，你假如遇到像我这样的病人，千万不要开这类的药方。”我的耳边不断地传来父亲忧心忡忡的告诫声。他的意识深处可能认为，用扶阳解表的汤药治疗老人外感发热，即使有效也不符合正统的中医理论，是一种危险的疗法。

“你除了《伤寒论》以外，对其他医家缺乏敬意。”父亲把平日对我的不满趁机讲了出来，“日本人言中国医学，则难免有悖情理。你对日本汉方倒有着旺盛的阅读热情，对你这种荒诞的学习兴趣，我一直持反对态度。我认为，日本汉方的‘方证对应’是辨证的初步，和源远流长、博大精深的中医学相比是小巫见大巫。你一条道走到黑是进入了死胡同，偶有闪失是要吃官司的。”

我凝视着父亲病后憔悴的面孔，无奈地点点头。

他认为我已接受了他的意见，于是吞吞吐吐地说："其实……"

我从他欲语还休的眼神里，读懂了他不想挑明的后半句话的意思。他想必认为，外感发热一般六七天不治也愈，扶阳解表反而徒增咽痛而已。这时，我心里难过极了，更加明显地感触到我们之间有深重的隔阂。

第二天，父亲基本已经治愈，只是神色疲惫，声音有点沙哑。

"我希望你不要把过多的精力投入到日本汉方中去。"临别的时候父亲对我说，"日本鬼子给我们造成的战争创伤是这样的深重，我不相信他们会搞出什么好东西来。特别是你，差点就成为日本鬼子刺刀下的冤死鬼了。"

"阿大，我为什么会成为日本鬼子刺刀下的冤死鬼？"

"去问问你的母亲，你就知道了。"父亲不耐烦地说道。

当我回到横街小学的时候，刚好我的母亲也在我这里。

那天夜里，母亲回忆了我出生前后的情况。

"你是抗战后的第七年出生的，"母亲记忆犹新，"那一年，温州又被日寇占领了，大家都在四处逃难，所以那时出生的孩子很多人取名叫'逃生'。"

是啊，母亲不提我还不知道，记得和我同年的好几个同学的小名都叫"逃生"，原来这些小名不仅是个人的苦难经历的胎记，也是民族耻辱的历史记录。

母亲一字一句地告诉我："你出生的前几天，温州被日寇第三次攻陷，这次沦陷时间较长，共九个月多。沦陷之前政府机关已经全部撤迁，专署迁到瑞安高楼，县政府迁到枫林。这次进犯温州的日军，据悉有三千余人。"

母亲毕竟受过中等教育，对我出生前后的形势知道得一清二楚，几十年了还记忆犹新。

“阿妈，前两次温州沦陷的时候日本兵有没有来到永嘉场？”

“前两次日本兵都在温州市区与三溪一带，没有来到永嘉场。”

“阿妈，第三次温州沦陷时，日本兵来到了永嘉场与青山村？”

“是的，原来你外公已经事先和寺前街一个西医助产医师有过预约，我临产时请医师来接生的。但是你出生那天，寺前街一带已经被日寇全部占领，但鬼子还没有进入青山村。你父亲请征瞭公划小船到寺前街请西医助产医师过来接生，但是船划到医师家门口的河埠头，医师看到满街严厉的布防，看到各个桥头各个路口站着的凶神恶煞的日本兵就死活不肯上船了，你父亲与征瞭公只好划着空船回来。慌乱匆忙之中，只得请当地的接生婆为你接生，幸好生产的过程十分顺利。就这样，你来到了这个兵荒马乱、战火纷飞的世界。”

这些事情，我是第一次听到，虽然已经过去多年，但当时的情景还是令人胆战心惊。

母亲记忆的闸门一打开，就把当时的诸多细节原原本本地告诉了我。

“你出生的第二天，日本鬼子就在汉奸的带领下进了村。”

我过去在小说里、电影里无数次地看到日本鬼子进村的惨烈的场面，所以一听到鬼子进村就本能地紧张起来，就岌岌地问：“村里的情况怎么样？”

“听说全村的人全部逃难避祸在大罗山里，只留下少数几个老弱病残的人。”

夜深了，周围一片寂静，只听见风吹树叶发出沙沙的声音，伴随着母亲苦难经历的述说。

“日本鬼子已经占领温州，人心惶惶，新闻、谣言分不清。”母亲叹了一口气，声音低沉了下来，“青山村全村大疏散的那一天，就是我临产的前一天。我害怕得要命，只想回家，回到我妈妈的身边。我忍不住哭了起来，一个准备留下来陪伴我的老婆婆劝我不要哭，她是你外婆雇来服侍我坐月子的保姆。”

“阿妈，你生产时身边有人吗？”

“后来才知道，那几天怕日本兵进村，你父亲白天到东阁庵山上避难，晚上偷偷地回家。幸好有这一个保姆，她非常机智，那几天都在做大难临头时的准备。”

“那几天保姆天天给我的脸上抹上加墨水的黄泥，使我变得又老又丑。”母亲在继续说着，“她在房间里堆放了许多又臭又脏的东西，如尿桶啊、尿布啊等，来准备应付日本兵的闯进。”

风声鹤唳，草木皆兵；土法接生，生死未卜。所有的灾难与痛苦都降临在一个弱女子身上，在不得不接受种种磨难的同时，也在铸造着逆来顺受、坚韧不拔的禀性。

“阿妈，我出生后哭得凶吗？”

“我也分不清什么是哭得凶，什么是哭得不凶。我只是担心你的哭声会惹灾招祸。”

“为什么？”我不解地问。

“你出生后的第二天中午，我听见房间外面有笨重皮靴踩踏地板的声响与日本人对保姆大声讲话的声音。”

“阿妈，你怎么知道与保姆讲话的是日本人？”

“七七事件前的五年，我与你外公、二舅、三舅、姨夫等人一直居住在南京下关，当时经常看到日本人，听到日本人叽里呱啦的讲话声。所以，一听到房间外面叽里呱啦的声音，就知道是日本人来了。”

“阿妈，你害怕吗？”

“我吓得在被窝里瑟瑟发抖，只怕你哭起来。真是怕什么有什么，这时候你却大声地哭了起来。日本兵一听见婴儿的哭声就不顾保姆的百般拦阻，提着刺刀闯进了产房，保姆不顾自身地冲到日本兵的前面，捏着自己的鼻子，把双手张大，频频地左右摇摆，用手势告示日本兵，想给他知道这里是产房，这里很脏很脏，很不卫生。”

“这些情景你都看到了吗？”我问。

“我是闭着眼睛听到的，具体的情况是保姆事后告诉我的。”

“后来呢，阿妈？”

“事后保姆说，日本兵用刺刀左右两下挑开了掩闭着的蚊帐，把头探了进去。不知道什么原因，我睁开了眼睛，看到了一把白晃晃的刺刀与钢盔底下一张孩子气的脸。”

“后来呢？”我紧张极了。

“当时你又啼哭了起来，日本兵也模仿你的哭声，也‘呜啊——呜啊——’了几声就走了。”

我也松了一口气，继续问：“就这样走了？”

“随着大皮靴声音的远去，我们终于平安无事了。”

母亲后来告诉我，当时睁开眼睛来看日本兵，真的不可思议。她是一个胆子不大的人，为什么敢于这样呢？那天夜晚，我一直与她讨论这个问题，后来母亲似乎找到了答案。

“九一八事变以后，我在南京听到了许许多多抗日的歌曲，自己也学会了这些歌曲，特别是《松花江上》，一唱起来就恨死了日本鬼子。”母亲绘声绘色地叙述起抗战期间的事，“从九一八算起，十几年来我们天天都在骂日本人，现在日本兵竟然杀到自己的房间里来了。所以即使死了，也要亲眼看一下日本兵是什么模样的，不然的话，死不瞑目。可能是在这样的心态下，我突然睁开了眼睛。”

阵痛向胸口奔袭而来，作为中国人，强烈地体会到一种身临其境的悲伤与生死与共的相怜之感。想不到我刚一来到人间就跟日本人扯上了这一种关系。日本侵华战争给我们国家与人民造成的伤害我们永记不忘，然而中日两国人民几千年来源远流长的交往也是难以分割的，这种恩怨交加的情感在我们学习中医、针灸的时候，体现得更为深切。中医、针灸近现代在日本发展得很快，名师辈出，学习他们的临床经验对我们是有利的，但是他们的祖师爷是我们的祖先把他教会的，一想到这一层的历史渊源关系，总觉得心结重重。

那天夜里，我反复地思考我和父亲在各个问题上的分歧。我想由于各自的生活经历太过悬殊，因此也导致了彼此的中医观点发生差异、偏转和倒置。有些问题还没有展开讨论就发生对立，我们之间可能在出发点上预先就已经存在着误会。我最不能接受的就是父亲总是拿自以为非此莫办的标准来衡量一切人，仿佛天地之间的那杆秤，就拴在他自己的裤腰带上。总之，不管我如何试图纠正自己的情绪，从正面考虑父亲的意见，但总是很难说服自己。我心中有万千伤感，此际也唯有一笑了。

我想与张丰先生交换我这次悲欣交集的诊治感想与体会，希望从他那里获得教益和力量，获得启迪心智的启示。同时他正着力于研究“个案”中的方证与体质的关系，我的“个案”堪称典型，兴许他也会感兴趣的。

一天下午，在张丰先生的住处，他听完了我唠唠叨叨的叙述。

“你父亲的担心是有道理的。”张丰先生平静地看着我说，“虽然你用麻桂类方药治疗外感表证也能用中医理论解释清楚，但人们也可以从好多方面来责难你，如夏天的暑热啦，如发高烧、体温39℃，脉搏每分钟100次等热象啦，阴虚体质啦，肺结核病史啦等。这就是现在中医界的现状，你不得不正视它。你能在现代医案里找到多少类似的临床报道？就是在古代医案中也很少有这样的记载，人们对外感高热常规治法是辛凉解表、清热解毒。外感高热用辛温解表已经是令人咂舌了，更不用说辛温解表加辛热扶阳。”

张丰先生走到书桌旁边，拿来一本《叶天士医案》对我说：“这是中医临床必读之书，你就寻找不到扶阳解表的麻黄附子剂退热的医案。”

我已经不止一次地读过这本书，发现书中很少有记载麻黄、桂枝等辛温解表的治法，更遑论扶阳解表。徐灵胎针对《临证指南医案》中这一不正常现象也有议论，他认为：“此非此老之过，乃编书之人胸中漫无定见耳。”

张丰先生略加思索后说：“其实陆渊雷攻击叶天士的话，是受其老师章太炎先生的影响。章太炎先生1911年从东京寄信给钱玄同论《伤寒论》的重要性，其中写道：‘叶天士、吴鞠通浅薄之言，不足尚也。’这封信后来以“致钱玄同论医书”为题公开发表，这就是明证。”

原来如此，陆渊雷攻击叶天士的话不是空穴来风。

张丰先生话锋一转，就讲到了日本汉方医学：“日本汉方家解读《伤寒论》的少阴病初期为‘表阴证’‘表寒证’是独具慧眼的。他们认为，凡小孩、产妇、老人等体弱的人外感表证，即普通感冒、流感、各系统感染性疾病的初期，所有急性传染病的前驱期都归属于‘表阴证’‘表寒证’的范围。麻黄附子细辛汤、麻黄附子甘草汤是少阴病首选的常规用方。还有桂枝去芍药加麻黄附子细辛汤也是一张治疗表阴证的好方。大塚敬节的经验使用桂枝去芍药加麻黄附子细辛汤治疗老人及体弱者的感冒时心下部膨满痞坚的腹证也没有出现。可见，现代中医临床，借鉴日本汉方的研究成果极为重要。你和我临床诊治一些体弱人的外感表证，也是运用这个观点而反复获效。”

他又找来一大沓日本汉方资料，熟练地翻到他需要的地方，一一地指画给我看。这是他的习惯，总是用翔实的书面文字来验证所言不虚，强调事出有本。

“到底是不是少阴病？仅凭‘凡小孩、产妇、老人等体弱的人外感表证’是不够的，还需要足够的临床证据。”他站了起来，点数着自己的指头说，“首先，患者脸色苍白，甚至贫血貌，精神疲倦；第二，虽然体温表测量是高热，但患者自觉却无热感者；第三，全身恶寒，特别是头部畏寒明显，患者需要戴帽来保暖，一般四肢冰凉；第四，肢体、关节不适或疼痛，特别是头痛，患者喜欢用布带捆紧；第五，脉象沉数，一般虚，也可以不虚。”

接着结合我父亲的病例，他说：“你父亲的病况是基本符合少阴病‘表阴证’‘表寒证’的，选用麻黄附子剂也比较合适，但你还需要考虑他的‘腺病质’体质。虽然，这种体质的人，随着年龄的增大对本人健康的影响愈来愈小，但生病的时候，还是要认真考虑的。所以，我认为麻黄附子甘草汤对你父亲比较合适。日本汉方家龙野一雄认为：‘麻黄附子甘草汤可用于比麻黄附子细辛汤证的全身症状轻缓者，一般伴有咽痛。甘草的药效是缓和气道，治疗咽痛。’总之，麻黄附子细辛汤证和麻黄附子甘草汤证要做仔细鉴别，除此之外，还要一一排除四逆汤、真武汤等方证。”

他还将一些特殊的、非常见的方证，如假热的四逆汤、通脉汤等做了说明。他的入情入理的分析，达到了使我排难解惑的作用。

讨论接近尾声时，我提出了几个“节外生枝”的问题。

第一个问题是：“有的日本汉方家在使用麻黄附子细辛汤的时候辨证不是很规范，仅仅是根据‘凡小孩、产妇、老人等体弱的人外感表证’就投药，麻黄附子细辛汤成为小孩、产妇、老人等体弱的人外感表证的常规用方。其临床结果是有的效果良好，有的无效，但也不见出现有什么副作用的报道。我们临床是否可以仿用日本汉方家的这种常规用方方法？”

第二个问题是：“外感表阴证病人，出现发热、恶寒、头痛、无汗等明确的表证，假如辨证不当，误投麻黄汤、葛根汤会有什么后果？”

张丰先生对我提出的问题沉思了好一会儿，回答说：“这两个问题提的很好，我们需要好好地思考与准备，留待下次讨论吧。”

一周后，我再次来到张丰先生的农舍，就上次的话题继续交谈。张丰先生一开始就说：“第一个问题牵涉的面比较大，留待以后我们慢慢解答。第二个问题，我认为误投后有什么后果要根据患者的体质状态来决定。体质状态好的，可能仅仅是无效，拖到一定时间，待患者体能恢复了，也会汗出而愈；而体质状态差的，可能就会变证百出。”我默默地听着，知道他已经做了一定的准备，就屏声敛气地等待着他更深层的发挥。

张丰先生从书架上拿来《曹颖甫医案》，翻寻到有关章节，一字一句地研读了起来。

予忆得丁甘仁先生逝世之一年，若华之母于6月23日亲至小西门外观看房屋。迨回家，已入暮。曰：今夜我不能亲视举饮，急欲睡矣。遂盖被卧，恶寒甚，覆以重衾，亦不能温。口角生疮，而目红，又似热证。腹中和，脉息浮紧有力。温覆已久，汗仍不出，身仍无热。当以天时炎暑，但予：麻黄二钱，桂枝二钱，杏仁三钱，甘草一钱。服后，温覆一时，不动声色。再作一剂，麻桂均改为三钱，仍不效。更予一剂。如是续作续投，计天明至中午，连进四剂，了无所出。计无所出，乃请章次公来商。次公按脉察证，曰：先生胆量，何其小也？曰：如之何？曰：当予麻桂各五钱，甘杏如前。服后，果不满半小时，热作，汗大出，臭气及于房外，二房东来视，掩鼻而立。人立房外内望，见病者被上腾出热气。于是太阳病罢，随转属阳明，口干渴，脉洪大而烦躁，乃以调胃承气汤下之。

读完以后，张丰先生又细细地串讲一遍，给我充裕的时间去熟悉、理解、掌握整个病案诊治的来龙去脉。

“依我之见，此案的处理并非很恰当，辨证用药未能环环紧扣。”张丰先生以平稳的语调慢慢地说，“其根据是：其一，此案诊治的时间是1926年夏天，曹颖甫先生60岁，其妻子潘氏，就是案中若华之母亦近老年，其体质虚弱，正如书中姜佐景所言：‘师母体素瘦削，而微有痰饮之疾。’这一次外感后无发热，恶寒甚，覆以重衾，亦不能温，脉象浮紧有力，腹中和，是少阴表证，符合《伤寒论》‘无热恶寒者发于阴’的遗训。曹颖甫先生投麻黄汤是缺乏根据的，可以说是误治，所以‘服后，温覆一时，不动声色。再作一剂，麻桂均改为三钱，仍不效。更予一剂。如是续作续投，计天明至中午，连进四剂，了无所出’就在情理之中了。一个普通外感风寒续作续投，连进四剂，了无所出，无疑是方证不相符；章次公先生认为麻桂分量不足，续投麻黄汤，服药后虽然汗大出却病未除，‘随转属阳明，口干渴，脉洪大，烦躁，乃以调胃承气汤下之’。治疗历尽艰辛，焦头烂额，终于治愈。我认为，这个病症本来就是少阴表证，初病时‘腹中和’，反复误诊误治后才‘中阴溜腑’，形成承气汤的少阴急下证。你认为对吗？”

张丰先生停顿片刻，静静地看着我。我闪避目光，不敢对视。

张丰先生不无遗憾地说："以上对此案诊治的苛求倘能成立，真的令人扼腕不已。连我深为敬重的曹颖甫、章次公先生都难以辨别少阴表证，令人倍感惶恐。看来我们一定要改变夜郎自大的心态，才能积极借鉴日本汉方的观点。此案诊治，如果辨证从‘老人外感表证可能是少阴表病’入手，一开始就给她投用麻黄附子细辛汤等方，可能会收到事半功倍之效。对了，你的第二个问题也可以从此案诊治的分析中找到答案。"

"对以上病案的解读是我心灵煎熬、思想长考的结果"，张丰先生神色庄重，"实事求是，不为贤者讳，是学术文化薪火相传的重要前提。我也曾经多次地反问自己，会不会是：‘不悔自家无见识，却将丑语诋他人。’但考虑到自己的见解是有迹可循、有案可稽的，最后还是坚持了原来的立场。容有度，蓄有范，都不能无边无涯。难道不是吗？就人类理性而言，大家是平等的，享有同样的条件和可能性，这样人和人才能沟通。我的观点如果完全不是主观任意的，那么也可以成为一种新的视角。"

曹颖甫先生妻子潘氏——若华之母发热一案我也读过，当时读它的时候，曾经为其奇谲怪异的诊治过程捏一把汗，并为其麻黄汤中的麻黄不断加量而惊诧，更为其若华之母大汗后病传阳明腑证后一‘下’而痊愈而欢呼。现在被他一分析，历史的疑团豁然挑开，病案依旧，结论大异，确实是别有洞天。他的评叙层次分明、章法整然，他的结论即使不能让你全然信服，却由不得你不对他娴熟的学识、敏锐的眼光深表佩服。

张丰先生娓娓道来，言语之中蕴涵了一种真正平和、平等、宽容的精神。这样的心态对于建立恰当的事实感的过程是十分有利的。特别是他那种孔子倡导的“当仁，不让于师”的求真务实的精神，使我怦然心动。

我突然想起《吴鞠通医案》中也有类似记载。吴鞠通于甲子二月二十五日治疗的吴氏外感风寒治愈后复中案，见头项强痛，恶寒无汗，脉紧，用麻黄汤法不效。第二天经仔细辨证，认为患者阳气本虚，加上病重药轻，吴鞠通在前方加重的基础上再加“助阳胜湿”的附子、白术，服一剂就汗出而愈。这才是投麻黄汤法不效后的临床常规应变方法。所以张丰先生论析的临床误诊现象无独有偶，审评和处理意见也是有本有据的。

“我还想起了你给我叙述的林治平先生与阿骅先生有关名医的议论，”张丰先生记忆犹新，“特别是阿骅先生的‘名医’与‘标签’的名实之论，的确是入木三分。其实，任何东西都是这样，标签就是一个‘概念’，它是一个符号，一个标志，是有用的，甚至非它不可。然而它也是有限的，往往名实不符。中医的初学者心里能够知道这一点是非常重要的，譬如经方医学中的‘方证’，我们也应该这样去认识它。每一个‘方证’的临床脉症是有规定的，不然的话经方医师就没有依据，就无从着手去辨证。从这一点来讲，‘方证’它是有用的，经方医学非它不可。然而我们也应该清醒地看到，在临床说它的作用也是有限的，与复杂多变的脉症比较起来，它常常显得捉襟见肘，名实不符。这是因为它所代表的脉症组合体的多样性，以及脉症中存在着要素之间多变的组合方式。为此，组合体与‘方证’必然出现恒动不居的关系。经方医师的作用就是使它们能够通过一系列变换而彼此过渡，再通过方药的化裁加减而达到临床疗效。从这个意义上讲，方证辨证不仅是一种诊治方法、医疗方式，而且是一种自由的思维方式。对于已经学习过正规学院统编教材的理法辨证的医师来说，如果想再学习经方医学，就必须要转换辨证思路，这需要首先抛弃已有经验，要尽力撇清关系，哪怕以后再将后者并入经方医学的客观综合中去，所以他们学习经方医学的困难程度并不比零起点的人少。”

我想着想着，心里突然产生一个念头，假如我父亲也来听听他的分析，他能改变自己的立场吗？张丰先生好像洞察到我的心思似的，话题一下子又转到了我的父亲身上：“你父亲批评你选药不慎，过于辛热，有可取的地方。”

张丰先生看了我一眼，笑着说：“一个人的弱点，不是他自己，而是他的反对者甚至敌手最了解。假如这个人能虚心听取反对者或敌手的意见，就可以使自己进入一个新的发展空间。”

我想想也的确是这样，我就是一直在父亲的反对声中逐渐地查缺补漏、改错纠偏的。

张丰先生的脸色慢慢地严肃起来，用一种世事洞明的语调说：“你父亲的担心，除了观点上的分歧之外，还有一个原因，就是代表了一个职业医师的担心。趋利避害是人的本能，医师也不例外。使用麻黄附子细辛汤如果方证不对应是有一定风险的，医师没有一定把握是不敢开的。而这个方药的价钱不到一毛钱，有这个把握的医师也不一定愿意开。这个方，中药店一般也不愿抓，也不敢抓。久之，几百年、上千年下来，大部分医师就不会开了。你现在是免费门诊，看病的目的是为了疗效，所以没有这一方面的体会。你父亲比你现实，只是他没有点破这一层利益关系的薄纸罢了，你要体谅你父亲的一番苦心。人生常常如此，对于父母的爱，做儿女的，往往感觉很迟钝；而等到很久以后体会到了这份爱并想要回报的时候，才发现为时已晚，已无法报答。”

是啊，经方医学是一个高投入低效益并有风险的选项，能锲而不舍坚持，诚非易事。对于长期有意识地避开经方不用的中医界来说，都经历了一个不愿——不敢——不会的过程，现在已经积重难返了。

张丰先生看见我惶恐的样子，马上说：“你父亲的担心是可以理解的。但他劝告你不要开经方就错了，不开经方怎么能学会中医呢？中国古代医学家说得好，要‘胆大心细’，特别是一些药性猛烈的方药，医师一定要研究出一个有效、安全区域，特别是要控制好方药使用的有效、安全边界底线。这样既有利于病人，又能保护自己。”

“日本汉方医学是不是就是通过减少药物分量来守住‘有效安全边界底线’的。”我的心里突然受到触动，不假思索地脱口而出。

张丰先生感到我的回答有点出乎他的意料之外，沉默了一会儿说：“这是你的一个新的观点，可以用来解释日本汉方家用药分量比我国中医师用药分量轻的一个原因。所以，一些药性猛烈的方药如葛根汤、麻黄汤、大小青龙汤、麻黄附子细辛汤、四逆汤，日本基层医师都敢使用，都可以常规地使用。有些方剂，如葛根汤被列为家庭用药，这在中国医师眼里是不可思议的。是啊，你的意见已经部分回答了你提出的第一个问题。”

这种谈话真让人心旷神怡，如果把倾听也看作一种言说的话，这种非同寻常的无尽吸纳，在不知不觉之中就已经参与了思想的交流与互动。这种交谈从思想到信息，从语言到思维，从知识到境界都令人终生难忘。从谈话的开始到末了，我发现自己的认知能力已经走出远远的一大截，那完全是用自己的双脚走出来的。这样微妙、激动人心的谈话，以及从中所产生的东西，已经永远地记忆在我的心中。

在我保存至今的笔记本上，还能找到张丰先生临别时的话。他对我说："对日本汉方和中医学的比较研究是一个烛照未来的大课题，其中临床思维方法和哲学背景的比较研究更为重要。"

的确如此，日本汉方和我国中医临床思维方法和哲学背景有明显的差异，它像一堵高墙阻碍了两种医学的相互交流和渗透，今天重新嚼咀张丰先生前瞻性的临别赠言，仍然使人齿颊噙香。

有一个星期天，阿骅表兄来了。我欣喜不已，充分体会到有朋友来，不亦乐乎的心情。

给他泡上热茶以后，他就神采飞扬地给我讲述了他近期治愈一个妇女忧郁症的病例。阿骅表兄青年时代受过严格的西医教育，头脑又比较冷静，近十来年虽然热心地学习中医，然而对于中医临床疗效一直保持极为谨慎的态度，而这次一反常态的兴奋，引起了我高度的注意。

一个三十五岁的妇女，青年时代患过肺结核病，两年前停经以后，渐渐地陷入了疾病的旋涡之中而难以自拔，屡经中西医治疗没有明显疗效。现在的病况是：面色青白，形寒肢冷，生趣全无，容易疲乏，动作迟滞，话语减少，注意力分散，浅睡易醒，性欲下降，时有痰涎呕出，反复出现轻生的想法与行为。病人脉象沉滑，舌体淡红，舌苔白厚水滑，腹诊没有什么特殊征象。病症是少阴病四逆汤证，再考虑到‘寒痰蒙蔽心窍为癫’的古训，就毅然投以四逆汤与《局方》三生饮合剂三帖。处方如下：制附片三钱，干姜二钱，甘草一钱，制南星二钱，木香二钱，制川乌一钱，生姜三片。药后诸症明显减轻，守方一周，病人神清气爽，恢复正常，停药观察没有复发，至今已经三个月了。阿骅表兄把这个病的以上脉症命名为“四逆三生饮方证”，要我在临床上注意观察与应用。

的确令人鼓舞，忧郁症是一个疑难病症，中西医都认为比较难治。我也遇见过几个类似的病人，使用种种方药都没有取效。病人临床表现和半夏白术天麻汤方证、桂枝加龙骨牡蛎汤方证、三黄泻心汤方证、黄连解毒汤方证、黄连阿胶汤方证、竹茹温胆汤方证、归脾汤方证、甘草泻心汤方证、猪苓汤方证、清心莲子饮方证、柴胡加龙骨牡蛎汤方证都不一样，勉强用之也没有效果。所以，虽然抑郁症病人还能够主动求医，然而患者的消极绝望与沉默寡言，往往使我望而却步，如果“四逆三生饮方证”在临床上能够重复取效，将给不少病人解除苦痛，可给多少陷入无望的家庭带来欢笑。阿骅表兄用方的思路比较开阔，经常把仲景的方与后世的方适当地进行配合。把理法辨证中的病因病机作为方证辨证的跳板与桥梁，以达到扩展方证辨证诊治疾病的范围。譬如这个妇女情志异常的忧郁症，病人的脉症和古代医学中的阴癫、卑惵、百合病基本相似，然而因为患者有自知力，所以和“阴癫”病又有所不同；患者没有心慌不安、痞塞不欲食等症状，所以又有别于卑惵；患者没有急性病的病史，又没有神情恍惚，行、卧、饮食等皆觉不适的症状，所以似与百合病距离较大。然而从理法辨证的角度来看，“寒痰蒙蔽心窍”一说颇为相似，于是寻找到治疗中风的“三生饮”。在此之前，对经方时方的接轨我一直持有保留意见，但是这一次的治验证明了这一条路值得进一步探索。阿骅表兄发现的“四逆三生饮方证”，我后来遇到过好多次，只要方证相对均能取效，这为我赢得了不少的声誉。

我已经将近半年没有遇见阿骅表兄了，有许许多多的问题要和他讨论，向他求教。

我向他讲述了诊治父亲发热的麻黄附子细辛汤证，并把与张丰先生交谈的内容也告诉了他，特别是父亲令人难以接受的言论，我一直耿耿于怀。

“你父亲的想法很有代表性，陆渊雷先生的医论之中就反复讲到这种社会现象。”阿骅表兄说。

“阿骅，陆渊雷先生在哪篇文章中说到这种社会现象？”

“不是《用药标准·开篇》里吗？他不是以风趣的笔法描述了古之庸医与今之庸医的区别吗？”

“记得，记得，陆渊雷先生用笔不留情，得罪了不少人啊。”

“陆渊雷先生得理不饶人，讲话不留余地，”阿骅表兄说，“在他的潜意识里可能在追求古代诗人‘语不惊人死不休’的境界，有时候就免不了过了底线。”

阿骅表兄说的，我也有同感。

“毫无疑义，陆渊雷先生的历史贡献应该摆在第一位。”阿骅表兄以肯定的语气继续说，“他的一些论战的文章与当时的形势与大环境有关，再说他的文字‘话糙理不糙’，我们后人评论他的时候，不能只讲形式不讲内容。”

然而，陆渊雷先生的一些医学观点在中医界没有多少人了解。

“你说说陆渊雷先生认为古之庸医与今之庸医的区别在哪里？”阿骅表兄瞅了我一眼问道。

"古之庸医敢用却邪除病的'狼虎药'，今之庸医不用却邪除病的'狼虎药'，专用'果子药''点心药'敷衍病人，骗取钱财。我回答得对吗？"

"这个命题是顾亭林先生提出来的。"阿骅表兄点点头说，"他认为古代民俗质朴，所谓的庸医只是水平问题，明清时民俗浅薄，所谓的庸医就是人的品行问题，他们一味地耍滑头，算计个人的利害，尽力避开作用猛烈的方药，专门自保。"

父亲希望我不要使用作用猛烈的经方，看来也是强调利害以求自保。为什么张丰先生认为这一行为是可以理解的呢？

阿骅表兄好像料到我心中所想的事情，继续说："张丰先生说'你父亲的担心是可以理解的'这句话意味深长，他道出了一个普遍的社会现象。"

病家欢迎用平和药的医师，一些医师技不如人，私心又重，为了迎合病家心理，不使用却邪除病的"狼虎药"，已经成为社会的习俗。但是历代少数有良知的医师还是我行我素，胆大心细地扶正祛邪，在消除药物毒副作用的基础上对症下药，不和这种世俗的歪风邪气同流合污。

阿骅表兄喝了一口茶，说："我先讲一个故事，你仔细分辨一下，这是一个什么性质的故事？"

阿骅表兄喜爱法国文学、俄罗斯文学，特别喜爱伊索寓言、克雷洛夫寓言，他自己也写了一些寓言故事，每一篇都是高质量的，我是他的第一读者。现在听说他要讲故事，我怀着满心的喜悦，准备聆听。

阿骅表兄说："从前，有一个人叫张三，依靠制作烧饼维持全家的生活。他做的烧饼，形味色香俱佳，又好吃又好看，特别是刚刚出炉的烧饼，芝麻酥油，表皮黄亮，脆香酥甜，人人称赞。但是周围的人都说他有点戆，整日醉心于罗贯中的《三国演义》，读《三国》、评《三国》就是他精神生活的乐园。有意思的是，还有一个‘《三国》迷’围着他转，这个人就是在他旁边摆摊修鞋的李四。”

阿骅表兄的故事中的时间、地点、场景，都已经交代清楚，主要人物也已经出场。

阿骅表兄点了一支烟，深深地吸了一口，继续说：“有一天清晨，张三把所有的生饼贴在烤炉的内壁，看了看渐渐烧旺的炭火，就一如既往地在炉子上边圆圆的洞口加上炉盖。当他把整套工序一口气完成以后，就轻松地直起了腰，给自己点上一支香烟乐滋滋地抽着。他知道把这一炉子的烧饼烙熟烤透起码需要两支烟的时间，所以他在等待下一个工序——把香喷喷的烧饼全部取上来之前，可以安心地小憩片刻。”

我想故事的铺垫工作已经全部到位，紧接着高潮就要出现了。

阿骅表兄慢慢地吐出烟圈，继续说：“这时候，张三看见他旁边的修鞋匠李四没有顾客，正闲着没事，就焦急地对他说：‘李四，昨天晚上我把赤壁大战那一章看了几次，发现曹操的部队没有二十万’。李四一听，不买他的账，就说：‘你无事生非，《三国演义》上都白纸黑字写着二十万，错不了’。张三生气了，扳着指头对李四说：‘我慢慢地算给你听，当曹操夺取荆州，攻下江陵，顺着长江东下的时候，总的兵马是二十万，但是在夏口与武昌方向的驻军有二万，所以在赤壁大战中可用的兵力是十八万’。正在他们唇枪舌剑难解难分的时候，张三的小孙子牵扯着爷爷的衣襟大声地叫喊：‘爷爷，不要再争了，不要再争了，烧饼烤焦了，烧饼烤焦了’。”

阿骅表兄喝上一口茶，两眼瞅着我，一脸诙谐。

阿骅表兄紧接着自问自答地说："你猜，张三怎么说？张三一转身，用指头指着小孙子的鼻子，说：'烧饼烤焦了有什么大不了的，这里兵马还差两万呢！'"

这个笑话蛮好，烧饼烤焦了不在乎，兵马差两万不得了，反差强烈极了。

在我击掌大笑的时候，阿骅表兄在座位上慢慢地喝茶，一言不发。

阿骅表兄看我笑好了，就问我："这个故事中的张三可笑吗？"

"当然可笑。老糊涂了，看三国掉泪，替古人担忧，真的可笑，真的可笑极了，迂腐过了头。"

阿骅表兄严肃地问我："老人家有没有可爱的地方？"

"可爱的地方？我看不出有什么可爱的地方？"

阿骅表兄看我无动于衷，失望地叹一口气说："从个人利害与家庭受益的角度来看，张三的举动一点儿也不理性，一点儿也不现实。真的，既不知'人情练达'，又不懂'世事洞明'，所以一直以来是邻里妇孺嘲笑的对象。"

"是啊，为了一些跟自己利益完全无关的事情这样地投入，这样地较劲，值得吗？"

"张三穷究事物真相的精神，难道一无可取吗？"阿骅表兄突然反戈一击。

阿骅表兄话中有话，另有所指，细细想来，也有道理。

"你没有发觉在张三的身上存在着一些塞万提斯所心仪的堂吉诃德的精神吗？"阿骅表兄问。

"堂吉诃德不是那个与风车搏斗，被弄得遍体鳞伤的傻子吗？刚才的故事的确很像一幕中国版的堂吉诃德的一个传奇片段，然而他不就是一个脱离实际、热忱幻想、主观主义、迂腐顽固，落后于历史进程的痴人吗？”

“人们当然可以如此理解。”阿骅表兄摇摇头，“不过是否也可以换位思考一下，譬如把他看作是在现实主义人群的疯笑声中为了自己美好的目标奋斗不懈，至死不悔的人。别林斯基曾经说过，堂吉诃德是一个‘永远前进的形象’。今后我们经方医学的发展，就首先要发扬这种堂吉诃德的奋斗不懈的精神。”

阿骅表兄看我若有所悟的样子，就进一步点明了故事的寓意。

少年的时候，读过鲁迅“聪明人和傻子和奴才”的文章，这是一篇短小精悍、明白晓畅、寓意深刻的散文。作品中的傻子是一个坚定的反封建的战士，他疾恶如仇，并且身体力行，然而千百年来，这样的人被整个主流社会称之为只讲是非对错，不讲利害得失的大傻瓜。世人为什么用“傻子”这样难听的贬义词去称呼这些真正的勇士呢？是中国的汉语出了问题呢？还是几千年封建文化出了问题呢？还是这个社会中的国民出了问题呢？几十年来，我一直弄不明白这个问题，多亏阿骅表兄一番沉痛的叙述，使我懂得了其中的奥秘。

我开始懂得，好坏与利害两对变量，它们不一定是正相关的关系。好的东西不一定给自己带来利益，反而会带来损失与伤害；坏的东西也不一定给自己带来损害，反而可能会带来利益与声誉。因此，经方医学的正面价值无人否定，然而真正从事于这一事业的人却寥寥无几也就不足为怪了。我也开始理解许多过去的史实，譬如袁绍与曹操的官渡之战，袁绍的谋士沮授的战略意图被事实证明的确是料事如神，沮授为什么反而要被杀头？一直以来我似懂非懂，心里一团疑义。现在听了阿骅表兄的故事，我才如梦初醒，豁然开朗。史书记载，官渡大战一开始，沮授就提出了正确的战胜曹军的办法，这就是打消耗战，因为袁绍军队的粮草要比曹操军队多得多，只要坚守下来，曹军将不战自乱，袁绍就可不费吹灰之力战胜曹操。但当时的袁绍正在踌躇满志之时，他如何能听得进沮授的这一番话？最终沮授被无情地关进了大牢。后来袁绍大败，狱中的牢卒向他传递了这个消息，认为他的作战方案被实践证明是正确的，可能会被袁绍重用。沮授听了以后摇摇头说："恰恰相反，主公赢了，可能会大度地宽恕我，如今主公大败而归，肯定会恼羞成怒，我必死无疑了。"

尽管历史类比总是蹩足的，但其中的某些道理似乎有相似之处……

那天阿骅表兄教我诊治忧郁症的"四逆三生饮方证"，在临床上我也时有应用的机会。如果方证相对应，就能取得覆杯而愈的疗效。1994 年秋天的一天晚上，我的一个高中同学带他的妹夫来我家看病。他的妹夫在上海的工厂工作，40 岁，中等身材，偏于消瘦，脸色白净，五年来渐渐地出现自闭现象，除上班以外，不愿参加任何社交活动。近年来讲话的次数也越来越少，厌世情绪日益增加，有气无力的样子，喜欢独自一人紧闭门户，可以连续几个小时盯着看一张图片，多梦易醒，性欲下降，恶风自汗，清晨空腹时经常呕出水样的痰涎，反复出现服药自杀的举动，这些都被家人及时发现。他对自己的想法与行为非常冷静，拒绝到医院就医。患者脉象滑大，舌体大而暗淡红色，舌苔白腻而厚，腹诊腹肌菲薄拘紧，心下与肚脐上下有悸动。我认为患者是腺病质的桂枝加龙骨牡蛎汤证，依据阿骅表兄“四逆三生饮方证”诊治忧郁症的经验，取三生饮与桂枝加龙骨牡蛎汤合方，先投五帖。服药后疗效极为明显，精神状态大为恢复。二诊时患者相当配合，原方再投五帖，就轻轻松松地回上海去了。回去后为改善体质，继续服用桂枝加龙骨牡蛎汤，半个月后患者的妻子来电话说，一切都很正常，渐渐地也参与到社交活动中去了，和生病的时候相比恍如换了一个人。一晃十五年过去了，在这期间患者都没有复发的迹象，只是每逢春节的时候，他都打来电话问候，我心中也非常欣慰。2009 年 10 月，我的同学又带他的妹夫来求诊，说是近几个月因为家中事情烦心，又出现十五年前的类似症状，只是程度较轻而已。我诊察时发现有一部分症状已经有所改变，如面色暗黄、口苦口臭、口干欲饮水，腹诊时发现有胸胁部满闷不适，难以名状，肚脐上下腹主动脉悸动应手。考虑再三投柴胡加龙骨牡蛎汤和三生饮合方五帖，真的如愿以偿，服药后依然是覆杯有大效。再诊时，守方不变，他们就带了几包未服的中药回上海去了。一个月后其妻子来电话，高兴地告诉我，一切平安无事。我在电话中给她的丈夫开方，开的方子是调节体质的柴胡加龙骨牡蛎汤，要求患者每周服五帖，连服三周后停药观察。至今一切无恙。

这个病案，前后相隔十多年，病还是这个病，然而人的体质状态却发生了变化，所以方证也发生了改变。医者只要知常达变，随证治之，就能取效。

对于四逆三生饮诊治忧郁症，《经方杂谈》的作者姜宗瑞医生也有同感，他认为，四逆三生饮治抑郁症者，与《辅行诀》大补肝汤（肉桂、干姜、五味子、薯蓣、葶苈子、大黄、附子）组方有异曲同工之妙。如果从病机治法的角度来看，它们都是“温化寒痰”。辅行诀有两张大补肝汤，“治肝气虚，其人恐惧不安，气自少腹上冲咽，呃声不止，头目苦眩，不能坐起，汗出心悸，干呕不能食，脉弱而结者”，可视为抑郁症症状。治其爱人之抑郁症，以大补肝汤加味十帖取效，然后间断用药三个月，精神气色大有好转。停药一年，完全康复，且肤色白润，如换一人。

由此可见，方证辨证的疗效具有可重复性。

二十九、师友学长殷勤问

我每次从状元到永中镇首先都是到我二妹夫家，他的家就在车站附近，一下车就到了。在二妹夫家歇歇脚以后，我与二妹夫就会到我大妹夫家，如果大妹夫在家，我们三人就会热烈地交谈起来，因为我们有许多说不完的共同话题。大妹夫王子平在一个盲人福利工厂当供销员，高高的个子，强健的体魄，为人热情，慷慨大方。他是温一中1958届毕业的高材生，说起来也应该是我的学长了。王子平爱好文学，高中阶段就在《浙江文艺》上发表过文章。浙江文联负责人郑伯永非常欣赏他的写作才华，曾经动员他到《浙江文艺》任助理编辑，但随之而来的运动使其计划落空。王子平当时还对胎死腹中的长篇历史小说《抗战前后》念念不忘，我就是他的忠实粉丝。每次当我们相聚在一起的时候，谈话中心总是围绕着这部未出版的作品而展开。也许就在这一些没完没了的谈论和争辩之中，我在热爱中医的同时，对文学也产生了兴趣和向往。

通过两个妹夫的介绍，我才在20世纪70年代初认识了永中镇上的几个老师与朋友。这些新交的师友知道我爱好中医、针灸，所以就经常来找我论医谈病，他们中间有几个人后来成为中国文化界有头有脸、风光一时的人物，其中就有被我视为老师的董楚平先生与骆寒超先生，我的中学校友陈植锷先生，还有诗人李启林，画家吴佐仁，针灸医师张法，以及张秀杲医师。虽然他们研究的学科不一样，但他们刻苦钻研的学风、努力进取的精神、开阔宏大的视野，以及研究问题的方法、观察事物的角度、表述意见的方式等对我多多少少有所影响，有所促进。他们都是我的良师益友。

董楚平先生全家都住在永强中学的校园里。有一次吴海平带我去永强中学拜访他，他非常热情地接待了我们，把自己从楚门老家带来的已经蒸熟的红膏大螃蟹一人一个地分给我们尝鲜。开始的时候我们反复推辞，董先生笑着说："好东西大家一起分享才有味道。来，大家一起动手又动口。"他一边说，一边动手把螃蟹的盖子一个一个地打开。现在说此事可能很平常，然而在那食品供应凭票的年代，红膏螃蟹可是上上等的美食佳肴。因此，董楚平先生家这个鲜美螃蟹的滋味就与董楚平先生可爱、可亲、可敬的言行一起留在了我的记忆里。

董楚平先生一家住在学校的旧教室里，这个临时的家中没有一件像样的家具，没有厨房，家庭的用品全摆在学校课桌拼成的"桌子"上，挂在教室四面的墙壁上。墙壁的一块空白处贴着一副他自己用墨汁书写的楹联：

霜林尽染胭脂色，冰水奔流金玉声。

情景交融，意味无穷。董楚平先生就在这里埋头研究农民战争史，研究楚辞。他在20世纪70年代末思想解放热潮中发表的十多篇关于农民战争的论文就是在这样的环境里酝酿成熟的。1979年10月23日的《光明日报》"史学"专刊发表的"生产力是历史发展的根本动力"一文，登了整整一版面。这是该报历时半年来关于历史发展动力问题的发轫之作，所以董楚平先生被中国历史学界称为“农战史研究的先觉者”。一年后，他被调到浙江省社会科学院，多年后任高级研究员，研究领域从楚辞到新文学、从文学到史学、再从神话到考古。2002年发表在《中国社会科学》上的“中国上古创世神话钩沉”一文解决了国际学术界长期争论的一个大问题，因此引起了社会各界广泛的注意。

董楚平先生研究过日本历史。当他知道我在学习日本汉方医学时就告诉我，要多多了解日本民族与日本社会的特点，这些知识对深入研究日本汉方医学可能有所帮助。他举了一个例子来说明自己的观点。

他说:“日本是一个岛国，其文化结构与国情民情非常独特，是一个需要特殊看待的另类社会。譬如在日本历史上，农民与雇用他们或者租田给他们的那些地主经常发生纠纷。如果有人领头去闹，就用法律来解决。大多数这类闹事事件，法律都支持底层的农民，农民往往胜诉。但是，他们的法律又规定，带头闹事的农民领袖要杀头。参与闹事的农民一般也不敢为那农民领袖申冤叫屈而再度闹事，只能等着看领袖活活地被砍了头。砍头时，闹事的农民都奔到刑场为他送行。农民领袖死了以后，农民们还建立祠堂来纪念他，日本的法律允许农民们这样做。这种法律神圣的观念，和对正直牺牲精神的敬仰，构成了日本的民族精神。这种精神：一是尊重法律的规定和判决；二是允许民众祭拜为大众利益而自我牺牲的英雄，让这种不畏强暴、坚持社会正义的理念与世长存。而在我们中国古代社会，如果农民造反失败了，官府就不允许历史按事实记载这些事件，更不允许民间公开祭拜他们的领袖。也就是说，中国古代的法律不能制约有权的人，而是帮有权有势的人来欺压老百姓。皇帝与官衙不尊重为民请命的英雄，也不倾听民间伸张正义的呼声。长此以往，老百姓也不承认官府法律的公正性，他们在和平的年代是贱民，在动乱的年代是暴民。”

原来如此。

“还有”，董楚平先生广征博引，“日本的国情民俗的确有其特异性，一方面脱亚入欧，另一方面又拥抱传统，包括佛寺、禅院、花道、茶道。我看日本汉方广泛接受《伤寒论》而不是《内经》，和他们信奉六祖慧能有关。譬如禅是四通八达，其境界不受空间时间所限制；同样《伤寒论》中的方证也是独来独往，不受病因病机的束缚。禅追求动静合一、自悟顿悟；经方重视方证对应，重视直觉。”

这些历史知识我一点也不知道，所以很难理解日本社会二元价值观并存的现象。听了董楚平先生的话以后，我对日本汉方历史上的一些怪现象就见怪不怪了。例如日本明治维新以后，一方面立法取缔汉医汉药，另一方面又允许医学教授与医学本科毕业生研究汉方汉药，因此才有今天汉方医学兴旺发展的局面。总之，我们这个近在咫尺的邻居，是一个“谜一样”的国家。我们总是被它的表象所困惑，而不易把握它内在的脉搏与秩序。至于禅道和经方的关系，当时对我来说还是过于深奥而遥远。

后来我与张丰先生谈及董楚平先生，谁知道他非常了解董楚平先生，因为董楚平先生在张丰先生任校长的温州第二中学里担任过教师。张丰先生对于董楚平先生有关“学习日本汉方医学要多多了解日本民族与日本社会的特点”的见解表示赞同。

“日本汉方的主流选择了《伤寒论》是符合日本民族有洁癖的特点。”张丰先生侃侃而谈，“汉方家松田帮夫说：‘在中国的医籍中，唯有《伤寒论》最符合日本人的志趣，因为《伤寒论》药方简易，不使用复杂奇异药物，而以最常用的药物为主’。”

“老张”，我向张丰先生提出百思不得其解的问题，“董楚平先生认为日本汉方医生广泛接受《伤寒论》和他们虔诚地信奉六祖慧能的禅道也有关系，你对这个问题是怎样看的？”

“这是一个比较深奥的问题。”张丰先生笑了笑说，“康德说：‘物自体不可知。’其含义就是，由于人类认识手段的局限性，人很难把握事物本身。人只能通过多种媒介和手段，无限地接近事物本身，但无法全面真实把握事物。由此可见媒介和认识手段在把握真相中的重要性。因此，以下的观点成为绝大部分人们的常识：世界上几乎没有事物本身，事物本身是由人的认知手段和工具决定的。然而禅道的方法却是反其道而行，它们不借用媒介和工具，而是通过对现象的综合把握，直观顿悟事物本质。《伤寒论》中方证相对应也是这样，董楚平先生是从认识论的角度来阐述它们的同一性。禅宗有句话：‘以手指月，指并非月’。这里说明了人在认识实践中对媒介与客体两者的关系容易混淆。人们认识客体，可以借用媒介。譬如认识‘月亮’，借用‘手指’。然而媒介本质上不是客体不要把‘月亮’和‘手指’混为一谈，更要警惕反客为主，把‘手指’误认为是‘月亮’。在《伤寒论》中方证相对应是‘月亮’，阴阳六经是‘手指’。认识方证，可以借用六经。然而无限扩大阴阳六经的作用，就有以指代月之虞了。”

“老张”，我以疑惑的眼光看着张丰先生，“《伤寒论》研究中难道出现过无限扩大阴阳六经作用‘以指代月’的局面吗？”

“比比皆是，孰视无睹啊！”张丰先生看了我一眼，“你只要掂量掂量以下两句话的分量，你就能懂得我没有杞人忧天。”

我一边等待，一边在猜测。

“一句是‘阴阳者，天地之道也。’一句是‘治病必求于本，本于阴阳。’”张丰先生睁大眼睛看着我。

的确如此，两千年来，《伤寒论》研究中真的出现这一种“以指代月”的怪现象。

董楚平先生的同事骆寒超先生也是海平在永强中学的老师，从事现代诗歌评论的研究。

“文革”期间，骆寒超先生居住在寺前街百货公司西边的一条小弄堂里，当时他在为撰写长篇小说《太平天国》准备资料。也是吴海平带我去拜访骆先生的。他的生活环境比董楚平先生好一些，具有更多的家庭气息。他的卧室兼作书房，房间里到处堆满了各种各样的书与资料，还有许多书放在床下的旧皮箱里，因为他和我谈话的时候，时时从床下抽出皮箱，拿出有用的书本，找出相关的文字来说明自己的论点。我记得罗尔纲的《太平天国史》就是在他床下的皮箱里，在谈话中间骆先生就把它拿进拿出了好几次。

房间的墙上横贴着一张吴海平书写的魏碑体的长长横幅：

莫等闲，白了少年头，空悲切。

这幅摘录自岳飞《满江红》的横幅，体现了室主的书生意气、诗人激情与斗士精神。我是特地来给骆先生提供有关太平天国史的资料的。因为我在绍瓒先生遗留的民国时期《东方》杂志上看到一篇“黄公略之死”的历史小说，小说描述了天京沦陷前，李秀成派黄公略去游说曾国藩的故事。骆先生对这篇文章很感兴趣，要我把其中的内容详详细细地复述一遍。

骆先生还询问了我学习中医的情况，鼓励我要把经方临床研究这条路走下去。他说自己作为一个诗歌评论者，特别留意生命、疾病与死亡，这些都和医学有关，所以他也对医学，特别是中国医学情有独钟。骆先生很关心农民诗人李启林的身体，他向我详细询问了他的病情，为他的命运叹息。他认为李启林诗歌的选题与风格和他的疾病有内在的联系，认为李的诗歌里有一种令人担心的气息。并问我，中医怎么看待这个问题？我也就自己的见解说了一通。

骆先生说："老李给我看了一首送殡的诗，全诗笼罩着末日的气氛。我批评了他的诗风，给他诗稿的后面写了我的评论——'诗人给绿色的生命蒙上了厚厚的一层灰'。"

1979年，骆寒超先生摘掉了二十多年的"右派帽子"，他的"论郭沫若早期的三篇诗剧"一文在《钟山》杂志公开发表。1980年夏天，他和艾青第一次见面就在艾青家，一连住了半个月之久。他后来担任过浙江大学文学院院长。他的专著《艾青论》《中国现代诗歌论》分获浙江省第一、二届社会科学优秀成果奖。有一次，我们在温州图书馆门口偶然遇见，他告诉我已经在北京图书馆寻找到民国时期《东方》杂志上这篇《黄公略之死》的文章，并关心地询问了李启林的身体情况，要我多多关注启林的健康。

画家吴佐仁与我同年，是一个情感丰富而内敛的人。从海平的口里，我知道了他的一些情况。

佐仁祖上是青田人，海外经商多年的祖父晚年在温州市郊区梧田镇落叶归根。父亲是小学教师，常年供职在外，家庭只能由不识字的母亲独自主持。他幼时随其祖父学习文字与算数，由于聪慧好学，读书时，直接上小学二年级。读中学时，语文代数等各科成绩优良，但对音乐美术缺乏天分与兴趣，是一个唱歌五音不全、绘画随手涂鸦的的音盲与美盲，为此常被同学嘲笑。更有恶作剧者竟推荐他担任班级美术课代表，使他自尊心受到极大伤害。所幸的是美术社团的导师黄悦钦先生与人为善，成为他习画之启蒙老师。谁知道就这一不怀好意的推荐，却让佐仁从此一生跟美术结下不解之缘。为了能赶上其他同学，他常独离校园，到山边暗暗使劲练习美术。但常有同学偷偷跟随，看他笑话。虽然他渴望求学，然而命运多舛。因祖父的身份问题，他失去了继续上学的机会。中考无望，佐仁就到永强沙门小学当老师，就是在这期间，他认识了海平、启林、张法、秀杲以及董楚平老师。从教第四年，适逢国家三年困难时期，学校多名教师被精简。他本不在精简之列，但因同情本校一位生活困难的老教师，主动要求代替这位老师精简。学校领导爱其才华，欲以挽留，可他毅然回乡务农。逆境中他没有放弃对书画的爱好，一次，他为乡里同学书写婚会屏风，同学祖父对其赞赏不已，谓“宏宏巨制，略有唐人气象”。又鼓励他“有恒不懈，必成书家”。更是赠送《芥子园画传》一册。佐仁如获至宝，就此开始国画山水之学。

我在未认识佐仁之前，就已经在温州市文化宫的青年国画展上，观看过他的展品。当我仰望着他《茶花红了》那幅山水画时，心里涌现出既羡慕又惭愧的感触。这种难以言说的感觉，几年来一直撞击着我，真想不到能够在海平这里和他相遇。

当佐仁知道我在学习中医的动摇徘徊的思想状态以后，就与我进行了一场谈话。

“佐仁，中医学太难了，不知道我能不能学得会，就算学会了也不知道将来有没有用。因此，我下不了决心啊。”

“中医学能不能学得会，学会了将来有没有用，这些问题都不重要”，吴佐仁的回答别开生面，“重要的是要有一个努力的目标，用流行的话语来说，青年时期必须有一个理想。”

理想是一个十分迷人的词汇，高中阶段天天在讲理想，上不了大学理想就破灭了。

“人”，佐仁盯着我迷茫的眼睛，“如果没了理想就像鸟儿断了翅”。

毫不夸张地说，这一场谈话，我终生难忘。长期以来挥之不去的怨天尤人、畏难不前的情绪渐渐地消退了。后来读到荀子《荣辱篇》里所说的话：“自知者不怨人，知命者不怨天，怨人者穷，怨天者无志。”就进一步明白了“穷途徘徊，怨天何用；自不长进，尤人奚为”的道理。

吴佐仁一直在努力，我也常常以他的成绩鼓励自己。他一边为了生计，担任过瓯海美术厂设计室主任、副厂长。后来又与同人们创办了一所民办高中（艺术学校），任董事长兼校长。一边为了心中的橄榄树，日夜不停地读书、思考、临摹、写生、创作、写作。曾先后出版了《一沙书法》《吴佐仁作品集》《吴佐仁书画集》，并与张如元合编温州文献丛书《东瓯诗存》。2012年6月7日，“吴佐仁书画展”在温州博物馆举行。本次展览由市文化广电新闻出版局、市文学艺术界联合会主办。开幕式上，副市长郑朝阳，市文联、文化局等部门领导和文艺界专家为展览剪彩启幕。一个来自民间的个体书画展，却得到了政府、艺术专家和民间人士的高度关注。

书画展期间，观者如织，好评如潮。

董楚平先生的回忆文章《吴佐仁其人其诗》读来颇为亲切：“佐仁天性温和，为人低调，平时讲话，没有高言大句。他写诗，像做人，字字真诚，句句发自内心，像春蚕吐丝，纯出自然。人的优点往往与缺点共生，好比美玉与岩石同处。杜甫追求‘语不惊人死不休’，这种干劲使他写出不少名篇佳句，但也使他的诗有时不够自然。佐仁谦虚，这是优点，却可能抑制诗情。他的律诗《题三清山纪游图》中间两联很精彩：‘树排低谷参差立，月挂中天皎洁明。松径有云空四壁，玉山无我不三清。’诗末注云：三清山又名玉山，为寰中名胜之区。是夜天上月明，脚下峰青，我临绝巅，天地与我皆一尘不染，故戏谓之玉山无我不三清，实自负之狂言也，既已脱口，容后改之。’我倒认为，这‘自负之狂言’，是这首诗中最佳的句子。诗人写诗，只怕‘狂’不起来，既然已脱口发‘狂’，乃求之不得。”

“人，如果没了理想，就像鸟儿断了翅膀。”这句话，一直支撑着我飞翔，不敢怠惰。

针灸医师张法是海平的初中同学，在闽北的时候海平多次向我提到他的名字，还说他也是我高中的同届同学，但我一点印象也没有。在海平的口中，我知道张法出生在一个农民家庭，从小就喜爱中草药，经常出入于深山野岭，向民间懂得医道的人虚心求教。他拜道士季信林为师，学会了针灸疗法。在学生阶段，他就开始用中草药与针灸为家人、邻居、同学与老师诊治疾病，疗效不亚于社会上的专业医师，大家都戏称他为“张天师”。高中毕业后，他就在自己家中为乡亲们用针灸、中草药诊病疗伤，后来进入农村医疗室，当起了“赤脚医生”。

我们是在下垟街他的家里见到张法的。他戴着眼镜，身材高瘦，腿也瘦长，皮肤白净。我看到他时，仿佛有点儿似曾相识的感觉。他非常热情地接待了我们，特别是他的妻子，竭尽诚意地款待我们，淡绿的清香热茶，芳香的家酿陈酒，可口的生猛海鲜，真诚相待让人沉醉，让人兴会淋漓。几十年过去了，他们的殷殷待客之道让人永留心底。我很高兴寻找到一个同道，就向他询问了许许多多初学者都会提出的问题。张法和我们谈起了自己学习与临床的近况，因为是同学的关系，讲话就比较随便，公开坦诚，推心置腹，让我深切体会到了同学之间友情的弥足珍贵。

张法向我推荐一本书，就是张锡纯的《医学衷中参西录》。

“《医学衷中参西录》值得细细阅读，”张法手里拿着一本由于反复翻阅使书页都变旧的书对我们说，“书中记载了大量理论联系实际的医案和张锡纯的点评，当时《山西医学杂志》称之为‘医书中第一可法之书’。我一直在读它，书皮都换了好几回。我认为这是一本具有近代气息而有临床实践价值的好书。”

“张法，你在临床上用过《医学衷中参西录》中的方剂吗？”我问。

“用过，书中的重要方剂我都一一用过，特别是升陷汤、镇肝息风汤、活络效灵丹、固冲汤、参赭镇气汤等方子我都时时应用。”

“张锡纯对药物重视吗？”我问。

“张锡纯非常重视对药物的研究，他认为‘第一层功夫在识药性’。他凡药都自己亲自尝试，对药材的真伪格外计较。因此，他的用药之专、用量之重，为常人所不及。他反复尝试总结出黄芪升陷、参芪利尿、硫黄治利、白头翁治血、麦芽疏肝、萸肉救脱、赭石通结、鸡内金化瘀、三七消肿等，他对生石膏、生山药的研究可谓功德无量。”

临走的时候，张法还把他珍藏的《医学衷中参西录》上册借给了我，请我们下次再来做客。

之后，我就经常出入于张法家中，向他借书，向他请教许多中医临床与理论问题，他都尽其所能地告诉我，让我受益匪浅。他介绍的《医学衷中参西录》中的一些著名方剂所对应的方证，为我临床应用扩大了诊治的范围。

张法还向我介绍了中西结合医师项光松。因为是同乡、同学、同行，所以张法对他知根知底。项光松是永强七甲人，1962年卫校毕业的西医学士。他从事西医外科多年，是公社医院的院长。近几年来，他开始对中医产生极大的兴趣。特别对于民间的单方、验方更是苦苦搜求，并在临床上进行一一验证，把它们内化为自己的经验。一个秋天的下午，张法带我到公社医院去看项光松。在西医门诊室里，我看见他在给患者看病。他穿着白大褂，高高的个子，白净的面孔，从容自若地在给患者一个个地仔细诊察，然后用西药、中药分别应对，忙得不亦乐乎。那天患者很多，病人里三层外三层的围着他。为了不影响他的工作，我们就离开，约定下个星期天到他家里见面。

一周后，张法按照约定的时间带我去了他家。在路上，张法告诉我光松转向中医的缘由。

光松在瑞安的一个卫生院工作期间，亲眼目睹了许多触目惊心的医源性与药源性的医疗事故。这应该是他转向中医的最初的原因。

一个25岁妇女，怀孕已经七个月了，皮肤过敏，全身瘙痒难忍，由于医生疏忽，没有测量血压，误用肾上腺素，导致脑血管破裂而死亡。

一个50岁男性支气管炎患者，因咳嗽而肌注链霉素，导致剥脱性皮炎，全身皮肤弥漫性的潮红、浸润、肿胀、脱屑，皮损受累面积很大，特别可怕的是大量的渗出液，根本无法止住。还好寻找到著名的中医外科医生黄虎星，他在病人的皮肤上敷上一种中药药粉才止住了渗出液。

一个17岁高中学生，参加篮球比赛后，因为感冒不适，服用一片安乃近，第二天发现四肢不利，神志不清。马上送往大医院抢救，住院治疗了半年也没有好转，还出现肌肉萎缩。后转上海几个大医院也都回天无力。

一个27岁的男青年，是一个孤儿，因为感冒高热来诊，诊断为病毒性心肌炎，住院治疗了半个月而康复。在出院前的体检中，发现他的大便里有钩虫卵，于是给他服用除灭钩虫的西药。病人在晚上服下了药，第二天早晨发现居然已经死亡。经上级医院心血管专家鉴定，结论为灭虫药的毒副作用诱发了心肌炎而突发心力衰竭。

张法告诉我以上这一系列的事件，促使光松萌发了学习中医药的愿望。就在这个时候，光松认识了经方医生谢安吉。谢先生是金慎之的大弟子，1943年谢先生的父亲开设“寿人药铺”，聘请经方名医金慎之在店坐堂。金慎之喜欢谢先生天智聪睿，儒雅好学，就收他为徒。从此以后的七年，谢先生跟随在金慎之的身边，整日在《伤寒论》中遨游爬梳，苦思遐想。经金慎之耳提面命，时时点化，久而久之，登门入室，全盘皆活。

一个偶然的机会，光松亲眼目睹了一个背痛多年的病人被谢安吉先生治愈的全过程。这个中年妇女背部疼痛半年，当时的症状是：中等身材，面色黄暗，头晕眼花，心慌心悸，后背有手掌大的面积冷痛，胸胁苦满，纳呆喜呕，口渴尿短，便溏气短。谢安吉先生给其按脉察舌以后，开了一帖八味药的处方：茯苓30g，桂枝15g，白术15g，甘草10g，半夏10g，生姜5片，太子参10g，泽泻10g。请病人先服三帖，服完以后再来复诊。光松出于好奇，就询问谢安吉先生处方的个中奥妙。谢先生说，病人脉象弦滑、胸胁苦满、头晕眼花、后背冷痛，是痰饮病苓桂术甘汤证；恶心呕吐、口渴尿短，是痰饮引发的小半夏加茯苓汤证；面黄纳呆、便溏气短，是脾虚气弱的四君子汤证；舌大苔腐、头晕眼花是支饮冒眩的泽泻汤证；四个方证相互胶着构成痰饮病。病人方证相对应，所以服用三帖药后就有明显的疗效。光松被其精湛的经方理论所折服，但还是担心其疗效能否如其所愿。三天后，当病人笑颜逐开地来复诊时，光松的担忧一扫而光。谢先生给予原方不变，病人满怀信心而去。就这样坚持服用半个月，背痛多年的疾病终于被治愈。中医药的神奇疗效使光松震撼不已，从此就义无反顾地走上了学习中医药的道路。

那天，我们在光松的书房里攀谈了一个下午。光松叙说了自己从事基层医疗工作十多年的成败得失。他的所见，所闻，所思，所感有血有肉，真实可信，给我留下了终生的记忆。

光松还说了一句我牢牢记住的话。他说，西医也有单方药。他举了一个活生生的例子加以说明。

村庄里一个 6 岁的男孩的包皮外翻，包皮嵌顿，水肿厉害。医院诊断为包皮龟头炎，服药输液一周，包皮仍然未能复位，水肿进一步加重，家人焦急万分。听说光松有灵丹妙药治疗包皮龟头炎，病孩的父亲和主治医生协商后请光松去会诊。光松去了那里以后，就把这种药的针剂打开，全部倒在消毒纱布上，然后把消毒纱布轻轻地包敷在小孩水肿的龟头上。不到 5 分钟，龟头的水肿就消退了。在皆大欢喜的笑声中，光松公开了自己的秘方——肾上腺素针剂。

光松还毫不保留地告诉我诊察内出血的方法。病人内出血时，有效血容量一定会下降，血压也会相应地下降，然而这一些指标的下降我们一时是难以发现的。唯有嘴唇四周黏膜的变色是可以观察到的，这就成为诊断内出血的一个重要的窗口。临床只要发现病人嘴唇四周黏膜变白变淡，形成一个椭圆形的白晕圈，白晕的宽度有 0.3 ～ 0.5 厘米。这时候就要引起高度警惕，马上要求病人测量血压与腹腔穿刺以求证实。

我问光松在中草药使用上有什么心得时，他向我介绍了用一味民间单方治疗淋巴结核的经验。灯笼草的果实萼增大如灯笼状，里面的种子圆盘状。它在形态结构上貌似淋巴结核与阴囊，所以根据民间草药‘以形治形’的古训，外敷内服，治疗淋巴结核与睾丸炎效果特好。一般疗程是一个月到3个月。他说自己治疗了50多例淋巴结核，均取得了很好的效果。

对于这一种以病用药的思路与方法我是有保留意见的，但是面对他的倾心相授，我也姑妄听之。

他还说用桐树上的桐子根治老鼠痣，也就是寻常疣。治疗方法很简单，就是把桐子的油滴在老鼠痣上面，一般三五次老鼠痣就会脱落。对于寻常疣的治疗方法有多种多样，譬如用艾绒米粒灸的，用苦参子的油进行天灸的不一而足，的确都有疗效。所以对其用桐子根治老鼠痣的经验，我也没有特别重视。

说老实话，我心中最关切的是经方方面的人和事，所以就趁机通过提问把谈话的主题转移到了这一方面来。

“光松医生”，我一声招呼后就直奔目的地。“请你谈谈谢安吉先生心目中的金慎之的形象。”

“谢安吉先生非常佩服金慎之”，光松医生语气肯定。“他一说起金慎之就兴趣盎然，故事多多。”

“能介绍一下谢安吉先生所知道的金慎之的早年的身世吗？”

“当然可以”，光松医生对我笑一笑。“谢安吉先生告诉我：金慎之是瑞安林垟人，他的父亲在平邑开中药店。他十一岁就失去了父亲，随着母亲回到了家乡。金慎之天智卓越，族兄金鸣锵先生同情他，并帮助他学习中医。那一段时间，金慎之闭门苦读，过目成诵。他躺在地上读书，周围的医书环堆如墙，一年四季足不出户。这样经历了三年，熟悉了内经、伤寒、金匮、温病，并有了独到的见解。后来鸣锵先生又送他到陈虬主办的利济医学堂求学。在学堂里，每次考试他都名列前茅。陈虬称赞他是奇才，非常喜欢他。毕业后，金慎之回到平邑悬壶开业，开始了独立行医的生涯。”

“听说金慎之刚初出茅庐就治愈了知县夫人的虚劳病，可有此事？”

“的确如此。”光松医生神色严正地回答。“清光绪三十三年，也就是 1907 年，平邑的知县夫人患虚劳病已经二年了，形体消瘦，面色暗黄无华，腹部胀满，肌肤甲错，不思饮食。已经邀请了许多名医来诊治，但是没有一个医生知道她得的是什么病。每天参汤不断，疾病却还是越来越重，后来竟然严重到不能起床了。金慎之诊察后说：‘没有什么大病，仅仅是瘀血凝滞、营卫俱伤的干血痨病而已。’就给她大黄䗪虫丸调以黄芪建中汤，服药颇有效果，坚持服用一段时间以后，知县夫人的虚劳病得以治愈，大家都为之惊讶不已。就这样他的名声鹊起而求诊者接踵而至。”

真是十年磨一剑，出手不凡啊。

十多年后我与张丰先生说起金慎之这个治验。张丰先生认为虚劳病是一种进行性消耗性的慢性疾病，其中虚实兼夹，临床容易误治。他说，内藤希哲在《医经解惑论》中列举小建中汤、理中汤、炙甘草汤、桂枝汤、肾气丸、四逆汤为“补虚六方”。也没有把大黄䗪虫丸列入其中。日本汉方家都非常看好内藤希哲，可惜只有活到 35 岁。临床面对虚劳病患者，一般小建中汤证、理中汤证、炙甘草汤证、肾气丸证、桂枝汤证、四逆汤证的辨别相对容易一些，对于大黄䗪虫丸证、薯蓣丸证的辨别就相对难了一些。龙野一雄是著名汉方临床家，他由于工作繁忙，劳累过度而大病了一场，生病以后服用了许许多多的药物，病情未见好转。荒木行次去看望他时，认为是薯蓣丸证，随后就制作薯蓣丸赠送予他，服用以后才康复如常。这两个医林佳话也反映了大黄䗪虫丸证与薯蓣丸证临床辨别的难度。日本汉方家认为大黄䗪虫丸可以治疗结核性腹膜炎与结核病引起的眼睛视力下降，这一临床经验值得重视。

那天我向光松医生提出一个又一个问题。

“能再举一个金慎之的临床病例吗？”我问光松医生。

“好的。”光松医生兴致勃勃。“谢安吉先生告诉我：1960 年，师母患肝炎，肝肿大，肝质硬度中等。经肝炎科医生治疗无进展后，他自拟疏肝健胃中药治疗两个月也未见效。其症状是：消瘦疲乏，上腹部胀满，浑不知饥，少寐多梦，善惊悸。舌红苔白，脉象弦细。平时胃素来畏寒，姜桂入口不辣，在计无所出之际，只得去温州请老师金慎之为其诊治。”

谢安吉先生胸怀坦荡，求真务实，敢于在学生面前抖出自己走麦城的隐私。

“金慎之素来认识谢师母，一见大惊。说：‘几年不见，为什么憔悴消瘦到这样地步？’谢安吉先生回答：‘她患病肝炎两年，中西药久服都如石投水。’金慎之问：‘你用了什么方法？什么方药？’谢安吉先生回答：‘温胃疏肝解郁、重镇安神。方用逍遥散、吴茱萸汤、桂枝甘草龙骨牡蛎汤和木金散合方等方。’金慎之说：‘提纲挈领，法固不谬，方似太柔。胆欲大而心欲细，击中要害不可投鼠忌器，不然则会姑息养奸。犹如此病，先用大剂温中开胃，次施扶正祛邪，其道一也。”

“金慎之处以何方？”我忍不住地问。

“他处以大建中汤、小柴胡汤与丹参饮的合方，六帖。”

“疗效如何？”

“依法服用，上腹部胀满渐消，胃纳顿开，知饥思食，症状大有改善。二诊原方加附子、桂枝又九帖，病去六七，唯肝区尚觉隐痛，惊悸仍在。三诊投保元汤十五帖。然后停药观察，食物调理一月，临床症状全部消失。”

“临床治愈以后，体能恢复得好吗？”

“谢安吉先生说：以后操劳家务，不感疲惫。”

“十多年过去了，谢师母现在一切可好？”我关心地问。

“谢师母现在一切都好，这真是令人欣慰啊。”

这个病例的成功，充分显示金慎之的经方水平，他重视的是‘方证相对应’的方法。他对谢师母肝病前期治疗不效的评判是：‘提纲挈领，法固不谬，方似太柔’。从中可见仅仅理法的正确是不够的，更为重要的是方药。

“光松医生”，我继续提出问题。“请你谈谈谢安吉先生的临床治验好吗？”

“好的。”光松医生轻松自如地回答。“1970 年 3 月的一天，一个中年妇女发热腹泻七天来诊，自述每天下午微恶寒，旋即高热口渴，无汗，苔白，舌心微黄，脉象浮数。已经经过一个中医师诊治了 4 天，服用葛根芩连汤，泄泻次数略减，然而发热恶寒未解。谢安吉先生认为此证属表里同病，但是表证是重点，所以投以葛根汤加滑石。处方：葛根四钱，麻黄一钱，白芍二钱，桂枝二钱、甘草一钱，生姜三片，大枣六枚，滑石四钱，2 帖。复诊，汗出泻止，不复恶寒，口渴已解，精神转佳，仍然以原方 2 帖。三诊，四肢反而觉得疲乏，口稍渴，小便量少，改用胃苓汤，调理胃肠而痊愈。”

这个病例能够反映出谢安吉先生运用经方的思路，对我很有启发。我想进一步了解谢安吉先生传人光松医生的中医思路。以便了解经方医学在传承过程中的嬗变。

“光松医生”，我继续提出问题。“请谈谈你自己运用中医方剂治病的经验好吗？”

“中医学，我还在学习和摸索之中，没有什么经验好谈的。”光松医生态度坚决地推辞着。

后来，在我的反复请求之下，他还是讲了一个运用补中益气汤治愈高热的病例。

“我舅母 60 岁时发现脑肿瘤，两次手术后，全身瘫痪，随后高热昏迷。三个月以来，医院使用了所有的退热方法也没有效果，主治医师最后就以容易引发交叉感染的名义动员她出院。无奈之下，我舅父请我用中医的方法为其退热。我思来想去，60 岁的人在两次手术，长期高热的折磨之下体能肯定消耗殆净，三个多月的气管切开，带氧生存，鼻饲进食，感染的机会必然增多。按其脉搏，散大而数，按其腹部，松软无力。当时潜意识里似乎有人提醒说，这不正是需要‘甘温除大热’吗？于是就我就投补中益气汤。煎煮后的药汁也通过鼻饲进去。意想不到的是，服用三天以后，体温降到了 38℃。服完五帖，体温完全恢复正常，神志也开始清醒了。”

后来，我和张丰先生说起这个“甘温除大热”的病例时，张丰先生说了以下的一段话：“我心里为这个病例叫好。从诊治的思路来分析，好像是‘甘温除大热’这个概念先行，实际上还是补中益气汤的方证相对应。长期以来补中益气汤和‘甘温除大热’的概念已经捆绑在一起，所以才会产生了‘方依法立’的幻觉。”

光松医生的畅所欲言让我终身受益。我真高兴又交了一个好朋友，一个好老师。

临走的时候，光松医生把我们送到大路的路口。

“中医也不能小看了西医”，光松医生意犹未尽。“有的病没有西医还真的不行。前几年霍乱流行，基本上都是用输液的方法把病人抢救过来的。如果没有西医输液的方法病人就非常危险。六村的一个 70 岁老农民，一天一夜滴注 98 瓶葡萄糖盐水。脚上两条输液管，手上一条输液管，还有一只手用于量血压。病人一边在输液，一边泄泻，满床满地都是粪便，漂白粉用了好几大袋，最后终于抢救成功。这个老人假如不输液，光靠中医药我看是不行的。”

这个病例，的确富有说服力。

在回来的路上，张法掏心掏肺地教我如何用经方诊治疾病的经验和火针治疗淋巴结核的火针经验。

“在外感发热初期的方证中，要注意承气汤证。”张法比画着手指。“《伤寒论》一开头的第 29 条就提到外感发热谵语的调胃承气汤证，可见承气汤证可以出现在外感发热的初期。后世医家在兹念兹的‘温病下不厌早，伤寒下不厌迟’的观点不一定可靠。”

我被这个问题紧紧地吸引住了，因为自己从来没有考虑过这样的问题。

“在病人外感发热的初期就发现了承气汤证？你有这方面的临床经历吗？”我颇感兴趣地问。

“经常遇见这个问题。”张法停下了脚步。“开始的时候，我不敢使用承气汤类方攻下，但是不攻下体温就持续不退，在不得已的情况下使用了承气汤，取得了意外的疗效。所以我就沿着这个思路，一边在临床上使用，一边进一步思索，终于有了上述的结论。”

我也站在那里，认真倾听张法的讲话。

“去年冬天，村子里的一个六岁男孩由他的父亲抱来受诊。其父告诉我：‘孩子昨天突然恶寒发热，接着就腹泻，今天仍然腹泻、高热，神志不清，人昏昏沉沉。我在诊察的过程中发现，病孩体温39℃，神智呆滞，嘴唇干裂，腹部胀满坚硬，按之病孩发出痛苦的呻吟，大便频频泄泻，水样便，量少但是秽臭难闻。我认为发病虽然只有二天，但是已经没有恶寒等表寒证，正如《伤寒论》第184条所说的：‘始虽恶寒，二日自止，此为阳明病也。’可见证候已经是阳明的热结旁流的承气汤证，投调胃承气汤一帖，通因通用。处方：生大黄3钱、甘草1钱、芒硝1钱。服药后不久，排出大量污泥样的大便，随后就渐渐地热退神清，第二天居然能够到处走动了。”

真是一个好案例，有力地证明了“外感发热的初期就有承气汤证”这一观点。叶天士畏用下法，《临证指南医案》中，很少看到叶氏使用大黄，即使热邪内结阳明用泻下法时，也要“慎不可乱投苦泄”。其遗风余教，影响深远。所以张法这个医案，就非常有价值了。

说完了这个病例，我们才重新迈开了脚步，向家里走去。

“张法，你能否介绍一下火针治疗淋巴结核的经验？”

“可以。”张法笑着说。“火针治疗淋巴结核首先要确定治疗的适应证。也就是说，并不是任何淋巴结核病人都能使用火针治疗的。”

“那么怎样确定哪些是适应证呢？”

“按压在淋巴结核所在体表位置上的手指的感觉是非常关键的一招。手指底下感觉很硬，很坚实，那就是火针的适应症；反之，手指底下感觉松软，感觉柔和，就绝对不能使用火针。如果使用了，淋巴结核的体表部位就会流水不止，淋巴结核的病情会恶化，甚至还有可能形成窦道或瘘管。”

“你成功治疗了多少病例？”

“三四十例吧。”张法回答。

“要几次治疗才能治愈？”

“一般一二次吧，每次针刺后，如果有效的话，一周之内淋巴结核就会慢慢地萎缩，直至完全消失。”

火针疗法，真是神奇！

可惜的是，这样宝贵的经验我一直没有使用过，真是暴殄天物啊，罪过！

1979年，张法在中医师选拔考试中被国家录取，分配到温州市中医院，后来成为中医院针灸科主任。20世纪90年代，他参加国家援外医疗队，被派遣到非洲西部撒哈拉沙漠南缘的马里共和国，在那里他尽心尽力地工作了两年。在首都巴马科，他曾经治愈了马里共和国总统的痹痛，获得了总统的好评。从此，他神奇的针灸术享誉异域他乡。

暑假之中，我一直在海平的陪同下，拜访他的朋友与老师。每一次的见面，对我都是莫大的帮助，与秀杲医师的相识也不例外。

张秀杲是一个牙科医师，他住在寺前街南头，我因为看病才认识了他。他中等身材，穿着整齐，举止稳重，凝重庄严、发亮的眼珠里透露出聪慧的光芒。我牙痛已经半个月了，整个龋牙都已经摆动。我想把它拔了，但是好几个牙医都说要等到牙齿不痛了才好拔，不然的话，就可能会引发感染。海平告诉我，只有秀杲在牙齿疼痛的时候也可以拔牙，因此海平就带我到他家求诊。

从海平的口中，我知道了许多秀杲医师的情况。他家三代都是牙医，他的祖父张显臣先生在寺前街开设了历史上第一家牙院。他自己1962年获准私人开业牙科诊所，由于上辈的医名和他自己的心灵手巧而在永强颇有名气。但他不满足于终身做一个工匠式的传统牙医，立志成为一个现代的口腔科大夫。于是他订了许多和口腔科有关的医学杂志与其他方面的报刊，进行认真阅读与摘录。通过几年坚持不懈的努力，他的医学水平与日俱增。他除了自己埋头钻研之外，还和上海第九人民医院的口腔科几位教授建立了私人关系，因此，能够及时得到国内外口腔学方面的发展动态与信息。海平还说，已经把我学习经方医学的情况告诉了秀杲医师，秀杲医师也希望有机会大家能够碰碰面。

秀杲医师检查了我的口腔之后就说可以拔，随后用普鲁卡因给我进行麻醉。我闭着眼睛躺在牙科治疗椅上，准备忍受局部麻醉后那种从牙龈开始渐渐延伸到嘴唇的又僵又麻的感觉，然而奇怪的是这种感觉一直没有出现。不一会儿，听见秀杲医师叫我张大嘴巴的声音，我睁开眼睛看见他穿着白大褂，手里拿着拔牙的器械细心轻柔地伸进了我的口中。我感到不可思议，一般上了麻药以后起码要经过一刻钟左右才可以拔牙，他怎么这样短的时间就可以拔呢？当我还在胡思乱想的瞬间，在他的一声‘已经处理好了’的话语中，我这颗让人疼痛了半个多月的龋牙就被他轻轻松松地拔掉了。

两天后的一个晚上，我与海平又一次拜访了秀杲医师。这次拜访，我有两个目的：一是感谢秀杲医师，我的龋牙被他拔掉后，没有感染，出血也很少；二是想请教，请教他是怎样掌握了这种与众不同的局部麻醉术的？

“秀杲，谢谢你的医治，我想请教你一个问题。”我满脸笑容地说。

“小事一桩，不必在意。有什么问题请讲。”秀杲医师诚恳谦和地回答。

“你的局麻方法与别的医师为什么不一样？”我开门见山地问。

“其实，我的局麻方法是每一个口腔科大夫的基本功，口腔学中都有要求，叫作‘阻滞麻醉’法。”秀杲医师实话实说。

“为什么大医院的口腔科医师没有使用这个‘阻断麻醉’法呢？”我不依不饶地问。

“也不尽然，你可能没有遇见真正的口腔科大夫。”秀杲医师的回答非常客观，没有一点自我夸炫卖弄的口气。

“那我们平时在拔牙时的麻醉为什么和你的不一样呢？”海平也问。

“一般牙医没有使用阻滞麻醉术，他们使用浸润麻醉术，是把麻药注射在牙龈上，让它慢慢地渗透浸润到牙根下的神经根。”

原来如此，所以在浸润麻醉术下我们会感到这个牙龈与嘴唇都发麻，同时要等上一刻钟，但是拔牙时仍然多多少少还有一点疼痛。

“那你是怎么掌握‘阻滞麻醉术’的？”

“九年前，就是‘文革’初期，我得到了大量的头骨，通过反复对头骨的‘上颚孔’‘下颌孔’‘眶下孔’解剖位置的测量，把握了它们的定位指数。之后通过这些测定数值的研究，求得了每一个‘孔’与周边解剖标志距离的最大公约数，进而从临床麻醉进针角度考虑如何寻找‘上颚孔’‘下颌孔’‘眶下孔’。经过将近半年的从理论到实践、从实践到临床的反复摸索，我才成功地在临床上施行了‘阻滞麻醉术’。我可以根据患者年龄、性别的差异，熟练地选择从不同方位进针，避开血管，避开发生脓肿的组织，准确地把握进针深度，从而顺利穿过‘上颚孔’或‘下颌孔’‘眶下孔’，把麻药准确地注射到神经根，从而达到‘阻滞麻醉’的效果。广泛应用之后，这个技术就愈来愈熟练了，几乎都是一针见效。”

“阻滞麻醉术”与“浸润麻醉术”都能够达到麻醉的目的，然而有高低之别。经方与时方的差异和它们两者的区别具有可比性。经方医师如果对病人的脉症辨证达到方证相对应的话，就像“阻滞麻醉术”中的药针准确地穿过头骨的“洞孔”直接注射到神经根一样，就会达到药到病除、效如桴鼓的境界；时方辨证通过理法方药一路过来，最后也能诊治疾病，但由于没有把方药相对应摆在最重要的位置上，就会像“浸润麻醉术”用于拔牙一样，针对性就没有那样强、那样丝丝入扣。没有接触到经方医学的人，就像还没有接触到“阻滞麻醉术”的人一样，都误认为时方医学的辨证施治是常规疗法。长此以往，习惯成自然，经方医学的方证辨证就变得陌生，至今反而成为野狐禅。有人说知识分为三种：你知道的，你不知道的，以及你不知道自己不知道的。我看经方医学的“方证辨证”就与牙科的“阻滞麻醉术”一样，对大部分人来说，大约就属于“不知道自己不知道”的那一类知识。

“秀杲，大量的头骨你是怎么得到的？”我追根究底地问。

“这件事，说来话长。”秀杲医师回答道，“‘文革’前后，山上的坟墓大量被毁，好多尸骨暴露在野外。我有几个朋友，想利用这些尸骨拼装成人体骨骼标本卖给医学院校与科研单位，当时骨骼标本每一副市价可以卖到 50 元。可是要拼装成一副完整的人体骨骼标本并不容易，他们四个人通宵合作拼搭组装也只能完成一副。大部分骨骼缺乏肋骨，因为肋骨最容易腐烂。后来他们找我商量，因此我有幸亲临制作现场。我帮他们做了两件事：一是帮助他们清洗头骨内部的淤泥，我教他们用干黄豆填满头骨内部的所有空缺，然后放在清水里浸泡，通过浸泡后，黄豆膨胀的张力，把头骨撑裂为两半，这样就完成了头骨内部的清洗工作；二是帮助他们制造了一套人体肋骨的石膏模具，用白水泥浇铸出人造肋骨。他们制作完成以后，还留下很多多余的头骨，我就向他们要回了其中完整的五十七颗头骨，作为研究之用。”

真想不到，秀杲医师还有这样一段曲折离奇的经历。

我更关心在口腔科中医药的应用情况，就问：“秀杲，听说你在临床上经常应用方药，请你谈谈这一方面的经验好吗？”

“这个方面我的体会非常深刻，”秀杲医师马上回答，“譬如我遇见一个口底颌下腺导管结石的病人，当时结石处发炎化脓，我发现患者唾液腺开口上方舌系带边上有白点，夜间流大量的唾液。按常规应该给他做结石手术，但是手术后往往会出现一些后遗症，因此我就给他服用三金二石汤。我想这个方子能够治疗肾结石与胆结石，因此口腔内的腺导管结石也可能有效。患者服用了五帖中药，就达到了排石的效果。”

三金二石汤排石，不管是肾结石、胆结石或是颌下腺导管结石都用三金二石汤。对于中医师来说，会觉得不符合辨证施治的精神，然而临床也能取效，可见其中亦有其合理的内核。

“你的辨证思路对我很有启发，请把你运用中医药治疗口腔病的经验再继续讲下去。”

“还有一个患智齿冠周炎的青年人，”秀杲医师继续讲述，“经常发炎脓肿，后来影响到咀嚼肌，出现张口受限、吞咽疼痛、咀嚼或进食困难、左颊明显肿大、左脸发肿、左耳根及头皮都有肿胀。几天来，病人出现周身不适、头痛、畏寒、体温上升、食欲减退等全身症状。如果做脓液排除一定要做切口引流，我觉得患者的脉症符合《校注妇人良方》中仙方活命饮的治疗目标：‘阳证痈疡肿毒初起，红肿灼痛，或身热凛寒，苔薄白或黄，脉数有力。’因此，就投仙方活命饮二帖，并嘱咐他每一帖中药要加黄酒一大碗。患者到中药店抓药的时候，被司药的药工嘲笑了一顿。嘲笑的理由有两个：一是牙科医生也开中药方子，狗抓耗子，不务正业；二是病人满口红肿还加大量黄酒，喝下去还有命啊。谁知道病人服药后效果非常好，第二天就肿消痛减，嘴巴就能够张开，吞咽、咀嚼、进食都没有了障碍。”

这不就是方证辨证吗？虽然秀杲医师没有刻意地运用“方证相对应”的疗法，但是一旦不自觉地用了，就出现了覆杯而愈的效果。

“你在临床使用中药的根据是什么？”

“我一般是对病治疗，也考虑一下病人的寒热虚实，有时候也对照一下医书中的主治范围。譬如口腔溃疡用锡类散外敷，面瘫用牵正散，牙槽脓漏用《外科正宗》排脓散，龋牙疼痛用桂枝五物汤并用苦参汤漱口等。”

秀杲医师所讲的药方，有几个我是第一次听到，作为牙科的验方肯定有很高的临床价值，所以我极有兴趣。

“秀杲，”我问，“你能告诉我排脓散、桂枝五物汤、苦参汤的详细情况吗？”

“排脓散有好几个，我都一一试过，还是《外科正宗》的方药疗效比较好，它是由黄芪、当归、银花、白芷、穿山甲、防风、川芎、瓜蒌仁各一钱所组成；桂枝五物汤是日本人治疗实证牙痛的方剂，在没有发烧的情况下，有较好的效果，它是由桂枝、黄芩、桔梗、生地、茯苓五味药组成；苦参汤是古时治龋齿牙病外用的方药，《史记》上有记载，仓公淳于意医治齐大夫的龋齿疼痛病，投以苦参汤，每日漱口三升，治疗了五六日就痊愈了，方子只有一味苦参。”

“你有没有诊治过唇炎？”我因为有一位唇炎患者在治疗，但是进展不是很理想，因此向他求教。”

“唇炎，就是中医的‘驴唇风’，临床是以唇部红肿、糜烂、结痂、皲裂、起灰白色糠状鳞屑为主要症状的一种慢性口腔疾病。西医没有有效的药物。”秀杲医师侃侃而谈，“我经常使用《疫疹一得》凉膈散去诊治此病，有较好的效果。因为书中的治疗目标中有‘口疮唇裂’这样的记载。但是也有失败的时候。如有一个中年妇女患‘驴唇风’五年，屡治无效。后来到上海寻找一个专门研究唇炎的教授治疗，教授诊断为‘周期性剥脱性唇炎’，给予西药氯奎口服，并嘱咐她定期检查血常规，如果发现白细胞低于正常值时就要停药。病人回乡以后，服用氯奎一周就有效，继续服用两周症状全部消失，大喜过望。谁知道停药后不到半个月疾病复发，就又服用氯奎一周，症状又得以控制，但是出现身体不适、头晕眼花，检查血常规，白细胞下降到3000以下，大惊失色，马上停药。停药后，唇部又出现红肿、变硬及周期性破裂出血等症状。我给她诊治唇炎纯属偶然，因为她来我诊所治牙，看到她口唇红肿、糜烂、结痂的症状，我就主动提出给她医治，因为这病本身就应该是口腔科的诊治范畴。我开始投凉膈散一周无效，再投一周还是不见动静，我感到非常失望。患者反而鼓励我重新投药试试，于是我详细询问患者具体病情，发现她有经前紧张症，月经期前一周出现乳房胀痛、头痛烦躁等症状。经前紧张症，其病因虽多，其病理基础却有相同之处，即月经前几天体内雌激素浓度达到高峰，出现水钠排出迟滞而发生电解质平衡失调、细胞外液增多而出现水肿、刺激乳腺增生而胀痛。这种水肿不仅表现于体表，也存在于内脏，包括脑组织，因而出现头痛烦躁。由于患者唇部的周期性肿胀疼痛与经前紧张症同步，可以归属于经前紧张症所引发的病变。再考虑到患者同时还有口苦口臭、尿黄便秘等症状，我就改投丹栀逍遥散加生大黄。服药以后有效，大便排了许多，就改投丹栀逍遥丸，每天吞服，坚持服药两个月，唇部症状逐渐消失。停药三个月后，又有复发的征象，病人自行服用逍遥丸，坚持服用后又归于正常。就这样吃吃停停，停停吃吃，两年后恢复健康，连经前紧张症也得到了治愈。”

“你为什么对经前紧张症使用逍遥散类方呢？”

“我也是从《开卷有益》杂志上学来的经验，作者是谁也忘了。作者认为经前紧张症有周期性发作的特点，小柴胡汤是周期性疾病的首选方。由于逍遥散是小柴胡汤的类方，因此，逍遥散是妇女周期性疾病的首选方。我觉得作者的观点有道理，就依样画葫芦了。”

秀杲医师运用中医药诊治唇炎的病例太完美了，虽然不排除歪打正着的偶然成分，但他临床运用的成功，就证实了“小柴胡汤是周期性疾病的首选方”与“逍遥散是妇女周期性疾病的首选方”这两种方证相对应经验的临床价值，为经方医学的方证辨证增添了内容。

最后我问他一个有关自学的问题。

“秀杲，你坚持自学口腔学，现在学有所得，请谈谈你的体会好吗？”

“自学的人，有得有失。”秀杲医师感慨良多，“自学者弄清楚一个问题要花上别人好几倍的精力与时间，要走许许多多不该走的弯路，从学习效率这个角度来讲就是‘事倍功半’。但是走弯路也不是都没有用的，走一次弯路就多一次教训，就增添了一种思路。长此以往，这样的思维训练使自学者的思维方法趋于变通，因此有助于解决书本上没有的问题，这就收到‘事半功倍’的效果。”

秀杲思路活跃，能客观辩证地观察与分析问题，让我刮目相看。那天我们相谈甚欢，我的收获多多。

三十多年后的一天，秀杲从国外回来，虽然体型明显地变得苍老，然而思维仍然清晰，说起年轻时的理想，依然有不改初衷的执着。

秀杲说，“四人帮”下台后，他有过一段业务水平飞跃发展的时期。那就是1979年他以“参观学习”的名义进入上海第二医学院附属第九医院口腔科，开始向杨秀海教授学习口腔矫形。三个月的学习使他尝到了甜头，接着从1979年到1984年，他每年都抽出两三个月的时间到上海进修。在进修期间，他先后跟随曹宏康教授学习口腔黏膜病、施耀舜教授学习口腔膺复体、樊森教授学习牙体治疗、陈希贤教授学习牙齿制作、彭适生教授学习牙体正畸。就这样，在不同科室轮换实习，让他比较全面地掌握了口腔科的基本技能与临床技术。有一次，在施耀舜教授直接指导下，秀杲医师为京剧电影《徐九斤升官记》中的主演，就是徐九斤的扮演者朱世慧先生完成了面部造型。又有一次，施耀舜教授遇见一个来自挪威的中年妇女，她一副假牙的黄金支架断裂了，想请施教授替她重新再做一副。但是由于当时对黄金管理比较严格，要医院给银行打报告才能兑换，这样的话要等一个月才能重做一副，但是这个挪威妇女没有时间在上海停留这么久，所以施教授只得回绝了她的请求。在旁边实习的秀杲医师悄悄地告诉施耀舜教授，他可以通过对断裂的黄金支架焊接来完成这个工作，因为他的祖上开过金银铺，他从小就学会黄金焊接工艺。施教授喜出望外，就让他去焊接。经过四十分钟的工作就完满地完成了这项任务，挪威妇女把焊接好了的假牙放在自己的口腔中试了之后，满面笑容地耸耸双肩，摊开了双手，口中不停地“OK”“OK”。

1983年7月，三谷春保教授来沪教学。三谷春保是日本大阪齿科医学院的国际著名学者，致力于生物力学、复原学、牙医犯罪学的研究。秀杲医师多次亲聆其教诲，受到很大影响和启迪。

由于业务水平的提高，自己诊所的工作也开展得有声有色。但他还是把提高自己的业务水平摆在第一位，不吝代价坚持到上海进修，他的学习精神成为业内同人的榜样。1984年，浙江省电视台在一部《医海浪花》的专题片中，报道了温州市四位有突出成绩的个体医师，其中就有他的名字。

从1984年开始，秀杲医师探索牙齿形态与人面型的关系，探索牙齿排列形态与人性格的关系。研究得出的结论是：上颌正门牙的长度、宽度与人面形长度、宽度比例是1∶16；牙齿形态与面形形态倒置成正比。随后他用了五年的时间调查和测量了不同民族的中国人，包括北方人与南方人上颌前牙与鼻翼宽度的关系，撰写了一篇论文作为临床应用的参考数据。这篇题为“全口义齿修复中假牙型号与面型宽度比例的探讨”的论文于1989年在中华医学会年会上宣读。论文中有关数据是国内首次发表，国际上仅美国与日本曾发表过类似的文章。

秀杲医师的结论和张颖清先生的生物全息论完全符合，它又一次证实了中医学的舌诊分区与耳针定位有理论上的依据。我从中体悟到方证辨证抓主症与针灸疗法寻找阿是穴的重要意义，看来主症与阿是穴在某种意义上来说就是病人疾病的缩影与全息现象。当然这是从中医学诊治疾病的角度出发叙述的，并不涉及现代医学的诸多问题。

我还了解到秀杲医师在上海进修以后的心得。他说通过进修，完成了由工匠式的牙医到现代口腔科大夫的蜕变。整个人的视野、眼光、思路等方面都有了明显的进步，学会了从口腔联系全身疾病看问题、处理问题的方法，因此临床水平也都有了相应的提高。他还举了一个生动的例子来说明以上的心得：一个患龋牙而反复疼痛的姑娘，许多牙医因为龋牙周围组织脓肿发炎而不能将其拔掉，因此求治于他。详细询问其病史，才知道她是一个肾小球肾炎病人，已经有两年的病史，反复治疗不愈，尿检有红细胞、蛋白与管型。他考虑，患者存在由于龋牙脓肿引发的肾病，对于这种‘齿性肾病’将其龋牙拔掉就可能有治愈的可能。令人欣慰的是，患者龋牙拔掉以后，缠绵两年的肾病也离她远去了。

后来，他为了提高自己的业务水平，远涉重洋，到了意大利，在罗马定居。不料那里严格的牙医管理制度使他难以施展理想，只能在 MOSSELECI 一个私人牙科诊所充当助理医师，干了多年也拿不到正式注册牙科医师的资格。在这样的情况下，他把精力投放到中意民间医学文化交流的工作中去，特别是为中医中药如何进入欧洲出谋划策。1991 年，他开始为一洲先生主编的《意大利中文周刊》撰写医学卫生专栏，当 1997 年《意大利中文周刊》改名为《欧华时报》时，他继续为其撰写专栏文章，目的是指导华侨正确使用中成药，以及一些常见病的诊治方法。当时意大利政府开始对中医药有所认识，因此在罗马大学医学院做客座教学的何嘉琅教授、在 PADOVA 大学教学的王文明副教授、在 FIREZE 医学院进修的周光策副教授，还有李宏、金捷、张秀杲等十多位在意大利的中国医师准备筹组一个中华医药学会。学会宗旨是传播和发扬中医中药，同时向意大利人传授中医、针灸课。后经意大利政府注册，学会于 1998 年 8 月 8 日在罗马成立。1999 年 5 月 13 日，秀杲医师受欧洲多国文化研究中心的邀请，为其做了一次题为“饮食与卫生”的讲座，当时的欧盟主席布隆迪教授也在讲座现场。由于他工作出色，

2002年4月，他被意大利中华医学会评选为副会长。

学会经过多年的努力取得了一些成绩：一是促使意大利政府承认中医药地位与对社会的贡献；二是允许中草药可以从中国直接进入意大利。近几年来，意大利主要的医疗科研单位已初步将传统中医作为一项探讨性研究列入其研究计划，中医交流在意大利民间和政府等各个层面受到越来越多的关注，中意之间有关中医的研讨会、展览会每年都要举行多次。目前，意大利对针灸的认可相当普遍，某些地区已将针灸正式列入医疗体系的辅助治疗系列，有些大学还开设了中医、针灸学历、学位教育项目。现今学会努力促使意大利政府在法律上允许中医与针灸医师开设诊所。

落叶归根，秀杲医师晚年回到故乡。我们都还清晰地记得第一次见面的情形，不知不觉一晃已经三十多年了，只有在回忆中时光可以倒流，顺着倒流的时光隧道，让我们的故事重新回到1976年的暑假吧！

那天从秀杲医师家出来，夜已经很深了。然而，我仍然没有一丝睡意，我为能够认识这样一位朋友而高兴。他的经历，他的追求，他的故事，深深地进入了我的记忆中。他的想象力、创造力和自学能力也给了我许多的启示与帮助。

在那一段时间里，除了出门寻师访友，也有为人诊治疾病，处方扎针。

陈植锷当时是因为失眠求诊于我。他是永强沙村人，当时在海滨中学任高中语文教师。他中等身材，白净肌肤，谈吐不俗，一表人才。他说自己除了这个多年的睡浅易醒的毛病之外别无所苦。然而经我仔细诊察，发现舌色暗红，舌下静脉紫黑，左少腹压痛，是一个典型的心血瘀阻型睡浅易醒的病症，就给他开了一个王清任的血府逐瘀汤。

一周后陈植锷又来找我。

“这个药方真不错，吃了三天就开始有效，是不是再吃七帖啊？”一见我，陈植锷就说。

我说：“是的，还要继续诊治一段时间。”

陈植锷用一种深究事理的目光注视着我，说：“你治疗失眠为什么一味安神的药也不用？”

“你怎么知道我的药方中没有安神的药？”我以揶揄的口吻反问他。

“我也是一个中医爱好者啊。”

我一下子兴奋起来，寂寞的路上又遇到一个同行者了。

我就给他讲了失眠不一定使用安神药的道理。

我说：“经方医学诊治疾病的原则是‘方证相对’。具体的方法有两种，一种是注重于‘但见一症便是’的诊治方法；另一种是注重于体质的诊治方法。你的失眠多次使用过安神类的方药，可见前一种方法对你已经没有效果，同时你的瘀血体质的体征比较明显，因此我使用了能够改善瘀血体质的血府逐瘀汤。”

他善于发现问题，一下子就抓住了我讲话中的漏洞，就说：“活血祛瘀的方剂有好多个，为什么偏偏是血府逐瘀汤呢？”

他缜密的逻辑思维能力使我佩服，我想了想之后说：“根据历代医师的临床经验，以失眠为主症的瘀血体质病人，血府逐瘀汤与桃仁承气汤两个方剂是首选方。”

他瞧了我一眼后，知道我的话还没有讲完，就耐心地等待着我的下文。

我停顿了片刻之后接着说：“桃仁承气汤用于失眠初起的瘀血体

质病人；血府逐瘀汤用于长期失眠的瘀血体质病人。你的情况用血府逐瘀汤比较合适，所以就先用上了。”

他满意地点点头。

那天他给我说起老中医周秩民先生的故事。周秩民先生耳朵聋了，全靠脉诊、舌诊、腹诊来诊断疾病，临床疗效非常好。民国时期，他当过国民党的乡长，1951 年后被关押了二十多年，但他在回家后的第一天就有人上门求诊。由于他没有医师执照，所以不敢私自诊治病人，但又不敢得罪上门求诊的农民。后来大队革命领导小组决定，把他安排到大队卫生室当医师。70 多岁的周秩民先生欣喜万分，天天按时到卫生室去上班。每天前来求诊的人络绎不绝，时有疑难病症治愈的消息传出，大有满街尽说周大夫之誉。一个大干部下乡检查工作时，突然出现支扩出血，当地医院用西医抢救后仍然不稳定，全身畏寒，便秘尿黄，时有鲜红的痰血咳出。原来准备送上级医院治疗，但因为病人身体稍有移动就会引起咳血不止而无法转送。在进退两难之时，大家想到邀请周秩民先生到医院会诊。周秩民先生摸脉、观舌、诊腹之后，开了一张附子泻心汤的处方，一共只有四味药：附片三钱，大黄二钱，黄连二钱，黄芩二钱。将“三黄”用滚开水半碗渍之，再将附子另外煎煮取汁，把它们的汤汁混合后一次服用。药后不到半个小时，病情就趋于稳定。此案一举成功，使周秩民先生的医名在迟暮之年又重新鹊起，在周围几个村庄与小镇里从三尺之稚童到七旬之老人无人不知无人不晓。

陈植锷先生深有感慨地说：“有本领的中医师在民间还是大有人在的。农民还是相信中医的，只是真正会诊治疾病的中医医师在农村里太少了。”

陈植锷先生在高考恢复后的第一年，以温州地区文科状元的成绩考上了北大，本科读了一年半便考上了研究生，在获得北大史学博士后，他东渡日本，在日本筑坡大学担任客座教授。真所谓“文章憎命达”，1994年，他刚完成《石介事迹著作编年》初稿，还来不及修改整理出版，便因病英年早逝。他先后完成的著作，字数达200多万字，多次获得史学、文学、哲学、美学等各门学科的研究成果奖，并荣膺中国社会科学院青年优秀论文奖。他的学术成果曾受到同行专家很高的赞誉。著名宋史专家徐规先生曾称他为“近世不可多得之人才，惜英年早逝，乃文史学界的重大损失”。

在来找我看病的人当中，很多是海平的朋友，诗人李启林也是一个经常光顾的患者。他的身材矮小精悍，肤色黄暗，暗红色的厚嘴唇。他眼镜片后明亮的眼睛很有特点，叫人看一眼就难以忘掉他的形象。他患肝胆疾病，胆结石做过手术，所以经常找我看病。他整年口苦口臭，尿黄便秘，心下按痛。每次我给他开的方，不是柴陷汤就是大柴胡汤，疗效都很好。

有一次启林问我：同样的一个人，同样的一个病，为什么有这样的不同？

我告诉他，这两个方子治疗的方向有所相同，但是一个用于慢性期，一个用于急性发作。疾病没有发作的时候，你千万不要掉以轻心，其实疾病并没有离你而去。

我还跟他开玩笑说：“诗歌创作是生命的燃烧。你具有诗人的气质，但没有诗人的体质。所以你每写一首诗，你就会少活几天。”

他用诗人的言语回答了我：“生命在于质量，而不在于数量。我追求辉煌的瞬间，就不在乎平庸的百年。”

他每次来找我看病都给我朗诵几首他刚刚出炉的新诗，说是付给我的诊金。我也很喜欢他的诗，特别是他写农民的、写土地的、写故乡的、写命运的、写未来的这些诗歌，我更为喜欢。

李启林的父亲是一个农民，勤劳俭朴，但一个大字也不认识。李启林有一首题为“父亲”的诗就是献给他父亲的。

我最欣赏的是“父亲”这首诗的其中两个段落。

其一：

但见村头的泥沙路，

牛踩人踏，

一身要留下多少的脚印。

大雨后，

有多少含泪的水洼，

只有阳光才照出它身上的伤痕。

但见村口的老榕树，

经霜历雪，

一年要增添多少的须根，

秋风中，

有多少落叶的哀诉，

只有沙河才知道它的心境。

其二（结尾部分）：

从家门走向田野，

从田野走回家门，

这路程说短还真短，

来回只要半个多时辰；

从家门走向田野，

从田野走回家门，

这路程说长还真长

恰恰走了一辈子的光阴。

骆寒超先生在李启林的“父亲”诗稿的结尾部分，写上他自己的评语：“‘父亲’一诗的结尾部分貌似单调重复，如果细细地去体味，就可以发现诗句中蕴含着单纯的美。”

然而我却从“从家门走向田野，从田野走回家门”的周而复始的劳作中，想到了神话故事西西弗斯日复一日推石上山的现实写照。

李启林后来出版了三本诗集，骆寒超先生为他写了序。1995 年春夏之交，他骑自行车来找我看病，骑得满头大汗。他说自己刚从四川回来，一切如常，只是感到脐腹部有点儿异常。异常的感觉难以用言语描叙，好像笑得过猛了以后所留下的不适。我仔细诊察以后，发现他的肝脏很不理想。给他吃了点心以后，就要求他马上到大医院做 B 超，并嘱咐他，要他的女儿陪伴他一起去做检查。

第二天，他依然骑车一个人单独去了医院。做 B 超时，他亲人不在身边。医师发现情况非常不好，如果不把真实病情告诉他，怕耽误了他的病情。犹豫了很久，最后决定把真实的病况直接告诉了他。他一听到这个病名，就昏迷了过去。昏迷后，一直没有醒过来。七天后，就去世了。

那个做 B 超的医师听说他死了，也后悔不已，说：“想不到，病人的心理素质这样脆弱。”

我想李启林的闻癌骤然而死，似乎与他作为一个诗人特有的敏感性有关。

三十、是非成败一念间

那天中午，我刚从九路公共汽车上下来，在永中车站就听见有人叫我，抬头一看，原来是李启林。

李启林告诉我，我三岁的外甥阿津病了，麻疹后持续发热半个月不退。我的二妹夫又出差在外省，一时半会联系不上，大家都在干着急。我急急忙忙赶到我二妹家中，看见她全家人急得团团转。我二妹夫的叔叔是当地有名的西医儿科医师，半个月来一直给孩子注射青霉素等抗生素。注射后热度依然持续不退，但他认为白细胞高必须继续使用青霉素。二妹夫的父亲略知医道，发热后给孩子煎服羚羊角片十多次，然而症状更趋恶化，家人正准备送孩子到市医院住院治疗。我二妹求我给小外甥诊治。我诊察过后得知，病儿肢体消瘦，精神萎靡，表情淡漠，面色淡白，安静嗜睡，鼻流清涕，喜衣被，不渴厌食，小便清长，手足凉，额有冷汗，舌质淡，苔薄白，脉沉细无力（100 次 / 分），血检白细胞 19. 0×10^9/L，中性 72%，血色素 9g，体温 37.4℃，腹肌菲薄而稍紧。针对以上症状，我认为这正是少阴病的“脉微细，但欲寐”“反发热”的麻黄附子细辛汤证。我二妹夫的父亲认为发热就是热证，大暑天使用麻黄附子细辛汤这样的热性药极其危险。我却坚信此方必定有效，所以力排群议，投一剂麻黄附子细辛汤（生麻黄六分，附片二钱，细辛六分），并停用一切西药。

到寺前街中药店抓药的时候，店里老药工听说这一帖麻黄附子细辛汤是给发热的小儿服用的，十分害怕，千叮咛万嘱咐之后才给抓了药。抓好了药，算盘一算，药价一共只有七分钱。老药工摇摇头说："我一辈子没有抓过这一种那么凶险又那么便宜的方子。"

服药后五小时，精神大有起色，体温即恢复正常，手足亦稍温，日内排出臭软便两次，鼻水冷汗均消失。这正如陆渊雷先生所说的："少阴病在治疗中，手足温、下利为正气恢复，抗病所生之代谢废物积于肠间者，因以排除显为阴证回阳之机。"我知道表证已解，正气将复，连投三剂附子汤，第四天复诊时已能自行下床嬉戏，大便、体温均转正常，唯稍怕冷易疲劳，脸色仍白，脉细沉，舌尖较前稍红，血检为白细胞 16.6×10^9/L，中性 76%。继予附子汤七帖，药后则证情日趋进步，渐致复常。此证在我诊后的第 11 天，血检才达正常，白细胞 9.8×10^9/L，中性 42%，嗜酸性粒细胞也出现了。

小外甥生病期间，董楚平先生经常来探望小孩。我诊治的医案他都仔细看过，并提出许多中医学方面的问题。

"为什么小孩子持续发热半个月不退，用辛热的麻黄附子细辛汤反而很快地退了？"董楚平先生问。

"外感发热有多种类型，《伤寒论》把外感发热分为六种病。每一种病中又有各种典型的、非典型的方证。经方医学就是根据临床上病人出现什么样的方证，就给病人服用什么样的方。这种方证相对的方法简便、明确、安全、高效，是中医学中最宝贵的东西。所以，两千多年来，所有医家都一致认为，创立这种方法的张仲景是医学界的圣人。我小外甥的发热是少阴病初期，又叫作表阴证，具体地讲是表阴证中的麻黄附子细辛汤证。临床上我用麻黄附子细辛汤治疗体弱者外感发热，其效果是任何东西无可替代的。明末清初医学家张璐说麻黄配附子则‘发中有补’，可谓至理名言。在我们南方，很多医师认为地处湿热地带，害怕使用热性药物，这是把外部因素的作用人为地强化了。”

“我们怎么区别中医和西医的不同？”董楚平先生问。

“中医西医都能诊治疾病，但由于它们采用的方法和角度不同，所以对疾病的定义是完全不一样的。中医认为，症状、体征的出现就是疾病。中医的辨证施治是对病症进行具体地整体性地研究。西医认为，一定要在体内发现原始病因、病理状态、具体病灶时，才能确定疾病。西医对疾病的诊治是以分析为主的确定性研究。历代中医师除了阅读医学经典、历代名家医案之外，都是通过口授身传来积极传承的。总之，中医和西医不存在一个谁对谁错的问题，它们从自身的角度出发，各自看出了疾病的某一个侧面，各自表达了对于这一侧面的认识与诊治方法。”

董楚平先生听得很认真，对我的回答还是比较认可的。

二妹夫从外地闻信赶回家后，半天不敢进门，站在家门口好久，才大着胆子进门。得知儿子已经痊愈，心中的一块千斤石头才放了下来。

当我和二妹夫讲叙外甥阿津的治疗经过时，我的大妹急匆匆地进来了。她把我叫到门外，告诉我她的儿子生病住院的消息，并请我去医院一趟。我告别了二妹夫，跟着大妹向医院走去。

我在陪大妹向医院方向走去的路上，她一边哭一边说。在她反反复复的叙述中，我已经知道我的四岁外甥小敏的发病经过。小敏在发麻疹期间因为日夜啼哭，不能睡眠而住进医院治疗。一周来，西医注射盐酸氯丙嗪，注射后沉睡了 24 个小时，全家大小惊恐万分。谁知道，小敏醒过来以后，仍然啼哭不休，又连续了两天两夜，使得医院里的医师也感到无计可施。大妹后来听说我在二妹夫家，所以就一路跑来叫我去看看。

到了病房，我看见平时形体壮实的小敏瘦多了。他一方面神情相当疲乏，一方面又烦躁不安，哭声沙哑，口渴异常。皮肤上留有麻疹后特异的色素沉着，有糠状落屑。我看他眼睛充血，嘴唇鲜红而干裂，半碗冷开水刚刚喝下咽喉，又哭闹着要水喝。我诊察的结果是：脉虚数，舌红苔微黄而干燥，腹肌柔软，额头及手足微烫，体温 38.3 ℃，大便焦黄而溏，肛口深红。我认为小敏是因为疹后邪热未净，伤及气液的缘故，应该清热生津、益气和胃。

为了迅速解除烦躁哭喊等症状，给方药治疗开辟道路，我就在小敏两个耳朵的耳尖穴用三棱针点刺放血。放血后不久，小敏的口渴、啼哭、烦躁诸症顿时减少，不到一刻钟就安静下来。

接着我用三阴三阳辨证方法辨别出是阳明病，辨证要点有三个：一是烦躁不安；二是消渴异常；三是诸多热象。由于发热已经多日，体能消耗较多，出现神色疲乏、脉虚数、苔微黄而干燥等情况，考虑《伤寒论》中治“伤寒解后，虚羸少气，气逆欲吐”证，投竹叶石膏汤二帖。

竹叶二钱，生石膏一两，半夏一钱，麦门冬三钱，党参二钱，粳米三钱，甘草一钱。

水煎服，米熟汤成。服后当夜即行安睡，体温亦降至正常。服第二帖后，除声音沙哑以外，其他虚烦、消渴等症全部消失。

外甥小敏的迅速治愈，显示了刺血疗法配合方证辨证的疗效迅速，比较西医注射盐酸氯丙嗪强制镇静的治疗方法，真有一种举重若轻的感觉。

我父亲知道两个外孙生病了，就来永中镇探望。父亲来的那一天，我正在小敏家和阿骅表兄谈论《伤寒论》中表证的诊治问题。父亲了解了两个外孙的诊治情况与疗效之后，对我用竹叶石膏汤治愈小敏的燥热没有多少非议，但知道我用麻黄附子细辛汤治愈阿津的发热时他的担心多于高兴。他反复强调麻黄附子细辛汤治疗体弱者外感发热不合常理，风险太大，要我下不为例，好自为之。对于把少阴病理解为表阴证，他更是不以为然。他认为这是日本汉方家别出心裁的杜撰，是离经叛道的行为。麻黄附子细辛汤证与麻黄附子甘草汤证就是太阳表证与少阴里证的合病，清清楚楚，无须争议。

最后他提出一个我无法辩驳的问题："你说说两千年来，中国有哪一个中医学家说过少阴病就是表阴证？"

我想这是一个成功的治验，所以面对父亲的质难我不退让，并且想通过这个活生生的病案来改变他对经方医学的态度。

阿骅表兄早也跟我说过，要耐心地劝说我父亲一起学习经方，这样就多一个人一起讨论了。由于不同的中医学见解，使得我们和我父亲之间对一些基本概念的看法也不一致。常常是一开始讨论，就会在某一个名词用语上纠缠不休，使讨论陷入僵局，无法将研究的问题向前推进一步。

因为父亲平日对阿骅表兄的学问与聪慧赞誉有加，所以我就请阿骅表兄来回答他的问题。好在阿骅表兄那天表现出他平时少有的热情，主动地帮助我回答了父亲的问题。

阿骅表兄说："表叔，'少阴病的开始阶段就是表阴证'这一句话，中国有没有一个中医学家说过，目前还没有发现相关资料。不过日本汉方家认为少阴病是表阴证是有一定的根据的，这个根据不是他们臆想的，而是有《伤寒论》文本根据的。"

我父亲就是相信文本，听阿骅表兄说有文本根据，他紧张的神色一下子就缓和了下来，说：“《伤寒论》文本的根据在哪里？”

“《伤寒论》少阴病篇中第302条：‘少阴病，得之二三日，麻黄附子甘草汤，微发汗。以二三日无里证，故微发汗也。’条文中‘恶寒’两字虽然没有明列，但已经寓意于少阴病三个字之中。此处仲景点明‘无里证’就可以反证少阴病是表证。所用的方是‘麻黄附子甘草汤’，所起的功用是‘微发汗’。随便你怎么读怎么看，这个条文中的每一个句子都指向‘少阴病是表证’这个结论。由于少阴病是一个‘脉微细，但欲寐’的体弱者的外感病，所以说少阴病就是表阴证。”阿骅表兄说。

“外感表证发热应该是常见的临床症状，”我父亲说，“为什么仲景把论中301条少阴病麻黄附子细辛汤证的‘发热’称之为‘反发热’呢？”

这也是一个困扰我好久的《伤寒论》少阴病文本如何解释、如何理解的问题。根据我自己大量的临床经验，许多年老者、年幼者、体弱者、妇女产后等人在外感初期的临床表现是形形色色、各不相同的。有形寒肢冷、神疲乏力、面色苍白、脉沉无力的；有形寒肢冷、神疲乏力、面色暗黄、脉浮无力的；也有的是背中寒冷、气短欲寐、面色苍白、脉沉无力的；还有的是发热恶寒、神疲乏力、面色苍白、脉象浮紧的。总之，只要是体弱者在，外感病初期表现为形寒肢冷、神疲乏力、面色苍白等症状，不管有无发热的自觉症状，不管体温有无升高，不管脉象是浮是沉，我都把它诊断为少阴病表证。然后在方证辨证的基础上使用麻黄附子甘草汤或麻黄附子细辛汤或桂枝加附子汤等汤方去扶阳解表。至于仲景为什么把少阴病初期的发热称之为‘反发热’呢？我的心中也一直还弄不清楚。

“反发热是症状。”阿骅表兄说，“指病本不应发热而在临床出现发热的症状。我的理解是，仲景发现三阴三阳的理性框架推导出来的临床症状和临床实践中的症状不完全符合。前者的症状是一般的、是常见的，是一个常数；后者的症状是客观存在的，是现实的，但它是一个变数。正如少阴病，‘无热恶寒’应该是常见的，是一个常数；现在客观存在的‘发热’一症，是现实的，却是一个变数，所以仲景把这种‘发热’的现象称之为‘反发热’。从这个条文的设计中，我们可以知道仲景是一个既重视理性原则，又尊重临床事实的医学家。他或许已经在无意识中理解了‘理论永远落后在现实的后面’这个唯物论的道理。”

我真的想不到，阿骅表兄会从这个角度来解读《伤寒论》的条文结构。他这种对仲景心理设身处地的分析，虽然无法得到条文考证学方面的进一步的佐证，然而对我来说，受到的启发是很大的。他使我从一字一句的摸索中抬起头来，暂时离开一下文本，让自己好好地想一想，以后再回到文本上来。这样就可以在研究条文的时候，减少死于句下的几率。

后来，我在路振平著的《医圣秘法》一书中读到了类似于阿骅表兄的观点：在《伤寒论》中，理论和临床方证相符的只有几十条条文，而大量的条文是论述在方证不典型、脉症不对应的病况下如何进行诊治的问题。路振平指出张仲景的伟大就在于此，他教后人在临床上如何去应对典型的与非典型的方证，如何去解决常规的与非常规的病况。然而，我们现在的中医师很少有脉症不相符的诊治记录。路振平说：“有人曾随意抽查 1981 年度国内三种主要中医刊物 23 册所载医案，有脉象记录者共 469 例，竟无一例是脉症不符者。其中个案报道 132 例亦不例外，案案皆脉症相符。”

这也可以从另一个侧面证实，张仲景是一个理论与临床紧密相结合的医学家，《伤寒论》是一本在经方理论指导下真实的临床病案记录。

然而，多年后当我坐在青藤小屋里向张丰先生讲述阿骅表兄对少阴病反发热的观点时，却听到了另一种新的解释，一种使我心服口服的解释。

“日本汉方家中西惟忠对少阴病是表阴证的解释独具匠心”，张丰先生把大拇指翘起，“他认为在《伤寒论》中，从发热恶寒的阴阳属性言，热是阳证中重要证候，寒则涉及阴阳两证。三阳在外，主要表现在于热，判断专靠恶寒。故恶寒为其太阳外候之标准；三阴在里，以寒为主，判断之法为是否有热，以发热为其少阴外候之标准。”

围绕一条条文的解释，几代人，长年累月，穷追不舍，相互和鸣，自得其乐。

我父亲这一次对阿骅表兄的解释没有认可，他的内心也许会认为这只是一些华而不实的夸夸其谈，所以不依不饶地提出一个棘手的问题：“少阴病有好多条‘不可汗’的条文，假如是表证的话，这些‘不可汗’的条文怎样理解？”

阿骅表兄笑了，也许他认为这个问题正中下怀。他看着我父亲说：“表叔问得好，正因为少阴病可以发汗，所以必须规定‘不可汗’的范围，这正如太阳病一样，也有一些‘可汗’与‘不可汗’的条文，《伤寒论》中这种条文安排只有在太阳病篇与少阴病篇中出现，就凭这一点也可以证实少阴病与太阳病一样都是表证，只不过一个是表阳证，一个是表阴证而已。”

我父亲怅然若失，无话可说，一脸话不投机的样子，抛下一句话:“总之，你们学的这一套不合《内经》理论。”说完就悻悻地走出门去。

父亲走后，我与阿骅表兄继续交谈。他说:“中医学有两个分支，一种是理论中医学，一种是临床中医学。理论中医学也研究临床，但是把主要精力放在研究那些只存在于中医学家头脑中的想象世界，比如说，易经、五运六气、阴火、三焦实质等无穷的命题。在中医研究和临床诊治中，虽然思想和想象都极为重要，但中医研究的重点必须是真实临床中的病人，而不是想象的或虚构的医学概念。那些由抽象思考形成的、与人类疾病的痛苦无关的医学理论自始至终是无用的和学究气的。我们不要被中医理论的教条所局限，如果盲从这些教条，就是使自己永远活在古人思考的结果里。你的父亲趋向于理论中医学，所以他的这种态度一点儿也不奇怪，人类会为自己的观点而战，甚至有的人会愿意为自己的观点牺牲自己，无论是宗教或者意识形态观点之争都是这样，医学的观点之争也不例外。所以古人说过，话不投机半句多。你要理解了这个道理，你就能理解你父亲为什么难以接受经方医学的思维方式与话语方式了。”

今天我很兴奋，在与阿骅表兄毫无顾忌的聊天中，把好多个经我诊治而疗效显著的病案一一讲给他听，言语之间少不了有王婆卖瓜之嫌。阿骅表兄开始时也为我的进步叫好。随着我的自卖自夸的升级，他渐渐地变得沉默。后来，我发现他皱上了眉头。这时我方觉自己有点儿走谱了，才把话题打住。

阿骅表兄看我突然不说话了，就友好地看着我。我下意识地避开了他的眼光，因为他的眼神让我感到芒刺在背。我仿佛发现自己有点儿错了，但又不知道错在哪里。

阿骅表兄笑了笑说:“同样是叙述工作成绩，一个人以谦卑、平实、素朴的态度来讲叙，另一个人以得意、浮华、铺张的腔调去宣扬。这两者是有区别的，你知道为什么吗？”

我没有回答，也难以回答。阿骅表兄给我最深的印象是，他总能够提出很深刻、很有见地的问题，让人一听就是真正进行了思索，直击了问题的核心。

“对刚才这个问题的沉默”，阿骅表兄不经意地看了我一眼，“其实是一种德行的迟钝，你也许认为他们都在反映同一个客观事实。其实并不尽然，前一个人的叙说是在反映一个客观事实，是在认识论与本体论的范畴内进行的。他把自己摆在学习者与研究者的地位，更多地看到的是自己的过失与不足，所以在价值论的评判方面对自己的成绩采取冷处理。而后一个人有一种自我炫耀的色彩，所以对客观事实叙说时，就不客观了，就会有意无意地夹带着主观有倾向性的价值判断的褒贬。”

同一种东西，为什么有两种不同的评价系统，我难以理解，也不明白什么是事实判断？什么是价值判断？

阿骅表兄从我的肢体语言中早已解读出我心中的疑惑，因此就以浅近的比喻串解这些概念。

“古人都知道‘不以成败论英雄’，就是不能把事实判断替代价值判断。”阿骅表兄慢吞吞地说，“对于一个治愈的病案，可以从事实判断、价值判断两个方面去评判。事实判断与价值判断既有联系，也有区别。区别在于：事实判断就是研究临床已经治愈的病例有没有存在‘必然’的问题。它主要回答‘诊治的对象是什么？如何治疗？疗效如何’？价值判断就是对已经治愈病例的有无临床价值以及有多少临床价值的问题。它主要回答‘什么是好的？如何好？’‘什么是坏的？如何坏？’说认识论、价值论两者有联系：因为任何有认识论意义的治愈病例的研究都是以对今后临床医学发展为内驱力的；反之，任何对今后医学发展有影响的价值抉择也无不伴随医学界的再认识或反思。”

我一下子想起阿骅表兄给我讲过的一个故事：一个医师有较高的医术，经常给大家讲自己治愈的疑难病症，在讲述具体病案的同时，免不了自我炫耀了一番，大家都说他会吹牛。他听了很不服气，认为大家不公平，就找阿骅先生评理。他说：“一个人明明不好或者不够好却说自己好，这叫作吹牛；我是真正的好，说自己好是实话实说，怎么会是吹牛呢？”阿骅表兄讲完故事以后，曾经要我好好想一想，这个认为自己表扬自己的医师是不是吹牛？

我一直没有忘掉这个医师的故事，但的确也没有想明白这个自我表扬的医师算不算是吹牛？现在看来，这个医师在自我表扬的时候就是在进行有倾向性的自我价值判断。阿骅表兄的谈话的确彰显出“方法论视角”与“价值论视角”的分野，但我还是想不明白，为什么进行自我的价值判断时不可以有“价值论视角”呢？

我就把这个问题向阿骅表兄求教。

“价值判断有不同的标准与依据。”阿骅表兄慢吞吞地说，“社会公众对他的价值判断往往和他自己的价值判断不一定一样。一些不学无术的人，自认为‘老子天下第一’，社会公众不一定就认可，反而会说他自我吹嘘；低调平实的人，社会公众不一定认为他就是差劲，倒是认为他具有谦逊的美德。譬如科学家爱因斯坦不管在公开场合还是在私人交谈中一直都声称自己的成果仅仅人类知识沙漠里的一粒小沙子，说自己是一个‘一无所知’的人。但是全世界没有人会否定他是一个极有智慧、极有学问的人。”

“阿骅，爱因斯坦为什么说自己是一个‘一无所知’的人呢？”

"我最近从'狗眼看人低'的俗语中悟出了一个道理，撰写了一个寓言故事，题目是'我有多少重'，听了这个寓言你就会懂得这个道理。"阿骅表兄说。

下面就是他讲的这个'我有多少重'的寓言故事：

青蛙、黄牛、大象在森林里是好朋友。一天，它们三个一起到宙斯那里询问自己的体重。宙斯说："请你们到大厅里的大秤上自己去称吧。大大小小的秤砝子都在门的角落里，请你们自己去选择。等都称好了以后，到这里告诉我一声就是了。"

青蛙、黄牛、大象来到了大厅，看见大厅的中央平摆着一个大秤。动物只要在大秤的左边放上秤砝子，自己站在大秤右边的称台上，就可以看见显示屏上重量的明确读数。

黄牛第一个去称，它在秤砝子堆中找来一个中等大小的秤砣子，把它放在大秤的左边，然后走到大秤右边的称台上。它刚一站上，显示屏上就出现它的重量的读数。第二个去称的是大象，它想我的个子大，秤砣子就要大的才对。于是就找来一个最大的秤砣子，它也在显示屏读到了自己体重数量。最后去称的是青蛙，它想我的个子小，秤砣子就要小的才合适。于是它就找来一个最小的秤砣子，称了以后，它也知道了自己的重量。

它们都相信自己称量的结果，心里都明白自己的重量，就一起回到宙斯那里汇报自己的体重。

黄牛说："我300斤。"

宙斯说："知道了。"

大象说："我100斤。"

宙斯说："知道了。"

青蛙说："我500斤。"

宙斯说："知道了。"

它们听到同伴的重量以后，就和自己称量出来的重量相比较，都觉得有点儿不对头。然而又不知道在哪一个环节上错了，所以就异口同声地问宙斯说："我到底有多少重？"

宙斯说："你们都知道了自己的重量了，都给我回去吧。"

听完了这个寓言故事，我从蒙眬中清醒了一点，然而仍在半睡半醒的睡眼惺忪之中。

我问："它们称量出的重量，经过互相比较以后都觉得有点儿不对头，那宙斯为什么不给它们一个正确的答案？"

"宙斯认为自我评估是自己完成的，各自有自己的评估标准，与别人关系不大。"阿骅表兄说，"虽然经过互相比较以后觉得有点儿不对头，然而自我的评估标准如果不变，还是不知道错在哪里。所以作为宙斯，也是为之奈何。"

"阿骅，一个白痴认为自己学贯中西，一个有成就的学者认为自己学识不够，你认为这样正确吗？"

"这不是正不正确的问题，而是一种客观存在的社会现象。记得列夫·托尔斯泰说过：'把圆圈比喻为知识，圆圈内是已知的，圆圈外是未知的。知识多的人圆圈大、圆周长，知识少的人圆圈小、圆周短，所以知识多的人觉得自己周围都是无知的海洋，知识少的人反而没有这样的压力。"

这是一个耳熟能详的比方，对我的发问倒能解答，然而与这个寓言故事的寓意却有距离。

阿骅表兄仿佛猜透了我的心思，不等我提问，就说："刚才的比方是针对你的提问而说的，我的这个寓言故事就是告诉人们一个平凡的常识。”

他盯了我一眼，语重心长地说：“以高标准要求自己的人，永远认为自己学得不够，做得太少。这不是谦虚，而是内心真实的想法。科学家爱因斯坦志存高远，理想宏大，以人类所创造的所有知识为自己努力的标准，所以就认为自己是一个‘一无所知’的人。”

说得多好啊，听了以后，我一脸愧色，沉默良久。

“古今中外有许许多多的谚语都认为‘满招损，谦受益。’”阿骅表兄说，“所以从个人的利害关系来看也要夹着尾巴做人才对。”

阿骅表兄的“夹着尾巴”一说，让我突然想起一个生动的比喻，不由得连连点头称是。这个生动的比喻是我父亲告诉我的，他说：“古人云：‘狼夹着尾巴走遍天下吃肉，狗翘着尾巴走遍天下吃屎。’”

“我的这篇寓言最后还有一句话，也可以说是总结性的结论吧。”阿骅表兄的话还是一字一顿，“一个人对自己的评价，是和对自己的‘要求’成反比。”

这个寓言故事不仅让我从哲理的高度分清了骄傲与谦逊在学习道路上的负面与正面影响。知道一个医师如果小成即傲，必然会自毁前程的道理。因为傲气会使人变得浮躁，变得主观，会看不到自己的缺点，就会故步自封，影响进步。即使将来有所进步也免不了纵才使气，率尔操觚。这个寓言故事还使我学会对复杂问题的多个角度的分析方法。中医临床会遇见许多复杂问题，需要医师具有随机应变的能力，这种能力的培养不能光看书本上的医学知识，而是需要汲取多学科的知识与智慧来不断训练自己大脑的思维能力，才能取得更好的临床疗效。

“结果正确不能证明过程合理。”阿骅表兄踌躇了一下，以商量的口气对我说："医师治愈一些疑难疾病后，内心充满成功的喜悦是可以理解的，但不能不冷静，不能认为自己诊治的每一步都是正确的，我总觉得你对阿津与小敏的诊治中还存在一些问题。请你也认真地考虑考虑，我们不能简单地以成败论是非。"

阿骅表兄走了以后，我一直陷入反思之中。我虽然已经接受他所说的："我们如果不肯直面自己诊治过程中的阴暗面，一味品尝成功的"鸦片"，那么我们今后就不会有进步"的观点，然而对于两个病案的不当之处，我尽管苦思冥想其每一个细节，但是一时还检查不出来不当之处在哪里？

已经好多天没有向张丰先生求教了。为了解决当下遇见的一些问题，那天吃了中餐，我就乘 6 路公交车回到了状元桥。我来到张丰先生的小木屋，就像来到了课堂。他热情依旧，给我泡了茶以后，坐在窗下的藤椅上，听我慢慢地叙述。

对于阿津与小敏两个病案，他讲了好多意见，大部分意见是肯定的，同时他也提出一些我考虑不周的地方。

"阿津发热一案，辨别为少阴病表阴证是无可非议的，治疗的结果也是成功的。"张丰先生说，"俗话说：'成功者不受批评'，但我认为这句俗话不完全正确，我们不能'一白遮百丑'，认为一次成功的诊治就掩盖了所有的不当。我十分同意你阿骅表兄的观点，你不要认为，病例既然已经诊治成功了，那么在诊治过程中每一步都是正确的。"

张丰先生在说每一句话的时候，他的眼睛一直在盯着我。当他发现我一脸愿意接受别人帮助的表情时，就放心地说了："阿津发热一案在确定是少阴病表阴证以后，本来是要在麻黄附子与桂枝附子两类方证中做进一步的鉴别。阿津肢体消瘦，面色淡白，腹肌菲薄而稍紧，是一个有腺病病质倾向的幼儿。再加上发病已经有半个多月时间，额有冷汗的症状，如果选择桂枝加附子汤是不是更妥当一点？我认为在决定给予麻黄附子细辛汤之际，至少应该和桂枝加附子汤证做一次鉴别诊断。虽然你治愈了这个病案，但疗程是不是长了一点？最后一次的血常规检查结果，就是你诊后第11天的血检，虽然白细胞 9.8×10^9/L，已经正常，但中性42%，是不是还低了点。这可能就是选方用药不能丝丝合缝的原因。你同意我的意见吗？”

我点点头，我承认诊治阿津时，一认定少阴病表阴证以后，就径直考虑麻黄附子细辛汤了，辨证上恰恰缺了和桂枝加附子汤证做一次鉴别诊断的机会。疾病有起色后，更没有回过头来重新反思的意愿。假如没有阿骅表兄与张丰先生及时的批评指正，可能一辈子也不知道自己在治愈的病案中也少不了犯错。

张丰先生接下去就分析小敏烦躁一案，他说：“此案处理得比较好，耳尖针刺放血是可圈可点的。如果没有这一手绝活，病人就不可能口渴、啼哭、烦躁诸症顿减，也就不放心出院。所以针灸是经方治疗的先导，为经方治疗创造了条件。”

我想张丰先生对小敏烦躁一案的处理大概没有什么异议了。

谁知他想了想以后问我：“你诊治小敏时，有没有探望过他的咽喉？”

“没有，当时又哭又闹，无法探看咽喉。不过从他的口唇红与肛口红来推测，他的咽喉可能也是红的。”

他问清楚以后，话锋一转，又点出了我用药方面的问题，真的使我始料不及。

“小敏烦躁一案辨证选方都不差，”张丰先生说，“但在用药上还要入细。根据仲景《伤寒论》中竹叶石膏汤应该治疗“伤寒解后，虚羸少气，气逆欲吐”证，小敏临床表现基本符合竹叶石膏汤证，然而他烦渴明显而没有气逆欲吐一症，所以依据仲景在小柴胡汤方后加减的经验，病人不呕而口干口渴者，一般要去半夏加天花粉，以加强清热泻火、生津止渴的作用。所以在竹叶石膏汤中也应该这样加减，可能更符合病人的病情。你虽然已经注意到了这一点，半夏只用了一钱，但还是留下了一些不良的影响，就是出现声音沙哑一症。还有一个需要特别注意的是，在处方时既要和白虎加人参汤与麦门冬汤进行鉴别诊断，还要和《金匮要略》中的风引汤进行鉴别诊断，以保证方证辨证的准确性。”

我对《金匮要略》中的风引汤不熟悉，它和小儿的发热、烦躁、口渴有什么关联我也很想知道，所以我就问张丰先生：“老张，为什么要和《金匮要略》中的风引汤相鉴别？”

“风引汤是‘除热方’，”张丰先生说，“可以治疗‘少小惊痫瘈疭，日数发’，临床常用于治疗癫痫与破伤风。日本汉方家也常用风引汤治疗小儿急性发热引起的脑病，疗效惊人。小敏临床症状和风引汤证有相似之处，所以有必要和它进行方证鉴别。后世的百合固金汤的治疗目标是‘咳嗽气喘，痰中带血，咽喉燥痛，头晕目眩，午后潮热，舌红少苔，脉细数’也有一一鉴别。大塚敬节对这个药方情有独钟，是他治疗声音喑哑不出的首选药方。”

张丰先生掘发出阿津与小敏两个病案的背景，所见尤为深透。这种见解的深透是他对经方医学打熬透悟的结果。但是我有一事不明，又难以启齿，所以犹豫着寻找合适的方式开口提问。

张丰先生早已洞悉我的心事，就挑明了这个问题：“你是不是想说，既然辨证选方用药都不十分相符，为什么两个孩子都能治愈？”

我连连点头称是。

“这种临床诊治的现象是很普遍的，”张丰先生说，“临床治愈的病案中，这种现象占大部分。辨证选方用药完全契合、环环紧扣的反而并不多。”

我对这种说法很难理解，就难以自禁地问：“为什么？”

张丰先生胸有成竹地说：“经方诊治疾病是医师在三阴三阳的理论框架下寻找方证药征的过程。医者只要基本掌握了这个系统的结构与规律，在临床实践中就会有效，因为系统、结构、规律对诊治的疗效而言是决定性的。至于在辨证过程中，出现一些偏差与过失是难免的，一般不会直接影响疗效。不过，这也是相对而言。有时候，一点点的不慎与不当就会导致全局的溃败。所以，我们对这些偏差与过失也不能掉以轻心。”

我还是有一点儿不明白，就以迷惑的眼神看着张丰先生。

张丰先生借用比喻的手法来开导我：“好像射击运动，一个射击手他遵照射击运动所有的规则进行有序的训练，并全面掌握了有关影响射击成绩的一切非专业因素，然后参加比赛。比赛后的名次姑且不论，不过一般情况下我们可以预料。虽然他们不可能环环击中红心，但是也不至于子弹击不中靶子。当然，这是对一般而言，在特殊情况下，也会出现鬼使神差地把子弹打到了别人靶子上的脱靶现象。”

我一下子明白了张丰先生的意思。他认为在临床实践中，任何高明的经方家都不可能是十全十美的。他们难以做到使每一个病案的处理都能方证相对达到天衣无缝的程度，在辨证、选方、用药等方面总会有一些闪失与欠缺，然而疗效依然不错。这是因为他们辨证、选方、用药的指导思想没有离开三阴三阳的理论结构与方证药征的系统规则。

张丰先生知道我了解了他的意思，就说:“经方医师平时要全力以赴地钻研经方理论，熟练地掌握三阴三阳辨证方法与方证药征的认识规则。只有这样，在面临线索复杂的疾病时，才能运用仲景的诊法去厘清其疾病的发展环节，才能勘破其脉症之间的关系，才能够‘取法于上，得法于中’。”

我还有一个问题，一直悬浮在心中，现在突然想起就向张丰先生求教:“老张，日本汉方医学认为少阴病除了表阴证之外，还有没有里证？”

“日本汉方医学认为少阴病除了表阴证之外。还有里证。”张丰先生说，“由于少阴病的患者抵抗力不足，对病邪反应滞后，所以发病时自觉症状比较少，症状一般也不会像阳证一样显露在外边。其实，这是病症重笃的危象，绝对不可小觑。就像战争中敌强我弱，敌军压境，我军无力抵抗，战场上只有零星的枪声一样，它绝不意味着没有战事。如果不明白这个病象，误认为是小病小痛，以‘瞎子不怕蛇’的心态，不采取紧急措施，坐失时机，就会错过了治疗的机会。”

他的看法出乎我的意料之外。我认为少阴病是表证的话就不会是里证，是里证的话就不应该是表证。现在经他一说，感到并不如此简单，少阴病的初期原来是一个决定诊治得失成败的关键时刻。

“日本汉方家是怎样认识表阴证向里转化的呢？”

“根据文本考注，少阴病的表阴证阶段比较短，很容易向里转化。”张丰先生说，“但由于病人对自己发病的日期不清楚，往往容易错过了表阴证的诊治机会。仲景认为，少阴病病人开始第一天就来就诊，医者可投麻黄附子细辛汤扶阳发汗。如果患少阴病已经二三天了，就有向里转化的可能。医者临证时就要进行仔细鉴别，假如排除了里证，才可以用扶阳微汗的麻黄附子甘草汤稍微发汗。之所以如此小心翼翼，是因为表阴证阶段比较短，现在已经二三天了，就要高度警惕里证显示的可能性。仲景在少阴病篇列举了四个里证病证，它们都是在短期内转化的。一个是黄连阿胶汤证，一个是附子汤证，一个是桃花汤证，一个是甘草汤证，他们分别在少阴病发病的'二三日以上''一二日''二三日至四五日''二三日'后就出现。"

他以中国历代主流医学对少阴病的认识作对比说，"这个问题对中国的中医师来讲是不成问题的，中国历代医师与现行《伤寒论讲义》都说得明明白白，认为少阴病是里证，里证里又分黄连阿胶汤治疗的热化证与四逆汤类治疗的寒化证。联系五脏六腑与十二经脉学说，少阴病就是心肾阴虚与心肾阳虚，这里不存在表阴证向里证转化的问题。"

张丰先生对宋本《伤寒论》第301条"少阴病始得之，反发热，脉沉者，麻黄附子细辛汤"与第302条"少阴病，得之二三日，麻黄附子甘草汤，微发汗。以二三日无（里）证故微发汗也"做了非常通俗的串解，也把自己的见解和中医界的主流观点做了比较，这样使我对这个问题的认识就更为全面一些。

对第301条中的"反发热"一症我尚未听到张丰先生的见解，所以我就请教了他，并把阿骅表兄的意见也转告于他。

"阿骅先生的见解也不无道理，可以给我们提供一个新的视角。"张丰先生说，"但从临床角度出发，我认为第301条的条文是为了和太阳病表证的临床症状鉴别而设立的。大塚敬节认为，少阴病有恶寒发热者，往往会被人认为是太阳病，所以特用'脉沉'明示其为少阴病。若为太阳病，则应为脉浮。太阳病，可由恶寒和恶风而知其有表证，少阴病的恶寒是不言而喻的，再加上病人反应迟钝，可能已经习以为常了，只有从‘反发热’时才知道其有表证，加一‘反’字，以促人注意，给人警示，也就意味着病在少阴之表的明证。”

张丰先生意犹未尽，将仲景在《伤寒论》中带有‘反’字的条文进行分类探讨。他指出：“究其仲景用意，带有‘反’字的条文，虽然有提示表里同病时汗下先后的治疗原则，有通过一个‘反’字预测疾病的预后与转归的，也在‘反’字后面引出病脉特征的，但仲景主要意图是疑似方证的鉴别诊断。”

通过张丰先生的分析，我对少阴病有了更深入的认识。然而我发觉他讲话中的“根据文本考注，少阴病的表阴证阶段比较短，还容易向里转化”这一段话和临床事实有较大的出入，于是我就此询问了他。

“老张，我的外甥阿津的少阴病表阴证阶段并不短，发病后半个月一直停留在表阴证阶段，也没有向里证转化，这作何解释？”

“大塚敬节根据《伤寒论》少阴病中的条文研究所得，提出表阴证阶段比较短，很容易向里转化。这一点，在气血虚弱者患急性传染病时出现的机率很高。但临床病例比文本条文更具体、更多变，并不是每一种疾病，每一个个案都像文本的条文中提出的那个模样。尽管少阴病表证出现与存在的时间，在不同疾病、不同病人的身上各有长短，但是抓住这一宝贵的时间，给予恰当的诊治是非常重要的，对疾病向良性转化或是向恶性发展具有决定性的意义，特别是对外感热病来说，更是如此。在这一点上，提出‘表阴证阶段比较短，还容易向里转化’的观点是具有普适性的。所以，读书要领会其精神，而不要在枝节上纠缠不休。古人一再强调读书不要死于句下，书本知识只是一个行动的指南，而不能巨细无遗地面面俱到。”

张丰先生还给我念了一首陆游《冬夜读书示子聿》一诗中的第三首：

古人学问无遗力，
少壮工夫老始成。
纸上得来终觉浅，
绝知此事要躬行。

这首哲理诗只有短短的四句，读起来朗朗上口，却意境深远，余味无穷。过去我也读过，但是今天在他的口中听到，却是另有一番滋味。

在临床上，我用麻黄附子细辛汤除治疗老人、小孩、产妇等体弱者的外感发热之外，还经常治疗过敏性鼻炎、病态窦房结综合征、血管神经性头痛、荨麻疹等病，都能取得意外的疗效。我辨证用方的依据不仅仅是这条“少阴病始得之，反发热，脉沉者，麻黄附子细辛汤主之”，更多的是根据少阴病的提纲证：“少阴之为病，脉微细，但欲寐。”也就是说临床上遇见上述的过敏性鼻炎等病，只要病人脉微细或者脉紧，恶寒肢凉，神疲思睡，就可以给予麻黄附子细辛汤。这样简单的方药能够治愈或改善这些异常顽固的疾病，使我不得不对其内在的机制产生浓厚的兴趣。我想少阴病提纲非常简单，其中肯定还有我好多不理解的地方。譬如张丰先生曾经给我说过可以依据提纲证用麻黄附子细辛汤治疗慢性肝炎，我就一直难以理解。

“老张，你临床上使用麻黄附子细辛汤治疗慢性肝炎的依据是什么？”

“慢性肝炎病人中，一些人除了有乏力、精神不振、脉沉细者之外，没有发现其他症状，这正符合麻黄附子细辛汤方证。所以一些病人连续服药两个月后，在自觉症状改善的同时，肝功能也恢复了正常。”张丰先生回答道。

我从张丰先生的成功诊治中，受到不少的启发。我虽然也口口声声说自己在学习与应用方证辨证，但一遇见具体的病症，又会不知不觉地转向病机病因的辨证。不过我真的还不知道慢性肝炎的乏力、精神不振、脉沉细者的这些脉症和麻黄附子细辛汤证会有内在的联系。现在经他挑明了，的确觉得有点儿靠谱。但我自己这种比较、概括、归纳、总结的能力比较差，如果遇见一种新的病症，又会一筹莫展，我的内心充满着羡慕、渴望与焦急。

我把自己内心的焦虑坦白地告诉了张丰先生，张丰先生笑着说：“事情并不是如你想的这般复杂，首先要正确对待西医的病名，不要把它和中医的病因病机简单地相对应，这样就可以排除先入为主的成见，然后细心地对照仲景著作的前后条文，就会慢慢地体悟到仲景的良苦用心。”

我静静地望着张丰先生，听他一一道来：“在《伤寒论》六病提纲证中，只有太阳病与少阴病的提纲证中有脉象的记载，同时它们在条文中都是首先论述的。如‘太阳之为病，脉浮……’‘少阴之为病，脉微细……’。这一写作笔法不会是随意的，它可以提示一些仲景诊治意图。‘脉微细’是诊断少阴病的点睛之笔，它就是指病人阳气虚，气血虚。仲景这里高度概括了一大群人，譬如老人、小孩、产后的妇女，以及许多体弱久病者，他们的共同特征就是脉象细小无力。当这些人来看病时，讲不出自己哪里痛苦，只不过体能很差，只是想睡而已。某些肝病患者，就具备上述的病况，所以我诊为少阴病，如果符合麻黄附子细辛汤证的话，就投以该方，长期服药，定期检查肝功能，耐心治疗二三月，大多患者体能恢复，肝功能恢复正常的人也不在少数。诊治上难以入手的病人，不外乎两大类，一类症状杂乱，一类症状缺失。症状缺失的病人，只要具有脉象细小无力而神疲思睡的病象，均可从少阴病入手进行思考。当然我这种把少阴病诊断推而广之的想法还有待于临床的检验。”

我对他的解释基本上能够理解，但总觉得他的结论里有较多主观臆想的成分，不知道有没有客观的文本依据。我想问问清楚：“老张，能给我讲讲文本的根据吗？”

张丰先生思考了一会儿说：“少阴病病人症状缺失的文本依据至少有两点。一、少阴病的提纲证里除了通过‘脉微细’告诉我们病人气血不足之外，几乎没有一个明确的症状。‘但欲寐’是一个生理现象或者说是一个亚健康状态，健康的人也时有发生。二、仲景在少阴病篇，四次使用‘得之’一词，日本汉方家考注认为，‘得之’是病人对自己‘发病的具体时间不清楚’的时候使用的字句。为什么病人对自己的发病时间不清楚呢？就因为病人没有自觉症状，或者是病人的自觉症状很轻微。”

“少阴病的初始症状都是很轻微的吗？”

“那也并不尽然”，张丰先生摇摇手，“我们要把少阴病初始病况，理解为貌似平常，事实上内部潜藏着危机的生命状态。但是初学者会像‘瞎子不怕蛇’一样，容易把赤脚踩在蛇头上。大塚敬节有一段话说得非常好。他说：‘病是身体向病邪做斗争，两军势均力敌时乃成激战。激战是明显的重症，谁见了都不会错。可是有不战而败的，强敌面前的弱卒是不战而走的。这样的战争是听不到枪声喊声的。听不见枪声就说没有战争，那是错误的。'”

张丰先生的这番话使我在学习《伤寒论》文本时，找到了一个极好的切入点，原来仲景借助于遣词用字的高度技巧，在词语的移动变换中引导我们去领略他的医学思想。我明白，目前对仲景诊治思路的把握还没有头绪，即使在文本的理解层面上，都还需要一个逐渐深化的过程。可叹的是，正由于这些词语的阻隔，我阅读《伤寒论》条文时才会出现认知思维在逻辑上的断裂与跳跃，因此就不能完整地理解仲景的真实意图。

少阴病初期经常出现表阴证的观点，使我在临床上开始更广泛的使用麻黄附子细辛汤等方剂。多年后，我在自己身上也使用了好几次。由于是自验例，感受更为贴切，所以现在我将其记录下来，供大家参考。

一、1980年，我37岁。那年，我全家都居住在温州市郊头陀寺的卫生干校的职工宿舍里。5月的一个下午，我感到浑身不自在，头痛畏光，恶风恶寒，皮肤无汗，咽喉稍有涩痛，晚饭一点胃口也没有，头脑昏昏沉沉的。舌象没有什么异常，脉象沉数，腹部没有压痛，但是用手摸去感觉不舒服。我蜷卧在被窝中，但欲寐而不寐，极度疲惫，同时极为烦躁。

这是一个典型的少阴病初期表阴证。由于无汗，体质不虚，应该是麻黄附子类方证。在辨别到底是麻黄附子细辛汤证还是麻黄附子甘草汤证，需要反复斟酌，费尽了周折。从发病的时间来看，应该是“少阴病，始得之”的麻黄附子细辛汤证；但是咽喉稍有涩痛，又好像是“少阴病，得之二三日”的麻黄附子甘草汤证。考虑再三还是处以麻黄附子细辛汤一帖，（麻黄6g，附子10g，细辛3g）生甘草另包，准备作为口腔含片，衔在嘴里。头陀寺远离城镇，周围最近的中药店在东游村，还不知道有没有这几种辛热的中药。我妻子把一个热水袋放在我的被窝里，就带着手电筒去一个陌生的村庄抓药去了。妻子在黑夜里寻找到中药店，在与店里的老师傅费尽了口舌后，才终于把这四味药完完整整地配了回来。在这来回的 40 分钟里，我在被窝里发作了好几次阵发性的寒战，双脚特冷特冰。我本能地把热水袋挪移到脚的附近，把所有的被单、衣服全加盖到棉被上，才感到舒服了许多。眼睛一睁开头部就难过得厉害，有一种发热、燥烦欲死的感觉，一点汗也出不来，体温 39.8℃。夜里 9 时左右，我喝了第一煎药汁，辣得厉害，接着就把甘草衔在嘴里。这是我生平第一次喝麻黄附子细辛汤，其气其味全记住了。大概半个小时左右，寒战明显地缓解了下来。一个小时以后，燥烦欲死的感觉开始淡去。接着被窝上面的被单、衣服一件一件地被拿了下来，人也开始有点儿感觉疲惫欲睡。脑子在混混沌沌中翻江倒海，腾云驾雾。有时感到胸闷得吸不进一口气来，挣扎着把棉被推开；有时感到从噩梦中突围而出，一身轻松。后来感到有汗出来了，身体开始感到有点儿舒服起来，头脑也安静了下来。蒙眬之中，仿佛知道自己身体内部进行着一场和病魔的搏斗，感到任务沉重，非常吃力。妻子给我喝第二次药汁的时候是凌晨一点钟，恶寒已经减少，头脑也清醒了一些，眼睛已经可以适应灯光，体温下降到 38℃。因为出了不少的汗水，在妻子的催逼之下，我在被窝里非常无奈地换了湿湿的内衣内裤，更换时仍然有点儿恶风。再躺下去就睡着了，睡眠中还是有梦，但是已经没有了昏天黑地的噩梦。睡梦里觉得有时候在出汗，也觉得有烦热，好像明白烦热是坏的，出了汗烦热就会去掉，后来进入了极为疲惫的睡梦之中。一觉醒来，感觉良好，霍然而愈。还感到肚子饿了，闻到食物的气味特别沁香扑鼻。妻子告诉我，上半夜，我大声大声地呼气，就像干重体力活时似得喘粗气；下半夜以后，喘粗气的现象渐渐地减少。她说，刚刚起来的时候，房间里有一种有一种难言的臭味，打开窗户后臭味才慢慢地散去。

我吃了一大碗稀饭就上班去了，精神和平时没有区别，谁能相信我昨夜还在寒战高热，今天居然恢复如初了。

这个自验例的辨证的重点在于如何抓主症，当时出现的一大堆脉症："头痛畏光，恶风恶寒，皮肤无汗，极度疲惫，头脑昏昏沉沉，咽喉稍有涩痛，脉象沉数，体温 39.8℃。"但是它们并不那么清晰地指向"表阴证"。我是从哪里寻找到切入点——"抓主症"的把手的呢？

可以说，在这里阴阳辨证起了总纲的作用。正如景岳全书传忠录上卷阴阳篇所云："凡诊病施治，必须先审阴阳，乃为医道之纲领，阴阳无谬，治焉有差，医道虽繁而可以一言以蔽之曰阴阳而已。"

"恶风恶寒""寒战""一点也不想喝水""脚特冷特冰""头痛畏光""蜷卧在床上的被窝之中""极度疲惫，头脑昏昏沉沉""脉沉"等症状，都指向阴阳辨证中的"阴证"。

确定了是以"恶寒"为主症的"阴证"（即"三阴证"）以后，由于在恶寒的同时还有"发热"，就可以进一步诊断是少阴病的表阴证了。辨证中的"发热"，是指我病症中有"发烧的自我感觉"，而不是指我病症中"脉数""体温 39.8℃"与"咽喉稍有涩痛"的表现。

因为所有的感染性、传染性疾病都会使体温升高。体温升高后，除"相对迟脉"的伤寒病外，脉搏都呈正相关地增快。由此"脉数"与"体温升高"在中医的辨证中难以分辨其寒、实、虚、热，所以它们不能成为诊断病证的要素。"咽喉稍有涩痛"也不一定是热证，少阴病也会出现咽喉疼痛，如康治本《伤寒论》第57条:“少阴病，咽痛者……”就是明证。

再从另一个角度来看，以上“蜷卧在床”“极度疲惫”“脉沉”等脉症也基本符合《伤寒论》少阴病的提纲证:“少阴之为病，脉微细，但欲寐也”(第281条)。需要厘定的是,“沉脉”也应该是少阴病的主要脉象，譬如康治本《伤寒论》第62条:“少阴病，脉沉者……”;《宋本》第323条“少阴病，脉沉者……”都是明证。

然而对于初学者来说，问题没有这样简单，会有好几个矛盾的概念纠缠着你。

《伤寒论》中一些带有提纲性质的条文，不但起不到标杆性的作用，反而会使辨证思路陷入迷惑之中。

譬如宋本《伤寒论》第七条云:“病有发热恶寒者，发于阳也。无热恶寒者，发于阴也。”因为其行文清晰干练，对仗工整，读来又朗朗上口，所以被历代医家所青睐，甚至被一些医家奉为《伤寒论》的总纲，放在全书的第一条。

对照表阴证的发热和恶寒同时存在的临床事实，如果运用上述条文就给会给鉴别带来了迷惑。

也许有人以“反发热”与“发热”的不同来分析两者的不同，然而也是无法自圆其说。因为，发热，医者是可以诊断出来的，至于发热“反”不“反”是一个抽象的理论问题，和识别方证的关系不大。又如白虎加人参汤证，(第169条:伤寒，无大热，口燥渴，心烦，背微恶寒者，白虎加人参汤主之)也是“病有发热恶寒”。如果按图索骥、死抠条文，就会死于句下。

我认为这条条文对于分辨太阳病与三阴病具有一定的意义，如果再认真参考汉方家中西惟忠的见解，辨别太阳病与三阴病就更为完备了。

理解少阴病表阴证的理论不容易，运用少阴病的麻黄附子细辛汤证、麻黄附子甘草汤证与桂枝加附子汤证更不容易。

二、1988年，我45岁。那年8月，单位工会组织大家到庐山休养。当汽车开进半山腰时，就没有了夏日的暄热之苦。

到了目的地，我们刚走下汽车，就感到滚滚而来的凉风所送来的寒意。在宾馆的集体淋浴室里，其淋浴水没有加温。我想大暑天的，淋淋凉水也无妨。但我意想不到庐山的凉水竟会是这样的冰冷彻骨，淋水之后，全身毛骨悚然，肢冷形寒。草草地淋洗了几下就急忙地穿上了衣服，然而为时已晚。晚餐时我一点食欲也没有，精神不济，感觉恶风恶寒，颈项强直，浑身肢节不利。饭后勉强跟随大家去爬山后，就感到支持不住了，只想赶快到房间里躺下休息。看他们玩得个个汗流浃背，但是我毛孔紧闭，皮肤干涩无汗，用手轻轻地摸去，就感觉异常，很不自在。我只好提前独自回来，在牯岭街寻找到一间还没有打烊的中药店。向店家购买了一枚体温计，夹在腋下自测体温，看到是39℃，即使减去5分，也已经是够高了，难怪这样地不舒服。出门在外，只怕生病，庐山风光不能观赏不说，还会影响大家的雅兴。心里深深地懊悔自己冒然淋洗冷水。

站在中药店的柜台前，给自己按了脉，发现脉象沉紧而数。踌躇了半天，思考着该用什么方？

首先考虑使用葛根汤，所有的脉症几乎与其相对应。然而我有一种预感，病情可能还会进一步地发展，如果恶寒演变为寒战，精神进一步疲惫，可能就会与上一次一样，转化为麻黄附子细辛汤证。于是同时抓了两帖不同的方药，过一会儿看情况再见机而行。

在回旅馆的路上，周身畏寒，偶尔出现寒战，晚风吹来如同冬天。一心只想赶快回去，然而两腿无力不听使唤，真是所谓的步履艰难啊。短短的一段路不知走了多少时辰，特别是旅馆的十来级台阶，简直使我费尽了所有的体能，然而身上没有一点半丁的汗液。这一些病况都不是太阳病应该具有的症状，所以当我到达旅馆厨房的时候，我已经决定服用麻黄附子细辛汤。服务员的态度令人难忘，她们寻找到煎煮中药的药罐，反复刷洗了几次以后，把中药徐徐地放进了青瓷的药罐，然后加入清水，盖上罐盖，让其慢慢地浸泡。我极为难受地半倚半靠在竹椅上，冰凉的竹片使我感到刺骨地寒冷，我心急如麻地想回到房间躺下，又不好催逼服务员快点把罐盖放到火炉上。我悉悉索索地等待了半个小时，终于喝下了麻黄附子细辛汤的第一煎，我带上第二煎的药汁，跌跌撞撞地回到了房间。房间里欢声笑语，下棋的下棋，打扑克的打扑克，我的进来没有引起大家太多的注意。我跟大家招呼了几声，就一头钻进了被窝。

在被窝里，寒冷一阵阵掠过头顶，寒战也时有发生，颈部的疼痛也趁机捣乱。我想这个样子明天怎能出门？我忍受着痛苦，等待着药效的来到。寒冷像渔网一样裹挟着我，空调机的声音像冬天的寒风在刮噪，电视里的歌声像村妇骂街，周围的交谈令人心烦，我盼望着太阳与热量，我盼望着在浴缸里洗热水澡。在半睡半醒中我朦蒙眬胧地听见陈老师在议论我的病情，他们轻轻地过来探听动静。有人用手在我的额头上探摸着有没有发烧，过后又听见他们在讨论我是不是中暑了。我在被窝里和病魔鏖战正酣，热浪和寒流处于胶着状态。大概是我大口的喘息惊醒了大家，陈老师轻轻地摇醒了我，细声细语地询问我哪里不舒服？需要什么帮助？我在他的帮助下，把重新加温的第二煎的药汁喝了下来，躺下来不久就有点儿微微汗出。房间里的文娱活动还在继续着，在谈烟论酒中，还提到我说的

“庐山老窖”，也许是我记错了牌子，所以成为大家的谈资笑料。接下去，周围的声音渐渐地听不见了，身上也慢慢地暖和起来，汗也涔涔而出。终于进入梦睡之中，梦中在穿越大沙漠，希望与苦痛同在，我饥渴地爬出了戈壁滩，舒坦而无力地躺卧在绿洲上。

叽叽喳喳的鸟叫声吵醒了我，庐山的早晨静悄悄的。醒来后，我感到全身舒畅，连头颈也没有一点故障。只是短裤，汗衫汗水黏黏的，棉被、床单与枕头上的毛巾都是湿漉漉的。我看到大家晨梦未醒，就去打了一大盘热水，把身体擦洗干净，换上了新的衣服，就走出房间，散步在芦林湖畔。当我在餐厅里吃早点时，同事们才陆陆续续来到。大家看见我精神焕发的样子，都感到不可思议。那天的安排是下山游览享有“海内第一书院”之誉的白鹿洞书院。有人劝我在山上养息，不要长途跋涉了，我认为身体已经完全恢复就要求和大家同行。

以上两个自身的治验例，我凭记忆将其记录了下来。记忆显得笼统而粗糙，更细微的描述与更深层分析尚待展开。

三十一、轩窗夜话话半夏

在有关少阴病的症状与诊治告一段落以后，我就向张丰先生提出新的问题。

“老张，我有一个问题，就是有关‘半夏’药征的辨别问题。”

“是不是有关你外甥小敏一案中使用竹叶石膏汤时，减不减‘半夏’一事，你还有想法？”

张丰先生的大脑反应真快，只要你稍稍提一个头，他就能猜测出你全部的意图，这也许就是直觉吧。

“是的，《伤寒论》第313条：‘少阴病，咽中痛，半夏散及汤主之。’半夏散及汤中的半夏、桂枝均为辛燥之物，后世医家认为此方可以治疗咽喉疼痛、语音不出。其中的机制我百思不得其解，假如半夏的药征是咽喉疼痛、语音不出的话，那么我外甥小敏服药以后为什么会声音沙哑？”我问。

张丰先生盯着我看了半天，他大概在考虑用什么方法来启发我沉睡着的悟性。

他以呵护的口气对我说：“你在临床上用半夏散及汤治疗过咽喉疼痛、语音不出的病症吗？”

我摇摇头说：“没有。对咽喉疼痛，我一般考虑桔梗甘草汤加元参、石膏等药，如果有太阳表证，就在辛温解表的基础上加以上方药。”

他点点头说：“你的诊治方法没有错。在有太阳表证的情况下，能够使用辛温解表的思路去治疗咽喉疼痛的人已经实属不易。像范文虎先生这样能用大黄附子细辛汤治疗咽喉疼痛的医师更是寥若晨星了。”

“我能够理解用辛温解表的思路去治疗有太阳表证的咽喉疼痛的病症，但难以理解用半夏类方去治疗咽喉疼痛、语音不出的病症。”

张丰先生大概已经知道我的疑窦所在了，就径直地告诉我：“以咽喉疼痛、语音不出为主症的疾病，除了比较罕见的类型之外，常见的一般有两类。一类是普通的咽喉痛，如甘草汤证、桔梗汤证、猪肤汤证等没有半夏的方证，临床表现的特点有咽喉红、痛而不肿；另一种是有格阻性、梗塞性的咽喉痛，如苦酒汤证、半夏散及汤证等，其临床的表现特点有咽喉肿痛而不红。”

张丰先生把咽喉疼痛一分为二，泾渭分明，使我原先模糊的概念清晰了起来。原来用半夏类方去治疗的是疼痛而不红的咽喉疼痛。小敏假如咽喉像口唇一样红的话，就应该排除使用半夏的可能性。然而，条文中并没有说得这样明确啊，他是怎么知道的呢？

“我们从哪里得知半夏类方治疗的是梗塞、阻滞型的咽喉肿痛？”

“通过对苦酒汤证、半夏散及汤证、射干麻黄汤证、麦门冬汤证、半夏厚朴汤证的条文分析而得出这样的结论。”张丰先生回答说。

我想，这大概就是通过分析、归类、综合、推理的方法所得到的结论吧。

“苦酒汤证出现‘咽中伤，生疮，不能语言，声不出者’；半夏散及汤证出现‘但咽中痛者’；射干麻黄汤证出现‘咳而上气，喉中水鸡声’；麦门冬汤证出现‘火逆上气，咽喉不利，止逆下气者’；半夏厚朴汤证出现‘妇人咽中如有炙脔者’。”张丰先生说，“通过对这五个方证的比较，从这些条文的字里行间中捕捉到咽喉部症状的一系列特征：‘炙脔’言其形，‘水鸡’言其声，‘生疮不能语言声不出’言其痛楚之状，‘不利’言其有所阻碍。通过这一系列特征的分析，我们就可以总结出它们的共同特点是：咽喉部肿。肿，一般是有形的，可以看得到；也有可能是无形的，病人自己感觉到有肿，但是医师在外面看不到咽喉肿，西医认为是心理性的疾病，称为‘癔球’。总之，他们一般肿而不痛，如半夏厚朴汤证、射干麻黄汤证、麦门冬汤证；如果咽喉因肿而痛，就会出现苦酒汤证与半夏散及汤证。”

我忍不住问：“老张，你讲的‘炙脔，言其形，‘水鸡’言其声，‘生疮不能语言声不出’言其痛楚之状，‘不利’言其有所阻碍’。这些东西是你个人的见解，还是日本哪一个汉方家的见解？”

张丰先生对我的提问不甚满意，用严肃的口气说：“以上这段话不是日本汉方家的见解。你今后要注意，要多读读中国历代经方家的书。不要忘了在日本汉方界声名显赫、地位最高的吉益东洞就是受益于柯琴的《伤寒来苏集》，更不要忘了，日本汉方医学就是从中国历代医籍中汲取养分的。”

他的批评很及时，当时我的学习重点的确有所偏差。读日本汉方方面的书较多，的确有点儿忽略了学习中国历代经方家的东西。

张丰先生继续回答我的问题：“上面的这段话是清代医学家邹澍在《本经序疏要》中说的。他是江苏武进县人，药用植物家。他取《本经》《别录》为经，撰《本经疏证》一书，本书以仲景经方的药物配伍理论来注疏《神农本草经》。《本经疏证》是中国医学史上第一本研究药征相对的医药学专著，今后你要下功夫读懂它。”

张丰先生介绍了邹澍的生平与著作以后，接着评论邹澍对“半夏”药征的研究：“邹澍以多角度比较的方式，通过对形、声、状、态四个方面的总体动态分析，自然而然地推导出梗塞型、阻滞型的咽喉疾病是半夏的适应证之一。”

然而，我发现刚才张丰先生引用的条文中没有提到咽喉红不红的问题。

“那咽喉红不红呢？”

“咽喉红不红的问题，条文中没有提到，但是临床医师都认为咽喉红是要慎用半夏的。”张丰先生回答道。

通过张丰先生苦口婆心的教导，我获益不少。我渐渐地明白，条文中还有很多东西没有直接显现出来，但这些东西和我们直接能够看得见的一样重要，甚至更重要。整部《伤寒论》是由许多相关的条文有序叠加的结果，其间某些个别条文，都处于前后条文的关系当中，其意义在于在上下文中如何积累和传递信息，而不是单独存在的。有的条文从一个更为隐晦的地方进行深入挖掘，揭示那些尚未挑明的事情真相，而不是直奔事情的核心。

不知不觉就到了吃饭的时候，张丰先生说：“你就在我这里一起用晚餐，晚上我们继续讨论。”

在等待晚餐的这一段时间里，张丰先生又想起麦门冬汤的一种特殊的治疗作用。

“麦门冬汤是一个治疗咽喉干燥不适的药方”，张丰先生背靠墙壁细声细气地说，“大塚敬节介绍过麦门冬汤的治疗目标——‘以咽喉不利为麦门冬汤使用的指征。咳嗽有力而且不间断，痰液黏涩难以咯出，咽喉中间有被异物所堵塞的感觉，有时会出现咽喉沙哑、难以发出声音，有时候咽喉疼痛。他确信服用麦门冬汤以后，咽喉会变得滋润，痰液容易咯出，不间断咳嗽渐渐地消失。大塚敬节还介绍过汉方家小出寿医生的经验。小出寿医生对于中风而眩晕，不能迈步走路、身体不能自持而摇晃的病人使用麦门冬汤加生石膏有很好的疗效。”

我掏出笔记本把张丰先生的话一一记下。

我们就在东陶职工食堂吃了饭。食堂里的一个师傅对张丰先生特别客气，这不像一般人对右派分子应有的态度，我感到有点意外，就轻轻地询问张丰先生。张丰先生告诉我，这个人原来是个干部，后来在清理阶级队伍时被造反派搞了一下就调到食堂来了。在工厂一起工作多年也一直没有交往，路上相遇彼此也没有打过招呼。去年年底这个人腰部严重外伤，躺在床上不能动弹了。他的家人请张丰先生给他针灸了两次，吃了五帖中药，后来很快就痊愈了。从此以后，他就改变了过去冷若冰霜的态度。

从食堂出来，出了工厂的北大门，我们向东沿着工厂围墙边的小石板路原路返回。

一路上，我继续向张丰先生询问《伤寒论》中有关‘半夏’的药征问题。

“老张，仲景在遇到小青龙汤证的病人如果有‘口渴’就要小青龙汤去半夏。小青龙汤证中存在‘干呕’症状，那是不是意味着‘口渴’与‘干呕’同时出现的时候就不能使用‘半夏’？”

“‘口渴’与‘呕吐’两个症状相伴出现的时候，仲景是特别地注意，甚至对它们在临床上出现的先后都有讲究。譬如《金匮要略·呕吐篇》云：‘先呕却渴者此欲解，先渴却呕者为水停心下，此属饮家。’一般说来‘口渴’与‘呕吐’同时出现的时候，就要考虑是水饮作祟，是茯苓证、白术证，一般不用半夏。你说有哪些方证是符合上述症候群的？”

对于突然而来的问题，我一下子反应不过来，犹豫了很久才想到一个现成的小青龙汤证，因为我记得《伤寒论》中说过：“伤寒表不解，心下有水气，干呕，发热而咳，或渴，或利，或噎，或小便不利，少腹满，或喘者，小青龙汤主之。”条文中“心下有水气”不就是张丰先生说的“水饮作祟”吗？

“小青龙汤证，外有风寒，内有水饮。干呕、口渴同时出现的时候，仲景要求去掉半夏。”

张丰先生从我回答问题的样子，知道我可能再也想不出其他的方证了，就替我说了：“五苓散证、猪苓散证、茯苓泽泻汤证等方证都是如此。仲景云：‘渴欲饮水，水入则吐者，名曰水逆，五苓散主之。’‘呕吐而病在膈上，后思水者解，急与之。思水者，猪苓散主之。’‘胃反，吐而渴，欲饮水者，茯苓泽泻汤主之。’三证皆有渴，皆欲饮水。”

的确如此，我惊叹仲景的天然妙成之功。

“老张，记得茯苓甘草汤证是‘不渴’的。”我突然想起这个方证。

“对，茯苓甘草汤是一个非常重要的方证”，张丰先生提高了声音，“有时候很容易和苓桂术甘汤、苓桂枣甘汤相混杂。”

“对于它们，诊治时应该如何鉴别呢？”

“茯苓甘草汤、苓桂术甘汤、苓桂枣甘汤都属于苓桂类方，它们都能诊治‘悸动气逆、小便不利’，可根据腹部悸动气逆的不同部位来选择相对应的方药加以鉴别。如果悸动在胃脘并伴有恶心呕吐的是茯苓甘草汤证；悸动在脐下并欲作奔豚的是茯苓桂枝甘草大枣汤证；如果悸动在心下或胸中并伴有头眩的是茯苓桂枝甘草白术汤证。有人把茯苓桂枝甘草白术汤证、茯苓甘草汤证、茯苓桂枝甘草大枣汤证分别称之为‘上焦悸’‘中焦悸’和‘下焦悸’。”

“宋本《伤寒论》第65条云：‘发汗后，其人脐下悸者，茯苓桂枝甘草大枣汤主之。’条文中的‘发汗后’我们应该如何理解？”

“问得好”张丰先生微笑着，“伤寒论中有好多条文的前面都有‘发汗后’‘吐后’‘下后’等用语，但是不一定是实指这些用语后面的脉症都是在‘发汗后’‘吐后’‘下后’出现的。只是强调汗吐下后，病人的身体状况一般会处于‘虚’的状态而已。这种‘虚’的状态并不是一定是三阴病虚证。譬如这一条条文中的病人脐下强烈地悸动，临床上常见于精神神经刺激所引起的发作性心悸亢进或歇斯底里病，茯苓桂枝甘草大枣汤也不是补益剂，它是一种通过利尿剂使悸动静止下来的镇静剂而已。”

我读书时，对于桂枝去桂枝加白术茯苓汤的条文一直心存疑义，就把它提出请教张丰先生。

“老张，你如何理解桂枝去桂枝加白术茯苓汤的条文？”

“桂枝去桂枝加白术茯苓汤是和苓桂类方相对应的，这一种现象《伤寒论》中比比皆是，这是野性思维的一个特点，关于野性思维的这个特点，以后有时间我们再慢慢讨论。桂枝去桂枝加白术茯苓汤，由芍药、甘草、生姜、大枣、白术、茯苓六味药组成，它的诊治目标是‘脘腹部满微痛，小便不利’。因为治疗脘腹部各处的腹满微痛，所以方中生姜大枣白术合在一起使用，也就没有像茯苓桂枝类汤那样分成针对身体上、中、下不同部位悸动的三个方。”

听了张丰先生的话，我开始领悟到，《伤寒论》中的条文、方证，貌似错综复杂、交错缠绕，其实内在是一种或多种有序的结构。

“老张，苓桂类方还要和其他什么方证进行鉴别？”我挖根刨底，穷追不舍。

“唔——”张丰先生做思考状，“苓桂类方中的一些方，如茯苓甘草汤证、苓桂五味甘草汤证中多有出现四肢厥冷的症状，所以临证时要跟四逆汤类方证相互鉴别。”

我记得《伤寒论》《金匮要略》有关条文都已经提到这个问题，如第356条云：“伤寒厥而心下悸，宜先治水，当服茯苓甘草汤，却治其厥，不尔水渍入胃，必作利也”；又如《金匮要略》云：“青龙汤下已，多唾口燥，寸脉沉，尺脉微，手足厥逆，气从小腹上冲胸咽，手足痹，其面翕热如醉状，因复下流阴股，小便难，时复冒者，与苓桂五味甘草汤，治其气冲。”这两条条文的确都提到四肢厥冷的症状，然而我读书的时候，对于条文中“厥”“手足厥逆”等症状没有特别注意，更没有想到要跟四逆汤类方证相互鉴别。

“老张”，我以感谢的目光看着张丰先生，“能否举一个例子来加以说明？”

“好吧，容我好好地想一想。”张丰先生站在那里思考了半天，“日本汉方家大塚敬节治疗矢数有道肠伤寒病的病案能够说明这个问题，这个医案也充分说明了苓桂类方跟四逆汤类方使用时相互鉴别不容易。”

我心中的喜悦不可名状，紧张地等待着张丰先生的讲话。

“病案中的患者是矢数道明的弟弟矢数有道，他们几个弟兄都是创立一贯堂医学的森道伯的学生，追随在森道伯的身旁学习伤寒论。”

矢数道明？一个好熟悉的名字，他和哥哥矢数道明、矢数格三兄弟都是日本近代医学史上著名的汉方家。

“1933年”，张丰先生如数家珍，“矢数有道患肠伤寒病住在他恩师的医院里治疗。某天，其学友大塚敬节接到矢数有道病态严重的通知，就前往市谷某町的医院隔离病室探望矢数有道。大塚敬节在医院隔离病室中看到矢数有道满头汗出如雨，四肢冰冷。矢数有道因为高热不退，所以心情郁闷，认定自己是难治的附子证。刻诊所见，脉数每分钟120次，没有出现肠伤寒病的相对迟脉。体温39℃以上，但是口不渴。”

“满头汗出如雨，四肢冰冷，体温39℃以上，但是口不渴。”即是《伤寒论》第282条认为少阴病是口渴的，但是根据现有症状都像一个典型的少阴病四逆汤类方证啊。我心里几种矛盾的思维争斗得异常激烈。

“矢数有道说自己今天早晨开始出现强烈的心悸亢进”，张丰先生绘声绘色地讲着，“一小时前接受葡萄糖与林格氏液的皮下注射时，发现在注射药液的大腿内侧注射以后一直高高地隆起，想必自己身体对这些注射液完全不能吸收。矢数有道自认为注射液不能吸收一定是由于自己心衰到了极点，一想到身体如此状态，就紧张得全身汗出如水。小便情况也不正常，今晨起一次小便也没有。”

天哪，面对如此的高热、肢冷、心悸、小便不利、汗多而不口渴的病症，应该如何展开方证辨证？

“大塚敬节果断地告诉矢数有道”，张丰先生完全进入角色，“不是附子证，而是苓桂类方证。他引用《伤寒论》第73条‘伤寒汗出而渴者，五苓散主之；不渴者，茯苓甘草汤主之。’诊断为茯苓甘草汤证。随后，茯苓甘草汤被火速煎煮成汤药”。

大塚敬节所引用的条文除了缺少“肢冷”一症，其他方证倒是环环紧扣。“肢冷”《金匮要略》已经指明也是茯苓甘草汤证之一，看来大塚敬节已经一下子抓住了“牛鼻子”。

“老张，服药以后情况如何？”

“矢数有道服用一帖以后”，张丰先生脸面上呈现出新鲜的笑容，“大约经过半个小时，流汗不止的症状就消失了。高高隆起的大腿内侧注射部位竟顿然被完全吸收了。而且从旁晚到夜晚之间，排出了大量的小便，矢数有道感到全身非常舒适轻松。就这样尽管诊断为重症，由于中医药的介入却能迅速地恢复而出了院。”

“啊！”我下意识地发出惊叫，神奇的疗效完全出于我的意料之外。

“至于四肢冰冷一症的处理也要做到类证鉴别”，张丰先生意犹未尽，“权衡轻重，先后有序，才能临证不乱。譬如首先要分清有四逆汤证的寒厥，有白虎汤证的热厥，有四逆散证的气厥，还有苓桂类方证的水毒厥等，不然的话就会像矢数有道那样歧路亡羊不知所措，甚至缓急不分做出错误的判断。这时候对《伤寒论》的熟悉程度就会发生决定性的作用。因为先人已经反复遇到过如此进退维谷的境地，在千万次试错中积累了宝贵的临床经验。《伤寒论》第356条就已经明确地讲到了水毒厥的脉症和寒厥四逆汤证的鉴别与诊治步骤。

这一个病案使我受益匪浅，一直至今，张丰先生讲叙茯苓甘草汤证的情景依然就在眼前。在开始阶段，只是感到矢数有道先生这个资深的汉方家也有辨证失手的时候，何况是我们后学者，更应该引以为戒。随着时间的过去，渐渐地感到这个医案的价值。大塚敬节记录的文字是可数的，但病例的示范效应深远。讲叙内容是平面的，但其纵深绵长。

“告诉你一个运用小青龙汤的治疗信息，”张丰先生说，“根据《金匮·痰饮咳嗽》中‘咳逆，倚息不得卧，小青龙汤主之。’我们知道它可以治疗剧烈的咳嗽，严重的时候呼吸困难，需要倚靠某物而呼吸，不能仰卧。我是前几天在《汉方之临床》上看到的，大塚敬节先生的经验小青龙汤证的咳嗽，夜间睡觉时也发生，早晨醒来时眼睑浮肿。除了治疗咳喘之外，小青龙汤加石膏可以治疗关节炎有积水的病症。他曾经治愈许多这样的病人，如一个50多岁的胖妇人，左膝关节肿胀，虽然时常抽水，但疼痛愈甚，而服用此方以后，膝关节就不会积水了，一个月便能走了。另一个病人是腕、肘、膝等关节肿痛、积水，服用此方一个多月，肿痛均告消除。”

这倒是小青龙汤一个新的辨证目标和一种新的辨证思路。这种辨证思路，使我找到一个诊治滑膜炎的辨证入口。

“关于半夏你还想到什么新的问题吗？”张丰先生问。

我想了想，问：“《伤寒论》小柴胡汤证，‘胸中烦而不呕者去半夏’‘渴者去半夏’。再对照一下柴胡桂枝干姜汤证，‘胸胁满微结，小便不利，渴而不呕，但头汗出，往来寒热，心烦’，也因为病症中有‘心烦’与‘渴而不呕’所以方药中没有半夏。难道临床上遇到这些‘烦而不呕、口渴’的病人，都不能使用半夏吗？”

“邹澍在《本经疏要》中也提到这个问题，”张丰先生说，“他认为‘烦而不呕、口渴’的病人要去半夏没有错，几乎是有一定的规律性，但也不绝对。譬如温经汤证，妇人下利，暮即发热，少腹里急，腹满手掌烦热，唇口干燥，一个方证之中‘烦而不呕、口渴’三个症状具备，然而仲景也没有去掉半夏。”

我的兴趣一下子被调动起来了，我读来读去怎么没有发现这个问题。假如破解了这个悖论，肯定会在认识上提高一大步。

“读书一定要带着问题读，不然的话，读书的效果可能就不好”，张丰先生说，“我在读《伤寒论》的过程中，越来越觉得带着问题去读是一个好办法。在还没有领悟到这个方法之前，我多次拜读过《伤寒论》，有泛读的，也有反复琢磨一字一句细细精读的，但是读了以后，收获都不是太大。后来当我以‘半夏在论中的作用’这个具体的问题来读《伤寒论》时，就发现了诸多新的东西。”

张丰先生很高兴，虽然我没有看到他的表情，但是从他的言语动作中我可以感觉出来。

“老张，请把你的读书心得讲给我听听，好吗？”

“半夏在柴胡剂中一般是针对恶心呕吐与心下痞满等症状，如在大小柴胡汤、柴胡加芒硝汤、柴胡加龙骨牡蛎汤、柴胡桂枝汤中的半夏作用基本如此。”

我还没有从一连串的方药中完全地反应过来，口里“嗯”了一声，集中了精神。我希望他继续谈谈温经汤，谈谈温经汤中为什么没有半夏药征，希望他沿着这个问题一路讲下去。

张丰先生顺着自己的思路说下去：“半夏在麻黄剂中一般是针对胸胀、咳逆等症状的，如小青龙汤、小青龙加石膏汤、射干麻黄汤、厚朴麻黄汤、越婢加半夏汤等。后来我读了《本经疏要》，才知道半夏在桂苓五味甘草去桂加姜细夏汤与泽漆汤中的作用也是这样。”

我觉得这样一边归纳，一边比较去读《伤寒论》的确有意思。然而我当时心中感兴趣的不是这些，这些东西虽然也很好，但只要花点工夫我也能归纳出来。我关心的是方证药征学说中为什么也有阿喀琉斯之踵，为什么不能够百分百地自圆其说，这真是一个非同小可的大问题。

我忍不住插话："老张，先不说这些好吗？请你告诉我温经汤的问题好吗？"话一出口，我就责怪自己不礼貌，的确太随便了。

张丰先生笑着说："你太心急了吧？！在讨论温经汤这个大问题之前，难道不需要铺垫铺垫？"

想不到他已经和我想到一块去了，我要平心静气地等待他过渡到这个问题上来。

记得这是一个没有月亮的夜晚，大地躺在半阴半暗里，蒙胧而模糊。空气里充满了一种从泥土中散发出来的夜的芳香。几只萤火虫，在田野里飞来飞去。黑暗中的流光，留下了浓浓的记忆。

"夜深了，我们回去吧。"张丰先生说。

在回去的路上，我们一句话也没有说，我心里有预感，这一场夜话对我的经方学习意义重大。

在房间里，灯光昏黄。我泡好两杯茶，坐在张丰先生的对面，看着茶杯里袅袅上升的雾气，聚精会神地静静地等待着。片刻，淡淡的茶香便弥漫在屋子里，月光正爬进窗子，三两方光影飘浮在茶叶的香气中，缓缓地游动。

张丰先生神色平静，看着我一脸认真，笑了。

他的开场白不怎么顺畅，他可能在考虑谈话的切入点。

"温经汤中半夏药征问题，"他开门见山就直奔主题，"我考虑了好长时间，还没有成熟的结论。今天是和你一起讨论，希望在讨论中听到你的不同意见。"

我只是感兴趣，能有什么不同的意见。

他说："遇到这个不能自圆其说的问题，中国古代医师用病因学说一下子就解释了。被誉为'读懂《伤寒论》的金钥匙'的邹澍也不例外。”

他把桌子上的《本经疏证》拿来，翻到他需要的一页，看着书，说：“邹澍认为温经汤‘举一病三者胥犯之矣。何者？其病之因缘瘀血在少腹故也’。因为在他的眼中，只要言之有理，言之有物，解释得通就可以了。他还没有考虑到方证药征辨证和病因病机辨证在方法论上是两条道上的车。”

我被张丰先生的话说糊涂了。方证药征辨证解释不了的问题，这个问题被病因病机学说一下子解决了，这样两者相得益彰，为什么不好呢？

我冲口而出：“老张，为什么要在‘一棵树上吊死’呢，这不是‘死要面子活受罪’吗？”

张丰先生被我的这句俚语弄笑了，也可能是被我的无知，被我的不知天高地厚惹笑了。

“《伤寒论》自成理论体系，”张丰先生说，“从事于经方医学研究的人，首先要下功夫学会经方系统内的知识，它特有的脉象、腹诊、药征、方证，以及体质用方等，学会同类方证内部的区别性差异，学会运用经方思维去思考问题，去诊治病人。一个经方学者，如果没有自觉地将自己融入到《伤寒论》中，他的所谓更换辨证思路也好，超越创新也罢，不过是放纵自己的智力欲望而已。当然，卓然自立以后，再从容地去兼容并收、择善而从，就是另外一回事了。”

张丰先生的话使我耳目一新，一直以来无法摆落的拘囿，一下子豁然开朗。然而，我转头一想，就发现了一个问题。

“如果理论上遇见经方理论解释不了的问题，譬如温经汤中的半夏药征问题，我们该怎么办？”

张丰先生神色自然，以缓慢的语气说：“首先我们要知道一个常识，任何学说都是有不足之处的，世界上没有十全十美的方法与理论能够解释天下一切的问题。所以我们不能够因为这个方法与理论有缺陷就否定它，也不要为了掩盖这个漏洞而使用其他的东西去填补它。方证辨证的方法也一样，有它的不足之处，有它不完善的地方。它有待于自身的发展，有待于更深入地研究。其实对于我们临床医生来说，最重要的要学会如何使用温经汤去治疗疾病。温经汤最重要的治疗目标是手掌灼热感，手掌皮肤干燥粗糙，这些病人一般有口唇干燥，是妇女的话一般伴有月经不调。记得你跟我讲过在家乡遇见一个手心发烫影响入睡的病人，那个病人也伴有口唇干燥，你径直使用三物黄芩汤而治愈其失眠。现在回头看看，这样的治愈有其偶然性。因为整个辨证过程还缺少了一个方证鉴别的环节。当时起码应该与温经汤证、六味地黄丸证进行一次鉴别诊断。”

他的一番话对我震撼很大。看来以追求完美为目的的想法是学习的动力，然而它永远只能是未完全式的存在。

三十多年之后，当我看到黄煌先生说自己对经方医学的研究‘但求其真，不求其全’时，觉得这句话说得太好了。这是一句平实的话，一句谦逊的话，一句具有高度智慧的话。

张丰先生看见我发呆的样子，就劝慰我说：“努力拼搏与最终结果是两回事。古人说过，‘谋事在人，成事在天’。”

我还想了解日本汉方家是怎样看待这个问题的，就询问张丰先生。

“日本古方派汉方家有没有讨论过这个问题？”

张丰先生喝了一口茶以后，说："当然。岂止讨论过，当年为这个问题吉益东洞和弟子们闹得不亦乐乎。吉益东洞是一位极具学术个性的医学家，他倡议'方证主义'，注重临床实效——'实证亲试'，竭力反对理论上的穿凿附会——'空谈虚论'。他说：'理无定理，疾有定证，岂可以无定之理，临有证之疾哉。'他认为，看不见的事物不能成为医学理论与临证治疗的依据。也就是说，着重研究病人临床所现的体征和症状，看符合何药、何方所主之证，然后处方用药。方证药征是已经发生过的事情，千万年的临床疗效反复证实着它们存在的价值。会下错误结论的是后来的各种各样理论，而不是方证药征。他的'方证主义'是强烈排斥病因病机的。"

"吉益东洞方证相对的理论系统完备，临床疗效也很好，他的学生为什么不去依法炮制，奉其衣钵呢？"

"'人之所病病疾多，医之所病病道少'。吉益东洞方证相对的理论也不是万能的，在错综复杂的疾病面前，总会有黔驴技穷的时候。在这个时候，何去何从，就会有不同方向的选择。在吉益东洞的学生中，也有人固守他的学说，如村井琴山、岑少翁就极力捍卫吉益东洞的学说，在临床上他们坚持使用东洞之法。但大多数学生认为，吉益东洞的观点过于偏激，在理论上他们和老师也有重大的分歧，譬如吉益东洞以证为凭，但他们认为'有证异而病同，有病异而证同，唯以见证不足为凭，故主张引用病因理论。"

"吉益东洞大多数学生如果遇见像温经汤之类用方证、药征理论难以解释的问题，他们就会用气、血、水等病因学说去解释，对吗？"

"是的，但这种'完美'的解释，在吉益东洞的眼中是不可容忍的。他要求弟子们应该在方证、药征相对的理论基础上，向更深一层研究，以求答案。因此，就形成了学术上的对立与分歧。”

“你对这个问题是怎样看的？”

“吉益东洞是一个彻底的‘方证相对应’论者，他的努力是非常可贵的，过去思不及此，应该反思。而他的众多弟子，如吉益南涯、中神琴溪、山胁东门、和田东郭、中西深斋等人却是实用主义的‘方证相对应’论者，他们对东洞的理论做了修饰，使之更为‘完整’，但是也丢掉了不少深刻、卓绝的见解。”

“听你的口气，你的立场是倾向于吉益东洞的理论观点。”

“是的，”张丰先生笑着说，“我们不是一线的临床医师，考虑问题是以是非为目的，总是着眼于未来如何如何。一线的临床医师除了考虑以上的东西以外，还要考虑怎么应付病人的责问，要对病人解释病因病机，还要考虑每天的经济利益。所以，吉益东洞这种破釜沉舟式的喜用峻药以攻疾的疗法，在现实面前不得不改头换面，以求生存。”

“老张，对温经汤中的半夏药征问题，谈谈你的意见，好吗？”

“温经汤是一个比较复杂的方剂，有它的特殊性。它虽作为胶艾汤之类方，更含有当归四逆加吴茱萸生姜汤、当归芍药散、桂枝茯苓丸、麦门冬汤等方的方意。我希望能从方证、药征理论的复杂性这个层次来解答这个问题，随着这个问题合理解答的成立，将会把方证、药征的理论向前推进一步。”

“你已经有这方面的初步设想了吗？”

“设想是有的，但离解决问题的那一天还非常遥远。你有兴趣的话，不妨去试试。”

真是无知者无畏，我被他激起了探奇的热情，就说：“我有兴趣。

该从何处入手？”

“吉益东洞的思想应该从哲学这个高度来认识它，你这方面的基础还比较薄弱，还是先不要着急。真有兴趣的话，可以有待于将来。”

那天晚上，我和张丰先生抵足而眠，谈话持续到很晚很晚。

从那天开始，我就有了一个新的梦想，几十年过去了，我还没有从这个梦中醒来。

三十二、试寻本草细商量

温州地区医药公司中草药总仓库坐落在状元桥横街小学的对面。“文革”期间，仓库的总管姓黄，是一个热心肠的老人，大家都亲热地称呼他“黄老伯”。他的血压、血脂、血糖都比较高，经常来我这里诊治。我也时时到他那里去瞧瞧各种各样原药材的形态，这样和原药材有了零距离接触，使我在无形之中增添了不少药物学方面的见识。

黄老伯初诊的记录如下：黄老伯，60岁，体重70kg，身高167cm，面红壮实，时常头痛头晕，颈强肢麻，口苦口臭，饮水不多，咽干时痛，大便黏滞而溏，每日二三次，排便不畅，小便黄短，脉象沉实，舌暗红苔黄腻；腹诊所见，仅仅有腹肌结实的感觉。投葛根芩连汤：葛根二两，黄芩三钱，甘草一钱，黄连三钱。服药15帖后，诸症大为好转。就在这个方子的基础上加减变化，自觉症状渐渐地消减，前前后后诊治了好多年。这样一来二往，我们就成了忘年交。

黄老伯在治病的过程中，时时向我提起他单位的甘慈尧。一提起甘慈尧，他的话语就滔滔不绝，都是称赞甘慈尧的为人做事及他鉴别药物的高超技能。

有一次，黄老伯对我说：“甘慈尧今年32岁，与你同年。他真是一个神奇的人物，在我们整个医药公司中对中草药的性能与鉴别就数他最精通了。他讲起中草药来如数家珍，几天几夜也说不完。他不仅讲中草药的别名、功效，还讲述它们的历史掌故。这一招，不仅吸引年轻人，甚至很多老药工都听得津津有味。一次，一个药学院刚刚毕业分配来的青年人当众问他：‘我们常见的金银花，学名叫什么？植物学上归属于哪一科？主要成分是什么？’对于从事实践工作的许多人来说，这些问题有点刁。谁知道甘慈尧不假思索地回答：‘药材金银花为忍冬科忍冬属植物忍冬及同属植物干燥花蕾或带初开的花，学名称之为灰毡毛忍冬。本品含绿原酸类、苷类、黄酮类、挥发油类成分。’他扎实的中药学、方剂学、药用植物学、中药鉴定学、中药资源学、中药药理学、中药炮制学、中医学基础等学科的知识是一般人所望尘莫及的。”

听了黄老伯的介绍，我对这个同龄人顿生仰慕之情，渴望能够见上一面。

“黄老伯，甘慈尧老师住在哪里？我中药学方面的基础很差，想登门求教。”

“真是凑巧，甘慈尧的妻子最近在我们药物仓库工作，所以每个星期六甘慈尧都会从市内来到这里。如果他来了，我一定请他到这里来，你们一定会谈得来。”

就这样，通过黄老伯的介绍，后来我认识了甘慈尧老师。

记得那是春天的一个星期天上午，黄老伯与甘慈尧来到了我的学校。

当时的情景在我的记忆里恍如昨天，当我听到黄老伯在门外讲话的声音时，就高兴地冲了出去。

甘慈尧老师中等身材，身姿稳健成熟，矫健灵敏，给我留下终生难忘的印象。

在我的寝室里坐下以后，黄老伯给我们做了介绍。我给黄老伯与甘慈尧老师泡上了两杯清茶以后，就把自己的经历与学习经方与针灸的近况向他们讲了一通。

对着甘慈尧老师那双明亮聪睿的眼睛，我有些紧张，好像学生面临大考一样，有点惶惶不安。

“甘老师，听了黄老伯的介绍，我天天盼望着你的到来，我想请教一个问题，就是中医师如何学好中药？”

甘慈尧老师自信地笑了笑，没有客套的推诿之词，直截了当地实话实说：“这可是一个新问题啊！我只能站在自己专业的立场谈谈个人的看法，给你做一个参考。以后，请你称呼我‘老甘’好了。”

我集中全部的注意力，洗耳倾听。

“古代中医师大多从认药开始，现代也不例外。你在学习《伤寒论》，论中的八十多种药物已经认识的有多少？”甘慈尧老师问。

我读《伤寒论》有好多年了，还从来没有想过这个问题。现在细细想来，大概只有认识大半吧。

“我也不知道认识了多少种中药，你说得很对，看来这是我的一大缺陷，今后要努力补上这一课。”

“其实我们稍微留心一点，一个普通的成年人认识的中草药可能多至几百种。”甘慈尧老师笑着说。

我大吃一惊，甘老师说的是事实吗？

甘老师看到我少见多怪的样子，笑了起来说：“不要认为中药很少看见，其实并不是这样。比如橘子，就有橘皮、橘络、橘核、橘红、橘叶、小青皮等六种中药。其中的橘皮又名陈皮。”

是啊，甘老师说的很对。好像‘姜’吧，就有生姜、生姜皮、生姜汁、干姜、煨姜、炮姜等。看来，古人说得不错，处处留心皆学问啊。

“《伤寒论》果然重要，”甘老师说，“但是毕竟只有近百种的中药，后世发现的几千种常用的药物，有的药物的药效是《伤寒论》中任何药物所不可替代的，所以研究后世的方药与民间草药会更加有利于临床。医师的目的是疗效而不是门派。”

言辞锐利，一针见血。

“老甘，如何提高对民间草药的识别水平呢？”

“到自然界去寻找中草药，认识它们原来的面目，一走出房间，在你们学校的校园内外就可以看到许许多多常用的药材，这些鲜活的植物药就是诊治疾病的灵丹妙药。”

“你带我去看看好吗？”

“好啊。”一边说，他就一边站起来走出了房间。

学校对面是大片的农田，我们走出了校门，走到了田野之中。绿色的田野，黄色的油菜花与青绿的麦苗毗邻，交织出最美丽的春色。先是甘老师发现了鼠曲草，他摘了一株随手递给我，自问自答说：“知道这叫什么名字吗？它是菊科鼠曲草属鼠曲草，两年生的草本植物。别名一大堆，如佛耳草、追骨风、绒毛草等。温州人俗称的‘棉菜’。你仔细看看，它的茎部有一层薄薄的棉毛，顶上长着黄色小花，清明饼就是用它做的。每年到了草叶绿、果泛香的清明时节，古人就做清明饼来祭奠先人。绵软的淡粉团在手里捏揉，隐隐有股子清香气，那是春天的气息啊。”

我也把手中的鼠曲草捏破揉碎，放在鼻子底下闻闻。真的，一缕青草的香味沁入心肺。清明饼我吃过，“棉菜”我也采摘过，但不知道它可以当药，不知道它叫“鼠曲草”，更不知道它在植物学上界门纲目科属种分类。听了甘老师的介绍，心中掀起了一种从未有过的冲击波。一棵随处可见的野草，在我们平常人的眼里什么都不是，但是在植物学家的眼里却是有名有姓，知根知底的物种；在药物学家的眼里它是医治疾病的良药。人类中的知识精英已经对这个世界，这个大自然的研究做出了这么大的努力，而我呢，已过了而立之年，头发已经白了几根，人生的希望尚不知在几千几万里之外的地方，真是羞愧难言啊。

甘老师一边走，一边继续他的话题："鼠曲草最早的文献出处是《本草拾遗》，具有化痰止咳、祛风寒的功能，主治慢性支气管炎。朱震亨认为'治寒痰嗽宜用佛耳草，热痰嗽宜用灯笼草'。"

面对这样一位中草药专家，我感到由衷的高兴，也感到一种隐隐的压力。

甘老师说着，又从身边随手摘起一株野草说道："这就是灯笼草，别名灯笼泡、鬼灯笼，为茄科植物灯笼果的全草。多年生草本，具匍匐的根茎，茎直立，短柔毛。单叶互生，有的也有两片聚生，一般到了夏季就会开花结果，宿萼膨胀成灯笼状，具有抗癌及抗微生物作用。"

走着走着又发现了鱼腥草，甘老师蹲了下来拔起了一棵，介绍道：

"臭胆味，学名称为蕺菜，它的茎上部直立，常呈紫红色，下部匍匐，节上轮生小根。它又名鱼腥草，你拿起来闻闻看，到底有什么气味？"

我用鼻子嗅了嗅，确实有股腥臭味。臭胆味，鱼腥草，这两个名字取得好，嗅一嗅就记住了。

好一番寻觅，才找到几株老虎脚迹草。

“这是一种有医疗价值的草药，民间俗名是老虎脚迹，又名鹤膝草、辣辣草、猴蒜、犬脚迹等。”甘老师摘下一株老虎脚迹草递给我说，“它的学名称毛茛，是毛茛科毛茛属多年生宿根草本植物。毛茛鲜根含原白头翁素，所以不能内服，如误食可致口腔灼热、腹泻、脉搏缓慢、呼吸困难、瞳孔散大，严重者可致死亡。高浓度接触过久，可使皮肤发疱，黏膜充血，民间医师就利用这个特点，在特定的穴位上进行短时间的敷贴，引起皮肤起疱而治病。古人把这种现象称之为‘天灸’，归属于灸法中的一种，所以毛茛又名天灸草。我认为搞针灸的人不知道天灸疗法就是天大的缺陷，因为天灸疗法有其他疗法无法替代的疗效。”

我学习针灸好多年了，今天才知道天灸疗法的临床价值，真是惭愧不已啊。老虎脚迹草，一个耳熟能详的名字，今天终于见面了。我把毛茛看端详，它叶子的形状真像老虎的脚印、狗的脚印。记得几年前住在城区的大舅父患膝关节滑膜炎，肿胀疼痛不能行走，中西医都没有好的办法。我也帮他针灸了好多次，疗效平平。又根据《金匮·中风历节病》所云“诸肢节疼痛，身体尪羸，脚肿如脱”的症状，投桂枝芍药知母汤十帖，服药后，也不见动静。

由于我在乡下，来来回回不方便就没有坚持下去了，但是心里一直惦念着。过了半年，我到大舅父家里，发现他的膝关节滑膜炎痊愈了。

“大舅父，是怎样治愈的？”我问。

“山上有一个老人告诉我，西医说的膝关节滑膜炎，古代称之为鹤膝风。有一种名字叫‘鹤膝草’的草药，就是专门治疗这种病的神草，只要把它外敷在膝盖上，起了疱，就治愈了。”大舅父沾沾自喜地说，“我开始不相信，后来他以身说法，说他的妻子就是这样治愈的。有两位膝关节滑膜炎的老人，经过他的宣传，也都顺利地治愈，并把这种草拔来，捣成泥，给我敷上，敷上后真的起了疱，后来膝关节的肿痛就慢慢地消失了。”

大舅父把具体治疗方法一五一十地告诉了我，我就把他的口述记了下来：把新鲜的鹤膝草洗净，捣烂加红糖少许，调匀，置于有凹陷的橡皮瓶塞（如青霉素瓶塞）内，倒翻贴在内外膝眼（犊鼻）两个穴位上，约五分钟，局部有蚁行感时即弃去。如发生水疱，不要刺破（可自行吸收），偶有感染可用消炎药外敷。

几年来我时常想起这件事，也仅仅是想想而已。大舅父治愈后一直没有复发，每次遇见都问我在临床上有没有使用。我由于不认识鹤膝草，也不知道鹤膝草就是毛茛，一拖再拖，一直没有付诸行动。其实就是我在观念上转不过来，认为大舅父治愈的机理不可理喻，有极大的偶然性。经甘慈尧老师这次现场传授才如梦初醒，真是后知后觉啊。从这件事来看，社会上的西医不相信中医，一点也不奇怪。就像中医师不相信草药，草药医师不相信针灸一样，人是观念的动物啊。

甘老师还告诉我，药用植物的形态也可以反映出其功效来。譬如植物的叶子，其形态多像哺乳动物的肺叶，其中的脉络多像肺叶中的气管与支气管。他认为，植物的形态与药用功能之间的关系值得进一步的研究，深入下去可能就是一门大学问呢。

“草药歌诀云：‘中空草木可治风，叶枝相对治见红，叶边有刺皆消肿，叶中有浆拔毒功’。这就是从植物的形态特征总结出药效与功用，有极高的理论价值。”

我一听，这里面可有规律性的东西，就说：“老甘，能否把歌诀阐释一下。”

“好，我简单地解释一下。”甘老师兴致勃勃地回答，“‘草木中空善治风’：但凡草木其中空心的都能够治疗风湿骨痛，如治疗风寒腰腿痛。可加一些酒，加强行气活血的作用。这些药还有利水通淋的功用。‘叶枝相对治见红’：但凡草木叶与枝都是对生的即能够外用止血；‘叶边有刺皆消肿’：但凡叶边有毛有刺的即可消除关节与肌肉的肿胀；‘叶中有浆可拔毒’：但凡叶子经一搓就有黏滑浆液的草药，都可以治疗无名肿毒或蛇、蝎、蜂、蜈蚣咬伤引起的中毒。”

甘慈尧老师的草药歌诀与他通俗生动地解释，使我大开眼界。蒙眬之中，我仿佛觉得植物的形态特征总结出的药效与功用，似乎和人的体质状态有可以类比的地方。

我们在四大队的田野、河塘、江堤、码头、桥边为了寻觅草药，花了半天的时间，走了一个大圈，后来回到了中草药仓库内的梅花鹿养殖场。

甘老师指着梅花鹿介绍说：“鹿一身是宝。鹿茸就是其中一味贵重的中药，如小儿发育不良、妇女不孕、男子阳痿颇有疗效。但不是所有人都适宜用鹿茸进补，热性的人不宜服用，血气方刚的年轻人也不适合服用鹿茸。另外，高血压病人必须谨慎服用。”

我突然想起夏成锡在这里购买过好多次新鲜的鹿血，喝了以后体力有所增强，就乘机请教甘慈尧老师。我说：“老甘，有人直接生喝鹿血，这样的办法可取吗？”

“鹿血和鹿茸具有同样的功效，如果直接服用，就怕‘补过头’了。曾有个小伙子一口气喝了一大口鹿血，因为身上的阳气过重，结果当场流鼻血。正确服用鹿血的办法应该是用磨好的茯苓粉末调和鹿血，使之凝集固化后再用。”

我们是在他们单位的门口分别的，临别时，我紧紧地握了握他的手，激动地说了一声谢谢。

“我只想让更多的人认识到中草药的作用，”甘慈尧老师握着我的手，笑吟吟地说，“我愿意在宣传、推广中草药的工作中度过一生。我下个星期天还来，再见。”

的确要谢谢甘老师无私地传授，今天认识草药之旅，使我收获多多。目之所及，过去视而不见的肺行草、梵天花、臭牡丹、秋棠、白胭脂等草药现在可以在一片绿意盎然的草丛之中把它们一一地鉴别出来了。

相识了甘慈尧老师以后，我心里天天惦记他，盼望星期天快快来到。

一个星期以后，甘老师真的守约来到了我的学校。一个中草药专家一点架子也没有，我的感激之情，难以言表。他的风范无形之中影响了我的一生，每当夜半病人敲门求诊之际，本想回绝了事，但一想起甘老师上门传经的事，一种无声的命令就会催促我离席而起。

甘老师不抽烟，给他泡了一杯热茶以后，我们就谈开了。由于他见多识广，不仅具有深厚的中医药理论知识，而且有丰富的工作经验，所以在中医药的范围内，他有问必答，海阔天空地无所不谈。

后来话题渐渐地转到经方与药物这个方面，他的一些见解使我大开眼界。

“你对每一味药在各个方剂中的作用与地位是如何认识的？”甘老师问我，“它们的作用与地位是如何表达出来的？”

“每一味药都有自己的药征，如果这一种药征是方证中的主症，这一味药在方剂中的作用与地位就高，就在方子中唱主角，甚至以这一味药名字作为方剂的命名，譬如桂枝汤、麻黄汤及大、小柴胡汤等；如果这一种药征是方证中的一般症状，这一味药在方剂中的作用与地位就一般，就在方子中唱配角。经方医学没有像医经医学中'君臣佐使'的方剂组合那样细密，这一味药在方剂总量中所占的比例，基本上就决定了它在方剂中的地位。"

我非常认真地回答着这一个问题，其态度就像学生面对老师一样的虔诚。在中草药学方面，我在他的面前还是一个小学生。

甘老师喝了一口茶说："中医师常说'中医不传之秘在药量'。你是如何理解这句话的？"

"这句话的意思应该有多种多样的理解与解释。有人认为同一个药物，因为在方剂中的不同用量而会产生不同的药效。我的理解是中医学中药物的用量最难把握，中医对于这一点往往秘而不宣。"

"你使用中药的用量大不大？"甘老师问。

"我受日本汉方的影响，用量不是很大，对《伤寒论》中经方剂量一般根据李时珍与汪昂的换算标准，就是论中一两折合为现在的一钱。我认为辨证准确，方证相对应是首要的因素。中医药诊治疾病是帮助人体提高抗病能力，不是靠药量压倒疾病，所以方药仅仅起了因势利导的作用，而不是越俎代庖，强行替代主体抗病趋向。"

"你的见解很独到，"甘老师说，"但是仅仅是一种说法而已。如果你在临床上只重视方证与药征的辨证，只重视方剂之间的配伍，不重视药量，特别是主药的药量的话，肯定会影响你进步的。徐灵胎说过：'一病必有主方，一方必有主药。'所以在重视主药的主治目标、主药的配伍比例的同时，还要重视主药的剂量。"

甘老师说的话客观公允，不重视药物的剂量的确是我的一个大缺点。我诊治的病人中，有的疗效不突出的原因，可能和我所使用药物的剂量偏低有关系。

"我如何去做才能弥补目前这一方面的不足呢？"

"恕我直言，我建议你从经方中主药的用药量对主治趋向的影响去学习，这样就会体悟到《伤寒论》不仅辨证严密，方剂配伍合理，而且药物的用量也十分讲究。《医学衷中参西录》中谓：'论用药以胜病为主，不拘分量之多少。'其立方遣药，或峻药重用，或峻药轻用；或平药重用，或平药轻用；或重药重用，或重药轻用；或轻药重用，或轻药轻用，主药的剂量总以药病相当为准则，不能事先硬性规定。然而，有一点是肯定的，就是主药剂量的多与少会直接影响治疗的效果。"

"你说的有道理，请讲得具体一点好吗？"

"譬如人参，主要有效成分为人参皂苷，使用剂量的大小不仅对疗效有影响，有时还会产生完全不同的药理作用。如对周围神经，小剂量应用呈毒蕈碱作用，若大剂量应用却呈烟碱样作用。人参在强心作用方面，小剂量可使血压回升，大剂量却使血压下降。尽管同是人参，都是用于循环系统之中，其表现却迥然不同。再如桑白皮，小剂量使用可止咳平喘，大剂量使用则成为利尿消肿；川芎小剂量可使子宫收缩力增强，大剂量则使子宫麻痹，甚至收缩停止。大黄小剂量收敛止泻，大剂量则泻下；红花小剂量养血，大剂量破血；黄连小剂量健胃止泻，大剂量清泻实火。

那天我们坐而论道，没有到野外去采集草药。

我还询问他有关中草药的有效成分与动物试验等诸多问题。

"老甘，章太炎认为中医药起源于单方，而单方是病人自己发明出来的，所谓本草就是把社会上的单方汇集记录下来。不知道你是如何看待中医药起源的？"

"我也认为中医药起源于单方，起源于病人被治疗时的偶然发现，西药金鸡纳霜就是印度的疟疾病人自己发现的。‘神农尝百草，以疗民疾’仅仅是传说而已，这是英雄创造历史的唯心主义的历史观。”

“化学分析与动物试验能否解决中药的药性问题？”

“中药的药性是临床实践的产物，不是某一个人的发明。通过化学分析与动物试验来寻找中药的有效成分当然也很好，但是不能替代传统中药的性味功用。至于化学分析与动物试验的结果在临床医师手中如何应用那就是中医师的事情了。”

在后来的日子里，我一直思考着甘慈尧老师的意见，也曾经与许多人讨论过这个问题，他们都有不同的认识。这里仅仅记录张丰先生与阿骅表兄的一些看法。

张丰先生说：“《名医别录·序例》云：‘藕皮散血，起自疱人；牵牛逐水，近出野老。’中药药效的发现往往是偶然巧合的产物，把这一些偶然巧合的东西汇集起来就是本草与汤液，这就形成经方派的基石和本质。至于动物试验，我认为并不可靠。猫喜欢薄荷就像吸毒的人喜欢大麻一样，它吃了薄荷以后就会醉倒；狗与兔吃了木鳖子会死；巴豆的毒性强烈，有毒成分在巴豆油中，所以使用时一般用巴豆霜，剂量也只有半分、一分。然而老鼠吃了巴豆不但不会死，而且活蹦乱跳，越吃越胖，所以巴豆又名‘肥鼠子’。”

我津津有味地听着。

“动物试验对于中药这个特殊的研究对象要和具有单体结构的西药所进行的动物试验区别开来。”张丰先生说，“由于实验室与临床尚有较大的区别，动物试验与人体试验不同，单因素研究与多因素研究不同，传统水煎与提取物不同，所以实验室的结果只能作为临床应用的参考，而不是临床指南。”

对于中药与方剂的化学分析与动物试验，中药专家与临床医师可能各有各的看法。

从那以后，我与甘慈尧老师就在谈医论药方面有了交往。在他的帮助下，我认识了许多常用的草药，也制作了不少的草药标本，为以后的临床引用草药、进入经方打下了基础。

1979年年底，我幸运地通过了中医医师考试考核，获得了合格的中医医师资格，并进入中医的教学与医疗单位工作。有一天，我从新华书店出来，在解放北路温州医药公司门口遇见了甘慈尧老师，久别重逢，我很高兴，就把自己的近况告诉了他，他也为我走上正轨的从医道路而庆幸。

我问他在哪儿上班，他用手指指高耸的医药公司大楼。

“老甘，你在医药公司担任什么职位？”我忍不住问了这个问题。

我们相处了三年，我一直还没有问过他的具体工作情况，我的心目中他一定是一个技术人员。

“一直在老的岗位上干，接下去要到省党校学习”，甘老师心不在焉地回答。

“你在老的岗位上担任什么职务？”

“公司的副党委书记兼副总经理，主持日常工作。”

听了他的介绍，我感到有点儿愕然，他的身份完全出乎我的意料之外。三年了，我没有在他的口中听到一言半语的官腔官调，他的身上也没有一丝一毫当官的架势，就连言语也完全平民化。

他看见我有点儿异常，就说：“现在方便了，大家都在城里，有问题可以打电话联系。”

“你的电话号码是多少？”

“我的电话号码最好记，4584，谐音就是：‘是我不是？！’。”

真是太神奇了，先不说这个电话号码的谐音多么的贴切，而是当他说出身份的时候，我心里出现的第一个问题就是:“是你不是？！”

后来，甘老师调到了温州市卫生局任副局长，分管中医中药，并兼任温州市中医学会会长，就成为我的领导。从那以后，我们之间的碰面越来越频繁了，当然都是在中医药学会的各种会议上。几十年来，我在开会时听了他一次又一次的声情并茂的报告。他的声容笑貌，他的言谈举止，他的工作作风一直保持着原来的样子。不知道为什么，我们很少有时间两个人交谈中医药的问题，然而在我的心里一直把他当作自己的老师，而不是领导。现在，我们都退休了，交谈与碰面的机会还是很少。甘慈尧老师现在虽然也退休了，但工作日程表还是排得满满的。近两年他更加忙了，因为他在《浙南本草》一书中担任主编。

1977 年秋天一个周末的下午，阿骅表兄来了。我非常高兴他的来到，我可以把这一段时间的所见所闻与他共享，还可以听取他的宝贵意见。

坐定以后，我就给他泡茶递烟，他在喝茶吸烟的过程中听我讲完了我认识甘慈尧老师以后的一些收获。

“阿骅，我们学习经方的人，应该如何认识草药学与《伤寒论》之间的关系？”

“我也经常思考这个问题”，阿骅表兄慢慢地喝着茶，“我认为专门研究药物的人和我们临床医生的思路不一样。正如徐灵胎所说的，‘药有个性之专长，方有合群之妙用。’我们要向他们虚心地学习，但是要站在‘方有合群之妙用’的立场上。”

我们说着说着就说到了光泽县的蒋老先生，我把女大夫孩子夜啼的故事复述给阿骅表兄听，他听了以后兴致大发，认为这个故事内涵丰富。

“这样的故事，天天在世界各地上演。经验医学与实验医学的是非优劣之争不绝于耳。其中的核心问题是，如何评价史前文化的问题。”阿骅表兄缓慢地一字一顿地说，“至于中医理论和方药的疗效问题，我始终认为所谓的中医理论是后来借用的或派生的，并非中医药自身生长出来的理论。”

“阿骅，我想听你说说经方和民间单方的关系。”我直截了当地说。

“方证辨证与民间单方的内在联系是非常密切的。”阿骅表兄若有所思地说，“它们存在着血缘关系。有一些可能就是上古时代遗留在民间的，虽然《千金》《外台》也收集了一部分，但是一定还有一些散落在民间。在方证理念失落的今天，更需要用‘礼失求诸野’的精神将其收集归来。”

“你能否举一个例子加以说明？”

“好啊”，阿骅表兄点燃起一支香烟，“你一定已经知道有关黛蛤散的的故事？”

黛蛤散的传说我听过，有几个不同的版本，然而它和经方辨证的关系，我还真的没有认真地想过。

“相传宋徽宗年间”，阿骅表兄看了我一眼，“宫廷中有一名宠妃久咳不愈，口苦尿黄、痰黏不容易咳出，整夜不能安睡，非常痛苦。病人肝热犯肺的证候十分明显，然而负责诊治她的御医用了很多清肝利肺，降逆止咳药物都不见效。皇帝大怒，命令李御医在半月之内治好此病，否则就将其逐出京城。李御医惊慌失措地回到家中苦苦思索，也想不出什么好办法，这时忽听到门外有个老人叫卖：‘咳嗽良药，久咳不愈一文钱一包，其效如神。’江湖游医的偏方难道会有效吗？但是李御医也顾不了那么多了，派仆人买了十包回来。打开一看，这是一种浅绿色的药粉。根据卖药老人的吩咐，把浅绿色的药粉和碎葱、姜、蒜泡成的淡齑水混合在一起，再滴上几滴麻油便可以服用了。李御医担心药性太强，于是把服用剂量减少了一些，分为两次让嫔妃吃下，结果嫔妃当晚就不咳嗽了。皇上龙颜大悦，重赏了李御医。后来御医用重金向卖药的老人索要药方，卖药老人全盘托出：原来只是用蛤粉在新瓦上炒红，拌入少许青黛制成而已。卖药老人还如实告诉李御医黛蛤散治咳的确切范围，——‘久咳不愈，咳引胁痛，口苦尿黄、痰黏不容易咳出’，这就是黛蛤散的方证。”

“黛蛤散的方证”，我感到欣喜，“你这个提法非常好。”

“是吗？”阿骅表兄对我的热烈的赞同宛然一笑，“有人对这个耳熟能详的故事不屑一顾，那是由于他没有深入理解这个故事的内涵。从这个故事中我们可以分辨清楚什么是单方？什么是方证？单方和方证之间的演变关系。方证的发现就是单方与病症互相寻找的结果。这个故事还原了中医方证的本源给人以回味与思考。黛蛤散是来源于民间的验方，疗效在于方证相对应，后来医家在方证相对产生疗效的事实目前，加以理法的总结与解释，于是有了肝热犯肺的证候与清肝利肺，降逆止咳的治法。”

“阿骅，你说得对。”我受到很大的启发，“然而初学者在‘方以法立，法以方传’的理论的教导下误认为清肝利肺，止咳化痰的‘法’是关键，黛蛤散这个‘方’却是一个简单的具体的工具而已。”

“这样的理解就是一个天大的误会”，阿骅表兄无奈地摊开双手，“如果使用这一种认识来解释临床疗效就是本末倒置，因为它违背了临床事实。一个出现黛蛤散方证的病人，如果使用其他同样具有清肝利肺，止咳化痰的方剂不一定也有同样的效果，不然的话故事中的御医们就不会焦头烂额了。”

是啊，故事里的御医们疗效不显，并不是他们不精通病机病因，而是手头没有黛蛤散这个方药。所以两者相比较，“方证是诊治的基础”一说是能够成立的。在没有掌握《伤寒论》基本方证基础上的辨证施治可能会流于空洞与虚泛。在目前中医界大部分业内人士还没有走出病因病机、理法方药的概念迷雾，总是事后诸葛式地以《内经》的理念来解读《伤寒论》，认为方证辨证是辨证论治的初级阶段，而不是一种别具特色的诊治方法。

“众所周知”，阿骅表兄进一步发挥，“黛蛤散这个方药并不是在‘方以法立’‘依法立方’的程序中产生的，而是它和‘久咳不愈，咳引胁痛，口苦尿黄、痰黏不容易咳出’病症构成难舍难分的方证相对应的关系。如果没有卖药老人一代一代的承传，黛蛤散的价值也难以彰明，且会流失于民间，使用的目标也会与所有的单方一样趋于对症治疗。其实说得直白一点，这个病案中‘清肝利肺，止咳化痰’的理论只是一种事后的解释而已，并不能在诊治过程中起指导的作用。也就是说理法与方药以及疗效不存在直接的连动关系，然而方药与疗效真的是唇齿相依。”

阿骅表兄条分缕析，我敛容屏息默默地听着。

“我认为这是方证辨证治法的一个经典的例子”，阿骅表兄喝了一口茶，“故事之中隐含着深刻的道理。它明白地告诉人们：运用方证辨证而获得成功的病例，往往是一种‘事实上的应该’，而不仅仅是‘逻辑的必然’。临床对于黛蛤散的运用其实只要抓住‘咳嗽，久咳不愈，痰黏不容易咳出；头晕耳鸣，口渴心烦’等主症就可以了，这就是方证辨证的临床核心。”

“那么我们应该如何对待阴阳六经理论呢？”我提出了一个新问题。

“阴阳六经理论对方证的发展与补充是不可轻视的。”阿骅表兄口气坚定，“正所谓，‘不谋全局者不足谋一域’，阴阳六经犹如一条红丝线将一颗一颗零零散散的珍珠般珍贵的方证串联成一条美丽的项链。如果没有这样的整理，经方医学的原始方证体系就难以保存下来。在现代化浪潮的冲击下，世界上其他国家、地区、民族的经验医学大多数都早已土崩瓦解了，唯有中医学不仅能够中流砥柱没有溃败，而且还能永葆青春发扬光大，这就是阴阳六经的伟大作用。由此可见，《伤寒论》整理者的巨大贡献是不言而喻的。整理后的《伤寒论》才呈现出一个有理论、有系统的医学体系。正像恩格斯所说的那样，任何学科都要有哲学作为它的背景，不然的话是不能长久存在的。同时对于六经提纲证无可替代的指导作用，临床经方医生也无时无刻不感同身受。”

“《伤寒论》整理者？”

“对，是整理者”阿骅表兄深思熟虑地说，“《伤寒论》应该有很多个整理者，张仲景不是最早的一个，也不是最晚的一个。原始《伤寒论》的条文肯定是口诀，那时候还没有文字，更没有阴阳、六经等抽象的概念，这一些东西都是整理者后来一次次地加上去的。”

“你怎么知道的？”

“凭想象吧”，阿骅表兄轻描淡写地说，“借凭合理的想象。”

“医学又不是艺术，需要想象力去探究。”我感到难以理解，“医学需要真实的记录，而不是想象。”

“其实不然”，阿骅表兄不温不火地说，“医学的历史，尤其是上古史，留给后人的线索太过稀少了，如果不借助于想象力，就不能将这些蛛丝马迹串连起来，形成医学历史的大致轮廓。”

“阿骅”，我还想继续这个话题，“你的意思是六经是必要的，也是有用的，它可以使医者抓住经方医学的整体特征，但是它是否也存在什么不足之处呢？”

“不足之处当然会有”，阿骅表兄笑着说，“如果我们仅仅满足于六经的宏观层次的论叙而不进入方证药征的领域，那我们就会流入空洞与抽象。孔子曰：，‘诗三百篇，一言以蔽之，曰，思无邪。’他宏观地用了‘思无邪’三个字来认识《诗经》，当然已经达到了高度的概括。然而对于后学者来说，如果不进一步仔细阅读‘诗三百篇’的话，还是凌空蹈虚，一无所得。”

“我们肯定六经概念对《伤寒论》的体系的构成有着非凡的作用，然而六经概念的存在对方证条文的理解有没有负面作用呢？”

“当然会有。”阿骅表兄语气肯定，“辩证法就是讲两点论，只不过利害功祸有所侧重，而不是各打五十大板。”

“那你就举一个具体的例子来说明一下好吗？”

“就讲讲大青龙汤的两条条文吧”，阿骅表兄慢条斯理地喝着茶，“你还记得吗？”

“记得”，我说，“宋本《伤寒论》第38条和39条吧。”

38、太阳中风，脉浮紧，发热恶寒，身疼痛，不汗出而烦躁者，大青龙汤主之。若脉微弱，汗出恶风者，不可服之，服之则厥逆，筋惕肉瞤，此为逆也。

39、伤寒、脉浮缓，身不疼，但重，乍有轻时，无少阴证者，大青龙汤发之。

“你没有发现有问题吗？”阿骅表兄看着我。

“有啊”，我回答，“‘太阳中风，脉浮紧’与‘伤寒、脉浮缓’，这两句好像病症与脉象不相符吧？许多注家在这里耗费了不少的心力。”

“现在，你懂了没有？”阿骅表兄穷追不舍。

“还不是很清楚”，我实话实说，“看看医家的解释好像是懂了，然而再仔细想想还是不踏实。”

“白纸黑字在那里”，阿骅表兄说，“名实不符就是名实不符，整理者的意图谁能猜得到呢。”

我把阿骅表兄的话，反复地琢磨了一下，其中好像也有一点道理。

“为了还原大青龙汤证的原生态”，阿骅表兄把烟圈子慢慢地吹出来，“我们不妨把条文中有关阴阳、六经概念的文字，暂时用括弧号括起来。”

“这样不是把现有的条文弄得支离不全了吗？”

“使条文支离不全？”阿骅表兄笑一笑，“不，是重新还原和恢复没有阴阳学说整理以前的条文。这样一来纯粹由先人经验归纳总结出来的《伤寒论》条文群就脱颖而出了”

“谁有这样大胆的想法？”

“医学研究上有新的思路不是更好吗？”阿骅表兄以嘲讽的眼光看了我一眼，“吉益东洞就是这样要求他的学生这样读《伤寒论》的。我认为这种返璞归真的方法，可以从更根源的地方再现单纯素朴形态的《伤寒论》口诀或条文。”

我开始感到阿骅表兄的观点有新的思想，就情不自禁地点点头。

“那我们就来看看去掉阴阳概念以后的大青龙汤吧。”阿骅表兄趣味盎然。

发热恶寒，身疼痛，不汗出而烦躁者，大青龙汤主之；身不疼，但重，乍有轻时，大青龙汤发之。

难以想象，铅华洗尽后的两条条文合并在一起以后，读起来文通理顺，轻松易懂。显示出的是前后两条相对照性的条文，同一个方剂诊治两种完全不同的临床病症。

“这是一个典型的‘发热恶寒，身疼痛，不汗出’的麻黄汤病人，开始给予麻黄汤发汗，但是汗发不出，病人极为不安。对于这个病症，医者需要把麻黄的份量增加一倍，进一步促使病人出汗。由于还存在高热不退出现口渴而‘烦躁’的石膏证，先人就在麻黄汤的基础上加一味石膏来改善由于口渴发热引起的‘烦躁’。为了保护胃不受药物的伤害，就加上生姜与大枣。如果病人‘身不疼，但重，乍有轻时，’也可以用大青龙汤发发汗。”

“就这样？就这样直白？”我感到欣喜，虽然还有不少的怀疑。

“就这样”阿骅表兄说完，看着我一声不发。“还原之后的《伤寒论》条文，是纯粹的经验结晶的条文。后来人们就把吉益东洞的这种观点予方法称之为‘方证主义’”

我明白他这个例子的意思，就是证明他原先的观点——六经理论对《伤寒论》的整理的贡献是巨大的，但也存在不足之处，整理者也会犯‘爱毛反裘’的错误。

“阿骅，我还有一个地方不明白，吉益东洞的裸读《伤寒论》的方法，为什么得不到推广啊？”

“裸读《伤寒论》？”阿骅表兄呵呵大笑，“这个杜撰的新词好，正因为裸读，无遮无拦，无依无靠，全凭个人悟性。然而，这一些明心见性的教法是阳春白雪，出现曲高和寡的现象并不奇怪。”

“裸读《伤寒论》会比历代传统的读法更好吗？”

“给你讲一个故事吧”，阿骅表兄把茶杯里浮在上面的茶叶吹了一次又一次，“一群全瞎的盲人比赛在一段陌生的山路上走路，看谁走得最快。比赛结果告诉我们一个难以相信的事实，走得最快的几个，全部是没有使用拐杖的。当然，这少数几个盲人从小时候开始就练习不用拐杖走路了。”

“为什么没有使用拐杖的盲人会是胜出者？”

“你只要想一想”，阿骅表兄平静地笑了笑，“谁会集中除了视觉之外的所有感觉能力去走路的，你就会明白了。”

当头棒喝啊，我一下子明白了，拐杖虽好，也会造成依赖，比赛的时候，更会分散精力，耽误时间。同时，我也明白了‘破釜沉舟’的力量。

“你读过神秀与慧能对对子的故事吗？”阿骅表兄还要把故事引向纵深。

“我知道这个故事，也记得他们的对子，但是始终不理解其中的奥秘。”

弘忍有一天为了考验大众禅解的浅深，准备付以衣钵，命各人作偈呈验。时神秀为众中上座，即作一偈云：“身是菩提树，心如明镜台。时时勤拂拭，莫使惹尘埃。”一时传诵全寺。弘忍看后对大众说：后世如能依此修行，亦得胜果，并劝大众诵之。慧能在堆房间，闻僧诵这一偈，以为还不究竟，便改作一偈，请人写在壁上。偈云：“菩提本无树，明镜亦非台；本来无一物，何处惹尘埃！”众见此偈，皆甚惊异。弘忍见了，知道慧能已经见性，恐其招忌，乃着人将其偈拭去，即于夜间，召慧能试以禅学造诣，传与衣钵。

“神秀走的是渐悟修行的路，‘身是菩提树，心如明镜台’就他的理想与方向。‘时时勤拂拭，莫使惹尘埃’就是他要通过老师导航引渡，反复朗诵佛经，慢慢地剔除自己心中的杂念妄念，还要时时警惕新的杂念妄念卷土重来。就像盲人拿着可以探路的拐杖，一步一步地在黑暗里摸索。”阿骅表兄深入角色像禅师一样地布道讲课，“慧能走的这一条修行的道路，没有世俗的物质追求。‘菩提本无树，明镜亦非台’就是以精神世界遨游着的超脱口吻批判神秀的物化观点。‘本来无一物，何处惹尘埃！’，心中根本没有低俗的杂念妄念，尘埃何处可惹呢。只要心中有了高远的境界，永远以清净的心去直接面对世界就能够直观顿悟，能够见佛知性。”

“阿骅：顿悟、渐悟两者都是向善，和而不同不是很好吗？”

“你又混淆概念了”，阿骅表兄用指头点点我，笑着说，“我们在分析两种不同的方法，不做价值论的评价。”

“慧能走的这一条直觉顿悟修行的道路，和吉益东洞的裸读《伤寒论》有内在的联系吗？”

“当然有联系”，阿骅表兄提高了声音，“慧能壁立千仞去直觉去顿悟，就像盲人坚持不要拐杖走路一样，要聚集全身的感觉去做。吉益东洞要求弟子裸读《伤寒论》就是要求他们对现成的知识概念百无依托的状态下，重视症状、体征的原始形态，重视在一组证候群中区别它们的原始差异，重视条文描述性的记录。他认为，这种‘面对事情的本身’的学习方法，是一种思想上的深呼吸，是一种智慧，一种佛家所说的般若，是别人所不能代替的高峰体验，而不仅仅是一种知识。”

我静静地听着，默默地等待下文。

“神秀走的修行之路，在初学时，有老师，有佛经，一步一步有所依靠地渐悟。但是这一些看去有利的条件，最后反而成为他前进的负担与牵挂，使你走不了多远。就像从小就依靠拐杖走路的盲人一样，最后就因为拐杖造成的依赖，比赛的时候就不会走得太快。

裸读《伤寒论》就是对传统的阅读方法一大反叛。吉益东洞认为死抠条文中阴阳六经等抽象概念，反而在热热闹闹的争论声中，掩埋了医者自己真实的感悟。”

“阿骅，惠能与神秀不都在历史上成就了各自的一番事业吗？南宗、北宗，不同的人可能适合不同的方法，不能一概而论，是吗？”

“你说的也有道理，萝卜白菜各有喜爱。”阿骅表兄淡淡地说，“平心而论，惠能大师与神秀大师同台登场，堪称是历史造化之手推出的奇迹。直观顿悟的惠能大师与渐修渐悟的神秀大师可谓是双峰并峙、两水分流。他们最后造就了‘南顿北渐’的局面，在中国佛教发展史上做出了自己的贡献。其实，渐修和顿悟都有其偏好，都有其合情合理的基础，只要我们把握好，都能对自己有所帮助与获益。而且，在极致处，它们都会向自己的对方致意，都能互补互利，甚至都有可能走近对方。经方医学的传承，其效果如何？有时真要看你用什么方式去接受它，或者看你用什么东西去对接它、消化它。”

阿骅表兄言真意切的这番话，识解宏通，使我对六经与方证的关系就有了进一步地认识。

我们走了一圈以后，继续下面的谈话。

“你如何评价吉益东洞的方证主义？”阿骅表兄问我。

“方证主义对经方医学的发展贡献很大啊。”我不假思索地下结论。

“我认为方证主义有值得肯定的方面，但是也有不利的一面”阿骅表兄非常严肃地说，“值得肯定的方面我们已经讲了。现在让我们谈谈它的不足之处吧。”

我头脑简单，喜欢走极端，吉益东洞的方证主义的好处还没有讲透，就马上讲它的毛病，心里不是滋味。

"我们看问题要客观"，阿骅表兄看着我，缓慢地说，"初学者不知道原生态的《伤寒论》条文，就不会对'方证相对应'的理念有足够的重视。然而抛弃了阴阳六经理论也会造成不可弥补的损失。"

"为什么？"

"对待《伤寒论》的文字要极为谨慎"，阿骅表兄脸色平淡，"吉益东洞虽然倡导方证主义，然而他要求子弟也只是把有关阴阳六经概念的文字暂时用括弧号括起来，并不是冒然地删掉，在这里他还保持有一个学者基本的素质。"

"阿骅，难道去掉阴阳六经概念的文字也会有问题？"

"不可一概而论"阿骅表兄慢条斯理，"有一些条文如果去掉了阴阳六经概念的文字就会失去了灵魂。

"那么严重？"我一惊一乍。"请举一个具体的例子说说吧。"

"譬如宋本伤寒论第311条：'少阴病二三日，咽痛者，可与甘草汤；不差，与桔梗汤。'如果去掉阴阳六经概念的文字，就变成：'咽痛者，可与甘草汤；不差，与桔梗汤。'你觉得合适吗？"

我一下子看不出来什么问题。只是睁大眼睛等待着阿骅的分析。

"去掉了阴阳六经概念以后的文字：'咽痛者，可与甘草汤；不差，与桔梗汤。'我们从中知道甘草能够治疗咽痛，也不一定有疗效。没有疗效的时候，可以使用桔梗汤，也就是桔梗甘草汤。"

"这样不是很清楚吗？"

"这不是清楚"，阿骅表兄看了我一眼，"这样的整理结果就会遮蔽了甘草的药征，遮蔽了甘草在治疗少阴病中的重要作用。"

"甘草与少阴病的治疗有什么内在的联系？"

"联系可大了"，阿骅表兄谆谆善诱，"你想想，整本《伤寒论》的方剂，只有甘草汤是一味药成方，可见甘草在整理者心中的地位。

以它为主药的方剂有，甘草干姜汤，四逆汤。”

“四逆汤不是以附子为主药吗？”

“我过去一直也这样认为，现在才知道四逆汤其实是在甘草干姜汤的基础上加上一味附子而组成的。你可以在四逆汤方后的药物排列中看到。宋本第29条，四逆汤：甘草、干姜、附子。也是同一条条文里，放在四逆汤之前的就是甘草干姜汤。”

我读《伤寒论》从来还没有这样读过，阿骅表兄的读法真使我大开眼界啊。

“从甘草汤到甘草干姜汤，阿骅表兄平平静静地说，“再从甘草干姜汤到四逆汤我们就不难看到甘草和少阴病的联系了。”

果然如此。

“由此看来”，阿骅表兄侃侃而谈，一点儿也没有结巴，“宋本伤寒论第311条的‘少阴病二三日，咽痛者，可与甘草汤。’中的‘少阴病’就不是可有可无的啦，而是至关重要的三个字了。”

“阿骅，少阴病与咽痛有什么直接联系？”

“首先要知道什么是少阴病？”阿骅表兄慢吞吞地说，“它是急性热病过程中走向厥逆，也就是走向休克的一种病症。这是由于高热、汗吐下等原因使体液消耗过大，有效血容量不足，这就是“少阴病”的起点。在初期阶段，咽喉部可以会感到不适于干燥疼痛，使用甘草可以防止水钠流失，升高血压，起到预防少阴病走向厥逆的作用。”

想不到甘草汤的真正作用是这样的。

“我们可以在甘草干姜汤与四逆汤的治疗目标中进一步得到证明”，阿骅表兄说，“甘草干姜汤证的‘自汗出’‘小便数’‘多涎唾’‘必遗尿’都是体液失控的表现；到了四逆汤证，也是由于

‘下利清谷’才造成‘手足厥逆，脉微欲绝’的 。因此防止体液流失，提高血压一直是抗休克的基本措施，所以甘草就成为方剂中的主药。”

真是令人高兴，我感到豁然开朗。

最后我们的谈话又回到了黛蛤散这个故事上。

“阿骅，用六经与方证的辩证关系来分析一下黛蛤散吧，后人对黛蛤散的病机病因的定位有没有价值呢”

“实事求是的说”，阿骅表兄语调平和，“对黛蛤散的病机的研究应该价值的。医家认为黛蛤散的病机是‘木火刑金’，治法是清肝宁肺。根据如此的理法，的确扩大了它的方证的外延与方剂的治疗范围，如诊治眼红、耳鸣等。我举一个例子吧：一个耳鸣的中年妇女，心烦口苦，鼻子呼出的气烫热。一乡医投四逆散多剂无效，后来经一个道士用黛蛤散把她治愈，问其机制，曰：‘木火刑金’。然而这些临床事实不应该得出贬低方证的结论。因为方证是中医学的源头，轻视了方证，中医学就会成为无根之木，无源之水了。”

想不到，那天蒋老先生用灯芯草治疗夜啼病的故事，引发了多年后阿骅表兄偌大的一番议论。

接下去我们的谈话内容就是关于中医诊治的思维方式。

三十三、周行独力议定向

那天，阿骅表兄在我学校里住宿，我们一边喝茶，一边继续谈话。

“阿骅，我们学习经方的人，应该如何认识草药学与《伤寒论》之间的关系？”

“我也经常思考这个问题，”阿骅表兄说，“譬如《伤寒论》与草药学的关系，《伤寒论》与《内经》的关系，《伤寒论》与温病学说的关系，《伤寒论》与针灸等外治法的关系等。”

“阿骅，在《伤寒论》与中医其他相关学科的关系方面，你最近有什么新的想法？”

阿骅表兄说：“我想中医学诊治疾病就像‘定向运动’，《伤寒论》的作用就像‘定向运动’中的地图与指南针。”

定向运动，一个闻所未闻的新概念。

“什么是‘定向运动’啊？”

阿骅表兄说：“‘定向运动’起源于瑞典，最初只是一项军事体育活动。‘定向’这两个字在1886年首次使用，意思是：在地图和指南针的帮助下，越过不被人所知的地带。真正的定向比赛于1895年在瑞典斯德哥尔摩和挪威·奥斯陆的军营内举行，标志着定向运动作为一种体育比赛项目的诞生，屈指算来距今已有近百年的历史了。”

我不知道什么是“定向运动”，更不知道“定向运动”和中医学诊治疾病有何关系?

“定向运动与中医学诊治疾病有什么类似的地方呢?”

“定向运动要求参赛者越过不被人知的地带，”阿骅表兄说，“中医学要求医师在病因、病理、病位不能确定的情况下，运用中草药或者针灸等外治法去诊治疾病，两者的可比性明显地存在。它们都是测试每一个人应付‘不确定性的能力’。”

“定向运动中的地图和指南针，为什么与中医学中的《伤寒论》有类似的地方呢?”

“定向运动中的地图和指南针就不要解释了，”阿骅表兄说，“至于《伤寒论》在中医诊治疾病过程中的作用，你说说是不是地图和指南针的作用?”

是啊，陈修园的《医学三字经》中说过:“越汉季，有南阳。六经辨，圣道彰。伤寒着，金匮藏。垂方法，立津梁。”如果把其中的“垂方法，立津梁”比作中医诊治疾病过程中地图和指南针的作用并不为过。

“由此可见，经方医学是中医学的主根主脉，但经方医学也要充分利用中医学其他相关学科协同作战，不能孤军作战。”阿骅表兄悠悠然地说，“在协同作战的时候，摆正经方医学与其他疗法的关系也是非常重要的，这里就牵涉如何理解与把握‘尺有所短，寸有所长’诸如此类的相对与绝对等辩证关系。”

“定向运动经过近百年的历程，有什么好的经验总结出来没有?有的话可以提供给我们经方医学作参考嘛。”

“定向运动有三原则。我常在想，其实经方医学何尝不需要这三原则呢？”阿骅表兄说，“这三原则就是：有路不越野，选近不选远，统观全局提前绕。”

“阿骅，请你联系经方医学简略地解释一下定向运动三原则的本义，好吗？”

“好，我一个一个地讲。”阿骅表兄说，“首先讲第一个‘有路不越野’，指的是如果定向地图两点标之间有现成的路，就尽量不要去选择那些没有路的地方翻山越岭。原因是，客观上看，尽管越野一般都是‘抄近路’，但披荆斩棘的时间至少是走路的几倍，古人不是有一个成语‘筚路蓝缕’来形容开创一条新路的艰辛。所以，综合考虑，还是走现成的路更快。中医诊治疾病的时候，《伤寒论》中的方证就像定向地图上两点标之间有现成的路。临床病症表现如果与《伤寒论》中的方证相对应的话，就要根据‘有路不越野’的原则首先选择相对应的经方；反之，医师就要采取最佳治疗方案。譬如，瘭疽的诊治。瘭疽是生于手足指端处之疽，温州民间称之为蛇儿，局部红肿而水肿，剧烈疼痛。我最近诊治过一人，他右手食指指头突然患上瘭疽，体温升高，稍恶风，口干喜饮水，脉象浮数，舌淡红，苔薄白而干燥。你想想应该怎么办？”

阿骅表兄把这个球抛给了我。

我根据自己的理解，率意地说：“这个病案如果我诊治的话，我会使用大青龙汤。瘭疽中西医都有自己常规的疗法，但是疗程较长，病人受苦不已。我遇见这种病人，经常使用经方治疗。方证相对应的话，服药后不到一个小时疼痛就缓解。方证不符的病人，如果服用自以为是的经方往往是功亏一篑，没有效果。瘭疽，如果脉症没有异常，仅仅只有指端处肿痛，反而难以着手。耳针也有效，但是不持久。治疗瘭疽的民间单方很多，但是我还没有发现高效的。”

阿骅表兄说:“在方证相对应这个角度来看，这个病人是大青龙汤证，然而我一般会投越婢汤而不投大青龙汤。”

“为什么？”我迫不及待地问。

“《伤寒论》第85条云:‘疮家，虽身疼痛，不可发汗；汗出则痓。’”阿骅表兄慢条斯理地说:“瘭疽可以算是疮家，因此对于辛温发汗的方药还是谨慎为好，所以我一般会投越婢汤。”

我还是不理解，就说:“表寒里热，大青龙汤发汗太过，可以选择麻杏甘石汤呀？”

“越婢汤与麻杏甘石汤治疗的目标相似，”阿骅表兄说，“但越婢汤比麻杏甘石汤对于治肿略胜一筹。”

阿骅表兄的话的确有理，临床上如果不很复杂地看方证现象的话，就容易得出过于简单的结论。

阿骅表兄看我没有异议，就继续自己的话题:“定向运动第二个原则是‘选近不选远’，这句话比较明白，就是指在两条甚至两条以上的路线可供选择时，如果路线条件相差不大，当然要选近的走。在经方医学的临床上，同时出现两个甚至两个以上的方证可供选择时，如果几个方证相似，医师当然要选方证相对应环环紧扣的那一个方证。譬如前面那个瘭疽病人具有大青龙汤证、越婢汤证、麻杏甘石汤证三个相似的方证供我们选择，我们选择了与病症最符合的越婢汤证。”

阿骅表兄的话滴水不漏，我无可挑剔。

不知为什么在与张丰先生交谈时，我们虽然没有隔阂，然而我在倾听时总是心存敬畏，潜神默记。然而与阿骅表兄交谈时，我没有那样地毕恭毕敬，心性更为开放，讨论问题也是各持己见，论争热烈。

我说："阿骅，在几个相似的方证之间选择，还是比较容易的，但是在无法用方证辨证的情况下，如何选择治法就比较困难了，是吗？"

阿骅表兄说："定向运动第二个原则是'选近不选远'，它的前提是有路可选。对于'远近皆无路'的无路可走变局，只能依靠指南针，在方向正确的前提下，只得去开辟新路。经方医师也会经常遇见类似的情况，面对一些陷入无方证可辨的困境，怎么办？低头学习，伏案沉思，并身体力行而能融入新知的医师总会寻找到新的有效方法去战胜疾病。"

"你能举自己诊治的一个例子来说明一下吗？"

"我们每天都会遇见这样的情况，只不过你没有注意罢了。"阿骅表兄说，"在无路可走的情况下使用新的方法，如果成功了，我们就积累了经验，失败了就要重新再来。譬如去年上陈村的宝庭表叔找我看病，他患了一个极为讨厌的疾病——发际疮已经三年。他除了发际疮之外，身体没有任何毛病，脉症也都正常。他曾经被你父亲针灸刺血治疗过，疗效不巩固。后来求治过众多医师，中医西医都有，就是没有效果。疮疡专科，永中的阿生儿医师与状元的明云医师也都徒劳无功，他们其中有一个医师甚至用上了砒霜。我用经方医学的思维思来想去，没有一个现成的方证可以与之符合。后来翻寻家中的医籍，在《外科证治准绳》卷三找到了治疗的根据，王肯堂用清热解毒、祛风化湿的治法入手，内服选用五味消毒饮，外用敷贴黄连膏等方药。谁知宝庭表叔告诉我，以上治法已经反复用过，一点作用也没有。"

阿骅表兄介绍的患者名字叫夏宝庭，也是我的表叔，是一个气宇轩昂的旧军人。抗战军兴，投笔从戎，保定军校十七期毕业生，在七十四军第一百五十三旅张灵甫部队任下级军官，在德安、上高、常德三次战役中均负过伤，身上留有日本鬼子的弹片。他身材高大，精悍结实，面色红润稍有暗色，颧骨突出，声音粗犷，无论走路与入座，他的腰背总是保持笔直，是一个标准的军人模样。他刚刚出现发际疮的时候就来我父亲处诊治，父亲在刚发出的几粒疮点的顶上各用艾绒灸上三五壮，就不会再肿大发脓了。但是过了半个月以后又复发了，再用艾灸法就没有上次的效果。父亲认为是太阳膀胱静脉瘀毒所致，在大椎、委中等穴位刺血后拔罐，似有效果，但多次诊治以后，又恢复原状。宝庭表叔也曾经特地来到我这里诊治，我也无证可辨，就从体质治疗入手，认为他属于筋骨质体质混夹有瘀血证，投大柴胡汤、黄连解毒汤合桂枝茯苓丸，大概坚持服用一个多月还是不见明显进展，后来就不了了之。我一直就因为没有医治好宝庭表叔的发际疮病而内疚不已。刚才阿骅表兄的叙述中，宝庭表叔没有提到曾经求诊于我，是在维护我的声誉，可见其用心十分良苦。

"宝庭表叔的病是否已经治愈？"我急切地问。

"宝庭表叔是一个幽默而诙谐的人，"阿骅表兄顾左右而言他，"他说自己得了一个怪病，病的名字叫'生育失控症'，开始的时候我不理解，后来突然想到发际疮在温州民间称之为'九子十三孙'，其命名就有根深蒂固，繁衍迅速，纠缠不休的含义。所以宝庭表叔说他患了'生育失控症'，说得一点也不错。"

我见阿骅表兄答非所问，又问："宝庭表叔的病是否已经治愈？"

阿骅表兄瞅了我一眼说："我想应该算是治愈了，他已经三四个月没有复发了。"

我心里感到极大的安慰，就感激地问："你是怎么样把他治好的？”

“真是‘山重水复疑无路，柳暗花明又一村’。”阿骅表兄由衷地笑了，“有人说中医学是一个大宝库，这话不假。”

阿骅表兄讲话总是喜欢绕大圈，我耐心地等待着他的答案。

阿骅表兄继续说：“我在百般无奈的情况下，突然想到我母亲经常唠叨的一个治疗‘九子十三孙’的疗法：就是把新鲜的毛茛捣烂加一点点白糖，置于有凹陷的青霉素瓶塞内，倒翻贴在两只手的肘横纹中点‘曲泽’穴位上，约10分钟，局部有灼烧感时即弃去。如发生水疱，可以用消毒纱布外敷。”

“这不就是天灸疗法吗？”

“是的，”阿骅表兄继续说，“就是这个名不见经传的办法治愈了宝庭表叔缠绵多年的‘九子十三孙’。”

“请你详细叙述一下宝庭表叔的治疗结果，好吗？”

“我到家门口的河边拔来了毛茛草，依法炮制，起疱后宝庭表叔就回去了。”阿骅表兄说，“一周后来复诊时，他说有明显效果，诸多发际疮都萎软了，天灸法造成的水疱也吸收了。我就把灸点外移到尺泽穴位，依上法再治疗一次。宝庭表叔回去以后，三个月了，都没有消息。直到最近，他又来到我家，带来了许多礼物，高兴地告诉我，困惑多年的噩梦终于结束了。”

“这个病例的治愈，你有什么启发与体会？”

“定向运动第二个原则是‘选近不选远’。”阿骅表兄说，“如果方证不相应或者脉症不明确的时候引进中医学相关学科的经验就是‘选近’，像使用草药穴位外敷疗法治疗发际疮，关节炎就是一个鲜活的例子。现代经方医学既要重视中医学相关学科之间的特点与差异，也要深刻体会到它们彼此交错与部分重叠的现象。”

我突然想到一个问题，就说："你在解释定向运动的第一原则时说：'临床病症表现如果与《伤寒论》中的方证相对应的话，根据'有路不越野'的原则首先选择相对应的经方；反之，医师就要采取最佳治疗方案'。这里的'反之'以后的最佳治疗方案就没有下文了。"

阿骅表兄说："临床上如果遇见和现有的方证不对应的病症，就像定向运动中出现'前方无路，要不要越野'与'远近皆无路，该怎么办'的同样问题。"

"怎么办呢？"我问。

"当人们在一种规矩下活动的时候，就会产生惰性。"阿骅表兄说，"这个时候，如果突然出现变局，大部分的人就会手足无措，无所作为。英语中有一句谚语：'If it can't broke，don't fix it。'意思是说，如果一件东西操作顺利，没有出现问题，最好不要变动它。这句话指出了人类社会普遍存在的路径依赖现象。路径依赖如同物理学中的惯性，人一旦进入某一路径，且无论它是'好'还是'坏'，人们就可能对这种路径产生依赖。"

"在临床上出现方证不相对应的时候是普遍的现象，医师应该怎么办？"我问。

"这一时刻经方医学就面临着挑战，"阿骅表兄说，"经方医师如果囿于路径依赖，就会受制于方证辨证的单一视角，不会变通而死守经方，疗效不佳就在所难免。那么古代一大堆如'邯郸学步''东施效颦''刻舟求剑''按图索骥'等嘲笑讽刺的成语都可以加在我们头上。为了生存与发展，经方医学就要以有容乃大的心态汲取中医学中各种各样有效的疗法来充实自己。清代刘开先生说得好：'非尽百家之美，不能成一人之奇；非取法至高之境，不能开独造之域。'"

记得在“文革”前看过戏剧《杨乃武与小白菜》，剧中一个老狱卒有一句话我一直铭记。他说，做人的原则是‘没事别胆大，有事别胆小’。看来‘没事胆大惹事，有事胆小畏怕’是人类的通病，古今中外概不例外。在定向运动中表现为‘有路可走的时候，偏要抄道越野；无路可走的时候，却怕抄道越野’。在经方医学的临床诊治时，表现为‘方证相对应时，偏不使用方证辨证；方证不对应时，却乱用方证辨证’。前一种情况是好奇与无知，后一种情况是保守与畏难。阿骅表兄的话使我懂得，《伤寒论》不可能提供给我们一切答案，经方临床和定向运动一样，时常会出现无现成道路可走的困境，这就是考验医者的能力与意志的时刻。

“阿骅，能举一个临床的例子来说明一下吗？”

“譬如上述的那个右手食指指头突然患上瘭疽的病人，如果仅仅只有食指红肿、水肿、剧痛等症状，而没有其他异常脉症的话，我一般会用草药加上液体辅料捣成浆泥状，外敷患者右手整个红肿的食指指头，一般一刻钟之内，疼痛大都会缓解。有一病人痛起来的时候坐也不是，躺也不是，双脚一直在跳，就是成语说的‘坐立不安’的样子。草药从外边包敷上去，不到一分钟，马上安静了下来，病人也被草药的神奇效果感动得哭了起来。”

虽然经常与阿骅表兄交换读书与临床心得，但还是第一次听到他对于瘭疽的诊治思路与方法。

“你为什么迟迟不讲是什么草药，用什么液体辅料？”

阿骅表兄一脸揶揄的笑容，慢慢地说：“我们如果不知道草药的名称，不知道用什么液体作辅料的话，靠自己去寻找，去摸索，真的不知道要付出多少的时间与精力。然而没有付出一丁点儿的代价，一下子就掌握了治疗瘭疽的方法，你会珍惜它吗？”

阿骅表兄的一番话，我想想也是。我大舅父早就把天灸法教给了我，我用了吗？没有，没有用过一次。为什么？真的不知道。也许正像阿骅表兄说的那样，人们是不会珍惜‘得来全不费工夫’的东西，即使真的是宝贝，也会视为草芥，再加上草药本来就是草芥。

阿骅表兄看我不停地点头，脸上显得更加持重，说：“定向运动第三个原则是‘统观全局提前绕’，说白了就是战略思维。在那些有障碍如密林、湖泊、小河、悬崖等地时，要根据全局的点标位置提前绕路，然后再奔向目标。看起来好像走了点弯路，但总比你直到悬崖边才‘勒马’要快很多。这在经方医学的临床上就是要高度重视六经辨证理论，在辨别方证之前或者辨别方证的同时要高瞻远瞩，估量一下自己初步确定的方证在六经中的可能位置，如果有差误就进行纠偏改错，这样就能提前绕过误治的陷阱。”

阿骅表兄神情平静，从容地把深奥理论表现为常识之言。他的话带来了一个新的视角，使我欣喜不已。

“临床上运用‘统观全局提前绕’的原则能否举例说明？”

我等了半天，阿骅表兄还不开口。平时，他不会动肝火，也没见他发脾气。但是交谈的时候，他的慢性子使别人等得干着急。

“我诊治过一个三十五岁三叉神经痛的妇女，眼神经区比上颌神经区的疼痛更为严重。”阿骅表兄带有歉意地一笑说：“病人体弱消瘦，从小就病恹恹的，结婚生产后，体力更加差了。半年前因为感冒长期不愈，引发泪囊炎、鼻窦炎，后来就出现了三叉神经痛。在给我诊治之前，一般靠服止痛片减少苦痛。我初诊时，病人烦热、时有恶风、头痛、口苦、恶心、面唇暗红、胸胁苦满、大便秘结，以及月经不调、前后不定期、经量少而色暗紫。腹诊发现左右少腹压痛，左侧有少腹急结状。患者小柴胡汤证与桃仁承气汤证俱在，我给予小柴胡汤与桃仁承气汤的合方三帖。”

我一边听，一边想，阿骅表兄的诊治药方是合理的。

"服药后效果如何？"

"第四天，病人哭丧着脸来了。"阿骅表兄摇摇头说："病人虽然没有说什么，但我还是心里很难过，同时也感到迷惑。方证没有辨错，这一点是没有怀疑的，要是有错就错在合方。如果分开了先后用药，那么到底哪个方先服，哪个方后服呢？"

阿骅表兄没有继续讲下去，眼睛瞅着我，示意我发表意见。

我只想到临床疗效，就急匆匆地责问说："阿骅，你为什么不给她针刺呢？"

"不要打岔，"阿骅表兄白了我一眼，以责怪的语气说："先不说针灸，现在讨论用方前后的问题。你说先用哪个方？"

我记得上次与张丰先生讨论合并病的时候，《伤寒论》中对少阳阳明并病出现小柴胡汤证与桃仁承气汤证同在时，是先用小柴胡汤的。

"先用小柴胡汤，"我说，"等到少阳病症消除后，再投桃仁承气汤。"

"这里牵涉六经辨证中的合并病的诊治规律性问题，"阿骅表兄说，"可以参考《伤寒论》第144条。"

第144条云：妇人中风，七八日续得寒热，发作有时，经水适断者，此为热入血室，其血必结，故使如疟状发作有时，小柴胡汤主之。

"阿骅，你是不是先用小柴胡汤进行治疗？"

"是的，"阿骅表兄说，"病人服了三帖小柴胡汤后三叉神经疼痛顿挫，寒热、头痛、口苦、恶心等少阳病症基本消失。然而病人面唇暗红、大便秘结、少腹压痛、左少腹急结依然存在，转投桃仁承气汤七帖，三叉神经疼痛渐渐趋于缓和。至今已经三个多月了，一直没有复发。"

阿骅表兄用这个病例说明中医临床上运用“统观全局提前绕”原则的确恰如其分。

阿骅表兄临走的时候说：“经方医学与定向运动一样，其实是一项选择的运动。没错，尽管经方医师能依照仲景的医学思想进行诊疗，但每一个病症，都有至少两个方法可以治疗，取得疗效的关键在于选对了正确的方证或者说适合病人体内抗病能力的方药。这样，才可能用最聪明的方法战胜疾病，赢得疗效。”

我想，经方医学如此，中医师的人生何尝不是这样呢？我们都可以在定向运动的三原则中寻找到共识。

我送阿骅表兄到了路口，阿骅表兄告诉我治疗瘭疽的草药名字，它就是节节爆，学名半边莲，为桔梗科植物半边莲的带根全草。液体辅料是白酒与哺乳妇女的乳汁。瘭疽还未溃破，半边莲加上白酒捣；瘭疽已经溃破，半边莲加上乳汁捣。

我突然想起一个问题，就问：“阿骅，我最近又一次在背诵与温习《伤寒论》的条文，你认为有必要吗？”

“有必要”，阿骅表兄的言辞里透着强硬和坚持，“背诵与温习《伤寒论》的条文是必要的功课，阅读原文虽然艰苦辛劳，但可以了解张仲景本人思想形成的整个过程，可以窥视张仲景本人临证时的思维活动的蛛丝马迹。”阿骅表兄说，“比仅仅见到已经整理好的结论，不知道有意思多少倍，有用多少倍。因为用这些已经整理好的结论来说明临床现象，往往没有触及到临床现象的复杂性和多变性。汤本求真深有体会地说：‘研究《伤寒论》者，能自幼而壮而老，造次颠沛，登堂入室。犹如身在当时，亲受训诲，自然而然术精技熟，遇病处方操纵自如。’他对《伤寒论》的阅读体会可为入细入微，告诉我们无经验基础的阅读与有经验基础的阅读之间、临床经验不足的阅读与临床经验日臻丰富的阅读之间存在着巨大区别。他体会到医师如果自幼而壮而老地研究《伤寒论》，不仅有益于我们的过去及今天，而且还影响到我们明天将可能如何发展。众所周知，可能性总是高于现实性。”

“阿骅，当我们今天静下心来，重新捧起《伤寒论》这部书的时候，我们希望从中得到些什么？”

“首先自然是智慧的启迪。”阿骅表兄不假思索地回答，“古人说得好，‘熟知非真知’。只有反复地阅读《伤寒论》，达到感同身受的境界时，才能在条文中读出意义，读出内容，读出顿悟，读出惊喜，才会在心中引起共鸣。当这个时候，我们才体悟到《伤寒论》的独到的风格。它既没有烦琐的理性论叙，也不是简单的方证相对。合上此书，你再也看不见简单的出口，即使有，你也不愿离开，因为你舍不得那遍地的芝兰。”

“阿骅，如何处理背诵《伤寒论》与韩愈的‘学而不思则罔’的矛盾？”

“背诵《伤寒论》没有错”，阿骅表兄口气肯定，“然而重要的是如何引导自己从条文中学会思考，而不是用条文代替思考。我们要思考张仲景提出哪些医学观点，还要弄清楚他的这些观点是如何推导出来的，是什么因素促使他这样、而不是那样思考问题。如此，我们自己的认识也将随之深化。”

“阿骅，《伤寒论》中的条文与定向运动中什么东西相对应？”

“《伤寒论》的条文就像定向运动中的地图上的一个点，有这个点当然重要，但是这个点也仅仅告诉你一个方位与周围的关系，具体怎样行动还要你自己选择。所以，从条文学会思考是开始性的，方法上的；用条文代替思考是终结性的，固化了的。一个是问题，另一个是答案。”

阿骅表兄的话很深刻，然而背诵与记忆是比较容易做到的，思考与比较就难多了，我思想懒惰，往往只关心与满足于答案，而很少提出有价值的问题。

后来我与张丰先生说起阿骅表兄的这次谈话，张丰先生一直在认真地听而不置一词。

“阿骅先生的定向运动一说，颇有新意。”张丰先生对定向运动持赞同意见，“记得阿骅先生说到有一个患鼻窦炎、泪囊炎的三十五岁三叉神经痛的病人，引出了有关合并病治疗用方先后的问题。今天我暂且不讨论这个。而是想说说有一些鼻窦炎特别是化脓性鼻窦炎病人时常引发三叉神经痛的问题。如果化脓性鼻窦炎还没有治愈，就会影响三叉神经痛的治愈。汉方医学治疗化脓性鼻窦炎常用药方有葛根汤、葛根汤加川芎辛夷、荆芥连翘汤、四逆散、小青龙汤、十全大补汤等。我也治疗过一个化脓性鼻窦炎引发第一支三叉神经痛的中年农民，除了眉棱骨疼痛、鼻棱骨痛、鼻涕黏黄等局部的症状以外，没有其他症状与体征。试用以上药方都没有效果，针灸效果也不好，感到非常无奈。后来在明代龚廷贤撰的《万病回春》里发现用选奇汤治疗眉棱骨痛、小半夏茯苓汤治疗鼻棱骨痛的记载，心里暗揣第一支三叉神经痛临床表现符合眉棱骨痛这一症状，化脓性鼻窦炎临床表现符合鼻棱骨痛这一症状，于是使用选奇汤和小半夏茯苓汤合方。我给予一周量，服药后鼻棱骨痛减轻，黄黏的鼻涕减少。坚持服用一个月左右，多年的化脓性鼻窦炎趋于临床治愈。在在此同时眉棱骨痛也渐渐地趋于消失。”

张丰先生的这一诊治心得相当宝贵，在以后我诊疗类似疾病的过程中时时用到这样的思路与方法，并由此而取效。

那天早晨送阿骅表兄出门以后，我意犹未尽，就去了林华卿医师家。

林医师正在诊治一个失眠的中年妇女，患者中等身材，面黄肥胖，口苦口臭，舌苔黄腻。林医师给予黄连温胆汤七帖，其中旱半夏每帖一两半。病人走后，我就和林医师讨论起药量与疗效的问题。

“林医师，刚才这个妇女痰热失眠使用黄连温胆汤我能理解，但旱半夏用量高达一两半是为什么？”

“这个病人两年前因为失眠，白带黄黏量多来诊，病症属于痰热扰心，投黄连温胆汤有效，但停药后不到一周又会复发。”林华卿医师说，“我后来在《吴鞠通医案》中看到半夏的用量与药效的关系，才恍然大悟这个失眠病人疗效不能巩固的原因。吴鞠通认为，半夏‘一两降逆，二两安眠’，这就说明半夏用于治疗失眠就必须超大剂量。因此我就一改过去半夏每帖三钱的常例，每帖药半夏用了一两半，二帖药后病人睡眠明显改善，连续服用了一周，病人睡眠好转，停药观察，没有复发。直至两年后因为生气，才旧病复发又来求诊。我看病症与前年类似，就原方再投，半夏用量也维持不变。这个病案使我知道，主药的剂量不同，治疗的效果是不同的，有的甚至是相反的。”

林医师说得有根有据，使我增加了不少的知识，然而我心中一时还是不能全盘接受。这样一种思路是把人体自身抗病系统的作用撩到一边，临床中医师接受它的时候需要再思考。

林医师继续说：“我认为，半夏止呕效果与剂量成正相关。例如《伤寒论》中柴胡桂枝汤证有‘微呕’，用半夏二合半；小柴胡汤证中治‘喜呕’，大柴胡汤证中治疗‘呕不止’，都用半夏半升。可见由治疗呕症“微呕”“喜呕”与“呕不止”轻重的不同，半夏剂量从二合半加至半升以加强其止呕效果。”

我读《伤寒论》有年，从未进行过这样的对比阅读，林华卿医师的这段话对我的启迪不少。

第三部　走上从医之路

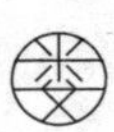

三十四、临证细向病家问

晚秋的一个傍晚，我在状元桥上巧遇了张丰先生。

我向他问候以后，向他请教了林华卿医师讲叙的半夏止呕效果与剂量成正相关的问题。

张丰先生对于林医师讲叙的半夏止呕效果与半夏的剂量成正相关的问题持保留意见，并劝诫我要分清学习的主次，把药征的学习纳入经方学习的范畴之内，不然的话就会偏离了方向。

街上人声喧嚣，我们就来到了状元桥桥边的路亭里坐下交谈。

张丰先生说："我们对'药征'的认识存在着很大的误区，今天回过头来看'药征'研究，第一，要把'药征'放回到病症与方证的大环境当中去，而不是孤立地把几味中药的'药征'抽出来做分析。如果这样，我们就很可能将'药征'游离于当时的基本病症与方证，变成我们想象中的'药征'。经方医师要把'药征'放回到病人的病症、方证和体质当中去看，要把中药学的成果通过经方理论进行一次适应性转化，才能达到预期的疗效。如果把药征孤立起来阐释，虽然把它的动物实验结果解读得淋漓尽致了，但这些解读大致上属于实验理论解读。哪怕在逻辑上完全成立，也只能停留在实验理论之中。因为中医临床不是逻辑，中医临床是建立在对客观疗效的基本尊重上面，离开了客观疗效，再完美的逻辑，也只是纸上的逻辑。”

徐灵胎曾经写过一篇《方药离合论》，他认为方之与药，似合而实离也。医师临床容易犯的毛病有两个：一个是有药无方；另一个是有方无药。读书时，不知徐灵胎之所云，听了张丰先生的一番话以后，才明白徐灵胎先生之所指。

“老张，你的讲话使我对药征在病症、方证与病人体质的大环境中的地位有了清醒的认识。现在你能否在方证辨证的范畴内谈谈半夏止呕效果与剂量的关系？”

“我认为半夏止呕与剂量是有关的，但是不一定是正相关。与治呕最有紧密关系的是方证相对，是体质辨证，与半夏的剂量到底是正相关还是负相关是由以上两个关系决定的。”

“你能讲得具体一点吗？”

“仲景治呕是方证辨证，方随证变，药跟方定。所以治呕的方药五花八门，绝非仅仅只是半夏一类方药。如桂枝汤、麻黄汤、大建中汤、四逆汤、栀子生姜豉汤、白虎汤、乌梅丸、吴茱萸汤、大黄甘草汤、茯苓泽泻汤、橘皮竹茹汤、竹叶石膏汤等，不一而足，它们都能治呕。这里还不包含柴胡类方，以及后世诸多治呕良方。”

张丰先生继续说：“脱离了方证辨证来讨论半夏治呕是‘倒过来’走路，一个中医师临床时如果看见呕吐就想到半夏以及半夏的剂量，那就是思维程序紊乱。”

“请举一个病例来说明临床上你是如何诊治呕吐的，好吗？”

“我治疗一个黄疸型肝炎，半年来，病人因为呕吐而多次反复住院，肝功能长期不能恢复正常，神疲乏力，眼结膜黄染，面色苍白如纸，大便量少，尿黄，脉象无力，舌淡红，苔白腻。正因为呕吐是他的主症，前期诊治的中医师，半夏与柴胡没有少用，在剂量上也变来变去，但是未能取效。我诊为吴茱萸汤证，投汤药三帖。谁知道，一帖药后，病人就不吐了，三帖以后就停药，一周后，肝功能检查正常。”

“如果在半夏类证中治呕，半夏的剂量是不是与呕吐的症状正相关呢？”

“我看也是未必一定如此。”张丰先生说，“《伤寒论》记载的柴胡桂枝汤证有微呕，用半夏二合半；小柴胡汤证中有喜呕，大柴胡汤证有呕不止，它们都用半夏半升。这些记载也证明不了半夏剂量与呕吐的严重程度成正相关。”

“为什么？”

“这种引用是不严谨的，是断章取义。因为临床治疗‘微呕’不都是用半夏二合半，如柴胡加龙骨牡蛎汤证中没有呕吐，半夏也是二合半。柴胡加芒硝汤证中有‘呕’，然而半夏只有二十铢，这又作何解释呢？小柴胡汤证中有‘喜呕’，大柴胡汤证有‘呕不止’，半夏用量都是半升，这是为什么？‘呕不止’比‘喜呕’的程度要强烈得多，半夏的剂量都是半升，这是正相关吗？所以这种观点在文本上也是证据不足。”

“‘半夏剂量与呕吐的严重程度正相关’的观点，在临床上是不是具有应用价值呢？”

“临床上也没有确定性，”张丰先生说，“譬如我治疗一个十五岁男孩子的剧烈呕吐，病人是急性肺炎热退后的第五天。当时脉症是神疲多汗，胸闷烦热，呕吐恶心，口干喜饮，舌红苔少，脉象虚数。这是一个典型的竹叶石膏汤证，虽然呕吐剧烈，但是考虑到病人余热未清，气津两伤的病况，半夏的用量只用一钱。具体的方药是：竹叶二钱，生石膏一两，半夏一钱，麦门冬六钱，党参五钱，粳米三钱，甘草二钱，三帖。病人服了第一帖药以后，呕吐等症状就有好转，三帖以后痊愈。在这个病人的诊治过程中，也可以说明半夏剂量与呕吐的严重程度不一定就是正相关。”

张丰先生说的也有道理，我回去还要慢慢地学习与思考。

不知不觉天渐渐地暗了下来，我准备告别张丰先生。

这时候张丰先生突然问我一个问题：“有一个呕吐的病例，与今天讨论的内容有关，请你思考一下。今年夏天我遇见一个男性病人，70岁，患急性胃肠炎，经西医治疗一周后好转，但尚有呕吐与一些其他症状，因此求诊于我。刻诊所见：主诉恶心呕吐每日发作二三次。神疲乏力，面色黄暗不华，脘腹稍有不适，口中多唾液，大便每天一次，溏薄量多。我给予理中汤二帖，服后有效，但是呕吐每日仍然发作二三次，你说说应该怎么办？”

“这是一个典型的理中汤证，给予理中汤后有效，但恶呕依旧，应该原方加半夏、生姜。”

“我开始也是这样想的。”张丰先生说，“后来想到仲景在理中汤的加减方法中不是这样的，而是加生姜减白术，我就根据仲景的方法，投药二帖，服药以后就痊愈了。”

张丰先生讲好以后，沉默了很久，一切尽在不言中。通过这个病例的分析，我明白了自己知识的缺陷。理中汤天天在用，然而加减方法没有引起重视，所以临床凭印象加减药物。

我突然想起日本汉方家对于用量多少的看法。

“老张，日本汉方家是如何看待中药的用量问题的？”

“有人问过龙野一雄先生中药的量多是否会增加疗效？”张丰先生回答道，“龙野一雄先生对他说：‘多数的药确有这种情况，但从效果的程度上说，如果超过一定的量，无论再增加多少，其效果亦多不变。一日服用2克碳酸氢钠有效的人，如服10克，也不能说有五倍的效果。'"

那天我问及《伤寒论》与《内经》的关系。

张丰先生做了如下的回答：

《伤寒论》与《内经》是两个连体的婴儿。我们祖先对自身疾病和诊治的关注，可能是出于单纯的实用需要，亦可能是因为对这种疾病之变的现象引起了浓厚的兴趣。实用需要与兴趣爱好，两者是不相等的，前者是出于实际的生存需要，后者更多是出于祖先对世界的认识、好奇和追问。前者发展成为经方医学，后者发展成为医经医学。由于它们是同一历史阶段的产物，同时产生，同步发展，所以虽然起点不一样，发展的方向也不一样，但研究的对象毕竟是有生命的人，所以就有许多共同的话题与言语。也就是因为这一些交叉和混同，以致引起了几千年的误会。是仲景，让原来比较散乱的方证在三阴三阳的系统内有序地移动了起来。《伤寒论》重视辨证的动态原则与方药施治的标本缓急，这一方面的研究就牵涉到《伤寒论》中《内经》成分。吉益东洞大刀阔斧地去掉了《伤寒论》的三阴三阳的理论框架以后，使临床医师对疾病的转归失去了依据，这在治疗学上是一种倒退的行为。方证主义，面对疾病的复杂局面只能面面俱到地使用合方，这就失去了对疾病的主症、客症的辨别。主症、客症，以及它们的轻重缓急是有关合病、并病、坏病等不同病况的分析、归纳与综合。如果没有了这些规则，那对临床疗效的取得会产生负面的影响。

这是先生剖心析骨之言啊！其中仍透出智者的眼光、沉潜的思考和全局在胸的自如。我相信对中医临床医师来说，对这个问题需要有一个前理解。即理解之前的理解，也就是大家都要坦然正视目前不容乐观的中医学状况。

临别的时候，张丰先生要求我写一篇已经治愈的病例辨证思路分析，特别注重诊察时对患者的问诊。

“医者通过问诊才能和患者建立起沟通的渠道，在问诊中要高度注意并要把捏好辨证过程中的逻辑递进径路。”张丰先生郑重其事地说，“陆以湉在《冷庐医话》书中有一段话讲得很好：‘《伤寒论》六经提纲，大半是凭乎问者。譬如少阳病，口苦咽干目眩，及小柴胡汤症，往来寒热，胸胁苦满，默默不欲饮食，心烦喜呕等，则皆因问而知，此孙真人所以未诊先问也。’你这次写病例辨证思路分析时要格外注意这一点。”

经过了一周的写作，这篇题为“一例痛经病案的经方辨证思路分析”的作业基本完成了。

这篇作业的全文如下：

周晓晓，女，30岁。住址：温州市状元镇。

初诊日期：1973年1月23日

（一青年妇女步入诊室，观其身体较消瘦，体态自如，精神尚可，面色苍白，颧红唇红。）

医师：哪里不舒服？

病人：月经来潮时下腹部疼痛剧烈。

医师：几年了？现在情况怎么样？

病人：三年了，生第一胎之后就开始疼痛。近年月经量逐年增多，痛经也加重，每月来潮都痛，疼痛程度也加剧。严重时甚至要卧床一天。这次月经将汛，下腹部已有不适。西医诊断为贫血、子宫内膜异位症、盆腔积液。

思路：月经期下腹部剧烈疼痛的病人，常见的有桃仁承气汤证、当归建中汤证、当归四逆汤证、温经汤证等；月经量过多造成贫血，常见的有黄连阿胶汤证、归脾汤证、芎归胶艾汤证。

临床辨证要围绕以上方证进行，这样的辨证就有了明确的目标。但也不排除以上方证都不十分符合，需要重新确立新的方药来契合临床脉症的情况。所以经方医师临证时需要胸有成竹，但要时时防患胸有成见。

医师：（按脉、察舌、触手：脉细数，舌淡苔少而干燥，手温不凉。）

平时对气温变化有什么反应？手心对寒热有什么感觉，有否干燥感？头部、四肢对寒热有什么感觉？

病人：平时对气温变化没有什么异常。手掌对寒热没有什么感觉，也不感到干燥。头部时有发烫发热的感觉，四肢寒热感觉正常。

医师：月经期对气温变化有什么反应？

病人：有烦热的感觉。特别是在痛经发作的时候，有烦热汗出。

医师：头部有什么感觉？

病人：平时尚可，月经之后因为出血量多而头痛、头晕。

医师：口中有什么感觉？

病人：口干而不想喝水。

医师：食欲如何？饥饿的时候胃里感觉如何？食物吃进去以后胃里感觉如何？有没有嗳气、吞酸？

病人：食欲可以，饥饿的时候胃里感觉嘈杂，全身无力，食物吃进去以后胃里就舒服。没有嗳气、吞酸。

医师：大便、小便情况如何？

病人：大便干结，小便黄。

医师：胸部情况如何?

病人：还好。

医师：睡眠情况如何?

病人：睡眠不安，眠浅易醒。

思路：以上的问诊已经排除了当归四逆汤证、温经汤证、归脾汤证、芎归胶艾汤证。因为当归四逆汤证是以手足冷为主症，但是病人四肢寒热感觉正常而不冷，所以排除了当归四逆汤证；归脾汤证以心悸、失眠、纳呆、便溏为主症，病人仅有睡眠不安，眠浅易醒一症符合，比较之后也被排除。芎归胶艾汤证是以虚寒型出血症兼贫血为主症，病人虽然是出血症兼贫血，但并不虚寒，也给排除了。温经汤证是芎归胶艾汤证的类证，以手掌烦热，或干燥为对象，宜气血虚及寒冷证为主要目标，但病人没有手掌烦热或干燥，也没有寒冷证，相反地却具有热证，所以被排除。桃仁承气汤证是出现在体质壮实，营养良好的病人身上，这个病人身体较消瘦、面色苍白、脉细数、舌淡，均不符合。然而只要病人腹部有瘀血证存在，桃仁承气汤在痛经发作期也可以斟酌用之，因为它是治疗腹部急迫性剧烈疼痛的一个难得的效方，所以有时候要通过腹诊来决定取舍。

医师：请你躺下仰卧，把两腿伸直，两臂顺沿两胁伸展，腹部不得用力，使之弛缓，心情不要紧张。

（腹诊时发现，该患者“腹直肌拘挛”，这是桂枝加芍药汤证、小建中汤与当归建中汤证常见的腹证。少腹部感觉到肌肉菲薄无力，没有发现少腹急结、压痛等瘀血证的存在，所以最后排除了桃仁承气汤证。）

医师：请你俯卧，把两腿伸直。

（用手指按压腰背部脊椎、经络、穴位时，发现该患者腰俞压痛强烈，此穴是诊治痛经的经验穴。）

思路：病人具有当归建中汤证与黄连阿胶汤证，考虑到月经来汛，先在月经期给予黄连阿胶汤清热止血调经。待到月经期过后，使用当归建中汤与黄连阿胶汤合方以清热育阴、补血调经。

综合望、闻、问、切四诊所搜集的临床资料，得出四诊病情记录和证名诊断结论如下：

［病案记录］

主诉：经期小腹疼痛三年，加重一年；月经量逐年增多。

［四诊综述］

患者三年前因第一胎产后开始，月经来潮时小腹疼痛。近年来痛经加重，月经量逐年增多。这次月经将汛，下腹部已有不适。月经之后，因为出血量多而头痛、头晕。患者身体较消瘦，面色苍白，颧红唇红，烦热汗出，渴不欲饮，饥时胃里嘈杂，以及全身无力，大便干结，小便黄，脉细数，舌淡苔少而干燥，腹直肌拘挛，少腹部感觉到肌肉菲薄无力。

［证名］少阴病黄连阿胶汤证。

［治法］育阴清热。

［解析］患者因产后开始，月经来潮时小腹疼痛，月经量逐年增多，类似少阴病热化证，实为大黄黄连泻心汤之虚证。唐容川在《血证论》中认为泻心汤是治血证的第一方药，所以黄连阿胶汤对于虚性的泻心汤证也应该是方证相对应的。患者身体较消瘦，面色苍白，头痛、头晕，舌淡苔少而干燥，脉细数，腹直肌拘挛，少腹部感觉到肌肉菲薄无力，俱为阴血不足之象，所以方中的白芍、阿胶、鸡子黄均能养血育阴止痛。睡眠不安，眠浅易醒，颧红唇红，大便干结，小便黄，为少阴热化指征，方中黄连、黄芩清热泻火止血。

［方药］黄连阿胶汤方。

黄连二钱，黄芩三钱，白芍一两，阿胶三钱（烊入），鸡子黄一枚。六帖。

［治疗效果］三棱针刺血拔罐后，大概不到10分钟，小腹不适感明显减轻。服药六天后，小腹疼痛比前几个月稍有减轻，月经量也稍有减少，其他各种症状都明显减弱。继续服用当归建中汤与黄连阿胶汤合方15剂，随后患者自行停药。第二个月痛经基本没有出现，月经量趋于正常量。为了巩固疗效，依据第一个月的治疗方案继续重复一次，此病症痊愈。两年来，常因其他疾病前来就诊，都没有出现此病的复发。

张丰先生看了我的作业以后，他认为作业虽然中规中矩，但是乏善可陈。就是方证的分析过于简单，药征分析要加强，并希望我经常做这方面的练习，不断提高临床分析能力。

我也记住了张丰先生的话，也经常做类似的作业，前几年也写了几篇，其中的一篇曾经在网上发表过，还有人认为对初学者有用，所以一并留在这里了。

一例肠伤寒病案的经方辨证思路分析

周俊，男，28岁。住址：温州市洪殿菜场。

初诊日期：1996年10月9日

（一青年男性步入诊室，观其身体较壮实，体态还自如，精神稍差，面色略青白，表情淡漠。）

医师：哪里不舒服？

病人：发烧，住院50天了，体温是38.8 ℃，西医诊断为肠伤寒。

（闻诊：语声略沙哑。）

思路：中医所说的发热包括了“自觉”和“他觉”两种，“他觉”发热又包括了“体温表测之”与“医者用手触摸之”，故该患者具有“发热”的表现。

医师：请说说发热开始时的情况。

病人：我侨居西班牙已七年，今年才回国探亲，8月16日下午从马德里上飞机，上飞机时就觉得不舒服，头有点痛，还怕冷，晚饭也不想吃，当时没量体温，但夜里感觉冷得厉害，到了上海机场时，人就有点支撑不住了，后来又转机到温州，在上海飞往温州的飞机上，感觉到发热、怕冷、头痛、腰痛、倦怠、不想吃任何东西，连坐也坐不住了。到家后，一量体温38℃。体温虽然不高，但全身不舒服，就到某大医院看病，当时检查血常规，知道白细胞下降了，经过几天的检查和临床观察，初步诊断为肠伤寒，就住院治疗了。住院治疗期间，体温一度高达40℃。近一星期来，体温一直维持在38℃左右。全身还是很不舒服。

医师：把住院病历给我看看好吗？

病人：在这里，是复印件。

（观其病历，确诊为肠伤寒，西药常规治疗。）

思路：《伤寒论》是援从诊治肠伤寒及类似肠伤寒的急性热病为例，研求患病机体的普遍反应规律，并在其基础上，讲求疾病的通治方法。

医师：现在感觉到哪里不舒服？

病人：头痛，烦热，怕风，有时怕冷，你看我穿这么多衣服也没用。两胁胀满难过，西医认为是肝脾肿大所造成的。

思路：中医问诊，把“问寒热”摆在第一位。“问寒热”的重要性，在于分别疾病类型是外感还是内伤。50天前，病人突然体温升高，却自觉怕冷，为恶寒与发热并见，是外感太阳病重要根据。然而紧接着50天的发烧和住院治疗，现在还感觉到有头痛、发热、恶寒等太阳病证，就有点反常了。但《伤寒论》六经辨证注重外感热病当前的脉证，注重研究患病机体的普遍反应规律，而不拘泥于发病的时日。所以，辨证思路还是沿着当前的主症向前推进。接下来需要询问有关寒热并见的详细情况。

医师：发热怕冷是同时出现的吗？

病人：除发热怕冷是同时出现外，有时还感到一阵子冷，一阵子热。每天反复出现好几次冷热交替的症状。但一天里，上午、下午，白天、夜晚体温波动不明显，一直维持在38.5℃左右。

思路：患者怕冷与发热同时出现，这就是《伤寒论》所谓太阳病的“恶寒发热”，怕冷与发热交替出现的症状，就是所谓的“往来寒热”，它是诊断少阳病的重要根据。寒热并见兼有往来寒热，加上两胁胀满，显然是太阳少阳并病。头为诸阳之会，三阳病都有头疼，所以要问清楚头痛的性质和具体位置。

医师：头在什么位置痛？头部除头痛外，还有其他什么感觉？后项部有没有什么异常的感觉？

病人：头部疼痛在头的两侧和后项部，头还有点儿晕晕的感觉。刚发病时后项背部感到强急，当时我怀疑患脑膜炎了，后来住院治疗时，项背部强急感就消失了。

思路：颈项强直也是太阳病风寒表证的特殊主症，两旁头痛是少阳经络气血受阻。头部除疼痛外，还有点晕晕的感觉。这就是少阳病提纲证中的“目眩”症状。太阳病有表虚、表实之分，临床以有汗、无汗作为鉴别的标准。所以需要问清患者出汗的情况。

医师：有没有汗？

病人：发热时有汗，但汗出不畅，出汗后，更加不舒服。

思路：太阳病的桂枝汤证中的汗出，和阳明病白虎汤证中的汗出及少阴病中的汗出不一样，它是由于营卫失司，卫不固营，营阴外泄而汗出。但由于风寒束表，其性收引，肌腠闭塞，故使汗出不畅。在外感风寒之邪，侵袭肌表的过程中，往往会伴随着上呼吸道感染的症状，它对于选方用药也是很重要的，所以要详细询问有关症状。

医师：有没有鼻塞、流涕、咳嗽等症状？

病人：没有。

医师：你刚才说头部除疼痛外，还有点晕晕的感觉，那口里和咽喉里有什么感觉？

病人：口里主要是感到有点苦。咽喉有干痛，声音有点沙哑。

思路：在少阳病提纲证中，明确提出“口苦、咽痛、目眩”。患者已全部具备。

医师：胃里有什么感觉？大小便情况怎么样？

病人：50天来，胃口一直不好，一吃东西就想恶心。大小便情况还可以，大便的量少了点，小便颜色有点黄。

思路：《伤寒论》少阳病的小柴胡汤证将“往来寒热”“胸胁苦满”定为主症外，还把“心烦喜呕，默默不欲饮食”列为主症。患者以上所说的症状，基本符合小柴胡汤证。在太阳病和太阳少阳并病中，经常会出现全身关节都不舒服，所以要询问全身关节感觉？

医师：全身关节有什么感觉？

病人：自发病以来，全身关节都不舒服，又酸又痛。

思路：这就是《伤寒论》中所说的“肢节烦痛”。初步认为患者是太阳少阳并病的柴胡桂枝汤证。但需要进一步通过腹诊、舌诊、脉诊来鉴别诊断。

医师：请你伸出舌头给我看看。伸出手来给我把脉。

（患者舌淡红，舌苔薄淡黄；切脉所得，脉象浮弦略数。82次/分）

思路：脉象浮弦数是太阳少阳并病的常规脉象。脉象略数是肠伤寒的独特脉象——“相对迟脉”。舌诊提示外感风寒化热的趋向。现在还需要从初步诊断的“太阳少阳并病的柴胡桂枝汤证”的基础上，进一步搜集病情资料来核实这一结论。中医四诊中，切诊包括脉诊、腹诊、经络诊。腹诊是仲景诊断学说中极为重要的一环，它比较客观，操作性强，可使诊断更加准确。日本汉方家非常重视腹诊，吉益东洞强调“腹征不详，不可处方”。这的确是得道之言。腹诊时，医师常在病人的左侧用右手诊察，此时应注意的是，如在腹诊一开始时，医师突然以手指强压腹部，则病人会突然紧张，或怕痒而矜持，诊察无从下手。故必先用手掌贴近腹壁，轻徐地向腹部抚压，从上到下，从左到右。诊其腹壁的厚薄；腹部各处，如上腹部、中腹部、下腹部、胁部的抵抗度；腹直肌的紧张度；以及腹部各处的动悸情况。腹诊时，应问明食后不久还是食前空腹，大小便情况。《伤寒论》中柴胡桂枝汤证除“两胁苦满”之外，一般都会出现“心下支结”的特殊腹证，所以还需要通过腹诊来证实。

医师：请你躺下仰卧，把两腿伸直，两臂顺沿两胁伸展，腹部不得用力，使之弛缓，心情不要紧张。

（腹诊时，发现该患者“腹直肌拘挛”，这是桂枝汤和桂枝加芍药汤常见的腹证。又在季肋部感觉到充满感和阻力，从季肋弓下缘手指插向胸腔深按时，指头下面感觉到有抵抗而不能插入，此乃是柴胡汤的典型“两胁苦满”的腹证。患者左右季肋弓中部以下的腹直肌隆起于腹的浅表，恰如支持着心下，此乃是柴胡桂枝汤证的特殊腹征，《伤寒论》中将此腹征命名为“心下支结”。）

思路：“心下支结”和“心下痞硬”的腹证很相似，腹诊时要通过医师的触觉和患者的异常感觉去区分。

医师：上腹部有什么感觉？

病人：上腹部没有疼痛，只是感到胃胀，胃好像有东西撑着。

思路：患者主要症状符合柴胡桂枝汤证，《伤寒论》中说：“伤寒六七日，发热微恶寒，支节烦疼，微呕，心下支结，外证未去者，柴胡桂枝汤主之。”除“伤寒六七日”不符外，其他症状一一符合。而发病的时间问题，历代医家均认为不必拘泥。综合望、闻、问、切四诊所搜集的临床资料，得出四诊病情记录和证名诊断结论如下：

[病案记录]

主诉：恶寒发热 50 天。

[四诊综叙]

患者因厉气传染而发病，初起恶寒、发热、头痛，西医住院治疗 50 天。因体温未恢复正常，求诊于中医。刻诊所见：恶寒、恶风、发热，自觉恶寒明显，往来寒热，有汗，口苦，咽痛，目眩。伴见两旁头痛，肢节酸痛。舌淡红，舌苔薄淡黄；脉象浮弦略数（脉搏：82 次 / 分；体温：38.8℃）。腹诊时发现“腹直肌拘挛”“两胁苦满”“心下支结”等腹征。

[证名]太阳少阳并病的柴胡桂枝汤证。

[治法]调和营卫，和解表里。

[解析]患者因外感厉气传染而发病。厉风寒毒之邪，侵袭肌

表，引发太阳病，因未及时解表，故出现太阳少阳并病。外邪袭表，卫阳被郁，肌表失却温煦而恶寒；邪气外侵，正气抗邪，故发热。综上所说，恶寒、发热，头痛、汗出是太阳病的桂枝汤证。口苦、咽痛、目眩是少阳病的提纲证，往来寒热、两胁胀满，均为少阳病柴胡汤证的典型主症。“心下支结”的腹证，是柴胡桂枝汤证的特有征象。患者舌淡红、舌苔薄淡黄，脉象浮弦略数为太阳病表证兼有邪入半表半里之象。四诊合参，符合太阳少阳并病的柴胡桂枝汤证的证候特点。应该指出，柴胡桂枝汤证既可以看作是太阳少阳并病，也可以看作是小柴胡汤和桂枝汤的中间过渡证型。《伤寒论》把外感热病作为一个整体，研究其发生发展的动态变化过程，把这个过程分为六个连续的阶段（六经），每一经病又分为许多证，证与证之间既是相互连续的，又是相对独立的。方证既是一组最常见、最典型、相对固定的症状、体征组合，又是一个发生发展的动态变化过程。辨证施治的精髓在于根据“证”的变化调整用药，证的“固定”是相对的，证的“变化”是绝对的，证与证之间是连续的，证与证之间有许多过渡型，随着方证的变化，汤剂也跟着变化。

［方药］柴胡桂枝汤方。

柴胡 15g，黄芩 10g，桂枝 10g，白芍 12g，半夏 10g，大枣 5 枚，生姜 5 片，甘草 10g，一剂。

［针刺穴位］太阳（三棱针刺血后，拔罐）

［治疗效果］三棱针刺血拔罐后，大概不到半个小时，头痛明显减轻。服药一天后，恶寒发热消失，体温恢复正常，其他各种症状都明显减弱。自行出院，继续服用加减柴胡汤剂 7 剂，随后患者自行停药，一个月后健康地返回西班牙。五年后再次回国探亲时，登

门致谢。大家回顾五年前的治病经历，都感叹不已。

张丰先生还告诉我一个采集病人治疗记录的好方法，就是动员病人自己记录病历。记录的内容可以包括以下几个方面：开始发病的原因，初期症状，诊治经过，治疗后的反应，以及近期疗效与远期疗效等。张丰先生认为，对于疾病的临床表现与具体经过，只有病人自己知道得最清楚、最真实。如果病人能够动手写下，就是无可替代的第一手资料。

我认为张丰先生的建议非常好，后来就在临床上渐渐地实行。开始的时候非常困难，绝大部分病人都不愿意做这个工作，他们有的限于文化水平，有的认为多此一举，有的工作繁忙无暇顾及。所以要反复动员，讲清楚其中的好处，就是医生更加了解他们的病情变化，对于诊治有利。有时候动员的时间比诊治的时间还多，所以坚持下去是非常困难的，但是一旦坚持下去以后，其收获也是丰硕的。自从我女儿娄莘杉跟从我学习中医以后，这一项工作得以加强。有一些病人的自我记录写得有头有尾，稍加整理就是一篇完整的医案。

下面一篇病人的记录是我女儿娄莘杉的一个亲戚写的，我认为写得不错，从中可以真实地了解她初习经方的情况。

我妊娠前后中医诊治的记录

姓名：虢莉　出生年月：1985 年 7 月　性别：女　职业：外贸　身高：160cm

家庭住址：浙江省湖州市德清县武康镇

2012 年 7 月的某一天，对我来说意义很大，这一天我被确认为妊娠38天。在这之前，我的肠胃一直不太好，经常吃完东西就跑厕所，有的时候在外面吃饭，在回来的路上就开始闹肚子，经常拉稀，导致体重一直上不去，吃再好的东西也吸收不了。结婚后，打算要小孩，但是听大人说，肠胃不好的话，怀孕了比较麻烦，因为老是拉肚子，于是决定开始中药调理。因为表嫂是中医师，第一阶段吃了7帖参苓白术散［人参10g，白术10g，山药10g，莲子6枚，薏仁30g，砂仁3g（冲），桔梗10g，白扁豆10g，大枣5枚，甘草5g］，感觉拉稀的现象有所好转，吃完刺激性的食物也没有感到肚子难受了。于是原方加减，又吃了7帖，半个月下来，一次拉稀都没有，居然连吃辣的都没事了。在这之前，我只要一吃辣的凉的东西，肚子马上会痛。

一个多月后，就开始了幸福而又艰难的十月怀胎的日子。孕十周的时候，早上起来流鼻血，我想是之前鼻黏膜破损再加上怀孕后毛细血管扩张，所以很容易出血。但是这一次真的把家人都吓到了，我自己也被吓得又急又哭，一直流了近两个多小时，无论用哪种方法止血都止不住，正准备去医院的时候，老妈拨通了表嫂的电话。按照她的方法用冰块止鼻血，正好家里有冰块，老妈和老公就不停的用冰块在我鼻子两侧和脸上敷冰块，血就慢慢地止住了。后来去医院检查，血红蛋白直接降到了103，医生说是出血性贫血。当时我很害怕，虽然可以吃红枣和补铁的药来补血，但是只要我这鼻子一出血，不是都白补了吗？幸好表嫂是中医，又给我开了止鼻血的方子（归脾汤：白术10g，茯苓10g，黄芪15g，龙眼肉5g，酸枣仁10g，党参10g，木香5g，甘草5g，当归5g，远志6g），又配合食疗喝莲藕汤，一直到生产，中途只流了一次鼻血。

但是我的孕期好像过山车一样，这个问题好了，别的问题又来了，孕29周的时候，因为尿液里出现鲜红的血丝，到医院检查后发现肾积水和尿路感染。医生说要挂盐水，但是对宝宝有影响，把我吓得话都说不出来。那时表嫂正好在美国，我表哥马上电话联系，开了方子［四逆散合猪苓散加减：柴胡10g，白芍10g，枳壳10g，甘草5g，猪苓20g，茯苓30g，泽泻20g，滑石10g（包），连翘20g，山栀10g］，吃了三天药去医院复查，一切正常，肾积水是因为宝宝大了，有点受压迫导致，但是尿路感染已经没有了，中药真是神奇啊！又过了一个多月，居然见红了，医生说现在见红很容易破水导致早产，让我住院保胎，挂了一天盐水。因为担心保胎药副作用大，就让表嫂开了止血的中药［芎归胶艾汤：当归10g，川芎10g，炒白芍10g，生地30g，阿胶10g（烊），黄芩10g，白术10g，砂仁3g（冲），香附10g，艾叶10g］同时服用，三天后出院，一直到孕41周，剖宫产顺利产下一个6.7斤的男婴，身边的朋友都说，保的太好了，哈哈。

宝宝出生后，在家做月子，又是一段艰难的日子。住院的时候因为从自然产到剖腹产，身体很是虚弱，除了上厕所吃饭都是躺着休息。在这期间又发生乳房很胀，奶水挤不出来，家里人就想尽一切办法催奶，还请来了催奶师，也同时让表嫂开了催奶的方子（蒲公英汤：蒲公英30g，当归15g，山药15g，香附10g，丹皮10g）。三天后，奶水就慢慢地多了，从一开始的20毫升到50毫升再到80毫升，每两小时吸一次，一直没有什么问题。突然有一天早上，我从床上起不来了，手臂也抬不起来，仿佛全身的经脉都掣结在一起，痛得不行。乳房也很胀痛，我急得哭了。后来，才知道原来是得了乳腺炎。到了下午全身开始发冷发热，体温高达39.8℃，整个人昏昏沉沉，上厕所都是要扶的。就马上打电话给表嫂，了解情况后，她给我开了方子（葛根汤加石膏：葛根30g，生麻黄5g，桂枝10g，白芍10g，生姜5片，大枣5枚，甘草5g，生石膏30g）。她说要是高烧持续不退的话，问题就有可能变得很严重，当时我急得眼泪直流，话都说不上来，我做好了最坏的打算，一句话也说不出来，家人都急疯了。吃了中药，迷迷糊糊地过了一夜，体温忽上忽下，每隔两小时就测量一次，但一直都在39.5℃左右徘徊，我不知道怎么来形容我当时的心情，只能说很痛苦。汗水就像雨点一样不停地流下来，全身都是湿的，一个晚上换了两套衣服。裹了两条被子还感到恶寒，头痛得要爆炸一样，心里着急得就像热锅上的蚂蚁，一个晚上都没睡着。直到第二天凌晨，开始有所好转，体温降到38℃，人开始清醒起来，可以慢慢地自己下床活动，但是乳房周围还是很痛。继续吃中药，每隔两小时吸一次奶，还要用热毛巾一边敷一边按摩把硬块散掉。因为高烧，宝宝不能吃奶，奶汁都要白白倒掉。这一天体温都在38℃左右徘徊，晚上可以睡着，但是起身的时候，上半身的乳房周围经脉仿佛都捆扎在一起一样但是疼痛稍有缓解。到了第三天，体温回到了37℃，乳房胀痛不明显了，生命的活力又重新回到了身上。第四天，思想斗争了一会儿，继续给宝宝喂奶。

坐完月子，就开始失眠，每天晚上都要过了2点才能入睡，白天也不敢睡，导致每天早上起来没有精神，站着都会发晕，后来就让表嫂开了中药［黄精50g，山楂50g，五味子30g，合欢花30g（晚上睡前喝）］。吃中药的第一天很早就睡下了，吃了三帖，情况比之前好了很多，12点之前基本上都已经在做梦了。

儿子在四个月的时候，被大人传染了感冒。一大早起来，眼睛周围开始有些眼屎，有点没什么精神，到了中午的时候，就感觉很不舒服，不爱笑了，睡觉的时候会嗯嗯啊啊发出一些声音，就跟我们大人不舒服的时候一样，我看得真是好心疼。量了下体温，已经有39℃了，就给他不停地用冷毛巾擦额头擦手臂，喂开水。隔一两小时左右就给宝宝测量体温，最高的时候39.5℃，吃了中药后，大概一个小时体温就会下降一点，但是一会又上升。到了晚上，宝宝还是很不舒服，体温忽上忽下，食欲也大大减弱，为了放心一点，就去了医院，到了医院就是量体温、验血，拿报告。然后医生就开了降体温的药是塞在屁股后面的，本来要给我们退烧药“美林”，因为我们坚持选择要吃中药所以就没有买。到家后还是物理降温，一整个晚上都是迷迷糊糊、昏昏沉沉的，我们也不敢睡。到了第二天早上，体温好像降下去了，回到了37℃，宝宝开始睡得比较踏实了。又过了两天，宝宝开始有轻微的咳嗽，还伴有吐奶的现象。好几次吃完奶，一咳嗽，就全吐光了。一到晚上睡觉，咳嗽就愈加厉害，睡眠也不好了，看着宝宝受罪，大家的心里真是难受极了。于是想到了打电话给表嫂，了解情况后，表嫂给我们开了药方［青黛3g（包），银杏10g（打），苏子5g，百合5g，地骨皮10g，天竺黄3g，寒水石10g，蝉衣5g，僵蚕5g］，连吃三天。第一天感觉没有明显的变化，到第二天，白天咳嗽少一点了，吐奶的情况也少了。到第三天，就是晚上会咳嗽的比较多，白天已经好转。于是表嫂又稍稍在原方的基础改动了一下方子，让宝宝再吃三天，便于巩固。吃到第二天的时候，晚上咳嗽好像没有听见了，我们心里的石头也终于落下了。

三十五、不事虚张排肾石

学校附近一个老太婆的耳朵突然一点声音也听不见了，西医诊断为神经性耳聋，中医诊断为肝肾两虚的暴聋，中西医治疗一个月无效，后来找我诊治。我根据老太婆形体矮胖，面色淡黑，畏寒怕冷，鼻塞不通，舌质淡，苔薄白，脉沉弱等脉症，诊断为麻黄附子细辛汤证。虽然是高血压病患者，也还是据证用方，用了三帖麻黄附子细辛汤。由于方证相符，一帖下去，听觉就基本恢复了正常。

处方如下：制附片三钱，细辛一钱，生麻黄二钱。

当然在用中药的同时也没有忘记给她针刺，针刺的穴位是：耳门、听宫、太溪。

这个病例治愈后的第三年，老太婆的媳妇，一个李姓妇女找我诊治泪囊炎。我当时还没有学习过眼科，在治疗这个病人之前脑子里还没有眼睑缘炎、泪囊炎等各种眼病的概念，更别说泪囊炎的急性与慢性的鉴别诊断了。所以当李姓妇女找我看病的时候，我就告诉她，她患的这个泪囊炎我还没有诊治过，但是可以根据她现在的脉症来诊治她的疾病。

我对她说："任何疾病，在古代都是中医、针灸治疗的。现在的一些疾病的名称在当时的中医师是不懂的，然而'中医不能识病，却能治病'，就好像你婆婆的暴聋，我虽然不知道她是患了神经性耳聋，但根据临床的表现，寻找到它的方证还是把它治愈了。”

“中医不能识病却能治病”这句话是陆渊雷先生说的，在《陆氏论医集·卷三》中，他以这句话为标题写了一篇通俗易懂、生动风趣的医话。他写道：“张仲景能识病，又能治病，当然是医学家，不是医匠。不过治病的方法，只需识证，无须识病。本来识证很容易，识病却很难，中医学但求满足治病的需要，那难而无用的识病方法就不很注重。”我服膺于他的中医观点，把他的话时时挂在嘴边。

陆渊雷先生这一段识病治病的话我开始读的时候感到荒诞无稽，远离常识。然而反复读了几次以后才渐渐地懂得这一段话道出了中医学的奥秘。我想这一种见解，并不是每一个中医学家都能说得出来，都敢于说出来的，这不仅仅需要渊博的医学知识，还需要有过人的见识与胆识。

李姓中年妇女说：“三年前在偶然之间发觉右眼上下眼睑不适，几天后不适加重并有轻微痒痛，就到状元公社医院求诊于管玉兰医师。管玉兰医师的父亲管仲华是温州的眼科名医，她自己在状元桥一带也是颇有名气。管医师诊为急性泪囊炎，给予西药治疗，一周后好转，继续治疗一周而痊愈。然而治愈后不到半年又出现类似症状，又到医院找管医师诊治，治疗了一个来月而痊愈。后来还发作了两次，都是管医师诊治而愈的。半个月前泪囊炎急性发作，到医院求诊时，恰逢管医师不在，听说她请假了，不知什么时候上班，所以今天来找你诊治。”

李姓妇女刻诊的结果是：右眼发红、疼痛、肿胀，轻微的烫热感，上下眼睑不适，时有排出脓点。除眼部症状以外，我没有发现其他脉症，连舌象与腹诊也没有什么异常。假如仅仅根据眼睛局部的红肿热痛与溢出脓点，应该属于风热证或热证，然而我想看看日本汉方家是如何处理这种眼科疾病的，于是我就对她说，我要考虑一下，请她稍等片刻。我回到房间，翻书查看日本汉方医学的资料，看他们对于这个病是如何认识的。我看到他们在确诊为泪囊炎以后，对于急性患者一般首选葛根汤加川芎大黄汤，如果能把上部郁滞的毒物通过发表攻下，即可获得治愈。同时发现这个方的使用范围很大，是日本汉方家治疗眼睛急性炎症初期的首选方，譬如用它广泛地治疗麦粒肿、睑缘炎、泪囊炎结膜炎、沙眼、虹膜炎，甚至白内障的初期有肩痛、项强等症状时，能够促进迅速治愈的机转。假如病人使用上方疗效不好还可以考虑使用十味排毒汤加连翘。

经过反复考虑，我给李姓妇女开了三帖葛根汤加川芎大黄汤：葛根七钱，生麻黄二钱，桂枝三钱，白芍三钱，生姜二片，炙甘草一钱，红枣三枚，川芎三钱，制大黄一钱。服完三帖药后，右眼发红、疼痛、肿胀，上下眼睑不适基本消除，自述服药后当天流出大量的水样眼泪，第二、三天诸症逐减，第四天来复诊时，左眼反而稍有不适感，口苦，上方加黄芩三钱，再服二帖，顺利治愈。诊治过程中有一个值得注意的现象是，在右眼急性炎症消退后，原来没有炎症感染的左眼反而出现稍有不适感，但是随着方药的治疗，左眼的不适感与右眼的炎症状态同时迅速治愈了。看来民间传说的“眼病在治疗过程中左右眼睛的病位相互交叉感染，不一定是疾病的加重，也有可能是眼病痊愈的先兆”是有临床根据的。

这个病例是治愈了，但当时辨证的思路有一点异样，它既不是传统的辨证施治，也不是方证辨证，而是在西医病名确诊的基础上，调转思路，按日本汉方家的经验诊治的。在我们大谈特谈方证相对应的时候，这个病例更像个独特的反例。这个现象被延伸联想的话，就会成为一个很有意思的问题。

1978年深冬，临近年关的一个下午，我又一次敲开了青藤小木屋的门。

这一段时间，中国的整个政治生活发生了巨大的变化，社会生活也逐渐从“文革”的文化废墟中走了出来，如停刊多年的《中国青年》复刊了，我也想听听张丰先生对形势的分析，希望在新的时期，我们今后经方学习的环境也能有所改善。

我一进门，一股暖气夹杂着饭菜的香气扑面而来。张丰先生从屋子里走了出来，连声说欢迎欢迎，便引我进屋。

我来到先生的“农舍”，还有一个目的，就是想听听他对我这个病案诊治思路的意见。

那天他正在为一个中年农民看病。病人患肾结石两年，近三天来出现阵发性腹痛，肠鸣欲便，临厕难解，小便艰涩而短黄，形寒肢冷。患者还患有胆石症、血管神经性头痛、腰腿痛等病。温州大医院诊断为：右肾积水，右输尿管结石。需要手术治疗。因为家境困难，无钱住院，经同村农民介绍，求诊于张丰先生。当时的病情是：患者壮实，面色黯黄，右胸胁下牵连腰部阵发性疼痛，疼痛发作时恶寒、手足冰冷，坐立不安；脉象弦紧而不虚；舌暗淡红，苔白腻；腹诊：全腹胀满，按之拘紧，右胁下延及右脐旁痞硬不适，重按而痛。右腰部叩之疼痛强烈，病人在叩诊时呼痛不已。

我是第一次接触如此强烈肾绞痛的病人，心中十分紧张。张丰先生不慌不忙，先让病人平卧在床，常规消毒后，用4寸毫针在左腿委中穴、阳陵泉处扎针，快速捻转提插10来秒后，病人说疼痛明显减轻。然后用三棱针在叩之疼痛强烈的右腰部京门穴和背部命门穴的压痛点上各自连连刺了几针，再用两个大的玻璃火罐在刺血处分别点火拔罐，十分钟后起罐，病人安静了下来。张丰先生再复查一次，发现全腹拘紧按痛稍减；右腰部叩之疼痛，但病人在叩诊时没有呼痛。处方时，张丰先生以商量的口吻征求我的意见，我觉得一时寻找不到切入点，紧张地赶紧想词儿应对，谁知道却失语了，只得通过眉指目语，示意自己只是一个“旁观”意义上的参与者。

我注视着张丰先生诊治时的一举一动，那精湛的医术，宁静的神态，专注的眼光，和蔼的询问，构成了一幅全美的乡村诊治图。这种淡泊雍容，来自浩然之气的涵养、古卷青灯的陶冶，来自对经方医学的信念。多年了，张丰先生的初衷未变，追求未变，品格也未变，然而他的诊治水平却在大踏步地前进。

张丰先生的处方完全出乎我的意料之外，是大黄附子汤与芍药甘草汤的合方，一共只有五味药。

病人千恩万谢地离开后，我就向张丰先生提出了一大堆的问题。

“老张，请你讲讲这个病案方证辨证的思路？”

张丰先生的回答如下：

首先，现代医学明确诊断这个病案是肾积水、肾绞痛、输尿管结石，这个病名的诊断对最后方证的确定是关键性的第一步。这就是日本汉方医学高度重视研究“病名—方证谱”的原因，因为他们经过几百年的临床摸索已经掌握了每一个疾病最常见的几个或十来个方证。如泌尿系统结石疼痛期最常见的方证有桃仁承气汤证、大建中汤证、大黄附子汤证、芍药甘草汤证、芍甘黄辛附汤证等五个方证。当然，非常见的方证还有几个，就不一一细说了。每一个医师都心知肚明，这个“病名—方证谱”对于临床中医师的重要性，就像军事地图对于战场上的指挥官一样。

第二，一一鉴别最常见的五个方证，从中选出一个最佳的方证。因为这五个方证中，每一个都有自己鲜明的特点，辨别它们并非难事。其中芍甘黄辛附汤证具有腹肌拘紧、胸胁下牵连腰部阵发性疼痛、恶寒、手足冰冷、脉象弦紧等特征，是桃仁承气汤、大建中汤证所没有的，也是大黄附子汤证和芍药甘草汤证各自单独使用时所不具备的。所以，我们就可以初步认定这个病案是芍甘黄辛附汤证。在这个诊察、分析、比较、选择的过程中，腹诊有不可替代的作用，矢数道明订正的芍药甘草汤与大黄附子汤的腹证图极为形象，大有看一眼而终生难忘之叹。

第三，我们最后还要从两个方面进一步论证这一个病案确实是芍甘黄辛附汤证。一是从体质来看，患者壮实、面色黯黄、恶寒、脉象弦紧而不虚是一个典型的寒滞质体质。这种寒滞质体质常见的方证有麻黄汤证、芍甘黄辛附汤证、大黄附子汤证、五积散证等，所以选用芍甘黄辛附汤在体质方面也是十分合适的。二是从疾病的组合来判断方证也很重要，这就是"方证—疾病谱"的研究。日本汉方家认为大黄附子汤证和芍甘黄辛附汤证在下列的疾病中出现最频繁——胆石症、血管神经性头痛、泌尿系统结石、坐骨神经痛、胰腺炎、肋间神经痛、椎间盘脱出等。对照这一个病人的疾病谱，和上述的方证颇为符合。但是两方相比，大黄附子汤证的腹直肌拘紧痉挛程度没有芍甘黄辛附汤证明显和强烈。因此，最后认定这个病案是芍甘黄辛附汤证。

第四，胆石症、血管神经性头痛、泌尿系统结石、坐骨神经痛、胰腺炎、肋间神经痛、椎间盘脱出等病症患者如果投大黄附子汤或芍甘黄辛附汤无效者，则必须有尝试大柴胡汤的必要，这是大塚敬节的宝贵经验。为什么会这样呢？用大塚敬节的话来说，就是"临床现场医者可能是搞错了阴阳。"

张丰先生从四个方面进行了分析，他通过这个病案方证辨证思路的叙述，还延及经方医学的特点。

“老张，通过你对这个病案辨证思路的分析，使我认识到经方医学方证辨证的特点。你平时总是反复强调经方医学的独立性，这和集思广益的传统是否对立？”

“我反复强调经方医学的独立性，是对经方医学自身合理性的一个诉求。这项诉求的深远意义并不是宣布经方医学与外部世界脱节，而是声明任何经方医学之外的力量都不可能给经方医学提供任何现成的答案。有没有经过这个合理性论证是非常不一样的，因为我们需要经方医学站在自身的立场上去思考人体生命医学的诸多问题，而不是站在其他医学的立场去要求经方医学。”张丰先生想得很深，很远，“作为一种学派，不管是经方医学还是医经医学，对我来说，还包含这样的意思：它是一种有自身历史的领域；有在长时间积累起来的丰富经验；有这个领域之内的人们所要面对的难题。在这个意义上，经方医学是一道门槛，需要经过长时期恰当的训练，才能得其门而入。当然，很可能经过自我论证之后，经方医学仍然也融入其他医学的观点，但这回是出于经方医学的自愿，出于经方医学本身活力的考虑，而非一个高高在上的、不容置疑的力量的强迫。”

“你说经方医学是一道门槛，需要经过长时期恰当的训练，你估计大概需要多少年月才能得其门而入？”

“这是一个难以回答的问题，每个人的基础、努力程度、方法都不一样，所以入门的时间难以预料。一般说来已经完成高中课程的人经过三年恰当的训练应该能够进入经方医学的大门。入门后的修炼就没有止境了。大塚敬节从1929年开始阅读《伤寒论》，当时他已经29岁了，从此以后他一生对《伤寒论》的研究从未间断。他的宗旨是：研究汉方医学始于《伤寒论》，并终于《伤寒论》。”

“在这个肾绞痛病案辨证的思路分析中，你还提到治疗时机的重要性。现在请你谈谈这个方面的认识，好吗？”

“肾结石病突发肾绞痛是属于慢性病急性发作类的疾病。”张丰先生说，“这类疾病，在诊治之际，特别要关注治疗时机的捕捉，抓住时机就抓住了疗效。如果不能审时度势，因势利导，那就‘宽严皆误’。这一点《内经》有过精辟的论述，提出‘谨守病机，各司其属’‘执其枢要，众妙俱呈’，值得我们注意。”

听了张丰先生的分析，第一感觉是他不仅能以精准的视角与方式提出和表达抽象概念，同时在临床诊治时还有敏锐的观察力和洞悉力，这些不是仅仅凭书本知识就可以得到的。而现今一些医师诊治泌尿系统结石，不分疼痛期与非疼痛期，都投“三金二石汤”（金钱草、鸡内金、海金沙、石韦、滑石），或者漫无边际地辨证施治分型。把这些中医师和张丰先生相比，其临床疗效何止天壤之别，其原因是由于他们和张丰先生的诊治体系不在一个坐标上。

我如痴如醉地听完他的分析后，接着向他继续讨教。

“老张，处方明明是大黄附子汤与芍药甘草汤的合方，你为什么称‘芍甘黄辛附汤’？”

“‘芍甘黄辛附汤’的方名是日本汉方家吉益南涯所创，虽然药味和大黄附子汤与芍药甘草汤的合方一模一样，但它的形式是固定的，使用时目标比较明确与专一，所以我们应该这样称呼它。”

“病人的腰痛与腹痛都在右侧，你为什么都在左侧小腿的委中穴、阳陵泉处扎针呢？”

“这是根据《内经》的经络理论和缪刺针法，对于痛症，它的疗效比同侧循经针刺好得多。”

“在背部命门穴的压痛点刺血、点火、拔罐是根据华佗的‘阿是穴’原理，大家都会理解，而在右肾区叩痛难忍的京门穴刺血、点火、拔罐，其根据是什么？”

“这也是根据‘阿是穴’原理啊！‘阿是穴’不仅仅限于压痛，也包括疾病所在部位的叩痛、肿痛、肿大、感觉异常、皮肤变色，甚至皮表的溃烂、痤疮等。”

张丰先生的话使我对阿是穴的运用有了更深的理解。多年后，我认识到扁桃体肿大患者的扁桃体黏膜表面就是一个阿是穴，在它的肿痛缓解期用毫针点刺出血，同时配合方药辨证施治，就可取得疗效，几个疗程下来，可以使长期肿大的扁桃体恢复正常大小。

在以后的几十年间，我用这种针药合治的疗法，治愈了上百例扁桃体肿大患者，使他们免除了手术。

我校谢建设老师患扁桃体肿大，由我以上法治愈后，适逢《温州日报》进行一次“健康行动”的专题活动，要求参加者把自己治病的亲身经历写出来公之于众——引《温州日报》当时的话是：‘朋友，也许你会有一些战胜疾病、改变不良生活习惯的健康体验，写下来与大家一起分享吧。’他就把以上的事以‘我保住了扁桃体’为题写了篇短文寄去，结果被载于2004年2月27日的《温州日报》的健康版上。

原文如下：

我小时候就患咽痛，隔三差五地发病，母亲时时给我喝清热解毒的凉茶，渐渐地胃也不好了，于是开始上医院看西医，医师诊断为扁桃体炎。打针、吊瓶，不到三四日就治愈，但隔几周又发病，如果感冒了，咽痛马上就出现。严重的时候还有发烧，就这样带着咽痛的痛苦度过了整个青少年时期。23岁那年，我到市卫生干校工作，医师告诉我，这病的主要致病菌是乙型溶血性链球菌，如果长期反复发作，有可能发展为风湿热与慢性肾炎，彻底治疗的方法是手术切除。看样子，我的扁桃体真保不住了。

一天，我又发病了，于是求治于本校的娄绍昆中医医师。娄医师说扁桃体其实是人体司令部的哨兵，一旦有病毒入侵，它就马上报告，如果轻易摘除，等于撤掉了身体的哨兵，病毒就直接侵入司令部了。他仔细询问我的病情，按脉看舌开了一张方，大部分的中药名字我很陌生，其中只有二味药我熟悉，一味是干姜，一味是生甘草。干姜是10g，生甘草是20g。我知道干姜是热性的东西，就跟他说，我咽痛上火了，干姜吃了不是更热吗？娄医师说，你肺热胃寒，光用降火药是治不好的，方中大量的生甘草会使干姜的热不上升。我半信半疑地服了他开的药，两天后咽痛就明显减退，连服7天，症状全部消失，胃里也很舒服。娄医师要我张大嘴巴，看了看说扁桃体的肿消多了，把原方中的生甘草改为炙甘草，要我继续服7天。原方如下：蝉衣10g，僵蚕10g，牛蒡子15g，浙贝10g，干姜10g，穿山甲10g（先煎），生甘草20g。从此以后，我的咽痛就没有发作了。娄医师告诉我说，这病因为喉核肥大质硬，病因是“风、痰、瘀、热”，所针对的中药是蝉衣、僵蚕、牛蒡子、穿山甲、浙贝，但你的体型是土型人（体型偏胖，脸廓圆形，面色黯黄），有脾胃寒冷的病象，所以加以干姜、甘草，方证、药征符合，自然药到病除，但你要少抽烟、少喝酒，不然的话，还可能复发。但我很难做到以上医嘱，时隔三年，咽痛又复发了，但不严重，我又请娄医师开方，方药与过去的大同小异，服了后就好了，至今已7年了，一直没有复发，我想这病大概已离我远去了。

以上是谢建设先生的文章，他只记叙了中药治疗，然而忘记了当时毫针的点刺作用，其实这个病例的根治，与毫针的点刺作用密不可分。

一个医学观点提出来以后，经过几十年临床实践的反复验证，终于得到证实。对于这一种病，我几十年来还没有遇见失败的病例，也许我所诊治的只是陆陆续续几百例的个案，还没有通过临床大样本的检验。当然我也渴望有这样一个机会，但是到目前为止，我的愿望还是可望而不可得。

从张丰先生有关阿是穴的答话中，我还可以知道，他对《内经》和《伤寒论》这两部中医经典著作一样地重视。他对《内经》在长期医疗实践中形成的自发感受和经验也是极力肯定的。他认为医师可以从《内经》中取其经络与针灸；从《伤寒论》中取其六经与方证。

当以上病例的现场示教告一个段落以后，我泡上了两杯热茶，就迫不及待地向张丰先生提出我治愈李姓中年妇女泪囊炎一病的内在机理。

张丰先生听我从头到尾详尽地介绍了李姓中年妇女泪囊炎的整个病情与诊治过程以后，慢慢地喝着茶，默默地想着。

"你提出了一个很好问题，"张丰先生说，"如果深入进行讨论，是很有意义的。这不是浅的问题，深得很呢。这个病例的诊治成功，又一次告诉我们，一切辩证思维方法是手段，是工具，其目的都是为了安全有效地解除患者的痛苦。假如固执地站在'方证观'的角度看问题，就会把许许多多方证之外的东西否定掉。章次公先生主张临床尽可能做到'双重诊断，一重治疗'，日本汉方家更是向前走了一步。"

后来我把张丰先生对这个泪囊炎病人诊治的意见向阿骅表兄叙述。阿骅表兄赞同张丰先生的观点，并说："中医学除了六经辨证系统之外，临床脉症的归类应该还有其他的类型。很多'方证'，或者'类方证'，都隐藏在六经系统之外。因此与其说六经系统是一张'疏而不漏'的网，还不如说这个系统还需要不断地深化与细化。"

是啊，既要坚持"方证相对""方随证转"的经方医学的基本观点，又要在"无证可辨"的困境中寻找出一条新路，这是每一个经方临床医师都会遇到的情况。日本汉方家的方法与经验值得我们重视，几百年来，在现代医学迅猛发展的现实条件下，他们以西医的病名作为诊治疾病的入手点展开"方证辨证"也不失为一种有益的尝试。

那天张丰先生对泪囊炎病人案例还引发了许多感慨，我聚精会神地倾听。

"日本汉方是一种现代经方，"张丰先生说："就是研究在现代医学的框架内如何运用'方证相对'的辨证方法去诊治疾病的问题。中国的现代经方受日本汉方古方派的影响很大，陆渊雷应该是中国现代经方之父，他与祝味菊、曹颖甫等经方家不同，甚至与恽铁樵、承淡安、章次公等经方家也有区别。1949年以后，陆渊雷的医学贡献很少被人提及，这是不公正的。他的《陆氏论医集》更没有得到再版的机会，由此打断了中国现代经方医学的建设进程。我想，以后一定会纠正这一反常的现象，《陆氏论医集》一定会有再版的机会。"

张丰先生的话撩人心绪啊。我从来没有做过这样的对比，认为经方家就是临床上坚持使用张仲景方子的医师，也分不清他们的诊治特色，所以听到张丰先生这样一讲就感到非常新鲜，对陆渊雷在现代经方医学中的地位与作用也有了进一步的认识。他对很多问题的看法举重若轻，常常几句话就点到要穴。比如说到学习汉方医学，张丰先生提出一个非常有意思的观念，说现代经方首先要考虑汉方医学中哪些路子在中国是不可以模仿的，譬如中药的用量，汉方医学中药物的用量是日本特殊国情的产物。诸多汉方的经验与理念可以在尝试当中寻找新的机会。我们要知道哪些路是死胡同，哪些路是长安大街。然后通过自己的临床实践，进一步得到证实与证伪。

“老张，你的意思是，日本汉方的经验是我们建设现代经方的借鉴。”

“是的，我们从多个角度探讨日本汉方医学中的哪些路我们可以走，哪些路我们不可以走，这对我们有特别重要的现实意义。我们要汲取日本汉方医学中保守主义经验论的智慧。”

“有人对日本汉方采用现代医学的病名一事有看法，你是如何评价这一点的？”

“中医学基本是以症状表现下诊断、定病名的；现代医学是以弄清病因、病灶部位、病理改变作为诊断依据和标准的。”张丰先生在讲话的时候，伸出了三个手指，“日本汉方家都是经过现代医学的教育，他们采用现代医学的病名是顺理成章的。因为现代医学的病名比较规范，汉方医师在这样的框架下展开诊治，不仅便于医师辨证时的入手，而且便于医学的讨论与交流。几百年的大量临床经验的积累，日本汉方医学以西医病名为纲领的‘方证辨证’系统已经趋向于成熟，这里凝聚了几代医学家的心血，我们不要用几句话就把它简单地否定了，而是要花大力气去进一步研究，去借鉴他们的宝贵理论与经验为我所用。然而有一利必有一弊，对于一些波及多个脏器的患者，从西医的角度来看可能是多种疾病丛生，中医诊治如果按照单个疾病的分类就无从下手，所以还是遵从中医的主症定病名来诊治更靠谱一些。中医学院的《内科学》教材编写可能就是借鉴日本汉方医学的实践与经验，既有按西医病名编写的，也有按照中医病名编写的，在临床上应当根据需要选择使用。值得注意的是，日本汉方家正在展开对疾病谱的研究，研究方证与疾病谱的纵向与横向的交叉关系，这一动态值得我们注意。”

“老张，古代经方与现代经方有什么区别？有什么联系？看来是一个复杂的问题，研究方证与疾病谱的纵向与横向的交叉关系，这个新动态、新意向非常有意思，你的话给我很大的启发。不过我也一直担心汉方医学以疾病为中心的辨证方法也有一个致命的缺陷，这个预先确定的诊治模式，会不会画地为牢，把自己思维局限住了？”

“当然，学习日本汉方应该有更冷静的思考、更清醒的认识，表现出更多的理性、更多的智慧，不是照搬照抄，不是机械地运用或拙劣地模仿，更不是故弄玄虚，卖弄和唬人，而是将其作为一种基本的理论素养，有了这种素养，然后脚踏实地地观察、研究我们自己的临床对象，不断提高临床疗效，做出更高水平的研究成果。”张丰先生直言不讳地说：“历史以诡异的方式将中华民族的经方医学移植在大和民族医师的身上，移植到一个和我们文字、习俗、文化、制度等有很大差异的国度中。阴错阳差，中医经方的方证辨证在日本却得到长足的发展。日本汉方家对庞杂的中医理论进行了彻底的筛选与扬弃，竟然尽显其仲景思想的本色之美。章太炎先生有‘吾道东矣’一语，暗指这一令人难以启齿的历史事实。目前对我们来说，学习和研究日本汉方是在寻找一个失去的视野。两百多年来日本汉方界经历了一次又一次的颠簸、错误和失败，积累了运用《伤寒杂病论》方药的超乎寻常的丰富经验，这些经验的确使人瞠目结舌，不胜感慨。因此，学习日本汉方既是当务之急，更是长远之思。总之，要以开放、理解、接纳与包容的心态来看待日本汉方，广泛地接纳日本汉方医学的优秀成果。”

张丰先生对日本汉方的评价使我对今后的学习有了方向，我突然想起一个仿照了日本汉方医学的诊治方法以后而迅速治愈的病例，就与张丰先生说说。

“去年暑假，我遇见一个急性菌痢的病人。病人发热、下痢已经半个月，中西药治疗后，疗效均不明显，就求诊于我。病人永强人，男，30 岁，中等个子，面黄消瘦，体温 37.8℃，微热、腹痛、腹泻、黏液脓血便，每天五六次，里急后重感，小便尚可，脉象稍数，舌象无特殊。腹诊右腹部压痛，稍稍用力就触及一二寸长的索状物。我认为不外乎黄芩汤、葛根芩连汤与白头翁汤，于是考虑到有脓血便就决定使用白头翁汤二帖。谁知道药后病人反而更加不适，腹痛、腹胀、黏液便、脓血便增多，体温上升至 38℃。无奈之下，参阅大塚敬节等人著的《中医诊疗要览》一书，翻看了痢疾疗法一节，他们认为急性菌痢初期有太阳表证的首选葛根汤；热度不高而里急后重甚者，尤其在乙状结肠部触及索状物，按压时疼痛难忍者，要考虑是桂枝加大黄汤，于是我就给予桂枝加大黄汤二帖。其中桂枝三钱，白芍六钱，生大黄二钱。服药后的反应与上方完全不同，病人非常舒服。两天以后几乎治愈，只是食欲不振，大便溏细，每日 2 次，再投参苓白术散三帖，病人痊愈。”

张丰先生很有兴趣地听我说完了诊治过程。点点头说：“日本汉方家对于痢疾的诊治是非常有研究的，譬如他们认为‘里急后重’这一症状一般是实证的征象，但是有仅仅排出一滴许的黏液和血液，就马上没有了便意的病人要考虑是虚证。这些细节记录都是不可替代的经验，对我们经方医学的临床是很有用的。”

我也看过这一资料，然而没有引起足够的重视。有一个老人患痢疾，微热两周不退，大便每天三四次，里急后重，眩晕、口渴、小便不利，腹痛、下肢浮肿，我诊断是五苓散证或者真武汤证，但是难以有一个明确的指标作为鉴别诊断，后来还是投五苓散三帖，没有收到预期的疗效。事后记得病人当时说过：“我生病开始阶段里急后重很严重，后来已经变得不明显了，仅仅排出一滴许的黏液和血液，就马上没有了便意。”病人的话当时我没有引起重视，现在听了张丰先生讲的汉方医学经验颇有心得，如果早一点知道的话，我会选择真武汤和理中汤，结果可能始克有济。

后来，我们的谈话转到日本经方家矢数道明先生的身上，张丰先生告诉我很多有关他的故事。

“矢数道明的三个兄弟都是汉方家”，张丰先生从头道来，“他们家住在日本茨城县，1916 年，他们的父亲便以五十岁早逝，那年矢数道明才十三岁。从此以后，兄弟十人全有其母亲一人抚养长大。1924 年，哥哥矢数格患恶性疟疾，濒临死亡，被森道伯先生用汉方药治愈。这事对他们三兄弟影响深远，促使他们相继走上了汉方医学的道路。他们三兄弟都非常努力，不仅在临床上有很好的口碑，而且都有著作留世。矢数格著有《汉方一贯堂医学》；弟弟矢数有道著有《临床汉方医学总论》《汉方治验论说集》《方证学后世要方释义》；矢数道明更是著作等身，著有《汉方后世要方解说》《临床应用汉方处方解说》《汉方诊疗的实际》《汉方大医典》《汉方诊疗医典》《明治百年汉方略史年表》《汉方治疗百话》等书，被誉为‘汉方复兴之导师’‘东洋医学之泰斗’。”

一门三杰，令人向往。

“矢数道明的三个兄弟在临床上，在著作方面有没有什么交集？”

“根据矢数道明的《汉方临床四十年》记载”，张丰先生答：“他们之间在诊治方面时有切磋。一个六十岁体格魁梧的男子，他是矢数格连续十二年的老顾客。此人患冠心病，高血压，动脉硬化，左心肥大，脉律不整，时发心绞痛，有心肌梗塞的倾向，大家时时为其担心。矢数格有一段时间无法应付，就转到矢数道明处。矢数道明诊治时发现，患者虽然乍看起来体格结实，面色红润，脉象也有力。细细诊察其实患者徒有其表，外强中干一个。患者说自己走起路来则心脏悸动，下肢无力，全身极度疲倦。其内心也非常懦弱胆怯，并且神经质兮兮。而且容易感冒，一旦感冒了，就会自汗和盗汗不止。矢数道明对于这一类外观上体格壮实然而全身倦怠感非常严重，容易自汗盗汗的病人使用十全大补汤疗效特好。所以也就给这个病人投以此方，服用以后，自汗盗汗随之减少，感冒次数也减少，血压也安定了下来。大家皆大喜欢。”

我真高兴，在不知不觉的谈话之中，我就学会了十全大补汤的方证。

“老张，矢数道明家的三兄弟对你影响最大的是什么？”

“他们对我的影响是全方位的。”张丰先生深情地回忆着，“我是读着他们的文章学习经方的，应该说是他们的遥从的私淑弟子。譬如我刚刚自学经方的时候，遇见一个胸闷多年的中年妇女，营养一般，神色亦可，脉舌无殊，月经不定期，大便秘结，多日一行。西医检查未见异常。我用针灸给她治疗了多次，疗效都不明显；投以瓜蒌薤白半夏汤、茯苓杏仁甘草汤、橘枳姜汤等方也不见好转；后来通过调理月经也无果而终；真是感到黔驴技穷，无计可施了。”

张丰先生的叙述使我对他早年学习的情景有所了解。

“后来读了矢数道明的医案，他诊治一个胸闷多年而又有大便秘结的病人，由于口淡多唾沫，就投人参汤，结果治愈了胸闷与便秘。他的依据是《伤寒论》第396条：‘大病差后，喜唾，久不了了，胸上有寒，当以丸药温之，宜理中丸。’和《金匮要略·胸痹》：‘胸痹心中痞，留气结在胸，胸满，胁下逆抢心……人参汤主之。’这个病案使我受到了极大的启发，过去我使用人参汤总是把大便泄泻作为主症，下一步才会考虑‘渴不渴’‘多唾不多唾’的问题。因此一遇到‘便秘’，就不会想到使用人参汤；再加上当时对于人参汤治疗胸痹、胸满这个概念，也还缺乏认识。矢数道明先生的文章及时帮助了我，所以病人再次来诊时，我就询问‘口淡多唾’方面的病况。病人告诉我，的确如此，特别是胸闷明显的那天夜晚，口水外溢时湿了枕头。于是我投人参汤5帖。服药后，胸闷与便秘大为好转，以后就在人参汤的基上加减变化，经过一个月左右的治疗，病人恢复了正常。”

我在笔记本上记下：胸闷、便秘使用人参汤的重要指标是口淡多唾。

我在当天的笔记本上还记下了经过张丰先生临床验证的一些口诀，这些口诀来源于是矢数道明的反复推荐。

（1）舌裂刺痛、不能食酸辣物——清热补气汤。

（2）牙、唇、颊部的过敏症——桂枝五物汤。

（3）咽喉阻塞、咽下困难——半夏厚朴汤无效者，使用利膈汤与茯苓杏仁甘草汤的合方。

（4）夜间干咳不停——麦门冬汤加紫菀、桔梗、元参。

（5）嗅觉减退——葛根汤加桔梗、黄芩、川芎、辛夷。

（6）黏液便、血便——胃风汤。

（7）齿槽脓漏——托里消毒饮。

（8）剧烈痛经——小建中汤。

（9）增强体力——补中益气汤与麦门冬汤合方。

（10）老年性瘙痒——当归饮子。

（11）腓肠肌频发痉挛的瘦弱老人——芍药甘草附子汤。

（12）大小疣——温清饮加夏枯草、薏苡仁。

（13）腰部冷痛、腰股挛急、上热下冷、小腹部痛——五积散。

（14）怀孕时剧咳——麦门冬汤。

（15）中耳炎初期——葛根汤加桔梗、生石膏。

（16）脐上动悸、压痛——安中汤加川椒。

（17）老人耳鸣——首选金匮肾气丸。

（18）老人肾结石、小便不利、脉弱——首选金匮肾气丸。

（19）脐部动悸、腹部发现有硬块、有上冲感——良枳汤。

（20）眉棱骨痛——选奇汤。

（21）背部有一处寒冷如冰、面色不华——附子汤、苓桂术甘汤无效，考虑使用清湿化痰汤。

（22）面色不华、体能虚弱者、长期大便不畅——补中益气汤。

（23）重度支气管扩张、痰多而呼吸困难——苓甘五味加姜辛半夏杏仁汤。

……

“临床口诀也是日本汉方医学的重要组成部分”，张丰先生告诉我，“日本历来以军事为核心的宗藩制度，封建宗藩体制各家诸侯都推行父子相传式的世袭制。在此制度下，医生等人才没有中国式的科举之路可走，他们的生活出路一定程度上依赖于家庭或者老师的举荐。医生也一样，特别重视家传与师承，所以把老师称之为‘恩师’，这个‘恩’字，更多是指老师有恩于自己的生计和出路。由此一来，医学的师门中非常重视口传心授一系列简单、高效的秘方，并以口诀的形式流传下来。譬如浅田宗伯的《勿误药室方函口诀》，无名氏的《百方口诀外传》，北山有松的《医方口诀集》，松原闲斋的《松原家藏方》，永富独啸庵的《霉疮口诀》，长谷川满人的《方函口诀释义》等医书，都是这一类的口诀秘典的记录。其中的《勿误药室方函口诀》以浅田宗自己用方的经验为主，并广泛采用伤寒论以及汉方医学中近600首的高效方剂，以秘传的形式变成口诀，我从中得益多多。”

我听得津津有味，也得益多多。

“日本汉方这些秘方口诀大部分来源于中国的方书，譬如李东垣的《兰室秘藏》、龚廷贤的《万病回春》、薛己的《薛氏十六种》叶文龄的《医学统旨》等。不仅矢数道明先生重视秘方口诀，清水藤一郎先生、大塚敬节先生也一样，甚至身体力行。譬如大塚敬节在《葛根汤的要点》一文中说：‘据日本江户时期的名医村井琴山说，小儿有伸出舌头转舔口唇的状态者，给予此方颇有效果，我亦由此得到暗示，经使用结果，服用三周左右便告痊愈。’清水藤一郎因为腰突引起腰痛，试服芍药甘草附子汤而愈。在一次汉方医学交流的会议上，他把芍药甘草附子汤治愈腰突腰痛的经验告诉大家，也有人依样画葫芦，也治愈了自己的腰突腰痛。”

讨论到最后，张丰先生说：“以上这些经验口诀虽然宝贵，许多名家也频频使用，不过我认为它们仅仅是方证辨证时的抓手。不要认为日本汉方医学界有的门派还把高效的方剂用密码加密，就错误地认为这些秘方一定就高效。初学者要把基础方证的学习，把对《伤寒论》条文的熟悉，摆在第一位。同时，也要正确对待这些口诀的使用。因为基本功不扎实的人只是按图索骥地去使用秘方口诀是难以取效的。当然更要多多在临床实践中反复磨炼，日本汉方家永富独啸庵认为医生如果没有诊治过一千个以上的危重病人便不能独立行医。这样的标准实在是太高了，但是在某一个意义上是鼓励医生要重视临床，和‘熟读王叔和，不如看病多’的民间俗语是同一个意思。”

我到厨房拿来热水瓶，把张丰先生的茶杯加满水。然后坐在他的对面，静静地等他继续讲下去。

“矢数道明医案的最大优点是真实。”张丰先生深有感触地说。“他给妻子诊治疑似胰腺炎的记录就是一份最好的明证。”

我凝神屏气，聆听下文。

“那年的三月下旬”，张丰先生慢慢地说。“矢数道明的妻子患了流感，连续两天高热39℃以上，矢数道明投予葛根汤后就退了烧。刚刚退烧的妻子因为和小孩有约在前，迫不得已陪伴小孩去远地旅游。谁知天公不作美，中午以后风雨大作，一直到夜晚还是不停。妻子回家以后，极为疲劳，倒头就睡。矢数道明深夜里发现妻子再度发生超过39℃的高热，而且头痛、身痛、腰痛、极度疲乏、还有烦躁不安。矢数道明开始认为是再度感冒，还是给予葛根汤，之后的二天体温转为37℃左右的微热，自汗盗汗厉害，毫无食欲，舌苔白而干燥，口苦头痛，胸闷恶心，给予柴胡桂枝汤。服用后恶心欲吐、心下痞硬、按之则痛，矢数道明认为是半夏泻心汤的正证，服用半夏泻心汤应该不会有错。结果事与愿违，服后20分钟，全部吐出。出现脉象沉细，烦躁、头痛欲裂，强烈的呕吐，矢数道明认为是典型的吴茱萸汤证，匆匆地给她服用吴茱萸汤。当他在枕旁观察并预期会出现大效的时候，又一次大失所望，其妻子忍耐了30分钟之后，还是吐得干干净净。于是开始发生心下部痉挛性疼痛，不寻常的身倦烦躁，头痛呕吐、口苦。矢数道明认为是黄连汤证，并考证《类聚方广义》，心中深信不疑。然而当黄连汤喝入咽喉以后一个小时，还是完全吐出。”

我在旁边听着，心里忐忑不安。一个经验丰富，理论深厚的世界名医，零距离地观察诊治自己妻子的疾病也是多次认证不确。由此可见，对生命现象和疾病规律的认识是何等的艰难，何等的曲折，医者可不慎乎！

“一周的折腾”，张丰先生语调沉重。“食物几乎未能顺利下肚，体能完全衰弱，为了维持生命，只得静脉输液。”

在现代，西医的静脉输液滴注，为中医的下一步中医药治疗赢得了时间。

“当天夜半”，张丰先生继续平稳的叙述。“矢数道明妻子因为苦闷不堪而挣扎着起床，说是头部与心下部的剧烈疼痛，已经到了一刻都无法忍耐的程度了。”

每一个中医师在人生的不同阶段都有可能遇见此类事情，许多人会采取回避隐瞒的态度，许多人会由此对中医药产生失望和怀疑。在这人生的低谷中，不知道矢数道明先生会如何应对疾病的挑战。

“矢数道明镇定自若”，张丰先生语气肯定。“他反思一周来诊治过程中的失误，所使用的柴胡桂枝汤、半夏泻心汤、吴茱萸汤、黄连汤，为什么服用以后都会出现呕吐？最后，他得出一个结论：这一些方剂的使用在方证相对应方面应该没有问题，问题可能就出在药的味道上，因为它们都是苦味的药，事实证明，妻子的病症所在的领域已经不适应苦味剂了。为了缓解目前这个急迫的腹痛与头痛，似宜使用相反的甘味剂。首先考虑到的是甘草汤的煎剂，但仔细一想觉得不行，因为它也容易引起呕吐。于是想起现成的小建中汤浸膏末，随即将其取出 1 克放在玻璃纸上，让妻子一口一口地舔，在每次将要吞下的时候，再用温开水送下。妻子用了一分钟的时间把浸膏末服完以后，痞于心下部的硬块就在这顷刻之间，好像已经溶解似的消除了，而心下的疼痛也随之悄然而去。”

正如钥匙开锁，效如桴鼓，这次我真是看到了方证相对应的妙处了。

“之后两天矢数道明的妻子都服用小建中汤浸膏末”，张丰先生的声调变得轻松了起来。“都没有出现呕吐，头痛也减轻了，开始有食欲。接下两天试用小建中汤的煎剂，病情愈益好转。”

终于可以放心了。我开心地笑了。

“诊治并未结束”，张丰先生以责备的眼光看了我一眼，“矢数道明妻子的口苦和心下部的不适感仍然存在，矢数道明再次给予腹诊，结果发现在胰脏部有抵抗与压痛。于是他回顾妻子此次病痛的经过，越想越为好像胰腺炎的病状。虽然‘知犯何逆’，然而诊治处方还是‘随证治之’。”

哦，日本汉方家就是这样对待疾病谱和方证辨证的。

“综合临床脉症与腹证”，张丰先生注意着我一惊一乍的表情变化，“矢数道明给予良枳汤，就是苓桂枣甘汤加高良姜、枳实和半夏。”

“结果怎样？”我迫不及待地问。

“效果很好”，张丰先生喜形于色，“服用二三天口苦消除了，心下部的不适感也没有了，她的身体终于恢复到了正常。四月十七日能够外出了。”

终于把病治愈的矢数道明，不知道这个时候他的心情如何？

“矢数道明痛定思痛”，张丰先生一脸悲喜交至的样子，“他在妻子诊治记录中写道：‘我想在给予半夏泻心汤的那个时候，应给予良枳汤为佳。’最后，他发出这样的感慨：‘为了一系列伤透脑筋的病状，绕了这么大的一个圈子，现在我应该真实地写下这一段令人惭愧的治疗经过’。”

讲完了这个病例，一个经方家的甜酸苦辣全盘呈现。我们面对面长时间默默地坐着，只听见窗外北风凌厉的吼叫声。

这个病例对我太重要了，它伴随着我走过了我人生的大半时光，当成功治愈疾病的时候这个病例让我冷静，失败的时候这个病例使我重新鼓起对中医的信心和勇气。后来我把矢数道明这个治疗妻子的病例原原本本地告诉阿骅表兄，阿骅表兄说了一段我终生难忘的说。他说：“人，面对真实需要勇气。矢数道明能如此坦然地写下这一段走麦城的经过的确令人敬佩。真正的自信来自与虔诚而痛苦的反思。”

和张丰先生一直谈到夜深才停歇。这又是一个难忘又有收获的日子啊。

走出青藤小屋，就感到清冽的寒气扑面而来，我抬头看见冷月高悬，夜空如洗，一幅绝美的冬夜图。

三十六、为有临床活水来

那天晚上，我就在张丰先生那里用了餐。在用餐的时候，他给我讲了一个笑话。

张丰先生说："一个人在杀猪的时候，发现杀猪刀还在五楼，他不去五楼取刀，而是请了一大群人把猪抬到五楼去杀。你能用一个恰当的成语类的词语或者短句给这个笑话起一个标题吗？"

当过中学校长的他讲话很注意方式方法，往往从某件发生于我们身边的小事或者一个小故事、小笑话、小寓言讲起，一步步把听众向上引领，最后领他们到达一个理论平台。日常的生活细节经过一番梳理，忽然得到升华，获得了意义，我想今天的谈话也不例外。

我想，这个笑话大概是讽刺一个人，颠倒了服务与被服务的关系，所以他不去五楼取刀，而是请了一大群人把猪抬到五楼去杀。但是我一下子想不到合适的成语作为这个笑话的标题，就随口说了一个"郑人买履"。

"'郑人买履'这个成语说了一个宁愿相信量好的尺码，也不相信自己脚的故事。这个傻瓜把人所发明的尺子，这个测量自己脚底长短的工具，看成比自己脚的本身还准确。"张丰先生笑了笑说，"这是一个认识层面的问题。社会生活中的确有些人，忘记了理论来源于实践，实践是检验真理的唯一标准这个生活中的基本原理。近年来从上到下的‘检验真理标准’的讨论就是在重新讨论几千年前古人已经做出结论的知识。所以你选的成语和我讲的这个笑话的寓意比较相近，但尚有一些未达，你再想想吧。”

我突然想到一个冷僻的成语就说：“我觉得可以用‘移的就矢’这个成语表达上述笑话的寓意。”

“这个成语在批评本末倒置这一点上是符合这个笑话的寓意。”张丰先生说，“其方法是做事不要过程，直奔目的，不要努力，只要收获。但是我的笑话是属于认识与方法问题，你再想一个更合适的吧。”

他看我半天，看我如何应对这样的难题。过了好久我还没有动静，他又耐心地启发我说：“好了，在无法寻找到现成的成语的情况下，你为什么不考虑试着自己杜撰一个呢？”

张丰先生经常把一些新的情景概括为一个新的词语，然后说“是我杜撰的”。他也想叫我进行这个方面的练习。

我想了想，觉得他的这个方法可以使我走出困境，就情不自禁地搓着双手说：“抬猪上楼找刀。”

“我帮你去掉‘上楼’两个字，‘抬猪找刀’可以吗？”张丰先生说。

我一直认为成语是千百年来我们约定俗成的东西，不能随意杜撰，然而张丰先生认为约定俗成的东西也有一个创意开头的人。但是我还是不明白这个笑话与我的泪囊炎病例有什么瓜葛。

“老张，我治疗的泪囊炎病例与‘抬猪找刀’的笑话有什么内在的联系吗？”

“当然有联系，经方理论是为了临床，一切有疗效的诊治方法，我们都要学习与运用，你面对‘无证可辨’的泪囊炎病人，采用日本汉方医学的按病分类辨证方法并获得疗效，这个思路与做法是可取的。你千方百计地找来了一把新刀子杀猪，但是你把自己的观点公之于众的话，肯定会得到群起而攻之的结局，攻击你的人，会撇开临床疗效而追究你的新刀子来历不明，这种本末倒置的行为甚至出于中医界的主流，真是可悲。有个中医学家到日本访问汉方医学的现状，看到了汉方医学煌煌的成就。在日本时，他当面恭维了几位日本汉方家，但他对其诊治方法评价不高，在赠人的小诗中，他写道：'东医虽亦学南阳，一病终归是一方。'先别说日本汉方是不是真的'一病终归是一方'，假如真的是这样，这样也有疗效的话不是也很好吗？这里就有不顾目的，只讲工具的问题。其实，方证相对虽然是经方医学的核心理论与方法，但是'核心'理论与方法是需要大量几倍于'核心'的'非核心'理论与方法密切配合，互相衬托，相互补充，'红花还要绿叶扶'嘛。我们不要把方证相对的'核心'理法孤立起来，更不能认为它与'非核心'理法是对立的、矛盾的。"

张丰先生是一个具有自我怀疑精神的人，所以不会用那种独断论的口气说话。他对中医界的现状洞若观火，对中医临床脉症复杂多变的病态有切身的体会。

他平时常说："要了解事物的复杂性，看问题不要简单化、极端化，不能用绝对好、绝对坏的观点看问题，它会使医师失去客观性与公正性。"

张丰先生进一步分析我治愈的泪囊炎病例，他说："对于泪囊炎的诊治，日本汉方家的经验当然是依据六经传变趋向，他们处方用药也是谨守太阳辛温解表、少阳和解表里、阳明清热攻下、三阴温补的诊治原则进行，丝毫不误。这一点与我国现在的主流中医学有较大的差异。它们的差异主要有两个方面：第一，日本汉方医学不分科，全部按照大内科的辨证思路去诊治，而我国中医学要分科论治；第二，眼科急性初期，汉方医学使用太阳病的葛根汤或者太阳阳明合病的葛根加大黄川芎汤，我国中医眼科医师一般要辛凉解表，方药要用《审视瑶函》祛风散热饮加减，或者清热解毒的黄连解毒汤、导赤散之类的方药治疗。有些病人除了眼睛急性炎症初期的一些局部症状以外，没有其他什么脉症的异常，我国中医眼科医师的诊治药方一般还会依照原先的方案。然而以按照大内科的辨证思路去诊治眼病的汉方医师就面临新的课题，由于全身的脉症不明显，只能成为一个估量值，然而汉方家仍然依据六经，作为太阳病、太阳阳明合病等几个区界来选择合适的方证，然后在临床中渐渐地得到了证实，形成了新的方证辨证模式。总之，先确定一个模式，很可能会画地为牢，把自己局限住了，或者说把自己困住了，这一点临床时要特别警惕。所以话要说回来，汉方医学的疾病治疗学也是为一般情况所设定的，仅供参考，不能按图索骥，遇见特殊的变局，还是要按照'观其脉证，知犯何逆，随证治之'。不然的话，只要是歪嘴和尚念经，佛祖也只能跳楼。"

听了张丰先生的话，我觉得对这个泪囊炎病例的诊治机制稍稍有了粗浅的了解，但对日本汉方家的临床思路总觉得模糊，有格格不入的地方。真是读书越多问题越多，我向先生表露了这个意思。

"理论和实际在临床中是融为一体的，"张丰先生非常理解我的困惑，因为这样的困惑他也有过，"所以在诊治疾病时，有脉症可辨就要通过六经辨证、方证辨证去诊治，这就是常规治疗。如果临床上病人无证可辨或者脉症庞杂紊乱，这时医师坚持方证对应就没有了目标。那怎么办呢？如果医师依据'医者意也'的联想，随心所欲地开出了方子，那是不可靠的。在困境中寻找出一条新路之前，中医师除非不开处方，如果开了处方，就会犯无的放矢的错误。”

我静心想来，的确“抬猪找刀”的故事经常在我们的眼前反复上演，我自己也不例外，明白了这一点就可以少走弯路，这个笑话的含义我记住了。

“在现代医学病名确诊的情况下，”张丰先生说，“经方医学还是要从《伤寒论》中寻找出新的理论资源，重新规划与摸索出一条新的诊治路子。日本汉方家已经在前头先行了二百多年，可谓是筚路蓝缕，我们要奋起直追，不要趑趄不前，更不要顾盼自雄，唯我独尊。社会上有一些自命为经方医师的人，临床效果并不好，其原因，就是他们把‘经方’摆在第一位，而不关心病人的疗效，就像笑话里的人一样，把刀子看得比杀猪还高还重要。他们颠倒与混淆了工具与目的的关系，要目的反过来服从于工具，‘抬猪找刀’的笑话在他们看来一点儿也不可笑。”

“人们为什么会出现这种错误呢？”

“认识是主观与客观的交流，”张丰先生说，“有人掌握了知识，在尊重知识的同时，他也尊重客观事物，于是知识就会不断地提高深入；另一种人尊重现有的知识，但不愿正视事物的发展变化，于是知识就被僵化，僵化了的知识就变成了无源之水、无本之木，变成了上帝从天外传来的福音。这种情况下，知识在现实面前显得苍白无力。于是他们就抱怨客观事实，认定客观事实有悖于知识，或者师心自用地以臆测之词去弥补、解释这种断裂。他们在哲学上是观念先行的先验论者。前几年反复宣传的‘一切为了革命’大家不是耳熟能详吗？这就是一个‘抬猪找刀’的笑话，反复宣传的结果把它变成了‘真理’，你所谓的‘明知故犯’，就是在这样的思想状态下出现的本末倒置的傻事。”

我们学校每一个教室的黑板上面都写着“为革命认真学习”七个大字，现在还一直贴着，我也没有发觉有什么不对的地方。

“‘一切为了革命’这个口号为什么是本末倒置呢？”我疑虑重重地发问。

“革命是手段，其目的是为了人民过上安居乐业的生活。”张丰先生说，“如果把手段作为目的，就会出现“文革”这样的‘全面专政’，生产建设就上不去，人民的生活就得不到改善，这就违背了革命的初衷。”

张丰先生深入浅出的分析使我豁然开朗，当许多年后读到哈耶克的《致命的自负》时，我才知道这是人类最容易犯的一种毛病。自从启蒙时代以来，人类在自然科学和技术的运用上有了翻天覆地的变化，但哈耶克从这种进步中却看到了一个巨大的潜在危险，即每个科学领域所取得的成就，都在对人类的自由精神形成一种威胁，这是因为科技成就加强了人类在判断自己的理性控制能力上的一种幻觉，即他所说的“危险的知识自负。”

张丰先生还从中医教育体制中看到了“抬猪找刀”的笑话，他说：“中医院校的应试教育制度颠倒了考试手段和中医教育最终目标的关系，制造了结构性的弊病，为社会培养了一大批临床疗效不高的中医师。他们中的一些人，擅长于研究现代医学的知识与动态，却缺乏捕捉药征、方证、舌象、脉象、腹征等具象的能力。所谓‘疾病’的抽象概念越来越清晰，‘方证’的具象状态越来越模糊，更缺乏一种弥足珍惜的随机应变的能力。这种经由规划知识生产和再生产的教育方式，已经负面地影响着中医学生的精神成长。我认为，中医界有责任对这种不正常的现象进行分析和反思。”

后来，当我的身份由一位体制外的民间郎中转变成了国家中医体制中的一位中医师时，我对张丰先生以上的批评意见更有痛切的感受。我对中医学术体制的了解越详尽，透过各种方式参与体制运作的程度越深，也就越是切身地体悟到仲景的经方理念与现行中医教育体制的距离。

“老张，怎么才能避免在临床上犯本末倒置的错误？”

“子曰：‘学而不思则罔’，”张丰先生答道，“就是提倡人们注重思考，通过思考去追求新知。这个世界上有很多很多完全不思考的人，患‘抬猪找刀’的错误仅是其中的一种。面对本来是不言而喻的‘常识’，你多想一想，就会发现它并非那么结实可靠。同样，面对我们自己看起来是不可改变、不可逆转的一些传统观点，如果你一细想，它就并非那么必然、那么坚不可摧了。譬如中医界一些人诊治泌尿道结石的时候，不辨方证，不辨体质，不分病情缓急，一味地使用“三金二石汤”就是在犯这个错误。真知并不是一望即知的那种东西，不假思索并不能达到真知的目的；相反，一个人如果想要得到他的真知，他就得从那种不分孰轻孰重‘盲目实践’的状态中撤离出来，将自己‘一分为二’，经过再三迟疑、停顿、反省、观望之后，才有可能朝向某个真正的真知目标。不过改变观念和文化习惯是一项浩大任务，并非旦夕之功。但正如罗素所言，‘大多数人宁肯去死也不愿思考。许多人确实是这样死去的。’”

“我反复阅读《伤寒论》，发现它所使用的术语大多是单纯陈述临床诊治的事实，很少有有关事实的解释与推理。这些临床诊治的事实毕竟是有限的，我们应该如何看待这一事实？”

“《伤寒论》的文本是固定的、已完成的。”张丰先生说，“然而，临床实践是开放的，未完成的。谁也不能预料病症未来怎样变化；

病症也不可能按照谁事先所预料的那样展开。临床实践的这种开放的、未完成的性质，要求我们能够正视临床上存在着的潜在的层面，正视那些尚未打开的、尚未被看见的、但是构成临床实践的隐蔽性的东西，更需要发现和发掘它们，寻找出最佳的诊治方案。就是说，一旦使用这些词汇，你就不知不觉地已经进入了经方医学体系预设的前提和假设中了。仲景描述性的论述，尽量把问题从各个方面展现出来，而不是沿着一条线做出一种推论。病症的空间性与时间性作为研究对象更适合在揭示问题中交织、断裂的那些微妙之处。仲景能够成功地将这种直观、本真的经验神奇地表达出来，在某种意义上讲，这就是他寻找到的最准确的表达形式。通过《伤寒论》的原文，让后学者听到他的声音，这不仅仅需要学识上的渊博与深刻，而且需要一种特别的敏感与原创能力。用理性的语言刻画出中医诊治系统非理性图像，这也许是张仲景的历史性贡献。”

“用理性的语言刻画出中医诊治系统非理性图像，这也许是张仲景的历史性的贡献。”张丰先生的这句话说得太好了。

“老张，《伤寒论》条文中看到的病证和实际的临床病证有较大的距离，如何找到一种简便的渠道，形成一套系统化的诊治规律？”

“你提的问题非常实际，”张丰先生说：“前者不过是一种对于后者的比画比画罢了，看上去像，其实还是有很大距离的，若隐若现的。张仲景不能，其实也无法用某一种尺度来衡量所有的病人，把临床病人脉证中一部分症状体征划分进来，而把另外一部分症状体征剔除出去。他只能提出规律性、纲领性、导向性、典型性的论述，至于具体的诊治就需要临床医师自己去领悟、去体会、去细化了。所以，我们要自觉地清算那种依样画葫芦的懒汉思想，以及非此即彼的僵化的思维模式。日本汉方家三百年来摸索着走过的路，他们对《伤寒论》的研究与临床实践可以作为我们的借鉴。”

他的分析使我懂得了许多东西，譬如用针灸与方证辨证结合的方法治疗泌尿道结石使我受用一生。几十年之中，我诊治了几百例输尿管中段结石引起肾积水的病人，其中很多病人都是西医外科手术适应证，然而应用这一疗法，绝大多数病人用三五帖中药，一二次针灸就解决了病痛。有的人自己亲眼看到小结石的排出，有的人经B超检查发现结石消失了，当然更多的病人既没有看到结石的排出，也没有再去做一次B超的复查，腹部与腰肾部不痛了，小便通利了，不出血了，也就不治疗了。不过，几年以后他们治疗后的信息还是可以捕捉到的，所以我讲是“绝大多数病人三五帖中药，一二次针灸就解决了病痛”不是随便讲讲的。有一个老妪一家，20年之中先后有11个人因为泌尿道结石的肾绞痛前来求诊，除其中一人因结石太大，针药无效而进行手术治疗外，其余10例都有很好的疗效。有的成功地排石，有的经过远期观察与随访而得知治愈。这里讲的远期，不是一二年，而是三年以上，有的追踪观察了15年以上。我也曾经将其中一个输尿管结石病例的诊治过程以“六经辨证诊治痰证五例”为题发表在《安徽中医学院学报》2002年第4期上。原文如下：

输尿管结石（痰瘀互结）

吴某，男，50岁，干部，1998年7月28日初诊。患肾结石两年。近三天出现阵发性腹痛，肠鸣欲便，临厕难解，小便艰涩而短黄，形寒肢冷，时有自汗。B超检查：右肾积水，右输尿管上段扩张，诊为右输尿管中段结石。刻诊：右腰部胀，叩之疼痛，腹胀拒按。脉象弦紧而不虚，舌暗淡白，苔白腻，苔上有黏痰样物。腹诊：

全腹胀满，按之拘紧，右胁下延及右脐旁痞硬不适，重按而痛。病为痰瘀凝结成石，属太阴证，颇合大黄附子汤与芍药甘草汤证。生大黄（后下）、附子（先煎）各10g，细辛3g，白芍30g，炙甘草6g，2剂。急煎顿服，药后腹部胀满疼痛逐渐消失，随之畅排二便。全身舒畅，神倦欲眠。三天后再服1剂，诸症若失，腰部叩之不痛，腹部按之如常。随访两年，未见复发。

按： 本例为痰瘀成石，久寒结实。患者腹部剧痛，形寒肢冷，舌暗淡白，苔白腻，脉弦紧，是寒之明证；腹痛拒按，腰痛畏叩，二便不畅，脉不虚是实证之象。胁下偏痛、腹肌拘紧、阵发性痉挛样疼痛、脉紧等符合大黄附子汤与芍药甘草汤证。

这个病例还有一点我在论文中没有提及，现在补充说明一下，就是“胁下偏痛”这一腹证，不仅仅是腹诊所得，更重要的是病人叙说病情时用右手食指在自己的右胁下延及右脐旁画了一圈，那一瞬间我突然想起汉方家矢数道明先生《临床应用汉方处方解说》中大黄附子汤腹诊图，当时的视觉反应所唤起的具体图象对后来方证的判断无疑起到了决定性的作用。

这一些虽然都是离开张丰先生以后的事情了，但都得益于张丰先生的教导。

那天我还向张丰先生请教了慢性肝病的治疗方法。

“对于慢性肝病的诊治，我也摸索了十多年，”张丰先生说，“现在看来，治疗不能急于求成，一定要从长计议。”

我拿出准备好的笔记本，仔细记下张丰先生所述。

“慢性肝病的急性发作期仅是疾病对于人体的严重伤害，也是人体对疾病的积极防御与抵抗。”张丰先生沉思片刻，深思熟虑地说，

“所以这对病人来讲是一个非常重要的阶段，诊治得好也可能一举取胜；诊治得不好也可能使疾病趋向恶化。这个阶段除了要积极正确的治疗以外，病人更要静卧休息。所谓积极正确的治疗，不是使用某一个所谓高效的验方，而是使用方证相应的诊治。也就是说，不是研究一个或者一套以慢性肝病为目标的方药，而是忠诚地贯彻仲景‘观其脉症，知患何逆，随证治之’的原则。当病人外感发热就诊时，就治外感发热；当病人腹泻了，就老老实实地诊治腹泻，就这样一切徐徐图之，边走边看，淡定以对。几年下来，或者更长的时间跟踪诊治，就会彻底地治愈。”

我对张丰先生讲的慢性肝病的诊治原则与方法很感兴趣。我的周围就有一些这样的病人，然而我对这些病总体上还没有一个明确的认识，特别是一些容易反复的病人，被它绵长的疗程所迷惑，所以选方投药常常举棋不定。

“那病人不是一直不停地在服药了吗？”

“慢性肝病的稳定期如果肝功能正常，没有自觉症状我们一般不要求病人服药。”张丰先生说，“在此期间病人一定要注意养生，不要饮酒，不要熬夜，尽量少吃西药，而多吃水果。慢性肝病的发作期，肝功能不正常，或者有明显的自觉症状，或者外感发热的时候，就要耐心地服药，坚持不怠。”

那天，我满载而归。当我恋恋不舍地离开张丰先生农舍的时候，已经是夜半时分，然而回顾与张丰先生的谈话，我一夜都难以平静。特别是“抬猪找刀”的笑话，从笑话的叙说到我的多次揣摩、联想、判断，以及在张丰先生的反复启发下，杜撰出一个新的词语，这岂不是与临床诊治时寻找能够相对应的方证的情景一模一样吗？当我们在诸多的脉症中选择合适的方证时也不是一锤子买卖，常常一次又一次地揣摩、联想、判断，有时候还会精疲力竭也寻找不到一个环环紧扣的方证，我们只得自己整合出一个新的方子，通过临床的实践而取效。此情此景却有着如此内在的联系，张丰先生真的是煞费苦心啊。

张丰先生诊治慢性肝病的方法更是诊治慢性肝病的指路明灯。后来知道，当时我们所谓的慢性肝病其实绝大部分是乙肝，随着检测手段的更新换代，西医的临床诊断越来越先进，然而西医的治疗方法却相对地滞后，所以中医药还是大有用武之地。几十年来，我根据张丰先生的诊治方法治愈了一些乙肝病人，这里的治愈是根据西医的治愈标准，就是乙肝表面抗原转阴，或者乙肝表面抗体转阳。乙肝表面抗原转阴了就可以注射乙肝疫苗，最后也会乙肝表面抗体转阳。

举一个病例说明一下：

王先生，30岁，初诊1995年秋，患乙肝大三阳，多次住院，出院后不久又有肝功能异常，所以下决心中医药治疗。刻诊所知：中等个子，肢体消瘦，面黄无华，精神尚好，时有眼花，口苦口臭，牙龈出血，胃脘不适，大便秘结，小便黄秽，睡眠还好，脉象沉细，舌红苔白。腹诊所见：胸胁苦满，心下压痛。投小柴胡汤和小陷胸汤合方，经过两个月左右的治疗，肝功能恢复正常，诸症减轻而投药。三年后因为工作过于劳累而复发，又一次住院治疗，出院后服贺普丁，每日一片，各个方面都趋于正常。每当外感发热或者咳嗽时都前来求诊，中医药治疗都是方证辨证，时投桂枝汤加味，时投小柴胡汤加减，发现心下压痛的腹证一直没有消失，所以每次用药时都根据病情加以小陷胸汤，就这样平平安安地过了6年。

2004年8月，王先生发现小便变黄，肝功能检查发现异常得厉害，谷丙转氨酶1800 U/L，乙肝DNA又变高（1.67E+07），西医认为乙肝病毒变异，要求他住院治疗，加用另一种抗病毒的西药。王先生左思右想以后，又一次决定中医药治疗。我仔细诊察以后，发现他的脉症与1995年秋初诊时基本没有什么变化，改变的只有大便，大便近半年来一直溏薄不成形，每天一二次。我于是投以柴胡桂枝干姜汤和小陷胸汤合方，并要求他静卧休息。一周后肝功能检查发现，谷丙转氨酶降至300U/L，病人大喜过望。上方稍作加减继续服用，因为工作无人接手，只得又去上班。三周以后，肝功能检查发现全部恢复正常，乙肝DNA恢复到了正常的生理范围。根据脉症投小柴胡汤，隔天服药。三个月后，体检结果乙肝表面抗原转阴，乙肝表面抗体转阳。病人欣喜不能自禁，打电话告诉我检查的结果，我请他到另一个大医院复查一次，做两对半定量检查，结果证实了以上检查完全精确无误。

王先生的乙肝完全治愈了，但是过程曲折漫长。当他感谢我的时候，我坦诚地跟他说："应该感谢经方医学，感谢张仲景，感谢张丰先生，更应该感谢你自己的信心与选择。"

三十七、十年一剑为疗效

有一个星期天，经我的堂叔介绍，他的一个老同事周安吉老师来到我的学校请我给他诊病。

我早就听堂叔说起过周安吉老师。他是一个优秀的小学教师，20世纪50年代在我的家乡青山村教过书，受到全村农民的赞誉。当时青山村是初级小学，只有一至三年级，每一个班级二三十人，全校只有他一个教师，授课是每一个班级按次序轮流进行的，就是每个班级每一次只能讲授20分钟。周老师的教学任务很重，特别是学生的课堂纪律很难维持。然而周老师有一套行之有效的复式教学方法，所以教学质量一直高居全辅导区各个小学的前列，屡次得到上级领导的表彰。

我堂叔还告诉我，周老师出生在一个信仰天主教的家庭，所以他从小就是一个虔诚的教徒。

我是一个没有宗教信仰的人，就是所谓的无神论者。由于缺乏这一方面的知识，所以对于什么神造世界、耶稣复活、末日审判这些事件，一直认为都是纯属扯淡的鬼话。我坚信宗教就是迷信，就是在强迫加自愿的前提下，上交了独立思考的权利，一切靠上帝来判断。后来随着年龄的增大，我渐渐地知道宗教也是一门学问，也想读读《圣经》，看看里面有没有对经方医学有用的东西。周老师的来诊给我提供了一个学习的机会。

周安吉老师中等身材，五十多岁，消瘦憔悴，面色暗黄，戴一副黑框的老花眼镜。他患心脏病多年，经常出现阵发性心悸、胸闷而头晕。发作时，水肿，烦躁不已，胸部疼痛，喜欢用两只手压住胸部。西医诊断为：胸部神经痛、高血压病、房颤、阵发性心动过速。多年来一直在服用西药，但是近来西药效果不太理想，所以想服用中药试试。

我经过诊察以后，进一步了解到周安吉老师的病况：咽喉有异物感，情绪波动时会引起胃脘胀痛，以及心悸、汗多、小便不利、咳嗽发作，脉象数并且时有间歇，舌淡红而舌苔薄白。按压腹部，腹肌菲薄而紧张，并发现脐边有明显的悸动。这是半夏厚朴汤证与桂枝甘草龙骨牡蛎汤证合病，就给他处以这个合方半个月的剂量。

我把为什么处以这样方药的道理告诉了周老师，使他服药的时候心里更加有数。

我说："处方的根据来源于《伤寒论》与《金匮要略》，使用的药物都是一些能够帮助与调整你体内抗病力量的药物。这些药物都是经过了几千年的临床实践证实的，你只管放心地服用。你的所有症状与体征，在仲景的书中都有记载。"

周老师笑着说："中医这样诊治处方我还是第一次听说，请说来听听。"

我说："你的这个病，用经方医学的话来说，是一个桂枝甘草龙骨牡蛎汤与半夏厚朴汤的方证。方剂中有八味药，其中桂枝、甘草、龙骨、牡蛎这四味药，构成了桂枝甘草龙骨牡蛎汤，这是治疗心悸、胸闷、尿频、脉象数时有间歇、腹肌菲薄而紧张、脐边有明显的悸动等病症的方。你发作时喜欢用两只手压住胸部，这个特殊的肢体动作也是用药的重要依据。”

周老师听我一说，引起了兴趣，说：“真的吗？有何依据？”

“《伤寒论》第64条云：‘发汗过多，其人叉手自冒心，心下悸欲得按者，桂枝甘草汤主之。’第118条云：‘……烦躁者，桂枝甘草龙骨牡蛎汤主之。’你看是不是符合你的临床病症？”

“像，像极了，心悸发作时就是这样。”周老师大声地说。

“由半夏、厚朴、苏梗、茯苓四味药组成的方是半夏厚朴汤，这个方是治疗咽喉有异物感、胸闷、头晕，情绪波动时会引起胃脘胀痛等症状。”

“古医书中也有这样说吗？”周安吉老师问。

“《金匮》中记载：‘咽中如有炙脔，半夏厚朴汤主之。’你不就是这样的吗？咽喉部有异物感这个症状是以上诸多症状中最重要的一个症状。”

“我心悸发作时，还会出现水肿、尿频尿多、胸部神经痛、咳嗽等症状。这些病情《金匮》中也有说吗？”周安吉老师问。

“你讲述的症状，《金匮》中都有。日本汉方家矢数道明认为《金匮·水气病》所云的：‘问曰：病者苦水，面目身体四肢皆肿，小便不利，脉之，不言水，反言胸中痛，气上冲咽，状如炙脔，当微咳喘，审如师言，其脉何类？’这条条文也是论述半夏厚朴汤的方证的，这里陈述了本方对水肿、小便不利、神经痛、咳嗽发作都有效。”

周老师似有所悟地点点头。

就这样我给周老师开了一帖方子，服用两周。

处方如下：

桂枝三钱，甘草一钱，生龙骨一两，生牡蛎一两，半夏五钱，厚朴四钱，苏梗三钱，茯苓五钱。

开好处方以后，我就与周老师闲聊了起来。

我问："周老师，听我堂叔说你是天主教徒。"

周师摇摇头说："不是，我信奉的是基督教，不是天主教。"

我根本分辨不清基督教与天主教两者的区别。

"基督教与天主教有什么不一样。"

"基督教只敬拜圣父、圣子、圣灵三位一体的神，"周老师说，"玛利亚就是一般妇女，而不是神明；天主教除了三位一体的神之外，还崇拜玛利亚，玛利亚被称为圣母。基督教和天主教都是信上帝耶和华是世间唯一的真神。《圣经》分旧约和新约两个部分，旧约说的是耶稣诞生前的事，新约说的是耶稣降生后的事。基督教守的是新约，天主教守的是《圣经》与《次经》，对生活有着非常严苛的要求。"

这些所谓的区别，在我看来都不是本质性的东西，所以也就没有了深究的兴趣。

我有一事不明，就问："周老师，我想请教你一个问题。"

"不要客气，有事就说。"周安吉老师说。

"医师信教，可以吗？"

"为什么不可以？"周老师反问道。

"医学是一门科学，它的指导思想是唯物论，然而宗教宣扬'上帝创造人类'，它在哲学是唯心论。一个人怎么可以一心二用呢？"

周老师说："是'上帝创造人类'或是'大自然的进化产生人类'，这个问题到目前为止还都没有定论。就像我国古代的'女娲造人'一样，人们认为它仅仅是一个美丽的神话。我们不能因为这样的不同说法，就给它们贴上唯物或唯心的标签。"

我觉得他的立论的内在逻辑有些含混不清，似是实非。

“医师当中有信奉基督教的人吗？”

“是的，这一现象非常普遍，许多科学家都是虔诚的教徒。”周老师说。

“如果一个人生病了，请求信教的医师诊治，医师何必给他诊治用药？只要做一次祷告不就可以了吗？”

周老师笑着说：“人类自己应该完成的事情为什么都要推卸给上帝。上帝创造了高智商的人类，就是让他们去开拓未来的新世界，不是叫他们做游手好闲的人，上帝从不帮助不努力的人。人必须为自己找到自己生命的发光点，这是上帝不能代替的。”

我总觉得周老师的辩解在偷换概念，然而他是如何进行偷换概念的我又难以明确地指出。

“周老师，为什么有一些基督徒的品性并不好？”

“新教神学家卡尔·巴特反对任何人为地神化世俗人的言论与行为，他说过：‘世界就是世界，而上帝就是上帝。’上帝之言和人之言必须严加区分，上帝与教会也要分开，不能将人做的事套在上帝的身上。”周老师看到我顽冥不化的样子，就说，“我既是一个虔诚的教徒，又是一个宗教研究者，所以我想站在宗教研究者的立场来进一步解答你的困惑。”

我不能理会教徒与宗教研究者有什么不同。

周老师继续说：“科学与宗教是两个不同范畴内的东西，各有自己的目标与规范。它们之间并行不悖，不能用一个统一的标准来进行比较与衡量。”

周老师的意思很明白，科学与宗教的关系，就像时间与空间、长度与重量之间的关系一样，没有什么可比性。

我点点头。

周老师继续说:“科学是追求事物的真相与规律，而宗教为灵魂的净化，是心灵的天然绽放，是追求人类的爱，它是人类与生俱来的良知，但是它看不见、摸不着，也无法斤称斗量、明细往来，然而它永远真实地活在每个人的心中。对于这一种宗教现象你去问‘科学不科学’是不是有点儿荒唐？”

“周老师，什么是‘爱’？”

周老师说:“我这里引用法国圣女西蒙娜·薇依的话来回答你，她说过:‘爱就是愿意分担不幸的被爱者的痛苦。’”

我觉得这句话有点拗口，也不容易理解。

周老师继续说:“李白的诗句:‘白发三千丈，缘愁似个长。’愁生白发，人所共晓，而长达三千丈，这科学吗？然而我们没有去责骂李白诗句不科学，这是为什么？因为我们知道，在艺术领域的目标与规范是‘美’而不是科学不科学。那为什么要求追求‘爱’与‘善’为己任的宗教一定要科学呢？”

我一时难以辩驳。

“真、善、美的统一为人生与思想的最高境界，”周老师平和地说，“智慧与仁慈的心灵在彼此呼应着，光有科学而缺乏艺术与宗教的世界是了无生趣的沙漠。”

我从来没有这样想过，周老师的话使人感触到一种对人生新的理解。周老师所拥有的这一部分知识，正是我思想的空白，我要通过给他看病的机会，好好补上一课。虽然我不会改变自己无神论的立场，仍然坚定地认为现实世界里不存在上帝，确信上帝造人是一个美丽的神话故事，宗教所谓的上帝恰恰是人创造的。

我说:“周老师，你的意思上帝存在不存在不重要，重要的是有了宗教信念就会获得爱与善，是吗？”

周老师没有回答，我想他永远无法回答。他假如回答“是”，那他就不是一个真正的基督徒；如果他回答“不是”，那就与他开头的真、善、美的设定相矛盾。

两周后，周安吉老师来复诊，精神气色有所改观。

他说：“谢谢你的诊治，服药后的情况比较好，发作的次数明显减少，发作时出现的水肿、尿频尿多、胸部神经痛、咳嗽等症状也有所缓解。不过昨天受了一点风寒，今天稍有不适。”

我给他诊察以后，发现他只不过在以前脉症的基础上增添了鼻塞一症而已，于是就在原方中增加了一味苍耳子，先服用三帖，接着依照原方再服十帖，要求他服完药后再来复诊。

就这样，经过了三个月的诊治，周老师的阵发性心悸基本没有发作，就停药观察。在停药期间，每天服用别直人参三分。

在这三个月中，我不断向周老师问询，他为我打开了西方宗教知识的一扇窗户，通过这扇窗户，使我增加了不少西方的文化与历史知识。因为周安吉老师不仅仅是一个虔诚的教徒，更重要的又是一个宗教研究者，所以他能够以旁观者的清醒与睿智给我提供许多智力上的享受。

周老师常常通过许许多多与中国古代文化的比较来介绍西方的宗教文化，使我了解到当代西方林林总总的宗教流派的概貌，以及若干代表性人物的主要思想。我记得他在解释什么是“不可言说的言说”时，翻来覆去地举了许多的例子来说明它的含义，但是我都难以理解，最后他以老子《道德经》中的“道可道，非常道”寻找到了通往释义的桥梁。

譬如，我请周老师解释佛经中“初发心，成佛有余”的意蕴是什么？

“这就是初学者的心态”，周安吉老师说：“不无端猜测，不期望未来的收获，不随便下结论，不怀有偏见。初学者的心态正如一个新生儿面对这个世界一样，永远充满好奇、求知欲与对生命的赞叹。初学者如果怀有这样一颗虔诚的心就足够了。佛经的这句话具有普世的意义，无时无处都可以宣化与发扬。你们中医师如果也能这样要求自己就会生生不息，天天向上。”

又如，我请周老师解释佛教里“非想非非想处天”的含义是什么？

“即三界中无色界第四天。”周老师说，“此天没有欲望与物质，仅有微妙的思想。你们中医师知识与医德的修炼也是以此为目标的。”

我就是在他的口中第一次听到了“巴别塔”“创世记”“罗马书”“麦加”“巴士底狱”“巴黎高师”“卡珊德拉”“索福克勒斯”“狄奥尼修斯”“自意识的满足”“佛陀”“静如止水”等词语，以及“村庄是上帝造的，城市是人造的”；“村庄对人类好比人类的母亲”等令人反思的话语。

后来，我把对周安吉老师的诊治与交往的经过告诉了张丰先生。

“我们是唯物论者，《国际歌》中‘从来没有什么救世主’就是我们的世界观。”张丰先生说：“但宗教是一个极为复杂的问题，不是‘统治阶级的精神鸦片’一句话就能概括得了的。有人把复杂问题简单化，就会远离事物的原来本质。周老师的宗教研究者与基督徒两种身份一说，和我们经方医学研究者与经方临床医师可有一比。作为经方医师当然时时处处以经方医学的原则为指导，沉浸其中，反复运用与体悟。然而作为经方医学研究，应该走出经方，放眼世界，

‘不识庐山真面目，只缘身在此山中’只有走出庐山之外才能窥其全貌。传说徐灵胎对吴瑭提出的跳出《伤寒论》观点嗤之以鼻，说：‘我想跳进《伤寒论》还跳不进呢？’言外之意是‘你有什么资格跳出《伤寒论》’？作为经方派的医师，一般来说是会站在徐的一边的，为他的反讽叫好，我初学经方时也是这样。但奇怪的是，随着时间一年一年地过去，这个争论的命题一直在我的脑海中挥之不去。后来我渐渐地觉得跳进与跳出其实并不是对立的，它们可以和谐地相处，甚至可以融合在一起。”

经过张丰先生一说，周安吉老师的双重身份说就有了新的含义。

“但是我们要分清周老师的‘宗教研究’与我们平时说的‘研究宗教’是不同的。”张丰先生细细地言说，“前者是以宗教信奉为前提，后者是以宗教为研究的对象。”

汉语文字美妙绝伦，深奥无比，“宗教研究”与“研究宗教”其内涵完全不同。

“医学应该是广阔的、立体的，它不应该只有一种认识和疗法。”张丰先生继续说，“为什么这样说呢？医学的真正目的只有一个，就是为了疗效，一切都是为了病人。这样一转念，《内经》中的‘病为本，医为标’就有了新的一层含义了。《伤寒论》是一个博大的海，医者全身心地跳进去，幼而壮，壮而老，有吮吸不完的营养，使自己的医术与日俱进。但《伤寒论》不等于整个中医学，它只是一个极重要的核心，我们需要的是开放的心态，引进种种异质的东西，而不能画地为牢，作茧自缚。儒家主张‘以出世的精神，做入世的工作’，这里出世与入世与跳出与跳进是具有可比性的。有人认为经方是针对整体的治疗，是大乘疗法，所向披靡。他误解了整体与大乘的真实含义，我认为大乘是因为包容了小乘而命名的，是比小乘高一个层次的，如果认为大乘与小乘是对立的，那就贬低了大乘，使它流为另一形式的小乘了。如果站在这样的高度来看问题，那么《伤寒论》中有针灸疗法等外治法就不奇怪了。这不仅仅是一种疗法而已，而是教导后人，要有一种超越局限的眼界和胸怀，正视药物疗法的不足，善于容纳异己的观点，来拓宽自己的诊治路子。”

再后来，我把张丰先生对周安吉老师的看法原原本本地讲给阿骅表兄听。

“我是无神论者，对宗教没有过多的研究，所以没有发言权。”阿骅表兄坦率地说，“但是讨论中首先要给‘经方’这个名词下一定义。让我借用杜牧‘丸之走盘’的妙喻来说明我的想法。杜牧在《序孙子注》中说，‘丸之走盘，横斜圆直，不可尽知也。其必可知者，是丸之不出于盘也。’所以我们要知道，经方可以比之于‘盘’，经方内部各种动向可比之为‘丸’。当‘丸走盘外’，就是‘丸’跳出了此‘盘’时，就由经方内变转至经方外变了。”

“‘经方’具有多重复杂的意涵”，我望着半天不作响的阿骅表兄而问，“你心目中的‘经方’这个盘的边界在哪里呢？”

“方证相对应”，阿骅表兄表情肃穆，“我的意见就是这五个字。”

我们当时在这些基本概念的认识方面，没有少花力气。对于什么是“经方”这个问题更是如此，不惜重复多次。

离别时，他要我把从医以来的典型病例进行一次全面的总结，通过这次总结，一方面可以提高自己的理论水平，另一方面也可以保存这一时期的临床资料。

十余年中，我孜孜不倦于中医，每遇见一个病证，必定潜心留意，精研勤思。因此，临床疗效在渐渐地提高，在状元桥一带也有了一点医名；对临床的辨证也建立了自己的一套工作程序，凡是给我诊治过的人，无论病情的轻重，均能将其施治过程中的病症方药一一随笔札记而录存，历时既久，积而盈帙，稍加搜罗，就有了不下五百余案。由于临证时的仓促，大都病案用词简括，很少提及自己辨证的思路，也没有援据经论。在某些患者的复诊记载中，文字就更为扼要，而言当然者多，言所以然者少，内心的体会更没有得以表达。在张丰先生的督促下，我就把藏箧有年的旧病案进行了一次整理。在这个整理的过程中，一些典型病例，在病案记录的原稿上，只有主症与方药，条理清晰有余，条分缕析不足。我是以方证对应为诊治手段，心里只注意病症与方证是否相符，其中的机理没有细细琢磨。虽然随手记录的病案文字对当时的病情与诊治细节所忘实多，然而经过一番静心回忆尚能历历可记，幸好大都患者其人俱在，如有不清楚之处，就可叩门相问。为了让自己记住当时辨证用方的得失，除了对患者治疗以后的情况进行随访调查以外，还重新翻阅《伤寒论》等医籍，以求考治证之依据、处剂之准绳。所以这一次的病案整理自己感受颇深，无疑是一次新的学习。经过近几个月的努力，病案终于告成。后来经过张丰先生与阿骅表兄的过目，也提了一些修改意见，又进行了一次修订。这是我第一篇对自己临床工作的总结，所以敝帚自珍，留以纪念。

仲景方剂临床应用二十例

高中毕业后，我开始接触中医。在翻阅中医书籍的过程中，听说《伤寒论》《金匮要略》是中医立法处方的典范，于是开始研读了一些所能弄到手的各家关于《伤寒论》《金匮要略》的注释本，这样就更加感到《伤寒论》《金匮要略》条理严密和方剂的神奥。然而使我感到疑惑的是，一般中医尽管崇奉仲景，而对仲景诸方却绝少采用。询诸各相识中医，则众说纷纭，归纳起来，不外两点：一、仲景和我们相处的时间、地点不同，因而仲景所立诸方难以采用，特别是流行性热病的治疗，温病的卫气营血分证治疗已取代了伤寒的六经。二、仲景的方剂严森简洁，如辨证不慎或稍有疏忽，即祸不旋踵，不如后世诸方平易而易于掌握。以上两种说法，虽然言之成理，但总难以消除我胸中的疑问。1972 年暑假，我自身偶患流感，诸医遍试桑菊、银翘及其各式变方均无疗效。自忖诸症状极似麻黄汤证，即自拟麻黄汤一剂以试，方内麻黄用至二钱，哪知方至药店，营业员拒不给药。理由是："时值夏月，重用麻黄二钱，真是以人命为儿戏。"及经再三说明，始勉强给配，不料服后，竟霍然汗出，一剂而愈。我心中认为，只要方证相符，仲景方剂既不会不适于今人，也不会招来横祸。因此在后来的临床诊治中，只要症状符合仲景诸方所列证候，就给予开列经方，而时常效如桴鼓。现将我多年来运用仲景方剂的典型治验数则条列于下：

（一）1975 年 3 月 9 日，本校教师的一个七岁女孩。平日身体一向强健，五天前突然发高热（40℃），喘咳，血象检查：白细胞 20.0×10^9/L，中性 78%。一医院医师诊断为支气管肺炎，做西医常规处理，效果不是很好，家长央求我予以中医治疗。诊之，见发热恶寒，鼻流清涕，直喊头痛，气喘而咳，无汗，脉浮紧数，脉搏 110 次 / 分，舌苔薄白，断为外感风寒，太阳为病，表卫不宣，虑其化热内传，拟解表发汗、宣肺平喘，处以麻黄汤（生麻黄钱半，桂枝一钱，杏仁二钱半，生甘草一钱），服后三小时，渗然汗出，体温恢复正常，诸症悉除。

外感热病初期，表热为正气抗病能力外现之征象，无须强求排除。相反，若能因势利导，予以辛温解表药物，协助机体将病邪由汗腺排出，则立即病去身安，而不致旷时持久，徒伤正气。

（二）1975年8月4日，王娇，女，40岁，状元渔业大队家属。12天前因纳凉受寒，头痛发热寒栗，服西药三天无效，改服某中医师所予之银翘散二剂，症情反而加剧，后又服祛暑解表药亦无效。乃邀我诊视。症见脉弦，苔白，寒热往来，体温38.5℃，口苦目眩，头剧痛，咽燥疼，胸闷，胁胀，小便短烫，大便四日未解，面色发黄，无汗，鼻塞流涕，干咳无痰，全身酸痛，纳差，口渴喜饮，饮入不适，恶心欲吐，失眠等。三阳合病，症状杂乱。我先从调理少阳入手，予小柴胡汤和解少阳。服两剂，诸症显缓，食欲亦好转，但咳嗽痰多，痰稀色白，微有恶寒发热脉浮苔润，乃改予小青龙汤二剂，以解表化饮。服后热退咳止，诸症悉除。

此例症状复杂，一时颇为使人迷惑，然当时显为小柴胡证为剧，故先予小柴胡汤，致使主症解而他症亦迎刃而解，只余留一些轻微表证与饮而已，故继予小青龙汤二剂就克奏全功。

（三）吴老七，30岁，男，永强化学工艺厂工人。外感后三天来诊，头痛恶寒无汗，口渴烦躁，小便黄，咽部红肿痛，脉浮数，苔微黄，体温38.7℃。此为外感风寒，表证未解，寒邪化热已向里传。又大青龙汤发汗解表，清热除烦，一剂热退身安。此例极似第二例，此始因失治内传，由大青龙汤一剂而安。彼则始而失治，继为不顾病体，单纯透表于先，于是诸症蜂起以致缠绵日久，徒伤正气。

（四）1975年9月10日，阿波妻，40岁，状元渔业队家属。三天前，胆囊炎发作，脘腹部剧痛，呕吐剧烈，滴水难以下咽，水入即吐。经注射杜冷丁，以求暂时止痛，邀余往诊。其脉洪弦，苔黄腻，寒热往来，口苦，胸胁苦满，右侧更甚，胆区及心下胀痛拒按，大便秘结三日未解。证属少阳阳明合病，以大柴胡汤外解少阳，内泻热结为治。家人恐服中药不能下咽，我嘱之放心服下，服后并未见呕吐，而十分钟后，腹痛突然而止。

此例似在说明一点，服药而吐是药征不符，机体对不适于己之药物的一种抗拒作用，唯所见不多，有待先辈指教。

（五）1975年7月4日，姜一昆，4岁，男孩，状元渔业队渔民之子。几月来拉脓血便，西医诊断为慢性菌痢，屡治无效，后转中医治疗，给服白头翁汤等苦寒之剂，病情加剧，转来我处诊治。诊其脉沉细90次/分，舌淡，苔薄白，腹部柔软无力，心下痞坚，不渴，小便色清；大便一日八九次，量少形细，黏液状，偶夹便血，无腹痛啼哭表现。证属中阳不足，脾胃虚寒，予以理中汤加味（党参三钱，炮姜炭二钱，白术三钱，炙甘草一钱，地榆炭一钱，荆芥炭一钱），二剂痊愈。

下痢服白头翁汤，似为治痢常例，但临床中往往常例不足为例，此例似可为例。

（六）1974年10月5日，杨小镇，男，30岁，状元四大队社员。患病半年，西医诊断为低血压兼慢性肠炎，屡治无效，后经友人介绍来诊，见其人瘦削黯黄，语声低哑，神疲无力，心下痞满，有明显振水音，头眩，小便不利，大便溏薄，一日数次，口不渴，恶寒，多唾液，嗜睡，白天常见眼睑下垂，大有昏昏欲睡状，脉象两尺两关均沉迟，舌淡苔白，血压60/30mmHg。证属太阴病，中阳不足，脾胃虚寒，理应温运中焦，补气健脾，予以附子理中汤。服后大效，深知病证相符，除嘱其继服该汤30剂外，并嘱其购备艾条，每日自行熏灸中脘、左阳池一次，每穴各灸10分钟。随后诸症即行消失，血压亦恢复正常，只是在劳动之后还容易产生疲劳，因而嘱其再照上方继服一段时间，以求根本改善体质。

（七）1974年11月5日，陈齐清，男，33岁，温州东风化工厂职工。七年前患肝炎后，大便长期溏薄，早晨五点钟时，即便意急迫，难以忍耐，量多，便后人感极度疲困，从而体重日见减轻，口腔终年糜烂破碎，小便时黄。中医都误断为湿热，接连予以清热利湿之药，结果越服越差，终而对治疗丧失信心。一日偶然相遇，话及病情，央为诊治。其脉濡软，舌苔淡黄厚腻，舌尖红有溃疡面，嗳气，心下痞，按之有抵抗，微感不适，且肠鸣而无恶心呕吐。证属少阳病类变胃虚痞结，中气升降失常所致。因投以甘草泻心汤三剂，而服后未效。我以为方证相符必须耐心服几剂方能奏效，遂劝其坚信勿辍，及服至十余剂才开始见效。后连服两月，诸症消失。一年后见其面色红润，精力充沛，体重增加，与前相比，似换一人。当时我的处方为：甘草三钱，半夏三钱，黄芩一钱，干姜一钱，红参钱半，大枣三枚，黄连三分。前十剂用红参，后易红参为党参三钱。

体会：①中医是可以改善体质的，而体质的改善往往是祛病的根源。②治病易，改善体质难，治病数剂即可奏功，改善体质非长期坚持服药则难以收效。

（八）1975年9月17日，王杜康，男，30岁，状元四大队社员。腰疼数月，数治无效，后来我处诊治。诊其脉见全濡，左寸更为沉微，问之有否失眠、遗精、头晕等症状，患者惊愕之余，连连点头。腹诊见左右腹直肌挛急，按之不弛，脐上跳动亢进。证属心阳虚损，精关不固而致肾虚腰疼。先予桂枝加龙牡汤加肾气丸三剂。后继服二十余剂，诸症悉除。特别是其失眠一症，缠绵数年难以治愈，患者深为苦恼，这次亦一起得到了解决，实属意外。至今已将近一年了，一切都归正常。

（九）缪妻，50岁，状元四大队社员。患慢性肾盂肾炎多年，经常急性发作，一年来发作更频繁，身体越来越差，服中西药多剂无效。后我诊视其脉二尺浮大、沉切微细，舌淡苔白厚腻，根部更甚，腹部右腹直肌挛急压疼，头眩目花，腰疼背疼，难能久立。时值初秋却特别怕冷，全身肌肉经常筋惕肉瞤，脐周更为厉害，小便频数量少，尿检正常，纳差，便时溏。证属肾阳虚衰，水气内停，急需温肾散寒、健脾利水为治，即处以大剂真武汤（茯苓五钱，白芍三钱，白术三钱，生姜三钱，炮附子二钱）三剂，诸症消失。

（十）1974年5月6日，林宝荣，女，23岁，教师。近周来常觉脸上发烫，两耳发红，自觉烦躁，体温血压均正常，西医无法确认。我诊视之，其脉洪，两寸更为有力，舌质红，苔薄黄，心下痞，按之濡，深按觉不适，平时便秘，近几月来常有便血，经期每月提前4～5天，量多色红。断为邪火内炽，迫血妄行，需降热泻火，使血行归于宁静，予以泻心汤（生大黄二钱，川连一钱，黄芩三钱）。服后诸症悉退，继予凉血养血之剂，以善其后。

我的体会是腹诊应是中医诊断中不可缺少的一环。仲景在他的著述中，处处明确地提及腹证与腹诊，后世医家对此却多略而不述，忽而不行。日本汉方家自德川时代起对此就极为重视，至今临床上有所发展，我认为我们若采取日本汉方家的见解，对中医诊断处方不会无所裨益。

（十一）1976年8月5日，陈加，男，50岁，状元渔业队渔民。三天前的一个夜晚，于纳凉时突起寒怵，继之呕吐，头眩，体温正常，医师一时不能确诊，给予对症治疗，服药无效，乃邀我诊治。按脉濡，苔白腻，不思饮，心下微痞。证属厥阴病，胃中虚寒，肝气上逆。应温中补虚，降逆止呕，予大剂吴茱萸汤，一剂而愈。

（十二）1975年8月23日，江光，男，70岁，状元渔业队退休渔民。近月来每隔两天发作一次恶寒战抖，后出现全身及角膜黄染，有腹水，肝约肋下三指，质硬，限于化验条件，西医未能确诊，其家人惶恐，转而央我给予中药治疗。其脉两关弦，两尺沉细无力，右尺更甚；舌苔白腻，中部微黄；口苦，目眩，寒热往来如疟状，恶心，不欲食，水入即吐，黄疸色晦，小便不利、色黄，大便秘结，三四日一行。腹诊：胸胁极度紧张苦闷，按压有抵抗感；患者觉有窒息感，体温37.3 ℃。此证系湿热郁滞少阳，法当和解少阳、化湿利水、消疸清热为治，当即以小柴胡汤与茵陈五苓散合方三剂。后诸症大减，精神振作，以后再增减上方药味分量，复予三剂。诸病皆愈，一年后追访，此人一切均好。

（十三）史英，女，6岁，状元四大队农民的女儿。疹后咳嗽不止，西医诊断为百日咳，缠绵月余，服药未效，转来我处诊治。诊其脉甚沉细，舌白，鼻流清涕，无汗，晨起眼睑水肿，痉咳连声，发作剧时口唇发绀，体温37.5℃。证属风寒客表，水气内停，以小青龙汤解表化饮，化痰止咳。一剂知，再剂咳声大减，三剂痉愈。半月后因食生辣菜，又引起咳嗽，家人按原方服两剂，顿愈，后即无反复。当时处方如下：生麻黄一钱，白芍一钱半，细辛六分，干姜一钱，甘草一钱，桂枝一钱，法夏二钱，五味子八分。

（十四）1976年8月20日，张妻，24岁，永强人。婚后患肾盂肾炎已将两年，时有发作，以致迟未怀孕。后请我诊视。见其脉涩，唇舌色黯，面色萎黄腰酸痛，捶之舒服，人疲思卧，纳差，小便不利，左小腹触之有抵抗压痛的肿块，但不急结，大便正常，经期不定，经色暗、有块。诊断为瘀血停滞为害，予以桂枝茯苓丸料煎服，从活血化瘀法着手调治。三剂后，诸症悉消，精神亦复，后数月遂孕，全家欣喜无限。

（十五）张某，女，24岁，张妻的小姑。患者素有痛经，婚后三年未怀孕。据谓经前小腹腰围疼痛已有六年之久，延医诊治终不效，深觉烦恼。来诊时，月经期结束刚一周，诊见两尺脉浮弱，沉按不见，舌根苔白腻，舌质淡，面色偏贫血貌，腰背、二膝、脚跟酸痛，少腹无力，有不仁感。此证系属肾阳不足，予金匮肾气丸料煎服，嘱其一直服到下次月经来潮为止。患者遵嘱服药，连服15剂，经来腹疼消失，后即怀孕。

（十六）阿光媳妇，25岁，状元四大队社员，1976年5月6日来诊。产后半月小腹疼痛，恶露淋漓，脉沉细，舌淡，面色苍白，晕眩，脚抽筋，自感恶寒，两腹直肌挛急，按之不适。证属产后营气均虚，投以当归建中汤以补血温中、缓急止痛，一剂知，三剂痊。

（十七）1976年5月15日，杨映雪，女，24岁。体温38℃，怀孕四月，全腹胀疼，胃中嘈杂，大便秘结，肠鸣不已，夜间益显，失眠、心烦、脉濡、舌红苔白、心下压痛。证为痰热互结心下，又兼下焦蓄血。更宜清热涤痰，破血下瘀，予小陷胸汤与桃仁承气汤合方。但虑其怀孕在身，恐过峻药物招致意外，迟迟不敢投药。后观诸症日剧，以至卧床不起，细思古人有“有故无殒”之教，由是放胆投之：半夏三钱，炒蒌仁四钱，川连一钱半，桃仁泥三钱，桂枝二钱，大黄二钱，甘草钱半，玄明粉三钱（冲）。服后三小时，泻下大量秽物，诸症顿大减；次日再服一剂，病即痊愈。

通过以上几例，我感到妇科病常致全身症状，而全身症状也常引起妇科病，错综复杂，互为因果。临床治疗上，只要全力抓主症，主症得治，他病自愈。

（十八）李某，男，25岁，一同事的阿舅，状元二大队社员。腰疼两月，屡治无效，求余诊治。其脉沉迟，舌苔白，右腹直肌挛急，自觉腰部寒冷，疼痛沉重，转动不便，两下肢均感酸软无力，有麻痹感，两膝更甚。证属水湿停滞于肾之外府，予苓姜术甘汤健脾利水、温中散寒，一剂知，三剂痛止，行动自如。

（十九）1974 年 8 月 30 日，王某，男，23 岁，状元四大队社员。右腰腿痛行步困难，三个月来渐至加重，经各方治疗均无效，有人建议至上海诊治。后经一医师介绍来我处就诊。诊见痛沿足少阳胆经及足太阳膀胱经同时发散，次髎、环跳、跗阳压痛强烈，脉沉紧，白腻厚苔，厌食，大便溏、形细，日行三四次，时有怕冷感。因见病情如此，忧虑重重，致又失眠。诊其腹，两侧腹直肌拘挛，右侧特甚，知其营卫二虚，肌肉不得营养而致拘挛。遂治以芍药甘草附子汤，服三剂即见效。及十剂，症状愈半。后针药配合，双管齐下，历经两月有余，终于彻底治愈。两年来参加农业劳动，未见有任何不适。

（二十）1974 年 9 月 10 日，周绸，男，60 岁，状元街园林匠师傅。患者右腰腿痛已三月，经多种治疗未效，近疼痛剧烈，不能站立，请我诊治。症见右腿皮肤紫黯，轻度瘦削，冰凉，时有刺痛，抬腿试验阳性；脉沉迟，心下痞坚，右腹直肌挛急并有压痛，背部常有冷感，咳痰，痰白多稀，小便量较前少。愚以证属阳虚体弱，寒湿内侵。即予附子汤温经助阳，祛寒化湿，再配合针灸，十剂而愈。至今三年，未见复发。

我感到局部疾病，除特殊场合外，都应从整体出发，整体调整了，局部病变也就能相应地自行痊愈了。

三十八、中医招贤进试场

1979年，那是一个“拨乱反正”的年代，中国社会正万物复苏，每天听到的消息总是令人振奋的。你能感受到周围的气氛，一切都在重新开始。“文革”期间，中医药事业遭受到严重的摧残，以至出现中医队伍后继乏人的严重局面。为了继承发扬中医学，切实解决中医队伍后继乏人的问题，中共中央下发了（1978）56号文件，这是“文革”以后党中央为中医工作专门颁发的唯一的一个历史性文件，中医界迎来了第二个春天。随之，卫生部会同国家劳动总局下发了卫生部（1978）卫政字1583号、国家劳动总局（1978）劳计字115号联合文件，决定从全国各地集体所有制机构和散在城乡的民间中医药人员中，通过考试选拔1万名具有真才实学的人员充实到县以上全民所有制的医疗、教学、科研单位，此即当年所称的“招贤”考试。浙江省卫生厅根据卫生部文件规定，会同省劳动局等四家单位下发文件，决定在浙江省通过严格的考试、考核、政审和体检，选拔500名中医药人员，充实到省、市、县全民所有制医疗、教学、科研单位。

当陈兴华医师把这个消息告诉我时，我又高兴又担心。高兴的是，这个多年难逢的好机会给我遇到了；担心的是，僧多粥少，胜算不大。但是不管胜负如何，这十年磨成的一剑，也该登台挥舞几下子。所以我一门心思，认真复习，准备参加全国的中医师选拔考试。

在这同时，刘时觉要我一起报名参加中医研究生入学考试，他当时已在温州一中执教，但还是决定去报考，并把考试的条件与要求拿给我看，一再鼓励我共同复习迎考。回来以后我反复考虑，以我的家庭经济条件，自己的年龄与外语水平，报考研究生是不明智的，同时心里认为，刘时觉参加中医研究生考试也是一步险棋。我自己呢，下定决心把所有精力集中在全省的中医师选拔考试上了。

我是在市卫生局报的名，报名的现场人山人海，听说有好几百人，我认识的人当中就有几十个，可谓竞争激烈。报名结束以后，市卫生局在温州医学院大会议室里召开了一次考前的预备会议，全体考生参加，我进去的时候看见整个会场坐满了人，王大华副局长做了讲话。我记得他说，今天大家济济一堂，但是最后录取的人数可能还坐不满第一排。我当时就问自己，我能幸运地被录取而成为坐在第一排座位上的人吗？

初试在温州卫生学校举行，分笔试与现场口试。那几天天气酷热，为了保证考生能够在考场上顺利应考，市卫生局的工作同志在考场的地面上放满了冰块。笔试题目基本上都在事前分发给每一个考生的复习考试大纲之中，所以难度并不大。记得有大半考题的答案，最后都会落在方证相对应的经方上。特别是临床各科的试题更是如此，因为《伤寒论》与《金匮要略》毕竟是临床医学的核心与基础。试题这样明显的倾向性大大有利于我。

口试分组进行，一组一个教室。题目是用随机抽签的形式来决定的，考生抽出一个题目后，再给你两分钟时间做准备，然后就要就题发挥。三个老师组成一个口试小组，一个老师主考，两个老师副考，坐成一排，考生坐在他们的对面，中间隔着两张并头的课桌。我抓到的第一个题目是“少阳病的提纲证分析，并结合自己的诊治病例论证提纲证的临床意义。”

记得我回答时把《伤寒论》第 263 条的“少阳之为病，口苦，咽干，目眩也”和第 96 条的“伤寒五六日，中风，往来寒热，胸胁苦满，默默不欲饮食，心烦喜呕……小柴胡汤主之”同时作为提纲证而提出，并加以分析，三位老师都比较认可。只是提问的时候，有一个老师问我，第 263 条与第 96 条条文是指哪一个版本的《伤寒论》，我回答，是明代赵开美复刻的宋代治平本《伤寒论》，老师满意地点了点头，这个题目的理论分析部分也就结束了。

临床方面，我举了一个肝硬化腹水的病例。1976 年 8 月，李有功，男，70 岁，状元渔业队退休渔民，近月来每隔两天发作一次恶寒战抖，后出现全身及角膜黄染，有腹水，肝约肋下三指，质硬，限于化验条件，西医未能确诊，其家人惶恐转而要求我给予中药治疗。其脉弦，两尺沉细无力，右尺更甚，舌苔白腻，中部微黄，口苦，目眩，寒热往来如疟状，恶心，不欲食，水入即吐，黄疸色晦，小便不利，色黄，大便秘结，三四日一行。腹诊，胸胁极度紧张苦闷，按压有抵抗，患者觉有窒息感，体温 37.3℃。此证系湿热郁滞少阳，法当和解少阳，化湿利水，消疸清热为治，当即投以小柴胡汤与茵陈五苓散合方三剂。后诸症大减，精神振作，以后再增减上方药味分量，复予三剂。诸病皆愈，一年后追访，此人一切均好。我把临床主要症状与小柴胡汤证的往来寒热、胸胁苦满、嘿嘿不欲饮食、心烦喜呕、脉象弦等脉症一一相对应起来加以分析，最后把为什么投与茵陈五苓散合方的道理简单地提一下。三位老师听了以后都没有讲什么，只有一个老师问我小柴胡汤与茵陈五苓散合方中的具体药味与各自的分量，我一一作了回答。

我回答了以后，主考老师突然问我，使用小柴胡汤有没有出现过瞑眩现象。我回答说，我自己用没有出现过，但日本汉方家大塚敬节先生诊治一位22岁神经性厌食妇人，他根据方证相对应的诊法，投予小柴胡汤，服用一次后，发生剧烈的腹痛与下利，在床上翻滚，可是过了不久，疼痛就停止，从第三天起食欲大开，可以吃下三碗的米饭。

我抓到的第二个题目是“阳水与阴水的区别在哪里？临床上如何鉴别诊断？”

我以越婢汤证与真武汤证为阳水与阴水的临床典型表现，从上到下，从脉、舌象到症状有序地展开讲叙，老师听了大概还满意，试场上气氛显得轻松。三位老师都有提问，主考老师的提问有点难。

他说：“你刚才说根据阴阳转化的原理，阳水得不到及时合理的诊治有可能转化为阴水。现在我问你，一个西医确诊为慢性肾炎五年的阴水患者，有没有阴病转阳的可能，而出现阴水转变为阳水呢？”

我觉得好像受到了突然袭击，对这个问题有点儿力不从心的感觉。

主考老师和蔼地说：“你不要慌，慢慢地想一想再回答。”

我想慢性肾炎的阴水治愈的病例是存在的，何黄淼老师的那个高度水肿的肾病综合征患者就是阴病阳转而治愈的典型例子。然而我临床上没有看到阴水转变为阳水的病况，有的只是阴水并发阳水的现象，就是西医讲的慢性肾炎急性发作的病变。

我就把自己的看法婉转地表达了出来。

“慢性肾炎经过合理的治疗，病人的体能出现了阴病阳转而治愈的现象是客观存在的，然而我没有见过阴水转变为阳水的临床病例，有的只是慢性肾炎急性发作的阴水并发阳水的现象。”我回答。

主考老师笑着说：“这个提问给你绕过去了。”

大家也都笑了，我在笑声中结束了初试。

复试安排在两个月以后，那将是更为激烈的角逐。初试上线的考生好多是市内几所大集体医院的大夫，一些考生的父母在温州市内都是颇有名气的中医，他们无论在人际关系、社会交往等方面与我等农村郎中相比不知胜出几筹，所以我担心的是试场外的竞争。

为了在未来的复试中增添一些取胜的把握，我向学校请了一个月的事假，学校的课准备由我父亲来接替。我父亲本来已经接受另外一个中学的临时英语代课工作，听了我的打算之后，就辞退了英语代课而来到横街小学当了一年级的代课老师。

我一个人在青山村的家中闭门读书，主要是泛读四大经典，并把四大经典中的重要条文做成六百多张卡片，悉心理解，反复背诵。随着背熟了的卡片清理出去，还不能熟练背诵的卡片渐渐地变少，经过二十多个日日夜夜废寝忘食的努力，最后六百多张卡片都能熟记在胸，做到了只要你提一个头，我就能不假思索地张口接下去。这是我过去最讨厌的学习方法，但在考试鞭子的指挥下，我不得不乖乖地就范。不过，说一句心里话，经过这一场炼狱式的煎熬，我的中医理论水平明显地得到整体性提高。

三十九、因势利导抓主症

在青山村的家中复习迎考期间，有一天，我走出了家门到外面去复习。我一边走，一边想，一边背诵卡片，一路散步到了寺前街。在永强车站附近，遇见了好几年没有见面的古塞先生。他正在车站等车，准备返回温州。这次和他相逢纯属偶然，所以我特别高兴，在复习过程中我遇到好多中医药的问题，就一一向他发问，他都仔细地倾听，耐心地讲解，给我极大的启发。

古塞先生，原名陈国珍，早年丧父，和母亲、一兄、一姊相依为命。1936 年他考入上海美专读书。抗战爆发后，他与温州新四军办事处地下工作者取得了联系，将他们给他写的秘密介绍信缝在棉衣里，于 1938 年与另外两个青年相随奔赴延安。其中一人是南汉宸，南汉宸后来做了中国人民银行行长。在延安，古塞先生参加了李公朴领导的抗战建国教学团做宣传工作。1940 年参加西北战地服务团，编辑《战地木刻》。古塞在 1942 年创作的连续漫画"'五次治安强化运动'的真相"极富夸张，尖锐地揭露了日军的本来面目，竟使华北敌酋震惊，贴出告示，悬赏高价买作者的人头。他同时创作了大量的革命歌曲及木刻作品。木刻《剪羊毛》曾获鲁迅文艺奖。1949 年当选为察哈尔省文联执委兼张家口市美协副主席及《察哈尔省工人日报》副主编。然而留在家里的哥哥陈国桢备受国民党当权者的迫害，以致贫病成疯。当他的外甥从报纸上发现古塞先生在张家口工作的消息后，即给他写信报告家情。1951 年，古塞先生回到了温州，虽然张家口方面催他回去，但他是一个性情中人，面对一家老小困苦无助的局面，无法再度离开。于是他就失去了公职与党籍，落入了社会生活的底层，后来虽然在温州中学当过短期的教师，但长期处于半失业之中。在艺术创作方面，除了 1950 年与钱君匋合编，万叶书店出版的大型画册《民间刻纸集》以外，其后的诸多艺术作品都难以公开出版。他酷爱中医学，也精通经方医学，为此他呕心沥血地创作了“中国十大医学家”的雕塑作品。

小时候，我父亲经常以敬佩、褒扬的口吻提起古塞先生，说他是见多识广的“老延安”。有一次带我去了古塞先生的家中，父亲叫我称他“陈老师”。在我少年的记忆里，他那矮胖结实的身躯、硕大的头颅、广阔的前额就像童话中无所不知的博士老爷爷。他的家里到处是书籍、雕塑与古玩，墙壁上挂着两把小提琴。学医以后，我也经常去找古塞先生聊天，从他那天马行空般的笑侃神聊之中，常常出乎意料地帮助我进入医学思维的核心地带。也许是他生活在底层时间太久了的缘故，也许是他艺术家怪癖的性格所致，在言谈之间会时时流露出夸口与卖弄的语调。所以在我的记忆中，他有学问，有见识，有才华，但不像书斋中的学者那样地儒雅谦和。所以我对他的一些先入为主的看法已经形成内心的纠结，多年来一直无法释怀。

1973 年夏天，在温州第三人民医院住院部的一次谈话，给我留下了无数的悬念与迷惑。

当时古塞先生在温州第三人民医院后院的住院部上班，主持一项中医药抗癌的研究项目。这个项目是温州市军管会兼市革委会主任毕庶濮亲自定的，由于温州第三人民医院已经全部搬迁到农村去了，医院后院的住院部就归古塞先生使用。我听到这个消息，就一口气跑到第三人民医院后院的住院部去寻找古塞先生，向他请教诊治癌症的方法。

古塞先生告诉我，自己从两个方面来研究中医药抗癌。一个方面从专病专方专药入手，一个方面从经方辨证入手。专病专方专药容易推广，一般的民间单方、验方就归属于这一类；经方辨证要方证相对，辨证论治，一个病人一个方，医师要熟悉与掌握《伤寒论》的诊治规律，一下子难以推广普及。他现在的任务是把两者结合起来，以西医诊断的疾病为目标，下列几个常见的方证，每一个方证所使用的方药中都加上一两味经实践反复证实抗癌有效的中草药。近几年他一直在做这个工作，已经寻找到《伤寒论》治癌的奥秘，并且取得了明显的临床疗效。这些研究成果，他多次打报告给中央，引起了中央各有关部门的关注，所以温州市革委会主任毕庶濮委派他主持这项工作。他已经把这一项工作视为自己人生百年可期可夺的目标。他还说，通过经方治癌，仲景学说就变得具有真正的现代性和科学价值。

在回来的路上，我很难理解他那日夜奔腾不息的大脑在想些什么，癌症这样的世界难题难道就这样简简单单地可以解决？我也不知道他为什么故意地把仲景神化？他为什么一下子由地地道道的艺术家变成了一个现代经方家？也许只有无知的我会这般看，我认为他的聪明才智已经异化成“剑走偏锋”的谋生术。种种疑惑，使我不再向他走近，从那以后我就没有去找他了。

在车站的偶然邂逅，久别重逢的喜悦使我忘掉了六年前在温州第三人民医院住院部的一幕，所以依然谈得十分融洽。我问他研究中医药抗癌这件事进行得怎么样了？他摇摇头说，这是需要一个有组织的科学团队，需要有雄厚的资金，需要长时间的研究的大事，急功近利的行为当然是没有收获的。后来毕庶濮调走了，这个项目也就在无形之中撤销了。

我对中医药抗癌这件事依然有浓厚的兴趣，所以就想趁这个机会追根究底地向他问个明白。

"古塞先生，现在你能告诉我，中医药抗癌的价值如何？"

"中医药抗癌的价值是无可非议的，特别是运用经方医学方证相对的诊治思路是大有可为的。不过医师首先要建立起正确的医学理念，在治疗的初、中期要以病人的健康状态与生活质量为疗效的标准、以病人的生命指标与常规检查为疗效的标准，而不是以肿瘤方面的细胞学与生化检查为标准，不然的话就会前功尽弃，半途而废。好的治疗方法不是直接以疾病为目标，沿着一条直线走过去的。"

古塞先生的话，炉锤另具，生面别开。

"运用经方医学方证相对的诊治思路具体如何操作？"

"不确定之中可以确定的是，以病人的主诉来抓主症，进行方证相对的诊治。"古塞先生以肯定的语气说，"好像病人发热不退，我们就要紧紧地围绕发热这个主症寻找相对应的方药，或桂枝汤证，或麻黄汤证，或小柴胡汤证，或白虎汤证，或承气汤证，或四逆汤证，然后投方而治。"

"那些专门针对肿瘤而治的专药要不要加入？"

"不要，不要，肿瘤病人如果处于急性阶段，一般不要加入针对肿瘤而治的专药。等到病情缓和了，再考虑要不要加入。"

看来古塞先生经过这几年的临床实践，对寻找特殊单方治疗肿瘤病的热情在衰减，又重新回到经方医学的方证相对的路子上来了。

我继续原先的话题。

“病人的主诉经过诊治消失以后，接下去我们如何进行治疗？”我问。

“肿瘤病人在肿瘤没有彻底消失之前，总会还有一些症状与体征，我们要以病人自己感觉最痛苦的症状为新的主诉，依新的主症继续寻找新的方证进行诊治。譬如上述这个发热为主诉的肿瘤病人如果体温恢复正常以后，出现腹泻的主诉，我们就以腹泻为病人的主症去寻找相对应的方药，或葛根汤证，或葛根芩连汤证，或黄芩汤证，或半夏泻心汤证，或理中汤证，或四逆汤证，或乌梅丸证，然后投方而治。这些需要时间、耐心和智慧。”

对于这样一种事先没有一个治疗方案，而是跟着疾病的主症跑的方法，我一直是这样在做，但是心里总有一点儿疑窦。譬如治疗一个 50 岁中年男子的甲状腺癌，在上海做了甲状腺癌摘除手术，手术以后一切均好。然而复诊时，其心下压痛明显，我按照腹证处方，一直坚持服药两年，病人都保持良好的生活状态，也没有什么临床症状，然而心下压痛的腹证始终难以消除，其中的机理深不可测。

“古塞先生，这种形影相随、移步易景的诊治方法，临床证明是有效的，然而它的道理在哪里呢？”

古塞先生笑了，笑容是这样地灿烂。

“你不是说经方医学只研究‘是什么’，不关心‘为什么’吗？今天为什么也会提出‘为什么’这类问题呢？”他揶揄了几句以后，就话归正题：“可见人类不断地提出与追问‘为什么’，其实是人类与生俱来的一种本能。所以古代《伤寒论》研究者从成无已首注《伤寒论》开始，毫无例外都走上了‘由经方而穷究经旨’的这条路是完全可以理解的。”

古塞先生说得好，人类的好奇心忍不住追问现象后面的问题也是情有可原的，也是难以遏止的。

“我想，这当然是我的个人观点，妄抒己见，徒肆空谈，当不得真，你听听而已。”他说。

我虔诚地望着他聪慧而明亮的双眼，聚精会神地等待着他的高论。

“人生病时出现的主诉，既是疾病造成的损害，也是人体抗病的集中表现，如果中医药解决好这个问题，对于人体抗病能力的调整肯定会十分有利的。”古塞先生感慨勃发地说，“就像一个国家，一个社会，小灾小难连绵不断是一种常态，一般都能自生自灭，内部消化，不必动用国家的力量去解决，更不用惊动最高领导。等到发生了大的自然灾难，地方官员无法单独承担时，这局部性的事情就上升为国家的重大事件，必须由国家领导人动员全国的力量去解决。疾病的主诉就相当于一个国家的重大事件，全身的抗病系统都会动员起来并积极地参与进去，解决好这里的主症就等于调整了全身的功能，所以我认为病人的主诉就是健病之变的主战场。如果医者淡然处之，就会失去治愈疾病的最佳时机。”

古塞先生把抓主诉，抓主症，提高到这样的程度来认识对我启发很大，他说出了我感觉到却无法表达的东西。这就应了一句老话“牵一发而动全身”，此之谓也。是主诉、主症这一发，牵动之后才能调动全身。一般疾病的主诉、主症解决了，整个疾病也就迎刃而解。然而，包括肿瘤在内的沉疴痼疾当前的主诉、主症解决了，马上会出现新的主诉、主症，它又成为人体与疾病斗争新的中心、新的焦点。中医药治疗只有这样一步步紧紧地跟随着人体的抗病系统相机抉择，运用方证辨证的方法，或因势利导，或扶正祛邪，才能充分调动全身的抗病力量，才能最有效地保护生命资源。然而他六年前在市第三人民医院后院可不是这样说的，我想问个究竟。

“古塞先生，你刚才讲的与过去不一样。六年前在市第三人民医院后院你说已经寻找到《伤寒论》的治癌奥秘，并且取得明显的临床疗效。当时你的医学理念是：‘以西医诊断的疾病为目标，下列几个常见的方证，在每一个方证所使用的方药中，都加上一两味经实践反复证实抗癌有效的中草药。’你能解释一下其中的原因吗？”

“你把我的话都记住了，我很高兴。”古塞先生哈哈大笑，他说，“当时我的医学理念是借用日本汉方家的观点，特别是汤本求真的《皇汉医学》与汤本求真推荐的大塚敬节著的《中国内科医鉴》，这两本书对我影响很大。”

“日本汉方家也治疗癌症吗？”

“当然，当然，日本汉方家也治疗癌症，我当时就是学习他们的治疗经验，”古塞先生说，“他们的经验，对于刚刚进入临床阶段的医师是很有用的，在西医明确诊断的基础上，它寻找到了治疗疾病的入口处。好像诊治胃癌，它明确地告诉你三个最常见的方证：体质强壮、体力旺盛者的大柴胡汤证；体质瘦弱、体力虚羸者的旋覆代赭汤证；体质体力一般者的半夏泻心汤证。这些方证都来源于《伤寒论》，不过日本人把它们灵活地用了起来。这样诊治癌症比专病专药治癌强多了。我在民间就是运用日本汉方家的方法去治癌，不过用药的份量比他们大 3 ～ 5 倍。譬如他们桂枝 4 ～ 5g，大黄 1 ～ 2g，附子 0.5 ～ 1g，柴胡 5 ～ 7g；我呢，一般是：桂枝三到八钱，大黄一到三钱，附子二钱到一两，柴胡三到七钱。就这样，春来秋去，我在社会上渐渐地有了治癌的名气，连周围的邻居也称我‘陈医师’了。后来进了抗癌小组，摊子大了，病人多了，情况就复杂了。我慢慢地才知道，日本汉方家的方法只是适应于稳定期的癌症病人，面对发热、呕吐、出血、腹痛、昏迷、休克的病人是力不从心的。开始的时候都是由西医药抢救，慢慢地我寻找到了刚才给你讲的抓主诉、抓主症的方法。这一个治疗方法，使用的还是‘方证相对应’的路子，就是‘病之所在与方之所主，其揆一也’的方法，但是它已经跳出了日本汉方家的藩篱，重新回归到张仲景的怀抱。”

这一艰难曲折的摸索过程，有效、无效、再有效的临床实践，从哲学上来说，就是简单的一句话——‘否定之否定’。然而却要临床中医师耗费上百年的时间。

原来如此，多年的疑窦慢慢地在化解，我感到呼吸都轻松。

“你能举一个癌症病人的具体例子来说明一下你的治疗方法吗？”

“当然可以，我介绍一个肺癌病人诊治的经过。”古塞先生谈锋正健，他说，“患者是我老同事的女婿，32岁，面黄肌瘦，咳嗽多年，左侧胸胁疼痛一个月，逐渐发生呼吸困难，经CT检查发现左肺占位性病变、纵隔淋巴结肿大、胸腔积液，胸水检查发现大量癌细胞。到上海肿瘤医院予放化疗后，胸水大为减少，除干咳以外，左侧胸胁疼痛、呼吸困难等症状消失，遂回温州继续治疗。以后患者求助于中医，中医师给予抗肺癌草药煎服，治疗两周，效果不显，渐渐地又出现左侧胸胁疼痛、夜间呼吸困难、咳嗽咯痰黄黏、难以咯出、夹血鲜红，体温37.6℃，求诊于我。我查其左侧胸胁胀满，往来寒热，口苦口燥，咽干不呕，大便稍结，小便淡黄，舌质淡红，苔薄白，脉弦细。这是一个典型的柴胡汤证，然而到底哪一个柴胡汤类的方证最符合这个病人当前的病症呢？必须加以细心地掂量与比较。

排除了大柴胡汤证、柴胡加芒硝汤证、柴胡加龙骨牡蛎汤证、柴胡桂枝汤证与四逆散证以后，比较相对应的方证还有小柴胡汤证、柴胡陷胸汤证与柴胡桂枝干姜汤证。心下没有压痛，可以排除柴胡陷胸汤证；腹部没有悸动，没有小便不利，也没有大便溏薄，可以排除了柴胡桂枝干姜汤证。剩下的唯一一个方证就是小柴胡汤证，然而夜间呼吸困难、咳嗽咯痰黄黏、夹血鲜红、口燥不呕几个症状也不甚相合，需要加减化裁。怎么化裁呢？这又是一个大的诊治环节，不得草率了事。我认为最好是按照仲景的经验去变化，因为他每增损一味药物，都有药征的根据，而不是临时脑袋一敲，眉头一皱就能计上心来。日本有些汉方家认为，小柴胡汤后面的七个药征的加减是后人的羼入，不是仲景原意，我不这样看，近两千年的临床实践都反复证实七个药征的加减恰如其分，真实不虚。所以我面对这个肺癌病人使用了小柴胡汤去半夏人参加瓜蒌实来治疗'胸中烦而不呕者'。"

我静静地听着，古塞先生的分析条理清晰，逻辑严密，条分缕析，无懈可击。

然而，我仍有不明白的地方，就问："病人夜间呼吸困难，咳嗽咯痰黄黏，难以咯出，夹血鲜红诸症都在小柴胡汤去半夏人参加瓜蒌实的方证中了吗？"

古塞先生不厌其烦地回答："是的，你说的病人诸症就是瓜蒌实的药征，瓜蒌实对痰黄黏，难以咯出而有胸痛者特别有效。《圣济总录》就记载重用瓜蒌实治疗吐血，《医学衷中参西录》也认定这一点。此外，病人的大便稍结也是瓜蒌实的药征。"

日本汉方家对于肺癌的治疗是比较悲观的，所以临床报道不多，我也深深地受其影响。今天使我大开眼界，对古塞先生的无私指教，我的内心充满着感谢之情。

古塞先生继续说:“病人每日一剂，服药一周后，除左胸略感不适外，在这个方药的基础上随症加减。半年以后，没有什么不适，就停药观察，三年了至今还没有复发。”

“你能告诉我病人的具体处方吗？”

“没有问题，”古塞先生回答说，“柴胡三钱，黄芩三钱，瓜蒌实三钱，炙甘草二钱，生姜三片，大枣三枚。”

都是平平淡淡，普普通通的方药，然而却具有如此巨大的作用，这不仅仅是针对疾病的病因而起作用的，更大的可能性就是有效地组织与调动了人体潜在的抗病能力。

“古塞先生，这个病人平时假如出现感冒发热、腹痛腹泻、食欲不佳等病症时，该怎么办？”

“还是仲景说的那句话:‘观其脉证，知犯何逆，随证治之。’没有什么不一样。”

古塞先生的临床病例太精彩了，这当然是他治疗病例中比较成功的一个例子，所以他给中央的报告引起了有关部门的强烈关注。然而在“文革”的运动、动乱的洪流中，中医药抗癌研究这件事被遗忘了，被耽搁了，真是令人叹息不已。回想自己，头脑简单，个性鲁莽，不分好歹，难辨是非，虽然动机不坏，却是思维单一，喜欢凭表面现象估量人的禀性，对人求全责备，假如不是这一次的偶然相遇，可能先入为主，那就会以偏概全了。

“我邻近村子里有一个中年肥胖农民，患肺癌半年了，已经做了手术，但是手术后身体一天比一天肥胖，半年之中重了 20 斤。病人面色暗黄，口苦口臭，心下痞满，时有呕恶的感觉，大便溏薄，每天三五次，脉实不虚，舌淡红，苔黄腻而厚。”我向古塞先生详细讲述了这个病例以后，就向他请教，“对于癌症诊治，我缺乏经验，请你给予指点。”

“这个病人已经没有了呼吸系统的症状，”古塞先生回答，“根据你上述的脉症应该是半夏泻心汤证，每帖加大半夏的用量到一两，连续服用一个月，各种症状都会有所好转，体重也会减下来，以后再随证诊治。”

古塞先生的话，使我想起了汪阿姨讲述的张简斋先生用半夏泻心汤治疗多年慢性肠炎的军需官员肥胖症的经验。

上述这个中年肥胖的肺癌病人后来没来找我看病，所以也就无法知道古塞先生的诊治方法是否有效，但是二十多年以后，我遇见一个肥胖病人，依据他们的经验，而同样获得了疗效。其诊治的情况后来总结成文，以“六经辨证治疗痰证5例”为题目，发表在2002年第4期的《安徽中医学院学报》上，其病案如下：

肥胖病（痰湿壅滞）

林某，男，40岁，工人，1995年9月20日初诊：身高168cm，体重83kg。曾被确诊为“肥胖症”“高脂血症”，服西药及减肥中药多月，未效。近1个月来，日趋肥胖，竟增加到93kg。刻诊：自觉全身皮肤有绷紧感，身倦，神疲，嗜睡，口淡时苦，涎多，呕恶嗳气，纳增便软，肠鸣矢气，脉缓，舌淡，苔白腻，舌苔上有痰涎稠黏。腹诊：心下痞硬，按之微微不适，大腹便便，按之松软。此为太阴类病，痰湿内蕴，脾胃气机升降受阻，使脾主肌肉、四肢之职失司。法宜调和脾胃，辛开苦降。予半夏泻心汤加味：半夏20g，黄芩、党参、干姜、荷叶各10g，黄连3g，大枣3枚，炙甘草3g，山楂30g。每日1剂，共服15剂，体重下降3.5kg，自觉神振脘舒，呕恶减少，大便成形。效不更方，仍宗上方化裁，续服15剂，体重又降4kg，臃肿体型渐消，心下痞硬之症稍减。原方加减继服15帖，体重降至80kg。继以上方煎汤代茶，每日频服，坚持两个月，体重降至75 kg，血脂等各项指标均明显下降，接近正常范围。随访两年，一切正常。

按：中医认为“肥人多痰湿”“肥人多气虚”，所以临床辨病不难。但投以何方何药？实为取胜之关键。此患者舌淡、苔白腻而多稠黏痰涎，是典型的“半夏舌”“干姜舌”。腹诊心下痞硬，属半夏泻心汤类证；验之“呕恶、肠鸣、便溏”诸症，符合《金匮要略·呕吐哕下利病脉证治第十七》中“呕而肠鸣，心下痞者，半夏泻心汤主之”。山楂、荷叶是治疗肥胖病的专病专药，故加之增强疗效。

这个病例后来发现被冯世纶教授稍加剪裁后编入了《冯世纶教授伤寒临床纲要·减肥》中。

冯老在我家做客时，我也向他问及《冯世纶教授伤寒临床纲要·减肥》中采用了我的林某肥胖病案的事，他欣然地点了点头。

向冯老求教经方医学时，我也想与他老人家谈谈古塞先生，但最后还是没有谈成。不过，我还是向好多人谈及了古塞先生经方治癌的故事。真的要感谢古塞先生，它使我站在战略的高度来看待中医药抗癌的研究，并有效地指导了今后几十年对包括肿瘤在内的沉疴痼疾的治疗。

譬如，对于妇女不孕症的诊治，一般不会从伤寒六经入手，然而我受古塞先生的启发，临床上对一些久治不效者试从六经辨证，以当时的主诉为主症，方证对应之时毅然投方，却能时时见效。

张某，26岁，初诊于1985年10月7日。婚后三年未孕，月经初潮16岁，一直先期，量多期长，色淡质稀，基础体温双相，卵泡期短，黄体不健。检查：形体消瘦，神疲乏力，肤色苍白。多年来，时觉恶风自汗，微微发热，但体温正常，脉浮濡而略数，舌淡红，苔薄白腻，腹诊无特殊。治疗：按太阳病中风证论治，投以桂枝汤三剂，解肌祛风，调和营卫，温摄经血。桂枝、生白芍、炙甘草各10g，大枣5枚，生姜5片；针刺双侧风池、双侧风门。针药后恶风稍减，自汗略敛，发热转微，脉浮濡不数。上方加当归10g，川芎6g，继服七剂。当月经适期来潮，量中，色暗红，偶有恶风自汗。桂枝汤加味，桂、芍量减半，守方半月，诸症悉除，停药观察，后足月产一女婴。

此案患者，用伤寒六经辨证来分析，属持续多年的太阳中风证，她虽有“恶风自汗，微微发热”等自觉症状，但由于体温正常，就没有引起医家应有的重视。此案治疗时，由于严格掌握太阳中风的基本脉症，并综合各方面的情况，选择了桂枝汤。由于方证契合，针药并用，多年月经先期之病在短期之内一举纠正，随后就出现李梴所论述的“妇人月水循环，纤疴不作而有子”的可喜疗效。

1995年，第四届世界妇女大会在北京召开，在同时举办的“非政府组织妇女论坛”的“全国中医妇科学术大会”上，我就以治愈的七个典型病案为例，撰写成论文，以“据腹证用经方治疗不孕症举隅”为题在大会上宣读并被收入大会论文集出版。

这些15年以后发生的事，其实追根究底都和古塞先生那天在车站的一席话有关，所以连带着写了下来。交代好了，就此打住。

温州的汽车来了，古塞先生急急忙忙地挤上了车，我与他挥手告别。

古塞先生在改革开放时期重新恢复了艺术的青春。1980年，“古代十大名医”等十件瓯塑，获得了南方八省美术摄影作品展览入选奖。1990年“漫读王老赏”入编《中国剪纸论文选》，多篇论文在《浙江工艺美术》杂志上发表。1993年，古塞病重时，念念不忘他作品的出版。古塞病逝后的第二年，他的遗孀吴秋萍女士就自任古塞作品的主编，并筹资数万元，于2001年6月自费出版了《古塞艺术作品选》，著名篆刻家、书画家，古塞的老朋友钱君匋先生写了序，文化部副部长、古塞的老朋友周巍峙题写了书名。接着又在2001年10月筹办了古塞先生艺术作品座谈会，周巍峙应邀出席。2004年7月18日，《温州日报》以“古塞艺术作品座谈会昨举行”的题目作了报道：“他在半个世纪的艺术生涯中，创作了国画、粉画、版画、仿古瓷器、瓦刻、浮雕、漫画等多种形式的大量优秀艺术作品，并在谱词作曲和话剧创作等方面也有所建树。”

奇怪的是，人们闭口不谈他从事中医药学的事情，更没有人记住他对经方诊治癌症有过一番扎扎实实地实践，并提出值得后人进一步研究的观点。我想，也许那些被他有效地治疗过的病人或者病人的亲属会记住他的。

四十、青藤小屋入梦来

那天，我步履沉重、忧思重重地从永强汽车站回青山村。因为古塞先生对于我这次考试的悲观论调影响了我对未来的信心。他认为经过了十年“文革”的破坏，社会风气不好，很难做到公平竞争，所以要我不要过于天真。

陈先生的车站耳语，使我虚惊一场。幸好，没过几天，乌云密布的天空一下子晴朗了。

初试的成绩公布后，我的名次在前面。

这时候，又传来刘时觉已经考取中医研究生的消息，这个喜讯给我的鼓励大极了，新时期的新气象使我兴奋不已，我更加有信心地准备着即将来临的复试。

复试的时候，考生人数大大地减少，我估计温州市区只剩下五六十人了。

在复试中，有一场称之为“论文”的闭卷考试。考试时间只有三个小时，任何字典与参考资料都不能带进考场。其题目是：把《素问·阴阳应象大论》中“善诊者察色按脉先别阴阳审清浊而知部分视喘息听音声而知所苦观权衡规矩而知病所主按尺寸观浮沉滑涩而知病所生以治无过以诊则不失矣”这一段古文，依以下三个方面的要求，写出答案。一、句读；二、翻译成现代汉语；三、运用这一段古文的医学思想来分析自己的一个临床病案。由于自己对《内经》中这一段话比较熟悉，所以第一、第二方面很快就完成了。第三方面当然是这次考试的重点与难点，在这么短的时间内写出一个符合试题要求又具有一定临床价值的病案是不容易的事。正因为这样，才能够考核出应考者的实际临床水平与理论素养。真的要感谢上天的保佑，这一部分我写得非常地顺畅，这并不是我医学水平高低的问题，也不是临床发挥好坏的问题，完全是一种偶然，或者说是我的幸运罢了。因为我在考试前一年，曾经把自己从医十年以来治愈的病例，进行过一次全面的整理与总结，并把其中典型的二十多个病案撰写成一篇一万多字的论文。那篇论文给张丰先生与阿骅表兄也看过，他们纠正了我的一些错误。论文后来给温州医学院中医教授谷振声先生看过，他提出了许多不同的意见。我采纳了大家许多有益的建议，把论文做了相应的修改而完稿。所以这篇论文中好多病案都做到了《素问·阴阳应象大论》中“善诊者，察色按脉，先别阴阳；审清浊，而知部分；视喘息，听音声，而知所苦；观权衡规矩，而知病所主；按尺寸、观浮沉滑涩，而知病所生。以治无过，以诊则不失矣”的要求。也就是说，这些病案望、闻、问、切四诊俱全，阴阳、八纲、六经辨证详尽，理、法、方、药面面俱到。所以论文试题中第三方面的要求，对我来说已经没有构成什么困难。我只不过选用了其中的一个我外甥阿津的病例，由于是运用六经辨证与方证相对应的方法，所以比较多的引用了《伤寒论》的条文，再加上我的论述和试题要求比较贴近，可能给评审的人留下了良好的印象。

复试结束以后，我马上到刘时觉家中，把自己在试场上的情况一五一十地讲给他听。他指出了我几个出错的地方，认为病例分析的整体结构还可以，病例的引入与分析比较恰当。听了刘时觉的点评，我的心里有了底气。他又以自己考取研究生的例子，证明新时期整个国家政治风貌的好转，要我以良好的心态等待下一步的政审与体检。

我从市区回到横街小学，向学校领导销了假，开始了耐心的等待。有人说过，每个人都有他的良辰吉日，我也相信有关命运的传言。人的一生假如没有几个这样的关键时刻，生命不是显得太单调了吗？我隐隐觉得良辰吉日这一次将在不远的前方等着。

这一段时间我忙着复习迎考，已经半年没有与张丰先生碰面了，张丰先生也因为“右派”改正的事宜跑上跑下，忙得不亦乐乎。现在考试已经告一段落，所以心里就想念起张丰先生来了。

一天，我听说张丰先生“右派”改正的手续已经办好，很快就要离开状元桥了。闻讯后，我匆匆赶到他的农舍，向他祝贺，与他告别。但一想到从此以后远隔东西，我很难随时向他请教，心里又感到黯然神伤。

张丰先生的农舍里比往日乱很多，门窗敞开，很多东西已经打包成捆，秋风过处，一地的书籍纸张翻飞。都让人感到一份冷飕飕的寥落，散着一股人去楼空的飘落感。

他那天心情忧郁，落落寡合。在听完我的有关考试情况以后，就鼓励我要全力以赴配合中医师选拔考试后阶段的政审与调查工作，一定要紧紧抓住命运女神抛给我的飘带。

我知道在这里五年的日子就要画上了句号。随着离别时间的临近，我心里隐隐地感到强烈的失落感。随着张丰先生的离开，我感到今后这样有广泛知识兴趣的人物就可能难以再遇到了。

有几个问题我还想问问张丰先生，尽管在这个时刻不是很合适。

“老张，中医药与西医药最大的区别在哪里？”

“中医药是我们祖先与疾病斗争中的试错、纠错的循环往复的产物；西医药是西方人的发明与创造。”

张丰先生非常认真地回答了我的问题。

“老张，你能否用简单的几句话总结一下临床的诊治策略？”

张丰先生沉思了一会儿说：“《伤寒论》中，仲景在临床诊治时，有的条文用‘主之’，有的用‘与’，有的用‘宜’，有的用‘可’，我认为这就是一种诊治的策略。”

我读书的时候经常读到张丰先生所讲的“主之”“与”“宜”“可”，这些不同的用词，我都没有什么深究。现在经他这样一提，仿佛有所理会。

“你能否结合自己的临床经验把它讲得详细一点？”

“好吧，”张丰先生说，“我临床上遇见病人方证相对应的就毫无疑义地使用此方，这就是类似于仲景说的‘主之’了；如果遇见几个方证的合并病，那就要有选择地合方或者先后分治，这就类似于仲景说的‘与’了；如果病人方证不相对应，没有什么自觉症状，或者症状杂乱，我一般根据病人的体质状态选择适当的方药，这就类似于仲景说的‘宜’了；如果病人不但方证不相对应，连体质特征也不典型，那我就借鉴汉方家辨病用方，或者历代名家经验用方，甚至民间单方、验方，这就类似于仲景说的‘可’了。”

“方证相对应的用方是不是也包括体质特征的辨证？”

“那当然，也包括腹证。”

“那针灸等外治法与以上治疗策略的关系要如何处置？”

“针灸等外治法与以上治疗策略中方药的选择没有任何抵触的地方，它们各有长处。有些外治法的疗效是非常卓越的。”

我帮助他一起整理东西，一边聊着古塞先生的事。

张丰先生说自己也听说过古塞先生这个人，但是没有机会碰面与交谈。当我谈到古塞先生用经方治癌的思路时，他停下了手上的活，要我与他坐下来细细地谈。我看他如此在意，就把我知道的情况原原本本地告诉了他。

张丰先生听了以后，闭上了眼睛，陷入了深深的沉思之中。随后便回到书房里燃起一支烟，轻烟袅袅飘出窗外。先生站在空荡荡的房间里，呈现一个人孤独落寞的样子。

透过房间二楼的窗户与窗外的老树，我凝望远处群山，仰望白云苍狗，落日熔金，暮云合璧，温暖的一脉夕阳的余光洒在稍近处的一湾河面上，泛发出闪闪的金光。环顾四周，房间虽然比往日凌乱，然而门窗、墙壁、地板、书桌熟悉依旧。我心里一阵难过，天黑之前我们将要和这个青藤缠绕的小屋作别，这里发生的一切将永远地成为一种内心深处的回忆。弹指一瞬间，五年来的风风雨雨过去了，那些我们曾为之亢奋过、拍案过、惊叹过的人和事，一幕幕像过电影一样在脑海中闪过。

五年前，我有幸和他相识相逢，亲聆謦咳；向他恭敬问道，虔诚求学；承他茶蔬亲烹，黍酒夜话。我敬佩他在那段坎坷岁月中始终保持自律、自期与自尊，能以一种傲视忧患、超越苦难的人格力量来战胜自己内心的黑暗。这一段独特的记忆，它不能复制，也不会重来。我感受这种感受的珍贵，思索着这种思索的无奈，如此而已。

风声、鸟声、落叶声，声声入静。我呆呆坐着，许久，许久……微醺欲睡了，是张丰先生的讲话使我从梦魇中醒来。不知道什么时候，他已经给我泡上了一杯香气四溢的热茶。

他炯炯有神的大眼睛看着我说：“古塞先生用经方治癌的经历与思路，使我想起了很多很多的事情。这真是一个了不起的奇人，今天还有一点时间，就让我们围绕着他提出的问题，把多年来的一些疑惑做一次小结。”

我真高兴张丰先生也这样评价古塞先生用经方治癌的观点，想不到和张丰先生分别之前还有机会得到他的教诲。我要倾耳恭听离别前他的最后一次谈话。

“老张，”我说，“古塞先生说，专门用清热解毒、活血化瘀的‘抗癌药’治疗癌症不仅不符合经方医学‘方证相对应’的原则，也不符合医经医学的辨证施治，更为重要的是临床疗效不好，这是一种无的放矢的治疗方法。”

“用‘抗癌药’治疗癌症，就是西医的疾病观点。”张丰先生笑着说，“明明临床疗效有问题，但是有人还要一条黑路走到底，至今死不回头，反而发表论文文过饰非，这就患了‘移的就矢’的毛病。”

“古塞先生说的治癌的两种方法，”我介绍道，“疾病处于稳定期用日本汉方家体质分类下的方证辨证，疾病处于变化期则用紧紧地抓病人主诉的方法，然后谨守仲景‘观其脉证，知犯何逆，随证治之’的教导，也是运用方证辨证进行诊治，你说有道理吗？”

“严格地讲，”张丰先生一脸严肃地说，“古塞先生说的治癌的两种方法其实就是仲景倡导的经方医学的传统方法。仲景原著的书名叫《伤寒杂病论》，就有两种疗法‘一分为二’与‘合二为一’的蕴意。”

这个老生常谈的话题重新在张丰先生口中出现，我想肯定不会炒冷饭。

“《伤寒杂病论》是一座博大精深、结构深奥的冰山”，张丰先生继续说：“文字只是露出水面的部分。我们从现存的文字条文来分析，天下的疾病不外乎两种：一种主诉一直在变动的疾病，另一种就是主诉相对稳定的疾病。前一种疾病由于主诉一直在变动，诊治时使用方证相对应的方法，对于初学者会有困难，六经辨证就给‘观其脉证，知犯何逆，随证治之’为医者提供了一个执简驭繁的工具。这样一来，下一步再运用方证相对应的方法相对来说就容易得多了。由于病情在演变在发展，所以《伤寒论》中提出‘随证治之’的原则，这样的疾病在传染性与感染性发热的疾病当中比较多见，所以根据《内经·热论》‘今夫热病者皆伤寒之类也’与“人之伤于寒也，则为病热”的遗旨，把它们称之为‘伤寒’。另一种主诉相对稳定的疾病，即使有发热但也有一个特征性的主诉摆在发热的上面。譬如急性黄疸型肝炎，时有发热，但是作为特征性的黄疸依然还是主诉，一个比较稳定的主诉，所以仲景认为还是属于‘杂病’的范畴，后世归于《金匮》之中。这一方面的论述可以参考陆渊雷先生的著作，他已经做了相当精辟的论述，我赞同他的观点。”

我听懂了张丰先生的见解，但是希望听到更为简明生动的说明。

“老张，你能否用更为浅近的例子来比喻诊治伤寒与杂病的不同特点？”

张丰先生想了想说：“就以打靶为例吧，《伤寒论》中诊治方法如同打活靶，方随证移，随证治之；而《金匮》里的诊治方法犹如打死靶，专病专药专方，有的放矢。”

“仲景原著《伤寒杂病论》中可以分出伤寒与杂病两种不同疾病的不同诊治方法，就是你说的一分为二。那么合二为一又是指什么呢？”

“伤寒、杂病可分可合，诊治方法也是分工不分家。”张丰先生不假思索地说，“初学者从分入手学习容易入门，入门以后就无所谓分与不分，反正最后都是落实在‘方证辨证’上面。例如，有特征性主诉的传染性与感染性发热的疾病一般属于杂病，可以专病专药专方，然而在前驱期依然可以用《伤寒论》太阳病的诊治方法随证治之。一般杂病在出现急性感染发烧的时候，也可以用《伤寒论》的六经辨证。再说活靶也有不动的时候，传染性与感染性发热的疾病在不‘发热’的时候，或者兼夹杂病，医师就会使用诊治杂病的方法。即使后世医家将《伤寒杂病论》分为《伤寒论》与《金匮》两本书，但它们还是拥有许多共同使用的方剂。”

“老张，你是怎样看待《伤寒论》中方证辨证的文字记载与临床实践的关系呢？”

“千百年来，方证辨证的条文经过中日经方家的反复阐述，已有了清晰的定义与边界。但在实践之前，概念仅仅是概念，每一次实践都将为它增加新的内涵与维度。”

张丰先生的话，一方面具有才思汹涌、声调缓慢而庄严的特点；另一方面又具有一种底层的野性，语词平铺直叙，意象鲜明并令人激动。他的这些教导对于我的临床诊治是非常有用的，特别是对一些需要长期治疗的疑难疾病，无疑起了指南导向的作用。譬如在我诊治慢性肝病、慢性肾病、重症肌无力、糖尿病、不孕症等疾病的时候，都会遇见以上的问题，对我能够处理好其中关系的病例，相对来说就会获得更好的疗效。

譬如我治疗我校护士班一个张拂同学的尿毒症，通过四年的诊治而得到彻底根治，这对现代医学来说无疑是一个奇迹。在治疗的过程中，时有波澜。譬如如何对待患者自我感觉的变化与西医化验指标的浮动；在患者月经期间，如何恰当进行方药加减化裁；在患者外感发热时，如何更方换药等数不胜数、无法估量的问题。然而，我遵照张丰先生的上述指导，时而有方有守，时而原方进退，时而重开新方，珍惜患者微弱的抗病力量，谨守病机，因势利导，终于化险为夷，得以彻底地治愈。

现在把她的一篇诊治体会发表在这里，以供大家参考。

中医药给了我第二次生命

我犹豫再三，还是决定将我的治病经历写下来，把它告诉社会，告诉与我过去一样，处于绝望中的人们。

七年前，我是温州职工卫校1995护理专业三年级的学生，学校安排我们在杭州邮电医院实习。1997年7月10日上午，我正在上班，突然一阵昏眩，就失去了知觉，当我苏醒过来时，已经躺在医院的病床上了，同班同学围在我身旁，告诉我晕倒在地的病因——尿毒症。我是医校学生，所以一听到这个致命的诊断，就感到眼前一片空白。医院多次化验和各种检查，铁板钉钉般地宣告这一令人心碎的事实。我回想起年幼时每次感冒，总出现咽喉肿痛和眼睑浮肿的现象，也就平静地接受了这一突如其来的灾难。医院方面建议我留在杭州治疗，先进行血液透析疗法，再联系“肾源”，进行换肾术，估计医疗费用高达十多万元。我的家境贫寒，为了供养我读书，家里已经耗尽了所有的财力。这样高昂的医疗费用，家里绝对是无法筹集的，所以，我要求出院回家。医生警告我，这病如果不及时医治的话，寿命不会超过半年。我还年轻，热爱生命，但没有钱，只得听天由命了。

当时我的身体情况的确差得不得了：肾功能不全，血中肌酐、尿素氮很高，血色素仅6.5g，尿检有蛋白、红细胞、管型，血压偏高。临床出现头痛头眩、面部浮肿、心悸烦躁、失眠多梦、呕吐恶心、口淡厌食、四肢发冷、背部畏寒、月经延期等症状。

我回到了家里，父母哭肿了双眼。我们全家与亲友都生活在农村，全力筹款也只筹集到三万元，离那天文数字的医疗费用还只是一个零头。温州职工中等卫校的领导、老师、同学们纷纷伸出了援助之手，一共募捐了八千多元，由学校领导与班主任送到我的家中。班主任娄老师是位中医师，对疑难杂病很有研究。他说："不要绝望，中医药有治愈此病的希望。你还年轻，抗病能力一旦调动起来，有可能创造奇迹。"我想，中医药是我唯一的希望了。娄医师诊我为阳虚水泛，湿毒上逆证。给我服用真武汤合温胆汤，并详细地解释了方药的作用。处方如下：附片10g，白术10g，茯苓20g，白芍10g，生姜5片，陈皮10g，半夏10g，甘草3g，竹茹6g，枳壳10g，石菖蒲6g。服药一个星期，症状居然减轻了。原方继续服用两周，除神疲、头眩、面部稍有浮肿外，其他症状都消失了。良好的开端使我坚定了治愈的信心。从此以后，我开始了漫长的与疾病斗争的长征。每隔半个月就来市区一次。娄老师每次都非常认真地望、闻、问、切，随证候的变化而加减化裁。每当月经来潮就换方；平时如感冒了，如伤食了，如中暑了，如腹泻了，处方都做出了相应的变化。整个治疗过程未曾使用西药。一年以后，肾功能慢慢好转，血色素逐渐回升。

治疗期间，我的父母姐妹给予我最大的关怀与温暖，美味的食物留给我吃；不让我干重活；煎药、喝药成为我每天的工作。年复一年，三个月上医院体检一次，我慢慢地感到疾病渐渐地从我身上离去，生命的活力又回到了身上。三年后，我找到了一份工作，开始了新的生活。四年后，各项指标已趋近正常，隔日服药，不知不觉中忘记了自己曾经是一个危重病人，重新融入正常的生活中去。2002年的医院检查，各项化验指标都恢复正常。我的欣喜，我的感谢，回想五年来风风雨雨的生活，感慨万千，真是难以言说。

娄老师多年来上百次的诊治，完全是尽义务的。春节拜年，他连礼物都不收。他说："你是我的学生，我帮助你是应该的。以后不要送礼物了，留着钱买营养品吃吧。"康复后，我曾多次想将自己的治疗经过写出来，告诉社会。但娄医师劝我再继续观察一段时间。现在我停药已经四年，每隔半年的体检，各项指标均在正常范围之内，让我感受到生命的欢乐和青春的幸福。

我提笔写下我的亲身经历，眼眶中充满了感激的泪水。我衷心感谢我的母校温州市职工卫生学校，感谢娄医师，感谢全校老师与同学，感谢我的亲友。每当夜深人静时，我常为和我有着相同命运的人们祈福，并告诉他们一句在我内心反复念诵的话："神奇的中华传统医学一定会走出中国，造福于全人类！"

张拂　2004年12月5日

张拂同学2008年结婚，远嫁毛里求斯，身体情况良好。2009年春节，她与丈夫一起来我家拜年，说自己结婚后一切都好。婚前体检都正常，现在渴望怀上一个小宝宝。2011年12月，她怀孕了，特地从国外回国。在妊娠的例行体检中，一切指标全部正常。只是近几天有点腹部不适，故来我这里就诊。

为了保持这个病例的完整资料，我们特地给她做了一次随访，并做了全程的录像。

张拂同学尿毒症的治愈不是偶然的，它不仅仅是经方医学方证辨证的一次成功，也是张拂同学热爱生命，坚持治疗的结果。正如美国医生维多利亚·史薇特在《慢疗：我在深池医院与1686位病患的生命对话》一书中所说的那样：“她的疗愈花了很长的时间，也需要很长的时间，但时间也是她的治疗中最重要的成分。”

时间过得真快，在这里的一切都要结束了。张丰先生有点儿疲惫，默默地坐着，几缕夕阳的光影映照着他。

“还有一个问题我想和你谈谈。”张丰先生一脸肃穆，“几年来我一直在思考经方临床体系的问题”。

临床体系的问题，以前听张丰先生讲过，但是没有深入地详细地去讨论。

“这是每一个经方医生迟早都会遇见的问题。”张丰先生从椅子上站了起来，“方证是前经方时代的遗产。它是经方医学的基础，当然非常宝贵。但是我们仅仅知道这个方证，那个方证是不够的，我们必须进一步从系统中把握它们。”

“《伤寒论》不就是从六经的系统中去把握方证群吗？”

“《伤寒论》中的六经是古人有意识地运用阴阳学说去整理方证群的一次努力，也是每一个经方医生学习的典范。然而每一个经方医生自己必须重新建立自己的临床体系。”

“老张，历史上有谁建立起自己的临床体系了？”

“其实，每一个经方医生有意无意地都在构建自己的临床体系，只是大部分的医生不能用文字表达出来而已。当然在这许多的体系中，保留下来的真正有价值的临床体系不是很多。譬如许叔微、徐灵胎、柯韵伯、陆渊雷、祝味菊、吉益东洞、和田东郭、浅田宗伯、尾台榕堂、中神琴溪、剑持久、汤本求真、内藤希哲、大塚敬节、矢数道明、龙野一雄、小仓重成、藤平健等人所形成的体系都弥足珍贵。他们不仅利用体系指导自己的临床，更为重要的是他们给后学者提供了学习的样板和榜样。”

“老张，他们所建立的临床体系主要有些什么内容？”

“内容万千，各有特色。”张丰先生笑着对我说，“一般从五个方面来建立临床体系：一是从阴阳学说入手；二是从西医病名入手；三是从核心方药入手；四是从治疗方法入手；五是从症状鉴别入手。”

“老张，你能否举例说明从阴阳学说入手建立临床体系的人和事？”

“好啊，譬如剑持久的‘四柱八汤说’。他从《易经》的角度对方证群进行了分类。他的目标是，从临床角度完成易经体系内方证的有序排列与分类。他认为从发病到终末是一条直线轨道。当然，疾病并非一发病就立刻走向终末，病人的抗病力在疾病过程中起了非常重要的作用。剑持久以阴阳为核心的‘四柱八汤说’把疾病过程分成四个阶段：①表证阶段；②里证阶段；③和证阶段；④补证阶段。这四个阶段中，发表、攻下、和中三型为阳，补给为阴。以上四个阶段，在治法方剂上分为发表青龙、攻下朱雀、中和白虎、补给玄武四大治法。在此‘四柱’的基础上，由于各有虚实的不同，又确立‘八汤’。发表青龙分为虚者桂枝汤系，实者麻黄汤系；攻下朱雀分为虚者承气汤系，实者十枣汤系；中和白虎分为虚者柴胡汤系，实者白虎汤系；补给玄武分为虚者真武汤系，实者四逆汤系。剑持久根据《易》的后天图，把《伤寒论》的‘四柱八汤’相对应地配入相关方位。他还运用阴阳无限可分的原则，把《伤寒杂病论》

的所有方剂画成有序排列的圆形图。这样就完成了对方证群的高度归纳，建立一个临床体系。还有汉方家山元章平在剑持久的影响下也建立了‘十二范畴分类说’的临床体系。他在阴阳学说的指导下，把急性疾病和相对应的方剂都分为十二类。”

阴阳学说把各自为政的方证群归纳整理到自己的系统里来。

“老张，你能否举例说明从西医病名入手建立临床体系的人和事？”

“从西医病名入手建立临床体系不光是理论框架的建设问题，而是日本汉方医生经过上百年临床实践后的产物。他们通过两个方面的研究渐渐地建立起临床体系。一方面是通过一个疾病临床几个或十几个最常用方剂的筛选，另一方面通过一个方剂临床治疗几个或十几个最常用疾病的总结。这就是所谓的‘方证——疾病谱’研究。大塚敬节、矢数道明等人就是这个临床体系的建设者。譬如在《中医诊疗要览》中说，食道炎的病人中有栀子豉汤证。这是从《伤寒论》栀子豉汤条下所云‘胸中塞者’及‘胸中结痛者’宜用栀子豉汤而来。但是这对于现代社会的初学者‘食道炎’这个病名比‘胸中塞者’及‘胸中结痛者’的症状描叙更具有提示作用。大塚敬节自己也曾经因为急忙地吞食下热饼而发生食道炎，每当咽下食物时便会引起剧烈疼痛。决定服用栀子豉汤，但是当时没有香豉，所以只用栀子和甘草。服用以后就发生显著的效果。”

是啊，大塚敬节著《中国内科医鉴中国儿科医鉴》，就是从西医病名入手建立临床体系，《临床应用汉方诊疗医典》《中医诊疗要览》就是大塚敬节、矢数道明等人合著的。

“老张，从方证相对应入手建立临床体系是不是柯韵伯、吉益东洞他们所为？”

"柯韵伯的《伤寒来苏集》、吉益东洞的《药征》、《类聚方》以及《尾台榕堂的《类聚方广义》就是这个体系的奠基之作。"

"老张，从治疗方法入手的是不是尤在泾首先所倡导的？"

"尤在泾的《伤寒贯珠集》是从治疗方法入手来建立临床体系的，是不是他首先所倡导我无法回答。"张丰先生实话实说，"因为我对中医医学史没有研究。不过现代方剂学也是以治法作为方剂的分类，从方证辨证的角度来看也是一种临床体系。"

"老张，你能否再举例说明从症状鉴别入手建立临床体系的人和事？"

"就像龙野一雄在《中医临床处方人门》中所说的那样"，张丰先生引经据典，"阅读和田东郭、浅田宗伯的治疗书或口诀书，就会知道他们集积了丰富的经验而成为一个临床体系。这个体系是以从症状鉴别入手建立起来的。譬如浅田宗伯在《勿误药室方函口诀》中写道：'六物黄芩汤，此方位于黄芩汤与桂枝人参汤之间，用于上热下寒有效。且黄芩汤主胸痛、干呕；桂枝人参汤主腹痛无呕、有表热而属虚寒者。盖此方似半夏泻心汤，治下利之效尤捷。'据此就可以从症状鉴别入手来分辨黄芩汤、六物黄芩汤、桂枝人参汤互相之间的关系。这里首先总括说明三方都能够治疗上热下寒的下利，再将各方的主治以腹痛、干呕的有无加以区别。并且举出相似的方证——半夏泻心汤证，辨别了它的用途，实在是很全面。"

对于这种从症状鉴别入手的方法我非常感兴趣，于是向张丰先生进行了穷根刨底地反复追问。

"老张，以上说的是从不同症状来鉴别作用类似的方证，那鉴别病情相似然而症状表现程度不同的方证，是否也有提到？"

"浅田宗伯对此也反复作了比较。"张丰先生不厌其烦，"譬如他说：‘人参养荣汤，治肺萎之热，如果热候甚者宜秦艽扶羸汤，虚之甚者宜劫劳散。’”

“龙野一雄的研究有什么新的发现吗？”

“龙野一雄对于症状鉴别作了深入的研究。”张丰先生条分缕析，“龙野一雄指出症状鉴别的基础就是要非常熟悉基本方证的具体内容，没有这一个基础，症状鉴别就成了空中楼阁。所以首先要把《伤寒论》中，当然也包括《金匮要略》中已有方剂的加减变化弄明白。”

“老张，能否讲得具体一点？”

“譬如本来是桂枝汤证，因有咳喘而加厚朴、杏仁；原来是栀子豉汤证，因有少气而加甘草；小青龙汤证因有烦躁而加石膏；黄芩汤证因有呕吐而加半夏、生姜；葛根汤证因有呕吐而加半夏等。这些内容《伤寒论》《金匮要略》中都已经说到，但是初学者不一定知道这也是一种症状鉴别的方法。”

我在笔记本上一笔一画地记下来，虽然这些内容我都已经知道，但是从这一个角度入手还需要反复地学习。

“一些在临床上已经反复证明有效的加味方法也要预先记住，并学会使用。譬如葛根汤证有咳嗽或咽喉疼痛加桔梗，再兼有口渴者加桔梗、石膏；大柴胡汤证有口渴或烦躁者加石膏等。”

这一些经验的确在临床上反复使用。

“龙野一雄着重指出”，张丰先生看了我一眼，“不要误认为加一味药物就是加一个症状。譬如桂枝汤加乌头以后整个治疗目标就完全不一样了，由一个治疗恶风、头痛、自汗的桂枝汤证变为治疗腹痛的方证了；桂枝汤加龙骨、牡蛎就成为治疗失精的方证了。”

说一句老实话，当时这个问题我还没有完全理解。

“龙野一雄敏锐地点破”，张丰先生气定神闲，“在原先方证的基础上增加了一个症状，不是任何时候加减一味药物就可以的。”

“老张，能举一个例子吗？”

“譬如恶风、头痛、自汗的桂枝汤证，如果有食欲不振，并不是加上一味砂仁就能对付得了的，而是要考虑使用柴胡桂枝汤才行；恶风、头痛、自汗的桂枝汤证，如果有下利，就要考虑桂枝人参汤证；桂枝汤证又有口渴、小便不利，就要考虑五苓散证；桂枝汤证又有咳喘，就要考虑小青龙汤证；桂枝汤证又有身重浮肿，就要考虑防己黄芪汤证；桂枝汤证出现脉象沉弱，就要考虑麻黄附子甘草汤证；桂枝汤证出现脉象迟，就要考虑四逆汤证；桂枝汤证出现脉象沉濇，就要考虑桂枝附子汤证等。”

张丰先生的一席话既合乎一般知识逻辑，又贴近我的临床感受。我想，通过这样的思考与实践，对于方证的使用和鉴别才会渐渐地清晰起来。

“龙野一雄还说”，张丰先生说，“要学会按病情的轻重缓急和机体抗病反应的强弱程度来进行比较。例如紧张的程度比小柴胡汤强时要用大柴胡汤；表实烦躁较小青龙加石膏汤强时要用大青龙汤；腹痛轻者用桂枝加芍药汤，而腹痛强烈者要用大建中汤和乌头桂枝汤；小青龙汤之咳嗽强烈时要用越婢加半夏汤。”

原来如此。

“就是诊治咽喉疼痛”，张丰先生笑了笑说，“也有按疼痛增强的程度使用甘草汤、桔梗汤、半夏汤、半夏苦酒汤。”

真是轻重缓急、强弱大小排列有序啊。心中预先有这样知识垫底，临床时才可能胸有成竹。

“老张，机体抗病反应的强弱程度是量的问题，还是质的问题？”

“机体抗病反应的强弱程度不仅是量的问题，也是质的问题，或者兼有不同的症状。”张丰先生回答，“譬如小建中汤用于腹痛较轻，大建中汤用于腹痛较重，但是大建中汤证更兼有腹部蠕动不安。”

“老张，小建中汤证和大建中汤腹痛程度的界限在哪里？”

“这就属于个人经验领域的知识了。”张丰先生腼腆地一笑，“某一个方证的外延最大容许范围的问题，必须通过自身临床治疗来摸索，注意积累经验才会运用，绝不是语言文字所能准确表达的。”

“老张，症状鉴别如何辨别主、客症？”

“记得我们以前也讨论过。”“龙野一雄认为，这是一个最重要的问题。医生不仅要正确区别方证中的主客症，而且要知道即使是同一个症状，在这个方证中是主症，在另一个方证中就可能成为了客症。抓主症，就是选择方证的第一要义。”

“老张，能否举一个例子说明一下？”

“譬如白虎汤证有口渴，小柴胡汤去半夏加人参瓜蒌实方证亦治口渴，但是白虎汤证以口渴为主症，小柴胡汤证中的口渴是客症。茯苓杏仁甘草汤证以以胸闷为主症，小建中汤证中的胸闷是客症。黄连汤证中以腹痛为主症，生姜泻心汤证与黄芩汤证中的腹痛是客症。葛根芩连汤中的腹泻是主症，葛根汤证中的腹泻是客症等。”

“老张，每一个方证中主症只有一个吗？”

“在一个方证之中主症并不只限于一个主症，肾气丸证中有神疲、口渴、尿多或尿少、小腹不仁多个主症。五苓散证中也有口渴、小便不利两个主症。小青龙汤证中有时候以咳喘为主症，有时候以水肿为主症，不一定要咳喘、水肿同时并存。”

“老张，能介绍一下日本汉方家怎样加味使用肾气丸的方法吗？”

“大塚敬节曾经使用肾气丸治愈一位友人妻子因产褥热引起的尿闭症。当时患者产后出现40℃以上高热持续三四天，医生从头至腹部放置冰块替她降温。因为下腹部畏寒而小便排不出来，则用暖水袋温脚。大塚敬节诊察以后，嘱撤去全部冰块，给予肾气丸口服，药后不到两个小时，小便很顺畅排出而治愈了。大塚敬节认为在方证相对应的基础上使用肾气丸治疗妇科手术后出现的尿闭症有良效；对尿失禁也有效；对于老年性或糖尿病并发的白内障有提高视力的效果。大塚敬节更善于加味使用肾气丸治疗老年病与慢性病。他的经验是：肾气丸加人参治疗糖尿病；肾气丸加钩藤、黄柏治疗慢性肾炎；肾气丸加钩藤治疗肾性高血压，但是有时候也会出现荨麻疹等副作用。”

“老张，当归芍药散证、泽泻汤证、苓桂术甘汤证、小柴胡汤证、柴胡加龙骨牡蛎汤证中都以眩晕作为主症，临床鉴别的要点在哪里？”

“当归芍药散证中有面色萎黄的贫血貌；泽泻汤证中有咳逆的支饮状态；苓桂术甘汤证中有振水音、心下悸动；小柴胡汤证中有胸胁苦满；柴胡加龙骨牡蛎汤证中胸满烦惊。”

这些方证的主症其实我都已经知道了，但是平时很少把它们进行比较，进行鉴别。

“老张，请你谈谈腹诊在症状鉴别中的作用好吗？”

“腹诊的目的是寻找病人的客观体征，使用腹证在症状鉴别中的作用是不可忽视的。譬如一个体质一般的人，自觉心下满，如果腹诊没有发现心下痞、硬、痛的话，它基本上就是属于香苏饮类方证；如果心下痞硬，就是客观体征了，就要考虑泻心汤类的方证了；如果心下痞坚，就是发现心下部位有坚硬的实质感，应该考虑肝静脉郁血类疾病，在木防己汤证中，就提到了这个腹证。”

“同样是心下不舒服，只有通过腹诊才能发现病人的客观体征，才能选择相对应的方证。”我心里默默地想着。

“日本汉方家龙野一雄认为，腹诊除了了解各个局部的特征性表现之外，更需要整体上把握病人的腹部对于外来压力的耐受力。并把腹肌的耐受力分类，由此来判断选用的方证正确与否。藤平健也在这方面有所研究，但是分类过于烦琐，临床鉴别有一定的困难。我是同意龙野一雄的分类法，让它在临床鉴别中起一种路标的作用。”

“你把腹肌的耐受力分几类？”

“分三类。”张丰先生说，“虚证、实证、中等证。虚证是腹肌软，或者腹满也是脱力无力的紧张，要考虑建中汤类方证、理中汤类方证、四逆汤类方证、肾气丸类方证等；实证是腹肌结实紧张，压痛不压痛都有，方证的选择有好多种。譬如以脐部周围腹肌膨隆紧张结实的是防风通圣散证；一般结实压痛的是承气汤类方证；以心下部为中心涉及脐下的膨满压痛是大柴胡汤证、大陷胸汤证；仅仅是心下部压痛是小陷胸汤证；心下部痞硬压之不痛的是泻心汤类方证；左下腹部压痛是桃仁承气汤证、桂枝茯苓丸证；左下腹部压痛是大黄牡丹皮汤、薏苡附子败酱散方证，其深部压痛的是当归四逆加吴茱萸生姜汤证等。介于虚证与实证之间的中等证牵涉到的方证较多，就不再一一讲述了。”

张丰先生讲述的腹肌的耐受力分类，简明扼要，具有较高的可操作性。

“我想通过对常用方证同中求异、异中求同的反复鉴别。”张丰先生对我投以温情目光，“在临床之际才能做到胸有成竹”。

“老张，过去我读《伤寒论》时出现的一些迷惑的地方，今天听了你的一番话以后，仿佛明白了许多。看来龙野一雄所说的建立自己的临床体系真是必要的一步。”

“是啊，学习经方是一辈子的事情。”张丰先生谆谆告诫，“只有平时把这一些典型的方证掌握好，熟悉它们周围相似的、相反的方证，时时进行类证鉴别，临床之际才能高屋建瓴，游刃有余。不然的话，临床的时候才去翻书是来不及的。临床体系的五种分类，也是一种粗略的统计，其实还有更多种。古代医生大部分从背诵汤头歌入门，看来这也是非常好的一条途径。总之，这一些前人建立的体系仅供我们后学者参考。我们可以综合起来学习，综合起来使用，从中摸索出自己的临床体系来。”

“老张”，我笑着对张丰先生说，“你的意思的，掌握了六经辨证的理论与方证相对应的方法是第一步。第二步，要把经方的这些方法和理论很熟练地应用到自己的研究中。第三步，摸索出具有自己特色的临床方法与理论”。

“是的”，张丰先生点点头，“培养一个经方医生从最根本的意义上说就是使他成为具有独立的个体。”

“老张，建构临床体系好处自不待言，然而它有没有害处呢？”

“这个问题问的好啊！”张丰先生点点头，“任何事物都有两面性，临床体系也不例外。它就像以前我们讨论过的‘瞎子的拐杖’，既给瞎子带来方便，也会造成依赖性。对于真正的高手来说，无所依赖才能天马行空。但是，我努力了几十年，对其境界还只能是可望而不可及。”

我们静静地站着，目光互相温情地眷望。

“我又想到一个问题”，张丰先生首先打破了静默，“对于任何疾病，考虑患者体力而施治是很重要的。十年前我诊治一个晚期肿瘤患者时，因为便秘，使用了3克大黄，谁知道当夜就腹泻不止。一直到死，病人都腹泻不止，给病人增加了无端的痛苦。这件事给我的教训，真是终生难忘啊。”

“这样严重。”我也受到深深地震撼。

“这也是大塚敬节反复阐述的一个问题。”张丰先生一脸的悔恨，“他诊治过一个疮疡体质的男青年，消瘦体弱，该患者是汉方医学的爱好者，自己认为是十味败毒饮的方证，但是服用以后并没有明显效果。大塚敬节认为他的体质虚弱，建议他服用十全大补汤。于是服用十全大补汤两周便痊愈，人也变得有精神了。大塚敬节说，临床结果可以说明，病人如果自身缺乏自愈力，治疗时首先应该考虑如何去增强病人的体能。这里体现了‘扶正可以却邪’的道理。”

后来我也在和田东郭的文章中读到了类似的看法。和田东郭云，在病虽轻但体力虚弱的情况下，如果不增强体力，疾病也治不好。不仅对一种病，对任何疾病，既有正面对抗病邪的场合，也有不直接对抗病邪而增强体力的场合。

这一次的离别谈话对我的影响很大，几十年来我一直在思考着张丰先生所提及的诸多问题，特别是其中的“《伤寒论》是疾病总论”这一命题。2017年2月，全国经方会议在无锡召开，受黄煌老师的邀请，我在大会上作了一次演讲，其题目就是“《伤寒论》是疾病总论”。这是对于这一问题长期思考后的一次小结吧。

《伤寒论》是疾病总论

一、《伤寒论》是疾病总论

“《伤寒论》就是疾病总论”，这个观点是任应秋提出来的。他说:“《伤寒论》就是疾病总论，是泛指一切疾病辨证施治的总纲，或者叫大纲。正是因为它是总则和大纲，所以无论什么疾病，都可以运用伤寒论的道理来衡量它。”(《伤寒论》解读 2010年 牛宝生主编)

他虽然只是大而化之的在原则上给《伤寒论》在中医临床诊治学上的总论地位做了肯定，然而也给我们提出了一个问题:“如果《伤寒论》是疾病总论，那么疾病分论又是什么呢？”这个问题我们在他的《伤寒证治类诠》里找到了答案。他说:“《伤寒论》是仲景总论，主要内容是对一切疾病辨证施治的大原则。《金匮要略》是仲景书的分论。”顺着他的思路就能找到我们一定会加以追问的问题:“疾病分论的内容是什么？”任应秋对这个问题的解答是:“仲景书的分论，主要内容谈的是对各个独立疾病的治疗方法。”

在这思维迷宫里转了一圈以后，我们终于明白，中医学的诊治方法有两种，一种是疾病总论，另一种是疾病分论，它们都出于《伤寒杂病论》。我们所熟悉的医籍从《千金》《外台》《温病条辨》，到现代中医各科教材都是在研究各种独立疾病的治疗方法，它们都属于《金匮要略》的疾病分论。近两千年来疾病分论得到充分的发展，已经成为中医临床诊治方法的主流，然而被称之为疾病总论的《伤寒论》的独到的诊治方法却是神龙见首不见尾，令人叹为观止，唏嘘不已。

认真究读任应秋所有的著作以后，我们发现“《伤寒论》就是疾病总论”这一观点不是他的创见，而只是三百年前徐灵胎的“医者之学问，全在明伤寒之理，则万病皆通。”的历史回音而已。

徐灵胎（1693—1771）在孙思邈、朱弘、柯琴等医家“方证同条”“以方类证”的基础上，突破了传统的“疾病分论”的藩篱，揭示了《伤寒论》作为疾病总论的地位。这一传承、突破、创新的医学观点使人们第一次寻找到了《伤寒论》活的灵魂。

1759年，时年66岁的徐灵胎出版了他的医学名著《伤寒类方》，明确提出对《伤寒论》的研究应该“以方类证，方不分经”这一“不类经而类方”的观点。这就把柯琴（1662—1735）“证从经分，以方名证”的观点再次向前大大地推进了一步，彻底摆脱了六经理论的束缚，完成了《伤寒论》理论研究最后一公里的工作。这一革命性的创举，为经方临床诊治思维由必然王国迈向自由王国开拓了道路，如果医者真能了解、熟悉、掌握这一方法，并在临床上做到“随证治之”和“方证相对应”，就会渐渐地进入“随心所欲不离矩”的境界。

徐灵胎是从哪一个角度去破解《伤寒论》的核心密码的呢？

我们可以从他的《伤寒类方》中窥见其思想轨迹。首先，他认为医者时时会面临“病变万端，传经无定”的坏病。“病变万端，传经无定”短短的八个字，可谓是对于多种复合性、综合性、整体性疾病的准确概括。

接着，徐灵胎说：“盖方之治病有定，而病之变迁无定，知其一定之治，随其病之千变万化，而应用不爽。”他认为，医者的“治病有定”和“一定之治”，就是因为有“方之治病有定”作为诊治的标杆和规矩。尽管“病之变迁无定”也有相对静止的“方证相对应”片刻，这可以从“飞矢不动”的原理中得到解释，因此只要抓住这一瞬间的主症，投以相对应的方药“随证治之”，就可以达到“应用不爽”的疗效。

从古至今，除了少数类方派医家如朱弘、许叔微、柯琴、徐灵胎、陆渊雷、岳美中、刘渡舟、胡希恕、黄煌、冯世纶等，大部分医家都满足于对各种单独疾病的诊治。如现代的各种版本的《中医内科学》，就是中医师学习、考试、临床的依据。对于每个单纯、独立的疾病，教材从病的特异性症状、病机病因、分类、治法、选方等方面讲述得头头是道。虽然不乏有识之士如邓铁涛、裘沛然、张伯臾等人曾经反复指出其中的弊病，认为这样的教材不能应付千变万化的临床。然而对于上叙的“病变万端，传经无定”的坏病，大多数人不是视而不见，就是举措不当。临床实践中很少有人能够自觉地运用《伤寒论》的“方证相对应”而“随证治之”；更少有人从理论上明确地提出“以方类证，方不分经”的方法。由此可见徐灵胎研究《伤寒论》的卓越贡献是独一无二的。可以说，他是类方派经方医学的承前启后的医家。和同一历史时期倡导“方证主义”的日本汉方家吉益东洞相比，徐灵胎的年龄大他八岁。他们之间有否互动关系目前还缺乏可靠的证据。对此黄煌老师已经进行研究，发表过《论伤寒论类方研究的学术意义》一文。

然而必须指出的是，被认为是开类方派经方医学先河的孙思邈，其“方证同条，比类相附”，仅仅是对《伤寒论》进行重新整理与编排的方法，并不含有“方证相对应”的意义。因为任何《伤寒论》传本的条文，都已经是“方证同条”，也就是方名与病症同时出现在同一条条文之中，只是有的传本把方剂另外编排在后面的另一篇中而已。柯琴虽然主张“以方类证”，然而囿于“方不分经”，未能走出六经理论的框架。正如任应秋在《伤寒证治类诠》中所批评的那样：“他（柯琴）的缺点是：把伤寒当作为某一个疾病，和其他疾病对立起来，说起来便不免有些费词。”

从伤寒之理万病皆通的角度来看，所有疾病都有整体上的共同点。将其共同点归纳起来，可以认为：所有疾病，它们自始至终都有各种各样不同的方证组成。这些方证或完整的或不完整的；或单独的或组合的；或相对稳定的或不断变异的；或已知的或未知的。因此在疾病的变化的过程中只要做到“方证相对应”而“随证治之”，就能“万病皆通”。

综上所叙，疾病分论是诊治各种单纯的、独立的疾病；只有疾病总论才能诊治多种复合的、综合的整体性疾病。正如匈牙利哲学家卢卡契所说的那样：“如果是整体性的问题，我们就不能指望通过局部的改变来治愈它。”因此疾病总论的临床意义极为重要，不可忽视诊治疾病要坚持方证相对应、药征相对应的方向。

吉益东洞的一生就是走方证相对应、药征相对应的道路。他的临床研究成果主要就是《类聚方》《药征》两本书。《类聚方·自序》第一句话开门见山就是：“医之学也，方焉耳。”

方证是中医学的源头，中医学的基础、中医学的核心。轻视了方证，中医学就成为无根之木，无源之水了。方证不仅仅一个个相对独立的单位，而是一个相互联系的体系。它们之间既有直接的关联，又有间接的蜕变；既有平面的联系，又有立体的框架。方证的变迁既需要过程，也需要时间。通过《伤寒论》的学习，使我们加深了解方证在疾病过程中动态变化的形态和边界。

我举一个不孕症成功治愈的病例来进一步来说明总论与分论的不同。

35 岁妇女，因为多次人流而继发不孕，多年来中西医药物治疗失败。初诊2014年10月。中等身材，面部暗红，口苦口臭，心神烦躁，便溏粘臭日多次，小便黄秽，颈部不利，背部痤疮密布，月经量少，前后淋漓10天左右，白带黄秽量多。舌红苔黄，脉象滑数，心下痞，左右少腹压痛。病人具有葛根黄连黄芩汤证与桂枝茯苓丸证。葛根黄连黄芩汤证：项背强急，口苦尿黄，心下痞，心悸心烦，下利者；桂枝茯苓丸证：月经不调，面部暗红，左少腹压痛。先投葛根黄连黄芩汤15帖，服药后诸证有所改善，二诊开始投葛根黄连黄芩汤与桂枝茯苓丸料合方，连续服用3个月而成功怀孕。患者怀上以后，异常兴奋，特地来到我的诊所叙说她的心路历程。她说，她最绝望的日子就是妇科专家当面向其宣告，因为她的"子宫内膜极薄，即使进行试管婴儿疗法也难以成功"的那一刻。她说自己听了以后，痛心悲苦地双手蒙面大哭。因为她担心如果真的不能怀孕，将会出现婚姻危机。接下去的一年，她到处求神拜佛，但是也没有结果。后来听人说华山的送子娘娘非常显灵，就上华山烧香拜佛。她从山下一路三跪九叩头，叩到山顶。虔诚至极，叩头嗑得额头暴起累累大包。在拜佛的路上她遇见一个来送子娘娘处还愿的温州妇女，还愿妇女说自己已经怀上孩子，于是她们就交谈了起来。还愿妇女告诉她，一边拜佛一边看中医，双管齐下比较靠谱。于是经还愿妇女介绍来到我的诊所。

这个已经怀上孩子的妇女临走的时候非常真诚地对我说："我能怀上，第一靠菩萨保佑，第二靠医生你用心治疗。"她走了以后，旁边的人问我，听了她的话，有什么感想？我说："我很高兴，病人把医者看成仅次于菩萨的人，这已经是最高的奖赏了。再说她求神拜佛以后，消除了悲观心态，精神上变化对于她的不孕症的治愈也许也有帮助。"

这一个病例成功治愈，可以看到整体性诊治的必要性。如果单用疾病分论的妇科不孕症角度来看，很难考虑到葛根黄连黄芩汤，然而从疾病总论的方证辨证的角度来看葛根黄连黄芩汤证一目了然。由此可见，这一套由疾病总论所衍生的诊治方法，使我们看到了疾病分论所不能看到或即使看到也熟视无睹的方证。

对于大多数已经熟练掌握了疾病分论的临床中医师来说，进一步学习《伤寒论》的疾病总论也是必不可少的。正像台湾的文化学者孙隆基在《中国文化的深层结构》一书所说的那样："多一个视角看问题，我们总会离真理更近一步。虽然真理不能被证明，但它总能被感知。"

"尺有所短，寸有所长"，中医学两种不同的诊治方法各有利弊。正如岳美中所说的："经方过于粗疏，难以入细；时方过于细密，难以举重。"疾病总论的方证辨证一定要有方证相对应的脉症，如果病人只有一两个症状，又不是方证所对应的范围之内，就会出现"经方过于粗疏，难以入细"的境遇。譬如我2015年3月，诊治一个左手背部无名漫肿青年男病人，病人半年以前左手背部出现小小的肌肉隆起，不痛不痒，随后渐渐地变大。病人曾经求诊于西医外科医师，医师要求他手术切除。他反复考虑以后，决定先用中医药保守治疗，因此来到我的诊所。我发现病人除了左手背部无名漫肿，别无所苦。因此疾病总论的方证辨证是无法进行了，于是用《万病回春》的十六味流气饮给予服用。十六味流气饮主治肝气郁结，血液瘀滞，或风寒湿邪外侵，气血不和，结成肿块，皮色不变者；无名恶肿痈疽等证；奶岩；流注及一切恚怒气结肿作痛，或漫肿木闷无头；气毒湿毒，流注遍身攻肿。其治疗目标和病人症状符合，于是投方15帖。服用后就有明显效果，无名漫肿变软变小，坚持服用2

个月，无名漫肿完全消失而成功治愈。

这一个病例诊治的成功，说明疾病分论存在无可替代的客观价值。因此两千年来在《金匮要略》基础上不断发展、完善、成熟起来的疾病分论依然是中医临床的宝典。

我们今天大声疾呼疾病总论，并不是厚此薄彼。只是因为作为疾病总论的《伤寒论》当下还没有受到中医界应有的重视而已。我认为临床上疾病总论适用于多种复合的综合的疾病，而疾病分论适用于各种单纯的独立的疾病。总论和分论这两种诊治方法之间也许会有摩擦，但是它们之间不会产生冲突！只要医者能够客观对待。两种诊治方法之间就能和而不同，互补融合。这将大大提高临床疗效。

二、抓主症

《伤寒论》是疾病总论，由它所产生经方医学是“研求患病机体的普遍反应规律，并在其基础上，讲求疾病的通治方法”[胡希恕（1898—1984）语]。而临床诊治的具体方法就是方证相对应的随证治之。这一诊治方法和疾病分论的“治病必先议病，识病然后施药”（喻嘉言《寓意草·先议病后用药》）的诊治方法截然不同。其不同点就在于“抓主症”的目标对象不一样。前者抓的主症是方证中的特异性症状，如桂枝汤证的主症是：恶风、发热、汗出、头痛、脉浮缓；后者抓的主症是某种疾病中的特异性症状，如肺痨病的主症是：咳嗽、咯血、低热、盗汗、脉细数等。前者可以直接用桂枝汤随证治之；后者还需要进一步辨证分型，如分为肺阴虚、肾阴虚、肺肾阴虚、气阴两虚、阴阳并虚等证候，然后再立方选方。

同一个病人，运用两种不同的诊治方法，其最后所选的方药会不会一样呢？临床告诉我们，有时候也许会一样，但是更多的结果会不同。那是因为，由两种不同诊治观点决定了的对某些症状特别关注，致使医者的认知意向将临床中的某一类症状孤立出来，并且还在它们之间寻求一种“必然性”的关联，把它们的重要性提升到“本质”与“主流”的地位，而将临床中其他被过滤掉的症状当作是非本质的、意外的或偶然的因素，甚至当作是“非事实”。因此，从疾病总论认知意向衍生出来的诊治方法，能够使我们“看到”疾病分论的诊治方法所不能看到的症状，反之也是如此。从疾病分论认知意向衍生出来的诊治方法，能够使我们“看到”疾病总论的诊治方法所不能看到的症状。因此中医师对上叙两种不同的诊治方法都要熟练掌握，临床上才能产生相得益彰的诊治效果。

目前中医界对于疾病分论如何抓主症的书籍已经汗牛充栋，对于疾病总论的方证辨证如何抓主症的讨论还刚刚开始，因此值得我们做进一步的研究。学习方证相对应的“抓主症”，思想上首先要摆脱现行的理法方药辨证思维的束缚。方证相对应的“抓主症”是基于直观思维，看似是普通底线，其实很多人难以做到。越是满脑子阴阳五行，病因病机的人越是难以做到。正如文化学者萧功秦所说：“人的理性本身却有着一些先天性的缺陷，它有一种逻辑上‘自圆其说’的能力，它会编织出一种观念的罗网，让人脱离现实，变成作茧自缚的‘观念人’。”

刘渡舟认为“方与证乃是伤寒学的关键”“认识疾病在于证，治疗疾病则在于方”“抓主证是辨证的最高水平”。然而这些都是他晚年的医学观点，与他早年的观点有明显的差异，如何看待它们之间的承传或是转变关系？他是如何完成这一转型的？转型后在理论建设与临床运用上又是如何推进的？转变认知不易，表达自己转变认知的过程更是不易。没有自我检视与反省，便谈不上个人认知的转型。对于半辈子用《内经》理论解释《伤寒论》的人来说，这是天大的事情。刘渡舟是怎么做到的？这些问题的确是一门值得我们比较研究的课程，可惜目前还没有看到有人着手这方面的工作。

对于自己学术观点的变化，刘渡舟在两个方面作了交代。第一方面，他在《方证相对论》一文中明确地揭示："有一次看到晋朝皇甫谧的《甲乙经·序》，才得到了答案。序文说：'伊尹以元圣之才，撰用《神农本草》以为《汤液》。近世太医令王叔和撰次仲景遗论甚精，皆可施用，是仲景本伊尹之法，伊尹本神农之经，得不谓祖述大圣人之意乎？'我从'仲景本伊尹之法''伊尹本神农之经'两个'本'字中悟出了中医是有学派之分的，张仲景乃是神农学派的传人，所以，要想穿入《伤寒论》这堵墙，必须从方证的大门而入。"（北京中医药大学学报，1996，第一期）第二方面，他通过诊治一个产后痢疾病人的前后变化，激发了他思想的突变。崔氏因产后患腹泻，误以为脾虚，屡进温补，未能奏效。视其舌质红绛，苔薄黄，切其脉沉而略滑。初诊以其下利而又口渴，误作厥阴湿热下利，投白头翁汤不甚效。至第三诊时，声称咳嗽少寐而下肢浮肿，小便不利，大便每日三四次，口渴欲饮水。思之良久，乃恍然大悟，此证非虚非湿，乃猪苓汤（咳、呕、心烦、渴）之证。遂疏猪苓汤五剂，腹泻止小便畅利，诸证悉蠲。

本案忠实记录了刘渡舟临症过程中临床思维的前后矛盾，开始时从理法辨证入手，误作厥阴湿热下利，投白头翁汤不甚效。他思之良久乃恍然大悟，于是改变了临床思维，运用方证辨证的方法，从咳、呕、心烦、渴等主症的辨认中，对照《伤寒论》第319条："少阴病，下利六七日，咳而呕渴、心烦不得眠者，猪苓汤主之。"抓住了相应的方剂猪苓汤，果然疗效非凡。令人费解的是，他事后总结此案时，又返回到原点，他在按语中说：“本案下利为少阴阴虚，水热互结所致——病属阴虚水热互结旁渗于肠而见下利，故用育阴清热利水之猪苓汤。”后来，在1981年10月北京举办的中日《伤寒论》学说讨论会上作《使用经方的关键在于抓住主证》的学术报告中也以此案为例说：“初诊以其下利兼见口渴，作厥阴下利治之，投白头翁汤，服后不见效。一日又来诊治，自述睡眠不佳，咳嗽而下肢浮肿，问其小便如何？则称尿黄而不利。聆听之后思之良久，恍然而悟，此乃猪苓汤证。《伤寒论》第319条不云乎：‘少阴病，下利六七日，咳而呕渴、心烦不得眠者，猪苓汤主之。’验之此证，小便不利，大便下利，肢肿而少寐，与猪苓汤主证极为合拍。遂用：猪苓10g，茯苓10g，泽泻10g，滑石10g，阿胶10g（烊化）。此方连服五剂而小便畅通，随之腹泻止，诸证悉蠲。由上述治案来看，不抓主证则治疗无功，若抓住了主证则效如桴鼓。然抓主证亦非易事，往往几经波折，走了许多弯路以后，才抓住了主证。……我认为抓住主证，治好了病，也就发展了《伤寒论》的治疗范围，扩大了经方的使用，使人增长才智，把辨证推向新的飞跃。为此，‘抓住主证，使用经方’的意义也就在于此了。”

在冯世纶著的《经方传真一胡希恕经方理论与实践》中，我们知道胡希恕一直认为“方证是辨证的尖端”。他自上世纪初期接受王徵祥先生的教导伊始，直至生命的最后一息，一而贯之地坚持《伤寒论》的经方精神，须臾没有扯断过“方证相对应”而“随证治之”的诊治原则，因此临床上疗效斐然。

方证辨证是如何“抓主症”的呢？这是一个进一步探讨的问题，它应该是“建立经方医学理论体系与修学体系”的重要内容之一。我认为“抓主症”就是抓方证中的特异性症状。每一个方证都有自己特异性的症状组合，可以把这些症状组合理解为大数据理论中在信息海洋里露出水平面的岛屿。而对于水平面以下的症状只能忽略不计。这正是方证辨证“过于粗疏，难以入细”的地方。但也是方证辨证鞭长莫及、无可奈何的软肋，因为鱼与熊掌不可得兼。孙隆基说得好：“世界上根本就不存在人的认知意向对客观事物‘兼容并蓄’的可能性，因为，欲试图在天下万事万物之间去寻求一种必然性的关联，就等于没有‘必然性’；把乾坤万象的重要性都提升到‘本质’与‘主流’的地位，就等于没有‘本质’与‘主流’——因此，任何认知意向都不能够也不可能‘看到’全部的‘现象’。也正因为这样，它却不可能看到从其他角度才看得到的现象。因此，任何一种认知的意向，在照明了客观世界的一组现象的同时，皆不可避免地会把客观世界的其他面相作稀薄化的处理。”

方证相对应“抓主症”主要依据，就是《伤寒杂病论》。然而《伤寒杂病论》中的方证条文正如黄煌所说的那样，存在叙述不充分的地方，因此必须根据古今中外经方临床家的研究成果加以整理总结。我认为目前学习方证如何“抓主症”的书籍可以参考黄煌的《药征与经方》《经方一百首》《黄煌经方使用手册》以及《类聚方广义》。《类聚方广义》是尾台榕堂在长年考察及临床实践的基础上，为吉益东洞《类聚方》详加批注，并融入东洞翁《方极》之精髓，堪称日本汉方医学古方派最优秀之临床实用书。

每一个经方医生，要像老班长了解与熟悉自己班级里每一个同学的音容笑貌与体型特点那样，来了解、熟悉、掌握每一个方证的症状组合。临床诊治时也就能够像老班长在其他人群中寻找自己班级的同学那样，凭着自己的直观判断，就能随心所欲地寻找到合适方证的主症组合。

有人问，在抓方证的主症时牵涉到脉象、症状、体征与腹证，在这中间，究竟哪一个最重要，哪一个次之，哪一个更次之？这个问题每一个经方医生可能都有自己不同的回答，我以下的看法仅代表我的个人经验，仅供参考而已。

我是恪守吉益东洞的遗训而指导自己的临床实践的。吉益东洞说："腹证不详，不可处方。""先证而不先脉，先腹而不先证。"我也是以腹证为主，症状与体征次之，脉象更次之。如果没有典型的腹证，那么以症状与体征为主，脉象次之。

最近，我读了刘保和的题目为《谈用经方如何"抓主症"》的文章。文章中说："经方之不易学，就在于该方证的主症不明，可以这样讲，大部分的经方主症不明。所以要想提高辨证论治水平，使经方容易学、容易用，就必须把经方的主症挖掘出来（我用这词——挖掘出来）。我们大家都有这个责任，把它挖掘出来，挖掘出来以后告诉别人，这才是中医学家应尽的责任。"同时他还认为方证中的主症是"秘诀"它是疾病的本质，不能太多。"由于它不多，所以它最主要。不多是多少呢？一到三个，绝对不能超过三个！"然后他就结合临床病例，一一道来。

譬如他认为甘麦大枣汤证的主症是"紧张"，他说："什么紧张？情绪紧张！什么表现？病人感觉沉不住气，当别人交给他办什么事的时候，他立刻去办，只要见到这个症状，就是甘麦大枣汤证，而不管他出现什么其他症状，都不管。你见到病人的时候，你不妨问一问，平常脾气怎么样啊？爱紧张吗？比如说别人交给一个事办，是当时就办了，还是待会儿办的？沉不住气，立刻就办，你就用这方子，别的病随之好转。"

刘保和同时讲叙了血府逐瘀汤证、小柴胡汤证、柴胡桂枝汤证、大柴胡汤证、柴平汤证、桂枝茯苓丸证、四逆散证、旋覆花汤证等一系列方证的主症：血府逐瘀汤证——叩击右胁肋痛并牵引剑突下疼痛者；小柴胡汤证——敲击右肱胁疼痛及右肋弓下压痛者；柴胡桂枝汤证——小柴胡腹证兼有剑突下压痛者；大柴胡汤证——小柴胡腹证兼有中脘压痛者；柴平汤证——小柴胡腹证兼有食后中脘部停滞感；桂枝茯苓丸证——左少腹压痛；四逆散证——脐左侧（中指同身寸）0.5寸，出现压痛；旋覆花汤证——脐上一寸处（水分穴）压痛。

无独有偶，刘保和上叙方证的主症，绝大部分都是腹证。虽然刘保和是依据《难经》腹诊理论活用经方经验的，和吉益东洞来源于《伤寒论》的腹诊理论有所不同。然而在“腹证是抓主症的重点”这一点上刘保和和吉益东洞的观点异途同归，不谋而合。这值得我们进一步去深入研究。

三、药征方证起源的思考

徐灵胎在《伤寒类方》中说：“此从流溯源之法，病无遁形矣！”这和《伤寒论·序》中的“见病知源”一语是同一个意思。徐灵胎“此从流溯源之法”的“此”字，就是指“方证相对应”。因为徐灵胎倡导“不类经而类方”的观点，因此“此从流溯源之法”就应该追溯到使用六经理论整理之前的“前伤寒论”时代。如此的经方寻根才是真正的从流溯源。日本汉方家远田裕政认为，回到前经方时代，我们就可以和原始《伤寒论》的整理者站在同一历史位点来思考问题了。也许这样，反而把问题看得明白。

如宋本第38条：太阳中风，脉浮紧，发热恶寒，身疼痛，不汗出而烦躁者，大青龙汤主之。

宋本第39条：伤寒，脉浮缓，身不疼，但重，乍有轻时，无少阴证者，大青龙汤发之。

“太阳中风，脉浮紧”与“伤寒，脉浮缓”，这两句好像病症与脉象不相符吧？许多注家在这里耗费了不少的心力。我们不妨把条文中有关阴阳、六经概念的文字以及脉象，暂时用括号括起来。重新还原、恢复了没有阴阳学说整理以前的条文。这样一来纯粹由先人经验归纳总结出来的源头活水就会脱颖而出了。吉益东洞就是这样要求他的学生这样读《伤寒论》的。我认为这种返璞归真的方法，可以从更根源的地方再现单纯素朴形态的《伤寒论》口诀或条文。

我们来看看还原后的大青龙汤证的条文吧：发热恶寒，身疼痛，不汗出而烦躁者，大青龙汤主之；身不疼，但重，乍有轻时，大青龙汤发之。

去掉阴阳概念，将两条条文合在一起，条文读起来文通理顺，轻松易懂。条文清晰地告诉我们大青龙汤证有两种类型，一种是外感时的“发热恶寒，身疼痛，不汗出而烦躁者”；另一种是病溢饮时的“身不疼，但重，乍有轻时”者。因为《金匮·痰饮咳嗽病脉证治第十二》篇二十三条云：“病溢饮者，当发其汗，大青龙汤主之；小青龙汤亦主之。”可以作为佐证。两条条文中都有一个“发”字，应该不是巧合吧。

吉益东洞的学习方法，重新还原了原始状态的大青龙汤的方证，给我们带来了不少的启示。

“人类一思考，上帝就发笑”这句西方的谚语，非常形象地表达了人类在进步中遇到的这样一种尴尬的窘况，这也许就是人类的宿命。当然，这里只是警惕理性的自负，而不是贬低理性的作用。人类要用理性思考的同时，也注重非理性的直觉，经方医生也不例外。

为什么不能贬低理性的作用呢？还是以六经理论存在的价值来说明这个问题。

《伤寒论》中以单味甘草命名的方剂有一个甘草汤。并且把它列入少阴病之中，明确地指出它能主治“咽痛”。

康治本伤寒论第 57 条云：“少阴病，咽痛者，甘草汤主之。”

宋本伤寒论第 311 条云：“少阴病二三日，咽痛者，可与甘草汤；不差，与桔梗汤。”

从康治本《伤寒论》中的甘草汤条文和宋本《伤寒论》中的甘草汤条文的不同之处中，可以发现不同历史时期的《伤寒论》文本，从简约走向成熟的证据与迹象。

甘草治疗咽痛这一个临床事实，与“少阴病”这一个抽象的病机概念有什么内在的联系？

我们从《宋本伤寒论》第 283 条的论叙中知道“咽痛”一症不可轻看：“病人脉阴阳俱紧，反汗出者，亡阳也，此属少阴，法当咽痛而复吐利。”它是由于高热，或者汗吐下不当，造成体液流失而亡阳的先兆。用现代的话来说就是病人已经开始出现有效循环血容量不足，这就是“少阴病”的起点。

体液流失而造成咽喉部的正常水液不足，在这状态下最容易出现的症状就是不红不肿的咽痛（符合非渗出性咽炎）。甘草的缓急作用就是反发汗，反泻下，改善血管内水分储存的不足，恢复咽喉部的正常水液供给，从而使咽痛得以减轻与消除。

少阴病和甘草汤的关系，可以在甘草干姜汤、四逆汤、四逆加人参汤、茯苓四逆汤等以甘草为主药的方剂中表现出来。如果条文中没有“少阴病”这三个字，仅仅只有“咽痛者，甘草汤主之”，其所表达的深层内涵又有谁能理解呢？

药征方证是中国蛮荒时代野性思维的产物。它的诊治方法不是那一个人设计出来的，而是自发形成的。是先民们在与疾病长期的通过细致观察和生活经验的积累，得出知其然而不知其所以然的诊治疾病的规矩。这是一个盲目试错过程，就好像瞎猫碰到死耗子一样，久而久之居然从无数次的失败里换来了偶然的成功。揭示这种"'天然'偶成"历史现象的人，恰恰是一位一直反对中医药理论的鲁迅先生。这位目光锐利、视野开阔的思想家认为，中医药由"历来的无名氏所逐渐的造成"。他在《南腔北调集·经验》一文中正确地分析："大约古人一有病，最初只好这样尝一点，那样尝一点，吃了毒的就死，吃了不相干的就无效，有的竟吃到了对证的就好起来，于是知道这是对于某一种病痛的药。这样地累积下去，乃有草创的纪录。"

熊兴江在《方证对应史研究》一文中指出："1973 年长沙马王堆汉墓出土的 11 种古医书，是现存的中医学最早著作，其中《五十二病方》的纂书年代可能在春秋战国之际，其抄录年代则不晚于秦汉之际，比《黄帝内经》成书年代要早一个较长的历史阶段。这种随病施药、随症施量的对病对症治疗方法可能是体现方证对应理论实践的最早记载。"

"1972 年 12 月，甘肃省文物工作队在甘肃武威旱滩坡古墓中清理出土了 78 枚竹简，14 枚木牍，内容为汉代医药简，称之为《武威汉代医简》。……据考证，武威汉医简牍晚于西汉马王堆汉墓帛书《五十二病方》，而早于东汉末年的《伤寒杂病论》，在一定程度上反映了汉代的医药研究水平，从其与张仲景《伤寒杂病论》原文的对比发现，两者在文字上如出一辙，一脉相承，很可能为《伤寒论》的整理者博采众方提供参考与借鉴。"这些记录，以质朴的语言写下了医者的亲力亲为，所见所闻，奠定了方证对应规矩的前期基石。

上古先人治疗的目标是症状，他们用一味或几味生药组合来治疗病人，在初始阶段只能是一两个或者几个症状组合，而不会是抽象的病名。《五十二病方》已经出现病名，应该是较后历史阶段的记载了。

以上的材料可以证明，药征、方证是先民在古代蛮荒的原始社会中，自然地生发、发现、延伸、修改、纠正、增补、演进而确定的。这一系列具有明确诊治目标的方证结构的确立，是极其复杂但却又条理井然的。先民们根据可观察到的事实来界定方证药征的诊治疗效，根据患者经由细节或点滴的变化而得到维持的生命现象的细微变动与生活质量的改善与否，渐渐地界定这个诊治的结果。在诸多未明确意识到其结果的的医疗活动中，经由"试错过程"和"治愈者生存"的实践，以及积累性扩展的方式而逐渐形成的经方医学就自然地生发形成了。这种有明显疗效的经方医学，并非古人的智慧能预先设计的。因而，也没有必要将其归之于一种更高级的超自然的智能设计，这种经方医学的出现，实际上还有第三种可能，即它乃是汉民族适应性进化的结果。

我们现在阅读《伤寒论》，无法直接寻找到每一种中药的治疗目标。由于伤寒论中没有明确记载先人由药到方的演进过程，就像房子建成以后再也看不到建房时非有不可的脚手架一样，我们也再也看不到原初建构时所有方证的药征了。这里用脚手架来比喻药征其实并不是十分恰当，那就用机器与零件的关系来说明方证与药征的关系吧。在《伤寒论》这个大工程中，方证就像一个个各具特色的机器，药征就像这些机器上的基本零件。当我们看到大机器的时候，一般是看不到构成大机器的基本零件的。其实，不仅仅是药征，有的当时构建方剂的必要的药基证甚至小方证，在整理成书时也被整理者精减出局了。譬如桂枝甘草汤是组构桂枝汤与苓桂类汤方的重要部件，然而在康治本中却没有出现。一直到宋本《伤寒论》中才重新看到了它。对于这一远古年代的历史演变过程，现代人以《伤寒论》“出方剂而不言药性”一句话就打发掉了，其实其中有多少漫长曲折的场景与内容，如同长江之水早已尽付东流，如今无法复原，无法言说了。

方证辨证的扩展是汉民族的先民们在原始社会交往中的相互调适而演进的过程。这种前经方医学体系的演进成型，不同于生物学中的“自然选择”“生存竞争”和“适者生存”等观念。因为在前经方体系的形成过程中，具有决定意义的因素并不是个人生理的且可遗传的特性的选择，而是经由模仿有效的方法和成功的经验一点一滴地积累。一言以蔽之，在这些通过学习和模仿而传播延续下来的医学遗产中。我们很少看到哲学性、理论性的归纳、推理、思辨的论叙。

我们能够从《伤寒论》中认识到从药到方的历程吗？这是我一直关注的问题。因为我希望能从中寻找到先人如何运用野性思维与原始逻辑和疾病展开斗争的历史足迹。从经方的原始形态的演变过程中领悟到诊治经验的原生态。近几年我阅读了日本汉方家的一些文章，终于从中找到《伤寒论》从药到方这条路的一些门径。特别是吉益东洞与远田裕的医学思考，对我启发很大。他们几乎是用考古学的方法梳理经方医学思想成长演变的历史，似乎是在追寻落在时间之外，今天又归于沉寂的印迹。这实际上就是对《伤寒论》的条文进行分析，但不是描述方药的形态，也不是描述六经的理论，而是研究通过时间表现为经方医学的日常而神秘的总体。他们殊途同归地完成了展示前经方医学领域中某个正在本领域中完成的转换原则和结果。他们描述的系统、确定的原则、建立起来的对比和对应关系不以古老的《内经》《神农本草经》为依据。他的目的是重新提出《伤寒论》有别于《内经》与《神农本草经》的药物配伍组方原则和“方证相对应”的方法。

作为会思考的动物，“人”在一定意义上是可以用思维方式加以定义的。然而思维方式并非只有一种“有意识理性思维”。有意识理性思维仅仅是人类的一种理性思维之一，它存在在人类的习惯的现意识之中，是人类思维的冰山一角。人类还有另一种理性思维，它是无意识状态的存在，所以人类学家把它命名为“野性思维”。在使用这个概念的时候，首先要把它与“本能”区别开来，它不是“本能”，而是一种不同于习惯理性的另一类理性。“野性思维”是人类与生俱来的，只不过在人类进入开化以后，它被深深地遮蔽了，不被人们所认识而已。

“野性思维”的提出是为了说明药物的功用是怎么会被发现的这个大问题。众所周知，药物是方剂的基础，作为药物的功用，也就是治疗目标，经方医学称之为“药征”，它们自然是早于“方证”而被先人所发现的。在那上万年以前的原始社会里，人类还不具备“有意识理性”“药征”的获得完全是先人们通过在与疾病斗争过程中大量反复的试错而得来的，所以极为宝贵。可以说，经方医学中的“药征”是先人运用无意识理性（野性思维）而获得的经验结晶。它和现在社会上流行的单方有相似的地方，但是它们之间还是有本质区别的。现在的单方往往是以药对病，先人当时还没有病的概念，所以所谓的“药征”是药物和症状或证候群相对应。

四、方证和治法

在原始人那里，治法不是一个抽象的概念，而是具体可见的，如汗、吐、下、利等。在最初的药征方证出现的同时，就已经包含有治疗方法。因此，古人有“方者法也”一说。

上古先人是群居的，一般 50 ～ 70 人生活在一起，形成自然的部落，他们在采集果实、块茎等野生植物充饥的时候，如果吃了大黄的根茎，就会发生集体腹泻，因此知道大黄具有泻下的作用是不必言喻的事。在这误食出现腹泻的过程中，某人的发热、腹痛、腹胀、便秘却歪打正着，因祸得福而得以治愈，这也是时常会发生的事情。开始的时候可能不在意，久而久之部落中的人们都就会形成经验。①大黄不可食用；②大黄可以治疗发热、腹痛、腹胀、便秘等症状。我想这就是药征形成的原生态。

桂枝、肉桂是香料，也有误食过多而发汗不止的机会，因此群居的上古先人很容易知道，桂枝具有发汗的作用。当然也会有人因为多食桂枝发汗而治愈了发热、恶寒、头痛或心悸、心慌的病痛的可能。久而久之部落中的人们都就会形成经验。①桂枝不可多食；②桂枝可以治愈发热、恶寒、头痛或心悸、心慌等症状。

吐法和催吐药的发现，以及催吐药征的形成也可以如此类推。

因此“汗吐下”与“可与不可”是伴随着大黄、桂枝等药物与药征的发现而同时被先人所接受。由于汗吐下的治疗效果明显，就自然而然地成为上古先民诊治疾病的普遍使用方法。随着麻黄、芒硝等药物的发现，汗吐下的经验也逐渐得以丰富，疗效也较为明显，譬如金元时代的张子和就以“汗吐下”闻名于世的。一直延续到现在“汗、下”还是中医药学诊治疾病的最为核心的方法。在上古时代，随着“汗吐下”的广泛使用，其误治的机会也大量的增多。于是“汗吐下”与“可与不可”自然成为使用药物诊治时的第一要义。《伤寒论》中大量有关汗吐下不当而误治的记载，就是上古时代医疗生态的真实记录。正如徐灵胎在《伤寒类方·自序》所说的那样：“不知此书非仲景依经立方之书也，乃救误之书也。”

在漫长的历史演变过程中，先人们在觅食中发现甘草的甜味。这就揭开了单味药迈向两味以及两味以上药物组合使用的契机。因为甘草的加入可以减轻大黄、桂枝、麻黄等药物的苦味、辣味、涩味。总之，甘草在《伤寒论》从药到方的过程中的作用是不可低估的。用甘草配合成汤方，它在不改变治疗目标的基础上使人容易下咽，同时又能缓和主药的烈性，使服药更为安全。例如，桂枝甘草汤、甘草麻黄汤、大黄甘草汤由于甘草与诸药的拮抗作用，因此其发汗、泻下作用，比起单味的桂枝、麻黄、大黄的发汗与泻下作用就变得可以控制了。正像远田裕正所说的那样：“甘草的使用可以说是汤方形成过程的第一原则。”

由此可见，最初发现的几味药物与它们之间的简单组合，以及伴随出现的“汗吐下”与“可与不可”的治法，基本形成前经方时代诊治体系的雏形。

不可汗吐下的病症，可能开始的时候只知道禁止，不知道如何诊治。经过长期的摸索，渐渐地寻找到利尿的方法来治疗，这就是后来的“和”法。“利尿”具体可见，如被日本汉方家远田裕正认为具有中度利尿作用的小柴胡汤，曾经命名为“三禁汤”，三禁汤是因为它所主的证候，一禁发汗，二禁泻下，三禁催吐而得名，我们可以从中可以窥见其端倪。

再后来先人们发现有的严重脱水的病症，如宋本第 111 条：“阴虚小便难，阴阳俱虚竭，身体则枯燥……”它们既不可汗吐下，也不宜直接利水。如宋本第59条:“大下之后，复发汗，小便不利者，亡津液故也，勿治之，得小便利，必自愈。”开始没有更好的治法是“勿治之”，被动地期待机体自我恢复，自我恢复与否的标志就是小便利和不利，如果“得小便利，必自愈”。后来渐渐地知道还存在全身津液不足的状态，可以使用甘草干姜汤类方（四逆汤、四逆加人参汤、茯苓四逆汤等）和芍药甘草汤类方（芍药甘草附子汤、桂枝加芍药汤、小建中汤、真武汤、附子汤等）分别进行截断水液的流失或直接补充水液以达到蓄水的目的，治疗顺利的话，也会出现小便利而愈的间接利水的结果。这些病症后人用四神归类的时候，定为“玄武”，再后来用六经整理的时候把它归属于三阴病。

上叙两种利水的方法，就是应对“不可”汗吐下而渐渐产生的，在前经方时代可能已经在医生群中普遍使用。因此当王叔和整理《伤寒论》的时候，特地加上一个汗、吐、下的“可”与“不可”的章节。这个章节在宋本《伤寒论》卷七、八、九、十；玉函卷五、六均有“可与不可”王叔和在其前面有一段小序。

“夫以为疾病至急，仓卒寻按，要者难得，故重集诸可与不可方治，比之三阴三阳篇中，此易见也。又时有不止是三阴三阳，出在诸可与不可中也。”钱超尘在《伤寒论文献通考》中认定：这个“可”与“不可”的章节成于王叔和。

我从这一段小序中读出了以下一点感悟：在《伤寒论》成书之前，前经方医学就已经成系统地存在，这就是“汗、吐、下的‘可’与‘不可’”的治法系统，当时所有的条文都是依照这个系统分门序列。医生们临床上也已经习惯这样地去查询条文中的方剂的治疗目标。《伤寒论》成书后，整理者用六经系统代替了原来的“汗、吐、下的‘可’与‘不可’”治法系统，把原有的或新添的条文重新进行了分类。当王叔和整理《伤寒论》的时候，他觉得六经系统虽然不错，但是对于一般医生来讲这个新生事物过于陌生。“疾病至急”之际，经常会出现“仓卒寻按，要者难得”的现象，为了医生们的检索的方便，因此王叔和“重集诸可与不可方治”这一章，作为临床手册放置在《伤寒论》中，以供医生们翻阅和查看。有一些在六经分类中还处于灰色地带的方证条文，反而更容易在“可”与“不可”治法系统中寻找到它们。

人类总是不满足于知其然不知其所以然的技术性的东西，往往是用神话、鬼神、图腾等来进行解释。古代的巫医就是这样，一边从方证辨证办法来治病，一边举行种种祭拜的仪式。这一用神话、鬼神、图腾等解释方证解释治法的方法，也表现在以青龙、白虎、朱雀、玄武四神的名称分别去命名青龙汤、白虎汤、朱雀汤、真武汤这一件事情上。后来整理者用六经分类来构建《伤寒论》的时候，就有意无意地淡化了青龙、白虎、朱雀、玄武四神的定位。在现存的所有《伤寒论》版本中，青龙、白虎、朱雀、玄武四神所命名的方剂，只剩下青龙、白虎、玄武（真武）三个了。这不仅仅是少了一个方剂的问题，而是记录一个已有的治法系统退出经方医学的历史遗迹。

以上汗、吐、下的“可”与“不可”，讲来讲去都讲水液的调节。古人研究《伤寒论》有没有类似的说法呢？大家就很快就会想起了清代伤寒名家陈修园在《医学三字经》讲到了这个问题。他说：“长沙论，叹高坚；存津液，是真诠。”《伤寒论浅注》中，陈氏通过注释的方式，委婉陈述对“存津液为治伤寒之要”的发挥。因为他没有更深入把自己的见解进行系统地阐述，如此卓越的医学观点最后也以未完成时存世。

远田裕正认为汗、下（吐）、利，是人类个体的三种基本生体反应，它们之间对于排水的总量方面还存在协同的背反关系。（《日东医会志》23卷2号51页1972年）这一点《内经》里对于夏天多汗而尿少，冬日少汗而尿多也早已做出论述。不过远田裕正在进一步研究其协同的背反关系时，明确地指出：发汗可以止泻、缩尿；泻下可以止汗、缩尿；利尿可以止汗、止泻。我们可以在《伤寒杂病论》的条文和临床经验中寻找到大量的佐证。如葛根汤、麻黄汤、桂枝汤可以缩尿，可以止利；五苓散可以止汗、止利；大承气汤、调胃承气汤可以止汗、减尿等。

五、方剂的加减

经方的方剂临床应用时要不要加减化裁是一个热门的话题。从常识上讲，不要加减化裁就是刻舟求剑，对号入座；而量体裁衣加减化裁肯定会占话语的制高点。我认为经方临床使用是否要加减化裁，并非如此简单。

在疾病发展过程中，某一个阶段显现的方证是不是典型是难以预测的，何去何从全由临床现场的脉症所决定。借用徐灵胎《医学源流论·执法治病论》中的的意见是："总之欲用古方，必先审病者所患之症，悉与古方前所陈列之症皆合，更检方中所用之药，无一不与所现之症相合，然后施用，否则必须加减。无可加减，则另择一方。"

历代医家都认为，处方用药，都要加减化裁。我想通过《伤寒论》中的方证与方证之间的内在联系去追溯药征方证的形成过程中，不断衍生孽叶、繁衍生枝的事实，并以此历史事实来说明处方用药，皆须临事制宜的必要性。

以黄芩汤证中的药征组合随症加减及其衍生为例来说明这个问

题。日本汉方家远田裕正指出，黄芩汤和黄芩加半夏生姜汤在临床上并不常用，然而在考察汤方的形成过程上却是极具重要性地位。特别是黄芩加半夏生姜汤，因为这个方证既有治疗下利又有治疗呕吐的作用，所以它以后衍生出泻心汤类方和柴胡汤类方的根源。

《类聚方广义》云：

黄芩汤证—下利，腹拘急而痛，心下痞者。【下利（大枣黄芩）；腹拘急痛（芍药甘草）；心下痞（黄芩）。】

黄芩加半夏生姜汤证：黄芩汤证而呕逆者。【黄芩汤证（黄芩芍药甘草大枣），呕逆（半夏生姜）。】

当临床出现下利，腹拘急而痛，心下痞硬时，使用黄芩汤原方不做增减变化。如果在出现下利，腹拘急而痛，心下痞的同时，还有呕逆一症，就要黄芩汤加半夏、生姜。这就是《伤寒论》手把手教我们什么时候不要增减变化，什么时候应该加减化裁，以及如何加减化裁等规矩。

邹润安在《本经疏证》中指出，仲景用黄芩有三耦焉：与柴胡为耦；与芍药为耦；与黄连为耦。这和远田裕政《伤寒论再发掘》中说的黄芩汤的衍生现象同出一辙。

远田裕政认为黄芩汤方群可以通过药味的变化加减衍生出三个不同的方群：

（1）黄芩芍药甘草基类：黄芩汤、黄芩加半夏生姜汤。

（2）柴胡黄芩基类：小柴胡汤、大柴胡汤、柴胡桂枝干姜汤。

（3）黄连黄芩基类：生姜泻心汤、半夏泻心汤、甘草泻心汤。

临床上当黄芩加半夏生姜汤证没有发现腹拘急而痛，却增加了胸胁苦满、往来寒热、食欲不良的症状时，黄芩汤就衍化为小柴胡汤类方；当黄芩加半夏生姜汤证没有发现腹拘急而痛，却增加了心下痞硬、腹部肠鸣的症状时候，黄芩汤就衍化为半夏泻心汤类方。这也是《伤寒论》耳提面命当临床症状有较大变动的时，我们应该如何进行相应的加减化裁，以及如何加减化裁。

黄芩加半夏生姜汤与小柴胡汤的方证药征比较：

黄芩加半夏生姜汤：黄芩三两、半夏半升、生姜三两、芍药三两、甘草二两、大枣十二枚。

小柴胡汤：柴胡半斤、黄芩三两、半夏半升、生姜三两、人参三两、甘草三两、大枣十二枚。

黄芩加半夏生姜汤与小柴胡汤：小柴胡汤证有胸胁苦满因此加柴胡；有食欲不振，因此加人参；又因无腹肌挛急，所以去芍药。两个方证都有呕吐、下利症状，但是加减变化后的小柴胡汤证中下利处于兼症而已。

大柴胡汤与小柴胡汤的方证药征比较：

小柴胡汤：柴胡半斤、黄芩三两、半夏半升、生姜三两、人参三两、甘草三两、大枣十二枚。

大柴胡汤：柴胡半斤、黄芩三两、半夏半升、生姜五两、芍药三两、枳实四枚、大枣十二枚。

大柴胡汤与小柴胡汤：大柴胡汤因为比小柴胡汤证呕吐更强烈，所以生姜从三两增加到五两，腹满显著而食欲可以，因此用枳实来代替甘草，用芍药代替人参。大柴胡汤证在小柴胡汤证的基础上增强了泻下的作用。

柴胡桂枝干姜汤与小柴胡汤的方证药征比较：

小柴胡汤：柴胡半斤、黄芩三两、半夏半升、生姜三两、人参三两、甘草三两、大枣十二枚。

柴桂姜汤：柴胡半斤、黄芩三两、牡蛎二两、栝楼根三两、桂枝三两、甘草三两、干姜一两。

柴胡桂枝干姜汤和小柴胡汤证比较：不呕去半夏生姜，没有默默不得饮食故去人参大枣，口渴小便不利加牡蛎天花粉，头汗出、脐部悸动加桂枝合成桂枝甘草汤证，肢冷咽干加干姜合甘草干姜汤证。

我想通过《伤寒论》方证的形成去追溯药征方证的衍生和繁衍的事实，来说明临床处方用药时加减化裁的合理性和必要性。先人正是通过原有方剂的不断加减变化去适应临床变化的病症，我们为什么不能加减变化？正如杨大华刊载在李小荣主编的《经方》第一辑上《我眼中的经方家》一文中说的那样："初级的是重复经文，按照经典规定来使用；高一级的是经方的加减，以及对内部药物相对比例的调整；最高级别的是化用。"我想宋代许叔微可能已经达到最高级别经方家的境界。他曾经说过："予读仲景书，用仲景法，然未尝守仲景之方，乃为得仲景之心。"语中的"然未尝守仲景之方，乃为得仲景之心"一说，可堪为杨大华所谓的"最高级别的是化用"了。

中国医学史上，能够达到化境的人不会很多，叶天士应该是其中的一个，你看他在《徐评临症指南医案》中对桂枝汤的加减化裁简直到了出神入化的境界。张文选《叶天士用经方》一书中把叶天士使用桂枝汤时的加减方剂整理为："桂枝去芍加茯苓汤，桂枝去芍加杏仁苡仁汤，当归桂枝汤，桂枝加当归茯苓汤，桂枝去芍加当归茯苓汤，桂枝去芍加参苓归茸汤，参归桂枝汤，桂枝加当归黄芪汤"等，令人目不暇接。

但是值得一提的是，徐灵胎在《徐评临症指南医案》里对于叶天士的所作所为并不都是一味肯定的，桂枝汤如此大幅度的加减是否能够取得相应的疗效也已经是无法甄别的事，所以如此的加减是否得当也还值得深入研究。

说到经方的加减，不免想起岳美中先生。他说："执死方以治活人，即使是综合古今，参酌中外，也难免有削足适履的情况。但若脱离成方，又会无规矩可循，走到相对主义。"如此说来，面面俱到，当然没有纰漏。然而他在《经方不要随意加减》一文所举的一个病例，却给我们留下了许多不解的思考。像岳美中这样的中医大师，对猪苓汤的区区一味药的非常符合药典的加添也会出现如此结果，更何况是基层的中医师岂可轻言经方的加减以及对内部药物相对比例的调整。

病案如下：

李姓妇女，年50余，半年来经常尿脓血，频而且急，尿道作痛，经多方医治未效。其脉数、小腹痛拒按。此虽下焦蕴有湿热，但久溺脓血必致阴伤，处以猪苓汤，药尽三剂，诸证均逝。数日之后又复发，但稍轻，因思其久病必虚，则加山药9g。服药三剂，诸证反而加重，去之，复进原方三剂，诸证又减，只余排尿时尿道稍感疼痛。又虑及尿道久痛恐有砂石瘀滞，加入海金沙9g以导其浊，药后两剂诸证又大作，鉴于两次复发失败的教训，再不敢任意加减，乃守猪苓汤原方，服十剂而获痊愈。

还有一个问题值得我们去思考，日本汉方家大塚敬节、矢数道明等人基本上使用经方是不加减的，他们为什么也会取得良好的疗效？再说从"方"这个字的所指来看，含有"规矩""原则""不变"的意蕴，它和"圆"字的灵活性、变通性的含义相反相成，构成"方圆"一词。同时"经方"，就是经典的固定的方剂。细细体味，其中也有强调其不易性、规矩性与原则性的寓意。

总之，经方的方剂临床应用时要加减化裁是必要的，是合理的。

然而临床上如何进行加减化裁却是一件非常困难的事情。必须谨之又谨为是。

细心的读者在这篇一万多字的发言稿中依然可以寻找得到38年前张丰先生和我谈话的声音。

已经到了深秋的季节，傍晚时分颇有几分寒意。真的到了要离别的时刻，张丰先生把手中一迭日文的《汉方の临床》杂志送给了我，语重心长地说："《汉方の临床》杂志是日本东亚医学协会的会刊，创刊时杂志的刊名叫《东亚医学》，之后改名为《汉方与汉药》杂志，1954年以《汉方の临床》复刊。这几本送给你当资料、当教材，希望你能读完它、读懂它。"

我无言以答，频频地点头。此情此景，再加上萧索清冷的清秋时节，随即一股巨大孤独感难以阻遏地爬上了心头。离别了，爬满青藤的小木屋，五年来，在你这里我一次又一次地聆听张丰先生的教导；在你这里我一篇又一篇地阅读了张丰先生翻译的汉方医学的文章；在你这里我亲眼目睹了张丰先生是如何运用《伤寒论》的智慧来诊治疑难病症；在你这里我无数次地观察到张丰先生思考时的神色形态。

张丰先生送我到了路口，定定相望了好久，彼此把感觉和友情埋在心底，然后默默地告别。

"不同环境或者处于人生不同的时期，都会产生不同的自我。你比我年轻十五岁，让我有后生可待的期望。"张丰先生声调平静地说，"我们就此告别，庄子说得好：'与其相濡以沫，不如相忘于江湖。'"

理解真的需要时间，记忆中的镜头还是这样，但当年我如同孩童一样，读不出其中的滋味。现在我想着张丰先生的话，才领悟出它的含义，明白他虽然声调平静，内心其实是何其激动而忧伤。

我们在状元桥的缘分结束了，我一下子眼泪夺眶而出，掉头走了。向前走了很长的一段路，回头凝望，他依然站在萧索的秋风中，我情自禁地向他高高地挥手作别。

就这样，我们分别了。

随着时间的过去，我们之间的联系就渐渐地减少了。

张丰先生后来被上级分配到温州市陶瓷研究所担任党支部书记，我也去过他的单位看望过他两次，有一次是单独去的，另一次是与陈兴华医师一起去的。

在陶瓷研究所，我们找到了张丰先生，当时陶研所处于草创阶段，他非常的繁忙，几乎抽不出时间坐下来好好地谈话。后来，我也到他的家中找过他，他也是忙得团团转，在我与他相处的半个小时之内，有四五个人来找他，都是单位的职工生活的问题。我一句话也插不进去。在他与单位职工交谈的时候，我也观察了他家中的情况，还是到处是书籍与杂志，但都不是中医针灸方面的东西了，他的书桌上放着陶瓷方面的日文资料与他翻译成中文的草稿。

从几次拜访张丰先生以后的感觉里，我发现过去的他已经远离我而去。他现在的生活环境与工作任务已经不允许他继续研究经方医学。过去在状元桥的时候，虽然他不是专业医师，但是免费为人诊治疾病还是一件深受群众欢迎的好事。现在从乡村来到了城市，又担任了单位的领导，如果再这样故伎重演，再作冯妇的话，就有不伦不类之嫌。我还有一种说不出口的感觉，就是在张丰先生的单位或在他的家里，周围的人都对他以“张书记”相称，他也非常自然地应答着。这一情景和状元桥完全相反，那时候，是他一声声地叫唤着别人“某书记”“某厂长”，别人爱应不应地避着他。我“老张”“老张”地叫着他，已经叫了五年，一直叫得非常自然与顺口。

到了陶研所，在大家都尊称他为“张书记”的氛围中，我这个和他年龄相差这样大的人，叫他“老张”“老张”的话，就显得有点儿不礼貌。如果我也跟随大家称呼他“张书记”，我也叫不出口，甚至一想到要更换称呼，全身就会起鸡皮疙瘩。我想，这也是我们慢慢疏远了的原因，因为彼此之间在无意识之中已经拉开了距离。

有一次，我在信河街蛟翔巷遇见了他，他说自己身体还好，最近温州大学邀请他教授“世界经济”课程，为了多给自己增加一点运动的时间，所以每次上课都步行去。由于时间的关系，我们无法展开深谈，只能匆匆告别。

后来，我还想到我们变得疏远了的另一层原因。张丰先生从二十多年的雪藏之中一下子走到阳光底下，心理上的震荡一定是难以言说。他为了适应新的环境，一定要想方设法忘掉过去那一段屈辱不幸的生活，要有意识地忘掉那一段生活中一切有关的人与事，包括中医、针灸。我这样的推测也不是闭门造车，因为我在他家里的书架上再也寻找不到一本有关中医、针灸的书籍与杂志。假如不是刻意地清理，是不会这样的。

后来我还询问了与他同单位的几个同事，他们都曾经在陶瓷研究所与张丰先生共同工作了很多年。他们说张丰先生在领导岗位上兢兢业业，还翻译了一些日文的陶瓷资料，提供给单位研究之用，然而大家从来不知道他曾经研究过中医、针灸。在公共场合，当大家在议论有关疾病与诊治的时候，他也从来没有插过一句话。当我说起张丰先生在状元桥行医的故事时，说起他在经方医学方面的深厚造诣时，他们恍若在听天方夜谭。

就是在他们的口中，后来我才知道张丰先生因糖尿病、高血压、中风已经离开了这个世界的噩讯。

这个消息如晴天霹雳，透骨的悲凉弥漫开来，使人悲痛欲绝。

冬日里，仿佛见到先生费力地逆风而行，寒风吹散了他已经灰白的头发……寂静中，仿佛见到先生在青藤环绕的小木屋里，刚把某一篇日文译好，就递给了我……黄昏时，仿佛见到先生行走在僻静的河畔漫步思考，风尘仆仆的身影依然伟岸……月光下，仿佛见到先生在那条田间路上，倾谈着临床的成败得失……除夕晚，仿佛见到先生在点燃烛火，约我同守暗夜……仿佛看见先生面对患者，搜寻体质的踪迹，试图告诉我们这里的肌肉松软，那里的身材瘦长……灯光下，仿佛见到先生皓首低垂翻书阅读，耳边沉吟着的天鹅之歌却有着鲁腔："北山友松说：'喻氏之书不无益，然以之为治疗之模范，恐为下工……'"

我这个跟随了张丰先生多年的学生太对不起他了，在他的生前没有为他私人做过一件事，也不了解他的生活与家庭的日常生活。精神上我与他联系在一起的只是中医、针灸与汉方，而不知道关心他这个人与他的其他方面。他离开了经方医学以后，我们的思想缆绳就自然地中断了，所以彼此的联系也就愈来愈少，直至互不往来。真像他离别时所说的那样，五年来以沫相濡的交往，一旦分手，彼此就忘却于汪洋。

直到30年以后的今天，我才意识到了他离别时这些话的分量。

瓯江东流，逝者如斯。为了使先生的精神永存，我要把他还没有开发的思想，进一步地开发出来，转化成经方医学的启蒙素材。

30年来，先生倾心传授的情景，已经成为我生命中的一方绿洲，永远不会被时间沙丘所淹没。每当我看到书架上的《皇汉医学》与那一叠《汉方の临床》杂志，就会想起和张丰先生在一起相濡以沫的岁月，就会想起那座爬满青藤的石墙小木屋。这一切，穿过茫茫岁月，构成了记忆中温暖如流的时光。

那是一段非功利性精神往来的时光，它虽然清淡如水，却生趣盎然。

附录一　温州娄氏父女的“经方奇缘”

（《温州晚报》2011-05-18）

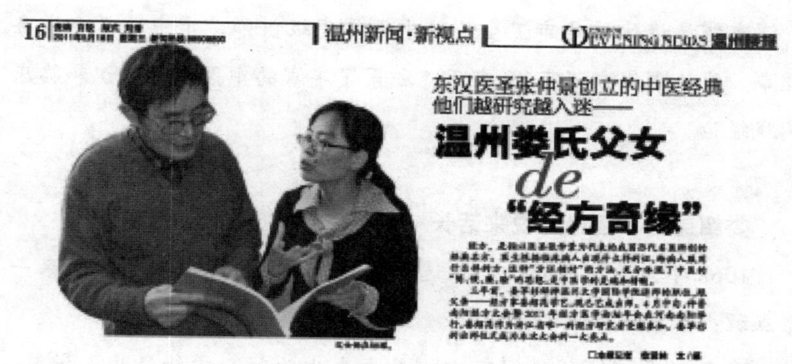
16

温州新闻·新视点

东汉医圣张仲景创立的中医经典
他们越研究越入迷——

温州娄氏父女
de
“经方奇缘”

东汉医圣张仲景创立的中医经典他们越研究越入迷——温州娄氏父女 de “经方奇缘”

经方，是指以医圣张仲景为代表的我国历代名医所创的经典名方。医师根据临床病人出现什么样的证，给病人服用什么样的方，这种“方证相对”的方法，充分体现了中医的“简、便、廉、验”的思想，是中医学的灵魂和精髓。

三年前，娄莘杉辞掉温州大学国际学院教师的工作，跟父亲——经方家娄绍昆学艺，现已艺成出师。4月中旬，“仲景南阳经方大会暨2011年经方医学论坛年会”在河南南阳举行，娄绍昆作为浙江省唯一的经方研究者受邀参加。

本报记者　徐贤林文

父亲点题——中医可以安身立命

今年66岁的娄绍昆颇有名中医的风度，纤细手指宜于搭脉，双目专注，黑眉毛长长，医理使他一点也不显老。一经交谈，满口经方理论。

娄绍昆退休前是市卫生干校中医学高级讲师、市中医学会常务理事。他从事经方研究40来年，积累了丰富的中医理论知识和临床实践经验。

娄绍昆的“经缘”说来话长

1968年，娄绍昆正为职业选择困扰，被在温四中教书的父亲一语点醒：学中医可以安身立命。

当年，娄绍昆拜民间郎中何黄森先生为师，学针灸为人治病。何黄森靠自学精于针灸，毫无底子的娄绍昆跟着他一个病例一个病例地学，很是辛苦。

针法学得稔熟，然而何黄森先生并不长于针灸理论研究，而且单纯针灸不辅以药物，疗效也大打折扣。

娄绍昆就想，如果不用药物，单凭针灸就能治愈患者，那么在缺医少药的时期，该是百姓多大的福祉！

初试牛刀——以证下方救活垂死人

1971年春，娄绍昆获得一部"奇书"——中国社会科学院学部委员承淡安著的《伤寒论新注：附针灸疗法》。(以下简称《新注》)这本书成于抗战时期，作者承淡安在《黄帝内经》《伤寒论》方面有很深的造诣，他在重庆的大学执教时，由于日寇封锁，药品奇缺，痛感医学理论苍白无力的他潜心研究针灸，撰写《新注》。承氏针灸疗法曾在重庆风行，且屡有奇效。

当时龙泉建造庙下水电站，年富力强的娄绍昆去做工。白天是人山人海的工地现场，晚上却死一般的静寂。娄绍昆舒展一下浑身酸痛的身躯，斜靠在铺位上，就着如豆的烛光，研读承淡安的《新注》。

娄绍昆从温一中高中毕业，功底较好，研读深奥难懂的书籍并不特别困难。

龙泉冬天山涧里刺骨的寒风灌进工棚，矿烛摇晃不定，娄绍昆在跳跃的烛光中苦读。他做两种札记，一种是大学课程《伤寒论讲义》，另一种就是承淡安针灸理论的读书心得。

在龙泉做工9个月，娄绍昆带回两手硬茧和两大本读书札记。研读《伤寒论》初越门限，他很想验证一下自己的"经方"理论。他至今记得第一例治愈病例。

那年端午节，当地一村民过量吃下粽子和鸡蛋后，身体不适，中医看过后看西医，三个月体重剧减10多公斤，奄奄一息，最后到娄绍昆处求诊。娄绍昆根据患者的三大主症"心下痞硬、呕吐恶心、肠鸣下利"，确认是半夏泻心汤类方证。以证下方，手到病除。

经方的奇效令娄绍昆激动不已，从此便对经方痴迷。

巧结奇缘——民间高人倾囊相助

真正将娄绍昆带入经方研究者行列的，是一位颇有些传奇色彩的民间经方家张丰先生。

张丰并不是学医出身。祖籍山东的他在南京读了大学，曾参加龙跃领导的浙南游击纵队，1949年任温州二中书记兼校长。被错划成右派后，下放到状元东山陶瓷厂劳动。他在大学里读的是日文专业，陶瓷厂粗重活与日语无关，为了不致疏远日语，他订阅当时国内唯一的一份日文杂志《汉方》。《汉方》是一本纯粹的医学杂志，研究中国《伤寒论》。

张丰无心插柳柳成荫，为了温习日语，想不到却一脚跨进“经方世界”。成年累月研读《汉方》，最终使其成为名闻遐迩的经方家。

娄绍昆与张丰见识纯属偶然。1974年的一天，娄绍昆到状元医院有事，在候诊室看到一位中年人为一患者搭脉，他显然不是医院里的医师，但看病的专业身姿和专注的神情引起娄绍昆关注。这位中年人便是张丰。

娄绍昆要拜张丰为师，张丰欣然答应。

张丰将原先用日文做的读书札记翻译成中文供娄绍昆学习，两人研习经方都是“出口转内销”。娄绍昆颇为感慨地说，国内研究经方者少之又少，致使经方日渐式微。而在日韩等国，经方则被大力保护、推广和扶持，实现了经方的产业化，制剂、医药、书籍都得到很好的应用。

娄绍昆跟张丰学习5年时间。师徒二人在简陋的宿舍里常常一坐就是一个通宵，他们的思绪穿越时空，进入远古的蛮荒时代、东汉张仲景经方的鼎盛时代直至现代。他们讨论中医界派系的纷争，中医师传承中存在的陋习等。

这5年时间，娄绍昆精通了日式经方，又从日式经方转而研习本土经方，终成己悟。

一片哗然——小学教师“干掉”众多中医师

在此期间，娄绍昆的正式职业是小学民办教师，业余行医。7年时间里，被他治愈的疑难病例无数。他对每个病例都做好详细的记录，对经方的“证—方”进行验证。娄绍昆在当地名声日隆，大多数人竟忘记了他的教师身份，而以医师称谓。

1979年，娄绍昆终于成为一名真正的中医师。

当年，为了抢救中医，国家向民间招手，招收民间中医充实中医医疗队伍。对象没有特别限制，娄绍昆欣然报名参加考试。

考试分笔试和临床经验评估。考试结果揭晓，娄绍昆凭高分从800多位考试者中脱颖而出。小学民办教师考上中医师这个消息引起一片哗然，有人认为真正从事医疗工作的民间中医师和土郎中考不过娄绍昆，其中必有猫腻。

温州市劳动局、市卫生局为此事专门派人进行调查，调查结果是娄绍昆不仅没有作弊，而且其本人具有非常丰富的医疗经验，精通针灸和经方等最传统的中医理论。娄绍昆顺利成为所招收19名中医师中的一员。

娄绍昆跻身中医师行列，生活无了后顾之忧，简直如鱼得水，更加潜心研究经方。

哲思心得——研究经方就是研究小宇宙

中医有两个流派:《黄帝内经》的医经派和《伤寒论》的经方派。这两个流派共同使用伟大的阴阳思想。本来《内经》和《伤寒论》

二位一体，但有人却人为地分割开来，致使经方思想2000年来得不到发展。娄绍昆说，这2000年来，经方就好比是一个打工者，替《内经》打工，自己始终成不了老板，经方的基本内容“方、药”被《内经》用起来，反过来却被其认为是浅薄的。

娄绍昆说，经方在国内被“《内经》化”，日本以吉益东洞为代表的古方派却又提出“方证主义”，经方被“去《内经》化”。这两个极端的提法，使经方陷入尴尬境地。

经方的精要思想是“中医临床化”。

医圣张仲景最伟大之处是他提出六经理论，他将人体分割成“表——身躯及外表”“里——消化道”“半表半里——五脏”。抵抗力强称为阳，抵抗力弱谓之阴，表里阴阳组合排列便是“六经”。人之生病莫不归于“六经”，以“六经”为框架，只需填进“方证”便可。治病其实就是这么简单。张仲景以“六经”为基础，梳理《神农本草经》《汤液经法》等精要，伟大的《伤寒论》便诞生了。《伤寒论》收入112个经方，《金匮》收入262个经方，根据“六经”理论，这374个经方又可以演化为无穷个经方治病。

娄绍昆说，《伤寒论》用朴素的哲学思想医治百病，内涵深不可测，研究经方其实就在研究小宇宙，无尽的奥秘吸引研究者穷尽毕生精力而孜孜不倦。

娄绍昆深入研究有现代《伤寒论》之父美誉的陆渊雷的著作《伤寒论今释》；精读现代经方大家胡希恕，以及小说家、经方家陆士谔等的经方著作。与黄煌等当代经方名家有广泛联系。多篇经方学术论文在国内医刊发表。

魅力无穷——温大教师女承父业

经方无穷的魅力也在吸引着娄绍昆的女儿娄莘杉。

20世纪80后的娄莘杉原先在温州大学国际学院任讲师、办公室副主任，负责学校部分国际对外交流、日常教学管理和英语教学工作。她撰写的《产品英语》成为国贸专业的教材。

父亲的经方研究却深深地吸引了她。三年前，娄莘杉决定辞职跟父亲学习、研究经方，继承父亲的衣钵。她辞去令人羡慕的工作来到父亲的寓所，父女同心协力研究经方。

娄莘杉将学习英语的卡片技巧运用到经方学习上，竟有意想不到的速成效果。

三年时间过去了，娄莘杉已精通针灸术，可以独立运用“方证”为患者治疗疑难病症。

娄莘杉说，我研究《伤寒论》刚入门，但《伤寒论》已深深影响了我，我将毕生从事经方研究，在故纸堆里挖掘祖国的瑰宝。

附录二　跨国“经方情缘”

——《温州人·新视野》半月刊2014年10月

□本刊记者　徐贤林

温州经方名家娄绍昆与德国南部城市慕尼黑的“洋中医”狄特马结下深厚的经方跨国情缘。4月份狄特马慕名到温州观摩娄氏父女坐诊后，9月份，特邀他们远渡重洋到德国讲学交流。

这段跨国经方情缘是如何结下的呢？

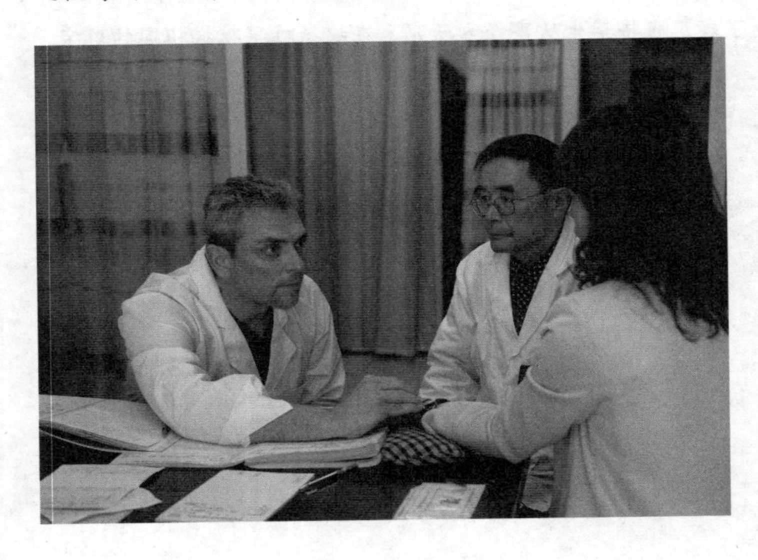

娄氏父女的“经方情结”

先来介绍娄氏父女。娄绍昆年已古稀。早在1971年春，娄绍昆偶然间获得一部“奇书”——中国社会科学院学部委员承淡安著的《伤寒论新注：附针灸疗法》。这本书成书于抗战时期，作者承谈安在《黄帝内经》《伤寒论》方面有很深的造诣。娄绍昆从此与中医结下不解之缘。他是温一中高中毕业生，功底较好，研读深奥难懂的书刊不在话下。在极为困难的生活环境里，坚持苦读，自学钻研，对经方则更是达到痴迷的境界。

而真正将娄绍昆带入经方研究者行列的，是一位颇有些传奇色彩的民间经方家张丰先生。所谓经方，是指以医圣张仲景为代表的我国历代名医所创的经典名方，医生根据临床病人出现什么样的证，给病人服用什么样的方，这种“方证相对”的方法，充分体现了中医的“简、便、廉、验”的思想，是中医学的灵魂和精髓。

却说张丰，他并不是学医出身，祖籍山东的他在南京读了大学，参加龙跃领导的浙南游击纵队，温州解放后任温州二中书记兼校长，后被错划右派下放陶瓷厂劳动。他为了温习日语，只能接触阅读当时国内唯一一本日文杂志《汉方》，想不到却一脚跨进“经方世界”，成年累月研读《汉方》最终使其成为名闻遐迩的经方家。娄绍昆从1974年开始跟张丰学了长达5年的经方，尽得恩师所学。当时娄绍昆的正式职业是小学民办教师，却也是远近闻名的“土郎中”。那年，国家为了抢救中医，向民间招手，娄绍昆以非医生身份从众多应招者中胜出，成为国内最另类中医师。他如鱼得水，更加潜心研究经方。

经多年研究和临床实践，娄绍昆在国内经方界名声日隆，高级经方研讨会上均有他的身影。更使他名声鹊起的是女儿娄莘杉辞去温州大学国际学院教师职务，转而跟他学经方。2011年4月，在仲景南阳经方大会上，娄绍昆作为浙江省唯一的经方研究者受邀参加，女儿娄莘杉也会议期间作了题为《我的中医梦》的发言。

娄氏父女边行医边钻研经方，深有心得，合著一部用文学笔调叙述的经方研究心得《中医人生》风靡全国中医界，五次印刷依旧脱销。数千医例中不乏经典，为古老经方再添优美注脚。

迷恋“中华神针”的德国人

与娄氏父女痴迷经方相比，身处遥远的德国南部城市慕尼黑的狄特马则多了一份执拗。

狄特马结缘中医说来极为偶然，1980年狄特马18岁那年，他经过市郊一座小镇的中国武馆时，看到一些赤膊小伙子的身上扎着许多银光闪闪的细长针，好奇心驱使他进去一探究竟，他得知，这便是有“中华神针”之誉的针灸，可以帮助练功者放松肌肉解除淤痛。这一步跨进去，年轻的狄特马也就不由自主地跨进了神奇的中医世界。他怎么也想不到，这竟然是一条如此艰辛漫长的路。

他拜师学针灸，他接触人体的穴位，在西医眼中只有骨骼神经肌肉的人体，在中医眼中还存在最先进的仪器都无法探测到的“穴位”，这便是“神术”。狄特马通过娄莘杉英语翻译告诉记者，他学了数年时间的针灸，可以做简单的理疗。当时他读了两年西医，不愿开刀做手术便辍学执意学中医。妈妈得知他的这一决定，气得发狂，说他将来会饿死。

为了成为一名技术高超的针灸师，狄特马在1992年至1994年之间三次专程赴成都中医学院学针灸理论同时也开始有意识接触中草药，对中医有了一个大概的认知。

中医是个迷人的迷宫，越深入越奇丽，令人不由自主，难以自拔。他于2000年开始学习英文版《伤寒论》《金匮要略》，对经方有了初步认识。后到日本学“汉方”，碰到日本汉方大师大塚敬节的高足学习汉方临床。还组团13人到中国南京经方大家黄煌处学习三个星期，与黄煌结下不解之缘，黄煌到欧洲讲学期间他全程陪同。狄特马的中医诊所在全德都有了较大的名气。去年，他还特别邀请黄煌到他德国的诊所指导坐诊4天，在当地引起很大反响。

狄特马接触过当代一流经方名家、名中医，自诩医术了得，与中国本土名中医“谈经说道”的时候到来了，他跃跃欲试。

较量的“几个回合”

狄特马与娄氏父女终于“狭路相逢”。

2012年，南京国际经方会议上，灰头发蓝眼睛的狄特马特别惹眼，在发言席上侃侃而谈的并不起眼的娄绍昆这个小老头在狄特马的眼中却也特别惹眼，通过翻译，狄特马了解到娄绍昆对经方的研究和见解的不俗，他记住了娄绍昆，这位来自中国的神奇的城市——温州的经方名家。

去年，广东中医大经方著名教授李赛美主持举办第三届国际经方学习班，邀请全世界范围内三十多名经方名家座谈研讨，狄特马又一次与娄氏父女遭遇。这最终激起狄特马要到温州与娄氏父女“论剑”的决心。

3月初，狄特马向娄氏父女发来“挑战书”，决定在四月中旬赴温州与他们“论剑”，希望娄氏父女勇敢“应战”。娄氏父女当下应允。

4月9日，狄特马如期而至，为期13天的访问式的交流开始了。此后，娄绍昆中医内科诊所里便多了一位“洋中医”，他在一旁仔细观察、记录娄氏父女对一些病例的诊治。每天下午，三人在娄绍昆寓所分析、讨论当天病例及处方情况。

狄特马告诉记者，我也是首次与中国名中医如此长时间就实际病例进行探讨交流，真是受益匪浅。他多年的中医经历使他深深感悟到，博大精深玄妙无穷而又富有神秘感的中医是全人类最为珍贵的文化遗产之一，我要做到老学到老，将中医中药在德国发扬光大。

狄特马说，温州的饮食很可口，温州的雁荡山、楠溪江、洞头都很美。

告别温州前，狄特马说，他希望经常有这样的交流，他愿意充当慕尼黑和温州两座城市文化交流的使者。

经方在德国

狄特马这次温州之行收获可谓盆满钵满。他将刚学到的知识尤其是腹诊上大柴胡汤证、柴陷汤证和小柴陷汤证的体质区别运用到临床上，取得了很好的效果。这也引起了他的德国中医经方同行们的关注。

中医在德国有市场，有一批像狄特马一样的德国人痴迷中医，有志于钻研“东方神术”。慕尼黑设有欧洲东方医学研究所，狄特马则是德国经方研究所的召集人和负责人，人员有20多人，其中铁杆中医就达14人之多。狄特马温州之行的丰硕收获，惹得大家心中痒痒的，便商议邀请娄氏父女到德国交流讲学。6月份，他们以德国经方研究所的名义邀请娄氏父女赴慕尼黑奥克斯堡进行讲学与临床指导。

9月4日，娄氏父女抵达奥克斯堡。访问讲学日程安排紧凑，他们还没好好领略一番异域风情，便开始连续两天的讲座。参加听课的14人，最远的是来自6小时火车程的法兰克福的康安德先生，他的自我介绍令娄绍昆倍感亲切，他用纯正的汉语自我介绍，自己曾在浙江中医药大学攻读中医学博士学位，到过温州两次，跟随温州中医院名医马大正医师实习过，而马大正则是娄绍昆的老朋友。康安德充任德语翻译，两场讲座的题目分别为《中医人生》《经方奇缘》，博得满场喝彩。

临床指导是这次访问讲学的重头戏。狄特马及其他中医师将自己的40名疑难病病人召集起来分4天让娄氏父女坐诊。娄绍昆说，“这可是清一色的德国人，初次给他们看病，还真有点担心，他们的生理结构、病理反应是否与中国人一样呢？不过，随着给一个个患者诊断后，心中就底了，这些老病号何以久治不愈是因为狄特马他们和我们的诊治角度不同，腹诊方式不同等原因所造成的。这些德国患者对中医如此虔诚也令我吃惊，他们对中医中药的认同程度完全出于我们的意料之外。”他们给每一个病人进行全面的问诊、望诊、脉诊、腹诊后，给予方证相对应的方剂，然后现场回答各位医生的提问并给予解答。

4天临床指导，积累了许多有趣医案，在这些医案的基础上，娄氏父女与德国中医生之间进行深入讨论。这些异域中医生向娄绍昆竖起一枚枚大拇指。

9月19日，狄特马对娄氏父女诊治过的40个病例疗效进行反馈，大部分有疗效，且效果理想，其中一个强直性脊柱炎病例出现“瞑眩”现象（开始两天疼痛加重，不能行走，之后开始好转）。经方经中国经方家之手显示其应有的实效。

狄特马他们带娄氏父女到慕尼黑欧洲东方医学研究所访问，这里是欧洲研究中医中药学的中心。该所对娄氏父女热情接待，负责人说，该所准备在近期策划对欧洲所有在职中医师包括中医学好者开设经方培训班，邀请中日经方名家定期前往讲学，初步选定的名单里就有黄煌、娄绍昆、冯世沧和日本的平崎能郎。

附录三　主要方证索引

一　画

乙字汤　433

二　画

二陈汤　176，553，582

三　画

三物黄芩汤　270，271，548，755
三黄泻心汤　149，215，512，557，562，564，663
大建中汤　344，345，346，347，489，490，494，561，688，804，828，829，915，916
大承气汤　289，290，291，460，463，552，553，944
大青龙汤　218，301，302，415，438，514，531，532，533，534，536，777，778，779，788，789，873，915，933，934
大续命汤　513，534
大黄附子汤　828，829，831，857
小青龙汤　234，430，661，745，746，751，752，799，873，877，

914，915，916，934
小柴胡汤　077，078，176，219，258，280，282，308，309，370，431，459，466，468，471，472，473，476，477，479，480，481，491，492，493，495，499，500，514，515，553，557，558，561，562，566，583，585，616，628，688，700，726，751，752，767，795，796，800，805，808，815，818，859，860，873，877，882，883，888，893，915，916，917，932，933，941，945，946，947
小陷胸汤　248，249，459，464，467，489，499，500，515，522，540，553，623，628，859，860，878，918

四　画

五苓散　121，176，177，178，210，248，294，427，439，440，441，442，443，444，447，496，508，519，578，600，630，746，749，839，877，882，915，916，944
五积散　535，582，583，829，842
升陷汤　020，518，682
木防己汤　424，425，426，427，581，582，918

五　画

半夏白术天麻汤　508，663
半夏泻心汤　189，327，365，366，425，438，439，565，566，574，844，845，847，889，891，895，896，913，945，946，955
半夏厚朴汤　127，250，482，582，628，742，743，841，862，863
四逆汤　176，190，235，265，300，302，303，331，388，399，442，

474，495，510，511，519，520，533，656，661，663，687，729，748，749，750，784，804，809，810，888，889，911，915，918，935，942
四逆散　175，235，331，332，333，386，558，615，750，785，799，821，893，933
平胃散　176，180，181，439，581，582，587，588，589，590，593
归脾汤　518，576，663，809，810，820
甘草泻心汤　176，181，182，183，268，323，326，363，365，372，438，439，553，564，565，566，604，663，875，945
生脉散　356
白虎汤　293，296，445，453，461，465，495，514，558，585，618，750，804，815，888，911，916，943
龙胆泻肝汤　371，558，559，562，616，619，620
当归芍药散　176，177，438，463，757，917

六　画

竹叶石膏汤　602，713，714，726，741，804，805
芍药甘草汤　213，214，248，495，828，829，831，857，942
芍药甘草附子汤　234，339，340，489，490，842，843，879，942
防已黄芪汤　335，360，369，546，570，915
防风通圣散　226，227，368，370，371，420，512，513，542，543，544，545，550，551，918

七　画

吴茱萸汤　063，508，688，804，805，845，876
补中益气汤　246，438，518，690，842

附子汤　234，265，270，301，331，332，333，334，335，339，340，360，489，490，495，496，507，508，509，510，547，711，715，725，729，738，828，829，831，842，843，857，879，915，942
附子泻心汤　706
附子理中汤　316，317，585，615，874
麦门冬汤　327，356，726，742，743，744，745，757，841，842

八　画

参苓白术散　441，820，838
泻心汤　149，173，176，181，182，183，189，215，243，268，295，323，326，327，363，365，366，372，425，438，439，464，466，467，468，469，512，553，557，562，564，565，566，574，604，663，706，811，844，845，847，875，876，889，891，895，896，913，916，917，918，945，946，955
炙甘草汤　370，427，429，625，626，687
肾着汤　519，569，573，574，575
苓桂术甘汤　192，270，303，304，316，317，368，512，553，578，579，582，628，629，630，631，634，684，746，842，917
金匮肾气丸　176，327，512，569，573，574，622，842，878

九　画

栀子豉汤　127，293，460，465，552，558，912，914
香苏饮　176，177，192，193，434，435，438，917
香连丸　176，177，179，180

十 画

柴胡加龙骨牡蛎汤 301，427，439，466，512，602，663，670，752，805，893，917
柴胡桂枝干姜汤 309，336，337，372，427，482，484，496，615，751，860，893，945，946，947
柴陷汤 385，499，500，707，964
桂枝加大黄汤 453，454，455，495，838
桂枝加葛根汤 298，299，438，555，601，602
桂枝甘草龙骨牡蛎汤证 579，862
桂枝汤 077，078，176，210，231，232，233，234，236，237，238，239，240，241，244，245，246，277，278，299，347，348，349，350，358，359，370，389，393，409，410，413，414，426，428，438，441，442，453，454，459，461，463，466，467，468，469，471，474，479，480，481，492，494，495，496，497，498，499，500，503，504，508，509，510，511，512，513，514，516，517，518，519，520，574，579，582，585，618，619，687，752，767，800，804，805，815，816，817，818，844，845，859，888，893，897，911，914，915，927，932，933，938，944，947
桂枝芍药知母汤 360，764
桂枝茯苓丸 427，517，543，544，545，551，604，757，791，877，918，925，933
桃仁承气汤 127，187，439，479，480，481，496，522，540，705，795，796，809，810，828，829，878，918

真武汤　127，309，316，345，347，396，495，496，512，533，569，585，615，656，839，876，883，908，911，942，943
胶艾汤　757，809，810，821
逍遥散　688，699，700

十一画

猪苓汤　292，293，294，558，568，663，929，930，948
理中汤　316，317，442，504，584，585，615，687，806，839，874，889，918
麻黄汤　078，127，219，232，241，245，299，372，386，387，388，389，393，410，411，412，413，431，438，469，495，508，514，516，536，575，582，616，618，656，657，658，659，661，742，743，752，767，779，804，829，872，888，911，941，944
麻黄附子细辛汤　396，482，548，549，550，647，648，655，656，658，660，661，664，710，711，714，715，725，728，729，731，732，733，734，735，738，739，824
黄芪桂枝五物汤　359，369，372，421，422，535，568，570，571
黄连阿胶汤　127，173，215，596，663，729，809，811，812
黄连温胆汤　800
黄连解毒汤　173，226，280，504，558，663，791，851

十二画

温经汤　235，370，548，751，752，753，754，755，756，757，809，810

葛根汤　214，226，232，280，298，299，349，386，389，395，396，397，398，410，414，415，431，438，460，555，575，601，602，615，656，661，689，738，799，822，826，838，842，843，844，851，889，914，916，944
葛根芩连汤　260，261，442，465，560，561，615，689，759，838，889，916
越婢汤　536，580，581，789，883

尤 跋

我还没读完娄绍昆老师的《中医人生——一个老中医的经方奇缘》，就迫不及待地开始写这篇跋了。读了前几章，我所了解的娄绍昆已清晰地回到脑海，思绪万千。我决定先记下我之所想，待通读全书后，再回头看这篇急就章的后记是否准确。

我不懂中医。在医学院只上过一个学期的中医课，还是靠死记硬背同学的课堂笔记蒙混过关的。好在书名中的中医人生，两篇前言已由专家写了“中医”，我就写写“人生”吧。

人生多歧路。在每个分岔口，我们都要作选择。分岔口的选择，以及促使我们选择的因素，常常是偶然的。娄绍昆选择中医，是因为“中医可以自学”。同样的理由，使我们这代人中出现了许多自学成才的文学家、文史专家、数学家、政治家。在这偶然性之下，隐藏着一个人的潜质：对知识的渴求、自学的能力、自强不息的精神具有必然性。我们永远无法知道，如果当时走上了另外一条路，今天的娄绍昆会是什么样。但是我确信，不管命运把他带向何方，他都不会是个平庸的人。

我与娄绍昆各自的人生轨迹，只有不到两年的交汇共事。我祖籍浙江平阳，父母均为“右派分子”，跟娄绍昆一样，生活在社会底层。小学没毕业，就因“文革”武斗而失学了。1970年底，17

岁的我与许多“可以教育好的子女”一起，兴高采烈地“支边”到了黑龙江大兴安岭。在零下三四十度的严寒下建铁路、打隧道、伐木。条件艰苦，但吃穿不愁，似乎比娄绍昆在闽北、浙西流浪好一些。但对知识的饥渴，我和他是一样的。那时我只要抓住有字的东西，什么都读。古今中外的文学、历史、哲学、政治经济学、逻辑学、素描原理、数学、物理、马列著作、毛主席诗词……如生吞活剥，饥不择食。1977年高考，由于家庭政治问题和“白专道路”的单位评语，我极不情愿地被佳木斯医学院录取，而不是我填报的浙大数学系。从接到录取通知书的那一刻起，我已决心不当医生。所以，毕业后就没有当过一天临床医生。先在黑龙江大庆卫生学校教了两年生物化学，后又被父母通过关系拉回温州，在蛟翔巷温州市卫生干部进修学校教微生物。娄绍昆是该校的中医教师。我们在这所学校里共事了两年，并成了最好的朋友。

温州卫生干校只是我远征前的一个歇脚点。我当时一门心思要出国，尽管希望渺茫。因为作短期打算，与同事们仅止于泛泛而交，唯独娄绍昆是个例外。几乎从第一天起，互相就有了好感。在那个平常单调的环境里，因为有了娄绍昆，我那两年过得快活有趣。我们除了中医和微生物，什么都谈。他激情洋溢，口若悬河；我也不甘落后，滔滔不绝，忘乎所以。

娄绍昆给我的印象是聪慧、博学、兴趣广泛、为人善良可靠。我当时并不清楚他中医造诣的深度，但知道他除中医外，涉猎极广，见识高明。他从不怨天尤人，心里满是阳光。读他早年极度贫困、苦难深重的故事，我们读到的却是满目青山，遍地好人。

他这中医人生一路走来，处处有“贵人”相助。从他并不怎么佩服的引路人父亲开始，到自己吃不饱却怕别人饿肚子的善良的美西、极富哲思的民间医师阿骅表哥、大将风度的未来文博专家吴海平、被埋没的针灸奇才何黄森、穷愁但不潦倒的经方学者张丰……在那个年代，有多少人才被浪费在贫穷无奈的重压下！也不全是浪费，他们因此可直接服务于社会底层的大众，同时有机会成了引导娄绍昆的民间“贵人”。他们本应既是社会精英，又是好人，无奈当时社会不允许他们成为精英。可喜的是他们仍坚持做好人。

自我去了北美，在加拿大和美国一晃 18 年。其间几无联络，但常记挂。近年回国创业，得知娄兄医术日精，成绩斐然，且家庭幸福，后继有人，父女悬壶济世，一起延续中医人生的故事。这将是更加阳光的故事。

说起阳光，娄绍昆曾问我在大兴安岭几年印象最深的是什么。我的回答是：清晨，掀开羊毛帐篷厚厚的门帘，一步跨出门外，大地洁白，天空湛蓝，空气中的冰晶在强烈的阳光里晶莹闪烁。深吸一口气，洁净凛冽的空气灌满胸腔，刺激，振奋，满心欢喜。心里有阳光的人是幸福的，即使在阴冷灰暗的日子里。娄绍昆和我一见如故，我想是因为我们都有积极的人生态度。

书中无数次关于《伤寒论》的理论和案例讨论发人深省。自东汉张仲景写作《伤寒论》以来，经方理论及其方剂已经被研究和应用了近 2000 年，至今仍不可穷究，学者见仁见智，所谓“一人一仲景，一家一伤寒”。娄绍昆的可贵之处在于，他不仅看到注家各说一套的“乱象”，更领悟到正是这种“乱象”体现了《伤寒论》的博大精深，也是《伤寒论》历久弥新的原因。

西医是一门精确的科学，来源于分科别类的研究；中医更依赖经验，来源于对整体和表象的认识。如书中所说，中医可能起源于先民的“野性思维”和朴素的辩证思维。即使在张仲景写作《伤寒论》的时候，人体的生理、生化过程仍远未为人类所知。我们看古人，也如后人看今人。自然界的多数奥秘今天仍未被我们认识。我们知道人类有两万多个基因，仅占人体全部DNA的约5%。其余95%的DNA有什么作用？曾有人称这些为“垃圾DNA”。但我们知道，生物进化是不会浪费资源的。后人会知道，我们今天对DNA认识是多么有限。但他们也可能会对我们在知识有限的情况下所取得的成就感到惊讶，正如我们今天对古人的智慧感到惊讶一样。

我在美国宾夕法尼亚大学医学院作博士后时，研究基因疗法治疗因凝血因子IX缺乏引起的血友病。通常的做法是给病人注射从正常人血液提取的凝血因子IX。但这种疗法需定期注射，常因提取或其他操作过程的污染使病人感染肝炎等疾病。我的目标是利用减毒的腺病毒作为载体，将凝血因子IX基因表达系统引入病人体内，希望病人能得到永久的内源性凝血因子IX供应，从而根治该型血友病。我构建了能表达人类凝血因子IX基因的腺病毒。我把腺病毒注入小白鼠静脉。我在小白鼠的肌肉、肝脏和其他脏器中观察到了腺病毒，并在其周边血液中检测到高浓度的人类凝血因子IX。但数月之后，小鼠血中的人类凝血因子IX浓度逐渐减低，直至消失。我又给小鼠重新注射腺病毒。但这一次，我既看不到腺病毒，也测不到人类凝血因子IX。原来，第一次注射等于给小鼠接种了疫苗，激活了免疫系统，以后注射的腺病毒立刻被消灭了。我又尝试给出生不到24小时的新生小鼠注射腺病毒。如同以往，第一次注射表达了高浓度的人类凝血因子IX，并持续数月。不同的是，第二次注射产生了同样的效果。以后的重复注射都能检测到腺病毒和人类凝血因子IX。原来新生小鼠的免疫系统还不成熟，把外来的腺病毒当作了自身组织，并终身记忆。这项研究发表在《美国科学院院报》上

（Proceedings of the National Academy of Science of the United States of America，1996 年第 93 期），并在美国血液学会年会上做了报告。在理论上，将来我们可以在胎儿出生前通过羊水脱落细胞确诊血友病，并在其出生时立即注射带有人类凝血因子 IX 的腺病毒。在其以后的生命中，每年注射两三次凝血因子 IX 腺病毒，即可正常生活。

假设提纯的凝血因子 IX 为方剂一，表达人类凝血因子 IX 基因的腺病毒为方剂二，经方家甲用方剂一治疗血友病，经方家乙用方剂二治疗同病。假设这些古代经方家都不了解这些方剂的作用原理和人体免疫系统。方剂屡试屡灵，但需经常服用，且有副作用，令病人痛苦不堪。方剂二一用就灵，且疗效较长，但不能重复使用。假设又有经方家丙在长期使用方剂二的过程中偶然地用于新生儿，从而发现了在这种情况下方剂二可反复使用且有效。这成了他的独家秘籍，经方家丙也超越经方家乙成了治疗新生儿血友病的名医。假设在千百年的实践中，经方家丁、经方家己等各有新的发现，积累了许多有效但不完美的方剂，各有所长，各有所短。假设有经方大家如张仲景者加以整理，也许就有了相对完善的经典方剂，供历代经方家根据自家经验加减使用。尽管所有的经方家可能都不懂这些方剂的作用机理，却都能治病救人。

我用一系列的假设，以血友病的治疗为例（并不恰当），说明我在阅读本书时对中医经方发展的理解，是因为我对中医所知甚少，只能以我熟知的基因研究假设推导。但我深信，几千年的积累沉淀，无数人研究实践，已使中医成为一个深不可测的宝藏，许多行之有效的方剂可能就是这样产生的。通过阅读此书，我窥见了中医的一个角落，已为其博大精深所折服，并对古代先贤如张仲景，现代研究者如娄绍昆和他的同行们肃然起敬。中医的整体辨证思维，和西医的分丝析缕研究相得益彰，同为人类智慧的结晶。也许到了世界大同的那一天，会有一个包容了所有人类智慧的大一统医学。但在此之前，今天“百花齐放”局面已令我们惊喜不已。

无数的病人受益于娄绍昆的医道；同行们将受益于书中无数的理论研讨和案例分析；而我们这些有幸暂时不需他的医术救命、也无缘岐黄之术的读者，也将受益于他的人生故事。

我已通读《中医人生——一个老中医的经方奇缘》，又对本文填补了关于中医西医的杂乱思考，以为跋。

尤其敏识

2012 年 1 月 12 日

注：尤其敏，旅美学者，博士，浙江省温州市人。现任杭州优思达生物技术有限公司董事长兼总经理、温州医学院教授、温州医学院眼科分子医学研究所副所长、中国科学院北京基因组研究所客座研究员。尤其敏博士是 12 项已授权的美国专利和 33 项世界专利的发明人。目前在中国已申请 14 项发明专利，其中 5 项已授权。